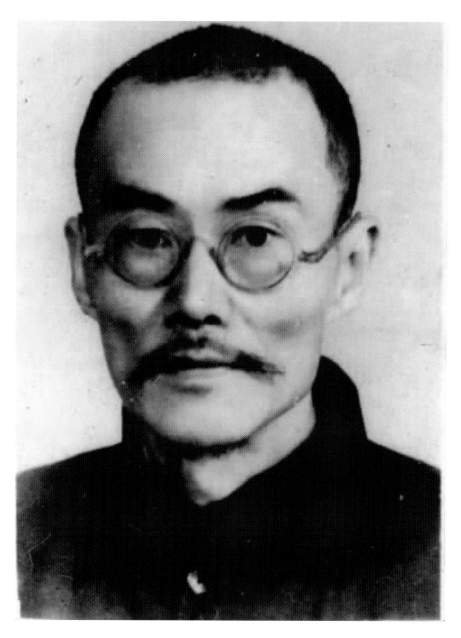

王聘贤 1960 年代照片

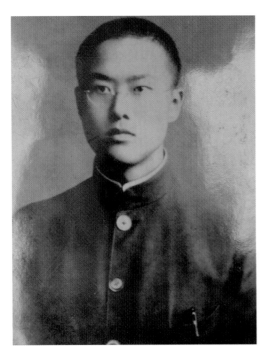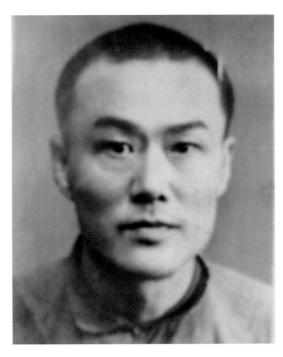

王聘贤青年时代在日本留学时照片　　　　　　　　王聘贤中年时代照片

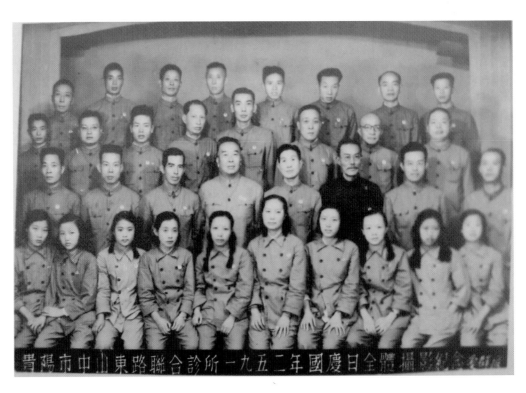

王聘贤 50 年代初集体照片

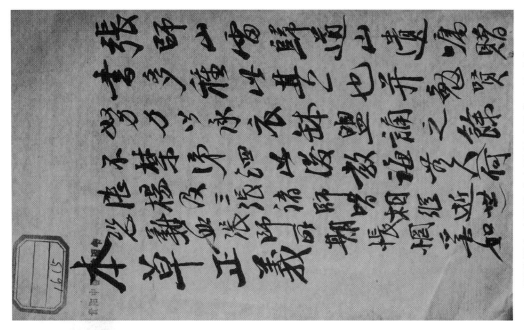

王聘贤在珍藏的张山雷所赠图书上的感言

王聘贤处方选

王聘贤印章

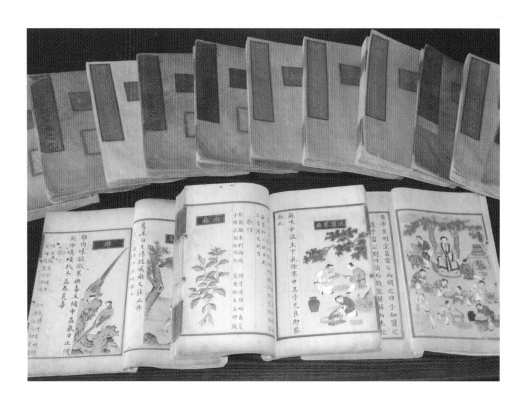

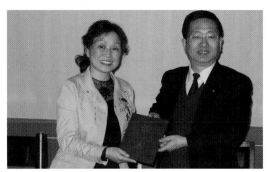

2006 年 4 月中医药发展大会论坛上，中国中医科学院信息所朱冬生书记为王聘贤家属赠送《补遗雷公炮制便览》一书颁发荣誉证书

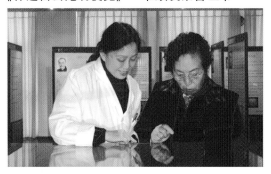

本书主编与王聘贤的学生唐永淑副主任医师共同研究展示厅陈列的书稿和处方等

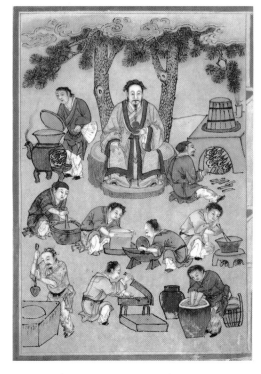

《补遗雷公炮制便览》书影

王聘贤医学文集

主　编　王华南

副主编　唐永淑

编　委　（按姓氏笔画排序）

　　　　万　琦　杨竹颖　张　弦　罗　寰

　　　　房　芸　郭鉴欣　唐　洁　潘明茜

中医古籍出版社

图书在版编目（CIP）数据

王聘贤医学文集/王华南主编. －北京：中医古籍出版社，2015.7

ISBN 978－7－5152－0296－9

Ⅰ.①王… Ⅱ.①王… Ⅲ.①中医学－文集 Ⅳ.①R2－53

中国版本图书馆 CIP 数据核字（2012）第 262552 号

王聘贤医学文集

王华南　主编
_____

责任编辑　伊广谦
封面设计　张雅娣
出版发行　中医古籍出版社
社　　址　北京东直门内南小街 16 号 （100700）
印　　刷　北京金信诺印刷有限公司
开　　本　787mm×1092mm　1/16
印　　张　60　彩插 4 页
字　　数　1504 千字
版　　次　2015 年 7 月第 1 版　2015 年 7 月第 1 次印刷
印　　数　0001～1500 册
书　　号　ISBN 978－7－5152－0296－9
定　　价　160.00 元

前　言

2005 年末，一部惊世之国宝级的明代万历年间（1591 年）编绘的中医彩色图谱——《补遗雷公炮制便览》由中国中医科学院研究整理、上海辞书出版社精心影印，终于重新问世。该书仿真彩印出版的消息披露后，在中医界引起极大关注。中医界为此部孤本的重现于世广为盛传，一致认为是中华人民共和国建国以来中医古籍发掘的一项重要的发现成果。中医界前辈裘沛然、王永炎、马继兴等名家纷份前来一睹《补遗》风采，并题词庆贺，成为当时一大盛事。

因该书卷首钤有"王聘贤"的私印，王聘贤是何许人也？王聘贤与中医药的关系如何？一时间，舆论界、人们议论纷纷。

他就是贵州省的著名老中医王聘贤。王聘贤（1897～1965），男，名国士，贵州兴义府人，1917 年东渡日本先入早稻田大学，东京明治大学攻读政治经济学，毕业后再入日本九州医科大学学习西医。因胃疾，由日本"汉医"木村治愈后有感遂由此攻习中医。1923 年回国后足迹遍及大江南北，问业于张锡纯、何廉臣、张山雷等名家，学业大进。

1930 年回黔，在贵阳悬壶行医，由于其对中医典籍、本草、历代医学名家学术思想和医疗经验，博而约，学而思，审病问疾，制方遣药，直捣病穴，屡起膏肓之疾，一时在筑医名顿起，被誉为贵阳"四大名医之首"

王氏先后担任贵州省中医考试委员会委员，贵阳市中医师工会常务监事、考试院西南区专门技术人员考试襄试委员、贵州省中医鉴定委员会委员，贵州省中医研究所所长、贵州省卫生厅副厅长等职。他不但医术高明，用药考究，还重视中医理论研究。撰有《神农本草经研究录》、《解本草纲目拾遗》、《金匮蜘蛛商榷》、《伤寒论考评》等文，编辑出版了《贵州民间药物》、《贵州药用植物目录》、《贵州省中医秘验方选》、《农村常见病中医简便疗法》等书，对贵州的医药卫生事业作出了重大贡献。

2006 年 4 月 21 日～23 日，在中国中医科学院举办的"首届全国中医药信息发展大会"上，中医古籍研究分论坛的 3 篇文章："《补遗雷公炮制便览》的收藏与捐献"、"《补遗雷公炮制便览》评析"及"《补遗雷公炮制便览》'文革'遭劫及复出记"，又让王聘贤这位名老中医成为中医业界人们关注的焦点。人们在研究、欣赏《补遗雷公炮制便览》一书的同时，也渴望了解和研究他的学术思想。

2006 年 10 月，贵州省中医药管理局 2006 年度中医药、民族医药科学技术研究项目"王聘贤老中医学术思想及临床经验整理研究"课题组成立，由贵阳中医学院文献资料工作者、王聘贤老中医的学生、传承人等共同组成的课题组开始进行了深入、细致的研究工作。

课题组通过广泛查阅和收集相关资料后，仅见贵州省人民出版社出版的《医林拔萃》

（袁家玑等）、贵州省中医药管理局和贵阳中医学院学报出版《王聘贤女科经验方精选》（唐永淑整理）、贵州省卫生厅和贵阳中医学院学报出版的《伤寒论考评》（王聘贤原著，丁启后整理）等资料，未见其他公开出版和系统整理、研究王聘贤老中医的学术思想及临证经验的专著。因此，为了更好地研究王聘贤老中医的学术思想及临证经验，课题组萌生了编撰《王聘贤医集》的想法。

本工作从 2006 年策划，到 2012 年编撰成书，历时 6 年。期间，课题组采取寻访王聘贤老中医家属、传承人、学生，到有关中医药文献收藏单位调研及网络数据库查询、检索等方式，收集到大量王聘贤先生行医几十年对内、外、妇、儿、五官科等疾病的辨证、处方、用药规律等资料。课题组在对这些资料分类、整理，进行辨证规律、诊疗思路及内在联系的分析挖掘后，加以分类、整理、汇编，几易其稿，得以完成了这部《王聘贤医学文集》。

本书所收载的王聘贤医学资料，除前述《伤寒论考评》、《王聘贤女科经验方精选》等出版文献外，还收集了在相当程度上代表王聘贤老中医主要学术思想，创作于 1930 年代的《鲟溪医论选研究》，上世纪 1950～1960 年代王聘贤主持编辑的《贵州省中医秘验方选》第二册，《贵州民间药物》等，以及他对《衷中参西录》医方部分、《钱氏儿科疏案》中急惊风类症等研究诸多文献。特别是采集到王聘贤先生在学习和工作中留下的"单味药羚羊角的研究"、"解《本草纲目》拾遗"及"关于《内经》、《伤寒论》、《金匮要略》、《神农本草经》四部书作为教材之认识和意见"、"在贵州省贵阳中医学校开学典礼上的讲话"等许多原始资料。在本书的附录中，还收录了王聘贤先生的学生、友人、家人的相关文献数篇，以及王聘贤藏书研究资料及眉批照片多张。

这些从未示人的第一手资料，从另一个侧面反映和揭示了王聘贤相关的主要学术思想，为我们研究名老中医王聘贤的成功成才之路、读书心要的经验，总结其主要学术思想、辨证思维、临证经验奠定了坚实的基础。由于收集到的资料较多，特别是他酷爱收藏古医籍文献，在几十年的行医和求学中留下了许多读书心得和眉批，这些颇具学术和欣赏价值的手书资料、对《本草纲目》研究的相关材料，这次不能完全整理和展示，实属遗憾！我们将进一步挖掘整理，争取早日呈现给热心研究王聘贤学术思想和临床诊疗经验的各位读者。

编写过程中，由于对王聘贤老中医学术思想及语言理解水平有限，难免有错，希望大家批评指教。课题组得到中国中医科学院裘俭、郑金生、伊广谦研究员，贵州省中医药管理局和贵阳中医学院有关领导，贵阳中医学院图书馆及原贵州省中医研究所的老师们等的大力支持和帮助，在此一并表示深深的谢意！

作者

2012.11

目　　录

著 作

《鲟溪医论选》研究

对名老中医王聘贤《鲆溪医论选研究》的整理

前　言

医论是历代医家就某一学术问题所作的论述，它体现了祖国医学的各种学术思想，是祖国医学理论体系的重要组成部分，然而中医医论卷帙浩繁，汗牛充栋，又兼古文奥邃，文义难明，以及多为线装书和手抄本，故一般读者有三难：一难见到，二难尽读，三难卒读。有鉴于此，解放前即有医家从事医论选编的尝试，《鲆溪医论选》就是其中的代表作之一。

我所已故所长，原贵州省卫生厅副厅长王聘贤老中医，青年时留学日本，因患胃疾，多方医治不愈，转以中医药治愈，乃改习岐黄之术，立志发扬祖国医学。王老曾先后拜于何廉臣、张山雷、张锡纯等近廿位近贤门下，咸得真传。又悉心研究《内》、《难》、《伤寒》、《金匮》，兼采各家之长，融为一体，遂而医术大进，名震西南。王老一生好学不倦，诊务之余，乃以研讨岐黄精义为乐事。对《鲆溪医论选》一书，王老颇为推崇，誉其"采撷百家之精英，去其疵谬，实最近之佳著也"。《鲆溪医论选》（中编）共六卷四十九门，王老逐字逐句，朱笔圈点，反复批阅，除眉批评注外，另写就《鲆溪医论选研究》一书，针对卷一《总论杂说门》八十一论，评说其优劣，并阐述自己的观点，所以说，本书在相当程度上代表了王老的主要学术思想。

王老是我省中医界的四大名医之一，王老的《＜鲆溪医论选＞研究》一书，是他留给我们的宝贵遗产。为发掘、继承我省名老中医的宝贵经验和学术思想，我们对该书进行了初步整理。该书系手抄本，乃王老亲笔书写，部分文字较为潦草，而且由于成书年代较早（1930年），故书中未加用标点符号。为此，我们对照《鲆溪医论选》原文，对照《＜鲆溪医论选＞研究》前后文，以及《正草隶篆四体字典》工具书，对该书逐字逐句，仔细进行了校勘和标点。为慎重起见，对个别不易辨认的字句，曾反复推敲，几经改易，最后才确定下来。由于历史的原因，个别陈旧的词汇和提法已不适应今天的形势，故而这些地方，我们作了少许更改和删节。考虑到该书是王老读《鲆溪医论选》后写的心得体会，书中所有论述皆有感而发，不联系《鲆溪医论选》有关原文，不易理清其脉络，了解其真义，故我们亦将《鲆溪药论选》原文有关章节整理于后，作为附篇，以供读者查阅。

整理老中医的遗著，我们尚缺乏经验，加之水平有限，谬误之处，在所难免，敬希读者不吝赐教，以利我们改进今后的工作。

整理者

序　言

　　我国医学，肇自轩岐，以五行气化立论，深具哲理之医学也。总而观之，可分四派：（1）针灸学，乃医宗之正传，轩岐之心法也。（2）汤液派。针灸非有师承口授，则毫厘之差，必致千里之谬。且经络穴道，至冗至繁，手法非素习不精。轩岐之后，源远而末益分，故针灸渐失其传。伊尹按《神农本经》有汤液之作，然甚粗浅。及汉末张氏仲景，悲其族多死于伤寒，慨世医习用金石热毒之方，遂精研《灵》《素》，详考《本经》，变针灸为汤液，著《伤寒论》、《金匮玉函经》。其议病用药，臻于神化，至今宗之学者称为医中之圣云。（3）扁鹊、华佗别有师承，各禀所能，求其所知，虽与仲景不同，殊途同归，亦一派也。（4）祝由科，祝说病由不劳针石，其名见于《素问》。以符咒治病，即精神治疗之理，今之晨州符是也。轩岐而后，仲景继兴，惟《伤寒》《金匮》残编断简，词句深奥，乖误歧出。唐宋以降，学者多不研《内》《难》《伤寒》诸书，不辨六经，不事解剖，安其所习，蔽其所见，守己自足，排斥异己。于三焦，则争辨有形无形；于五脏六腑，谬谓若干叶若干重；于气管、食管，在前在后莫明；于膀胱，以禽兽而推及于人，谓有下口而无上口；于命门，则争在左在右，或在中，种种荒谬謷嚣，致辨淆乱道，真所谓辨生末学是也。金元之间，刘河间辟温热之经，以火立论，主降心火，益肾水，偏用寒凉，学者评其假冰雪以为春，利于松柏，而不利于蒲柳。张子和承河间之渊源，以驱邪为本，专主攻下，学者评其如老将对敌，或陈兵背水，或隔河焚舟，置之死地而后生，不善效之，鲜不贩北矣。李东垣主脾胃而补土，开温补之滥觞。朱丹溪以相火立论，谓阳常有余，而阴不足，习用清滋，偏主养阴。四家各有发明，实有神于医学。后之学者不究其因地因时因人之不同，各守门户，互相竞争，开医学流派之源，聚讼纷纭，无所底止矣。至若有明之薛立斋、张景岳、冯楚瞻等趋世媚俗，徒肆温补，而赵养葵竟欲以六味、八味统治天下万病，医学退步，达于极点，良可慨也！有清一代，名哲辈出，宗秦汉学说者有之，宗唐宋学说者有之，宗金元学说者有之，宗明学说者有之，独树一帜者有之。大别之，可分为古派、今派。古派如喻嘉言、柯韵伯、张隐庵、张令韶、高士宗、徐灵胎、陈修园、黄坤载、陆九芝等，崇奉岐黄，折衷仲景，医学忽现曙光。今派如薛生白、叶天士、余师愚、吴鞠通、陈祖恭、王孟英等力辟蚕丛，独开新境，医学日以昌明。细别之，可分为七派：喻嘉言变伤寒体例，矫正叔和编次，扫诸家之旧习，徐忠可、尤在泾等宗之；张石顽、奉立斋、景岳偏于温补，宗之者夥；幸叶天士《景岳发挥》，陈修园《新方八阵砭》抨击之，不遗余力，近已稍衰；柯韵伯发明伤寒阐挟经义，二张高士宗宗之；叶天士善用凉膈散，取清轻之品，柔络宣络，运枢机如神龙，变化莫测。其治温疫，以辛寒开闭结，芳香驱秽浊，吴鞠通、王孟英、章虚谷、俞东扶、邵新甫等宗之；徐灵胎阐发《伤寒》《金匮》，言医用药颇为纯正，宗之者广；陈修园述而不作，与汪切庵、吴仪洛等亦为一派。黄坤载笃信古人，食古不化，又为一派。统观古今两派，嘉言派黜邪崇正，韵伯派去伪存纯，天士派援古证今，灵胎派补偏救弊，数者各有特长，宗之者不乏其人。石顽派执一失中，坤载派胶柱鼓瑟，各有偏陂，宗之者鲜。修园派因陋就简，平易浅显，几有遍全国之势焉。旷观两派，学术虽歧，理则一致，所谓明古而可通今也。通今明古，殿最攸分，抱一自画，两无所成。笃古略今，是不知古，炫今盲古，非为知今，是学者所当注意者也。有清末叶，海禁大开，东西交通，我国科学极为幼雅，步武急趋，以期进步。西医输入，遂有守旧维新两派之争，守旧者以尊经辟西为宗旨，维新者以斥经崇洋为目的，争意见而不争是非，遂枘凿如冰炭不相容矣。唐容川、邓笠航乘机欲汇通中西，而于西学毫无研究，构向壁骑墙之瞎说，讥者齿冷。近年如张寿甫、何廉臣、何光华、赵蹈仁、杨如侯、裘吉生、吴黻堂诸人，汇通中西，沟通新旧，弃短取长，蒸蒸日上，有一日千里之势焉。夫中西医学各有优劣。中医以五行气化，阴阳表里研究其所以然，兼以数千年经验，治疗之成绩，诚有不可思议之处。其论五脏六腑之作用，与西医吻合，较含哲理，惟六经与动静脉稍有歧出也。但学者多务谈玄理，略于解剖。如称左胁属肝，其治病之方，多治胃之药，与今左属胃之理合，其药与病异，历代无改正者，皆不谙解剖之故也。而学者性多守旧，因袭相承，不知革兴，或偶有精研独得，则秘而不宣，或宣而不尽其说，致学术回翔而不进，或中绝而失传，不独医学为然也。西医重实验解剖，为具体之医术，无哲理之深造，知其然而不知其所以然，故有头痛治头，脚痛治脚之诮。对于实证及外科亦偶有独到之处，若治虚证阴证百无一生矣。其解剖死质，岂能测生前之无形，如鱼在水中，生则其鳔可以张翕，因以浮沉，死即仅张而不翕矣。其他可知。是动物之机能，岂解剖死质，而可所奉为金科玉律哉！挽近喜新崇洋之风益盛，国人信其科学，并信其医术，政府效颦提倡，时有废止中医之论，西医岌岌乎有遍全国之势焉。夫中之庸医，率尔操觚，以致误人。药商只知谋利，以伪混真，不究药学，公然开业。政府固宜讲取缔之方，如因此而废之，则中餐多不讲卫生，又不闻废之，而尽以西餐，及日本料理也。稽古以女色亡国者，指不胜屈。历代以来，未闻废止婚配之论，或讲根本解决之方。今贸然倡西废中，是所谓因噎废食也。且西医皆崇拜金主义，入其院者，动费中人之产。孙总理病笃，服吕丁木数分，价值廿万元。吾国人民平均无一元之富，若纯用西医，则仅少数资产阶级享医疗之益，余则束手待毙矣。所谓讲民生主义者，当如是耶？况全国医药统计，何止千百万，若纯用西医西药，则损失不赀矣，中之庸医杀人，人言啧啧，西医岂无庸医哉！以余所知则较中医为甚，而人皆噤若寒蝉者，实喜新崇洋，五分钟热潮所致也。余束发即受新学，由小学至于大学，时抱喜新崇洋之观念。公元1918年东渡留学日本，因饮食起居不适，遂得胃疾，先后入彼邦著名医院，诊治两年，耗费不赀，毫无寸效，竟成痼疾。归国后，服中药渐以向愈。余愤而起研究中医之念，十载以来，手不释卷，以科学方法，从事研究，每试小技，神效非常，始悉我国医学实有高人之处。不过为肤浅者，致隳声誉耳。余泛览古今东西医籍，达数百种。不专守一家之言，弃短取长，睹《鲟溪医论选》，实先得我心。欲研究斯学者，一须守正而不探奇，二当崇实而不贵虚，三务明古而通今，四必述闻而可创说。由古籍《灵》、《素》、《本经》、《难经》、《伤寒》、《金匮》诸书研求，而推及后世诸书，是归纳研究之法，以特别而推定一般也。再旁及后贤，分门别类诸书，是演绎研究之法。以一般法则，推定特别，或其他之法则也，二者实有密切之关系焉。再以东西诸书比较研究，考其得失，结合二者之所长，是晚近诸人之所企图也。此书选择纯正，说理明畅，集百家之精英，阐扬中学，多有论无方，遇肢体大症，非秘方不能疗者，亦付缺如。余署居无俚，不揣固陋，爰将各书有新颖之学说者补足之，诸方及秘方附列之，俾此书成为有经有纬之善本，聊以备案头翻阅之需，敢云著述手哉！

岁在民国19年（即公元1930年）蒲节前一日兴义知几山人识

卷一 总论门

(一) 论人身体气实分四种

中选分人体质为水土寒湿体、木火燥热体、木土湿热体、寒燥体四种，颇为扼要。即新说分人为胆液质、多血质、神经质、黏液质是也。神经质之人，面容多瘦，有威可畏，身躯长，体质弱，其知（识）量实高人一等；多血质之人，其颜色若有深虑，眼大而锐，鼻高，骨骼实坚强；黏液质之人，容貌温稚，若无力者，然眼常作睡眠之状，面柔和而圆者甚多；胆液质之人，颜色常雄壮活泼，其肤呈黄色，眼膨起而唇突出，精力充实而不肥胖者多，懒惰无能而毫无定见者普遍，其质系多血，唯少活泼而不发达。

多血神经质之人：著作家、神学家、教育家、音乐家、画家。多血胆液质之人：军人、故事家、数学家、商业家、医师。多血黏液质之人：有富于决断之大才，有保长寿之伎俩。寒湿燥热两种，若精研医术者可望而知之。至湿热寒燥之人，非素识则不易知也。然于木火水土两种，认得的确，其他两种虽不知，按此而治，亦不至南辕北辙也。篇中所论寒必伤阳，热必伤阴，湿能伤气，燥能伤液，同类相感，易于受病，试紧要之言也。惟论此四种体质，非教人观察明确，即不问何病，治寒湿以温补，治燥火以苦寒之意，乃须兼顾，勿虚其虚，实其实之意也。惟此四种体质之外，又须辨其年老、年少、用心、劳力，性躁、性缓，居南、居北，居山、居水。如老人脉多沉迟，气血不甚流利，多阴虚阳亢之体；小儿脉多急数；用心者左寸必弱；北人体强，南人柔弱。若不细辨而以一般治法概施之，鲜不偾事矣，学者当隅反焉。

四物汤：《局方》，此乃调血之方，非生血之剂。

熟地黄9克（血热换生地） 当归身9克（大便不适用土炒） 杭白芍6克（失血醋炒） 川芎4.5克（血逆童便浸）

乌梅丸：《金匮》方，治蛔厥、吐蛔，久痢。

乌梅300枚 细辛、桂枝、附子、人参、黄柏各180克 干姜300克 黄连500克 川椒、当归各120克（一方无干姜）

清燥汤：李东垣方，治痿厥，腰以下不能动，行走不正，两足颓侧，小儿自汗，或热伤元气，二便闭塞。

黄芪4.5克 黄连0.6克 苍术4.5克 白术1.5克 陈皮1.5克 泽泻1.5克 五味子5粒 人参0.9克 茯苓0.9克 升麻0.9克 当归3.6克 柴胡、麦冬、生地、猪苓、神曲、黄柏（酒炒）、甘草各0.6克（编者按：在临症应用时剂量应酌情加大）

虎潜丸：朱丹溪方，治肾阴不足，筋骨痿软，不能步履，臁疮，筋骨痿弱，下元虚冷，精血亏损，骨蒸劳热。

败龟板（酒炙）120克 黄柏（盐水炒）120克 淮牛膝（酒蒸）105克 杭白芍（醋炒）45克 锁阳60克 虎胫骨（醋炙）30克 当归身（酒洗）30克 广陈皮（盐水润）22.5克 干姜15克共研细末，羯羊肉二斤，酒煮捣膏为丸，如梧桐子大，每服9克。（编者按：查《丹溪心法》虎潜丸，有熟地、知母，无当归、牛膝。《医宗必读》亦有此方。药味组成与《丹溪心法》同，但多当归、牛膝。）

（二）诊病须察阴脏阳脏平脏论

此即上篇木火、水土两质之论也，至论平脏用药，凡人莫不皆然，凡病莫不皆然，学者所当注意也。

（三）阴阳虚实寒热辨

此篇论理仅得其大概，特集各家之说补充之。

1. 阴阳论辨

徐灵胎曰："病有阴阳，脉有阴阳，药有阴阳。以病言阴阳，则表为阳，里为阴；热为阳，寒为阴；上为阳，下为阴；气为阳，血为阴；动为阳，静为阴；多言为阳，语默为阴；喜明为阳，欲暗为阴；阳微不能呼，阴微不能吸；阳病不能俯，阴病不能仰。以脉言阴阳，则浮大滑动数为阳，沉涩弦微迟为阴。以药言阴阳，则升散为阳，敛降为阴；辛热为阳，苦寒为阴；行气分者为阳，行血分者为阴；性动善走为阳，性静善守为阴。人之先天阴阳，乃无形之阴阳，无形之火谓之曰元气，曰元阳。天一之水谓之曰元阴，曰天癸。"

"阴虚生内热，阳虚生外寒。阴盛生内寒，阳盛生外热。"此经言阴阳之虚实也。又曰："阳气有余则身热无汗，此言表邪实也，阴气有余为多汗身寒，此言阳气之虚也。"仲景曰："发热恶寒发于阳，无热恶寒发于阴。"经曰："阴盛则阳病，阳盛则阴病。阳盛则热，阴盛则寒。"阴之病也，其来缓，其去亦缓；阳之病也，其来速，其去亦速。阳生于热，阴生于寒；阳病则旦静，阴病则夜宁；阳虚则暮乱，阴虚则朝争。此言阴阳之虚也。若系实邪，与此相反。阳盛则朝重暮轻，阴盛则朝轻暮重，其有或昼或夜，时作时止，不时而动者，以正气不能维持，则阴阳胜负交相错乱，当培养正气，则正气胜而阴阳自和矣。但或水或火必因虚实以求之。周澂之曰：阴虚者阳必凑之，阳虚者阴必凑之，此一说也。阴虚者阳必无根，阳虚者阴必不固，此又一说也。故阳虚内热与阴虚内热致不同也。阴虚者如房室过度，或用心过度，阴气消耗发为骨蒸，骨髓如空，小便赤涩，此阴虚而阳气因以陷之也。治之必填精补血，以充其阴而擎其阳，宣发升举之品只可为佐。阳虚者如劳力过度，汗出过多，一经宁息，时时洒淅恶寒，内发烦渴，四肢困倦，筋骨酸痛，此阳虚不能行表，而内缩于阴也，此时阴分亦必受伤，但病起于阳，治之必健脾益气，以充壮其阳，生津清热之品只可为佐。东垣补中益气之制，为阳虚内热设也；丹溪大补阴丸之制，为阴虚内热设也，二者岂可差矣乎！重以填精补血治阳虚，必致阳愈郁滞，而不可复振；重以健脾益气治阴虚，必致阴愈消灼，而不可复回。

阳虚生外寒者，阳受气于上焦，以温皮肤分肉之间，今寒气在外，则上焦不通，上焦不通则寒气独留于外，故寒慄。阴虚生内热者，有所劳倦，形气衰少，谷气不盛，上焦不行，下脘不通，胃气热熏胸中，故内热。阳盛生外热者，上焦不通利，则皮肤致密，腠理闭塞，玄府不通，卫气不得泄越，故外热。阴盛生内寒者，厥气上逆，寒积于胸中而不泄，不泄则温气去，寒独留，则血凝泣，凝则脉不通，其脉盛大以涩，故中寒。

阳盛阴虚，下之则愈，汗久则死。阴盛阳虚，汗之则愈，下之则死。

无阳则阴无以生，无阴则阳无以化，阳根无阴，阴根于阳也。

又阳旺阴生者，必剂中有阴药，为之引导也。其用人参补阴，姜桂益阳，乃阳旺而阴始化，非阳旺而阴自生也。桂附开下寒返虚火，亦阴化非阴生也，此必用阴药，而资桂附薰蒸鼓舞之力也。

周澂之曰：阴盛生内寒，阴虚生内热，阴盛之脉迟紧而涩，阴虚之脉数散而涩。阴盛宜辛温振阳，阴虚宜甘润填阴。阴盛格阳于外者，阴踞于内，升降不调，阳欲内反不得，此阴力之能格阳也。阴虚阳越于外者，阴虚不能维阳，无根之阳不能内返，游奕于外，此微阳之自外越也。阴虚阳越，治宜温润填阴以安阳，无大热温经以回阳也。至于脉沉细而疾，渴欲饮水，躁烦闷乱，此阴痼于外，阳拂于内之象也，而曰阴盛格阳，水极似火，不亦误乎！即用热剂，如许氏之破阴丹，亦撤外阴以透伏阳，岂驱逐伏阴之谓乎。若夫内外有热，其脉沉伏，不洪不数，但指下沉涩而小急，此为伏热，不可误认虚寒，以温热治之，是益其热也。此又阴虚而阳气下陷入于阴中，所谓荣从卫降者也。大抵阴盛于内为内实，其脉象决无按之反芤者，非坚牢即细紧耳，惟阴虚者，精血内空，阳气外迫，其脉则浮大而芤矣。第阴盛之人，有阳虚，有阳不虚；阴虚之人有阳盛，阳不盛。从阴引阳，从阳引阴，喻嘉言有三分七分，昼服夜服之论矣，此专就虚劳一病言之也。若寻常杂症，只于本病对治剂中用药略有偏寒偏热，兼升兼降，重散重敛之不同耳。即如阴盛之人，阳虚者宜用温经回阳矣。阳不虚者用温化之药加以微苦微酸，清降浮阳，使之内合也。阴虚之人阳盛者，是内热也，宜甘润咸润以填阴，佐以升芪参柴补气建中之品，提挈阳气出返阳位也。阳不盛者即浮阳外越也，宜温润兼补脾肾，酸辛并可用矣，此内伤治法之大略也。

陆九芝曰：有阴虚之病，其甚者火且旺；有阳虚之病，其甚者水且泛。有阴盛之病，其甚者且格阳；有阳盛之病，其甚者且格阴。人之言曰：阴虚者，补阴而阴不虚；阳虚者，补阳而阳不虚。阴盛者，补阳而阴不盛；阳盛者，补阴而阳不盛，阴阳有对待之观。治阴阳者自当作平列之势。余则以为阴虚而致火旺，阳虚而致水泛自应平列其治，若阴盛阳盛，则其势不能平列者，盖阴盛之病，阴不自为病也，凡阴所见病之处，必其阳所不到之处，故阴盛无消阴之法，但有补阳破阴之方。若阳盛之病则有不能补阴以固阳者矣。盖阳而伤阴，必先令阳退而阴乃保，凡在补阴之药无不腻滞而满中，滋阴则不足，助阳则有余，故阳盛无补阴之法，但伐阳以保阴也。世之目为阳盛者乃阴盛而格阳，看似阳盛，实是阴盛。又所谓补阴而阳不盛者，乃阴虚而阳亢，看似阳盛，实是阴虚。至阴盛阴虚两证，皆目之为阳盛，而遇真是阳盛之病遂皆作阴虚观，且置阴盛不言而但作阴虚观矣，欲明阳盛之治，必先将阴虚阳亢，阴盛格阳之近似乎阳盛者，别而出之，而后阳盛之真面目乃见，如是而当疑阳盛之可以补阴，养阴之亦可以退阳者，未之有也。

再以阴虚阳亢，阴盛格阳两证观之，歧中又歧焉，阳之亢，阳之极，从其外而观之，不知者方以为皆是阳病，其知者亦仅谓皆是阴病。然其病也，一由阴虚而来，一由阴盛而来，阴虽同，而阴之虚盛则相反，凡阴盛格阳之病，仍作阴虚阳亢治之，不补阳而反补阴，鲜不殆者，若更以阴虚作阳盛更以阴盛作阳盛，当何足以论阴阳哉！

阳为阴遏，或寒湿久淹，阳气下陷入阴，或过食生冷抑遏阳气于脾土，中阳不得舒，治宜李东垣之补中益气法。

阳常有余，阴常不足，阴易亏而难成，阴虚生内热，故坎中之真阳飞越于上，阴更虚，丹溪之补阴法诚善也。

阳为阴遏，只见有阴，不见有阳；阴虚阳亢，只见有阳，不见有阴。阴虚阳亢，后人多称引火归元，欲用阳药，谬误殊甚，至火势燎原，扪之烙手，以丹溪法治之，甚为相

8

合。若龙雷升腾，阴霾四合，则与丹溪法正相反也。

阴虚多成虚损，其证无不潮热，咳嗽吐红，食减，脉来细数，治法故以滋阴清热为主，然滋而不滞，清而不寒，且时时兼顾脾胃，至阴气已充，可以用参芪时则愈矣。若先误投参芪，则阴绝而死。

2. 虚实论辨

虚实者，病之体类也，内难仲景之论虚实也，其义甚繁，有以正气盛衰分虚实者，所谓脉来疾去迟，外实内虚，来迟去疾，外虚内实也；有以邪盛正衰分虚实者，所谓邪气盛则实，精气夺则虚也；有以病者为实，不病为虚者，所谓内痛外快，内实外虚，外痛内快，外实内虚也；有以病者为虚，不病为实者，所谓阳盛阴虚，下之则愈，汗之则死；阴盛阳虚，汗之则愈，下之则死也；有以病在气分无形为虚，血分有形为实者，白虎与承气之分也；有以病之微者为虚，甚为实者，大小陷胸与泻心之辨也；有以病之动者为虚，静为实者，在脏曰积，在腑曰聚是也；有以病之痼者为实，新为虚者，久病邪深，新病邪浅也；有以寒为虚，热为实者，阳道当实，阴道当虚之义也；有以寒为阴实阳虚，热为阳实阴虚者，阴阳对待，各从其类之义也；有以气上壅为实下陷为虚，气内结为实外散为虚者，是以病形之积散空坚言之也；至如从前来者为实邪，从后来者为虚邪，此又五行子母顺逆衰旺之大道也。

华元化曰：病有脏虚脏实，腑虚腑实，上虚上实，下虚下实，状各不同，宜深消息，肠鸣气走，足冷手寒，食不入胃，吐逆无时，皮毛憔悴，肌肉皱皱，耳目昏塞，语声破散，行步喘促，精神不收，此五脏之虚也。饮食太过，大小便难，胸膈满闷，肢节疼痛，身体沉重，头目昏眩，唇口肿胀，咽喉闭塞，肠中气急，皮肉不仁，暴生喘乏，偶作寒热，疮疽并起，悲喜时来，或自瘘弱，或自高强，气不舒畅，血不流通此脏之实也。诊其脉举指而活，按之而微，又按之沉小微弱，短涩软濡俱为脏虚也；诊其脉举按皆盛者实也；又长、浮、数、疾、洪、紧、弦、大俱曰实也。头疼目赤，皮热骨寒，手足舒缓，血气壅塞，丹瘤更生，咽喉肿痛，轻按之痛，重按之快，饮食如故，曰腑实也。诊其脉浮而实大者是也。皮肤瘙痒，肌肉胀胀，饮食不化，大便滑而不止，诊其脉轻手按之得滑，重手按之得平，此乃腑虚也。胸膈痞满，头目碎痛，饮食不下，脑项昏重，咽喉不利，涕唾稠粘，诊其脉左右寸口沉、结、实、大者，上实也。颊赤心忪，举动颤慄，语声嘶嘎，唇焦口干，喘乏无力，面少颜色，颐颔肿满，诊其左右寸脉，弱而微者，上虚也。大小便难，饮食如故，腰脚沉重，脐腹疼痛，诊其左右手脉，尺中脉伏而涩者，下实也。大小便难，饮食如故，腰脚沉重，如坐水中，行步艰难，气上奔冲，梦寐危险，诊其左右尺中脉，滑而涩者，下虚也。病人脉微、涩、短、小俱属下虚也。《素问·通评虚实论》曰："邪气盛则实，精气夺则虚。"此虚实之大法也。设有人焉，正已夺而邪方盛，将顾其虚而补之乎？抑先其邪而攻之乎？见有不的，则生死系之，此其所宜以慎也，夫正者，本也。邪者，标也。若正气既虚，则邪气虽盛亦不可攻，盖恐邪去而正先脱，呼吸变生则措手不及，故治虚邪者当先顾正气，正气存则不致于害，且补中自有攻意，盖补阴即所以攻热，补阳即所以攻寒，也未有正气复而邪不退者，亦未有正气竭而命不倾者，如必不得已，亦当酌量缓急，暂从权宜，从少从多，寓战于守斯可矣，此治虚之道也。若正气无损者，邪气虽微自不宜补，盖补之则正无兴，而邪反盛，适足以藉冠兵而资盗粮，故治实证者当直攻其邪，邪去则身安，但法贵精专，便臻速效，此治实之道也。要之，能胜攻者，方是实证，实者可攻，任虑之有；不胜攻者便是虚证，气去不返可不寒心，此邪正之本末，不可不知也。日本元坚廉夫，常论列虚实夹杂之证，治甚为明备，其文曰：为医之要，不过辨病之虚实而已，虚实不明妄下汤药，则冰炭相反，坐误性命，是以临处之际，不容毫有率略矣，盖尝考之。厥冷下痢，人皆知大虚，宜补。潮热谵语，人皆知大实，宜泻。此则其病虽重而诊疗之法不难也，若夫至虚有盛候，大实有羸状，诚医之所难也。虽然，此犹难乎辨证，而不难乎处治，何者？假证发露，抑遏真情，自非细心体察，则不能辨其疑似，而认其真，然既其真也，纯补纯泻而病可愈矣。唯医之最难者，在真实真虚混淆揉杂者而已，何则？其病视为虚乎！挟有实证，视为实乎！挟有虚候，必也精虑熟思，能析毫厘，而其情其机始可辨认，及其施治，欲以补之则恐妨其实，欲以泻之恐妨其虚，补泻掣时，不易下手，必也审之又审，奇正攻守，著著中法，而后病可起矣，此非辨认难，而处治亦难者乎？是以病之实中兼虚者，泻中兼补，若虚甚始从于补，虚复而后宜泻矣。虚中兼实者，不清凉无由解热，不转剂无由逐结，然从前之虚不得不顾，故或从缓下或一下止服，前哲于此证，须先治其虚，后治其实，此殆是也。大抵邪不解则不受补，有邪而补，徒增壅塞，且日积之虚，岂暂补所能挽回乎。考之经文：乃如附子泻心、调胃承气即泻中兼补之治也。阳明病至循衣摸床，微喘直视，则既属虚惫，而犹用承气者，以实去而阴可回，从下后顿见虚候，其实既去，则调养易施也，此虚实相兼，大较如此。

若夫虚实相因而生，是亦不可不辨也，有人脾气亏损，或久吐，或久痢，中气不行，驯至腹满，尿闭，此自虚而生实也。至其满极，则姑治其标，主以疏导，然不以扶阳为念，则土崩可待也。又有人焉肾阴不足，下亏上盈，或潮热心烦，或血溢，痰涌，亦是虚生实者也。至其火亢则姑治其标，专主清凉，然不以润养为念，则真元竭绝矣。有人肠癖、赤痢、腹痛后重，如其矣，下则病积依然，而精汁日泄，羸劣日加，此自实而生虚也。治法或姑从扶阳，然不以磨积为先，则邪胜其正，亦至危殆。又有人焉肝气壅实，妄言妄怒，更而脾气受掣，饮食减损，日就委顿，亦是实生虚者也，治法或姑从补中，然不兼以清膈，则必格拒不纳矣。仲景法则，汗后胀满，是自虚而实，故用且疏且补之剂。五劳虚极因内有干血，是自实而虚；宿食脉涩，亦自实而虚，故一用大黄䗪虫丸一用大承气，盖干血下而虚自复，宿食去而胃必和也，此虚实相因而生之大略也。要之，相兼者与相因者，病之新久，胃之强弱，尤宜参伍加思，亦是诊处之大关键也。更论虚实之兼挟，则表里上下之分，又不可不知也，实在表而里虚者，补其中而病自痊，以病之在外，胃气充盛则宜托出，且里弱可以受补，如发背痘疮之类是也。实在里而兼虚者，除其实而病自愈，以病之属热，补之助壅，如彼虚人得胃实与瘀血、宿食之类是。病上实素下寒者，必揣其脐腹，而后吐下可用；病下虚素上热者，必察其心胸而后滋补可施，此表里上下之例也。虽然今此所论大概，就病之属热者而立言已，如病寒之证亦不可不辨。经云：气实者，热也，气虚者，寒也。盖胃强则热，胃弱则寒，此必然之理也，故寒病多属虚者，然有厥阴病之上热下寒，此其上热虽未必为实，而未得不言之，犹有阳存，故凉温并用方为合辄矣，寒病又有阳虽虚而病则实者，固是胃气本弱，然关门犹有权，而痼寒宿冷僻在一处，或与邪相并，或触时气而动，以为内实也。倘其初起，满闭未甚者，须温利之，满闭殊剧者，攻下反在所禁，唯当温散。盖以寒痼胃之所畏，其实之极必伤胃气，逐变纯虚耳。然则病寒之实，必要温补，固不可与病热之虚犹宜清涤者一例而论矣。《金匮》云："寒则散之，热则去之。"一言蔽之而已，是寒热之分，诚虚实证治之最要紧也。缪仲淳

10

曰：若阴虚，若阳虚，或中风，或中暑，乃至泻痢，滞下，胎前产后，疔肿痈疽，痘疮痧疹，惊痫，糜不以保护胃气，补养脾气为先务，故益阴宜远苦寒，益阳宜防增气；祛风勿过燥散；消暑勿轻下通；泻痢勿加消导，滞下忌芒硝、巴豆、牵牛；胎产泄泻忌当归，产后寒热忌栀连；疔肿痈疽未溃忌当归；痘疹不可妄下，凡与胃气相违者，慎勿用也。夫治实者急去其邪，治虚者宜专于补，其顾胃气，人所易知也。独此邪盛正虚，攻补两难之际，只有力保胃气，加以攻邪，战守俱备，是所当注意者也。

察舌苔辨病之虚实也，凡物之理，实则，其形坚敛，其色苍老；虚则，其体浮胖，其色娇嫩。而病之现于舌也，其形与色亦然，故凡病属实者，其舌必坚敛而兼苍老；病属虚者，其舌必浮胖而兼娇嫩。

阴虚阳盛者其舌必干；阳虚阴盛者其舌必滑；阴虚阳盛而火旺者其舌必干而燥；阳虚阴盛而火衰者其舌必滑而湿；气虚伤津其苔白薄；心虚血枯其舌瘦瘦，舌本淡者，血虚也，淡而带青，血分虚寒也；舌润光黑无苔，虚寒积水也；舌心无苔，真阴素亏也；深红绛紫灼赤有神者，实也；淡白如猪腰水浸无神者，多虚也。凡舌有地质，坚敛苍老，不拘苔色白黄、灰黑，揩之不去，刮之不净，底仍相混，粘腻不见鲜红者，是为真苔，中必多滞。凡舌无地质，而浮胖娇嫩，不拘苔色白黄灰黑，揩之即去，刮之即净，底亦淡红，润泽不见垢腻者，是为假苔，里必大虚，即看似苔色满布，饮食后苔即脱去，舌质园浮胖嫩者，亦属假苔，此治虚实之大关键也。（眉批：憔苔浮舌上，揩之即去，邪浅正复者多有之，不可以假苔而认作虚也）。

徐灵胎曰：虚实者有余不足也，有表里之虚实，气血之虚实，脏腑之虚实，阴阳之虚实。凡外入之病，多有余；内出之病，多不足。实言邪气，当泻；虚言正气，当补。欲明虚实，当知根本。夫病邪之实，固为可虑，而元气之虚，更属可虑。诊病之法，必先以元气为主，而后求病邪之深浅，若实而误补，不过增病，病增者随可解救。（作者注：此说不然，若病人邪盛，补之津枯血绝，多不救也。）虚而妄攻，必致脱元，元脱者不可生矣。总之，虚实之要。莫逃乎脉，如脉之真力有，真有神，方是真实证；脉之假有力，假有神，便是假实证。矧脉之无力无神，以至于全无力全无神者。

表实者，发热身痛，恶寒鼓额，或恶热揭衣，扬手掷足。寒束于表者无汗，火结于表者有疡，走注红痛，知营卫有热；拘急酸疼，知经络有寒。

表虚多汗，战栗怯寒，耳聋眩晕，目暗羞明，或肢体麻木，举动不胜，烦劳，或皮毛枯槁，肌肉日渐瘦削，或颜色憔悴，或神气苶然。

里实者，为痛胀，为痞坚，为闭结，喘满，为烦躁懊恼，或气血积聚，结滞腹中不散，或寒邪热毒深留脏腑难消。

里虚心怯心跳多惊，津液内竭，神志不宁，或饥不饮食，渴不喜冷，或畏明张目，恶闻人声，或饮食难化，时多呕恶，或气虚中满，二便不利，或遗精而溲溺不禁，或泄泻而脱出肛门，女子血枯经闭，胎多下坠，带下赤白，崩漏癃淋。

阳实者多恶热；阴实者多痛、恶寒；气实者气必喘粗，声音壮厉；血实者血必凝聚，多痛且坚；心实者多言多笑，小便黄赤涩少；肝实者多恼多怒，小腹两胁疼痛；脾实痞满腹胀，气闭身重；肺实喘咳多痰，胸满气逆；肾实气壅窍闭，二便痛涩。

阳虚者，火虚也。为神气不足，眼黑头眩，咳嗽吐沫，必多寒而畏寒。

阴虚者，水虚也。为骨蒸劳热，亡血戴阳，干咳失精，必多热而畏热。

气虚者，气短似喘，声音低怯。

血虚者，肌肤干涩，筋脉拘挛。

心虚则神惨淡，志意怯虑，多悲愁不乐；肝虚则目晄晄无所见，善恐，阴缩筋挛；脾虚则四肢不为我用，饮食不营肤肌；肺虚气少息微，皮毛枯涩少泽，肾虚二便不禁，夜多梦泄遗精。

虚者宜补，实者宜泻，不知虚中复有实，实中复有虚，故至虚有盛候，大实有羸状也。如病起七情，或饥饱劳倦，或酒色所困，或先天不足，每多身热，便闭，虚狂胀满，戴阳假班，证似有余，实由不足，又如外感未除，留伏经络，饮食不消，积聚脏腑，或郁结逆气，有不可散，顽痰瘀血有所留藏。病魔致羸，似乎不足，不知病根未铲，实非虚证也。经曰：无实实，无虚虚，谓损不足而益有余耳。

3. 寒热论辨

寒热者阴阳之化也。阴不足则阳乘之，而变为热；阳不足则阴乘之，而变为寒。故阴胜则阳病，阴胜为寒也；阳胜则阴病，阳胜为热也。热极则生寒，是热极而阳内阴反外也；寒极则生热，乃寒极而阴盛，而阳行于外也。阳虚则外寒，寒必伤阳也；阴虚则内热，热必伤阴也。阳胜则外热，阳归阳分也；阴胜则内寒，阴归阴分也。寒则伤形，形言表也；热则伤气，气言里也。故火旺之时，阳有余而热病生；水旺之时，阳不足而寒病起。人事之病由于内，气交之病由于外，寒热之表里当知，寒热之虚实亦不可不辨。热在表者为发热头痛，为丹肿斑黄，为揭去衣被，为诸痛疮痒。寒在表者为恶寒身痛，浮肿肤疼，及容颜青惨，四肢寒厥。热在里者为胀满憋闷，为烦渴痞结，或喘息叫吼，或躁扰狂越。寒在里者恶心呕吐，吟咽肠鸣，及心腹疼痛，喜热畏冷。热在上者为头疼目亦，牙痛喉疮，诸逆冲上，喜冷舌黑。寒在上膈吞酸嗳腐，噎塞反胃，及饮食不化，喘胀呃哕。热在下者为腰足肿痛，二便闭涩，或茎痛遗精，或溺赤便浊。寒在下焦清浊不分，腹痛泄泻及阳痿遗精，膝胫寒冷。真寒之脉必迟弱无神，真热之脉必滑数有力；阳脏之人多热，阴脏之人多寒；阳脏者必生平喜冷恶热，即朝夕食冷，绝无所病，此真阳之有余也。阴脏者喜热畏冷，略食寒凉必伤脾胃，此真阳之不足也。第阳强者少，十之二、三，阳弱者多，十常七、八。（聘按：此说不确，张景岳从事温补，即主此说，徐氏又为此主张，无怪天下人皆习温补矣。）然恃强者每多致病，畏弱者多获安康，若见彼之强，忘我之弱，则与侏儒观场，丑妇效颦者无异矣。

4. 寒热中之真假

寒热有真假者，阴证似阳，阳证似阴也。惟阴极反能发热，是内寒外热，即真寒假热也；阳极反能发厥冷，乃内热外寒，即真热假寒也。假热者，最忌用寒凉；假寒者，切忌用温热，辨此之法，当以脉之虚实、强弱为主。

假热者，水极似火也。凡病伤寒或杂病，其有素禀虚寒，偶感邪气而反热者；有劳倦受邪而反热者；酒色过度受邪而反热者；七情过度受邪而反热者；更有原非火证误服寒凉而反热者。真热本发热而假热亦发热，见症亦面赤烦躁，大便不通，小便赤涩，或为气促，咽喉肿痛，或为身热，脉势躁疾，未免误认为热，妄投寒凉，下咽必毙。不知身虽热而里实寒，正是里寒格阳之证，乃虚阳不敛也。故口虽干渴不喜冷饮，热饮，亦不能多，或大便不实，或先硬后溏，或小便短少，或水枯黄赤，或气短懒言，或神倦色黯，或起倒

12

如狂，禁之则止，自与登高骂詈者不同，此虚狂也。或斑如蚊迹，淡红细碎，自与热极虚紫者不同，此虚斑也。假热之脉沉细急疾，或豁大无神，此越皮肤，寒在脏腑，所谓恶热，非热，明是阴证也，似此内败真寒，不知求本，但知攻热，则无不速危矣。急当以八味理阴回阳，四逆倍加附子引火归原，使元阳渐回，则热必退藏，所谓火就躁者是也。经曰：身热脉数，按之不鼓击于指下者，此阴盛格阳，非热也。仲景治少阴症，烦躁发狂者，四逆汤加猪胆汁人尿，以平格阳之气。东垣治面赤目赤，烦躁欲饮，脉七八至，按之则散者，此无根之火，当以姜附汤加人参以补摄元气。《外台秘要》以阴盛格阳，名阴躁，欲坐井中，宜以热药治之。

假寒者，火极似水，如伤寒热甚，失于汗下，致阳邪亢极，热伏于内，自阳入阴，其初身热，渐至发厥，神志昏沉。或时畏寒，此真寒本畏寒，而假寒亦时畏寒，是热深厥深，热极反兼寒化也，必声壮气粗，形强有力，唇焦舌黑，躁渴饮冷，小便赤涩，大便秘结，或热极旁流，下利清水中仍有燥粪及矢气极臭者，非寒也。脉必滑数有力，是实热内结也，承气汤。心烦潮热，大柴胡汤。有热无结，自汗烦渴，脉洪无力者如神白虎汤。杂病假寒必时慄畏寒，口渴饮水，此热极于内，阳气不伸，正寒在皮肤，热在脏腑。所谓恶寒非寒，明是热证，故饮冷，便结，尿涩，口臭，躁扰不宁，脉必滑数有力，当以凉膈加连，清热存阴，内热既除则假寒自退，所谓水流湿者也。经曰：身热厥冷，脉必滑数，按之鼓击于指下者，此阳极似阴，非寒也。

徐灵胎表里论曰：表证者，邪自外入者也，凡风、寒、暑、湿、燥、火，气有不正者皆是。经曰：清风大来，燥之胜也，风木受邪，肝病生也。热气大来，火之胜也，金燥受邪，肺病生也。寒气大来，水之胜也，火热受邪，心病生也。湿气大来，土之胜也，寒水受邪，肾病生焉。风气大来，木之胜也，土湿受邪，脾病生焉。又冬伤于寒，春必病温。春伤于风，夏生飧泻。夏伤于暑，秋必痎疟。秋伤于湿，冬生咳嗽。凡此皆言外来之邪，而邪有阴阳之辨，所伤亦各不同，然邪虽有六化。只阴阳两化，阳邪化热伤气，阴邪化寒伤形。伤气者，气通于鼻，鼻受无形之天气，而通乎脏，故外受暑热而病，有发于中者，以热邪伤气也。伤形者，形充于血，血营乎身。寒邪伤之，浅在皮肤，深入经络，邪束于外，热遏营卫，则为身热体痛，无汗恶寒，是寒邪伤形也，经曰：寒则腠理闭，气不行，故气收矣。炅则腠理开，营卫通，汗大泄，故气泄矣，此寒热阴阳之辨。而六气感人，又惟风寒为最，以风为百病之长，寒为杀厉之气也。人身内有脏腑，外有经络，邪之客于形身，必先舍于皮肤，次入经络，留而不去，然后内连脏腑，此邪自外入之次，若邪气在表，不可攻里，恐里虚邪陷，漫无解期矣。表证既明，里证可因而辨也。人身脏腑在内，经络在外，故脏脏为里，经络为表。在表手足各有六经，为十二经，以十二经分阴阳，则六阳属腑，为表，六阴属脏，为里。以十二经分手足，则足经之脉长，而且远，自上及下，遍络四体，故可按之以察周身之病。手经短而且近，皆出入于足经之间，故诊外感者，但言足经不言手经也。然足之六经又以三阳为表三阴为里。而三阳又以太阳为阳中之表，以其脉行于背，背为阳，主表也。阳明为阳中之里，以其脉行于腹，腹为阴，主里也。少阳为半表半里，以其脉行于侧，三阳传遍渐入三阴也，故欲查表证当分足三阳经，而又以太阳一经，包覆肩背周身，内连脏腑肓俞，为诸阳主气，独四通八达之衢，风寒伤人先犯此经。足三阳由足入腹，太阳在肌表之间，而三阴主里，风寒自外入者，未有不由阳经而入阴经也。若径入三阴，即为直中，必连脏矣，故阴经无独见之表证。邪在表必身热，无汗，以邪闭皮毛也。

寒邪客于经络，必身体痛或拘急酸疼，以邪气外束营血，不能流利也。

寒邪在表而头痛有四：足太阳经脉上循头项，故头连脑而痛；阳明经脉上循头面，故头连额而痛；少阳经脉上循发际，故头角作痛；厥阴上巅顶，故头顶作痛。惟太阴少阴无外邪头痛。肾虚头痛属少阴。痰厥头痛属太阴也。

寒邪在表，阳气不伸，故令恶寒，此伤寒恶寒，如伤食恶食也。

邪气在表，脉必浮而紧数，以营气为邪拘束，不能和缓舒徐也。太阳经起目内眦，上巅顶，下挟项脊抵腰膝，外邪干之，必发热而头项强痛，腰脊强或膝胫痛也。阳明经起目上下纲，循面挟鼻行胸腹，故邪在阳明必发热，目疼鼻干，不得眠也。少阳为半表半里之经，绕耳前后，循肩下胁肋，故邪在少阳必寒热往来，耳聋口苦，胸胁痛而呕，以上皆三阳表症，不可攻里，或发表，或微解，或温散，或凉散，或和解，或温中托里，而为不散之散，或补阴助阳，而为云蒸雨化之散。

浮脉属表，理固然也。若寒邪初感之甚者，拘束卫气不能外达，脉必沉而兼紧，但当以发热恶寒，头痛身疼诸表证参合之。血虚火迫动血，脉数浮大，按必索然。阴虚水亏，脉必浮数无力，但当兼涩耳。内火炽盛脉亦浮大，或洪或数为异。关阴格阳，脉亦浮大，按必格指。若此之类，俱非表证，必当以形病气病有无表证参酌之，庶免误治之失。外感寒邪脉大者必病进，以邪气日甚也，然必大而紧数，方为病进。若初病脉小，以后渐大渐缓者，此从阴转阳，又为胃气之脉，病虽危剧，终当解也。病若未减，脉气紧而无力者，靡有愈期也，盖紧者邪气也，力者元气也，紧而无力是邪气有余而元气不足，何以逐邪外出耶？善诊者，必使元气渐充，则脉渐有力，自小渐大，启虚渐充，渐至微、洪、数、滑，此是阳气渐达，而表将自解矣。若日渐无力，而紧数日甚，为亡之兆也。

病必自外入者，方得谓之表证，若由内以及外，便非表证矣，经曰："从内之外者，调其内；从外之内者，治其外；从内之外而盛于外者，先调其内而后治其外。"此内外先后之不可不知也。

伤风中风皆属风邪，不可均作表证。伤风之邪自外而入，表证也，可散之温之而已。中风之病，虽有风邪，实由内伤而入，宜扶本疏邪，乃为正治。更有本无风邪，形证类乎中风者，积损累败致然也，俱不可作表证论。

发热之类，皆似火证，但当分辨表热里热，凡邪在表而发热者，表热里无热也，此因寒邪在表，治宜解散，邪解而外热亦解。在里发热者，热甚而达于外也，此是火证，治宜清凉，里热化而外热亦解。凡此虽分内外，皆可作邪热证论治。若阴虚水亏为骨蒸，为夜热者，此脏虚内热，切不可作邪热例治，惟壮水滋阴则虚热可解。

燥湿二气亦外邪之类，但湿有阴阳，燥亦有阴阳。湿从阴化为寒湿，湿从阳化为湿热。燥从阳化因于火，湿从阴化发于寒，热则伤阴，必连于脏，寒则伤阳，必连于经。此湿燥皆有表里，皆有阴阳，必当细辨别治。经曰"因于湿，首如裹。"又曰："伤于湿者，下先受之。"若冲风冒雨，动作劳苦，汗湿粘衣，皆湿从外入者也。嗜饮酒酪，恣啖生冷，内伤脾胃，泄泻肿胀，呕吐黄疸，皆湿从内出者也。在外在上宜汗解，在内在下宜分利。湿热宜清宜渗，寒湿宜燥宜温。又曰："清气大来，燥之盛也，风木受邪，肝病生焉。"即中风之属，盖燥盛则阴虚，阴虚则血少，血少则或为牵引，或为拘急，或为肌腠风消，或为脏腑干结，此燥从阳化，阴气不足而伤乎内者然也。治当养营滋阴为主。若秋令太过，金气盛而风燥从之，则肺先受病，而燥生也。此伤风之属，由风邪外束，气应皮毛，故身热无汗，干咳喘满，鼻塞声哑，咽干喉燥，此燥自金生，卫气受邪而伤乎表者然也，治以轻扬解散，润肺祛邪为主。

（四）表里虚实寒热辨

此节辨表里大致不差，学者能于上节详究之，则表里之证，决无误认之虞矣。

（五）阳虚阴虚辨

阴虚者，肾中真阴虚弱也，《素问·调经论》曰："阴虚生内热。"《灵枢经》曰："五脏主藏精者也，不可伤，伤则失守而阴虚，阴虚则无气，无气则死矣。"按：阴虚则阳盛，证由下而上，虚火上炎，午后子前则发热，寐时则盗汗，多见神瘁肉削，面色苍黑，吐痰白色，连绵不绝，胃逆恶食，食物不化，大便溏泄，遗精白浊等症，脉必细数，或浮而洪大，沉而空虚，久则成瘵而难救，治宜大补真阴，又不可伤伐元气，喜纯甘壮水之品，忌苦寒辛燥之剂，方如人参养荣汤、三因广白汤、六味丸加枸杞、鱼鳔、集灵膏、保阴煎等，如地黄、丹皮、白芍、知母、山茱萸、石斛、天冬、麦冬、苡仁、百合、桑皮、地骨皮、枇杷叶、五味子、酸枣仁之属，佐以生地汁、藕汁、乳汁、童便等。咳嗽则倍用桑皮、枇杷叶；有痰则增贝母；有血则倍用苡仁、百合加阿胶；热盛则倍用地骨皮；食少则用苡仁21~24克，而常以麦冬为主，以滋生化之源，无不奏效。

阳虚者，肾中真阳虚也。盖阳虚则阴盛，证由上而下，多见形肥面白，口干咽痛，口舌生疮，甚则失音，涕唾稠粘，手足心热，阳事不举，大便燥，小便赤。发热则由子至己，盗汗必在寤时，脉右尺多弱，或细无根，或数不论，久则成瘵而难治，法宜大补元阳，又不可伤阴气，喜甘温之品，禁辛散之剂，如八味丸、逍遥散、坎离既济丸及二术、当归、茯苓、茯神、桑皮、桔皮之属皆可选用，参看虚劳条。

（六）燥病湿病辨

周学海曰：六淫之邪亢甚则见火化，郁甚则见湿化，郁极则由湿而转见燥化，何者亢甚则浊气干犯清道，有升无降，故见火化也。郁则津液不得流通而有所聚，聚则见湿矣。积久不能生新则燥化见矣。六气之中皆有正化，惟燥是从转化而生，前人谓燥不为病，非无燥病也，谓无正感于燥之病也，凡转筋、疔疮、阴疽、心腹绞痛皆燥化之极致也，皆从湿寒风热转来，湿之症有筋急口渴（有欲饮，有不欲饮），大便秘结（肺中浊气不降），小便赤涩，燥之症有肢痿，胸满，溏泄，痰坚，咳嗽。

燥湿同形者，燥极似湿，湿极似燥也。《内经》以痿躄为肺热叶焦，以诸痉强直皆属于湿其义最可思矣。故治法有发汗利水，以通津液者；有养阴滋水以祛痰涎者。张石顽云：常有一种燥证反似湿痹，偏身疼烦，手足痿弱无力，脉来细涩而微，此阴血为火热所伤，不能荣养百骸，慎勿误认湿痹而用风药，则火益炽而燥转甚矣。宜甘寒滋润之剂，补养阴血兼连柏以坚之。

燥湿同病者，燥中有湿，湿中有燥，二气同为湿病，不似同形者之互见虚象也。

叶天士曰：水湿本阴也，郁蒸为热，故为湿热。若但有湿而不蒸热，当以治湿之药，而加热药以宣散利导之。湿不化而伤脾，宜脾胃药加热药为是，古人治湿不利小便非其治也，此不易之论。湿邪不论寒热，皆当利小便以去湿，但有寒热之分耳。

陆九芝曰：病机十九条独不言燥，燥之一证有由风来者，则十九条内"诸暴强直，皆属于风"是也。有由湿来者，则十九条内"诸痉项强，皆属于湿"是也。风为阳邪，久必化燥。湿为阴邪，久亦化燥。并且寒亦化燥，热亦化燥，燥必由他病转属，非必有一起即燥之证。《内经》所以不言燥者，正令人于他证中求之，由是证以经文及《伤寒论》各病，则凡六经皆有燥证。喻嘉言所制清燥救肺汤一方。独指肺金而言，断不足以概之，如人病头项强直，项背强几几，脊强而厥，腰似折，腘如结，髀不可屈，则太阳之燥证也；头而动摇，缺盆扭痛，卒口噤，断齿，脚挛急，卧不着席，轻亦口干舌苦，则阳明之燥证也；口眼㖞斜，手足牵引，两胁拘急，半身不遂，则少阳之燥证也；又若腹痛，吐利，腹内拘急者，则太阴之燥证；恶寒踡卧，尻以代踵，脊以代头，俯而不能仰者，则少阴之燥证也；又睾丸上升，宗筋下坠，少腹里急，阴中拘挛，膝胫逆冷者，则厥阴之燥证，燥必血虚而筋急，仲景所言之痉，所以治风用葛根，不独以辛散祛风发汗太过；治湿用瓜蒌茵陈，不独以香燥逐湿，耗竭肝阴，意有在也。风湿之外，凡大筋软短，小筋弛张，以及身体烦疼，骨节掣痛不能转侧等症，多因于寒热之久，亦可在十九条内，属寒属热各证求之。若以言于六经之燥，则惟阳明一条最为重虞。盖以肺固属金，而手足阳明胃大肠正属燥金，为六气之一，而可独指肺金为燥哉。喻嘉言惟不识十九条之皆可以救燥证，故不知十九条之所以无燥证，至补出救燥一层，自有卓见，不可没也。

（七）气虚多湿血虚有火辨

此条大致不差。陆平一所批尤为扼要。（详见本书附编）

（八）中道说

此节论医之道，当如是也。

（九）阴阳常变论

此节论说明晰，确系至理，人生阴阳各半，交抱如太极，朱子曰：气以成形也，阴阳二气相交相抱，而人之魂魄斯凝聚其中，魂魄者，人之元神，在人气中，所以能生，假使阴阳二气不相交抱，则元神散失，不能动而生阳，静而生阴，以从化而资长形骸矣。人之阴阳二气平衡者，乃论其常也。惟人之生也，禀父母之遗传多有偏盛，诚如此书首编所论，人之体质分四种，大别为阴脏阳脏之人，故用药须斟酌，顾及此论其变也。

（十）认病须真切

此节凡为医者，皆当如是，不可疏忽，故喻嘉言医律之作也。

（十一）望闻问切论

此节以问为主，望切次之，以闻而不能确断病情，是于医学尚未有深研工夫也，夫神圣工巧，古人谓望而知之之谓神，闻而知之之谓圣，细问病情之谓工，切脉知病之谓巧。王秉衡曰：闻字实有二义，听声也，鼻嗅也。凡入病室五官皆可并用，问答可辨其口气，有痰须询其臭味，榻前虎子触鼻可分其寒热，痈疡脓血，审气即知其重轻，余如鼾息肠鸣矢气之类，皆当以耳闻者，古人但主乎、呼、歌、呻、哭数字固矣，而闻字岂可忽乎哉？笔花陋矣。

（十二）诊病须知四诊

四诊之法，医者之要件也，此篇亦简明切要，惟须参考近人陆士谔《医学南针》，何小廉《儿科诊断学》，卢之颐之《学古诊则》《四诊扶微》等书，于诊断上详而备，方不至有南辕北辙之虞也。

（十三）临证视舌

舌苔可以察病，较诊脉尤为精确，惟曩者之书，皆东鳞西爪，且多杜撰，故不可从，近人曹炳章刊行《辨舌指南》，汇古今东西学说，详细确切，学者能精研，一望舌苔即可知病之八九，此余所实验，百不失一者也，此节引王秉衡学说，黄苔亦有寒，此百家皆无是说也，内无蕴热则舌何由黄？无论夹湿夹痰皆有热，此余之所不敢赞同也。

（十四）黑苔

（十五）黑苔辨

此两节辨黑苔之寒热，及脾湿亦有黑苔，妇女血瘀亦有黑苔，中宫湿滞亦有黑苔，诚为扼要。详研曹炳章著《辨舌指南》则尤为精切明了。

（十六）望病须察神气论

此节论病亦甚明晰，惟多袭前人旧说不改，致医学无进境，此我国医学之大病也。辨舌苔总以《辨舌指南》为第一善本，学者当精研之。

三仁汤：《温病条辨》方，治暑湿初起不宜用，用古钦室女医曾氏方为妙。

杏仁 16 克　白蔻仁 6 克　苡仁 6 克　滑石 18 克　竹叶 6 克　半夏 15 克　通草 6 克　厚朴 6 克

普济丹：查普济丹各方书皆无，只有叶天士普济解痰丹，其是乎？

飞滑石 450 克　绵茵陈 330 克　淡黄芩 300 克　石菖蒲 180 克　川贝母 150 克　木通 150 克　藿香　射干　连翘　薄荷　白豆蔻各 120 克（编者按：此方即甘露消毒丹又名普济解毒丹，载《温热经纬》卷五）

宁上丸：待考

调胃承气汤：《伤寒论》方。

大黄 120 克　芒硝 240 克　炙甘草 60 克

先煎大黄甘草，后纳芒硝，煮令沸，少少温服。

正气散：《证治准绳》方，即不换金正气散，治食滞内停，或兼湿邪，或吸秽气，或伤生冷不服水土。

油厚朴 4.6 克　炒白术 1.5 克　广陈皮 1.5 克　炙甘草 1 克　广藿香 1.5 克　京半夏 4.5 克（编者按：查本方原载《太平惠民和剂局方》）

正气散：《沈氏尊生方》，治湿郁，即藿香正气散。

厚朴　白术　陈皮　炙草　藿香　半夏　紫苏　白芷　茯苓　桔梗　腹皮（编者按：查本方载《太平惠民和剂局方》）

达原饮：《张氏医通》方。

黄芩4.5克（酒洗）　炙草1.5克　白芍2克（酒洗）　厚朴2克（姜制）　草果2克　知母3克（酒洗）　槟榔6克（编者按：查此方系《温疫论》方，《张氏医通》方无厚朴、白芍、草果、甘草，有姜枣）

小陷胸汤

黄连　半夏　瓜蒌（编者按：查本方系《伤寒论》方）

半夏泻心汤

半夏　黄芩　干姜　人参　黄连　甘草　大枣（编者按：查本方系《伤寒论》方）

导赤散：本方去草加芩名火府丹，加升连丹皮名升麻清胃汤，透化斑疹之良剂。

生地　木通　甘草稍等分　加鲜竹叶（力尤劲）（编者按：查本方系《小儿药证直诀》方）

犀角地黄汤

犀角30克　生地54克　丹皮30克　白芍21克（编者按：查本方系《备急千金要方》方）

王晋三犀角地黄汤

犀角　生地　连翘　甘草

加减炙甘草汤

干地黄　生白芍　麦冬　阿胶　麻仁　炙草　沙参　玉竹　龟板　鸡子黄（编者按：查此方系《温病条辨》加减复脉汤加沙参、玉竹、龟板、鸡子黄）

大承气汤：《伤寒论》方。

厚朴　枳实　芒硝　大黄

复脉汤：即炙甘草汤

地黄　白芍　炙草　麦冬　阿胶　麻仁　桂枝　姜（编者按：查本方系《伤寒论》方，原方应有人参）

生脉散

人参　麦冬　五味子

六味地黄汤

地黄　山药　山萸　丹皮　泽泻　茯苓

理阴煎：《沈氏尊生》方。

地黄　当归　干姜　炙草　或加桂（编者按：查此方原载《景岳全书·新方八阵》卷五十一方。）

玉女煎：张景岳方，温热病去牛膝，换生地去熟地。

生石膏　熟地　麦冬　知母　牛膝

阴血色黄如酱，宜救肾，实不尽然，亦有实火者，不可泥也，参看吴鞠堂《温热串解》。

泻青有三，辨证明晰，诸书所无也。

疟母古方用鳖甲煎丸，以近世实验之，则不效，宜用西法，参看吴鞠堂《温热串解》

18

自知，故不录此方。

蒋氏夜光丸（待考）

（十七）闻声须蔡阴阳

此节辨闻声之法扼要精切。近人陆士谔著《医学南针》，对于"闻"字，采撷各家，多所发明，录之如后：

"闻"字不能死作听字解，《说文》曰："闻，知闻也。"吾人谈医，原不必远论小学，然因字识义正足以广吾之用，闻字有二义，一是闻声之闻，即俗所谓听也；一是闻气之闻，即俗所谓嗅也。闻声以蔡盛衰，闻气以验寒热，耳鼻并用，是在智者神而明之也。闻声要诀，诊脉之时，病者时时呻吟者，病必盛也；言迟者风也；声出如从室中言者，中气有湿也；气不相续，言未终止而复言者，此夺气也。仲景所谓郑声，即是指此。衣被不敛，言语骂詈不避亲疏者，神明之出也，自言见鬼者，邪入厥阴也；谵语而人事不知者，邪入心胞也；出言懒怯，先轻后重者，内伤中气也；出言壮厉，先重后轻者，外感邪盛也；攒眉呻吟者，舌头痛也；呻吟不能行起者，腰足痛也；叫喊而以手按心者，中脘痛也；呻吟而不能转身者，腰痛也；摇头而呻，以手扪腮者，唇齿痛也；行迟而呻者，腰脚痛也，诊脉之时，病者时时吁气者，郁结也；纽而呻者，腹痛也；形羸声哑，劳瘵之不治者，咽中有肺花疮也；暴哑者，风痰伏火或暴怒叫喊所致也；久病而声嘶，血败者，不治之症也；坐而气促者，痰火为哮也；久病气促者，危险之候也；中年之人声浊者，痰火也。诊脉之时，病者独言独语，首尾不应者，思虑伤神也；伤寒坏病声哑为狐惑，上唇有疮者，虫食其脏也，下唇有疮者，虫蚀其肛也；气促喘息不足以息者，虚甚也。平人无寒热，短气不足以息者，实也；新病闻呃，非火逆即寒逆也，久病闻呃，胃气欲绝也；大抵气衰言微者为虚，气盛言厉者为实，语言首尾不相顾者为神昏；狂言怒骂者为实热；痰声漉漉者死。新病闻呃者，为火逆，久病闻呃者；为胃绝。声音清亮不异于平时为吉，反之为凶。《难经》曰：肺主声，入肝为呼，呼合乎五音之角也。入心为言，言合乎五音之徵也。入脾为歌，歌合乎五音之宫也。入肾为呻，呻合乎五音之羽也。自入为哭，哭合乎五音之商也。故五脏有病，不难于闻声求之。

闻气要诀，见前望闻问切论，王秉衡曰（略）（编者按：详见附编）

（十八）问证求病论

问证多以景岳十问为明切，近人何廉臣《儿科诊断学》之问诊纲要，亦精切明著，学者参之。问诊十法：一问寒热，二问其汗，三问头身，四问胸间、五问饮食，六问睡眠，七问饥渴，八问溲便，九问旧病，十问遗传。

（十九）百病提纲

此节以燥湿二气为百病提纲，无论内伤外感皆主之，兼以化不化为变局，亦察病所当注意者也，即篇首以四种体质论人、论病之理，若以百病皆燥湿及燥湿所化则固矣。余亦未敢赞同也。

(二十) 凡病从六经辨证

此节以病须从六经辨证，实金科玉律也。盖人体分六经，则病皆发现六经症状，按经施治，决无南辕北辙之虞。惟不精研仲景《伤寒》者，则不能辨六经耳，由后世之分门别类医学研究者，皆不能辨六经也。仲景六经，太阳经证，以头痛，脉浮，恶寒，项强，寸尺俱浮为提纲；阳明经以胃家实为提纲；少阳以口苦、咽干、目弦、胁痛、耳聋、寒热往来为提纲；太阳腹满而吐，食不下，自利益甚，时腹自痛，尺寸俱沉细为提纲；少阴以脉细微，但欲寐为提纲；厥阴以消渴，气上撞心，心中疼热，饥不欲食，食则吐蛔，下之利不止为提纲。学者欲以六经辨证，详细无遗，当详考仲景《伤寒》《金匮》，自能辨证无误。

(二十一) 治病法不外阴阳得其平

"亢则害，承乃治。"此《内经》治病之要旨也。有病则阴阳不平，五脏六腑各有阴阳，不平则病，用药治之，不过调其脏腑之阴阳而已，过则有害，凡药皆有偏盛，取其偏盛以治脏腑之偏盛也，《本草》有久服通神明及不老等说，是无稽之谈也。徐洄溪曲而解之，弄巧反拙矣，此我国医学为人所讥者，诸如此类是也，学者当求真理不可泥也。

(二十二) 临证扼要

此节辨治病要法亦为简当，然泛言之则无补医学，学者当于各病机参之，方有心得。

(二十三) 治病法

此节言治病是论其常也，然有标本先后缓急之变，学者不可泥焉。

(二十四) 治外感去其所本无治内伤复其固有说

此节言治外感内伤之两大法门，无如我国医书不能分别立论，以致主祛邪者专就六经言邪，而略于内伤；主补者专就内伤而言，诽驳祛邪者，而略于外感，余每苦之，近人陆士谔《医学南针》三集，专就外感内伤立言，辨别详细，实开我国医学界之曙光，治虚治实方不致背道而弛，学者人人能于此重大问题，分别研讨，则我国医学方有进境，否则徒令人有望洋之叹耳，余精研十载，实尝过此中滋味，每痛恨欲举医籍而焚之，皆因不分别内伤外感及学理只说一面之故，而不详列，致人如堕五里雾中。如头痛有三阳证及厥、少阴、血虚、阴虚、阳虚等，而诸书只举三阳或血虚阴虚，挂一漏万之处不少，可恨可叹。脱肛只举气陷，不举肝热及湿热，诸如此类甚多，故研究一二部医书之医，动辄杀人，皆此故也。世人皆以患病合医方有治法，有医者诊病治病之语，实金科玉律之言也。若所患之病不合医所研之书，则百不救一矣，此实我国医学之大病也。

(二十五) 补泻当分缓急有无

此节所言固为重要，当与周澂之《读医随笔》中篇虚实补泻论参观之，惟我国医学有言之非艰，行之维艰之概，即如以此节而论，能辨证无误，用药有权衡，非胸藏万卷，精研有素，绝顶聪明，察及毫芒者，谈何容易，篇中"总之实而误补，固必增邪"，以下

20

至"不可不思也"一节，温补派如薛立斋、张景岳辈，皆借口是说，大肆温补，误尽天下苍生者，几一二百年，实此数语有以误也，则医学虽几句言辞，不慎之，害莫大焉，学写书岂可乱立学说，而不慎乎。

（二十六）补戒亟授伐戒亟夺

此节言医者不可过也，中病而已，若泥之则犹豫敷衍，岂能起死回生于顷刻哉。

（二十七）攻剂宜轻补剂宜重论

此节所论是论其变也，若阳明证之急下存阴，三阴证之急下数条，皆起死回生于俄顷，若从攻剂宜轻之论，百不治一矣。温证初愈多伏余邪，伏气温病有如剥蚕抽丝，层出不穷之证。若补剂宜重则增病矣。至药有真假之论，各处皆如是，因其假而誉景岳之方何如？因无真药而废医，更成杀人刽手为愈耶。

（二十八）阴阳不可偏补论

阴阳不可偏补，此实扼要之言也。夫人身以全体而论，即阴阳二气交抱如太极，阳竭阴竭即死。有一气竭，孤阴孤阳亦不能独存而死，即所谓脱也，以五脏六腑而论，五脏六腑各有阴阳二气，若五脏六腑各脏腑之阴阳不平则病，药不过调脏腑之阴阳使其平而已，阳阳平则病愈。《内经》所谓"亢则害承乃制"即此理也。药有偏盛，以其偏盛调脏腑之阴阳，若无病而服药，脏腑之阴阳反不平而病矣。阴阳如权衡，有一端稍偏即病，故阴阳不可偏补也。《本草》每言久服通神明，或长生不老等，是未思阴阳平衡之理，后人贤如徐灵胎尚为之曲解，是学者所当注意，以今科学昌明之世，此种谬说须革除，俾我国医学不致为世界所诟病，实现代研究医学者之责任也。至如阴阳二气，我国自古倡之，以今科学研之，则反复不得其解，若以无形之气言之则所谓阴阳者，又从何而分之。若以有形言之后贤多以气属阳，血属阴。然以言人身体脏腑则有不可通之处，此所以为西医讥我国气化为无稽之谈也。然以科学之理言之，如空气中含有碳、氧、氢、氮气体，以肉眼观之何曾见乎！未研究新学者，若以空间有气体，及空气中有碳氧及其他气体，彼以肉眼不见，必讥为怪力乱神之说也。西医之讥我气化，亦犹无科学知识者之诮空气中何有碳、氧、氢、氮之类也。余常思之，所谓阳气者，即人身及脏腑所赖以生之真气也，即命火所生，温暖无形之真气也。所谓阴气者，即人身及脏腑所赖以生滋长养之津液也。考古阳微之药如鹿茸、桂、附、姜、椒、硫磺等，皆温热引阳之气药也。阴衰之药如地黄、麦冬、石斛、玉竹、沙参、人参等，皆补阴生津，以溉脏腑之润药也。真阳之气与真阴之津液相平衡则无病，若一稍有不足则身体机能必失常度而为病矣。此余臆度之说也，当否，实不敢期必。

5. 六味丸

地黄　山药　山萸　丹皮　泽泻　茯苓

复脉汤

炙甘草　地黄　麦冬　人参　桂枝　阿胶　麻仁　生姜　大枣

建中汤

芍药　甘草　桂枝　生姜　大枣　饴糖（编者按：查本方系《伤寒论》小建中汤）

附子汤

附子　人参　白术　茯苓　芍药（编者按：查本方系《伤寒论》方）

四逆汤

干姜　附子　甘草

吴茱萸汤

吴萸　人参　生姜　大枣（编者按：查本方系《伤寒论》方）

白虎汤

石膏　知母　甘草　粳米

黄连汤

黄连　甘草　干姜　人参　桂枝　半夏　大枣

（二十九）虚实真假辨

此节言甚简，须参观前阴阳虚实寒热表里精研之，则自能辨别无误。

（三十）读书须识正旨

此节论痢疾发热，实发古人所未发也，诸书皆以痢疾发热不治，不辨表陷格阳孤阳之症，致误人者多矣。余于公元1928年夏，驻军湖北宜都县，本师张副师长耀宇滇鹤庆人，在长阳县军次，恣饮食后饮冷水及水晶凉粉，且渠平清喜饮酒，湿热久蕴，一旦下痢，势甚披猖，而军医蔡某，上海人，医术素工，打针施剂，日耗药资数十元，皆余饬员寅夜往宜昌购买，三日所买之西药共去二百余元，而痢日剧，彼穷于术，遂谓不治，复请该地著名老医何姓父子，以中药施治，彼不辨其湿热太甚，乃听言食桃李西瓜后饮冷水致痢，以为麝可以腐瓜果，命服麝数分，致热势益炽，身发大热，口噤，下屋漏黑水，何姓父子惶极，亦谓不治，将束手待毙矣。张乃寅夜来宜都就诊，余素知其体壮嗜饮，身虽热，口大渴，而脉细小兼沉，痢虽黑如屋漏，尚兼黄赤白之脓血，舌尚润而不枯燥，乃痢后夫变感寒，表邪下陷，湿热壅于胃脘，故口噤不食，汤药亦呕。余立即命购生藕荸荠捣浓汁，俾彼频呷饮，逐渐受而不呕，旋即大渴不止，非时饮茶则渴欲死。余命购大西瓜数枚，使彼恣饮，主方用聂久吾治痢神方加减，内加入葛根9克，大剂与之，是夜即下数十次粪，后微见黄色，表热亦退，食能纳，脉稍静，时天大暑，宜城气候寒暑表升至百零三四度（华氏），好人尤且不耐，何况病热之人，翌日即命移住距城二十里之宋山，山滨河而林木深秀，山顶只九十度之谱，余即购药一二十味，以聂久吾方加减，在山自为配合，大剂与之，归芍银花芩枳等，竟有用至90克者，三日始纯下黄色，六日后只泻二三次，重用补脾阴，主津之晶大剂，二日即愈。后仍以补阴生津之品濡养，间服猪大肠以补其肠，两礼拜即复原如初，相率下山，闻者莫不叹为神奇先后服药耗去八元之谱，张病将愈而军医蔡某复至，谓奉李军长命来山打针，彼言病，痢将愈，尤不能不多打几针方免后患，张气愤急，拳足交加，谓汝代我医治，耗去药资二百余元，每日只呼打针，或谓某种药水又未买得，故不效。即今询王参谋长，始悉汝所开往宜昌购备之药品，无不买焉，而汝反谓未买得，以图卸过，即至病日剧，汝不能疗，固不足责，而汝反言病不治，命我备后事，我不病死，几为汝骇死。无论如何，命蔡某赔出二百余金，并将蔡拘押。余出面解劝，谓非彼术不精，实西医治内科只有此手段耳，始将蔡释放。余曰：幸汝病痢，有此项金钱，可以购西药，若中人之产，即营连排长等患病，岂不束手就毙耶？今用中药先后大剂只八元之谱，且将病治愈。彼耗二百余元，尚不能治愈，中西医之优劣，君其猛省乎？盖张素亦崇新厌旧之人，常与余争执中西医之优劣，故余特尽心力治之，俾彼猛省也，否则崇西医之人先请西医不能治疗者，虽以万金，余亦决不为彼治疗也。同时本军军医处长赵书沄兼野战病院长，素常与余论中西医大为柄凿，彼崇奉西医，大吹法螺，以西医不能治者，中决不能治，中不能治者，西可以治。余既未以医营业，故不与争论，彼同时患痢，自疗日剧，渠同事等代彼多方治疗，亦不稍减，甚至噤口，尔时，余为各营同胞及本地绅商治疗病痢者，不下百人，皆痊愈无一死者。彼因平日与余有中西优劣之争，不便就余诊治，然病剧无法，挽托好友多人请余行功德诊治，余置诸不理，后彼无法，请李军长小炎亲向余说：无论如何消除意见，彼已知罪，何妨诊治。余说：若中医有长处能治西医所不能疗者，何以国家不重中医，而世风日喜新崇洋耶？即如军队何以指定用西医，是足见。西医高出中医万万也。今西医多人皆不能治，而中医更当无法矣。李等诸人多方敦劝，余谢不能，彼无可如何，赴宜昌大医院医治不一星期，则眼闭脚撑矣。实则彼之噤口，乃虚痢也，彼之体质及起病之源，余已详询，非仿陆晋笙用嫩鸡汤先开其胃脘。能受后，再补兼涩填，亦易治之症也。余知西法只知治实，治虚证百不一生，故断其必无救也。后余友张师长绍先责余曰：子以医治人，乃仁术也，闻医有割服之心，子任彼如何呼吁而不理，子亦忍人也哉！余曰：中之庸医有一二杀人，则人言啧啧，而政府因噎废食，竟有废止中医之举，西医动辄杀人，人信其器械之精，手术之工，以为彼杀人实医学不能疗，乃天数也，而置诸不论，举圈若狂。余自幼即入新学，曩者尤当喜新崇洋主观念，公元1917年东渡后，在日本得胃疾，先后由彼国著名大医院诊治，两年入医院十余处，益治益成痼疾，1922年返国。因在东时得浙江友人李君桂中医间代诊治，须往横滨购中药，屡感不便，虽未痊愈，然较西法诊治，稍能进饮食，返国后始潜心专研，自疗而愈。始信我国医学实有神妙莫测之处，然甚芜杂，非比较精研无由得其奥也。张君耀宇以武人崇西法，亦由时髦之心使然，无甚成见也，故余尽心治之，彼愈后必能觉中西之优劣，而部属等，因亦识西法之谬，挽回盲从之念，亦婆心一片也。至赵某精习西医，病入膏肓虽死，而不知西法之谬，若余为彼治愈，彼不惟不肯平心降气而研中西之长短，反掩饰彼自用某药渐愈，而余时逢其机，欲使人崇其西法也，故余决不诊治，使一班人亦渐知西法谬处，唤醒迷梦，少耗产而牺牲人命，挽此劫运，实具苦心，非余之忍也。嗣后，同胞及本地人等，以为余深恶痛绝于西医，有重症请余诊治，必先痛骂西医之害。余曰：是以过也。西医既成专门科学，亦有善处，如诊断之细心，解剖之详细，注射取捷效，脚气病，霍乱证，历节病，移血养身等法，中医不及也。治外科，重清洁，治病讲卫生，是中医所不及也，中医当效之，以图改良，俾医学有进步，是我国医者之责任也。至如治伤寒、内伤、温热等病，西医实未入门路，不能望我国项背，无如我国盲从，无哲学知识，以惟理之思，意欲废中崇西，余不尽浩叹也。譬之，五谷因多食致病，致臟膈丧身者，比比皆是也。而曰五谷害人，将举五谷而废之，崇西之西餐，岂有是理耶？国人喜新崇洋，未闻有废五谷而尽从西餐之论，今欲举中医废之，岂非有盲从乎？可恨可叹。

（三十一）读书须看反面

此节教人学医，须不可死于句下，须有悟性。

（三十二）读书必须隅反

此节亦与上节相同。

（三十三）读书须融会贯通

此节所言不可"好为指摘，弃瑜录瑕"固是正理，若非学有根底，何能指评前贤，不指摘而为曲辨曲解，致使医无进步，是我国学术不进步，皆守旧曲解所致也。一部《伤寒论》，不能了解之处甚多，而学者莫不推崇仲景，是以不敢指摘，遂使注释益多，而真理益晦之。学者苟有精研独到，前贤确有谬处，无妨指摘，使医学日进，但不可学张景岳辈之创立异说，妄肆雌黄也。

（三十四）医宜博览论

此节教人博览，盖人世之病，自古及今，千千万万，有出于医理之外，而竟无可如何者。我国历来不讲解剖，而病者死后亦不愿牺牲令人解剖，致有种种怪病无所发明，间有治愈之方，而照施于第二人，则无效者亦多，学者博览以意汇通，较之不识病症易妄施治者，高出万万矣。

（三十五）医宜变通论

宜变通而活泼泼地，不可株守，不可死于句下，此我国医学之所以易学难精也。

（三十六）颠倒五行解

五行相生相克之理，出于河图洛书，推而广之，万物莫不皆然。医学中若高谈玄理，及讲隔二隔三之治，遂使医学日晦无补治道，学者将医精研有得，再推进讲医哲学时，以此研究其所以然，亦善，若不了解，即作窃疑，可也。若以为不懂此玄哲之理致人讥医学知识不深，而强为乱说，则医学日退，此我国医学挽近几有不存在。归淘汰之公例者，皆此等学说有以致之也。

（三十七）五行余义

同上节所说，可以不必务高谈玄邃，而于医道无补，致医学日晦。

（三十八）养身勿惑修养家言

此节所言甚为明晰，盖修养家，无论佛道与近世之静坐十余种法，同善社之静坐法等，皆外道戕生，余曩者因胃疾体弱惑于此邪说，所谓佛道皆从事专研道家之火炼水炼于身体，尚有多少之补益，火炼即静坐，凝神吸气运入丹田，水炼即以舌抵天堂，候津液满口，颖颖咽下，再行运气之法，由叩齿三十六起，行毕，其法合华佗之五禽，武穆之八段锦，与近世瑞典式体操，运动筋骨身体，无强勉之行为，当有益于身体。惟火炼运入丹田不善，行者多致臌膈之患。佛家之参禅俾心志专一，亦孔子放心主义，惟久行则阴气、阳气不充，必至患病，是易入魔耳。1918 年东渡，日本之冈田式藤田式静坐，风靡一时，其门弟子多至数十万，其书昂贵异常，余亦学之，其运气则入丹田，以肺深呼吸，彼冈田、藤田自命可以活一百余岁，强健不死，殊冈田于1919年，年42岁，以消渴病三日即逝，经彼国著名医学博士数十人诊治，皆云无救，谓其肺尖扩大故也，于是冈田之说，信之者少，其书不值一文矣。余常思之，彼日呼吸扩大肺部，人之躯壳不能长大，因肋骨有一定，骨不能长缩故也，肺日长大，不能横长只往下张，故肺尖日大，压迫肝、心、胃，致成消渴病及其他疾。故冈田一病，数日即不起矣。他之各种静坐法，莫不如是，愚者以为初行之有小效而不疑，至身危而不知也，可不慎哉！他如服金石燥烈之品，损身者不知凡几，如秦皇、汉武欲长生而速死，比比皆是也，可不慎哉！

（三十九）夏不藏精致病更甚于冬

此节以冬不藏精，推而研及于夏，实细心之处，则不藏精者，若更推之四季皆然也。

（四十）人身分内外两层上下两截

人身脏腑与躯壳，虽可分为内外，然脉管沟通气血，无所不至，岂可分为内外及上下两截乎？脏腑之上下虽可以横膈膜分为二，然亦各处相通，若从赵君所说，则陷于西医说人身之体用，细分细割；而内外上下相贯，及气血流通之理，反因之不明，至结胸痞证，及气陷或阳气内陷之，故不可强为曲解。

（四十一）病有预兆

此说甚为有理。凡人将病，先数日必有不快，人自疏忽耳。如烦躁、口渴将病暑，日则眼光如火等，人苟能随拣点，小病则治，必不至卧病，所以上工治未病，亦不过察其预兆也。

（四十二）偏嗜食物成病

嗜物成疾，其类甚多，医者须详细诊治为要。

（四十三）病无纯虚论

此节言病证苟细察。非纯虚致病者，则不可蛮补，诚医林扼要之言也。

（四十四）因病似虚因虚致病论

此节与上节合而参看，则治病不致荒唐矣。

（四十五）六气当汗不当汗论

外感风寒当发汗，他如风温禁汗，暑门禁汗，系禁发表之汗，虽不可用辛温表药发汗，然用辛凉、甘寒等剂透汗，则病解。温病、疫病，多战汗而解，是病须出汗方能解也。不当汗，非禁不出汗，禁用辛温表药，使出汗也。他如亡血、疮家、阳虚等禁汗，恐汗出而津愈伤，无论透汗亦所当禁也。羌活、紫苏，气味雄烈，麻黄温苦，较羌、苏为上，解释甚为扼要，缘世人不善用麻黄，因辨证不清，致变证蜂起，故畏之如虎。

（四十六）外感多挟他证

外感挟食，散其邪而食自下，此体强者，固如是也，若虚者，当加入消导药。然轻重之间，须斟酌尽善，免胃汁复伤，致蹈虚虚之戒。

（四十七）汗吐下法

仲景一部《伤寒论》，皆以汗、吐、下三法解病。张子和善用汗、吐、下法，以起沉疴，然其辨证精切，不善用之，鲜不误事，诚有如陆君所评，治九实一虚之初候则可，治半实半虚之中候亦可，治九虚一实之末候则不可，诚定论也。

（四十八）驳无病服药有病议药之谬

凡草木金石之药皆有偏盛，以其偏盛调人之阴阳偏盛，使阴阳平则无病。若无病服之，令阴阳不偏盛者，反因而偏盛，即病矣。此论其常也，若有秉赋特别者，又当别论。如夏英公非常服温热大剂，则身僵如死等是例外也。病家不议病，只议药，诚历来之习惯，因病者不知医，而世多庸医，曾见庸医，药不对症而杀人，则群相以此为戒，遂成有病论药之风矣，安得处有明医，治无不效，而挽此颓风哉！

（四十九）万物各有偏盛论

此节与上节合参，则知《本经》之长生不老等说，为浮辞也。

（五十）草木各得一太极论

此节发明药性之理。唐容川曰：诸根皆升，诸子皆降，诸花与叶皆散，乃其常也，有不然者，乃其变也。心以治心，筋以治筋，络以治络，皮以治皮，乃其常也；有不然者，乃其变也。色白入肺，色赤入心，色青入肝，色黄入脾，色黑入肾，乃其常也；有不然者，乃其变也。中空者皆能疏气，芒刺者皆能熄风，有芽者皆能透发，多汁者皆能增液，辛甘之味无降，苦咸之味无升，酸涩之味无散，甘淡之味无攻，知此而药之大要得矣。

（五十一）用药

此节乃徐氏见世人多宗赵养葵《医贯》，故有是论，学者当注意之。

（五十二）用药论

此节论药之刚柔，发人之所未发，若谓阳先行，阴不及，亦未免一偏之见也。盖人之胃力同时将药化尽，则无论其为阴为阳也，化则周行一身，可以祛病，非阳先化则阴不及，阳先伤人之谓也。不过药之体质不同，其化有迟速，故仲景方论，有先煎后煎之论，则因药有迟速之化，故调制烹煎有法也。

（五十三）用药之法

（五十四）用药大要论

此两节学者当精研各家本草，方能透澈其理。

（五十五）用药先须权衡病人胃气

此节实为扼要。余曩在四川，睹彼乡人士服药，无论表证、里虚证，实证，动辄服

一、二大碗，即使药不误，而胃力亦不能化，何能治病？此节实为病家下一针砭，诸书所未说也。仲景方药皆有水若干，煎至若干，是有一定之研究，何后世乃盲然不知耶？又有无论何病，医者辄令其禁食禁口，深为可笑矣。余在军中，暑月作战，前进退却，有时经乡村，仅人烟一、二户，遇同胞及士兵等暑热证，令其服冷水而愈者，实不可数，暑疟、暑痢等令服西瓜而愈，亦指不胜屈；津液枯槁者，无论男妇，令其服肉汤。今之医者动辄令禁食禁口，一何可笑！

（五十六）用药忌夹杂

用药忌夹杂，诚医家最要之事也，然以古今名医能免此咎者，实罕睹也。如防风通圣散，清暑益气汤，双解散等，何常不然。盖因《本草》无化学试验之故，将来以科学方法研之，或有进境，方能免此患，否则徒托空言，即陆君恐亦不能自免也。

（五十七）病轻药重能令增病说

病轻药重，所谓诛伐太过。而病重药轻，所谓不及。其能合中庸者，乃医家之高手也，否则，以数十人同研一样之书籍，而治病有愈，有不愈者，皆因辨证不明，不轻即重故也，能洽适合者，岂易言哉！岂易言哉！

（五十八）用性相忌物治病

此即五行相克之理，以有形之物治之，而推之于无形，以喜、怒、哀、乐、思治病，不劳药石，古今医案如此之类不少，此我国医学之所以超西医之处，而不识者，谓为空言，呜呼！岂空言哉！

（五十九）水升火降说

（六十）水火本无二气

此乃务谈玄理之处，存其意可也。

（六十一）精血不足须补脾胃化源

脾胃为后天，凡精血皆饮食入胃化生，精血以养生。若徒讲阴阳二气，不讲脾胃，则精血何由充足，此李东垣《脾胃论》所以为后人称为王道之法也，天士《景岳发挥》，论之详矣。学者须参之。此节可以驳张景岳重用熟地、当归之邪说。

（六十二）调理药清养峻补各有所宜

为医之事，当如是也。若此而不能辨，何研究医学焉？然世之医者，能辨之用药得当者，十难寻一，此我国医学为世诟病！而竟有废止之论，皆为此也。

（六十三）补剂宜审气体之宜

此书首篇已载，体质之不同，不独补剂为然，凡病莫不皆然也。

（六十四）补剂之害

徐氏所论，切中病者医者之情弊。缘近人多好酒色，及不善保养，自戕其身，故病者心中自问，莫不自以为虚，而医者将以虚之邪说进也。近人陈邦贤著《医学史》谓越人多柔脆而好酒色虚其身，张景岳每以熟地得效，时人号曰"张熟地"，非病危莫敢延请等语，可见张景岳之邪说得以畅行，彼实研究社会心理学、群众心理学迎合其意，而创立邪说畅行全国，误尽苍生者数百年，非无因也。若近人能如上古浑朴之世，彼纵口若悬河，恐亦无一人愿也。历来医者如叶香岩、王海宁、陈修园辈，虽力辟之而其说仍未绝迹者，皆不研究其所以行之故，若能洞彻此理，思有以辟之，则其说不攻自破矣。

（六十五）热补之害

老人阴亏十居八九，而喜服热药者，缘酒色之心未退，兼多足冷畏寒，是以喜服热药，服而得小效，遂竟相传道，以老人阳气虚，非热药不可，岂知阴虚阳亢，徐氏所谓千年之木，往往自焚，缘阴尽也。历代医家多创小儿纯阳说，未见创老人纯阳亢说，学者能如徐氏灵胎。以阴虚阳亢告诫用药臻至妙，则此风或可稍戢矣。

（六十六）药验论

此节所论药验有三则，医者病者不可不知也。无如世人多不知之，医者于第三验，有朝凉暮热之消，病者不知，日更数医，多致不救甚矣，为医之难。故余为人诊治，若稍不知心性，纵如何哀求，友朋如何劝，余皆漠然不动，盖常受上项所言之过，病家不知病有起色，反听某医言某药又不宜，某药又太过，病家反惑，后医治不如法而死，反卸过，谓余前药之误，故后不知心性，不信仰余者，余决不为彼诊治，人皆谓余心忍，而不知余实有不得已之苦衷也，书此不尽感叹。

（六十七）方不在多贵加减得法论

此节所论极是，执成方以治万病者，得不误事？医学贵适中，用药贵恰当，古今明医皆用古方，而不泥古方，所以能起死回生，故为医者全在转方精妙耳。然学者千人能如是者有几人哉？薛氏医案，即薛生白医案，然恐系后人伪托。陆君平一所按语确切，盖近人研医急求速效，多于本草不精研探讨之故。

（六十八）古人随证立方非立方待病

此节所言，引例确切，医学来源，方之来源，皆因病而生，有病始发药，对病用药遂成方，非先立以待，有是病也，用药有精义者，始名之曰方，非随手乱开数味药，而谓之曰方也。景岳八阵，黄氏八种等，其方杂乱无理是随手捡几味药耳，岂可谓之曰方！若是而谓之曰方，则古今医人所诊治用药之单，皆可谓方，以数千间屋恐不能储其书也。

（六十九）古今治法无异同论

古今治法无异同论，以普通而论也。即以世界医学论，其理亦同，其治法亦同，不过用药有异也。惟古今病情则有异，不能谓昔所无之病，今亦无之，古所不用之药，今不用之。故贤者当精研病理药性，随时发明，俾医学日进也。泥古多执一偏之论，是中医多为世诟病之一大原因，学者当如叶、王、吴诸人，独辟蚕丛以发明之，则医学方有进境也。

（七十）用古法可化裁

用古法须化裁乃医家切要之事也。否则因人、因时、因地、因药、因病泥古不化则多束手无策矣。然非精研有得，岂能贸然讲化裁哉。

（七十一）拘方治病病必殆

此节须与上三节参观之。

（七十二）古方不可妄用

古方有不可妄用者甚多，徐灵胎《慎疾刍言》，言甚详，《吴医汇讲》亦详言之，如《千金》、《外台》等方，若不善选择而妄用之，鲜不杀人，即如仲景《金匮》方，亦有不可妄用者，学者慎之。

（七十三）用经验方亦有不善

此节所论极是，如苏东坡之誉"圣散子"致贻毒于天下，且中医书籍，有时不顾人性命，只图自己大吹法螺，方下多用不论阴阳虚实等字句，害人不浅，学者慎之。人有阴脏阳脏及四种体质。同一感冒也，而用药有差别，岂可用一验方而治万人哉！

（七十四）单方当审证所宜

单方多乡野经验之方，即哲学中之惟理也，彼辈以为此而治愈，转而施之他人无不愈者，殊知因时、因地、因人有不可用者，世人喜其药简而便，故杀人如麻，余见之多矣。

（七十五）单方之害

单方之害，较景岳一派害人尤甚，因各处医药甚贵，偏僻之地又无医药，喜简恶繁，乃人之兽性，故有疾，亲故莫不相竟传某单方有效，曾治愈某人，更不论其体质之虚、实，病之寒、热、表、里，以致杀人如麻。1930 年夏有友人之戚刘某妇病吐血，其人年五十余，其病系胃脘之血，因寒吐出，甘草干姜汤病也，其病剧时，请余往诊，余见其捣青蒿成汁，不知何用，以为有别用也，彼时疏忽未问，归后思之，恐其乱服，乃使人往问，若系以作单方服之，切不可入口，殊彼已服半杯矣。急停服，翌日病危几殆。余重用甘草干姜，复以四物理中合汤，大剂服之，病始有起色。益气补血温中行瘀半月方愈。后询之，彼云：往次曾吐血服此而愈，故今次仍照用也。世人之死守呆法，喜用单方，可笑孰甚，若欲免除此病，须于医药及社会状况等，研究设法杜止，否则有病用单方居十之八九，请医服药者甚鲜也。实因请医服药，动辄数元数十元，以中下等家庭，人口众多，每月请医服药之资。尚不足，何能生活，是单方盛行之原因。余足迹遍各省，所亲阅历亲见者也。

（七十六）丹方不可轻服

口授丹方，多金石烈药，较单方为害尤巨，且不可轻听其功效妄服，慎之。

（七十七）方药等分解

此节等分之辨，诚各论不刊，余常思之，若果如朱应皆君所言，则古人何不言分量，随人酌用，否则空而不书，何必言等分，是等分中亦须有研究也。

（七十八）书方宜人共识说

书方宜人共识，此说固然，无如各地药名不同，若只以俗名共知者书之，则各处自为风气，不数十载，则本草无人识矣。余以为须书本草之名，俗名及通俗用者，不妨解释于旁为是，至不可潦草一节，为医者切宜注意，否则人命攸关，生死反掌，盖学医者多不通之辈，字书不清，拣药者多无识文，正写多识不清，遑论草字。余于 1925 年居筑，曾见某友请时医何某诊治，何书方极潦草，甚有自己尚认不清楚之时，药房更认不清，而药房只图卖药，何顾人之生死，何某写桔梗二字太潦草，似桂枝二字。余在彼闻桂枝气，谓其病决不可服桂枝，彼以方示余，余见系降肺之药，细视之方，系桔梗二字，然彼已服两次，病遂狂谵，余用大剂清营降肺而愈。友将与医及药房起诉讼，余劝阻之，时医不学字，不能多识几字，何能写清，故为医者书方不可不慎也。至灯草几根，生姜几片等，作者谓片有厚薄，根有长短，诚然，无如药房不备，病家自办，医者不能代庖，是不得不书几片几根也，此无可如何之事，勿过吹毛求疵也。

（七十九）伪病名论

此节此言无关重要，病名不同，实因地、因人、因风俗有不得不然也。国家既无规定，又不注意统一，何能一致？即以现时翻译东西洋名词而论，亦千差万别。若国家政治上轨道，凡百事设专科，讲求规定，方能一致也。鞠通所言，未免拘执矣。

（八十）灸难妄用

针灸乃医学正宗，因后失传，故动关生死，仲景始有汤液之作，世人所当注意者也，不可妄信而针灸至不可救。近世西洋之注射，非于西医精研，手法灵敏者，亦不可轻针，余见误而身肿、身死者不少，无如世人梦梦，纵死不悔，可叹孰甚！

（八十一）论治病宜用药不宜用方

用药治病，非以方治病也，然于医学，非有深造何能用药？于本草非有精研，何能辨别？用药以治病者，如叶天士，王士雄辈是也。学者能精研药理，深求本草之功用宜忌，方能以药治病也。呜呼！岂易言哉！岂易言哉！

公元 1930 年 6 月 5 日聘贤识

鲟溪医论研究卷一终

莼溪医论选中编卷一

总 论 门

论人身体气实分四种 陆晋笙

《礼记·月令》："中央土，其虫倮。"注曰："人为倮虫之长。"《素问·五常政大（论）篇》："倮虫静。"注曰："人及虾蟆之类。"盖湿热生虫，人亦湿热所生矣。湿也，水也，阴液也，不类而类。热也，火也，阳气也，不类而类。湿热体气，面色深黄光润，唇色红紫不燥，舌质红，涎多，苔厚腻黄，或罩深黑色，大便时溏时结，色深黄气臭，小便黄，其据也。若湿从热化，偏于燥热，面色干苍有光，唇色红紫而燥，舌质红，扪之糙，涎少，苔深黄而薄，大便燥，色深黄气臭，小便短亦，其据也。若热从湿化，偏于寒湿，面色㿠白或晦黄，唇色淡白或淡黑，舌质淡，涎多，苔薄润，或罩淡黑色，大便溏，色淡黄气腥，小便清长，其据也。若燥热而阴损及阳，寒湿而阳损及阴，则成寒燥，面色萎白发干，唇色淡白而枯，舌质淡，扪之涩，涎少，苔白薄不润，大便干，色淡气不臭，小便清而少，其据也。故人必燥湿得中而为润，寒热得中而为温，斯能无病。愚谓医家必须先辨此四种体气，何哉？以嗽、疟、泻、痢、风、劳、臌、膈等之为病，痛、痹、汗、吐、痉、晕、狂、谵等之为证，只能察病邪所在属何脏何腑，为血为气，是经是络，而不能别寒热燥湿以其尽能致病耳！或曰：天有五气，人身应之，子独遗风，何邪？曰：风即气也，寒气、热气、燥气、湿气，言四者而风包于中。风所以称百病长者，非谓风邪之独剧，谓诸邪尽化气而乘，故曰：人在风中，犹鱼在水中。又曰：人在气交之中耳。或曰：如子言，虚实可不分乎？曰：有阴虚阳虚辨诸篇，接载本书，姑勿论。即就上列四者言之，亦有可辨。湿热者，水火相等，平则无病，太过偏胜则病，实证也。燥热者，阳气有余，阴液不足，偏于阴虚也。寒湿者，阴液有余，阳气不足，偏于阳虚也。寒燥者，阴液阳气两虚也。或曰：如子言，不且混湿即阴液，热即阳气乎？曰：是犹守律之兵，倏为肆掠之匪，视其所为以变易，初非二物。我故曰：不类而类也。或曰：如子言，表里何以分乎？曰：表邪必有发热、恶寒、头痛见症，本无寒热而忽寒热，本不头痛而忽头痛，与内伤之时愈时发素有是病者异，知为外感。而欲知所感何邪，则仍于上四者辨之。天人相应，气自感召，体寒者易感寒，体热者易感热，体燥者易感燥，体湿者易感湿，内外本相因也。或曰：然则何以病症错杂，有寒包火，暑包寒，上热下寒，外燥内湿，肾寒肝热，木燥土湿者乎？曰：此其变也。仆举其常，先能知其常，乃能知其变。错杂为病，于上列四端，亦必错杂互见，仍可于不符合者推详之。不然，如四物汤、乌梅丸等之温凉并用，清燥汤、虎潜丸等之燥润并用，余岂不知也哉。此非寒湿混用、润燥混用者所得借口。譬之寒热燥湿，犹四方也，上列四端，犹四隅也，孰多孰少，犹路之或近或远也。仆惟指点大道而已。大道之歧，复有小道，则在人之就证详求也。热以治寒，寒以治热，偏寒偏热，归之于温；润以治燥，燥以治湿，偏燥偏湿，归之于润，病自愈也。使四者而有一者造乎其极，病即休矣。

诊病须察阴脏阳脏平脏论

程芝田

凡人阴脏，阳脏，平脏，天生如是。如素系阴脏，一切饮食必喜热物，偶食生冷，腹中即觉凝滞不爽；大便一日一度，决不坚燥，甚则稀溏，食难消化。若系阳脏，一切饮食，必喜寒冷，偶食辛热之物，口中便觉干燥，甚则口疮、咽痛；大便数日一次，必然坚硬，甚则燥结，临症先当询问。阳脏所感之病，阳者居多；阴脏所感之病，阴者居多，不独杂病，伤寒亦然。《医宗金鉴》治伤寒法，以寒化热化分理，因阳脏者多热化，阴脏者多寒化也。故阳脏患伤寒，温表之剂不可过用，凉攻之剂不妨重用。阴脏患伤寒，温表之药不妨重投，凉攻之方不宜过剂。阳脏者，阴必虚，阴虚者多火；阴脏者，阳必虚，阳虚者多寒故也。《内经》云：阳虚者阴必凑之，阴虚者阳必凑之，此之谓也。至于平脏之人，或寒饮，或热食，俱不妨事。即大便一日一度，不坚不溏。若患病，若系热者，不宜过凉；寒者不宜过热。至用补剂，亦当阴阳平补，若过热则伤阴，过寒则伤阳，最宜细心斟酌。此诊病用药第一要紧关头，于此体会，虽不中不远矣。

阴阳虚实寒热辨

石芾南

其人烦而动，身热口渴，揭去衣被，扬手掷足，脉象沉实有力，舌苔黄厚，阳也、热也、实也。其人倦而静，无热不渴，欲得衣被，或身重足冷，蜷卧恶寒，好向壁卧，闭目不欲见光明，懒与人言，脉象软濡无力，舌苔白色，阴也、寒也、虚也。然则阴、阳、虚、实、寒、热，不皆即外可知其内乎？

表里虚实寒热辨

江笔花

凡人之病，不外乎阴阳，而阴阳之分，总不离乎表里、虚实、寒热，六字尽之。夫里为阴，表为阳；虚为阴，实为阳；寒为阴，热为阳。良医之救人，不过能辨此阴阳而已；庸医之杀人，不过错认此阴阳而已。假如发热恶寒，鼻塞咳嗽，头痛脉浮，舌无苔，口不渴，此病之在表者也。如或潮热恶热，口燥舌黄，腹痛便涩，脉沉，此病之在里者也。假如气短体弱，多汗惊悸，手按心腹，四肢畏冷，脉来无力，此病之本虚者也。若病中无汗，或狂躁不卧，腹胀拒按，脉实有力，此病之又实者也。假如唇舌俱白，口不渴，喜饮热汤，鼻流清涕，小便清，大便溏，手足冷，脉迟，此病之犯寒者也。若舌赤目红，口渴喜冷，烦躁，溺短便秘，或唇燥舌干，此病之患热者也。凡此皆阴阳之分也。至于邪盛正衰，阴虚火亢等，则又阴中之阳，阳中之阴，其间毫厘千里，命在反掌，辨之者安得而不慎！

阳虚阴虚辨

王汉皋

阳虚阴虚，望闻可知。其人面色淡白晦暗，瞬视怠缓，唇淡或白，呼吸迟弱，举止懒散，声音涩暗，精神颓靡，此等人病，多是阳虚，凡药宜助阳，忌滋阴补水。其人面色红赤光明，顾盼有力，唇红或紫，呼吸有力，举止急速，声音响亮急速，精神爽快，此等人病，多是阴虚，凡药宜养阴，忌补气补火。

燥病湿病辨

石芾南

燥病，或肌肤刺痛，手不可扪；或项背强痛，甚则筋挛发痉，手足牵引，口噤头摇，面黑毛焦，唇反眼戴，舌卷囊缩，又有肠拘似块，伛偻难伸，及骨痿、偏枯等症。凡物干则必缩，干则必硬，干则必动，干则必痿，理固然也。在人亦然。湿病，则头目昏重，肢体困重，酸痛嗜卧，懒动，甚则神智昏沉，如痴如醉。凡物渍则必重，渍则必软，渍必混浊而不清明，理固然也，在人亦然。

气虚多湿血虚有火辨

阙　名

凡肥人，面白肌白，每气虚多湿，有痰属湿痰；瘦人，面苍，肌黄赤，每血虚有火，有痰属燥痰。

陆平一曰：家君常谓不论何病，先察体质。如木火体质，其虚也必液少，必血亏，其病也必为燥为热；如水土体质，其虚也，必阳衰，必气弱，其病也，必为湿为寒。试举一咳嗽病以为例，外感者，木火体质多风温，水土体质多风寒；内伤者，木火体质多肝火刑金，水土体质多胃湿袭肺。何以病邪因人而异？则《易经》水流湿火就燥之理也。咳症如此，他症皆如此，今登前六篇于卷首，医者其知所辨别乎？

中　道　说

周省吾

中之为道，无所不涵，无所不彻，推之医理，尤不可忽。盖万病由于乖戾，用药惟以调和，益其不足，损其有余，温凉攻补，必归于中而后可。夫中者，不偏不倚，无过不及之谓也。故中无定体，随时而在。一病有一中，不可偏向。一病而今日如此为中，明日如彼为中，慎勿固执。且同一病，而此则如此为中，彼则如此而又非中，无穷活变，故中者如权之称物，如镜之取火，少越焉太过矣，少退焉不及矣，总在当机之顺应也。医之中道，非不寒不热，不补不泻之谓。合病即是中，合病而毫无偏倚，毫无过不及即是至中。是以补如参、地，泻如硝、黄，热如姜、附，寒如膏、连，散如麻、桂，毒如虻、蛭，合宜而用，何一非大中之药乎？是在平时穷理精而辨证明，则临病自生变化，能统万理于一原，自能通一心于万事也。尝怪前贤往哲，代不乏人，其聪明才辨之资，纵横反复，蹈奇入险，固皆医林之杰也，然而适中者，寡矣。书曰：允执厥中。子曰：中庸不可能也。医虽小道，何独不然！

阴阳常变论

周省吾

阴阳者，一气所分，宜平宜合，忌偏忌离，或为对峙，或为流行，有会处，有分处，本相生，亦相克，天地万物，无一可以去之，其理之精微，实非易言者也。考之医籍，或谓阴易亏而阳易亢，务以益阴为先；或谓阴主杀而阳主生，必以扶阳为重。若此之类，各有至理而均非定论，何也？以未分常与变耳。试以四时昼夜核之，春夏为阳，秋冬为阴，两分焉而毫弗参差；夜则为阴，昼则为阳，总计焉而毫无多寡，此阴阳之常也。以天地旱潦论之，时或亢旱，即阳盛阴虚之候，必有待于甘霖；时或久阴，即阳衰阴盛之征，是以俟于皎日，此各执其说者，亦有至理也。以人之病言之，火灼液涸，非清凉无以救其燎原，既不可专以阳为重；气脱神霾，非温热无以消其阴翳，亦不可独以阴为先，非偏执之见均非定论乎？考之先儒，语其大纲，一动一静，互为其根，是为流行；分阴分阳，两仪立焉，则为定位，言其体用，天以阳生万物，以阴成万物，惟两故化合而后成遂也。以阳为用则专阴，以阴为用则专阳，随时变易，迭相为用也。阳不能独立，必得阴而后立，故阳以阴为基；阴不能自见，必得阳而后见，故阴以阳为唱。阴阳相生也，体用相须也，是以阳去则阴竭，阴尽则阳灭。顾阴之为道，利于从阳，不利于抗阳；阳之为性，宜于潜藏，不宜于发泄。若夫阳主进而阴主退，阳主息而阴主消，进而患者其气强，退而消者其气弱。阳刚温厚，居东南，主春夏，而以作长为事；阴柔严凝，居西北，主秋冬，而以敛藏为事。作长为生，敛藏为杀，似乎以阳为重，及观天不地不生，夫不妇不成，又谓元不生于元而生于贞，盖天地之化，不翕聚则不能发散，故不贞则无以为元，而非生生不穷之道也，是又不能以阴为轻。先儒之说，固未尝偏轻偏重也。故阴阳得其正，则平如权衡，阴阳失其和，则反如冰炭。自其变者而观之，阳主乎热；阴主乎寒，不可混而为一；自其不变者而观之，阴气流行即为阳，阳气凝聚即为阴，岂可分而为二，且阴阳互藏其宅，故伤其阳即及其阴，伤其阴亦即及其阳，阴阳消长无穷，故阳之退，便是阴之生；阴之退，便是阳之生。《内经》亦曰：阴阳之道，如环无端是也。如曰阳能生阴，阴则不能生阳，岂理也耶？且果谷草木有生之于春，而成于秋者，亦有生于秋而成于春者，惟独阳不生，独阴则不长耳。要之，论其常，则毫厘不可轻重，论其变，则刚柔大有悬殊，所以寒极则冻而死，暑极则热而毙，过则主乎杀。晴明物亦荣，雨露物亦茂，和则主乎生也，惟今人之体，偏胜者多，在乎临证者，于向来偏执之说，毋诋其短，善用其长可也，阴阳之理，非一言可以尽之也。

认病须真切

孙庆增

看病认不真切，则静坐思之，总于望、闻、问、切四者中，搜求病机，必有得心之处。胸中了了，用药方灵，若终于疑惑，而勉强投方，窃恐误人性命也。

望闻问切论

江笔花

望者，看形色也；闻者，听声音也；问者，访病情也；切者，诊六脉也，四事本不可缺一，而唯望与问为最要，何也？盖闻声一道，不过审其音之低响，以定虚实；嗽之闷爽，以定升降，其它则无可闻也。切脉一道，不过辨其浮沉，以定表里；迟数以定寒热；强弱以定虚实，其他则胸中了了，指下难明，且时大时小，忽浮忽沉，六脉亦难定准，故医家谓据脉定证，是欺人之论也。惟细问情由，则先知病之来历，细问近状，则又知病之浅深。而望其部位之色，望其唇舌之色，望其大小便之色，病情已得八九矣。而再切其脉，合诸所问所望，果相符否，稍有疑义，则默思其故，两两相形，虚、实、寒、热、表、里六者相形，其中自有把握之处，即可定断。慎斯术也以往，其无所失矣。

诊病须知四诊   李冠仙

诊病之法，无过于望、闻、问、切，所谓四诊也。此四字无人不知，果得其法，病无不治，而医多差误者，口能言之，而心不能得，手不能应也。其中奥妙，本难尽言，然初学诊病，果能得其大略，临症留心，久之纯熟，自然触手成春。第一曰"望"，望者，望其色也。凡人五官应乎五脏，目为肝窍，鼻为肺窍，耳为肾窍，口为脾窍，心开窍于舌，又心寄窍于耳，病在何官，即可知其在何脏矣。又五色配乎五脏，白属肺，赤属心，黑金肾，青属肝，黄属脾，面现于色，又可推及五脏矣。面部多属阳明，左颧属肝，右颧属肺，色有不当现而现者，可推而知脏腑之受克于何脏矣。凡此变化，言不能穷，而总以五行之生克推之，自然有得。昔鹊见齐侯，一望而知病在腠理，又五日而知病在血脉，又五日而知病在肠胃，又五日而知其病皆在髓，精于望矣。今人虽不敢希古神医，而气色之现于面者，未尝不可望而知也。可见者除二便外，舌尤紧要，《伤寒舌鉴》三十六舌，不尽可信。《医通》加至一百二十舌，大半以苔之裂纹为辨，似精详而实多造作。予以为看舌之道，先看其有苔无苔，舌赤无苔，阴亏已极；两旁有苔，中心无苔，有似红沟，亦属阴亏；薄薄苔痕，平人之舌；若苔厚则胃有停滞；白则夹寒；黄则夹热；板则邪滞未化；腐则邪滞渐化；苔如米粉，邪滞甚重。在时邪门，虽白而干，可以用下，然又必观其堆积之松紧，紧则为实，松又为虚，有用补而退者。舌苔焦色，属热所致；苔之全黑，火极似水，非下不可；然必审其燥与润，燥生芒刺，热重无疑，若淡黑而润，绝不烦渴，反属火不归原，急宜桂附回阳，稍进寒凉，则必殒命，此看舌之重在苔也。至于舌乃心之苗，脾脉连舌本，肾脉夹舌本，肝脉绕舌本，舌本红属阴虚内热；舌尖红属心火；舌本红肿，或破碎疼痛，属心脾积热；舌强属痰热；舌卷属肝气欲绝；舌不能言，属肾气不至，此类由脏而发者居多，全在乎望之详审，则望舌不诚要哉！第二曰"闻"，诊病可闻而知者较少，然不可不辨。外感声多壮厉，内伤声多怯弱；闻呼吸而辨其调否，闻鼻息而辨其利否；床帐内有病气，知其邪之深，床帐内无病气，知其邪之浅；语言外错，恐其邪之伏，语言清白，恐仅内之伤；哼声不止，恐疼痛之难禁；怠惰懒言；恐形神之交惫，此皆闻之不可忽者也。第三曰"问"，尤不可不细，问其寒热与否，问其有汗与否，问其头疼身痛与否，问其大解闭否，问其大解之或燥、或稀、或溏，并问解出之热否、臭否；问其小溲之利否、多否、少否，问其溲色之或白、或黄、或赤，并问溲出之热否、臭否、清否、浊否；问其夜尚能寐否；问其饮下之甘否、饥否、吐否；问其胸胃之闷否；问腹之痛否，痛而拒按属实，轻则消导，重则攻下；虽痛喜按属虚，或宜温通，甚宜温补；问其口中干渴否，渴欲饮否，饮欲热否，饮欲冷否，邪热作渴，必然欲饮，阴虚内热，饮不欲冷；问其有汗与否，汗出退热否，邪从汗解，得汗热退，或退不净，再汗即净；阴虚发热，虽汗不解，屡发其汗而转甚，此非问不得而知也。而更有不得不问者，问其人向有旧疾否，或向有肝气，或向有血症，发散之药，性属辛温太过，则肝气因之而发；消导之药，性多香燥，太过则吐红便血之恙，因之而发。外感未去，内伤加增，医者何以处此？况病情甚多，凡有旧疾，必先细细问明，用药兼顾，早为监制，问而知之谓之工，不诚然乎！第四曰"切"，亦四诊中之最要者。学者须将二十七脉，细细推敲；濒湖脉诀，熟熟记诵；诸名家论症必论脉，多多考验。临症时，心平气静，先以中指按定关脉，掌后高骨，谓之"关"也；乃齐下前后二指，是为三部脉，前指按关前，寸部也；后指按关后，尺部也。先浮按，次中按，次重按，每部各浮中沉三诊，合为九候，毋庸以二十七脉来寻病脉，而病人自然现出何脉，大抵浮、沉、迟、数，其象易明；洪、微、弦、滑，亦尚可晓，其余脉象，初学不易推求，然久熟贯串，自能领会，虽仲景先师谓心中了了，指下难明，正要人细心领会耳。不然，脉之不知，何能诊病耶？至于何脉主何病，有独见者，有兼见者，有三、四见者，如伤寒脉必浮而兼紧；伤风脉必浮而兼缓；风寒化热，脉必浮而兼数；由热生痰，脉必数而兼滑。又如肝病脉必弦，有热必兼数，犯胃生痰，必弦数而兼滑，凡病可从此类推。至于独大独小，独数独弦。更可以寻病之所在，或脉本六阳，阴必先亏，或脉本六阴，阳先不足，用药另有斟酌。病虽变化无穷，总不外乎五脏六腑，三部九候，果能无差，自能按经施治。余论虽言大略，而学者从此入门，加以功夫考校，何患医道之不明哉。

临症视舌

陆定圃

临症视舌，最为可凭，然未可执一。《正义》云：凡见黑舌，问其曾食酸、甜、咸物，则能染成黑色，非因病而生也。然染成之黑，必润而不燥，刮之即退为异。又惟虚寒，舌润能染，若实热舌苔干燥，何能染及耶！凡临症欲视病人舌苔燥润，禁饮汤水，饮后则难辨矣。《重庆堂随笔》云：淡舌白苔，亦有热证；黄厚满苔，亦有寒证；舌绛无津，亦有痰证，当以脉、症、便、溺参勘。又白苔，食橄榄及酸物即黑，食枇杷即黄。又如灯下看黄苔，每成白色，然则舌虽可凭，而亦未尽可凭，非细心审察，亦难免于误治矣。

陆平一曰：临症以视舌为要。虚实验诸舌形大小，舌苔有无；寒热验诸舌质之色浅深；津液验诸舌液润燥；食滞验诸厚苔；痰饮验诸舌涎腻滑；有火验诸芒刺红点；病在何脏何腑，验诸舌色，此其大略也。篇中所云淡舌白苔热证者，血热而少，不能华色，其舌液必涩少；所云黄厚满苔寒证者，黄色必淡，舌涎必多；所云舌绛无津痰证者，伏痰热结于内，其舌根必腻，仍有可辨。

黑　　苔

陆定圃

黑舌苔，有寒热之分，辨别不精，死生立判。汪苓友谓舌苔虽黑，必冷滑无苔刺，斯为阴证无疑，诚扼要之言也。注谓黑苔干刺为二症，一为阳明热结，阴津立亡，法主大黄芒硝，急夺其阳，以救其阴，阴回则津回；一为少阴中寒，真阳霾没，不能薰腾津液，以致干燥起刺，法主附子炮姜，急驱其阴，以回其阳，阳回则津回。据此则黑苔冷滑者，必无阳证；而黑苔干刺者，有阳证复有阴证矣。临症者，可不慎欤！

黑 苔 辨

叶子雨

苔黑有阴阳虚实之不同，寒热燥湿之各异。章虚谷谓：润而不燥，或无苔如烟煤者，为肾水来乘心火，其阳虚极矣，若黑而燥裂者，火极变水，色如焚木成炭而黑也，有因食酸味而黑者，尤当问之。王孟英谓：虚寒证虽见黑苔，其舌色必润而不紫赤。更有阴虚而黑者，苔不甚燥，口不甚渴，其舌甚赤，或舌心虽黑，而无苔垢，舌本枯而不甚赤，证虽烦渴便闭，腹无满痛，神不甚昏，俱宜壮水滋阴。若黑苔望之虽燥而生刺，但渴不多饮，或不渴，其边或有白苔，其舌本淡而润者，又属假热，治宜温补。其舌心并无黑苔，而舌根有黑苔而燥者，热在下焦也，宜下之。若舌本无苔，惟尖黑燥，为心火自焚不治。二说颇为明达，然有未尽之义，其虚寒证，舌见黑苔，其本多淡红，或红嫩；热证舌黑，其本多深赤，然舌黑之因，非虚寒实热、伏痰挟血而已。夫脾为太阴湿土，水流湿，故脾家见证，每每舌现黑苔。如舌苔黑滑者，多属湿饮伤脾，宜宣中和脾逐饮；如白苔而带灰黑，更兼粘腻浮滑者，此太阴在经之湿邪，是从雨雾中得之，宜解肌渗湿；如白苔带黑点，或苔见黑纹而粘腻者，亦属太阴气分之湿，宜行湿和脾；如黄中带黑，而浮滑粘腻者，是太阴湿热内结，宜利湿清热；凡口粘淡而苔黑者，皆当从太阴脾湿治，不可泥肾气凌心，水来克火也。

陆平一曰：医家于黑苔，每仅知水来克火，火极似水两证，不知为湿气所泛，如潮地之蒸霉。此证极多，以致轻病误作重病，用热用寒，俱有所害，苟以芬香逐秽法治之，无不愈者，选登此篇，以告医士。

望病须察神气论

石芾南

陆平一节录

经曰："望而知之谓之神。"既称曰神，必以我之神，会彼之神。夫人之神气，栖于二目，历乎百体。察其清浊，以辨燥湿；察其动静，以辨阴阳；察其有无，以决死生，如是而望始备。人之神气，在有意无意间，流露最真，医者清心凝神，一会即觉，不宜过泥，泥则反觉疑似，难于捉摸，此以神会神之妙理也。试以色论。经谓五色，内应五脏：青属肝木，红属心火，黄属脾土，白属肺金，黑属肾水，此道其常也，而病则有变。总之，不论何色，均要有神气。神气者，有光有体是也。光者，外面明朗；体者，里面润泽。光无形，主阳主气；体有象，主阴主血。气血无乖阴阳不争，而光体俱备。经云：如以缟裹。盖平人五脏既和，其色禀胃气，而出于皮毛之间。胃气色黄，皮毛色白，精气内含，宝光外发，既不浮露，又不混蒙，盖有神气者，有胃气者也。经又云：青如草兹，黄如枳实，黑如炲，赤如衃血，白如枯骨者死，此气血俱亡，无光无体，神气已去者矣。经又云：青如翠羽，亦如鸡冠，黄如蟹腹，白如豕膏，黑如乌羽者生。此气血虽病、神气未伤，有光有体，内含而外露者也。观《内经》论色，分平、病、死三等，虽未明言神气？而神气已寓于其中矣。夫天地不外燥湿，病亦不外燥湿，色亦不外燥湿。燥属天气，色多有光而浮；湿属地气，色多有体而晦。风燥寒燥，由外搏束，主收敛，收敛则急，面色多绷急而光洁。燥搏津液痰饮，外溢于面，色多红润而浮；夹湿多红润而晦。燥邪化热，色多干红，苗窍干涩，多烦渴，甚则变枯而青黑，枯而青黑，则真阴亏极，而色无光体矣。寒湿内生，色必滞暗，变黄变黑，皆沉晦不明。湿兼风，色润而浮，多自汗。湿与暑合，与热合，或湿土郁蒸温邪，三者皆由口鼻吸入三焦，主蒸散，蒸散则缓，面色多松缓而垢晦，甚者浊邪由内蒸而外溢，如油腻烟熏者然。若由湿化燥，则又晦而且干，晦而干则湿邪未去，真阴又亏，色由无光而无体矣。其部位何如？曰：经谓心热病，额先赤青黑色，主有暴病；肺热病，鼻先赤，鼻色青者，主腹痛；微黑者，有水气；鼻准黄者，小便难，白者为气虚，鲜红有留饮。又为肺热病，右颊先赤；肝热病，左颊先赤；肾热病，颏先赤，又主膀胱热结，小便不通。肝病者，目眦青，赤主热；白睛黄，主黄疸，目眦黄，为病欲愈。又谓心病者，颧赤；肾病者，颧与颜黑黄；赤色出两颧，大如拇指，主卒死。又谓色多青则痛，色黑则痹，黄赤则热，多白则寒，五色皆见，则为寒热。经言部位之脏腑以及五色辨病之说，学者不可不知。望色之后，须审形窍。头为诸阳之会，因于湿，首如裹，目如蒙，痰饮上干于头，则眩晕呕吐痰水；血燥风动，亦眩晕头痒，头偏疼。又肾水虚燥，阴不潜阳，气逆上行，经所谓头痛巅疾，下虚上实是也。又肝胆燥热，木旺风生，耳目无血以养，经所谓狗蒙招尤，目瞑耳聋，下实上虚是也。又头重视深，天柱骨倒，元气已败，此头无神气也。肝开窍于目。燥病则目光炯炯，湿病则目多昏蒙，燥甚则目无泪而干涩，湿甚则目珠黄而眦烂，或眼胞肿，如卧蚕。阳明腑实，则谵语妄有所见；热入血室，血耗阴伤，昼日明了，夜则低声自语，如见鬼状。开目见人，病属阳，闭目不欲见人，病属阴。脱阳者见鬼，脱阴者目盲，脱阴脱阳者病危。目有眵有泪，精彩内含者，为有神气；无眵无泪，白珠色蓝，乌珠色滞，精采内夺及浮光外露者，皆为无神气。凡病目能识人者轻，睛昏不识人及目直视歪视，目小目瞪，目睛正圆，戴眼反折，眼胞陷下，为神气已去，多不治。其直视、歪视、上视，目睛微定，移时稍动者，有因痰闭使然，又不可作不治论。肺开窍于鼻。燥病鼻多干涩，湿病鼻多润泽。鼻流清涕多风寒，鼻流浊涕多热。鼻孔燥如烟煤，为阳毒热极，鼻孔冷滑而黑，为阴毒冷极。痰饮壅遏肺气，则呼吸有声，肺肾虚脱，则出入气微，或喘急抬肩，鼻孔掀张，气微与掀张，则神气由此散矣。肾开窍于耳，心寄窍于耳，胆上络于耳。暴病耳聋、耳肿、耳痛、耳旁红，属少阳风热燥邪，或肝胆热挟湿浊上壅。久病耳聋、属气虚，属精脱，若耳焦枯，受尘垢，属肾水亏极，此亦内无精液，而外无神气者也。脾开窍于口。口苦属燥热，口甜属湿热，唇口赤肿而干者，热极；青黑而润者，寒极；焦而红者可治，焦而黑者难治。淡白为气虚，淡白不泽为液少，唇青而反，环口黧黑，唇舌颤振不止，口如鱼口，气出不返者死，为其神气已去故也。心开窍于舌，脾之大络系于舌本，肝肾脉亦通舌本。凡木舌、重舌、舌衄，属心经燥热。舌菌、舌垫、舌肿大塞口，属脾经湿热，挟心火上壅。舌本强硬，为热兼痰，若舌卷短，痿软枯小，则肝肾阴涸，而舌因无神气矣。舌之有苔，犹地之有苔，地之苔，湿气上泛而成，舌之苔，脾胃津液上潮而生，故平人舌中常有浮白苔一层，或浮黄苔一层；夏月湿土司令，苔每较厚而微黄，但不满不板滞，其脾胃湿气素重者，往往终年有白厚苔，或舌中灰黄。至有病时，脾胃津液，为邪所郁，或因泻痢，脾胃气陷，舌反无苔，或比平昔较薄。其胃肾津液不足者，舌多赤而无苔，或舌中有红路一条，或舌尖舌边多红点，此平人舌苔之大较也。若夫有病，则舌必现苔，病藏于中，苔显于外，医家把握，首赖乎此，是不可以不辨。风寒为寒燥之邪，风温为温燥之邪。风寒初起在表，风温首伤肺经气分，故舌多无苔，即有黄白苔，亦薄而滑。渐次传里，与胃腑糟粕相为搏结，苔方由薄而厚，由白而黄，而黑，而燥，其象皆板滞不宣，迨下后苔始化腐，腐者，宣松而不板实之象。由腐而退，渐生浮薄新苔一层，乃为病邪解尽。其有初起，白苔即燥如白砂者，此温燥之邪过重，宜速下之，佐以甘凉救液，亦有苔至黑而不燥者，或黄黑苔中，有一、二条白者，或舌前虽燥，舌根苔白厚者，皆挟湿挟痰饮之象。亦有苔虽黄黑，消薄而无地质者，胃阴虚故也。苔有地质与无地质，此虚实之一大关也。湿为浊邪，兼证最多。风湿伤表，苔多滑白不厚；寒湿伤里，苔多腻白而厚。暑温、湿温、温疫、温热，皆湿土郁蒸之气，冬温因阳不潜藏，亦湿土郁蒸之余气，数者皆从口鼻吸入肺胃膜原，由里而发。春温，为冬伤于寒，寒郁久而化热，寒燥之气，又能搏束津液，而水饮伏于膜原，与热混合，亦由里而发。暑湿晚发，名曰伏暑，因夏伤暑湿，伏于膜原，秋日凉燥之气又从外搏，遏在内之暑湿，此由表邪引动里邪而发，暑湿疟疾，亦多由此。按六气之邪，有贼邪时邪伏邪之分，如风寒卒感，谓之贼邪，贼邪尖颖，随感随发，风温、温热、暑温、湿温、温疫、冬温等证，皆吸受时行之气，如春受风阳化热之气，夏受湿土郁蒸之气，谓之时邪，时邪虽伏而后发，但不能久藏。春温伏暑，谓之伏邪，如经所谓“冬伤于寒，春必病温”，“夏伤于暑，秋成痎疟”之类，皆逾时而发。或曰：寒暑之邪，何以伏而后发？曰：伏邪者，正邪也。寒为冬令之常气，暑为夏令之常气，常气感人，由渐而入，人多不觉；若伏邪夹湿，初起舌上白苔，即厚而不薄，腻而不滑，或粗如积粉，或色兼淡黄，迨传胃化火，与糟粕相搏，方由白而黄、而黑、而燥，其暑温湿温之邪，多黄白混合，似黄似白，或黄腻，或灰黄，而皆不燥，此等舌苔，即有下证，或大便不通或不爽，宜缓下之，以舌苔不燥，肠中必无燥粪，不宜猛下，此燥邪，湿邪，燥湿混合之邪，其舌苔大较若是。更引申之，燥热伤肺津也，宜轻清泄热，如桔梗、牛蒡、桑叶、蒌皮之类，辛润轻清以解燥热，佐以山栀皮、连翘壳之微苦微燥，以燥属金，微苦胜之。苔白而底绛，湿遏热伏也，主辛淡轻清，泄湿透热，不使湿邪遏热为要，如三仁汤蔻仁易蔻皮，稍佐滑石、淡竹叶、芦根之类，以清化之。初病舌苔白燥而薄，为胃肾阴亏，其神不昏者，宜稍用小生地、元参、麦冬等以救阴，重用银花、知母、芦根、竹叶等味以化邪，尤须加辛润以透达。若神即昏者，加以开闭，如普济丹、宁上丸之类，迟则内闭外脱，不治。苔白燥而厚者，调胃承气汤下之，佐以清滑养阴之品，如鲜生地、元参、梨汁、芦根之类，若苔白腻不燥，自觉闷极，属脾湿重，宜加减正气散、三仁汤之类，去苡仁、芦根、滑石，加醒头草、神曲，辛淡开化，芳香逐秽。胀大不能出口，属脾湿胃热郁极，毒延于口，前法加生大黄汁利之。苔白厚粘腻，口甜吐浊涎沫，为脾瘅，乃脾胃湿热气聚，与谷气相搏，满则上溢，亦宜加减正气散，加醒头草、神曲。苔如碱色，或白苔夹一二条黄色，乃宿滞夹秽浊之邪，前法加宣中消滞药，否恐结闭，不能透出膜原。白苔厚如积粉，四边舌肉紫绛，乃湿土郁蒸之温邪，发为温疫，仿达原饮、三仁汤加减透邪，以防传陷。苔白不燥，或黄白相兼，或灰白不渴，慎不可投苦泄清下，此湿郁未达，或素多痰饮，虽中脘痞痛，亦不可攻，宜用开化，如杏、蔻、枳、桔、陈皮、茯苓、通草之类。舌苔黄浊，胸隔按痛，或自痛，或痞胀，此湿热混合，宜苦降辛通，如蒌贝温胆、小陷胸、半夏泻心、黄芩滑石汤之类。然黄要有地质之黄，乃可用苦辛重剂，若消黄光滑，乃无形湿热，已现虚象，宜蒌、贝、栀、翘之类，微辛微苦，轻轻开化，大忌苦辛重剂，苔老黄、灰黄如沉香色，而有地质，不滑而涩，或中断纹，或中心厚痞，此邪已传里，与宿滞相结，脘腹必满必痛，皆当下之，若未见此样舌苔，恐湿聚太阴为满，寒热湿错杂为痛，或湿阻气机为胀，仍当从辛淡温法开化。若苔黄薄而干，与前白薄而干者同治。热邪传营，舌色必绛而无苔其有绛中兼黄白苔者，及似苔非苔者，此气分郁遏之热铄津，非血分也，宜用前辛润达邪，轻清泄热法，最忌苦寒冰伏，阴柔滋腻，致气分之邪，遏伏内陷，反成纯绛无苔，其有不因冰伏而纯绛鲜泽神昏者，乃邪传包络，宜犀角、鲜地黄、郁金、鲜石菖蒲、竹沥、姜汁等味，清化之中，佐辛润开闭。若其人平素多痰，外热一陷，里络就闭，须兼用宁上、普济丸丹之类，迟恐闭极痉厥。舌绛，望之若干，扪之有津，此平昔津亏，湿热熏蒸浊痰，蒙闭心包，宜轻清泄热，佐宁上丸开之。舌色紫暗，扪之湿，乃其人胸膈中素有宿瘀，与热相搏，宜鲜地黄、犀角、丹皮、丹参、赤芍、郁金、花粉、桃仁、藕汁等味，凉血化瘀，否则瘀热为伍，阻遏机窍，遂变如狂发狂之证。舌紫而肿大，乃酒毒冲心，前法加大黄汁利之。舌绛欲伸而抵齿难伸者，此痰阻舌窍，肝风内动，宜于清化剂中，加竹沥、姜汁、胆星、川贝等味，以化痰热，切勿滋腻，遏伏火邪。舌绛而燥，邪火伤营也。宜犀角鲜地黄汤，其有因寒凉阴柔遏伏者，往往愈清愈燥，愈滋愈干，又宜甘平甘润，佐以辛润透邪，其津乃回。舌绛有碎点黄白者，欲生疳也。舌与满口生白衣如霉苔，或生糜点，谓之口糜，因其人胃肾阴虚，中无砥柱，湿热用事，混合蒸腾，证属难治，酌用导赤、犀角地黄之类救之。舌生大红点者，热毒乘心也，导赤犀角加黄连金汁治之，或稍加生大黄汁利之。舌心绛干，乃胃热上铄心营，宜清心胃。舌尖干绛，乃心火上炎，宜导赤以泻其腑。舌绛而光亮，绛而不鲜，甚至干晦枯萎，或淡而无色，如猪腰样者，此胃肝肾阴涸极，而舌无神气者也，急宜加减炙甘草汤加沙参、玉竹、鸡子黄、生龟板等味，甘平濡润以救之。黑为肾色，苔黑燥而厚，此肠胃邪结，伤及肾阴，急宜大承气咸苦下之。若黑燥而不甚厚，调胃承气微和之，或增液承气垫下之。若舌淡黑，如淡墨色而津不满者，此肾虚无根之火上炎，急用复脉、生脉、六味辈救之。舌苔灰黑，青暗而滑润者，及舌虽无苔不噪而有如烟煤隐隐者，无热不渴，或见肢凉，此虚寒证，水来克火之象，急宜理阴煎之类温之。若舌短缩，为肝肾气竭，难治。看舌之后，又须验齿。齿为骨之余，龈为胃之络，燥热最铄胃津，并铄肾液，初起光燥如石者，热铄肾阴也。若无汗恶寒，乃寒燥之气，搏束卫分所致，宜辛凉透汗，勿用滋腻。初病齿流清血，痛者为胃火冲激，不痛者为龙火内铄，分虚实治之。齿焦而有垢者，胃热铄肾阴也，当微下之。无下证者，宜玉女煎，清胃救肾。齿上半润下半燥者，乃水不上承，心火无济。宜清心滋水，枯处转润乃安。胃肾二经之血，上走齿龈，病深动血，结瓣于上，阻血色紫如干漆，阴血黄如酱豆瓣，阳血滋胃为主，阴血救肾为要。然见豆瓣色者，多险，盖阴下竭，阳上厥也。齿垢如灰糕样者，乃胃气无权，湿浊用事，多死。齿无垢者，死。齿如枯骨者，死。肾液涸而色不荣，而齿因无神气矣。咬牙有实有虚：咬牙龈者，为湿热化风；但咬牙者，或痰热阻络，或胃腑热极，气走其络，皆欲作痉之象。或咬牙而脉证皆衰，或在下后，此胃虚无谷气以自荣，虚则喜实故也，速宜滋益胃阴。若下后牙关紧闭，为胃气绝，不治。其有初病，舌本不缩而硬，牙关咬定而不开者，此痰热阻窍，先用乌梅擦之使开，酸能生津，又酸属木，木来泄土，故擦之即开。再进清热化痰潜肝之剂。肾开窍于二阴，前阴利水，后阴利谷，燥病溺多清黄，湿病溺多混浊，湿热温邪，溺多混黄混赤，此外如有病湿而溺不混浊者，在外感，为邪郁气分，气不行水，以致湿热流而不行；在内伤，为气虚不能传化。若论大便，燥邪多硬，湿邪多溏，燥搏气机，不能化水，又多窘迫下利。伤寒化燥伤阴，下之宜猛；湿邪胶粘重浊，粪如败酱，下之宜轻。若春温、温疫、温热内有燥粪者，又当急下阳明，以存津液。伤寒大便溏，为邪已尽；若协热下利及下利稀水，色纯青者，又当速下存津，不可误认为邪已尽。湿邪大便溏，为邪未尽，必屎燥乃为无湿。若大便尘腐散薄，完谷不化而无气味，或如屋漏水者，此属败象，不可误认为邪未尽。总之，经权常变，不可执一，互证旁参，乃有心得。形窍望后，当审胸腹脏腑位。胸中为肺之府，膻中心之府，正在心下，有膈膜，旁有胁肋，为肝胆之分野，此数者皆清气津液往来之所，其有胸痞者，湿阻气机也；胸痛者，水结气分也，或肺气壅遏也；正在心下，以及胁肋痛者，乃湿热痰饮蓄水，与气搏结使然，非渣滓也。胃为中土，西学云：胃横居膈下偏左，脘大向左，尾小向右。胃上口名曰贲门，其纹密，故食物易入而难出，非呕吐不开。胃下口名曰幽门，下达小肠。小肠周回叠积，下抵小腹，小肠下口，横接大肠。大肠分上、中、下三回，回长尺许。上回与小肠横接，名曰阑门，其口如唇，渣滓可入不可出。上回由右胯内旁倒行而上，中回横过胃底，下回至脾下，从左软胁斜落，下达广肠，以至魄门。魄门即肛门，与肺气贯通。肝居膈下胃上，左右两大叶，左小右大，右大，故稍偏膈肉右方，经故曰：肝生于左，不曰肝藏于左。凡肝有病，最为要害，肝叶撑张则胀，肝热血燥，经络凝滞不通，下部回血壅胀，即有水血溢于夹膜之里，渐渍渐深，终成臌胀，肚大筋青不治。夫青筋，非筋也，血络也。青者，血燥而结也，此证多由怒郁伤肝所致，盖肝郁则热，热则燥，燥则血不流通而结，血结则不独血滞于中，即水饮亦无由吸摄，不能循其常道，下输膀胱，故臌胀多水。医者见水行水，不审水由肝血燥结所致，所以不效。胆系肝右叶内，胆汁所以润肝而利肠也。肝性易燥，每取润于胆汁。凡人食后，小肠饱满，肠头上逼胆囊，胆汁渍入肠内，利传渣滓。胆有热则上呕苦涩，热迫下行，则下泄青汁。胆受惊，亦泄青汁。肠有寒，渣滓不结，胆汁无所用事，亦致泻青。胆络凝滞，胆汁入血，又多生黄病，肝胆经脉，由胁肋下抵小腹，绕阴器，故少腹属厥阴经，肝经凝滞，则经脉结痛成疝。肝经血燥，则抽搐，燥甚则引舌与卵，故舌卷卵缩。脾附于胃，脐以上，是其部位，其质甚软，其可小可大，其用在集聚往来之血，为动脉宽闲之地，经故曰：脾统血。脾为胃行其津液，经故曰：脾为之使。人有疟疾，恶寒战栗，血脉不行于外，即缩于内，无所归藏，则聚于脾，聚于脾则脾胀大，脾胀大故人脘胁胀闷，迫疟止血行，其胀自消；久久不已，脾不输精，水与血结，成为疟母，再久则湿去疟止，血燥成块，结于左胁，在体质壮者，人参鳖甲煎丸，取血肉飞走诸灵，通和血络。若湿未去而疟未止者，取蒋氏夜光丸，通络燥湿。然此皆利于实而不指于虚，吾乡又多痞块，亦生左胁下，世宗越人肥气之说，后人又妄制五积丸药，一派消削攻下，多致人于死。不知五积与疟母之推移不动者，皆由血络燥结所致，血燥而至于结块，则营气不得行于其间，故按之坚硬不痛。治法皆以润为主，或温润，或清润，视其人之寒热用之，再佐咸润以软之，辛润以通之，有湿者，佐苦辛以化之，自无不效之理。又脾络燥结，即有血水渗泄于下，臌胀之源，间发于此。此由思虑伤脾所致，思则气结，气结则血亦结，结则血水不循常道，而臌成焉。蛊胀总不外肝脾二经，血络燥结所致。臌胀末路，肌肉消瘦，皮肤干黑，青络暴露，皆燥象也，非有目所共睹者哉！肾居脊骨第十四节陷中，从上数下，在十四节，从下数上在第七节。经曰：七节之傍，中有小心是也，与津液总管相通。经故曰：肾藏精。三焦经在右肾傍，化水而通水道，经故曰：肾主水。肾开窍于二阴，肾与天枢穴通，故曰：当脐属少阴经。膀胱在前阴交骨之里，有精溺两管，内底有两小窍，斜与肾通。按：男子精溺管至前阴，会而为一，女子分而为二，此阳奇阴偶之义也。经曰：膀胱者，州都之官，津液藏焉，气化则能出矣。夫所谓津液者，浑括之词，为汗、为溺、为精、为液，皆三焦之气化也。脏腑部位，体用如此，知此可察病所在矣。有诸内必形诸外，病之著于外者，另载燥病湿病辨、阴阳虚实寒热辨两篇于前，而犹不止此。盖人身之所守，莫重于五脏，而身之所主，尤莫重于一心，心也者，神气之所由生者也，顾不重哉！试以燥湿言之。燥属天气，天气为清邪，清邪不昏人神志，故风燥、寒燥、暑燥初起，令人心知所苦，如头痛、寒热，皆自知之，惟邪来迅速，直传心包者，乃有内闭神昏之候，或邪传胃腑，与浊滞相合，又令谵语神昏。湿属地气，地气为浊邪，浊邪最昏人神智，往往病初起，即令人神气异常，昏糊烦躁，不知所苦，间有神清而能自主者，梦寐亦多不安，闭目即有所见，有所见即谵妄之根源。又有病初起时。神智慌惶，目光外浮，反自云无病，病深时犹能行走，而身体强直，此真阴涸极，病陷于中，神浮于外，最重最深者也，多属不治。然此就心之一脏言之也，试再言五脏。经曰：五脏者，身之强也；头者，精明之府，头倾视深，精神将夺矣；背者，胸中之府，背曲肩随，府将坏矣；腰者，肾之府，转摇不能，肾将惫矣；膝者，筋之府，屈伸不能，行则偻俯，筋将惫矣；骨者，髓之府，不能久立，行则振掉，骨将惫矣。得强者生，失强者死。又曰：手太阴气绝，则皮毛焦。太阴者，行气温于皮毛者也，气不荣则皮毛焦，皮毛焦则津液去皮节，津液去皮节，则爪枯毛折，毛折者，毛先死、丙笃丁死，火胜金也。手少阴气绝，则脉不通，脉不通则血不流，血不流则毛色不泽，故其面黑如漆柴者，血先死，壬笃癸死，水胜火也。足太阴气绝，则脉不荣肌肉。唇舌者，肌肉之本也，脉不荣则肌肉软，肌肉软则舌萎，人中满，人中满则唇反，唇反者，肉先死，甲笃乙死，木胜土也。足少阴气绝，则骨枯。少阴者，冬脉也，伏行而濡骨髓者也。骨不濡，则肉不著，骨肉不相亲，则肉软却，肉软却则齿长而垢，发无泽，发无泽者骨先死，戊笃己死，土胜水也。足厥阴气绝，则筋绝。厥阴者，肝脉也，肝者，筋之合也，筋聚于阴器，而脉络於舌本，脉不荣则筋急，筋急则引舌与卵，故唇青舌卷卵缩，则筋先死，庚笃辛死，金胜木也。五阴气俱绝，则目系转，转则目运，目运者，志先死，志先死则远一日半死矣。六阳气俱绝，则阴与阳离，离则腠理发泄，绝汗乃出，故旦占夕死，夕占旦死。又曰：太阳之脉，其终也，戴眼、反折、瘛疭，其色白，绝汗乃出，出则死矣。少阳终者，耳聋、百节皆纵，目环绝系，绝系，一日半死，色先青，白乃死矣。阳明终者，口目动作，善惊妄言，色黄，其上下经盛不仁则终矣。少阴终者，面黑，齿长而垢，腹胀闭，上下不通而终矣。太阴终者，腹胀闭，不得息，善呕，呕则逆，逆则面赤，不逆则下不通，不通则面黑，皮毛焦而终矣。厥阴终者，中热，嗌干，善溺，心烦，甚则舌卷卵缩而终矣。又曰：大骨枯槁，大肉陷下，胸中气满，喘息不便，其气动形，六月死；真脏脉现，乃与之期日。凡若此者，皆阴液绝于内而神气夺于外者也。其论少阴太阴上下不通两条，乃邪实正虚，正不胜邪，阴液涸绝之故。故经又有"五实死、五虚死"之说，曰：脉盛，皮热，腹胀，前后不通，闷瞀，此谓五实。脉细，皮寒，气少，泄利前后，饮食不入，此谓五虚。浆粥入胃，泄注止，则虚者活；身汗，得后利，则实者活，是虚者以脾肾为主，实者以表里得解，邪有出路为主，此诊外感内伤之大法也。别有急邪乘虚，卒中身内，五脏绝闭，脉道不通，气不往来，譬于堕溺，不可为期，此不可责之于望也，外此皆可望而知之也。故曰：望而知之谓之神。

闻声须察阴阳论

石芾南

陆平一节录

五音：宫属土，商属金，角属木，徵属火，羽属水。肝在音为角，在声为呼；心在音为徵，在声为笑；脾在音为宫，在声为歌；肺在音为商，在声为哭；肾在音为羽，在声为呻，此五音之应五脏也。若病，则有不尽者，独是五音不外阴阳，阴阳不外燥湿。燥邪干湿，声多厉仄或干哕，或咳声不扬，或咳则牵痛，或干咳连声，或太息气短；化火则多言，甚则谵狂，其声似破似哑，听之有干涩不利之象。湿邪重浊，声必低平，壅塞不宣，如从瓮中作声者然，或默默懒言，或昏昏倦怠，或多嗽多痰，或痰在喉中，漉漉有声，或水停心下，汩汩有声，或多噫气，周身酸痛，沉重难展；化火则上蒸心肺，神志模糊，呢喃自语，或昏沉迷睡，一派皆重浊不清之象，流露于呼吸之间。他如出言壮厉，先轻后重者，外感也。出言懒怯，先重后轻者，内伤也。妄见妄言为谵语，无稽狂叫为妄言，实也。又有神虚谵语，虚烦似狂二症，当以脉证舌苔参之，断不可认以为实。若语不接续为郑声，无人始言为独语，此属虚多。又有言而微，终日乃复言者，此夺气也。衣被不敛，言语善恶不避亲疏者，此神明之乱也，二者皆属危候。又有痰壅肺络，咳声不扬，金实无声也。劳瘵声哑，金破无声也。腹形充大，鼓之板实者，实也。腹皮绷急，鼓之鼕鼕者，虚也。然则燥、湿、表、里、虚、实，不皆可闻而之乎?! 而犹不止此，声出于肺，而根于肾，其有无还，声如鸦声者，乃肺肾将绝，金水不交，声音不能发自丹田，亦不能还至丹田，故声直而无回音耳。然亦有痰闭肺窍使然者，又当以辛润清润，开痰利窍，不可竟作不治论。至喘促一证，尤当辨认，肺为气之统，肾为气之根，肺主出气，肾主纳气，阴阳相交，呼吸乃和。若出纳升降失常，斯喘作焉。实喘责在肺，虚喘责在肾。实喘者，胸满声粗，气长而有余；虚喘者，呼长吸短，息促而不足。实喘者，出气不爽；虚喘者，入气有音。实喘有水邪射肺，有痰饮遏肺，有六气之邪干肺，上焦气壅，治宜疏利。虚喘为肾不纳气，孤阳无根，治宜固摄。虚实分途，阴阳异治，然则闻声之道，顾不重哉! 经故曰：闻而知之谓之圣。

问法要略

钱彦矅

临病问便，慎之至也。问得病何日，受病何从，为新为久，已服何药，饮食多少，情怀劳逸，日夜起居，寤寐若何，有无痰嗽、呕、噫、胀、闷、汗、渴、烦、悸等情，头、目、耳、鼻、口、喉、胸、胁、腰、背、腹、膝、足酸痒肿痛否，手掌冷热，喜恶寒热，大便干结溏薄，小溲清长短亦如何，曾患何疾，疮伤、中毒、瘀血等旧病，曾服何药而剧，何药而愈，平素所嗜何味何物，或嗜酒嗜茶，或肥甘，或水果，或长斋，或房室，问妇女月水多少，前期后期色浅深，有孕果动否，不可略也。

问证求病论

石芾南

病，藏于中者也，证，形于外者也。工于问者，非徒问其证，殆欲即其证见，以求其病因耳，法当先问其人之平昔，有无宿疾，有无恚怒忧思，饮食喜淡喜浓、喜燥喜润，嗜茶嗜酒，大便为燥为溏。妇人问其有无胎产，月事先期后期，有无胀痛，再问其病初起何因，前见何证，后变何证，恶寒恶热，孰重孰轻，有汗无汗，汗多汗少，汗起何处，汗止何处，口淡口苦，渴与不渴，思不思饮，饮多饮少，喜热喜冷，喜热饮不皆属寒，尝有郁遏不通者，亦喜热饮，以热则流通故也。思食不思食，能食不能食，食多食少，化速化迟，胸心胁腹，有无胀痛，二便通涩，大便为燥为溏，小便为清为浊，色黄色淡，种种详诘，就其见证，审其病因，方得轩岐治病求本之旨，岂徒见痰治痰，见血治血而已哉！

百病提纲论

石芾南

陆平一节录

人禀天地之气以生，即感天地之气以病，亦必法天地之气以治。天地之气，阴阳之气也，亦即燥湿之气也。天气主燥，地气主湿，火就燥，水流湿，燥湿为先天之体，水火为后天之用，水火即燥湿所变，而燥湿又因寒热而化。水气寒，火气热，寒搏则燥生，热铄则燥成，热蒸则湿动，寒郁则湿凝，是寒热皆能化为燥湿也。或曰：燥湿二气，何以寒热皆能化乎？曰：阳之精为日，日为真火，真阳之下，真阴承之，所以天之燥气下降，必含阴气以降，燥热为本，寒燥为变也。阴之精为月，月为真水，水应月而生于地。地之阳气即天之阳气，阴随乎阳，所以地之湿气上升，必借阳气乃升，寒湿为本，湿热为变也。天地只此阴阳二气，而阴阳二气，又是一气，特随升降而变焉耳。夫燥湿二气，各主一岁之半，冬至阳气潜藏于地，地得阳气，而湿暗动，故水泉动，交春东风解冻，雷乃发声，东风与雷皆阳也。湿，阴也，阴随阳化，阳气渐出于地，而湿气渐生，故草木含液而萌动。交夏温风至，阳气尽出于地，暑热蒸腾，而湿气最盛，故土润溽暑，大雨时行，天地之气，化刚为柔。夏至阳气尽出于地，而一阴甫生，燥气尚未行令。交秋凉风至，白露降，天地始肃，阳统阴降，而燥气始动。秋分以后，雷始收声，水始涸，故湿气始收，斯时露寒霜肃，阳统阴渐降，而燥气乃行，故草木黄落。交冬天气上升，地气下降，天地否塞，阳统阴全降，而燥气最盛；阳气潜藏于地下，而外无所卫，故水始冰，地始冻，虹藏不见，天地之气，化柔为刚。盖水旺于冬，实长于夏，火盛于夏，实藏于冬，阴阳互根，大化所以循环不穷也。观此可知燥属阳中之阴，湿属阴中之阳，且未动属阴，动则属阳。盖动则变，变则化，寒燥化为燥热，返其本也；寒湿化为湿热，因乎变也，人能体察燥湿二气之因寒因热所由生，而以之为纲，再观察其化热未化热之变，与夫燥郁则不能行水，而又夹湿，湿郁则不能布精，而又化燥之理，而以之为目，纲举目张，一任病情万状，而权衡在握矣。且夫燥湿二气，为时行之气，又有非时之偏气，如久旱则燥气胜，干热干冷，则燥气亦胜，在春为风燥，在夏为热燥，在秋为凉燥，在冬为寒燥，久雨则湿气胜，地气不收，溽暑阴冷，则湿气亦胜，在春为风湿，在夏与初秋为暑湿，在深秋与冬为寒湿，俗谓外感为时气，时之为义大矣哉！若以一定之成方，治无定之时邪，莫不知时之甚者哉。然不独当因时也，尤当因地，西北地高，燥气胜，东南地卑，湿气胜。不独当因地也，而尤当因人，六气伤人，因人而化，阴虚体质，最易化燥，燥固为燥，即湿亦化为燥。阳虚体质，最易化湿，湿固为湿，即燥亦必夹湿。燥也，湿也，固外感百病所莫能外者也。或曰：外感有风寒暑湿燥火六气，子以燥湿二气赅之，可推其故而言之欤？曰：在地成形，在天为气。六气风居于始，寒暑湿燥居乎中，火居乎终。风居乎始者，风故燥湿二气所由动也。寒暑居乎中者，寒暑固燥湿二气所由变也。火居乎终者，火又燥湿二气所由化也。风为阳邪，固善动，数变而无定体者也。东方湿气动必雨，曰湿风；西方燥气动必旱，曰燥风；南方暑气动必热而湿，曰暑风；北方寒气动必冷而燥，曰寒风。东南之风，湿兼暑也；东北之风，湿兼寒也；西南之风，燥兼火也；西北之风，燥兼寒也。动之得中，人物因之以生；动之太过，人物感之而病。盖燥微则物畅其机，燥甚则物即于萎；湿微则物受其滋，湿甚则物被其腐，物如此，人可知矣。寒故燥所由生，而火又燥所由成者也。经云：燥胜则干，所以夏月炎暑司权，物见风日，则津汁渐干，人出汗多，则津液渐耗，火胜则燥，故也。秋冬寒凉司令，在草木则枯萎，在露则结为霜，在雨则化为雪，在水则冻为冰，在人则手足皲裂，两间皆寒燥之气所盘结也。且寒燥之病，易化为燥热，经谓伤寒为热病，盖寒则燥，燥则热，理相因也。若冬月阳不潜藏，地湿不收，则寒又必夹湿，所以冬得秋病，如病疟、病痢、病温者，要皆兼乎湿邪耳。至于暑，即湿热二气，互酿为害，而最易化燥者也。必须分别湿多热多，偏于湿者，化燥缓；偏于热者，化燥急；若纯热无湿，则又中暍之暑燥矣。若夫火即五气之所化，亦即燥湿二气归宿者也，偏于湿为湿火，偏于燥为燥火，燥也，湿也，终归火化也。他如春温，寒化燥者也；风温，风化燥也；暑温则湿热交合为病，而偏于热者也；湿温，则湿热交合为病，而偏于湿者也；温疫，乃浊土中湿热郁蒸之气，而化燥最速者也；伏暑，乃暑湿交合之邪，伏于膜原，待凉燥而后激发者也；疟疾，有暑湿合邪，伏于膜原，有风寒逼暑，入于营舍，亦待凉燥而后激发者也。霍乱，有伤于暑燥，有伤于寒燥，有伤于暑湿，有伤于寒湿，有燥夹湿，湿化燥，相因而为病者也，审是燥湿二气，非风寒暑火所生而化，化而成之者哉，吾故举之以为提纲。曰：敢问治法如何？曰治外感燥湿之邪无他，使邪早有出路而已。出路者何？肺、胃、肠、膀胱是也。盖邪从外来，必从外去，毛窍是肺之合，口鼻是肺胃之窍，大肠、膀胱为在里之表，又肺胃之门户，故邪从汗解为外解，邪从二便解，亦为外解。燥属天气，天气为清邪，以气搏气，故首伤肺经气分。气无形质，其有形质者，乃肠胃中渣滓，燥邪由肺传里，得之以为依附，故又病胃肠。肺与大肠，同为燥金，肺胃为子母，故经谓阳明亦主燥金，以燥邪伤燥金，同气相求，理固然也。湿属地气，地气氤氲粘腻为浊邪，然浊邪亦属是气，气从口鼻传入，故亦伤肺经气分。肺主一身气化，气为邪阻，不能行水，故湿无由化，浊邪归浊道，故必传胃肠，浊之清者，必传膀胱。曰：药之何如？曰：汗者，人之津，汗之出者气所化。今气不化津而无汗者，乃气为邪所阻耳。邪阻则毛窍经络不开，即胃肠膀胱，亦因之不开，法当轻开所阻肺气之邪，佐以流利胃肠气机，兼通膀胱气化。燥邪辛润以开之；湿邪辛淡以开之；燥兼寒者，辛温润以开之；燥兼热者，辛凉轻剂以开之；湿兼寒者，辛淡温淡以开之；湿兼热者，辛凉淡以开之；燥化热者，辛凉重剂以开之；湿化热者，辛苦通降以开之；燥为湿郁者，辛润之中，参苦辛淡以化湿；湿为燥郁者，辛淡之中，参辛润以解燥；燥扰神明者，辛凉轻虚以开之；湿昏神志者，苦辛清淡以开之。总之，肺经气分，邪一开通，则汗自解矣。其有纳谷后即病者，气为邪搏，不及腐化，须兼宣松和化，不使之结，后虽传里，小通之即行矣。其有感邪之重且浊者，必然传里，传里即须攻下。若肺气未开，而里证又急，又必于宣通肺气之中，加以润胃肠之品。肺主天气，天气通，地气乃行耳。燥邪大肠多有结粪，必咸以软之，润以通之，湿邪大便多似败酱，必缓其药力以推荡之，或用丸药以磨化之。燥伤津液者，滑润之品，增液以通之。湿阻气机者，辛苦之位，开化以行之。要之，邪伤天气，治以开豁。天气开而毛窍经络之清邪自开，即胃肠膀胱之浊邪，无所搏束，亦与之俱开，汗得解而二便解，如上窍开而下窍自通也。若上窍未通而强通下窍，则气为上焦之邪所阻，不能传送下行，譬如缚足之鸟，而欲飞腾，其可得乎？邪传地道，治以通利。地气通，而胃肠膀胱之浊邪自通，即毛窍经络之清邪，孤悬无依，亦与之俱通，二便解，而汗亦解。如下窍通，而上窍自开也。若下窍不通，而强开上窍，则气为胃肠之邪所阻，不得化汗外出，譬如海门瘀塞，而欲众流顺轨，其又可得乎？！审若是，天道与地道，一以贯之之道也，岂有二哉！曰：有人虚证实者，当何如？曰：人虚证实，不过加以托邪之法，护正之方，究当以祛邪为主，邪早退一日，正即早安一日。经故曰：有故无陨，否则，留邪为患，后虽欲治，不可得而治。吾故曰：治外邪之法无他，使邪早有出路而已矣。或又曰：邪无形质，依渣滓以为形质，然则病人不与之食可乎？曰：非也。"邪之所凑，其气必虚。"能食而不与之食，则胃气愈虚，譬如空城御敌，贼必直入而无所防，不独邪入于胃已也。胃无谷气，则生化之源绝，五脏皆为虚器，邪且无所不入矣。曰：然则强与食之可乎？而亦非也。不能食而强与之食，则邪气愈遏，是赍盗粮也。总之，食与不食，当视病者之能与不能，强食固不可，禁食尤不可，但当清淡养胃，不可浓浊护邪。谚有之曰：饿不死的伤寒。谓知饥有胃气，乃是不死之伤寒，奈何病家犹强食，医家犹禁食，而竟昧乎大中至正之理也哉。曰：外感百病，不外燥湿二气，吾闻诸子矣。敢问内伤何如？曰：内伤千变万化，而推致病之由，亦只此燥湿两端。彼古今医籍，名色愈多，治法愈歧，反令后学无所指归，请析言之：外感者，实也，虽虚而必先实；内伤者，虚也，虽实而必先虚。阳气虚则蒸运无力，而成内湿；阴血虚则荣养无资，而成内燥。思虑过度则气结，气结则枢转不灵而成内湿；气结则血亦结，血结则营运不周而成内燥。且也阴阳互根，气血同源，阳虚甚者，阴亦必虚，釜无薪火，安望蒸变乎精微？气虚甚者，血亦必虚。车无辘轳，安望汲引以灌溉？往往始也病湿，继则湿又化燥。阴虚甚者，阳亦必虚。灯残油涸，焉能大发其辉光？血虚甚者，气亦必虚。水浅舟停，焉能一往而奔放？往往始也病燥，继则燥又夹湿，盖化湿犹自外来，化燥则从内涸矣。故因燥化湿者，仍当以治燥为本，而治湿兼之；由湿化燥者，即当以治湿为本，而治燥兼之，此治法标本先后之大要也。总之，病有燥湿，药有燥润，病有纯杂，方有变通，知其要者，一言而终矣。

凡病从六经辨证

吕搽村

仲景伤寒立法，能从六经辨证，则虽繁剧如伤寒，不为多歧所误，而杂证即一以贯之。

治病不外阴阳得其平

李冠仙

病之生也，百出不穷，治法总不外乎阴阳五行四字。天以阴阳五行化生万物，医以阴阳五行调治百病，要之，五行之生克，仍不外乎阴阳。气为阳，血为阴，气血即水火之谓，气为火，而血为水也。气无形，而血有形，气附血以行，血无气亦不能自行。无阴则阳无以生，无阳则阴无以化，阴阳和而万物生焉。人生一小天地，阴阳必得其平，医者偏于用凉，偏于用温，皆不得其正也。

临症扼要 程芝田

凡治人病，若无表邪，妄行发散，轻则心阴受伤，重则肾阳飞越；若无实热，误为攻下，先则胃阳耗伤，继则脾阴消亡。无火而用清凉，则血凝气滞；无寒而投温热，则血燥火生。若阴虚补阳，阴被阳销，非枯则槁；阳亏滋阴，阳为阴逼，不走即飞；阴阳两亏，偏补一边，亦非善治。虽治病之法，不外表里，寒热、虚实之辨，然在表宜散，须审其不宜散处；在里宜攻，须审其不宜攻处；寒者当温，须审其不当温处；热者当清，须审其不当清处；虚者当补，须审其不可补；实者可泻，须审其不可泻处。所谓独处藏奸，最宜仔细者也。或寒热并用，或攻补兼施，随症处方，变化无定，胶柱鼓瑟，固执不通。妇人小儿。总归一理，伤寒杂病，讵有殊途，死里求生，不外此法，神而明之，存乎其人。

治 病 法 吴鞠通

治外感如将，兵贵神速、机圆法活，去邪务尽，善后务细，盖早平一日，则人少受一日之害。治内伤如相，坐镇从容，神机默运，无功可言，无德可见，而人登寿域。治上焦如羽，非轻不举；治中焦如衡，非平不安；治下焦如权，非重不沉。

治外感去所本无　治内伤复其固有说 傅学渊

外感内伤，为证治两大关键，然去所本无，复其所固有，两言可尽之也。盖六淫外袭，身中气血，日失和平，一切外感有余之症，有须汗吐下和之治，皆是去其所本无也。若七情受伤，脏腑有损，身中气血，日就亏耗，一切内伤不足之症，有须滋填培补之治，皆是复其所固有也。

补泻当分缓急有无 张子和

经言："邪气盛则实，精气夺则虚。"二句为治病之大关，其词甚显，其义甚微，敢为详辨。盖实，言邪气实，宜泻也；虚，言正气虚，宜补也。凡邪正相搏而为病，则邪实正虚，皆可言也。故主泻者，则曰"邪气盛则实"，当泻也；主补者，则曰："精气夺则虚"，当补也。各执一词，毫无确据，借口文饰，孰得言非，是以至精之训，反酿莫大之害，不知理之所在；必有不可移易者，奈医者不能察耳。余请析之为四：孰缓、孰急、为有、为无也。体不虚者，急在邪气，去之不速，留则生变也。体多虚者，急在正气，培之不早，临期无济也。微虚微实者，亦治其实，可一扫而除也。甚虚甚实者，所畏在虚，但固守根本，以先为己之不可胜，则邪无不退矣。二虚一实者，兼其实，开其一面也。二实一虚者，兼其虚，防生不测也。总之，实而误补，固必增邪，犹或可救；虚而误攻，真气忽去，势必难回，此虚实之缓急，不可不思也。所谓有无者，察邪气之有无也。凡风、寒、暑、湿、燥、火，皆能增邪；邪之在表在里，在腑在脏，必有所居。求得其本而直取之，此所谓有，有则邪气之实也。若非六气之邪，而病出之阴，则皆情欲以伤内，劳倦以伤外，似邪非邪，似实非实，此所谓无，无则病在元气也。不明虚实有无之人，必致以逆为从，以标为本，绝人长命，可不慎哉！

补戒亟授伐戒亟夺

唐立三

补戒亟授而骤壅，伐戒亟夺而峻利，用之不当，皆能致害。故攻热失宜，热未去而寒复作，寒热各踞其所，反致温凉并禁，良医莫措矣，攻寒亦然。

攻剂宜轻补剂宜重论

程芝田

仲景之方，攻补并重，左右咸宜。余曾有古今无异同论，兹文以攻剂宜轻，补剂当重之论，宁不自相矛盾，有背圣法乎？盖另有一说，姑申论之：因迩来补药价昂，攻药价贱，凡物之珍贵者，必有碔砆杂玉，鱼目混珠之弊。人心不古，诪张为幻，不独人参、鹿茸，多假少真，即芪、术、桂、苓，亦难道地，至攻散之味，有真无假矣。故用攻剂，每易奏功，一投补方，即难见效，况古方中温凉攻补之剂，俱用人参驾驭其间，则温不燥血，凉不败胃，攻不伤气，补则功捷；今既无参，一味攻散，则人既困于病，复困于药，邪虽幸去，而正不伤者寡矣。此犹用药合法，若孟浪攻击者，害尤非浅。今人病后，往往难得复原，职此之故，譬之无纪之兵，民鲜不受其害，初累于贼，继累于兵，民未有不憔悴者也。所云攻剂宜轻，补剂当重者，此也。其中权宜，是当通变，言虽无稽，理或有合，爰作是论，请质高明。

又按：张景岳所著理阴煎、六味回阳饮、胃关煎之类，俱用熟地，加入桂、附、姜、萸，即为扶阳之剂，想亦因人参！价贵，难以合用，不得不别开一径，以为扶阳之助，亦见其一片苦心。后人屡辟之，言阳已虚，更熟地滞腻之品，岂能回阳等论，未免太过。不观八味汤丸，阳虚之证，古人皆宗之！太仆所云："益火之原，以消阴翳"是也。景岳未尝不仿此意，盖熟地得桂附补命火，以生脾土，土旺自能生金，是补气之源也。愚谓阴盛阳衰之症，以救阳为急，如四逆、姜附等汤所宜；如脾胃虚寒者，则理中、温胃为宜，若阴阳两虚者，景岳诸方，何妨选用，寒重者，桂、附、姜、萸，是宜重加，往往得效，据云有云腾致雨之妙，岂虚誉哉！

阴阳不可偏补论

程芝田

诸书所言补阳能生阴之说，余窃有疑焉。火阳生阴长，盖谓孤阳不生，孤阴不长，阴阳不可偏废也。如人既阴虚火燥矣，再去补阳，则阳益旺而阴益竭。况阳附于阴，阴虚则阳无所附，又焉能生阴耶？譬之于苗，赖水以养，若水已干，再加烈日，则苗槁矣，必沛然下雨，始能勃然而兴，此显而易见也。惟补气可以生血，即金能生水之义，非阳能生阴之谓也。夫补气补阳，原有分别，《内经》曰："劳者温之。"系温存之温，非温热之温也。一字误解，天悬地隔矣。余谓阴阳不可偏补，阴不离阳，阳不离阴，阴阳相配，天地以位，万物以育，如古方中六味丸、复脉汤、补阴药也，内配茱萸、桂枝之阳味是矣；建中汤、附子汤，补阳药也，内皆助芍药之阴品是矣。诸如此类，不可枚举。至四逆、吴萸等汤，乃治有阴无阳之证，系救阳非又补阳也。又如白虎、黄连等汤，乃治阳盛阴消之病，系救阴非补阴也。所谓阳为阴逼，不走即飞，阴被阳销，非枯则槁，专于补阴，固非尽美，专于补阳，亦非尽善也。

窃谓夏至一阴生，冬至一阳生，二语注解，有言夏至阴长阳衰，宜扶阳抑阴；冬至阳生阴弱，当理阴平阳。有云一阴初生，正阳盛阴衰之候，一阳初长，正阴旺阳衰之秋，一宜补阴，一宜补阳，两相刺谬。二说俱非无理，然药以治病，非以治时，有病是则用是药，原非可以时拘也，如冬天患热，寒亦当施；夏日病寒，热亦可用；阴兼阳病，又当兼补。阳以引阴，阴以引阳，不可执一，贵在圆通。吾人读书，不能细体心悟，另出手眼，鲜不为偏见所误者也，因并识之。

凡治病，不外先天后天，故以脾肾为主矣。然后天脾胃，一阴一阳宜分；先天肾命，一水一火须别。盖肾水亏则生火，而脾胃亦必枯槁；肾火亏则生寒，而脾胃亦必湿润，非谓补后天即宜温燥，补先天即宜滋润也。

虚实真假辨 罗整斋

虚者宜补，实者当泻，此易知也。而不知实中复有虚，虚中复有实，故每至虚之病，反见盛势；大实之病，反见羸状，此不可不辨也。如病起七情，或饥饱劳倦，或酒色所伤，或先天不足，及其既病，则每多身热便闭，戴阳胀满，虚狂假斑等证，似为有余之病，而其因实由不足，医不察而泻之，必枉死矣。又如外感之邪未除，而留伏于经络，饮食之滞不消，而积聚于脏腑，或郁结逆气，有所未散，或顽痰瘀血，有所藏留，病久致羸，似乎不足，不知病根未除，还当祛邪，若误用补，必益其死。此所谓"无实实、无虚虚"，"损不足而益有余"。如此死者，医杀之耳。

读书须识正旨 唐立三

《素问·通评虚实论》曰："帝曰：肠澼便血何如？岐伯曰：身热则死，寒则生。"吴鹤皋注云：身热则血败，而孤阳独存，故死。窃按：肠澼便血之身热有三：一则表邪下陷，于阳明药中加葛根，胃气得升即愈；一则阴盛格阳，虽为危候，亦有用温药而得生者。惟阴气已竭之身热，于法不治。吴鹤皋但注得孤阳独存，可知阳陷与格阳，不在此例也。苟使泥于吴注，几疑此症惟有孤阳独存矣，并疑凡身热者皆死矣。故曰：读书须识正旨。

读书须看反面 唐立三

丹溪曰：方书瘦胎饮一论，为湖阳公主作也。予族妹苦于难产，予甚悯焉。视其形肥，而勤于针黹，构思旬日，忽自悟曰：此正与湖阳公主相反。彼奉养之人，其气必实，耗其气使和平，故易产。今形肥知其气虚，久坐知其不运，令其有孕至五、六月，遂于大全方、紫苏饮加补气药，与十数帖，因得男儿甚快。窃按：同一难产，而有虚实之别，补

49

气之方，反从瘦胎饮悟出。故凡前贤议论，必明其正义。又必于反面构思，方不为其所囿。可见读书不可独泥于正面也。

读书必须隅反 唐立三

王损庵曰：内经言温疟在脏者，止以风寒中于肾；言瘅疟者，止以肺素有热。然冬令之寒，既得以中于肾，则其余令气之邪，又宁无入客于所属之脏者？既肺本气之热为疟，则四脏之气郁为热者，又宁不似肺之为疟乎？此殆举一可以三隅反也。窃按：内经止说得冬令之寒，而损庵即于冬令，推到春、夏、秋令气之邪。《内经》只说得肺素有热，而损庵即于肺脏，推到心、肝、脾、肾，可见读书贵乎隅反，不可固执一说也。

读书须融会贯通 傅学渊

读古人书，须识其补偏救弊，一片苦心。互相抵触，即是互相阐发处。所贵多读多看，融会贯通，由博返约，以求理明心得，临症无望洋之苦是也。若好为指摘，弃瑜录瑕，殊失钦承前哲之道。至矜家秘而执成法，头痛医头，寻方觅药，一切无方之书，置之高阁，此又孟浪之流，不足与语斯道者矣。

医宜博览论 唐立三

病有常变，治亦有常变，无不备载于书中，故在乎人之善于取裁也。然而世人之病，不独变端莫测，谈非容易，更有澄出希奇，人难习见，当此时也，将束手而待毙耶？抑漫然而尝试耶？载籍极博，奇妙不少，试举一二言之。乡人沈长观，大肠头忽出寸许，痛苦难忍，干则退落，又出又落，二十余日，如是者三次。就治于外科，始有称为肛痈者，而莫能治；继赴城中王士林家求治，士林曰：此名截肠病，出于夏子益怪疾奇方，此时尚可治，再出再落，则不可救矣。令以臀坐浸于芝麻油内，再日饮麻子汁数盏，不数日而愈。夫夏子益书，今已无传，不过散见于《本草纲目》，王子留心及此，其博记可知。又己亥岁春，有泰兴县人缪志文，被讼管押，骤然周身发泡，流水皮皴，毫无空隙，即行毙命，尸属具控，奉抚臬各宪，调发苏州府审办，郡侯相公，转行府医学翁公查议，是否毒发？有无此疮？翁公以系内科，请饬外科查复，阖郡外科，皆无以对。翁公偶过寒斋，谈及此事，余曰：曾见彭用光《普济良方》载有虏疮云：建武中南阳击虏所得，与此澄情形悉合，须以蜜煎升麻拭摩，若不即疗，数日必死等语。《纲目》蜂蜜注中，亦有是说。翁即借去此书，并即申明于内科医生唐立三家借得，签呈详复而定案，于是县差之罪得雪。设使是时，苟无此书，几成冤狱矣。又庚戌冬，南营高姓女，两足指忽青黑紫烂，不知痛痒，渐延至跗胫踝间，请治于外科多人，有云脱疽者，有云落脚伤寒者，并有推为冤业症者，咸称不治。及邀荨门陆凤翼视之云：此不成为病，止服温通气血之剂，外用腊糟煎洗，不数日可愈。果如其言，众皆异之。余在附近视症，闻之亦异。后遇陆子，询其故。答曰：诊其脉，惟稍涩，余无病象，并问其素常裹足过紧，因知此病不过血脉受寒，冰凝不运，于是肌肉溃烂耳。此乃切问精详，又不张大显功，殊可钦也。又丙午春，有海门人王潮，患病，延医张胜林，用桂附等药，病已渐轻。换医陈若山，因王潮面带亦色，身不恶寒，用犀角等味凉药，越日即死。其父王德甫殴伤陈若山身死，奉臬宪常公，提至省城审办。因余有府医学之任，下余辨议。余以伤寒论，少阴病，里寒外热，身反不恶寒，其和面色赤，通脉四逆汤主之一条，与此案前医所用之药相符。又景岳寒热篇云：凡真热发热，而假热亦发热，其病亦为面赤躁烦等症，昧者见之，便认为热，妄投寒凉，下咽必毙等语，又与服犀角等药，越日即死相符，其为陈若山误治而死无疑，详复定案。于是王德甫痛子殴医，罪得轻减。又己酉岁，表甥陆灌园，患疟半年，大肉尽削，后变黄疸，继而两膝肿痛，大如鹤膝，两股胻腨皆青黑，痛甚而冰冷；又上下牙龈红肿，形如榴子，色如涂朱，日渐溃烂，满口热如火烁，舌亦红紫而痛，汤粥难下，病势可危，遍请外科图治，皆云：下部阴寒，上焦火亢，殊为棘手。余素不谙外科，亦同声无措。一日延山塘刘玉如来云：此症名青腿牙疳，载于《医宗金鉴》，如方调治而愈。夫《金鉴》人所应读之书也。无人或识，惟刘子知之，多见其有学也。即此五病，失治则死，得治则生，一死一生，出乎医手。由是观之，书可不览哉！览可不博哉！司人性命者，岂仅粗知经络药性，脉诀汤头，遂可云胜任哉！？

医宜通变论 程芝田

凡医书中，有正言反言、常言变言者，读书者，须从其正面，悟出反面，从反面悟出其正面也。知其常，当通其变；知其变，当通其常，切不宜胶柱鼓瑟也审矣。如脉诀云：人迎紧甚伤于风，气口紧甚伤于食。设人迎紧甚，而其人并无发热恶风表证，当知其为血虚阴虚也。设气口紧甚，而其人并无胸满噫臭实证，当知其为气虚阳虚也。丹溪云："气有余，便是火。"嘉言云："气不足，便是寒。"两言似属相背。要知"气有余"，邪气也。邪气有余，便生火。"气不足"，正气也。正气不足，便生寒。即一正面一反面也。仲景治少阴证，因胃实致心肾不交，用大承气下之。严用和治脾虚心肾不交，制归脾汤补之，即从仲景反面悟出也，男女不交，用黄婆牵之义。所云肥人气虚多痰，瘦人血虚多火；男人多气少血，女人多血少气；南方多柔弱，北方多强壮，此言其常也。亦有反是者，总当圆通，不可执一。故凡诊病，故当论其肥瘦男女，南方北地，更须问其平素，或系阳脏，或系阴脏为准则。如阳脏者，平素必不喜热物，倘受寒邪，热药不宜过剂，养阴为宜；或受热邪，则寒药当重也。阴脏者，素常不欲冷物，即受热邪，寒药不可过剂；或受寒邪，则热药弗轻也。至于小儿纯阳无阴，老人多气少血，更当活看。盖小儿为嫩阳，老人为衰阳，嫩阳衰阳，非强壮比。故小儿宜补阴，不宜伐阳；老人宜补阴，兼宜补阳，阳生阴长，理所必然。凡治小儿以六味，治老人以八味，往往见效，职是故也。

颠倒五行解 程芝田

万物不外五行，治病不离五脏。五行分金、木、水、火、土，五脏配肺、肝、肾、心、脾。五行有相生相克，如金生水、水生木、木生火、火生土、土生金；金克木、木克土、土克水、水克火、火克金，此为顺五行，人所易解，无庸细述。惟颠倒五行生克之理，人所难明，然治病之要，全在乎此。如金能生水，水亦能生金，金燥肺痿，须滋肾以救肺是也。水能生木，木亦能生水，肾水枯槁，须清肝以滋肾是也。木能生火，火亦能生木，肝寒木腐，宜益火以暖肝是也。火能生土，土亦能生火，心虚火衰，宜补脾以养心是也。土能生金，金亦能生土，脾气衰败，须益气以扶土是也。如金可克木，木亦可克金，肝木过旺，则刑肺金也。木可克土，土亦可克木，脾土健旺，则肝木自平也。土可克水，水亦可克土，肾水泛滥，则脾土肿满也。水可克火，火亦可克水，相火煎熬，则肾水稍铄也。火可克金，金亦可克火，肺气充溢，则心火下降也。至于肺来克木，须补心以制金；肝来侮脾，宜补金以制木；脾燥消肾，当养木以抑土；肾水凌心，当扶土以制水；心火刑金，须壮水以制火，此借强制敌，献魏救赵之义也。若水泛补金，木腐补水，火盛补木，土旺补火，金燥补土，不独不能相生，而反相克矣。且金能生水，又能克水，气滞则血凝也。水能生木，又能克木，水多则木腐也。木能生火，又能克火，木郁则火遏也。火能生土，又能克土，火铄则土燥也。土能生金，又能克金，土裂则金销也。虽金可克木，亦可生水以养木；木可克土，亦可生火以培土；土可克水；亦可生金以资水；水可克火，亦可生木以壮火；火可克金，亦可生土以化金。至肺实泻肾，肾实泻肝，肝实泻心，心实泻脾，脾实泻肺，虚则补其母，实则泻其子也。但子来扶母则吉，母来抑子则凶，我克者为妻，若妻来乘夫，病亦难愈，所谓肝得脾而莫疗，肾见心而莫治，脾遇肾而难瘥，肺逢肝而难愈，心得肺而无医。盖土乘木衰，又能生金克木；火乘水衰，又能生土克水；水乘土瘀，又能生木克土；木乘金伤，又能生火克金；肺乘火销，又能生水克火，此生克循环，原同太极，即河图洛书之理。如能参透，虽有千变万化，亦无遁情矣。

五行余义

程芝田

凡五行相生者，吉；相克者，凶，固矣。但生我者父，我生者子，父慈子孝，自然相生者吉。若父不慈，子不孝，伦常乖舛，则不相生，而反相克者矣。克我者夫，我克者妻，惟夫妻反目，则夫有出妻之事，或牝鸡司晨，则妻来乘夫之逆。若夫唱妇随，夫以妻为室，妻以夫为家，饮食男女，本不相离，相克而还以相生，相制而还以相济矣。虽火以水为贼，土以木为贼，木以金为贼，金以火为贼，水以上为贼，各性其性，各贼其贼，若和合其性，则互为相生，五行俱不可相离，惟亢则害，承乃制也。然要知土为五行之本，土无定位，分配四季，寄体中宫，火借之而不焰，水借之而不泛，金借之而长生，水借之而不调；故脾神为黄婆，心神为婴儿，肾神为姹女，修炼家升坎填离，欲男女交媾，须赖黄婆牵合，以脾胃为后天之根本也。然非专以补脾胃而言也。仲景因胃实致心肾不交，用承气汤下之；用和因脾虚心肾不交，制归脾汤补之，皆是黄婆牵合之义。爕理阴阳，调和鼎鼐，良医良相同功也。

陆平一曰：家君谓两篇说理太精，勿选入。予谓世不皆庸劣，仍留之。

养身勿惑修养家言

李南丰

猗欤哉！历代医书之盛。凡三百七十九家，五百九十六部，一万三千一百余卷，反复详明，其要主于却病而已。然《内经》有一言，而可尽废诸书，则"不治已病治未病"是也。此说一出，而后多以修养为言？不知夫修养与保养，原自有异。修养则杂于方外元远，而非恒言恒道；保养则于日用饮食，而为可法可经。如运气之法，运任督者，久则生痈；运脾土者，久则腹胀；运丹田者，久则尿血；运顶门者，久则脑泄。其余丹砂烹炼之说，遗祸累累。然则修养之与保养，不大相迳庭哉！请述保养之法。《上古天真论》曰："饮食有节，起居有常，不妄作劳，精神内守，病安从来？故形与神俱，而尽终天年，度百岁乃去。"此保养之正宗也。盖有节有常，则气血从轨，而无事于搬运之烦。精神内守，则身心宁定，而无事于制伏之强。形与神居，而神不离形，形不离神，而无损天年之虑。保养既如是之易且显，何今之夭者多而寿者少欤？盖香醪美酒陈于前，虽病所忌也而弗顾。情况意兴动于中，虽病所禁也而难遏。贪名竞利之心急，虽劳伤过度而不觉，何况心神百结，斩耗多端，刘孔昭曰：万人操弧而向一鹄，鹄能无中乎？万物炫耀以惑一身，身能无伤乎？即有少知收敛精神。安居静养者，又不知百年机括，希求不死，虽终日闭目，只是一团私意，静亦动也。若识透百年定分，而事事循理，不贪、不躁、不妄，可以却未病而尽天年矣。盖主乎私，则生死念重，而昏昧错妄，愈求静而不静；主乎理，则人欲消亡。而心清神悦，不求静而自静，此吾所以但言保养而不言修养也。然则修养之法，不亦尽废诸书乎？避风寒以保其皮肤、六腑，则麻黄、桂枝、温中、四逆之剂，不必服矣。节劳逸以保其筋骨、五脏，则补中益气，劫劳健步之剂，不必服矣。戒色欲以养精，正思虑以养神，则滋阴降火、养营凝神等汤，又何用哉！薄滋味以养血，寡言语以养气，则四物四君，十全三和等汤，又何用哉！要之，血由气生，气由神全，神乎心乎，养心莫善于寡欲。吾闻是语，未见其人，不得已而仍从一万三千一百余卷中，更览一治已病之法也。

夏不藏精致病更甚于冬 唐立三

人但知冬不藏精者致病，而不知夏不藏精者更甚焉。尝见怯弱之人，而当酷暑，每云气欲闷绝，可知中暍而死者，直因气之闷绝也。夫人值摇精，恒多气促，与当暑之气闷不甚相远。经曰：热伤气。又曰：壮火食气。余故曰：夏令之炎威，甚于冬令之寒，苟不藏精，壮者至秋而发为伏暑，怯者即中暍而死。

人身分内外两层上下两截 赵晴初

人身内外作两层，上下作两截，而内外上下，每如呼吸，而动相牵引。譬如攻下而利，是泄其在内之下截，而上截之气即陷，内上既空，其外层之表气，连邪内入，此结胸之根也。譬如发表而汗，是疏其在外之上截，而在内之气跟出，内上既空，其内下之阴气上塞，此痞闷之根也。识此，在上禁过汗，在内慎攻下之法，后读仲景《伤寒论》结胸及痞塞诸证，则冰消雪化矣。此高学山《伤寒尚论篇辨似》中语。自昔名医，无不以阴阳升降、盈虚消长而为剂量准，如上所云，误下变结胸，是阳凑于阴也；误仔作痞闷，是阴乘于阳也。盖阴阳各有定位，升降自有常度，此盈者彼必虚，此消者彼必长，医事之补偏救弊，变化生心，端在是矣。卢氏言："不得横偏，转为竖穷。"此二语甚妙。横偏者，自内而外，由阴出阳也。竖穷者，直上直下，过升过降也，此阴阳升降盈虚消长之理也。推此二语，为引申数言于后，质之高明：下既不通，必反上逆，不得上达，转为横格。上

53

游塞阻，下必不通，中结者不四布，过泄者必中虚。

病有预兆 陆定圃

病有可预测其兆者，如手指麻木，知将患中风；一年前时时口干，手脚心热，或作渴思饮茶并水，或食已即饥，知将来患发背；三年内眉眶骨痛，知患大风疾，此有外症可凭者也。至于察神色，审脉象，而能先识其疴，则非神乎技者不能矣。

偏嗜食物成病 陆定圃

病有因偏嗜食物而成者，非详问得之，奚由奏效？前人治验，略志数则，以资玩索。朱丹溪治叔祖泄泻，脉涩而带弦，询知喜食鲤鱼，以茱萸、陈皮、生姜、砂糖等药，探吐胶痰而泻止。林学士面色顿青，形体削瘦，夜多惊悸，杜某询知喜食海蛤，味咸，故心血衰，令多服生津液药而病愈。富商患腹胀，百药无效，反加胃呕、食减、尪羸，一草泽医，询知夏多食冰浸瓜果，取凉太过，脾气受寒，医复用寒凉，重伤胃气，以丁香、木香、官桂健脾和胃，胃气下行，由是病除。赵尹，好食生米而生虫，憔悴萎黄，不思饮食，用苍术米泔水浸一夜，锉焙末，蒸饼丸，米汤下而愈。吴孚先治长夏无故四肢厥冷、神昏不语，问之曾食猪肺，乃令以款冬花二两煎汤灌之而瘥。盖所食乃瘟猪肺也。沈绎治肃王嗜乳酪获疾，饮浓茶数碗，荡涤膈中而愈。薛立斋抬一老人，似痢非痢，胸膈不宽，用痰痢等药不效。询知素以酒乳同饮，为得酸则凝结，得苦则行散，遂以茶茗为丸，时用清茶，送三、五十丸，不数服而瘥。吴廷绍治冯延巳胸中痛，询知平日多食山鸡、鹧鸪，投以甘草汤而愈。杨吉老治杨立之喉痛，溃烂，饮食不进，询知平日多食鹧鸪肉，令食生姜一片，觉香味异常，渐加至半斤余，喉痛顿消，饮食如故。梁新治富商暴亡，谓是食毒，询知好食竹鸡，令捣姜揿汁，折齿灌之而苏。某医治一妇，面生黑斑数点。日久满面俱黑，询知食斑鸠，用生姜一斤，切碎研汁，将滓焙干，却用生姜汁煮，糊丸食之。一月平复。盖山鸡、鹧鸪、竹鸡、斑鸠，皆食半夏，故以解其毒也。沈宗常治庐陵人胀而喘，三日食不下咽，视脉无他，问知食羊脂。曰：脂冷则凝，温烫之所及也。温之，得利而愈。

陆平一删改

病无纯虚论 李冠仙

人之生也，体质不同，各有所偏。偏于阴虚，脏腑燥热，易感温病，易受燥气。偏于阳虚，脏腑寒湿，易感寒邪，易患湿症。气类之感召，即《易》水流湿火就燥之理也。此虚也，本乎生初，因其体质何偏，而平素起居饮食消息之，无俟乎蛮补者也。其病也，亦因其偏虚何在而邪乘之。经故曰："邪之所凑，其气必虚。"第既凑之后，反见为实，实者，邪实也。其为状也，有相半者，有相过者，无纯虚也。惟大病被汗吐下后，邪去而气血不能遽复，及妇人新产后血液去而形气不足以充，则纯虚。然一在病后，一则非病，不可以治病之法治之。夫病无纯虚，则方无蛮补，无足怪者。

因病似虚因虚致病论

沈明生

万病不出乎虚实两端，万方不越乎补泻二法。顾治实之法，犹易知易行，姑置弗论。惟是治虚之法，自古难之。世运日衰，元气日薄，虚病日众，方书日繁，而治法日误，何钦？良由误于因病似虚，因虚致病之分耳，请得论之。所谓因病似虚者，其人不无他恙，或感六淫之邪，或伤饮食之积，或为情志怫郁，或为气血瘀留，以致精神昏昧，头目昏花，懒于言语，倦于动作，口中无味，面目萎黄，气短脉沉，厥冷泄泻，种种见症，羸状虽彰，而郁邪内固，病者每多不谨于恒，无不以虚自据；而畏攻畏凉；傍人但执外见之形，无不指其虚而劝补；医者复多不明标本，专听陈述病源，辄投补剂。即有明者，知其因病似虚，而又首鼠两端，恐遭疑讪，迁延时日，坐失机宜。邪得补而愈甚，积得补而愈深，怫郁者解散靡从，瘀留者滋蔓益甚，又安知此病之非虚所致也。苟非先去其病，安能即疗其虚，譬之城池失守而盗寇得以乘之，乃不事驱攘，惟汲汲于增墉置陴，终当劫资燔舍，斩关排闼而后已，亦何益於事哉！故曰：因病似虚者，病为本虚为标，治本而标自己。与其畏虚而酿成不可起之病，孰若去病而犹冀有可补之虚也。倘以养正则邪自去，君子进则小人退之说为喻，是为大虚之中兼有实者论也。若夫因病似虚者而用补，犹赍粮而资诸盗耳。所谓因虚致病者，其人先天之禀赋素弱，后天之调养复乖，或纵欲而伤精，或心苦而神耗，或处境有冻馁劳役，或任情有骄恣宴安。精伤者肾旷其作强之官，神耗者心失其君主之用。形寒饮冷伤肺，饥饱劳役伤脾，贫贱者多之；大怒逆气伤肝，醇醴厚味伤胃，富贵者多有之。内脏既伤，外患易作，以致阳虚恶寒，阴虚恶热，上气喘满，胁胀腹膨，前后不通，躁扰闷乱，饮食不入，脉大无根，种种形证，虚而类实，虽肌肉未脱，而神宰消亡，即起居如常，而患端萌伏。然变证百出，本乎一虚，于此应补之际，而病人旁人转生疑虑，或谓外邪未散，或谓内积未除，欲补阴畏寒凉之伤脾，欲补阳畏燥热之助火，加之以无断之医，迁就苟合，倖试图功，殊不知此病之皆虚所致也。苟不专治其虚，安能分治其实，譬之旱潦相仍，四民失业，盗贼因而蜂起，使非眚灾施赦，发粟赈贫，而犹以征诛为事，恐诛之则不可胜诛，盗贼未靖。而元气益受困矣。故曰：因虚致病者，虚为本而病为标，亦治本而标自己。与其去病而虚不可保，毋宁补虚而病可渐除。倘医者徒知应补，而又不别夫营卫阴阳，逆从反正，阳虚而补阴，则如水益深；阴虚而补阳，则如火益热、犹之因病似虚之法，而治因虚致病之讹也。辨此二者，则虚证治之斯易，又何有"方书日众，治法日误"之虑哉。

陆平一删改

六气当汗不当汗论

吴鞠通

六气只有外感寒证，断不可不发汗者，伤寒脉紧无汗，用麻黄汤正条，风寒挟痰饮，用大、小青龙一条。饮者，寒水也，水气无汗，用麻黄甘草附子、麻黄等汤。水者，寒水也，有汗者，即与护阳。湿门亦有发汗之条，兼寒者也；其不兼寒而汗自出者，则多护阳之方。其他风温禁汗、暑门禁汗、亡血禁汗、疮家禁汗，禁汗之条颇争。盖外伤于寒、自当治之以温，经谓"寒者温之"是也。寒非内生，而自外来，故用辛以散之，辛温之剂恰当。如外伤于温，自当治之以凉，经谓"热者寒之"是也。温非内生，而自外来，故亦用辛以散之，辛凉之剂恰当。其他各气之感受，无不因各人之体质偏属，而偏寒偏温，亦即可为用温用凉之准。凡遇温证，初用辛凉以退外温，继用甘凉以救内热。此温病之断不可发汗，即不发汗之辛甘，亦在所当禁也。且伤寒门中兼风而自汗者，即禁汗，所谓有汗不得用麻黄，无奈近世以羌活代麻黄，不知羌活更烈于麻黄。盖麻黄之发汗，中空而通，色青而疏泄，生于内地，去节方发汗，不去节尚能通能留，其气味亦薄。若羌活乃羌地所生之独活，气味雄烈不可当。试用麻黄一两，煮于一室之内，两三人坐于其侧，无所苦也；以羌活一两，煮于一室之内，两三人坐于其侧，则其味之发泄，弱者即不能受矣。温暑门之用羌、防、柴、葛，产后亡血家之用当归、川芎、泽兰、炮姜，同一杀人利剑，有心者共筹之。

外感多挟他证

傅学渊

凡外感病，挟食者颇多，当思食为邪裹，散其邪则食自下，若杂消导于发散中，不专达表，胃汁复伤，因而陷闭者有之。至若风多挟暑、湿、寒，或挟燥、火，或恼怒，或劳倦，或房事，及肝气宿瘕诸血症，皆外感病之不无有挟者，所贵随症制宜，斟酌尽善，庶无差误也。

汗吐下法

张子和

人身不过表里，气血不过虚实，良工先治其实，后治其虚；粗工或治虚，或治实；谬工则虚虚实实；惟庸工但补其虚，不敢治其实，举世不省悟，此余所以著三法也。夫病非人身素有之物，或自外入，或自内生，皆邪气也。邪气中人，去之可也，揽而留之可乎？留之，轻则久而自尽，甚则久而不已，更甚则暴死矣。若不去邪，先以补剂，是盗未出门，而先修室宇，正气未胜，而邪气已横鹜矣。惟脉脱下虚，无邪无积之人，始可议补耳。他病惟先用三法，攻去邪气，而元气自复也。《素问》一书，言辛甘发散淡渗为阳，酸苦涌泄为阴。发散归于汗，涌归于吐，泄归于下，渗归于表，解表同于汗泄，利便同于下，殊不言补。所谓补者，辛补肝，咸补心，甘补肾，酸补脾，苦补肺，更相君臣佐使，皆以在腠理，致津液，通血气而已，非今人所谓用温燥邪辟之补也。盖草木皆以治病，病去则五谷、果、菜、肉皆补也。又当辨其所宜，使无偏倾可也。若以药为补，虽甘草人参，亦有偏胜之患。是故三法犹刑罚也，梁肉犹德政也，治乱用刑，治治用德，理也。余用三法，常兼众法，有按有跷，有揃有导，有增减，有续止，医者不得余法，而反诬之。哀哉，如引痰漉涎，取涕迫泪，凡上行者，皆吐法也。熏蒸渫洗熨烙，针刺砭射，导引按摩，凡解表者，皆汗法也。催生下乳，磨积逐水，破经泄气，凡下行者，皆下法也。天之六气，风、寒、暑、湿、燥、火，发病多在于上；地之六气，雾、露、雨、雪、水、泥，发病多在于下；酸、苦、甘、辛、咸、淡，发病多在于中，发病者三，出病亦三。风寒之邪结搏于皮肤之间，滞于经络之内，留而不去，或发痛、麻、淋、痹，肿痒、拘挛，皆可汗而去之；痰饮宿食，在胸膈，发为诸病，皆可涌而去之；寒热痼冷、客火热客下焦为诸病，皆可泄而出之。吐中有散，下中有补，经言："知其要者，一言而终。"此之谓也。陆平一曰：此治九实一虚之初候，极可；治半虚半实之中候，亦可；惟治九虚一实之末候，则不可。今医家、病家，信虚喜补，仅知正旺则邪自却一理，未有知邪去而正自复，亦是一理，选登此篇，救其失也。又表有温表凉表平表之不同，皮以行皮，辛能外散，莫非表药，自夫人专指辛温发汗为表，而凉表改称为清解矣。下亦有寒下、温下、用补以下诸法，而今则惟知三承气为下药矣。盖误于"发表不远热，攻里不远寒"两言也。

驳无病服药有病议药之谬　　　　　　　　　汪瑟庵

食能养人，不能医病；药能医病，不能养人。无病而服药，有病而议药，此人之大患也。茯苓甘草，误用亦能杀人；巴豆砒霜，对病即能起死，舍病而论药，庸人之通病也。又按今世医者学医，惟求其便；病家择医，惟求其稳，然非通何由得便，非当无所谓稳，舍通而求便，舍当而求稳，必夭人性命矣。

万物各有偏胜论　　　　　　　　　　　　　吴鞠通

无不偏之药，即无统治之方。如方书内所云，某方统治四时不正之气，甚至有兼治内伤产妇者，皆不通之论也。近日方书盛行者，莫过汪讱庵《医方集解》一书，其中此类甚多。以其书文理颇通，世多读之，而不知其非也。天下有一方而可以统治四时者乎？宜春者即不宜夏，宜春夏者，更不宜秋冬。余一生体认物情，只有五谷作饭，可以统治四时饿病，其他未之闻也。在五谷中，尚有偏胜，最中和者，莫过饮食，且有冬日饮汤，夏日饮水之别，况于药乎！得天地五运六气之全者莫如人，人之本源虽一，而人之气质，其偏胜为何知哉？人之中最中和者，莫如圣人，而圣人之中，且有偏于任，偏于清，偏于清和之异，千古以来，不偏者数人而已。常人则各有其偏，如《灵枢》所载五等可知也。降人一等，禽与兽也；降禽兽一等，木也；降木一等，草也；降草一等，金与石也。用药治病者，用偏以矫其偏，以药之偏胜太过，故有宜用，有宜避者，合病情者用之，不合者避之而已，无好尚，无畏忌，惟病是从。医者性情中正和平，然后可以用药，自不犯偏于寒热温凉一家之固执，而亦无笼统治病之弊也。

草木各得一太极论　　　　　　　　　　　　吴鞠通

古来著本草者，皆逐论其气味性情，未尝统论乎形体之大纲，生长化收藏之运用，兹特补之。盖芦主生，干与枝叶主长，花主化，子主收，根主藏。木也，果则收藏皆在于子。凡干皆升，芦胜于干；凡叶皆散，花胜于叶；凡枝皆走，络须胜于枝；凡根皆降，子胜于根。由芦之升而长而化而收，子则复降而化而收矣，此草木各得一太极之理也。

用　　药　　　　　　　　　　　　　　　　徐灵胎

一病有一病之主要药，一证有一证之的对药，取药之对证者，合几味而成方，故治病必先有药而后有方，非先有一六味、八味、理中等汤，横于胸中，而硬派人服之也。至其

57

辨证用药之法，如有人风寒痰食，合而成病，必审其风居几分，寒居几分，痰食居几分，而药则随其邪之多寡以为增减。或一方不能兼治，则先治其最急者，所以无一味虚设之药，无一分不斟酌之分两也。况医之为道，全在自考，如服我之药，而病情不减，或反增重，则必深自痛惩，广求必效之法而后已，则学问自能日进。若遇病即以通套成方投之，愈则以为己功，死则以为病本不治，毫无转计，此则误尽天下而终生不自知也。

用药论

莫枚士

药性有刚柔。刚为阳，柔为阴，故刚药动，柔药静。刚而动者其行急，急则迅发而无余，其起疾也速，其杀人也亦暴；柔而静者其行缓，缓则潜滋而相续，其起疾也迟，其杀人也亦舒。无识者好为一偏，其害不可胜言，而中立者，因有牵掣之说焉。岂知柔者自迟，不能强之使速；刚者自速，不能强之使迟，迟速并使，迟者必让速者以先行，下咽之后，但见阳药之行阳，不见阴药之行阴，若病宜于阳，则阴药初不见功，而反酿祸于阳药已过之后，若病宜于阴，则阴药未及奏效，而已显受夫阳药反掌之灾，是以中立者亦谬也。总之，对证发药，斯为行所无事，凡药能逐邪者，皆能伤正；能补虚者，皆能留邪；能提邪出于某经者，皆能引邪入于某经，故麻桂发表，亦能亡阳；苓泻利水，亦能铄津。于此知无药之不偏矣。惟性各有偏，故能去一偏之病，若造物生药，概予以和平之性，何以去病乎？夫亦在驭之而已，驭之能否，全在医者识证有定见，俾逐邪者辨其证之虚不虚，而邪去正自复；补虚者知其邪之尽不尽，而正胜邪难干。斟酌轻重之间，分别后先之次，神明于随症用药四字，方法之能事毕矣，何可朋参芪而仇硝黄哉！

用药之法

罗整斋

经曰：塞因塞用，通因通用，寒因热用，热因寒用，用热远热，用寒远寒，均有一定义理，宜明析之。脾虚作胀，治以参术，脾得补而能运化，则胀自消，所谓塞因塞用也。伤寒挟热下利，中有燥屎，用承气汤下之乃安，所谓通因通用也。寒因热用者，药本寒也，而反佐之以热药一、二味，或寒药热服。热因寒用者，药本热也，而反佐之以寒药一、二味，或热药冷服，俾无拒格之患，所谓"必先其所主而伏其所因"也。用热远热，用寒远寒者，如寒病宜投热药，热病宜投寒药，仅使中病便止，勿过用焉，过用则反为药伤矣。以前诸法，前贤既已指示，后人宜为会悟。

用药大要论

石芾南

易曰：立天之道，曰阴与阳，立地之道，曰柔与刚。草木虽微，其气味有阴阳之分，体质有刚柔之别，一物一太极也。古人论药性，多言气味，少言体质，盖以地之刚柔，即天之阴阳所化，言阴阳而刚柔即在其中，后人不悟此理，每每误用，春山谓病有燥湿，药有燥润，凡体质柔软，有汁有油者皆润；体质干脆，无汁无油者，皆燥。然有辛润、温润、平润、凉润、寒润之殊，有辛燥、温燥、热燥、平燥、凉燥、寒燥之异，又有微润、甚润，微燥、甚燥之不同，凡润药得春秋冬三气者多，得夏气者少；燥药得夏秋冬三气者多，得春气者少。燥药得天气多，故能治湿；润药得地气多，故能治燥。药未有不偏者也，以偏救偏，故名曰药。试举其大略言之：辛润如杏仁、牛蒡、桔梗、葛根、细辛、前胡、防风、青蒿、紫菀、百部、当归、川芎、桃仁、红花、茺蔚子、白芷、鲜石菖蒲、远志、鲜郁金、蜀漆、僵蚕、芥子、莱菔子、苏子、薤白、生姜、豆豉、葱白、芹菜汁、韭汁之类。温润如党参、高丽参、黄芪、甜冬术、苁蓉、枸杞、山萸、菟丝、芦巴、巴戟天、桑椹、金樱子、五味子、桂圆、大枣、胡桃、鹿茸、鹿角胶、羊肾、海参、淡菜、紫河车、坎气之类；大抵温润一类，气温得天气多，质润得地气多，受气比他类较全，且味多带甘，乘土之正味，治阴阳两虚者，颇为合拍。平润如南北沙参、东洋参、熟地、首乌、芍药、玉竹、百合、沙苑、柏子仁、酸枣仁、甜杏仁、冬瓜仁、麻仁、黑芝麻、乌梅、蜂蜜、饴糖、阿胶、燕窝、猪肤、鸭汤、人乳之类。凉润如干地黄、元参、天麦冬、西洋参、鲜石斛、女贞子、银花、菊花、鲜桑叶、蒲公英、知母、荷叶、竹沥、竹茹、竹叶、淡竹叶、芦根、白茅根、怀牛膝、川贝母、枇杷叶、瓜蒌、花粉、海藻、昆布、柿霜、紫草、白薇、梨、藕、蔗汁、荸荠汁、露水、龟板、鳖甲、牡蛎、决明、文蛤、海浮石、童便之类。寒润如石膏、鲜地黄、犀角、羚羊角、蚌水、猪胆汁之类。辛燥如羌独活、苏叶、荆芥、薄荷、藿香、佩兰、香薷、木香、香附、麻黄、桂枝、牵牛、芫花之类。温燥如苍术、厚朴、半夏、南星、蔻仁、砂仁、益智仁、破故纸、山楂、青陈皮、槟榔之类。燥热如附子、肉桂、干姜、炮姜、吴萸、椒目之类。平燥如茯苓、琥珀、通草、苡仁、扁豆、山药、甘草、神曲、炒谷芽、猪苓、泽泻、川牛膝、萆薢、茵陈、防己、豆卷、蚕砂、车前子、海金沙之类。凉燥如连翘、栀子、霜桑叶、丹皮、地骨皮、钗石斛、滑石、寒水石、柴胡、升麻、蝉蜕、钩藤、槐米、枳壳、枳实、葶苈子之类。寒燥如黄连、黄芩、黄柏、木通、苦参、金铃子、龙胆草、大黄、元明粉、大戟、甘遂之类。本草体质、大略如此。再辨其气味：大抵气薄者多升多开，味厚者多降多阖。补者多阖。辛甘发散为阳主升；酸苦涌泄为阴主降。温者多开，寒者多阖。泻者多开，补者多阖。辛苦辛酸之味多开，酸咸之味多阖。辛能散能润，又能通津行水；苦能燥能坚，又能破泄；酸能收；咸能软，又能凝；甘得土之正味，无毒，同开则开，同阖则阖，缓中之力独多；淡得天之全气，上升于天，下降于泉，渗湿之功独胜。若夫水族，如龟板、鳖甲诸品，禀乾刚之气，得坎水之精，体刚质柔，味咸而淡，能攻坚软坚，能燥湿清热，能滋阴潜阳，一药三用，阴虚夹湿热者，血燥结块者，用之尤宜。独是草木受气多偏，味难纯一，一药多兼数味，或先苦后辛后甘，或先甘后辛后苦，总以味偏胜为主，味居后者为真，须平昔亲尝，方能不误。且地气不同，如麦冬本甘，今甘中带辛，杭产者辛味犹少，川产者辛味较多。钗斛本淡，今霍山产者，地近中州，味仍甘淡，川产者味淡微苦，广西、云南产者，味纯苦而不甘，以广西、云南，居中州西南之边陲，得燥火之气独胜也。不独时地不同，即种植亦异，如高丽人参，气本微温，今用硫磺拌种，则温性较胜，如此类推，不可枚举。至用药之法，须知用意。医者意也，以意治病，是最上一乘；不得已而用药，已落二乘；然无情之药，以有知之意用之则灵，古法用药如用兵，用兵有战有守，有奇有正，用药亦然。以天地之气，犹橐籥之开阖，运行不息，故能化生万物，在人则不能，故其机一停则病，一偏亦病，一息则死。六气之中，寒湿偏于阖，燥火偏于开。风无定体，兼寒湿则阖，兼燥火则开。暑有热有湿，偏于热者多开，偏于湿者多阖。用药治病，开必少佐以阖，阖必少佐以开，升必少佐以降，降必少佐以升，或正佐以成辅助之功，或反佐以作向导之用，阴阳相须之道，有如此者。燥病治以润，不妨佐以微苦，以微苦属火，火能胜金也。湿病治以燥，不如治以淡，以淡味得天之燥气，功专渗湿也。更有病纯者药纯，病杂者药杂。有病虽杂而出于一源，则立方要有专主，有病虽纯而夹之他病，则立方要有变通。燥病须防其夹湿，湿病须防其化燥。观其以往，以治其现在；治其现在，须顾其将来。表里寒热虚实，固当分明；标本先后轻重，尤宜权变。燥病当用膏滋，湿病当用丸散。燥病夹湿，润药用炒，或用水丸；湿病化燥，燥药用蒸，或用蜜丸。欲其速行，则用汤药，取汤以荡之之义。欲其缓化，则用丸药，取丸以缓之之义。至于煎法，亦当用意，如阴液大亏，又夹痰涩，则浊药轻煎，取其流行不滞，如地黄饮子是也。如热在上焦，法宜轻荡，则重药轻泡，取其不犯下焦，如大黄黄连泻心汤是也。如上热下寒，则寒药淡煎，温药浓煎，取其上下不碍，如煎附子泻心汤法。或先煎以厚其汁，或后煎以取其气，或先煎取其味厚而缓行，或后煎取其气薄而先至，如大承气汤，先煎大黄、枳实、厚朴，后下芒硝是也。欲其速下，取急流水；欲其缓下，用甘澜水，即千杨水，如煎大半夏汤法。欲其上升外达，用武火；欲其下降内行，用文火，或药后啜薄粥助药力以取汗，如服桂枝汤法。或先食后药，助药性之上升，种种治法，非参以意不可。试观仲景先师，一百一十三方，三百九十七法，皆有真意存乎其间，学者以意会意，自有心得，此不过论其大略而已。

用药先须权衡病人胃气

赵晴初

药气入胃，不过借以调和气血，非入口即变为血气，所以不在多也。有病人粒米不入，反用腻膈酸苦腥臭之药，浓煎大碗灌之，即使中病，尚难运化，况与病相反，填塞胃中，即不药死，亦必塞死，小儿尤甚，此洄溪徐氏目击心伤，所以《慎疾刍言》有制剂之说也。余曾言用药治病，先须权衡病人胃气，亦此意也。乃医家病家，往往不达此理，以致误药伤生，可慨已。洄溪一案，备录于后，足为世鉴焉：郡中朱姓，有饮癖，在左胁下，发则胀痛呕吐。始发甚轻，医者每以补剂疗之，发益勤而甚，余诚之曰：此饮癖也，患者甚多，惟清饮通气为主，断不可用温补，补则成坚癖，不可治矣。不信也。后因有郁结之事，其病大发，痛极呕逆，神疲力倦，医者乃大进参附，热气上冲，痰饮闭塞，其痛增剧，肢冷脉微，医者益加参附，助其闭塞，饮药一口，如刀箭攒心，哀求免服，妻子环跪泣求。曰：名医四人，合议立方，岂有谬误？人参如此贵重，岂有不效？朱曰：我岂不欲生？此药实不能受，使我少缓痛苦，死亦甘心耳。必欲使我痛极而死，亦命也。勉饮其半，火沸痰壅，呼号婉转而绝。大凡富贵人之死，大半皆然，但不若是之甚耳。要之，中病之药，不必入口而知，闻其气即喜乐欲饮；若不中病之药，闻其气即厌恶之，故服药而勉强苦难者，皆与病相违者也。《内经》曰：临病人问所便，此真治病之妙诀也。若孟子所云：药不瞑眩，厥疾不瘳。此乃指攻邪破积而言，非一例也。

用药忌夹杂

陆定圃

用药最忌夹杂，一方中有一、二味，即难见功。陈某病温，壮热无汗，七日不食，口渴胸痞，咳嗽头痛，脉数，右甚于左，某医用连翘、瓜蒌皮、牛蒡子、冬桑叶、苦杏仁、黑山栀、象贝、竹叶、芦根，药皆中病，惜多羚羊角、枳壳二味。服一剂，病不减，胸口闷，热转甚，余为去羚羊角、枳壳，加淡豆豉、薄荷，服一剂，汗出遍体，即身凉、能食。复去淡豆豉、牛蒡子，加天花粉，二剂痊愈，因思俗治温热病，动手即用羚羊角、犀角，邪本在肺胃，乃转引之入心肝，轻病致重，职是故耳。

病轻药重能令增病说 赵晴初

病证本轻，因药而重，药不对证，故令病重；即或对证，症轻药重，亦令重也。余治一妇人，恶心呕吐、头眩恶食，医药两月，降逆如左金丸、旋覆代赭汤，调气如砂蔻、乌沉之类，补益如六君、四物等剂，转见心胸烦懑，恶闻食气，体重作痛，黄瘦倦卧，气息奄奄，一医谓血枯经闭，虚劳重证，嘱病家治后事矣。诊其脉，细弱之中，终有动滑之象，详细询问，腹虽不大，而时有动跃，断为怀妊。恶阻本属妊妇之常疾，因过药伤胃，致现种种恶候，劝令停药，不肯信从，乃立疏气降逆养胃清和平淡之剂，服后膈胸稍宽，随后出入加减，总以轻剂渐渐收功。数月后，竟举一男。《金匮》原有"医者治逆，却一月加吐下者，则绝之"之明训，绝之者，绝止医药，俟其自安也。不肯绝药，姑以轻剂与之。

陆平一曰：峻补峻攻，大寒大热之剂，急病偶用之；若施诸病未剧时，即或对症，犹防过剂，秦良医曰和曰缓，此左氏假定之名，其取义大有在焉。

用性相忌物治病 陆定圃

物性有相忌者，即可因之以治病。如铁畏朴硝，张景岳治小儿吞铁钉入腹内，用活磁石一钱、朴硝二钱，并研末，煞熟猪油，加蜜和调与之吞尽，遂裹护铁钉，从大便解下。豆腐畏莱菔，《延寿书》云：有人好食豆腐，中毒，医不能治，作腐家言：莱菔入汤中，则腐不成。遂以莱菔汤下药而愈。菱畏桐油，《橘旁杂论》云：一医治某，嗜菱，食之过多，身热胸满，腹胀不食，病势垂危，知菱花遇桐油气辄萎，因取新修船上油滞作丸，入消食行气药中，与服，即下黑燥粪而痊。此类尚多，未能缕举，习医学者，诚不可不博识多闻也。

水升火降说 孙庆增

水不升为病者，调肾之阳，阳气足，水气随之而升；火不降为病者，滋心之阴，阴气足，火气随之而降。则知水木阳，火本阴，坎中阳能升，离中阴能降故也。

水火本无二气 唐立三

水性本燥烈发扬，而肾中相火，偏职闭藏。水性本柔弱蛰藏，而心精三合，独主清利，则知性以位变。水火本无二气，嘘气即有水，阳化阴也；蒸水即有气，阴化阳也。灯因膏而不灭，阳依阴也；水因火而不冰，阴依阳也。相须如此，可以知其情性也。

精血不足须补脾胃化源

赵晴初

新安程文囿观泉《杏轩医案》曰：经曰："肾者主水，受五脏六腑之精而藏之。"是精藏于肾，非精生于肾也。譬诸钱粮，虽储库中，然非库中自出，须补脾胃化源，余评叶氏医案有云：此等血肉有情之方，正合"精不足者，补之以味"经旨，如果病人胃口伤残，未可遽投，正与杏轩先生之言暗合。盖补精必用浓厚之品，然总须胃化脾传，方能徐徐变精归肾，不过以浓厚之品，较清淡者变精为较易耳，断不能入口之后，辄变精而藏诸肾也，须补脾胃化源者，饮食增则津液旺，自能充血生精也。

调养药清养峻补各有所宜

李冠仙

凡用药调理病人，如浇灌花木然，有宜清水者，有宜肥壮者，既得其宜，而又浇灌适中，无太过不及之弊，自然发旺异常。调理病人亦然，有宜清养者，有宜峻补者，有宜补气者，有宜补阴者，必求其当而后有效，不可蒙混施治也。即如有求速效者，以为人参补气，既服人参，何气尚不足？熟地补阴，既服熟地，何阴尚不足？不知用药培养，亦如浇灌花木之道，浇灌得宜，则花木借以易长，非所浇灌者，即是花木也。即如芍药最宜稠粪，多以稠粪加之，岂即变为芍药乎？是故气虚者，宜参，则人之气易生，而人参非即气也。阴虚者，宜地，服地则人之阴易生，而熟地非即阴也。善调理者，不过用药得宜，能助人生生之气，若以草根树皮，竟作气血用，极力填补，如花木之浇肥太过，反遏其生机矣。可知用药总要轻重得宜，不可呆板，况善用补者，补中有开，譬如作文，尽填实字，无一虚字，可能成文乎？

补剂宜审气体之宜

陆定圃

人至中年，每求延寿之木，有谓当绝欲者，有谓当服食补剂者，余谓修短有命，原不可以强求，如必欲尽人事，则绝欲戒思虑，二者并重，而绝欲尤为切要。至于服食补剂，当中气体之宜，慎辨药物，不可信成方而或失之偏，转受其害也。

补剂之害

徐灵胎

医家于起病之时，用切近之药一二剂，未即有效，即转而改用温补，不思病之中人，愈必有渐，不可因无速效，而即换方也。况所服之方，或未尽善，不思即于前方，损益万妥，而遽求变法，又不肯先用轻淡之剂，探测病情，专取性雄力厚之品，大反前辙，必至害不旋踵，总由胸无定见之故。当思人之有病，不外风、寒、暑、湿、燥、火为外因，喜、怒、忧、思、悲、惊、恐为内因，此十三因，试问何因是当补者？大凡人非老死，即病死，其无病而虚死者，千不得一。况病去则虚者亦生，病留则实者亦死，若果元气欲脱，虽浸其身于参附之中，亦何所用？乃谬举《内经》曰："邪之所凑，其气必虚。"气虚固当补矣，所凑之邪，不当去耶？盖邪气补住，则永不复出，重则即死，轻则迁延变病，或有幸而愈者，乃病轻而元气渐复，非药之功也。余少时见问疾者，闻医家已用补药，则庆，庆病者已愈；今则病势方张，正群然议进参、附、熟地，岂不可骇！其始也医者先以虚脱吓人，而后以补药媚人。于是人人习闻，不怕病死，只怕虚死。所以病人向医者述病，必自谓极虚，而旁人代为述病，亦共指为极虚，惟恐医者稍用攻削之剂，或有稍识病之医，即欲对证拟方，迫于此等危言，亦补药以免谤，势使然也。

热补之害 陆定圃

世俗喜服热补药，如桂、附、鹿胶等，老人尤甚，以其能壮阳也。不知高年大半阴亏，服之必液耗水竭，反促寿命，余见因此致病者多矣。

药 验 论 莫枚士

凡中病之药，服后半日许，可验其当否者，大约有三：一则药到病除，如《灵枢》不得卧，用半夏秫米，覆杯即卧，及他方所云一剂知，二剂已者是也。一则服药后，别生他病，非药之祟，正是病被药攻拒之使然，如《伤寒论》太阴病，服桂枝汤，反烦；风湿相搏，服术附汤，其人如冒状者是也。一则服药后，所病反剧，非药之误，正是以药攻病托之使然，如伤寒初起及疟疾方盛之时，投以中病之药，往往增剧是也。第一验人所易知；第二验恒易令人疑惑，自非识病辨脉，确有把握，必将改易方法，以致辗转贻误者有之；若第三验，则必訾之议之矣，然数十年，目见耳闻，第三验最多，世人狃于第一验之快，而欲以概其余，噫！此事真难言哉。

方不在多贵加减得法论 程芝田

近世医家，不推病由，务求名目，一病数方，以多为贵久矣。窃谓治病譬治罪，立方同制律，加减犹比例也。罪条不等，总不外斩、绞、流徒、杖责之律；病症无穷，亦不外温、清、泻、攻散之方。从宽从严，比例拟处；或轻或重，加减权宜。盖律是死法，而比例是活法也；方是从经，而加减从权也。如仲景之方，犹之古律，诸家之方，皆比例而出也，药方虽多，总不出古方之范围，故方不在多，而贵加减之得法。即仲景之方，精而不杂，以六方为主，诸方从而加减焉。凡汗剂皆本桂枝，吐剂皆本栀豉，攻剂皆本承气，和剂皆本柴胡，寒剂皆本泻心，温剂皆本四逆，浑而数之，共成一百十三方，皆从加减而出也。推而广之，补气不外四君，补血不外四物，化痰不离二陈，解郁不离越鞠，如《薛氏医案》，方不满百，其因症用方，左右咸宜，出神入化，何莫非加减之妙哉！能得其理，一言而终，不悟其理，流散无穷，其斯之谓欤。

陆平一曰：家君常谓，近今医家鲜通材者，由于看无方之书少，看有方之书多，且由于看药书少，看方书多，是以古方横亘于胸，遇一病，则此曰用某汤，彼曰用某汤，均依稀以方凑病，无一人辨别病源，择某药为主要，某药为辅助，以自成一方者。奉劝医家，多看无方之书，细究本草药性之宜忌，而古今成方，则但究其针对病证之妙，君臣佐使配合之宜，不必强记何者几味。为剿袭之谋，斯上乘矣。若仅能用古方以加减，已属下乘，矧不知对证加减者哉。

古人随证立方非立方待病

赵晴初

古人随证以立方，非立方以待病，熟察病情，详审用药，昧昧以病针锋相对，无滥无遗适至其所，如写真焉，肖其人而止，不可以意增减也。千变万化之中，具有一定不易之理，活泼圆机，有非语言文字所能解说，在学者心领神会而已。其所以设立方名者，规矩准绳，昭示来学，非谓某方一定治某病，某病一定用某方也。古方夥矣，岂能尽记，纵能尽记，而未能变通，虽多奚益！即如桂枝汤一方，加桂枝分两，名曰桂枝加桂汤；加芍药分两，名曰桂枝加芍药汤；去芍药，名桂枝去芍药汤；桂枝甘草二味，名曰桂枝甘草汤；芍药甘草二味，名曰芍药甘草汤；甘草一味，名曰甘草汤，信手拈来，头头是道，一方可分为数方，数方可合为一方；增一药之分两，即所以减他药之分两，而另名为一方；取一味二味，即名为一方，药随病为转移，方随证为加减，因物付物，何容心焉？设悬拟一方，以治一病，印定后人眼目，天下岂有呆板之病证，待呆板之方药耶？奈何张景岳新方八阵，及黄元御八种书内自制之方，不一而足，岂以古方为不足用，而有待于新制乎？集数味药，辄名一方，方不可胜穷，徒眩人意耳。

古今治法无异同论

程芝田

余初习医，所读者惟宋、元、明诸家之书，其所论俱为今人体气薄弱，谓仲景之方，宜于古而不宜于今，只取乎和之剂，略峻险者，俱不收用，各承家技，自制新方，将仲景之方书，置之高阁久矣。其偏于温补者，每遵"阳能生阴"之说，不独芩、连、知、柏，畏其寒凝，即丹芍地冬，亦所忌用。其偏于滋补者，又守"阴常不足"之论，不但桂、附、姜、萸，视若砒鸩，即香、砂、丁、蔻，亦不轻投，至攻散之剂，更无论矣，以为实而误补，不过增病，病增者可解；虚而误攻，必先脱元，元脱者无救。读之似属近理，故每以补字横于胸中，作为枕中之秘，不曰阴虚阳虚，即曰先天后天，然效者半，不效者亦半。又以为王道无近功，日复一日，听之气数，束手待毙，今之良医，大抵如斯也。窃思仲景为医中之圣，其著书立说，当为久远计，非为一时计也，岂有宜古不宜今之理！如三代之礼，至今不易，所损所益，百世可知，况药以攻病，有是病则病受之，若无是病，不独峻剂能伤正气，即和乎之品，亦堪杀人；有是病而不用是药，则姑息养奸轻症转重，重病转危矣。夫攻病如攻敌，用药如用兵，兵在精而不在多，药贵当而不忌峻，如仲景之方，只用数味，寒热攻补，各尽其妙。且攻贼即是安民，驱邪即以养正，六淫之邪，犹乱贼也，七情之伤，犹民变也，贼乱可攻，民变宜安，故不可认贼为民，又不可将民作贼，如大寇已去，只须安民，而余党自散，即养正可以逐邪之义；若首恶未除，贼还复聚，又当安内以攘外矣。能于仲景诸方，细细揣摩，则临证有握要之机，用药无畏缩之弊，古岂有异同哉！倘认证不确，又不若和平之剂为稳，所谓临事而惧，好谋而成，治病亦当作如是观。

用古法可化裁

赵晴初

大黄同附桂用，是温下法，叶氏医案痢门，姚颐真用大剂肉苁蓉配姜附，即是温下法化为温滑法。泻心汤，姜连并用，是苦辛升降法，马元仪《印机草》中，干姜同瓜蒌用，是即苦辛开降法化为辛润开解法，瓜蒌润燥开结，荡热涤痰，为胸膈热郁之圣药，其性濡润，谓之滑肠则可，若代大黄作下药用，则不可，吾乡章虚谷有蒌仁辨，言之甚详。

拘方治病病必殆

赵晴初

学医犹学奕也，医书如奕谱也。世之善奕者，未有不专心致志于奕谱，而后始有得心应手之一候。然对局之际，检谱以应敌，则胶柱鼓瑟，必败之道也。医岂不然！执死方以治活病，强题就我，人命何堪哉！故先哲有言曰：检谱对奕，奕必败；拘方治病，病必殆。丹溪朱氏亦曰：古方新病，安有能相值者，泥是且杀人。

古方不可妄用

周名顺

古方不可妄用，如《圣惠》、《千金》、《外台秘要》所论，病原脉证及针灸法，皆不可废。然处方分剂，与今大异，不深究其旨者，谨勿妄用。有人得目疾，用古方治之，目遂突出；又有妇人产病，用《外台秘要》坐导方，反得恶露之疾，终身不瘥。

用经验方亦有不善

赵晴初

经验良方，刊刻印送，救人疾苦，此诚仁人之用心也。第所集者，虽皆试验之方，而用方者，未能确辨其证，往往检方试病不效，则更方再试，轻症轻方，当无大碍，若病涉深重，药属猛烈，其堪屡试乎？如近今《验方新编》，不胫而走，几至家置一编，其中不无庞杂，间有峻厉之方，意编书者，似于医事未尝有精诣也。然善化鲍氏，费二十年心力，汇集诸方，校雠不倦，其活人济世之心，正足令人钦仰，原在用方之人，自己斟酌去取耳。昔李明之先生，尝言《苏沈良方》，犹唐宋类诗。盖言不能诗者之集诗，犹不知方者之集方也。一诗之不善，诚不过费纸而已；一方之不善，则其祸有不可胜言者。夫试验方，岂有不善？不对证或适与证相反，乃为不善耳。愿灵方者，遇峻厉方，可删则删之，万不可删，则于方下详细注明病情现证，如何者可用，如何者不可用，庶几用者可以对症检方，不致轻试浪投，是亦古人慎疾之意欤。

单方当审病症所宜

陆定圃

近世所传单方，当慎择用之。朱子藩眉极少，方士令服末子药六七厘，眉可即生，戒以服药后须避风。服之夕，即有汗，偶值贼至，乃出庭除，及归寝，大汗不能止，几至亡阳，后竟不寿。胡某患水肿，服药不效，有教以黑鱼一尾，入绿矾腹中，烧灰服之，服后腹大痛遽死。天古方单方，用之得当，为效甚速，但当审病证之所宜，且勿用峻利之药，庶几有利而无弊耳。

单方之害

赵晴初

世所传经验单方，往往仅标治某病，而不辨别脉证，其间清和平淡之品，即不对证，试用尚无大碍，若刚暴猛烈之药，用者尚其慎之。余亲见一妇人，用密陀僧截疟，一男子用蕲蛇酒治痛风，皆顷刻告殂，与服毒药无异。又张石顽曰：或问近世治黄瘅之病用草头方，在穷乡绝域，犹之可也。城廓愚民，亦多效尤，仁人鉴此，岂不痛哉！尝见有服商陆根，苦匏酒，过山龙，雪里青，鹿葱等汁，吐利脱元而死者，指不胜屈。曾有孕妇病黄，误用瓜蒂搐鼻，呕逆喘满，致胎息上冲，惨痛叫号而毙。设当此际，得何法以救之耶？答言：是皆宿孽使然，与飞蛾触火无异，欲救之者，惟广行刊布，垂诫将来，勿蹈前辙，庶不失仁人之用心，欲手挽已复之车，吾未如之何也。按：此则草头单方之误人，为祸尤烈。第瓜蒂搐鼻治黄，是仲圣法，因不知孕妇应忌，而误用致弊，拘方治病病必殆，斯言洵不诬矣。至用商陆根等，犹举其名，当其误用时，或能知何药之误，尚可设法解救。特有一种以草药治病者，辗转传授，谬称秘方，仅识其形状气色之草药，采而用之。在用者，自己尚不能举其名，而先揉捣之，且使人莫能辨识，故神其说以惑人。治或得效，则群相走告，诧为神奇，后凡遇是病，以为业经试验之方，放胆用之而不疑，一服未效，再服三服。殊不知效于此者，未必效于彼，以病有浅深，体有强弱，证有寒热虚实，绝不能执一病之总名而以一药统治之也。且草药之用，往往力专而性猛，药病偶或相当，其奏功甚捷，一不相当，亦祸不旋踵，深愿世之明哲保身者，守"未达不敢尝"之训，万弗以性命为试药之具。并转劝诫，俾共知用药治病，虽专门名家，尚须详细体察，讵可轻服草药，存侥幸之心，致蹈不测之祸哉。

陆平一曰：经验方、单方，病家每乐于简便，率喜用之，不知亦须就体质之阴阳，病症之原由，辨别而施，而病家知病源知药性者少，是以峻厉之方，虽验勿载，冀毋遗祸。家君所以有鲟溪内服外治两种单方之选焉。

丹方不可轻服

孙庆增

口受丹方，无不夸张效验，而又药物轻贱，便于采取，故人乐于听闻，不辨病之阴阳、表里、浅深、虚实，漫以试之，祸不旋踵者多矣。乡愚之人，往往蹈此，哀哉！

方药等分解

朱应皆

尝读古方，每有药味之下，不注分两，而于末一味下注各等分者，今人误认为一样分两，余窃不能无疑焉。夫一方之中，必有君臣佐使，相为配合，况药味有厚薄，药质有轻重，若分两相同，吾恐驾驭无权，难于合辙也。即如地黄饮子之熟地、菖蒲，分两可同等乎？天真丹之杜仲、牵牛，分两可同等乎？诸如此类，不一而足，岂可以各等分为一样分两哉！或曰：子言是矣。然则古人之不为注定而云各等分者何谓耶？愚曰：各者，个别也。古人云：用药如用兵。药各有品，犹之将佐偏裨，各司厥职也。等者，类也，分类得宜如节制之师，不致越伍而哗也。分者，大小不齐，各有名分也。惟以"等"字，与上各字连读，其为各样分两，意自显然；今以"等"字与下"分"字连读，则有似乎一样分两耳。千里之错，失于毫厘，类如是耳。窥先哲之不以分两明示后人者，盖欲令人活泼泼地，临症权衡，毋胶柱鼓瑟也。窃以为古人之用心如此，不揣愚陋，敢以质诸高明。

书方宜人共识说 顾雨田

国家征赋，单曰易知；良将用兵，法云贵速；我侪之治病亦然。尝见一医方开"小草"，市人不知为远志之苗，而用甘草之细小者；又有一医方开"蜀漆"，市人不知为常山之苗，而令加干漆者。凡此之类，如写玉竹为葳蕤，乳香为熏陆，天麻为独摇草，人乳为蟠桃酒，鸽粪为左蟠龙，灶心土为伏龙肝者，不胜枚举。但方书原有古名，而取用宜乎通俗，若图立异矜奇，致人眼生不解，危急之际，保无误事。又有医人工于草书者，医案人或不识，所系尚无轻重，至于药名，则药铺中人，岂能尽识草书乎？孟浪者约略撮之而贻误，小心者往返询问而羁延。可否相约同人，凡书方案，字期清爽，药期共晓。再如药引中生姜常写几片，灯芯常写几根，竹叶、橘叶，常写几瓣，葱管、荷梗，常写几寸，余谓片有厚薄，根有短长，瓣有大小，寸有粗细，诸如此类，皆须以分两为准。又煎药，宜嘱病家，各药各罐，勿与他人共用，恐彼煎攻克，此煎补益，彼煎寒凉，此煎温热，譬如酒壶泡茶，虽不醉人，难免酒气。此说偶见于《愿体集》中，窃以为先得我心，故亦摘而赘之。

伪药名论 吴鞠通

病有一定之名，近有古无今有之伪名，盖因俗人不识本病之名，而伪造者，因而乱治，以致误人性命，如滞下肠澼，便下脓血，古有之矣，今则反名曰痢疾。盖利者，滑利之义，古称自利，皆泄泻通利太过之证也。滞者，瘀涩不通之象，二义正相反矣。然治法尚无大疵谬也。至妇人阴挺、阴蚀、阴痒、阴菌等证，古有明文，大抵多因于肝经郁结，湿热下注，浸淫而成。近日北人名之曰"瘨"，历考古文，并无是字，焉有是病？而治法则用一种恶劣妇人，以针刺之，或用细钩钩之，利刀割之，十割九死，哀哉！其或间有一二刀伤不重，去血不多，病本轻微者得愈，则恣索重谢。试思前阴乃肾之部，肝经蟠结之地，冲、任、督三脉，由此而分走前后，岂可肆用刀钩之所。甚则肝郁胁痛，经闭寒热等证，而亦名之曰瘨。无形可割，则以大针针之，在妇人犹可借口曰妇人隐疾，以妇人治之；甚至数岁之男孩，痔疮、疝瘕、猵疾、外感之遗邪，总而名之曰瘨，而针之割之，更属可恶。在庸俗乡愚，信而用之，犹可说也，竟有读书明理之文人，而亦为之蛊惑，不亦怪哉！又如暑月中恶腹痛，若霍乱而不得吐泻，烦闷欲死，阴凝之痧证也，治以苦辛芳热则愈。能吐泻则轻，论在中焦寒径门中，乃今世相传为之痧证，又有绞肠痧、乌痧之名，遂至方书中，亦有此等名目矣。俗治以钱刮关节，使气血一分一合，数分数合而阳气行，行则通，通则痧开痛减而愈。但愈后周十二时，不可饮水，饮水得阴气之凝，则留邪在络，遇寒或怒，则动肝而复发，发则必须再刮，是则痧固伪名，刮痧乃通阳法，虽俗流，颇能救急，犹可也。但禁水甚难，最易留邪。无奈近日以刮痧之法刮温病，夫温病，阳邪也，刮则通阳太急，阴液立见消亡，虽后来医治得法，百无一生，吾亲见有痉而死者，有痒不可忍而死者，庸俗之习，牢不可破，岂不哀哉！此外，伪名妄治颇多，兹特举其尤者耳。若时医随口捏造伪名，南北皆有，不胜指屈矣。呜呼！名不正，必害于事，学者可不察乎！

灸难妄用

赵晴初

古圣人治病之法，针灸为先，《灵》、《素》所论，多为针灸而设。今时治病，用针极少，用灸者尚多，但病非一概可灸也，大抵脉沉迟，阳气陷下者最宜，若阳盛阴虚者，断不宜灸。仲圣《伤寒论》云：微数之脉，慎不可灸。因火为邪，则为烦热，追虚逐实，血散脉中，火气虽微，内攻有力，焦骨伤筋，血难复也。脉见微数，则是阴虚而阳炽，重以火力追逐其血，有筋骨焦伤耳。又云：脉浮热甚，反灸之，此为实，实以虚治，因火而动，必咽燥吐血。脉浮热甚，阳气实也。反灸之，是阳实以阳虚治，火上加火，咽因火势上逼而枯燥，血随火势上炎而妄行，在所必至矣。此二条垂诫虽在《伤寒论》中，然不专指伤寒而言，所以不言证而但言脉也。奈何阴虚血热人，甘受痛苦而妄灸，致阴益虚而阳益炽也。吾乡不辨证而妄灸者，妇女居多，缘操是业者，皆女尼村妪之类，易为所惑耳。

陆平一曰：不独灸也，针亦不可妄用。见闻所及，气胀水肿等证，因妄针而毙者亦比比矣。

论治病宜用药不宜用方

陆成一

方即开列诸药而成者也，何以云宜用药不宜用方乎？曰：一药有一药之性质功用，虽同一表药，同一补药，同一下药，细究之，皆微有不同。洞明药性而自能成方，曰用药；专用古方，曰用方。医家每乐趋简便，或用仲景方，或用景岳方，或用修园方，或用鞠通方，或用讱庵集方，而于方中某药何利，某药何弊，未能逐味考究，但知为温为寒，能治某病，知其好处，不察其坏处，其于所诊之病，有无关碍，能否的当，概不复计。虽所用系对症之方，而有一二味不相宜者，挽入其间，服之即难于见效。譬如血热者，宜用丹皮，而气逆即忌之；阴虚者，宜用胶地，而有痰即忌之；血虚者，宜用当归，而便溏即忌之。诸如此类，不胜枚举，药性必先察其禁忌，然后可用。此古方之所以必须善为加减也，本草之所以必当逐味研究也。

《伤寒论》考评

总　　说

　　《伤寒论》，为张机仲景所著。《医林列传》曰："张机字仲景，南阳人，受业于同郡张伯祖，善于治疗，尤精于方，举孝廉。官长沙太守，后在京师为名医，于当时为上手。以宗族二百余口，建安纪年以来，未及十稔，死者三之二，而伤寒居其七，乃著论二十二篇，证外合三百九十七法，一百一十三方，其文辞简古奥雅，古今治伤寒者，未有能出其外者也。"林亿引甘宗伯《名医录》，大略相伺，但范陈二史。后汉书《三国志》不载仲景专传，又并未散见于郭玉、华佗等传中。然，《后汉书·党锢传》及《何颙别传》，言同郡张仲景，并载仲景诊王仲宣事，则三国时确有仲景其人也。近人郭象升《张仲景姓名事迹考》说，即是张羡。章太炎《张仲景事状考》否认郭说，说是张羡族人。因史书无传，所以众说纷纭。晋皇甫士安《甲乙经》说，近世太医令撰次仲景遗论甚精，皆可施用；晁氏《读书志》题：《伤寒论》，汉张仲景述，晋王叔和撰次。甘氏《名医录》载，张仲景《伤寒论》错简，迨西晋高平人王叔和撰次成序，得成全书。历代中医学者，多说为张仲景所撰，但至东晋时已散乱不全，为王叔和编纂而成，经六朝至隋唐而未见表章者。《隋书·经籍志》，梁《七录》，张仲景辨伤寒十卷亡，又载方十五卷。《新唐书·艺文志》载王叔和、张仲景《药方》十五卷，又《伤寒卒病论》十卷；自序为《伤寒杂病论》合十六卷。林亿校正序曰：张仲景为《伤寒杂病论》，合十六卷，开宝中节度使高继冲曾编录进上，其文理乖错，未尝考证。历代虽藏之书府，亦阙校雠。林亿等始校定《伤寒论》十卷，总二十二篇行世。又《太平御览》引高湛《养生论》，谓叔和撰次《脉经》十卷，编次张仲景《专方论》，为三十六卷，大行于世。然《隋志》不载三十六卷。汪琥说仲景为《伤寒杂病论》十六卷，叔和编次，何至遽增二十卷书耶？况仲景当日止著论二十二篇，为《伤寒杂病论》十六卷；《医林列传》则云三十六卷，误矣。郑文焯考据说，《伤寒论》十卷，梁以前无称者，《千金方》论伤寒多引仲景之说，张居节纂《史记正义》引王叔和《脉经》，而不及仲景此论，是其书之晚出可论。又云是书自叔和编集而经方始传。《伤寒论》或云十卷，或云合《杂病论》十六卷，或云三十六卷。近世通行本，多本成无己本十卷。实则只有十卷，合《杂病论》六卷，方成十六卷。然，《金匮要略》则只三卷。《宋志》载《要略方》三卷，《金匮玉函经》八卷，皆为王叔和集。《金匮玉函经》隋唐时作五卷，清康熙陈士杰刊印本八卷，中多《伤寒论》通行本之条文，非《杂病论》之书，合隋、唐两志十五卷，亦不合于十六卷之数。至三十六卷之数，有些读者认为较为确切。但三十六卷现存者不过十卷。而六篇只《太阳篇》比较稍多，余皆残缺。以三十六卷之多，现存者寥寥无几，尚可称为钳万病的经典著作乎？廖季平云："叔和只撰次《经》，非仲景无书，须叔和编纂而成也。后人见《甲乙经》之言，误以为叔和编纂《伤寒论》（廖氏《脉经考》）。"近人洪贯之氏，于康平古本《伤寒论》跋语说，《伤寒论》非出叔和之手，较《脉经》晚出。为一得之见，亦未据以自信云。《伤寒论》有谓为王叔和编纂者，有否认王叔和编纂者，学说两歧，尚有待于学者以后的研究也。

　　《伤寒论》据诸家考证，汉、晋、唐未见通行，至北宋开宝中节度使高继冲编录进上，林亿等始校定刊印行世。金成无己为首先注释的学者，他的注释本，流传全国，并流传至今。《伤寒论》现在通行的有数种版本：（1）涵芬楼影印明汪济川校刊金成无己注释本，《古今医统》徐熔校刊成无己注本；（2）晚近影印日人掘川济氏覆刊赵开美本（通称宋版《伤寒论》），最近二十年出版日人所藏的康平古本；（3）晚近出版湖南刘昆湘古本、黄谦刊印桂林罗氏白云阁仲景十二稿古本、四川涪陵刘熔经刊印的古本。金元时成无己本在北方通行，南宋通行郭白云本，元灭宋后只成本孤行。医统本与成本相同。赵开美本，刊于成本后约五十年，我国自明以后，此本少流通，最近三、四十年，始由日本购返影印通行。赵本除首尾与成本稍有不同外，其中六经篇的条文次序皆同，只文字略有增减而已，本书流传至日本枫山秘府，丹波氏以为治平真本，重摹刊印行世。章太炎祖述丹波，谓：《伤寒论》其书传于今者，宋开宝中高继冲所献，治平二年林亿所校。明赵开美以宋本摹刻，与成本并行，至清而逸，入日本枫山秘府，安政三年，丹波元简又重摹之，由是复行于中上，算是成本异者，卷首各有目录，方下亦多叔和校语数事及林亿等校语，成本亦尽删之矣。如成本寒实结胸条，与三物小陷胸汤，白散亦可服，林校所引云与三物小白散，成注本不注林校，则终古不得决矣。又如今作鞭者皆作坚（《千金方》同），固痕作坚痕。盖孙氏所据为梁本，继冲所献亿等所校者为隋本，一避隋讳，一不避隋也（按《脉理正义》考证，隋以前医书，脉紧皆作脉坚，《千金》脉紧并未改作坚，则章氏仅以鞭固二字断为梁本，其说可商也）。《金匮玉函经》八卷之书；成无己、许叔微尚时引其文，而元明以来不可见（清康熙末，学士何焯，所钞宋本《金匮玉函经》八卷，医师陈士杰为之校刻。章太炎所云：其书即《伤寒论》。顾篇第、条目、方法或小异，宋林亿等校定序目，略言之矣。《千金翼方》，伤寒宜忌别出九目，本于是经，此篇第与《伤寒》有不同也。亿等校定是经，谓亦叔和所集，宋志因之，叔和已集《伤寒论》，必不自为歧异。且其证治总例，言地、水、风、火，合和成人，四气合德，四神安和，一气不调，有一病生，四神动作，四百四病同时俱起，此乃本之释典，非中士方书所有。叔和当晋魏间，释典虽已入中国，士人鲜涉其书，知是经非叔和所集，而为江南诸师秘受仲景方者所别编。六朝人多好佛，故得引是以成其例耳）。此《伤寒论》十卷，独完好与梁《七录》无异，则天之未绝民命也。虽有拱璧以先驷马，未能诊于此也。顾惕生云：成无己本，即林亿校本，而有所损益，并删去其校语者。

陆九芝曰："《千金翼》第九、第十卷，为《伤寒论》最前之本，《外台》第一卷引《伤寒》诸论者八家，自'阴阳大论'起，至'此则时行之气也'止，为仲景原文。"廖季平云："北宋校本早亡，散见于其他书中，尚可考证。赵开美刻印成氏别本，独存其序，丹波元简误指赵本为林校宋本，亦详其书目之次序，大误。成本出于《千金翼》本，并抄《千金》外序例等而成。成本于《千金翼》本，《阳明篇》以下多同。成本之大错，在删去《太阳篇》七目，变乱翼本《太阳》七法，及汗吐下以后揉杂为上中下三篇。成本由翼本而出，改易编次，致酿成六经迷阵，成本之罪也。《太阳篇》一百五十余条，几占本书之半。《太阳篇》七法俱备，精通《太阳篇》，余篇迎刃而解。成本变乱七法，有六经而无大例，有杂疗而无正对，徒使后人迷惘。《伤寒论》通行的这些版本，真伪莫辨，何者是仲景所著？何者于医疗上比较有效？是有待于学人之研究，采择整理，以便后学。至于刘昆湘古本，有易万育、张春江、邓日仁、周岐隐等指责出其中的伪误；桂林罗哲初十二稿古本，有张拱端的平议。这两部书，虽系后人假托，但亦有可采之处，学者可以参考。刘熔经石室古本，流传不广，也是假托。康平本，流传不久，近人范行准氏序言，提出怀疑的几点，近人丁济民氏说是日人中西维忠所著，假托为康平本。近人陆渊雷、叶橘泉序言说：《伤寒论》传世本，以康平本为善。金元以后，数百年来，成本孤行，明清两代，后人羼入者至多，与成氏之元刻本不符。汪徐二本，各不相同，方氏以下百家任意删改，使《伤寒论》紊乱不堪。最近出版的《伤寒论》，更如过江之鲫，学者感觉像山阴道上行，有应接不暇之慨。古今资料既多，分析综合，研究整理，改进提高，是有望于青年同志们。注解本书的，据调查目录，有五百余家。国内据赵本注解的，只恽铁樵、陆渊雷、余无言数人而已。《伤寒论》注释，有数百家之多，可谓洋洋大观矣。

《伤寒论》为汤液之鼻祖，相传为王叔和撰次，今世通行者行者，金成无己所著十卷是也。丹波、郑文焯等皆谓隋唐无称之者，至宋高继冲呈进，林亿等始校正刊行。本书隋唐虽未通行，但考唐《千金》九卷，《千金翼》九、十两卷，皆论伤寒之文，陆九芝、廖季平二氏，以为即《伤寒论》最前之本，唐王焘《外台秘要》以伤寒冠其首，绪论伤寒凡八家：曰仲景、曰叔和、曰华陀、曰陈廪立、曰范汪、曰陈延之《小品》、曰《千金》、曰《经心录》，合编一十六首，为《伤寒》最早可查考之文献。至宋庞安时著《伤寒总病论》，对《伤寒论》有所发挥。宋许叔微著《伤寒发微论》，元至清中叶，版未通行，知者甚少。《伤寒百论歌》，便于学者记诵。仲景无方者，取《千金》、《外台》补入，撰《伤寒九十论》、《图翼伤寒论》、《伤寒类辨》，一百一十三方，述其用法，采《千金》、《圣惠》百二十六方，以补《伤寒论》之未备，诚仲景之功臣也。韩祗和著《伤寒微旨论》，刘完素著《伤寒论注解》、《伤寒总括》，王实著《伤寒证治》，钱闻礼著《伤寒百问》，李柽著《伤寒要旨》，朱肱撰《伤寒类证活人书》、《伤寒百问》，于《伤寒论》亦有发挥。杨士瀛著《伤寒活人总括》，每条撰成歌括，便于初学。郭白云著《伤寒补亡论》，首设问答，次辨平脉，次叙六经，统论证治，其间有无方者，既补以庞氏之说，以下各论治法，多采《素》、《难》、《千金》、《外台》、《活人》等方论，以补仲景之缺略，亦有功仲景之作也。吴蒙斋著《活人总括》，本李知先《伤寒百问》之歌括也；又撰《指掌》，不过以《活人》书中方论，补仲景之未备。其门人熊宗立，改编为十卷，并无发挥，不过供后学参考记诵耳。高若讷著《伤寒类纂》，刘醇据著《伤寒秘要》，平尧卿著《伤寒玉鉴》和《类证要略》，陆彦功著《伤寒类证便览》，李子延著《伤寒十劝》等，可供参考。

金成无己除《注解伤寒论》十卷外，别撰《明理论》四卷。成氏为第一注释《伤寒论》的学者，他晚年著述，但《伤寒论》已非北宋校本（参章、廖诸人考证）。《四库提要》，谓具于君臣佐使之义，阐发甚明。严器之序，称无己撰述《伤寒》，义皆前人未经道者，皆在定体分形析证，若同而异者明之，似是而非者辨之。释战栗有内外之诊，论烦躁有阴阳之别，谵语、郑声令虚实之灼知，四逆与厥使浅深之类明，张卿子谓成聊摄引经析义，尤称详恰，虽抵牾附会，间或时有，然诸家莫能胜之。章太炎说，依据古经，言必有则，而不通仲景之意者，成无己是也。

刘完素著《宣明方论》三卷，今本有十五卷，又撰《伤寒直格》、《伤寒标本类萃》，以干支分配脏腑，又分四类、九气五邪，运气有余、不足为病等，与伤寒无涉也。此三书，后世学者以为系伪托。

张洁古著《伤寒保命集》，于仲景有发挥之处。李嗣庆著《伤寒纂荟》、《改正活人

73

书》、张从正《六门二法》、宋云公《伤寒类证》等可供参考。元李东垣著《伤寒治法举要》，举治法三十二条，立补中等十二方外，又立诸方，于《伤寒论》亦有发挥。后之学者，有说李氏过于温补，不足取以为法。王好古著《此事难知》，祖述东垣，不执仲景方论，而自成一家之言也。朱丹溪著《伤寒摘疑问目》、《伤寒辨疑》，始议脉络，终议证与汤，立论十九条，于仲景亦有所阐扬也。滑伯仁著《伤寒例钞》、《读伤寒论钞》，便于后学记诵。吴绶著《伤寒蕴要》，便于寻例检方，疗法虽多，经实验者甚少。马宗素著《伤寒医鉴》，以五运六气，生命得病日时，编成自号歌诀，挟入麻桂等汤，后世学者多议之。近以五运六气，有研究之必要，对此有兴趣者，可以费些时光脑力去研究他。梁镏洪撰《伤寒心要》，名《张子和心镜别集》，大旨敷衍。常仲明著《伤寒心镜》，托名张子和著。二人宗张子和，药多辛凉。后之学者，以二书不惟不是张从正撰，亦非梁、常二人所著，系后人汇辑。赵嗣真著《活人释疑》，辨《活人》两感伤寒之误，于《伤寒论》亦有发挥。王履著《溯洄集》，以《伤寒论》中《阳明篇》无目痛，《少阴篇》言胸背满不言痛，《太阴篇》无嗌干，《厥阴篇》无囊缩，必有脱简。历数诸家，俱不免有微辞。其汇通研究，洞悉本源，能贯彻源流，非漫为大言以眩世者。后人汪必昌著《伤寒三说解》，攻击其非，殊失其当。

元末许宏著《金镜内台方议》，其说多以成无己为主，于仲景亦有发挥之处。吕沧洲著《伤寒内外篇》，徐正善著《伤寒补亡论》，叶如庵著《伤寒大易览》等，可供参考。明杜思敬著《伤寒保命集》，皇甫中著《伤寒指掌》，李浩著《伤寒诊法》等，其中对仲景有发挥之处，可供参考。熊宗立著《伤寒活人指掌图论》，就吴蒙斋原著，有所补充，其《伤寒运气全书》，祖述刘温舒、马宗素，后世学者多讥评之。张兼善著《伤寒石髓》，黄仲理著《伤寒类证便览》，发挥《伤寒》，有功仲景之学。王日休著《伤寒补疑》，吴茭山著《伤寒诸证辨疑》，盛启东著《伤寒六经辨证》，于仲景亦有发挥之处。彭养光著《潜溪续论》、《新增伤寒蕴要》，增补各种疗法及外治法等，以补吴蒙斋之不足。王尧卿著《伤寒类证要略》，就六经取其要而集之。刘宗厚编《伤寒治例》，于仲景学论而外，杂以后贤方治，于《伤寒论》有所发挥。陶华著《伤寒六书》、《伤寒九种》等，在苓友议其命名鄙俚，辞句重复，辨证不明，方药杂乱，伤寒治例，及各点金；徐春圃谓其论类同，别无方法，不足取法；章太炎谓解《伤寒》者分为三种陋，若陶华属第一种。朱映璧著《全生集》，集陶氏之垂余，无裨实用。王肯堂著《伤寒准绳》，多采类氏《医学纲目》之义，以经方为主，后贤续法附之，惜其纂注太略，诸方之义，不能明畅。史闳然著《伤寒论注》，所集原方，多宗成氏旧注，所采新方。遵陶氏，槌法识者讥之。陈养晦著《伤寒五法》，其审证列方，多有失当，汪苓友谓其约不分经，动则增补，其不通更甚于陶氏之杀车槌法，其方药五法，直焚其书可也。陈氏《五法》，现尚流传各处，学人亦有宗之者。方有执著《伤寒条辨》，其条辨仲景六经文，可谓详且备矣，至其力诋王叔和、成无己，对《伤寒论》多所改纂，以叙例一篇，为叔和伪托而删之。丹波氏谓方氏亦出心裁，非无发挥，然凭私见颠倒经文，实为作俑之人；何廉臣谓方氏能苦心力索，畅所欲言，溯本探微，阐幽发秘，虽未能处处合拍，大端已具；章太炎云才辨自用，颠倒旧篇，时亦能解前人之执，而过或甚焉，则方有执、喻昌是也。

戈维诚著《补天石》，初集九十八侯，二集八十九侯，载黄耳伤寒、赤肠伤寒、类伤寒等，清代浙江学者，有宗之者。卢之颐著《伤寒金镜疏钞》，辨疏仲景原文，有所阐发。倪沫龙著《伤寒汇言》，集诸家发挥之学说，以羽翼仲景，有裨后学之作也。方密斋著《伤寒摘锦》，文简意赅，无不应有尽有，初学者得读是书，自是入门之捷径。李士材著《伤寒括要》，其证备，其法详，其论简明，书名括要，名副其实。

王乾著《伤寒指南》、《伤寒纲目》，汪石山著《伤寒选录》，张景岳著《伤寒典》，马云龙著《伤寒直指》，童养学著《伤寒六书纂要辨疑》，沈贞著《伤寒会通》，杨徇、缪存济著《伤寒撮要》，张太宇著《伤寒心法大成》，张春台著《伤寒世验法》，刑增提著《伤寒指掌详解》，吕复注《伤寒十释》，王震著《伤寒证治明条》，钱鸿声著《伤寒秘籍》，可供参考。

清喻昌著《尚论》五篇，辨论畅达，颇多发挥，颠倒原文之处不少。何廉臣谓喻氏补方氏之阙略，发其所未发，亦仲景功臣；郑文棹谓喻昌作《尚论》，攻击尤详，剿袭方氏之说，自谓复长沙之旧本；林起龙谓昌之所注，全出于剽窃方氏，丑辞毒詈，无以复加。后之学者，有谓儒者著书尚相祖述，医家融汇旧书，何可遽非，林氏所评，实为门户之见。

张隐庵著《伤寒印宗》、《伤寒论集注》，其次序依叔和编次，亦有发挥之处。章太炎曰：假借运气，附会岁露，以实效之书，变为玄谈，则张志聪、陈念祖是也。张卿子著《伤寒论注》，据成氏原本，增加后贤发明，使成氏之书，益增美矣。王晋三注《伤寒古方通》，沈亮宸著《伤寒选方解》，徐忠可注《伤寒论注》，张锡驹著《伤寒直解》，高鼓峰著《己任编》，钱鸿声著《伤寒秘籍方续集》，陈尧道著《伤寒辨证》，可供参考。张孝培著《伤寒论类疏》，遵叔和而类疏之，末附病解类，其注仲景书解，独出己见，不蹈袭诸家之说，发前人所未发，有裨后学之作也。周禹载注《伤寒三注》，以《条辨》、《尚论》为主，二书有未尽善者，以己意补之，书名《三注》，可谓名副其实矣。林澜著《伤寒折衷》，采《准绳》为多，每篇篇下多有折衷之发挥，然先贤间有错解者，缘经文古奥，义复精深，后学安能洞烛无遗。钱潢著《伤寒溯源集》，发明义理，有精详之处，能正本溯源，有裨后学。多纪苣庭谓钱氏辨订，不遗余力，然或失之太凿，不无胶柱；多纪柳沂曰，是以为临症施治之便者，钱氏《溯源集》是也；何廉臣谓钱氏《溯源集》，尚有发明处。

汪琥著《伤寒辨证广注》，辨证者，辨仲景论中直伤寒则集之也，广注者，广其方论，古今伤寒书皆采附也，注者，注其正文，不论先圣后贤，其论皆为解释，其方皆为详考，中伤论，别开生面，于仲景有所发挥之作也。

魏念庭著《伤寒本义》，仿方氏例，亦多发挥。沈明宗著《伤寒六经辨证治法》，亦能阐发仲景，多有发挥。程应旄著《伤寒论后条辨》注释虽详明，惟闲话太多，引经史百家及歌曲等，于医学无关紧要，至其每条承上启下，注释合理之处，非浅学所能及。丹波氏谓其闲话俚语，失解经之体，其论精密，殆非诸氏所及。张×著《伤寒钻论续论》，其法其方，有可补仲景之处。其子张畴著《伤寒兼证析义》，设为问答，尚为明备，惟其所用方药稍僻，然不足为本书病也。秦皇士著《伤寒大白》，注意伤食，盖从经验得来也。郑重光著《伤寒条辨续注》，本方缺略者补注之，义理未明者述之，另撰有《伤寒论条辨》，亦有发挥。

黄元御著《伤寒悬解》、《伤寒说意》，蒋示吉著《伤寒翼》，吴庭柱著《伤寒析义》，吴人驹著《伤寒医宗承启》，萧熏著《伤寒经论》，徐国麟著《伤寒典要》，王殿表著

《伤寒拟论》，高日震著《伤寒要旨》等，可供参考。《医宗金鉴》之《伤寒心法》，订正讹误甚多。多纪苣庭则谓《金鉴》汇纂之治殊为有益，其删改章句，无所不至，抑亦妄矣；徐大椿谓《金鉴》正误存疑二篇，亦有可采。沈金鳌著《伤寒纲目》，中多实验。

柯琴著《来苏集》，病方氏《条辨》之要，定喻氏《尚论》之矜奇，乃逐条逐句，细加研勘，摘出脱文衍文，倒句冗句，或删或正，皆条理疏畅，议论明晰。惟以何者为仲景之言，何者为王氏之笔，并辟林、成二氏三百九十七法之谬，及改讹，补阙诸字，仍不免蹈文擅作聪明之习，似失注者之本分。丹波氏谓柯氏学识颇高，最有所见，但多臆断；多纪柳沂曰，柯氏无顺文释义之弊，阙守陋袭缪之说，旨义明畅，别开生面，割裂旧章，以为类纂，虽不免妄改古人之责，错综有条，秩序井然；何廉臣谓柯氏不无发明，可供采择，放胆删改，虽觉僭妄，颇堪嘉惠后学。以方名论次，又是一局；章太炎云，能卓然自立者，创通大义，莫如浙之柯氏，吴之尤氏。嗟呼，解《伤寒》者百余家，其能自立者，不过二人，斯亦希矣。柯氏破传经之缪，辨三方鼎足之非，知阳明，厥阴为温热，识太阳病为内伤，其余长沙真旨可谓以，遇而不以目视矣，其发白句与喻、程诸家同病。但柯氏之说，亦有可商者，如伤寒传足不传手之说，在仲景书中，实未明言手经足经之分别，柯氏称太阳与膀胱无关，与肺密切，虽似有理，究属牵强，至《伤寒》六经，每日相传，一日一经等语，更不足以取信于今人矣。

尤在泾著《贯珠集》，唐立三云：其首篇言寒之浅者，仅伤于卫，风之甚者，并及于营、卫之实者，风亦难泄，卫之虚者，寒亦不固，但当病之有汗无汗，严麻桂之辨，不必执营卫之孰虚孰实，证伤寒中风之殊，立为正治法，权变法，斡旋法，救逆法，类病法，明辨法，杂治法等，仲景著书之旨，如雪亮月明，令人一目了然，前所未有。多纪柳沂谓尤氏之书，其说多原于柯氏，其分治法仿钱璜而变其例，更出新意，以启发之，辞约理赅，直截了当，双珠一贯，足供把玩，是亦活人之手段也。

徐大椿著《伤寒论类方》，简洁明净，多为医林推崇，后人考订其《六经病解》、《伤寒约论》等，皆系后人伪托。舒驰远有《重订伤寒论集注》，多采前人成法，缺少新理发挥，何廉臣谓舒氏对《伤寒论》大半斥为伪撰，取数方痛加诋毁，亦救世之婆心，特未免于狂妄，其意欲使初学者，不限古方以害人。吴坤安著《伤寒指掌》，其书采旧法，以经验发挥，增新法合旧理，有裨于后学之作也。

吴师朗著《伤寒证治明条》，陈士铎著《伤寒辨证录》，何梦瑶著《伤寒论近言》，汪纯粹著《伤寒孝慈备览》、《伤寒心悟》，黄钰著《伤寒辨证集解》，郑伯埙著《伤寒辨证扶微》，王梦祖著《伤寒撮要》，沈尧封著《伤寒论谈》，吴仪洛著《伤寒分经》，萧慎斋著《伤寒经论》，王文选著《伤寒活人心法》，陈治著《伤寒近论》，汪纯士著《伤寒论》，顾观光著《伤寒补注》，沈竿录著《伤寒纲目》，章楠著《伤寒论本旨》，程吉轩著《伤寒提钩》、《伤寒析疑》，吕震名著《伤寒寻源》，马良伯著《伤寒集注》、《伤寒类编》，高学山著《伤寒集注辨似》，美国伊著《伤寒方经解》，郑钦安著《伤寒恒论》，关燏南著《伤寒类证》，沈麟著《伤寒问答》，汪蓬石著《伤寒汇注精华》，周学海著《伤寒补例》，覃怀孟著《伤寒点睛》，王立庵著《伤寒新元编》，李钻文著《伤寒释义》，施涛著《伤寒备要》，黄宝臣著《伤寒证集解》，皆可供参考。

陈修园著《伤寒论浅注》、《金匮要略浅注》、《长沙方歌括》、《伤寒真方歌括》、《伤寒医诀串解》、《伤寒论注》、《重订柯氏伤寒论》、《伤寒论读》、《金匮读》等。陆久芝曰："陈修园《伤寒浅注》，本张隐庵、张令韶二家言，撇去叔和，重集诸篇，但就方经分解适得三百九十七书，谓一书便是一法，即为三百九十七法，割却千载葛藤，而《伤寒论》从此康庄大道矣。修园可议之处甚多，《浅注》则皆可读之书也。至修园说《伤寒》本于《内经》，在《浅注》读法里，又说按仲景《伤寒》六经，与《内经·热病论》六经，宜分别读，王叔和引《热病》为序例，而论中之旨，反因以晦。修园解释《伤寒》，并不采用运气，在《浅注》读法中，又推崇运气，在《神农本草经读》凡例说，隐庵专言运气，其立论多失于蹈虚，《医学实在易》中，附张畹运气不足凭说。修园生平对张景岳不满，特著《新方砭》以攻之。他对脉法，以张心在为主，引石顽学说，谓诊脉是风中马迹，水上月痕，都是不可捉摸的事情。张石顽的牛吹得来免太大了，然而论脉者，大概都是这一类的派头。陈修园不信神乎其神的瞎说，不能不说是他的卓见。《浅注》读法中，引仲景自序遍求法，是撰用《素问》，独取寸口法，用撰用《八十一难》，为诊寸、关、尺辩护。"唐容川曰："仲景诊脉，周身遍求，乃古法也，与今之诊法不同，修园欲强通其说，将遍之法，廉入寸口，为今人说法则可，为仲景作法则不可，修园此论，殆不可从。"修园所著的医书太多，互相矛盾，莫之所从，令学者堕入五里雾中，他的《浅注》，于仲景原文中，衬以小注，这种小注，可以与原文职络起来读，文字是否通畅，是否合理，是有待于学人之研究也。他的著作庸俗，喜其简而易学，所以遍于全国，凡学中医的人，几乎都看过他的书。章太炎以陈氏与张隐庵相提并论，章氏亦未将他的全书仔细看过，陈氏关系全国中医界甚巨，希望后起的学人，把他研究整理，批判吸收，也是继承发扬祖国医学遗产的一项工作。

唐容川著《伤寒论浅注补正》，对于陈修园《浅注》，补充辨正之处甚多，对于仲景有所发挥，其驳斥修园以古三部诊法牵强附会于后世寸、关、尺诊法，尤为卓见，亦有裨后学之作也。

陆九芝著《世补斋医书》，流传甚广，于仲景多所发挥，惟其笃信《伤寒论》，只阳明有神昏谵语，而斥叶、吴、王温热派心胞昏谵文非，于温热病临床缺少经验。又笃信运气司天在泉等说，以上中下三元甲子，分别用寒热之药等，泥古太甚，识者讥之，但其揭破中医界陋习，最有功于病家，其十六卷《医话》十条，多为市医所不知，初学能从此数十条注意，必有进步，是医家不可不读之文。一九一一年以后，何廉臣增订《伤寒广要》、《伤寒述义》、《伤寒百证歌》、《伤寒论识》、《通俗伤寒论》、《感证宝笺》等，恽铁樵著《伤寒论辑义按》、《伤寒研究》，陈无咎著《伤寒论说》，曹家达著《伤寒发微》，包识生著《包氏医宗》一二集，刘仲迈、刘昆湘著《伤寒杂病论义疏》，邹子痕著《伤寒详解》，周歧隐著《伤寒汲古》，傅懒园著《伤寒正义》，王仲香著《伤寒讲义》，郑兆辛著《伤寒讲义》，王慎轩著《伤寒纲要讲义》，张寿甫著《伤寒讲义》，胡毓秀著《伤寒折衷》，张拱端著《伤寒汇参》，叶劲秋著《仲景学说之分析》，谭次仲著《伤寒讲义》，黄谦著《伤寒集注》，黎天佑著《伤寒崇正编》，祝味菊著《伤寒新义》，卢抑甫著《渡边主证治疗学》，陆渊雷著《伤寒今释》，余无言著《伤寒新义》，王和安著《伤寒新注》，阎德润著《伤寒论平释》，解放以后各省个人出版的《伤寒论》著述，或集体编纂的《伤寒讲义》，实难于枚举，何书能够临床实践？有待以后研究。

《伤寒论》王叔和撰次，宋林亿等据高继冲呈进本校刊，始通行于世，成本、郭本各行南北，方氏以后，诸家以意改纂，以致版本复杂，清代受考据学影响，考证伪讹，不遗余力，学说分歧，莫衷一是，致学人虽皓首穷经，多致望洋兴叹，有些学人说，中医的书籍，不要问其真伪，不必费脑力时光去做那些无谓的参证，只问其对预防疾病，治疗疾病，临床上反复行之有效与否，来决定其价值，不必空作无谓的争论，若要穷经追问，只有起古人而问之，这尚属正确的言论。不过，中医书籍，万有余部，治疗千差万别，习医者谁人能读遍全书？何人能试遍古今方药？一疾病一专题的研究，只能作个人或少数集体的小结总结，若要作代表中医学的小结总结，非数十年、数百年不可，有些个别的医院，个别的人，以一个区域，一个单位的经验，就批判整个中医的不对，在杂志或出版界可以随时看见，这是挟成见之过。至于打破循源溯流和考证的限制，可以指鹿为马，可以信口雌黄，那是方便极了，学医者莫不举手加额称庆。最近几年来，出版界载汉时董奉卢山的杏林，说是唐时孙思邈终南山之故事；唐时药王韦讯道号慈藏，说是韦讯，他的道号慈藏，是印度人；宋时的《局方》至宝丹，说是出于仲景《伤寒论·厥阴篇》；《内外经》的《外经》，说是医案。还有说仲景到东晋王叔和时已有八百年了；黄芪、党参、白术是泻相火之剂；黄芪、党参、杜仲是育阴潜阳之方；附子理中汤，八味丸是治阴虚的好药等。像这些呼牛唤马，自我作古，省事得多，自由极了，打破了一切清规戒律，中医的书籍可以束之高阁矣，尚有研究之可言哉？

《伤寒论》自北宋校刊通行后，因残缺不全，千百年来，研究本书的学者辈出，因为是汤液的鼻祖，经典著作，凡研究中医的都要研究他。笃古遵经的，如柯琴谓伤寒、杂病，异轨同辙，六经本为百病立法，不专系伤寒，陈修园曰：是书虽论伤寒，而百病在其中；陆九芝谓废《伤寒》则六经失传，废六经则万病失传；恽铁樵谓《伤寒论》关系中医的存亡；某《讲义》说研好《伤寒论》，对于任何疾病，都可以左右逢源，迎刃而解。反对的，如许叔微曰：读仲景书，不能沟通诸医说，以发明其奥旨，专守一书者，吾未见其能通也；廖季平曰：读《伤寒》一部，便欲摒弃各书不读，谓可通治百病，此实为大恶派，误读《伤寒论》而死人者，不知凡几，不能罪仲景也；沈竺绿、吴鞠通二氏之说，见篇首序言。遵经者，说得《伤寒论》是金科玉律之宝籍。反对者，谓呆守一书，未见能将他弄通，以此为业，恐自首而不知所据，读《伤寒论》而死人者，不知凡几。学说两歧。郑文焯曰：窃谓是论本仲景未成之书，叔和论次，止名一家之言，自宋庞安时、朱肱、许叔微、韩祗和王实之流，互相阐发，变通于其间，而叔和之学微，金元成无己、刘完素、马宗素诸家，又从而难宋人之所学，明方有执、刘纯、皇甫中，并叔和而非之，而仲景书几无完本，近世如喻昌、张璐、张登、张倬、徐大椿、吴仪洛、郑书光、黄元御诸书，患得患失，伐异党同，其攻取既不资经史之佐证，其门户又非若汉宋之师承，此一是非，彼一是非，必待审证饮药而后知之，此班志引谚有病不治常得中医也。郑氏所说，必待审证饮药而后知之，即是实践是检验真理的标准。现在各省各处，皆设有医院，中西合作，请经方大师，从事治疗，经细密的观察，作忠实的记录。鼓吹经方的学者，请他们来边区讲学，作现场会议，像西医的讲学团一样，理论联系实际，使经典著作，放光芒于卫生界，保障人民健康，更好的为建设社会主义社会服务，这是有待于今后进行的重点工作。

各 篇 考 评

仲景自序考评

[**原文**] 余每览越人入虢之诊，望齐侯之色，未尝不慨然叹其才秀也。怪当今居世之士，曾不留神医药，精究方术，上以疗君亲之疾，下以救贫贱之厄，中以保身长全，以养其生，但竟逐荣势，企踵权豪，孜孜汲汲，惟名利是务，崇饰其末，忽弃其本，华其外而悴其内，皮之不存，毛将安附焉。卒然遭邪风之气，婴非常之疾，患及祸至，而方震栗，降志屈节，钦望巫祝，告穷归天，束手受败。赍百年之寿命，持至贵之重器，委付凡医，恣其所措。咄嗟呜呼，厥身已毙，神明消灭，变为异物，幽潜重泉，徒为啼泣。痛夫，举世昏迷，莫能觉悟，不惜其命，若是轻生，彼何荣势之云哉。而进不爱人知之，退不能爱身知已，遇灾值祸，身居厄也，蒙蒙昧昧，蠢若游魂。哀乎，趋世之士，弛竞浮华，不固根本，忘躯徇物，危若冰谷，至于是也。

余宗族素多，向余二百，建安纪年以来，犹未十稔，其死亡者，三分有二，伤寒十居其七。感往昔之沦丧，伤横夭之莫救，乃勤求古训，博采众方，撰用《素问》、《九卷》、《八十一难》、《阴阳大论》、《胎胪药录》，并《平脉辨证》，为《伤寒杂病论》，合十六卷，虽未能尽愈诸病，庶可以见病知源，若能寻余所集，思过半矣。

夫天布五行，以运万类，人禀五常，以有五脏，经络腑俞，阴阳会通，玄冥幽微，变化难极，自非才高识妙，岂能探其理致哉。上古有神农、黄帝、岐伯、伯高、雷公、少俞、少师、仲文，中世有长桑、扁鹊，汉有公乘阳庆及仓公。下此以往，未之闻也。观今之医，不念思求经首，以演其所知；各承家技，始终顺旧，省疾问病，务在口给。相对斯须，便处汤药，按寸不及尺，握手不及足，人迎趺阳，三部不参，动数发息，不满五十，短期未知决诊，九候曾无仿佛，明堂阙庭，尽不见察，所谓窥管而已。夫欲视死别生，实为难矣！

孔子云：生而知之者上，学则亚之，多闻博识，知之次也。余宿尚方术，请事斯语。

考评：《伤寒论》仲景自序，历代学者，意见分歧。崇《内经》者，因序中有"撰用《素问》、《九卷》"等语，便用《内经》六经、十二经络来解释《伤寒论》，多说自序是真的，是仲景所作。元·吴澄曰："序中所引《素问》、《九卷》、《八十一难》、《阴阳大论》、《胎胪药录》等书，质之于论中，未尝有一本于此者。又所谓五行、经络之说，三部九候、明堂、阙庭之诊，论中未尝说，序乃说之，何其说之矛盾乎？况仲景建宁人，而标曰建安，身在东汉，而题曰后汉之类、凿凿乎是证后人之手痕。此序亦与卫宏诗序同出于后人，假托无疑矣。"廖季平曰："自序一篇，唐本所无，《千金》两书、《外台》、《脉经》皆不载。其末尾'天布五行'一段，系《千金》首卷、治病暑例文之首段；其序之首段，系出《备急千金要方》叙言末段。"我们照吴廖二氏所说考之，尚属正确。若以为序言为仲景真序，则唐诸本皆当照录，无遗漏之理。叔和撰次《脉经》亦当全录。

后之学者，存人说，自序文字卑弱，不类汉文，措辞造句，有类六朝文字，疑是六朝人假托；有人说，多数学者认为是张仲景写的自序。在封建社会里，多数学者，因为要以《内经》来解释《伤寒论》，又要遵《内经》为第一部经典著作，仲景《伤寒论》乃是承袭《内经》而来，所以要说是真的，是仲景自写的。我们今天应该实事求是，若承认自序是真的，则《伤寒论》全部皆伪，全部可烧，全国中医立可废止。何也？照吴澄、廖季平、山田氏、章太炎、陆渊雷、阎德润等说，撰用《素问》，然沿其名而不袭其实，其中无《素问》之语，且与《素问》多矛盾。中西维忠曰："撰用素问九卷，至明堂厥庭之言，全书未尝有于此者，其他又皆不与论相恢也，而其不出于仲景氏之手矣，必是后之学者，不惟仲景之本旨，伪拟以欺人者耳。"陆渊雷曰："仲景书同于《素问》者，十无一、二；同于《灵枢》者，百无一、二。惟《辨脉》、《平脉》、《伤寒例》及可与不可诸篇，多出《灵》、《素》。则叔和编次之文，非仲景之旧矣。"又曰："本论之说，与《素问》多不同。注家不知其义，以为轩岐是圣人，仲景亦圣人，先圣后圣，其揆当一。于是以《素问》释《伤寒》，而《伤寒》之义晦；以《伤寒》释《素问》，而《素问》之义亦晦。心知其难通，则作回曲附会之词，以求《素问》之相合。真如衣败絮行荆棘中，无一不挂。"

此外，仲景《伤寒论》内容，与自己序言不符。自序说："人迎、跌阳，三部不参。"人迎与跌阳并见，只序中言之。《伤寒论》中，无人迎之明文。有人解释颈侧动脉是人迎，足背部前胫动脉是跌阳。然，论中又有诊寸口及少阴肾脉（太溪）之明文，照自序所言，人迎、跌阳，再加上寸口、少阴是四部，论中又无人迎之诊。《伤寒论》内容与自序相矛盾。若多数学者承认是仲景自序，直可火其书为直截了当，何以奉为经典著作乎？

总之，仲景自序，乃后人所凑成，当予删除。

辨脉法第一考评

[原文] 问曰：脉有阴阳者，何谓也？答曰：凡脉大、浮、数、滑，此名阳也；脉沉、涩、弱、弦、微，此名阴也。凡阴病见阳脉者，生，阳病见阴脉者死。

考评：周之澂曰："阴阳可以分见，亦可以互见。苟大而兼涩兼迟，得不名阴乎？弦而兼数兼滑，得不名阳乎？阴病阳脉，如虚劳脉大，下利脉滑皆是，岂可以为生？"张山雷曰："阴寒不足之病，亦时有真元已竭，而脉反搏击刚劲者，则为无胃气。和缓之真脏脉，不可误作阴病转阳而妄汗。"李时珍曰："伤寒有单伏、双伏，不得谓为阳症见阴脉也，乃火邪内郁不得发越，阳极似阴也。"张山雷曰："阳热有余之病，且多窒塞结实，而脉乃涩小沉伏者，是为热深厥深之大实症，岂可谬以为阳病阴脉，而不为之开泄？是又别有一种病情脉理，所谓言岂一端，各有所当。学者不容执一不通，呆死于古人成言之下。"吴又可曰："温疫得表证，神色不改，忽然六脉如丝，甚至于无。今有此脉象，应下失下，内结雍闭，营气逆于内。不能达于四末，此脉厥也，医以为阳病得阴脉为不治，妄而弃之，以此误人甚众。此宜承气缓缓下，六脉自生。"

[原文] 问曰：脉有阳结阴结者，何以别之。答曰：其脉浮而数，能食，不大便者，此为实，名曰阳结也。期十七日当剧。其脉沉而迟，不能食，身体重，大便反硬，名曰阴结也。期十四日当剧。问曰：病有洒淅恶寒而复发热者，何？答曰：阴脉不足，阳往从

之；阳脉不足，阴往乘之。曰：何谓阳不足。答曰：假令寸口脉微，名曰阳不足，阴气上入阳中，则洒淅恶寒也。曰：何谓阴不足。答曰：假令尺脉弱，名曰阴不足，阳气下陷入阴中，则发热也。阳脉浮，阴脉弱者，则血虚。血虚则筋急也。其脉沉者，荣气微也。其脉浮，而汗出如流珠者，卫气衰也。荣气微者，加烧针，则血流不行，更发热而躁烦也。脉蔼蔼，如车盖者，名曰阳结也。脉累累，如循长竿者，名曰阴结也。脉瞥瞥，如羹上肥者，阳气微也。脉萦萦，如蜘蛛丝者，阳气衰也。脉绵绵，如泻漆之绝者，亡其血也。脉来缓，时一止复来者，名曰结，脉来数，时一止复来者，名曰促。阳盛则促，阴盛则结，此皆病脉。

考评：张山雷曰："《太阳篇》云：'大阳病，身黄脉沉结……抵当汤主之。'此'结'字只作结实，乃凝结之意。如果按本篇所谓阴脉盛为结，则又安有径用大黄之理？"此外，《太阳篇》还云："脉按之来缓而时一止，复来者名曰结……脉来动而中止，不能自还，因而复动，名曰代……得此脉者，必难治。"说明仲景以结、代对举；而申言其结为一止复来，代则一时不能自还，是以歇止之暂，为结、代之明辨。然而，本篇竟以促为数中一止，结为缓中一止。其大背仲景本旨。六朝以后，所谓歇止脉，与仲景所谓歇止脉绝然不同，而其误即由叔和一人所造成。直到明代张景岳，才识得结之歇止，包涵阴阳两证在内，一洗六朝以后阳促阴结之陋习，其识力最真。

[原文] 阴阳相搏，名曰动。阳动则汗出，阴动则发热。形冷、恶寒者，此三焦伤也。若数脉见于关上，上下无头尾，如豆大，厥厥动摇者，名曰动也。阳脉浮大而濡，阴脉浮大而濡，阴脉与阳脉同等者，名曰缓也。

考评：张山雷曰：叔和此条注重阴阳同等为本人缓脉之标准，殊不知缓脉亦有常脉与病脉之分。如《千金翼》、李濒湖、李士材、程观泉、陈修园皆言无病缓脉，王启玄、滑伯仁、吴山甫、丹波氏、周学海皆言有病之缓脉。

[原文] 脉浮而紧者，名曰弦也。弦者状如弓弦，按之不移也。脉紧者，如转索无常也。脉弦而大，弦则为减，大则为芤。减则为寒，芤则为虚。寒虚相搏，此名为革。妇人则半产、漏下，男子则亡血、失精，问曰：病有战而汗出，因得解者，何也？问答：脉浮而紧，按之反芤，此为本虚，故当战而汗出也。其人本虚，是以发战。以脉浮，故当汗出而解也。若脉浮而数。按之不芤，此人本不虚；若欲自解，但汗出耳，不发战也。问曰：病有木战而汗出解者，何也？答曰：脉大而浮数，故知不战汗出解也。问曰：病有不战，不汗出而解者，何也？答曰：其脉自微，此以曾经发汗、若吐，着下、若亡血，以内无津液，此阴阳自和，必自愈，故不战、不汗出而解也。问曰：伤寒三日，脉浮数而微，病人身凉和者，何也？答曰：此为欲解也。解以夜半。脉浮而解者，濈然汗出也；脉数而解者，必能食也；脉微而解者，必大汗出也。问曰：脉病，欲知愈未愈者，何以别之？答曰：寸口、关上、尺中三处，大小、浮沉、迟数同等，虽有寒热不解者，此脉阴阳为和平，虽剧当愈。

考评：以"脉病"至"虽剧当愈"。即叔和论阴阳同等为平人和缓脉之标准。然，既是平人无病，又安有预后佳良之可言？实言理不通也。

[原文] 问曰：凡病欲知何时得？何时愈？答曰：假令夜半得病，明日日中愈；日中得病，夜半愈。何以言之？日中得病，夜半愈者，以阳得阴则解也；夜半得病，明日日中愈者，以阴得阳则解也。寸口脉浮为在表，沉为在里，数为在腑，迟为在脏。假令脉迟，

此为在脏也。趺阳脉浮而涩，少阴脉如经也，其病在脾，法当下利。何以知之？若脉浮大者，气实血虚也。今趺阳脉浮而涩，故知脾气不足，胃气虚也。以少阴脉弦而浮，才见此为调脉，故称如经也。若反滑而数者，故知当屎脓也。寸口脉浮而紧，浮则为风，紧则为寒。风则伤卫，寒则伤荣。荣卫俱病，骨节烦疼，当发其汗也，趺阳脉迟而缓，胃气如经也。趺阳脉浮而数，浮则伤胃，数则动脾，此非本病，医持下之所为也。荣卫内陷，其数先微，脉反但浮，其人必大便硬，气噫而除。何以言之？本以数脉动脾，其数先微，故知脾气不治，大便硬，气噫而除。今脉反浮，其数改微，邪气独留，心中则饥，邪热不杀谷，潮热发渴，数脉当迟缓，脉因前后度数如法，病者则饥。数脉不时，则生恶疮也。师曰：病人脉微而涩者，此为医所病也。大发其汗，又数大下之，其人亡血，病当恶寒，后乃发热，无休止时。夏月盛热，欲著复衣，冬月盛寒，欲裸其身，所以然者，阳微则恶寒，阴弱则发热。此医发其汗，令阳气微，又大下之，令阴气弱，五月之时，阳气在表，胃中虚冷，以阳气内微，不能胜冷，故欲著复衣；十一月之时，阳气在里，胃中烦热，以阴气内弱，不能胜热，故欲裸其身。又阴脉迟涩，故知血亡也。脉浮而大，心下反硬，有热属脏者，攻之，不令发汗。属腑者，不令溲数。溲数则大便硬，汗多则热愈，汗少则便难，脉迟尚未可攻。脉浮而洪，身汗如油，喘而不休，水浆不下，体形不仁，乍静乍乱，此为命绝也。又未知何脏先受其灾，若汗出发润，喘不休者，此为肺先绝也。阳反独留，形体如烟熏，直视摇头，此心绝也。唇吻反青，四肢漐习者，此为肝绝也。环门黧黑，柔汗发黄者，此为脾绝也。溲便遗失，狂言，目反直视者，为此肾绝也。又未知何脏阴阳前绝，若阳气前绝，阴气后竭者，其人死，身色必赤，腋下温，心下热也。寸口脉浮大，而医反下之，此为大逆。浮则无血，大则为寒，寒气相搏，则为肠鸣，医乃不知，而反饮冷水，令汗大出，水得寒气，冷必阳搏，其人即𬮿。趺阳脉浮，浮则为虚，浮虚相搏，故令气𬮿，言胃气虚竭也。脉滑，则为哕。此为医咎，责虚取实，守空迫血。脉浮，鼻中燥者，必衄也。诸脉浮数，当发热，而洒淅恶寒，若有痛处，饮食如常者，蓄积有脓也。脉浮而迟；面热亦而战惕者，六、七日当汗出而解；反发热者，差迟。迟为无阳，不能作汗，其身必痒也。寸口脉阴阳俱紧者，法当清邪中于上焦，浊邪中于下焦。清邪中上，名曰洁也；浊邪中上，名曰浑也。阴中于邪，必内栗也，表气微衰，里气不守，故使邪中于阴也。阳中于邪，必发热、头痛、项强、颈挛、腰痛、胫酸，所为阳中雾露之气，故曰清邪中上。浊邪中下，阴气为栗，足膝逆冷，便溺妄出，表气微虚，里气微急，三焦相混，内外不通，上焦怫郁，脏气相熏，口烂食断也。中焦不治，胃气上冲，脾气不转，胃中为浊，荣卫不通，血凝不流。若卫气前通者，小便赤黄，与热相搏，因热作使，游于经络，出入脏腑，热气所过，则为痈脓。若阴气前通者，阳气厥微，阴无所使，客气内入，嚏而出之，声嗢咽塞，寒厥相逐，为热所拥，血凝自下，状如豚肝，阴阳俱厥，脾气孤弱，五液注下，下焦不阖，清便下重，令便数、难。脐筑湫痛，命将难全。脉阴阳俱紧者，口中气出，唇口干燥，踡卧足冷，鼻中涕出，舌上胎滑，勿妄治也。到七日已来，其人微发热，手足温者，此为厥解；或到八日已上，反大发热者，此为难治。设伎恶寒者，必欲呕也；腹内病者，必欲利也。脉阴阳俱紧，至于吐利，其脉独不解，紧去入安，此为欲解。若脉迟至六、七日，不欲食，此为晚发，水停故也，为未解；食自可者，为欲解。病六、七日，手足三部脉皆至，大烦而口噤不能言，其人躁扰者，必欲解也。若脉和，其人大烦，目重，睑内际黄者，此为欲解也，脉浮而数，浮为风，数为虚，风为热，虚为寒，风虚相搏，则洒淅恶寒也。脉浮而滑，浮为阳，滑为实，阳实相搏，其脉数疾，卫气失度，浮滑之脉数疾，发热汗出者，此为不治。伤寒咳逆上气，其脉散者死。谓其形损故也。

考评：此《辨脉法》一篇，乃王叔和伪撰，成无己羼入。其文辞浅陋，错谬甚多。如陆九芝曰："仲景《伤寒论·自序》所谓平脉辨证，为《伤寒杂病论》十六卷，是说平其脉、辨其证以成此十六卷之论，非于论外别有《平脉》、《辨脉》两篇。故《千金》、《外台》亦无此两篇。"浅田氏曰："《辨脉法》文体议论，不与它篇吻合，别是一书。系后世根据医经脉语而溶铸为篇者也。其脉蔼蔼如车盖章，出《素问·平人气象论》及《难经·十五难》；脉来缓，时一止章，出《伤寒论·太阳下篇》；脉弦而大章，出《金匮·血痹虚劳篇》、《金匮·惊悸吐衄篇》及《金匮·妇人杂病篇》。其他脉证揉杂，卤莽烦重，无足信者。"陈桷曰："《伤寒论》之《辨脉法》乃后人伪撰，成无己羼入。"由上，造成中医脉学复杂分歧，混乱不堪。如脉分配脏腑于左右手，各不相同；脉的分类和数目，各不相同；脉所主的症候，各不相同，众说纷纭，莫衷一是。脉学之分歧、复杂、难学，有甚于《伤寒论》，此乃中医之所以为世诟病也。因无统一的脉学，又只可以意会而不可以言传，教导后进学者胸中了了，指下难明，所以临证望、闻、问、切四诊，切脉居末。同道中若于此道钻研有心得者，希望加以整理。望闻问切四诊和舌苔学、腹诊等，须成独立的一门，使它成为有用之学，使后进学能致用，庶能生成于二十世纪。如以《辨脉》、《平辨》这些条文，拿出来作为经典，是自处绝境。

平脉法第二考评

[**原文**] 问曰：脉有三部，阴阳相乘。荣卫血气，在人体躬。呼吸出入，上下于中，因息游布，津液流通，随时动作，效象形容，春弦秋浮，冬沉夏洪。察色观脉，大小不同，一时之间，变无经常，尺寸参差，或短或长。上下乖错，或存或亡。病辄改易，进退低昂。心迷意惑，动失纪纲。愿为具陈，令得分明。师曰：子之所问，道之根源。脉有三部，尺寸及关。荣卫流行，不失衡权。肾沉心洪，肺浮肝弦，此自经常，不失铢分。出入升降，漏刻周旋，水下二刻，一周循环。当复寸口，虚实见焉。变化相乘，阴阳相干。风则浮虚，寒则牢坚；沉潜水蓄，支饮急弦；动则为痛，数则为烦。设有不应，知变所缘，三部不同，病各异端。太过可怪，不及亦然，邪不空见，中必有奸，审察表里，三焦别焉，知其所舍，消息诊看，料度腑脏。独见若神。为子条记，传与贤人。

考评：内藤曰："此《平脉法》之序论，隐括《素》、《难》之文。设问答，文有叶韵，似古雅。然其所问之事，与所答之言，瞆瞆乎不明矣。苟读《素》、《难》，则知此'问'、'答'皆属赘言。"廖季平曰："仲景书中，凡'问曰'皆后人附记；'师曰'、'答曰'亦皆后师附记，师非仲景。此段文有叶韵，原引自《脉法赞》。其《脉法赞》虽不详何人所作，但大抵出于《难经》之后。"

[**原文**] 师曰：呼吸者，脉之头也。初持脉，来疾去迟，此出疾入迟，名曰内虚外实也。初持脉，来迟去疾，此出迟入疾，名曰内实外虚也。

考评：廖季平曰："动脉无来去之分。凡《内经》言来去者，皆为候气行针法，伪《难经》误以为说脉，此篇又袭之。唐宋以下书，凡祖述《难经》者，皆为伪书。"

[**原文**] 问曰：上工望而知之，中工问而知之，下工脉而知之，愿闻其说。师曰：病

家人请云，病人若发热，身体疼，病人自卧。师到，诊其脉，沉而迟者，知其差也。何以知之？表有病者，脉当浮大，今脉反沉迟，故知愈也。假令病人云，腹内卒痛，病人自坐。师到，脉之，浮面大者，知其差也。何以知之？若里有病者，脉当沉而细，今脉浮大，故知愈也。

考评：内藤曰："此切脉而知之说也。然，其文陋劣，不胜观矣。"

[原文] 师曰：病家人来请云，病人发热，烦极。明日师到，病人向壁卧，此热已去也。设令脉不和，处言已愈。设令向壁卧，闻师到，不惊起而盼视，若三言三止，脉之，咽唾者，此诈病也。设令脉自和，处言汝病大重，当须服吐下药，针灸数十百处，乃愈。

考评：内藤曰："此望而知之之术也，戏剧之事也。"《金鉴》曰："脉若不和，如何言愈，'不和'应改为'自和'。"

[原文] 师持脉，病人欠者，无病也。脉之，呻者，病也。言迟者，风也。摇头言者，里痛也。行迟者，表强也。坐而伏者，短气也。坐而下一脚者，腰痛也。里实护腹，如怀卵物者，心痛也。

考评：内藤曰："此闻而知之又望而知之之术也。以欠呻欲知病与病者，无识见之甚也。盖当时之人有如此奸，而医人亦有此伎俩也。不可以为教矣。"

[原文] 师曰：伏气之病，以意候之，今月之内，欲有伏气。假令旧有伏气，当须脉之。若脉微弱者，当喉中痛似伤，非喉痹也。病人云：实咽中痛，虽尔今复欲下利。

考评：内藤曰："《素》、《难》无伏气之病，故不可解。"

[原文] 问曰：人病恐怖者，共脉何状？师曰：人不饮，其脉何类？师曰：其脉自涩，唇口干燥也。问曰：人愧者，其脉何类？师曰：脉浮，而面色乍白乍赤。

考评：内藤曰："以上三条非病，而察色诊脉和一时之变也。无用于治疗之术矣。"

[原文] 问曰：经说，脉有三菽、六菽重者，何谓也？师曰：脉者，人以指按之，如三菽之重者，肺气也；如六菽之重者，心气也；如九菽之重者，脾气也；如十二菽之重者，肝气也；按之至骨者，肾气也。假令下利，寸口、关上、尺中悉不见脉，然尺中时一小见，脉再举头者，肾气也。若见损脉来至，为难治。

考评：内藤曰："此《难经》第五篇之说，而大背越人之意也。越人所谓菽法者，不拘寸、关、尺三部，唯以轻重五等定五脏之部位也。"廖季平曰："三菽六菽，全出《难经》，古书所无，以为经说，是直为伪《难经》作传矣。《伤寒论》云三部无脉，后人据伪法羼入寸口、关上、尺中六字，不知仲景之三处，非寸、关、尺。今本《千金》寸口、关上、尺中六字，考《医心方》，只作血脉二字。此后人据晚说改古书之实据也。"此寸、关、尺诸部伪法，丹波《脉学辑要》已尽删，而以一脉说之矣。

[原文] 问曰：脉有相乘，有纵、有横、有逆、有顺，何也？师曰：水行乘火，金行乘木，名曰纵；火行乘水，木行乘金，名曰横；水行乘金，火行乘木，名曰逆；金行乘水，木行乘火，名曰顺也。

考评：廖季平曰："此条祖述《难经》五行之说，而失其意。脉如何可以纵横言？《伤寒论》中纵横二条，亦后人羼入，日本喜多义疏已驳之矣。阴阳五行，古为专家，乃治平学说，《难经》纠缠五行，以政治法移之医学，此为大误。"

[原文] 问曰：脉有残贼，何谓也？师曰：脉有弦、紧、浮、滑、沉、涩，此六者名曰残贼，能为诸脉作病也。

考评：内藤曰："凡脉和缓之外，皆病脉也。病脉岂有不残贼者乎？"

[原文] 问曰：脉有灾怪，何谓也？师曰：假令人病，脉得太阳，与形证相应，因为作汤。比还送汤如食顷，病人乃大吐，若下利，腹中痛。师曰：我前来不见此证，今乃变异，是名灾怪；又问曰：何缘作此吐利？答曰：或有旧时服药，今乃发作，故名灾怪耳。

考评：内藤曰："此俗师蔽过者之言，行之卑俗，问答不相应。"廖季平曰："虚立此等怪诞之名辞，亦如曰家之神人，名号愈凶者，愈无实用。'脉得太阳'，此四字不通，太阳岂有一定之脉。本条凡诊而未审，皆可借口矣。前服何药，早当问之。太阳乃表证病名，所举皆里证，文义亦不通。"

[原文] 问曰：东方肝脉，其形如何？师曰：肝者木也，名厥阴，其脉微弦濡弱而长，是肝脉也。肝病自得濡弱者，愈也。假令得纯弦脉者，死。何以知之？以其脉如弦直，是肝脏伤，故知死也。南方心脉，其形何似？师曰：心者火也，名少阴，其脉洪大而长，是心脉也。心病自得洪大者，愈也。假令脉来微去大，故名反，病在里也。脉来头小本大者，故名复，病在表也。上微头小者，则汗出；下微本大者，则为关格不通，不得尿。头无汗者可治，有汗者死。西方肺脉，其形何似？师曰：肺者金也，名太阴，其脉毛浮也，肺病自得此脉。若得缓迟者，皆愈；若得数者，则剧，何以知之？数者南方火，火克西方金，法当痈肿，为难治也。

考评：内藤曰："此三条，剽窃《难经·十五难》之意。而至于吉凶，则三条各异也，皆《素问》之说，而属重复无用之言。缺北方之脉者，盖脱简也。"廖季平曰："《内经》所云皆五行家言，非治病正宗，《难经》推衍五行，使人迷罔。脉既无来去可言，安有来微去大，头小本大之别？钩非脉象，脉无钩形，四时之弦毛石规矩权衡可类推。此三条非医病法，实为无用之言。"

[原文] 问曰：二月得毛浮脉，何以处言至秋当死？师曰：二月之时，脉当濡弱，反得毛浮者，故知至秋死。二月肝用事，肝脉属木，应濡弱，反得毛浮者，是肺脉也。肺属金，金来克木，故知至秋死。他皆仿此。

考评：内藤曰："此采《难经·十五难》与《素问·脏气法时论》以立论也，不过推相生相克之例。"廖季平曰："人之脉气，四时如一，此四时，指四方言，非谓一人之脉，四时四变也。"

[原文] 师曰：脉，肥人责浮，瘦人责沉。肥人当沉，今反浮，瘦人当浮，今反沉，故责之。

考评：内藤曰："肥人瘦人责浮沉，以实地言，然非经言。"

[原文] 师曰：寸脉下不至关，为阳绝；尺脉上不至关，为阴绝。此皆不治，决死也。若计其余命死生之期，期以月节克之也。

考评：内藤曰："前句乃阴绝，后乃阳绝，今此倒置。"廖季平曰："至阴绝二句，实抵肺经经渠一动，相连一贯，非有三截，更无长短之可言。望文生造此种伪说，徒迷罔后人而已。"

[原文] 师曰：肺病人不病，名曰行尸，以无王气，卒眩仆不识人者，短命则死。人病脉不病，名曰内虚，以无谷神，虽因无苦。

考评：内藤曰：行尸见《难经·十四难》，但与《难》说不同。"人病脉不病"以下，不通之论也。人病脉不病者，不可曰"内虚"也；无谷神者，不可有"虽困无苦"

之理也，且"困苦"二字，义不甚异，曰"虽困不苦"，则不通也。

[原文] 问曰：翕奄沉，名曰滑，何谓也？沉为纯阴，翕为正阳，阴阳和合，故令脉滑。关尺自平，阳明脉微沉，食欲自可。少阴脉微滑，滑者紧之浮名也，此为阴实，其人必股内汗出，阴下湿也。

考评：内藤曰："此条之义不可解，如诸家之说，可谓越人语，胡人之肥瘠也。"

[原文] 问曰：曾为人所难，紧脉从何而来。师曰：假令亡汗，若吐，以肺里寒，故令脉紧也。假令咳者，坐饮冷水，故令脉紧也。假令下利，以胃中虚冷，故令脉紧也。

考评：内藤曰："举一紧脉，以辨肺寒与胃寒，一偏之说耳。"

[原文] 寸口卫气盛，名曰高。荣气盛，名曰章。高章相搏，名曰纲。卫气弱，名曰𢘆。荣气弱，名曰卑。𢘆卑相搏，名曰损。卫气和，名曰缓。荣气和，名曰迟。迟缓相搏，名曰沉。

考评：内藤曰："高章𢘆卑之脉，《素》、《难》无说，其状不可知，细情不可解也。"廖季平曰："妄造脉名……怪诞不经。"

[原文] 寸口脉缓而迟，缓则阳气长，其色鲜，其颜光，其声商，毛发长，迟则阴气盛，骨髓生，血满，肌肉紧薄鲜硬。阴阳相抱，荣卫俱行，刚柔相搏，名曰强也。趺阳脉滑而紧，滑者胃气实，紧者脾气强。持实击强，痛还自伤，以手把刃，坐作疮也。寸口脉浮而大，浮为虚，大为实。在迟为关，在寸为格。关则不得小便，格则吐逆。趺阳脉伏而涩，伏则吐逆，水谷不化，涩则食不得入，名曰关格。脉浮而大，浮为风虚，大为气强，风气相搏，必成瘾疹，身体为痒。痒者名泄风，久久为痂癞。

考评：廖季平曰："以关格为病名，与《内经》相反，马玄台驳之是也。此卷乃伪书。因仲景三部诊法，每以寸口、趺阳、少阴对举，故亦略效之。不知此法与寸口、关、尺，如水火不可苟同也。"内藤曰："伏者蛰伏而不见也。伏而不见，何处见涩脉乎？"丹波引景岳之言曰："此有胸腹剧痛而伏者，有气逆于经脉道不通而伏者，有偶因气脱不相接续而伏者；此必暴逆者乃有之，有火闭、寒闭、气闭而伏者。"又引吴又可"应下失之，内结壅闭"之伏。小丹波曰："诸家以趺阳脉伏为病脉，独尤氏根据此条，以为平脉，而其注义亦畅。但后条有寒水相搏，趺阳脉伏，语义相矛盾。"由此观之，实不能单以趺阳脉伏、涩而诊为吐呕及消化不良等。

[原文] 寸口脉弱而迟，弱者卫气微，迟者荣中寒。荣为血，血寒则发热；卫为气，气微者，心内饥，饥而虚满不能食也。趺阳脉大而紧者，当即下利，为难治。寸口脉弱而缓，弱者阳气不足，缓者胃气有余。噫而吞酸，食卒不下，气填于膈上也。趺阳脉紧而浮，浮为气，紧为寒。浮为腹满，紧为绞痛。浮紧相搏，肠鸣而转，转即气动，膈气乃下。少阴脉不出，其阴肿大而虚也。寸口脉微而涩，微者卫气不行，涩者荣气不逮。荣卫不能相将，三焦无所仰，身体痹不仁。荣气不足，则烦疼，口难言；卫气虚，则恶寒数欠。三焦不归其部，上焦不归者，噫而酢吞；中焦不归者，不能消谷引食，下焦不归者，则遗溲。趺阳脉沉而数，沉为实，数消谷。紧者，病难治。寸口脉微而涩，微者卫气衰，涩者荣气不足。卫气衰，面色黄；荣气不足，面色青。荣为根，卫为叶。荣卫俱微，则根叶枯槁，而寒栗咳逆，唾腥吐涎沫也。趺阳脉浮而芤，浮者卫气衰，芤者荣气伤，其身体瘦，肌肉甲错，浮芤相搏，宗气衰微，四属断绝。寸口脉微而缓，微者卫气踈，踈则其肤空；缓者胃气实，实则谷消而水化也。谷入于胃，脉道乃行，行入于经，其血乃成。荣

86

盛，则其肤必踬，三焦绝经，名曰血崩。趺阴脉微而紧，紧则为寒，微则为虚，微紧相搏，则为短气。少阴脉弱而涩，弱者微烦，涩者厥逆。趺阳脉不出，脾不上下，身冷肤硬。少阴脉不至，肾气微，少精血，奔气促迫，上入胸膈，宗气反聚，血结心下，阳气退下，热归阴股，与阴相动，令身不仁，此为尸厥。当刺期门、巨阙。寸口脉微，尺脉紧，其人虚损多汗，知阴常在，绝不见阳也。

考评：以上皆平脉以断病也。然，陆平一曰："自夸脉理而不肯详问情形者，江湖派也。医究非仙，何能单按脉而即已洞悉。"陆定圃曰："结胸脉沉紧，主大陷胸汤；寒疝手足厥，脉沉紧，主以大乌头煎。同一沉紧之脉，一则属热，一则属寒。然则临症者，岂可专凭脉乎？"徐灵胎曰："诊脉即可知何病，又云人之生死，莫不先知，则又非也……况病之名有万，而脉象不过数十种，何能诊脉即知其何病。此皆推偶中以欺人也。"李时珍曰："余每见时医于两手六部之中，按之又按，曰某脏腑如此，某脏腑如彼……实则自欺之甚也。"陈修园曰："时医开口辄云脉象，并以此断病，此欺人小技，而学术必陋。凡医书论脉愈详，读者愈难体会，大抵不肯说实话耳。"

[原文] 寸口诸微亡阳，诸濡亡血，诸弱发热，诸紧为寒。诸乘寒者，则为厥，郁冒不仁，以胃无谷气，脾涩不通，口急不能言，战而栗也。

考评：关于"诸濡亡血"，《金鉴》曰："诸濡亡血。濡是浮而无力，候阳虚也，岂有亡血之理？"《脉说》曰："濡为湿病之脉，又为胃气不充之象。伯仁以为气血不足，士材主阴虚，石顽以为胃气不充，元举以为中湿冷痹。学说分歧，岂可断定为亡血一种乎？"关于"诸弱发热"，《金鉴》曰："脉弱，系沉而无力，候阴虚也，岂止发热而已。"《脉说》曰："弱为阳虚恐怖，为胃虚食少，为精力短少、气血亏损之候。弱无阴脉，即阳经见之，亦属阳气衰微，必无实热之理，若阴经见之，阳气衰极，非温补不可。"张山雷曰："此条即《辨脉法》'假令迟脉弱，名曰阴不足，阳气下陷入阴中，则发热也'。此是真阴不足，其发热也。是阴虚生内热，与太阳病之发热大异。已发热，其脉必数，亦正未必皆弱。《辨脉法》、《平脉法》，不知何人手笔，谬之甚也。"关于"诸紧为寒"，张石顽曰："若气口紧盛为内伤饮食之兆。《金匮》脉紧、头痛，则风寒腹中有宿食也。诸紧若为寒，则《金匮》与《平脉》矛盾，《金匮》可废矣。"

[原文] 问曰：濡弱何以反适十一头？师曰：五脏六腑相乘故令十一。问曰：何以知乘腑，何以知乘脏？师曰：诸阳浮数为乘腑，诸阴迟涩为乘脏也。

考评：此《平脉法》一篇，文辞浅陋，谬之甚多，绝非仲景手笔。正如日本内藤氏希拯在其所著的《平脉法砭伪》中说："此虽篇名平脉法，然不论平人无病之脉，其文辞浅陋卑俗，大不似仲景之笔，且多引《素问》、《难经》之成文，此与六经篇异也。盖后人撰次《伤寒论》者，自加己之蓄说，充篇数者也。仲景于六经篇不一引《素问》、《难经》之成文，不一论《素问》、《难经》之所论，唯撰用《素问》、《难经》之说，而述治疗之要矣，故余所为后人所辑，而不为《伤寒论》所固有也。今人苟为方者，无不疑《平脉法》之非正义者也。"廖季平亦曰："《平脉法》与《千金》二十八卷同名，皆为伪卷，全祖《难经》。《难经》伪说，详于《经释补正》。叔和《脉经》为后人羼乱，真伪各五，真者同仲景，伪者祖述《难经》。《脉经》，非叔和所著，乃五代之人伪作。《难经》一书，徐灵胎驳斥甚多。伪《脉经》诸篇，或以人迎、神门加称寸、尺；或于两手六部立三十六法，使后世者迷罔。仲景书中，所有关尺二字，皆为后人所羼。"浅田氏亦曰："《平脉》即《辨脉》之次篇也，此亦后人本于《伤寒论·自序》'平脉辨证'之语，裒集《素问》、《难经》、《金匮》脉语，拟为《平脉法》。其滔袭之迹，历然可征：上工望而知之章，出《难经·六十一难》；脉有三菽六菽章，出《难经·五难》；东方肝脉章，出《素问·玉机真脏论》；脉浮而大章，出《金匮·水气病篇》。其与《辨脉》自成一人之手，无疑矣。又按此篇用韵，其体与《辨可不可篇》及《金匮·妇人杂病篇》之所用一辙，俱晋以降押韵，而非汉人之诗体，皆非古文之一证。"

伤寒例第三考评

[**原文**]《阴阳大论》云：春气温和，夏气暑热，秋气清凉，冬气冷冽，此则四时正气之序也。冬时严寒，万类深藏，君子固密，则不伤于寒。触冒之者，乃名伤寒耳。其伤于四时之气，皆能为病。以伤寒为毒者，以其最成杀厉之气也。中而即病者，名曰伤寒；不即病者，寒毒藏于肌肤，至春变为温病，至夏变为暑病。暑病者，热极重于温也。是以辛苦之人，春夏多温热病，皆由冬时触寒所致，非时行之气也。凡时行者，春时应暖，而夏大寒；夏时应火热，而反大凉；秋时应凉，而反大热；冬时应寒，而反大温。此非其时而有其气，是以一岁之中，长幼之病多相似者，此则时行之气也。

考评：陆九芝谓此段为仲景原文，为《千金》、《外台》所载。廖季平曰："此段为《千金》、《外台》所载，仲景引古医经全文。"

[**原文**] 夫欲候知四时正气为病，及时行疫气之法，皆当按历占之。九月霜降节后，宜渐寒，向冬大寒，至正月雨水节后，宜解也。所以谓之雨水者，以冰雪解而为雨水故也。至惊蛰三月节后，气渐和暖，向夏大热，至秋便凉。从霜降以后，至春分以前，凡有触冒霜露，体中寒即病者，谓之伤寒也。九月、十月，寒气尚微，为病则轻；十一月、十二月，寒冽已严，为病则重；正月二月，寒渐将解，为病亦轻。此以冬时不调，适有伤寒之人，即为病也。其冬有非节之暖者，名曰冬温。冬温之毒，与伤寒大异，冬温复有先后，更相重沓，亦有轻重，为治不同，证如后章。从立春节后，其中无暴大寒，又不冰雪，而有人壮热为病者，此属春时阳气，发于冬时伏寒，变为温病。从春分以后，至秋分节前，天有暴寒者，皆为时行寒疫也。三月、四月，或有暴寒，其时阳气尚弱，为寒所折，病热犹轻；五月、六月，阳气已盛，为寒所折，病热则重；七月、八月，阳气已衰，为寒所折，病热亦微。其病与温及暴病相似，但治有殊耳。十五日得一气，于四时之中，一时有六气，四六名为二十四气也。然气候亦有应至而不至，或有未应至而至者，或有至而太过者，皆成病气也。但天地动静，阴阳鼓击者，各正一气耳。是以彼春之暖，为夏之暑；彼秋之忿，为冬之怒。是故冬至之后，一阳爻升，一阴爻降也。夏至之后，一阳气下，一阴气上也。斯则冬夏二至，阴阳合也；春秋二分，阴阳离也。阴阳交易，人变病焉。此君子春夏养阳，秋冬养阴，顺天地之刚柔也。小人触冒，必婴暴疹。须知毒烈之气，留在何经，而发何病，详而取之。是以春伤于风，夏必飧泄；夏伤于暑，秋必病疟；秋伤于湿，冬必咳嗽；冬伤于寒，春必病温。此必然之道，不可不审明之。

考评：廖季平曰："此段大伪，《内经》之言，成氏所羼入。"

[**原文**] 伤寒之病，逐日浅深，以斯为治。今世人伤寒，或始不早治，或治不对病，或日数久淹，困乃告医。医人又不依次第而治之，则不中病。皆宜临时消息制方，无不效

也。今搜集仲景旧论，录其证候诊脉声色，对病真方，有神验者，拟防世急也。又土地温凉，高下不同；物性刚柔，飱居亦异。是黄帝兴四方之间，岐伯举四治之能，以训后贤，开其未悟者。临病之工，宜须两审也。

考评：廖季平曰："此乃王叔和之言，逐日浅深数句，《千金》作小品。"

[原文] 凡伤于寒，则为病热，热虽甚，不死。若两感于寒而病者，必死。尺寸俱浮者，太阳受病也、当一、二日发。以其脉上连风府，故头项痛，腰脊强。尺寸俱长者，阳明受病也，当二、三日发。以其脉挟鼻、络于目，故身热、目痛、鼻干、不得卧。尺寸俱弦者，少阳受病也，当三、四日发。以其脉循胁络于耳，故胸胁痛而耳聋。此三经皆受病，未入于腑者，可汗而已。尺寸俱沉细者，太阴受病也，当四、五日发。以其脉布胃中，络于嗌，故腹满而嗌干。尺寸俱沉者，少阴受病也，当五、六日发。以其脉贯肾，络于肺，系舌本，故口燥舌干而渴。尺寸俱微缓者，厥阴受病也，当六、七日发。以其脉循阴器、络于肝，故烦满而囊缩。此三经皆受病，已入于腑，可下而已，若两感于寒者，一日太阳受之，即与少阴俱病，则头痛，口干，烦满而渴；二日阳明受之，即与太阴俱病，则腹满身热，不欲食，谵语；三日少阳受之，即与厥阴俱病，则耳聋，囊缩而厥，水浆不入，不知人者，六日死。若三阴三阳、六脏六腑皆受病，则荣卫不行；腑脏不通，则死矣。其不两感于寒，更不传经，不加异气者，至七日太阳病衰，头痛少愈也；八日阳明病衰，身热少歇也；九日少阳病衰，耳聋微闻也；十日太阴病衰，腹减如故，则思饮食；十一日少阴病衰，渴止舌干，已而嚏也；十二日厥阴病衰，囊纵，少腹微下，大气皆去，病人精神爽慧也。若过十三日以上不间，尺寸陷者，大危。

考评：廖季平曰："此乃抄《外台》中《素问》文羼入。"

[原文] 若更感异气，变为他病者，当依旧坏证病而治之。若脉阴阳俱盛，重感于寒者，变为温疟。阳脉浮滑，阴脉濡弱者，更遇于风，变为风温。阳脉洪数，阴脉实大者，遇风热，变为温毒。温毒为病最重也。阳脉濡弱，阴脉弦紧者，更遇温气，变为温疫。以此冬伤于寒，发为温病，脉之变证，方治如说。凡人有疾，不时即治，隐忍冀差，以成痼疾。小儿女子，益以滋甚。时气不和，便当早言，寻其邪由，及在腠理，以时治之，罕有不愈者。患人忍之，数日乃说，邪气入脏，则难可制，此为家有患，备虑之要。凡作汤药，不可避晨夜，觉病须臾，即宜便治，不等早晚，则易愈矣。若或差迟，病即传变，虽欲除治，必难为力。服药不如方法，纵意违师，不须治之。凡伤寒之病，多以风寒得之。始表中风寒，入里则不消矣。未有温复而当，不消散者。

考评：廖季平曰："此乃《千金》、《外台》文，系孙思邈语。"

[原文] 不在证治，拟欲攻之，犹当先解表，乃可下之。若表已解，而内不消，非大满，犹生寒热，则病不除。若表已解，而内不消，大满大实，坚有燥屎，自可除下之。虽四、五日，不能为祸也。若不宜下，而便攻之，内虚热入，协热遂利，烦躁诸变，不可胜数，轻者困笃，重者必死矣。夫阳盛阴虚，汗之则死，下之则愈；阳虚阴盛，汗之则愈，下之则死，夫如是，则神丹安可以误发，甘遂何可以妄攻。虚盛之治，相背千里，吉凶之机，应若影响，岂容易哉！况桂枝下咽，阳盛则毙；承气入胃，阴盛以亡。死生之要，在乎须臾，视身之尽，不暇计日。此阴阳虚实之交错，其候至微；发汗吐下之相反，其祸至速，而医术浅狭，懵然不知病源，为治乃误，使病者殒殁，自谓其分，至今冤魂塞于冥路，死尸盈于旷野，仁者鉴此，岂不痛欤！凡两感病俱作，治有先后，发表攻里，本自不

同，而执迷妄意者，乃云神丹、甘遂，合而饮之，且解其表，又除其里，言巧似是，其理实违。夫智者之举错也，常审以慎；愚者之动作也，必果而速。安危之变，岂可危哉！世上之士，但务彼翕习之荣，而莫见此倾危之败，惟明者，居然能护其本，近取诸身，夫何远之有焉。

考评：廖季平曰："此为王叔和语。"

[**原文**] 凡发汗温服汤药，其方虽言日三服，若病剧不解，当促其间，可半日中尽三服。若与病相阻，即便有所觉。重病者，一日一夜，当晬时观之，如服一剂，病证犹在，故当复作本汤服之。至有不肯汗出，服三剂乃解；若汗不出者，死病也。

考评：廖季平曰："此乃《外台》文。"

[**原文**] 凡得时气病，至五、六日，而渴欲饮水，饮不能多，不当与也，何者？以腹中热尚少，不能消之，便更与人作病也。至七、八日，大渴，欲饮水者，犹当依证与之。与之常令不足，勿极意也。言能饮一斗，与五升。若饮而腹满，小便不利，若喘若哕，不可与之。忽然大汗出，是为自愈也。

考评：廖季平曰："此出《外台》第三《水本论》篇。"

[**原文**] 凡得病，反能饮水，此为欲愈之病。其不晓病者，但闻病饮水自愈，小渴者，乃强与饮之，因成其祸，不可复数。凡得病厥，脉动数，服汤药更迟；脉浮大减小；初躁后静，此皆愈证也。凡治温病，可刺五十九穴。又身之穴，三百六十有五，其三十九穴，灸之有害；七十九穴，刺之为灾。并中髓也。凡脉四损，三日死。平人四息，病人脉一至，名曰四损。脉五损，一日死。平人五息，病人脉一至，名曰五损。脉六损，一时死。平人六息，病人脉一至，名曰六损。脉盛身寒，得之伤寒；脉虚身热，得之伤暑。脉阴阳俱盛，大汗出，不解者，死。脉阴阳俱虚，热不止者，死。脉至乍踈乍数者，死。脉至如转索者，其日死。谵言妄语，身微热，脉浮大，手足温者，生。逆冷，脉沉细者，不过一日，死矣。此以前是伤寒热病证候也。

考评：此段中刺法，廖季平谓《千金》文。

《伤寒例》一篇，除"阴阳大论"至"此则时行之气也"段。为仲景引古医经成文外，余皆成本杂抄《千金》、《外台》等而成。廖季平曰："成本《叙例》，从《千金》、《外台》抄出，方、喻等以为出叔和而删之。成本佚华氏一条，本《叙例》即《千金》伤寒总例之第一门也。成氏《阳明篇》明理论，曾引华氏法，凝成本《叙例》本有此条，后来刊本乃佚之。今成本《叙例》有文出《千金》、《外台》之外者。乃成氏注文，混入大字。因此，后人遂以为全出叔和之手。而叔和只三条，在《千金》、《外台》皆载王叔和姓名。成本将各家姓名删除。使人疑为叔和语，并于《千金》、《外台》外，羼入后人语。阴阳大论，此为古经原文，非出仲景。《脉经》卷七，由'不可发汗'起，至'汗、吐、下'后止，共为八门，成本只取前汗、吐、下三门，删温、灸、水、火、刺五门者。以诸门皆出三阳三阴篇。全为叔和重集，不似《千金》卷九之三例。仲景有原书，故所列三门，全同《千金》九卷。"黄仲理曰："《辨脉》、《平脉》、《伤寒例》三篇，叔和采摭群书，附以己意，虽当有仲景说，实三百九十七法之外者。"《中西维忠》曰："《伤寒例》，盖亦出于王叔和氏也。其所据为《例》肇于《阴阳大论》，旁及《素问》、《八十一难》等，加之以其所窥，此独契于题序，所谓撰用者耶。为其所谓温者，及时行疫毒、冬温等之别，非不纤悉。其如大左于仲景氏之所论，何又独以伤寒为触冒冬时严寒之病。

90

则如春夏之病何？于是乎，至有春温夏热之说也。又云四时之气，皆能为病也，非其时而有其气，以病人者，名为时行疫毒。此岂谓尽无之乎？虽然，按斗占历之法，吾是之未能信矣，然索之于本论，未有恢于此者……六经证治与《序例》互相矛盾，可以废除六经之文矣。如《伤寒论》中的服法，有服二、三剂，或日三服，分温再服，不下再服，顿服，服一升，服八合、七合、五合等，《序例》中未言及，而只载《千金》、《外台》之法……如以为只要是可采，就无妨抄录，则须将《千金》、《外台》、《圣济》、《脉经》，凡成氏以前的医书一概抄录，则可成洋洋大观之序例。"

辨痉湿暍脉证第四考评

[原文] 伤寒所致太阳，痉、湿、暍三种，宜应别论，以为与伤寒相似，故此见之。太阳病，发热无汗，反恶寒者，名曰刚痉。太阳病，发热汗出，不恶汗者，名曰柔痉。太阳病，发热，脉沉而细者，名曰痉。太阳病，发汗太多，因致痉。病身热足寒，颈项强急，时头热面赤，恶寒，目脉赤，独头面摇，卒口噤，背反张者，痉病也。

太阳病，关节疼痛而烦，脉沉而细者，此名湿痹。湿痹之候，其人小便不利，大便反快，但当利其小便。湿家之为病，一身尽疼，发热，身色如似熏黄。湿家，其人但头汗出，背强，欲得被复向火，若下之，早则哕，胸满，小便不利，舌上如胎者，以丹田有热，胸中有寒，渴欲得水而不能饮，则口燥烦也。湿家下之，额上汗出，微喘，小便利者，死。若下利不止者，亦死。问曰：风湿相搏，一身尽疼痛，法当汗出而解，值天阴雨不止，医：此可发汗，汗之病不愈者，何也？答曰：发其汗，汗大出者，但风气去，湿气在，是故不愈也。若治风湿者，发其汗，但微微似欲汗出者，风湿俱去也。湿家病，身上疼痛，发热面黄而喘，头痛，鼻塞而烦，其脉大，自能饮食，腹中和无病，病在头中寒湿，故鼻塞，内药鼻中，则愈，病者一身尽疼，发热，日晡所剧者，此名风湿。此病伤于汗出当风，或久伤取冷所致也。

太阳中热者，暍是也。其人汗出恶寒，身热而渴也。太阳中暍者，身热疼重，而脉微弱，此亦夏月伤冷水，水行皮中所致也。太阳中暍者，发热恶寒，身重而疼痛，其脉弦细芤迟，小便已，洒洒然毛耸，手足逆冷，小有劳，身即热，口开，前板齿燥。若发汗，则恶寒甚；加温针，则发热甚；数下之，则淋甚。

考评：《痉湿暍》一篇，《千金翼》桂枝法载其文。论曰："伤寒与痉病湿病及热暍相滥，故叙而论之。"与成本所载不合，成本有宜应别论之说。成本因见《金匮》有此篇，故改篡作是论也。

中西维忠曰："痉湿暍之于脉症也，曰伤寒所致，复曰与伤寒相似，抑此何言哉？既曰太阳痉湿暍，太阳病之外，岂复有所谓痉湿暍者耶？若必为伤寒之所致，则其为相似者，果非耶。若必为相候者之果是耶，奚翅痉湿暍，奈霍乱及疟等之相似何？此独何以遗于此耶？'伤寒所致太阳'六字，果不可读矣。彰彰明乎哉，出于后人之为也。（中略）有《金匮要略》者，分部设门，以论杂脉症，而痉湿暍亦在其中，此盖后人谬读《伤寒》之论，谓惟论触冒冬时严寒之病，则必有论杂病之书，于是搜取其散落者一、二，于诸家未足成篇。因又剽窃论中及杂脉证者，伪撰以为《金匮要略》耳。何以明《金匮要略》之为伪撰也？痉湿暍皆以'太阳病'三字，此当其剽窃之时，犹循其旧忘削去三字，而独去其论中之原文。《太阳下篇》风湿二条，亦剽窃之而忘削去原文。幸足以辨其本旨矣。因此而观之，痉湿暍本自在于《太阳篇》者，彰彰乎明哉，且《伤寒论》有中风，《金匮要略》亦有中风，名同病异，此以一而兼之耶？《太阳》有奔豚，《少阴》有下痢，为详且尽，而亦复载焉，此右取而左忘耶。取唐以降之方附之各门之后，此前知身后数百年耶，籍同仲氏之圣，亦岂若此其明乎？其他复出及可疑者，不可指数矣。谁谓《金匮要略》之非伪撰耶?！（中略）虽然观乎《伤寒论》有小建中汤，而无大建中汤、大小半夏汤及越婢汤等，其特具于《金匮要略》，则仲景遗方，不为不存于此。《金匮要略》之不可全废也，要不过十之二、三，宜淘汰以辅其术而已矣。乃今辨正《伤寒论》，措痉湿暍而自《太阳篇》始者，所以复仲氏之旧也。处方之悉具于《金匮要略》，则不如就彼而求之之便，故不辨于此矣。"

柯琴曰："仲景之书，伤寒杂病合论，伤寒之外皆杂病，病不脱六经，故立六经而分司之；伤寒之中最多杂病，而合参之。此扼要法，叔和不知其旨，谓痉湿暍三种，宜应别论。则中风湿热病何得以之合论耶？以三证为伤寒所致，与伤寒相似，故此见之。则中风温热病与伤寒不相似，何不为之别立耶？山田及柯韵伯氏不知此乃成本改篡，非叔和所为也。本篇有论无方，而《金匮要略》多十二条，附载《伤寒论》方和其他方药……有些学者认为本篇系杂病当删，考《千金》于三病上皆冠有伤寒字。然论中杂病之方甚多，何以不主张删削？仲景书原为《伤寒杂病论》，十五篇，或以为十六、十八卷，不应于一人手笔。一部书中，两处重出一样的篇名，内容又或多或少，或有方，或无方，又各不同，是中西氏谓《金匮》为伪撰；廖季平氏谓《伤寒论》北宋林亿校本早亡，成本将《伤寒论》篡乱，羼入《千金》、《外台》、《脉经》、《难经》及后人附记之文，《伤寒论》亦多伪托。是二说尚属正确也。

总之，本篇有论无方，所举三种病症，亦不详备，故当于《太阳篇》中。若不删削，仍如《千金翼》目，并附于桂枝法后亦可，不能成为独立的一篇。

辨太阳病脉证并治法（上）第五考评

第1条

[原文] 太阳之为病，脉浮，头项强痛而恶寒。

考评：黎天佑曰："恶寒头痛，为此证必有之症，其项强则十中无七。"数千年临床所见，此病项强甚少。历代笃古医学者，多作书籍上的空谈，少作实践上的言论，黎氏作此实践上的记载，嘉惠后学不少。

历代医家及《伤寒论》注释家，多谓太阳病是六经之一。太阳是指初期阶段，病邪尚在外表的病情，其主要症状，多表现于人体外表，如皮肤和口鼻、上呼吸道粘膜等，所以说太阳主一身之表，以太阳为表证。但也有人谓太阳并不是一个病名，而是各种急性热病发展过程中的第一个阶段。并指出，《伤寒论》在中医旧说中，如陆九芝，陆渊雷等，认为《伤寒论》乃广义伤寒，包括伤寒、中风、温病、湿病、热病各种；在新学中，包括急性传染病和其他的热性病，有数十种之多，太阳既为表证，既为多种急性病的第一阶段，则《太阳篇》中治表的方法，可以应用于湿温及热病乎？《太阳篇》治表的方法，可以应用于肠窒扶斯斑疹伤寒、回归热等病乎？无论以新以旧，此说皆不通也。

关于六经之说，始于《素问》。崇《内经》者，多以强释《伤寒论》，但方有执、沈尧封、柯韵伯、山田氏、喜多氏、周学海、徐大椿、章太炎、陈逊斋、陆渊雷等非之。余无言氏辟六经之说甚，且主张废除六经，议论精切。汤本以新说解释，渡边以护生学解释。尚须待研究。然陆九芝谓废《伤寒》则六经失传，废六经则百病失传。恽铁樵亦谓《伤寒》第一重要之处即六经，难解之处亦六经。其然岂其然乎？

六经有提纲之说，据自柯韵伯氏，六篇六条，以为六经提纲。读者意中，往往以为某经病则当见某种病状，此误也。当知有某种病状，然后才定为某种病。由前说则引《内经》曲为解说，且以经为主，则注意者在经，而不在证，此实背仲景之义。丹波元简云："仲景之旨，在于先辨定其病，辨病之法，在察脉证，故必就脉证以定其病。"恽铁樵氏驳斥提纲之说甚是，且认为六条提纲，每一条实不能代表每一篇的定义，故主张废除六经提纲之说。

第2条

[原文] 太阳病，发热，汗出，恶风，脉缓者，名为中风。

第3条

[原文] 太阳病，或已发热，或未发热，必恶寒，体痛，呕逆，脉阴阳俱紧者，名为伤寒。

考评：浅田曰："本论之于脉，尝无一言之形容，唯有'阴阳'二字。盖阴阳者，病位而非脉位也。"山田曰："'阴阳俱'三字，为王叔和掺入，宜删。夫脉之动于周身也。是一气血之所贯，是以人迎、气口、跗阳均无间断。岂复有阴阳尺寸之可分别者哉……故论中言脉者百五十许多，未尝分阴阳尺寸也。"杨尚善曰："人迎为阳，寸口为阴，不于寸部分阴阳也。"廖季平曰："仲景书中，寸口与阴阳不同见，阴是寸口，阳是跗阳。"此外，柯韵伯崇《难经·四难》，说："'阴阳'二字，主言寸口脉之浮沉。"方有执、陈修园等宗《难经·二难》，谓："'阴阳'指寸尺而言。"崔紫虚认为阳为寸，阴为尺，尺是尺泽。

第4条

[原文] 伤寒一日，太阳受之，脉若静者为不传；颇欲吐，若躁烦，脉数急者，为传也。

考评：此条为传经学说，当缺疑。

传经之说，出于《素问·热论》，即伤寒一日巨阳受之，二日阳明受之，三日少阳受之，四日太阴受之，五日少阴受之，六日厥阴受之。而《伤寒论·辨太阳病脉证并治上》云："伤寒一日太阳受之，脉若静者为不传；颇欲吐，若烦躁，脉数急者为传也。伤寒二、三日，阳明少阳证不见者为不传也……太阳病，头痛至七日以上自愈者，以行其经尽故也。若欲作再经者，针足阳明，使经不传则愈。"《辨阳明病脉证治》云："恶寒何故自罢？答曰：阳明居中，土也，万物所归，无所复传，始虽恶寒，二日自止，此为阳明病也。"《辨少阳病脉证治》云："伤寒三日，三阳为尽，三阴当受邪，若其人反能食而不呕者，此为三阴不受邪也。"又"伤寒六、七日，无大热，其人烦躁者，此为阳去入阴故也。"对此，后世注家，大多引《素问》一日太阳，二日阳明等步骤，拘执一、二、三等以日数推算，而辨其在某经。然，亦有不少学者深得秘旨，独有见地。如：

邹趾痕曰："伤寒，日传一经之说，大谬。日传一经，则一日太阳，见头痛、发热等症，至六日厥阴不已，七日来复于太阳，复又见头痛，发热之症矣。人之为病，千变万化，安有日传一经之理乎？然，篇中一、二日，八、九日，十余日等字具有精义，不可作闲字读。盖太阳病不解，不入阳即入阴，无次第，无时日，太阳传于阳明则见阳明证，传于少阳则见少阳证，传于三阴则见三阴证，此一定之理也。有曰：既无日传一经之说，轩岐仲景书中，何以又曰"一日太阳，二日阳明"等？须知伤寒传经，有正传，有邪传，一日太阳至六日厥阴，周而复始，此正气相传，其日数一定不移；若病邪相传，则无次第，无时日可言，当随其证而辨之，随其证而治之，不拘泥于日数是也。"

张令韶曰："本太阳病不解，不解或入于阳，或入于阴，不拘日数，无分次第。如传阳明则见阳明证，传少阳则见少阳证，传于三阴则见三阴证。传经之无定，亦从病体面分，病邪之相传，随其症而治之，而不必拘于日数，此传经之大开目也。不然，岂有一日太阳，则见头痛、发热等症。六日厥阴不已，七月来复于太阳，复见头痛发热症乎？此别无之理也。"

章太炎曰："日传一经，义出《内经》，而仲景并无是言，且《阳明篇》有'阳明居中，土也，无所复传'，可见阳明无再传三阴之理。更观《太阳篇》中有二、三日者，有八、九日者，甚至有云过经十余日不解者，何尝传一经耶？六经传经之说，余以为不能成立也。"

张山雷曰："诸家注释《伤寒论》者，谓太阳为六经第一层，故表病必见太阳，而后遽及阳明、少阳，以入三阴者，则又误以仲景《伤寒论》之次序，认作病情传变之一定之次序。须知病态万变，活泼泼地，岂有依样胡芦，逐步进步之理？《素问·热病论》所说，余终嫌其太呆，恐非医理之上乘。而注者又拘日数字面，欲人必以日数推算，而辨其病在其某经者，挪何呆笨乃耳。又知一、二日之必不可以分别六经传变者，则又造为气传，而非经传一说，尤其向壁虚造，画蛇添足，更非通人之论。试观仲景六经，皆有中风之明文，可见六经无一不可为受病发端之始，又何得一日必在太阳，二日必在阳明，三日必在少阳乎？近贤论伤寒、温病之传经，已知病之轻而缓者，多日尚在一经，不必传变；病之重而急者，一日遽传各经，难以逆料，此乃阅历有得之言，学者必须识之，庶不为古人所愚。要知手足十二经，本无一经不能发病，而其传变也，亦惟病是视，必不能谓某经之病，必传某经。然后可以见证论证，见病治病，必灵手笔，应变万方，岂不直捷，而伤寒传足不传手，温病传手不传足之说，胥相一扫而空，不使束缚学者之性灵，方是斩所葛藤之大弥悟也。"

浅田氏曰："《素问》'伤寒一日巨阳受之'，自是同文法。'脉数'以下，凭脉以断邪之传不传，恐非古义。传经之说，后人取之于《素问》，私发其义者，谬混于此耳。后人以传经论伤寒者，恐非仲景本旨。"黎天佑亦曰："传经有逐经传、越经传、表里传，如是云云。而病有一日直起于阳明、少阳及三阴者，又何如传乎？此不过支离其说也。实开后人传足不传手，以及传经为热，直中为寒之谬论。究竟治病者，当见某经之寒热虚实，即病治之自愈。传经之说无当也。"

第 5 条

[原文] 伤寒二三日，阳明、少阳证不见者，为不传也。

第 6 条

[原文] 太阳病，发热而渴，不恶寒者，为温病。若发汗已，身灼热者，名曰风温。

风温为病，脉阴阳俱浮，自汗出，身重，多眠睡，鼻息必鼾，语言难出。若被下者，小便不利，直视，失溲，若被火者，微发黄色，剧则如惊痫，时瘛疭；若火熏之，一逆尚引日，再逆促命期。

考评： 温病有不温者，王孟英、柳宝贻有专书。孟英于温病开始，即用神犀丹；黄醴泉于温病开始，即用犀羚。惜笃右者未能语以此。举风温症状及汗下温针之误，未言治法。庞氏以风温与温病系为一病，浅田氏曰："温病、风温、在论中殊无比例，且缺治法，而徒举其误治，终使人茫乎不知其所依，恐非仲景之言之意也。盖叔和之徒。据《五十八难》漫执其名，以为排比者欤。"廖季平曰："古无风温病名，由宋人误创。《千金》只有温风，而《伤寒论》文多误。"

第 7 条

[原文] 病有发热恶寒者，发于阳也；无热恶寒者，发于阴也。发于阳者七日愈，发于阴者六日愈。以阳数七，阴数六故也。

考评： 浅田氏、山田氏等以为《伤寒论》全篇纲领，如此则不应列入《太阳篇》中。《外台》载为王叔和语，如此则应删除。恽铁樵、柯韵伯以为系第三条之说明。柯恽二氏所释，中有出入。恽氏说，不能武断为阴证，而用四逆；柯氏以阴非直中之阴，指阳证之阴。廖季平，驳柯氏以本是一证，发热有迟早，则同是一证，以此分阴阳是悖论。须知此条不能论伤寒而言。诸家多注"阳"是三阳之太阳，"阴"是三阴之少阴，直中之阴。本条之"七日愈、六日愈"，诸家或以《河图洛书》的水火解释，或以奇偶解释，或以风阳、寒阴解释，或以七日来复解释。恽氏等以为不可强解。山田等以为叔和所羼。黎天佑曰："'发于阳者七日愈，发于阴者六日愈'，成氏以为'七'为火之成数，'六'为水之成数，故云：'七日，六日'。信如此说，何不云：'发于阳者奇日愈，发于阴者偶日愈，而直捷乎？'究之此等理想，实王叔和手笔。凡治大病，药力不及，尚不见效，安得有阳数阴数及日中夜半之气候，而可以愈者？仲景治病，断不若是。至于轻微浅恙，勿药有喜。无须七日、六日之数矣。此等条文，止可资谈柄。"廖季平曰："此条最可疑，阴阳何得以六、七日当之。自来说阴阳，从无以'六'、'七'二字相对为名词者。注家以水火讲《河图》生成数，此又日家之说。以六、七为水火成数之阴阳，则木金之八、九非阴阳耶？'六日愈'当作'六日死'。经曰：'两感其死皆以六日'。注家有以奇偶为解者，可备一说。"陆渊雷曰："'七日'，'六日'，阳数七，阴数六，皆不可强解；太阴七日愈，少阴六日愈，尤非事实，本条缺疑。"

第 8 条

[原文] 太阳病，头痛至七日以上自愈者，以行其经尽故也。若欲作再经者，针足阳明，使经不传则愈。

考评： 黎天佑曰："六经行尽，病气衰而自愈，是明明愈期矣。又云'欲作再经'，恐其挨经传于阳明，故针之绝其传路，为事先预防之针，独不思未见阳明证，而先针之，为伤无病之经乎？《金鉴》云：'如肝之病，当先实脾'，同一不通见解，况针者仅言足，不言手，后人传足不传手之说，实本于此。"

第 9 条

[原文] 太阳病欲解时，从巳至未上。

考评： 胡剑华曰："太阳病欲解时，从巳至未上，则阳明欲解于申酉戌。六经照此推之，若果确实，则诊断学只须数分钟即可毕业，何殆穷年累月之研究哉？"黎天佑曰：
"六经之时期，犹日中愈，夜半愈等，富于阅历者，自能辨之。历来注家，或以《内经》，
或以'天人相感'曲为解释。医者非仙，病之欲解，岂可准时以计。本条缺疑。"

第 10 条

[**原文**] 风家，表解而不了了者，十二日愈。

考评：浅田氏曰："按三阴三阳，邪退则病愈，时不可限，日不可卜，上二条皆以日
期愈，可疑。"刘栋曰："上三条，后人所记也。"

黎天佑曰："治病解后，虽元神未复，静养数日无不起居如常。误治增剧，邪重体残
者，大费一番调理补救，岂能以时日决之哉？"胡剑华曰："却不尽然，究竟尽信书，不
如无书也。"高思潜曰："我国学术之坏，由于强不知以为知，无论何种现象，皆以谬妄
之理，牵强附会，是以江河日下，酿成今日之怪象，悲矣！"

第 11 条

[**原文**] 病人身大热，反欲得近衣者，热在皮肤，寒在骨髓也；身大寒，反不欲近衣
者，寒在皮肤，热在骨髓也。

考评：汪苓友以为叔和所增，宜删，恽氏亦附和。浅田氏以为取以为一候法，亦无害
矣。陆渊雷以表热里寒当温其里，故谓之真寒假热，表寒里热当清其里，谓之真热假寒。
查阴盛格阳，真寒假热证，前贤记载甚多，而治法各异。李东垣、李士材、喻嘉言等，皆
详述脉症，有验案。阳极似阴，真热假寒，喻嘉言、张令诏、李士材有记载。本条只泛言
大热不欲近衣，未出治法，以此辨证，令学者茫然。曹颖甫所补治验，非如陆氏所言。黎
天佑治黎子厚一案，病者体魁，脉微欲绝，通体肤冷，奄奄一息，而反尽去衣，加以扇风
不停，此真阳欲脱之象，若为热在骨髓，而清热则殆矣。急以大剂四逆白通汤，连日数
服，病始渐减而愈。余无言君治验，谓为肠热病出血险候，病者湿温两星期，至夜间八
时，肛门出血，诊视仰面而卧，周身苍白，面无血色，气息微促，不言语，赤膊赤足，脉
沉细而数，两手冰冷，四肢发凉，病者毫无觉冷，不盖被单，若畏热者，问能冷饮乎？病
者云：心中热。然处以白虎人参加味后渐愈。即据论中本条文所治，是黎余二案，治疗寒
热相反。凭此空条文，学者将何所据以为业乎？"

第 12 条

[**原文**] 太阳中风，阳浮而阴弱。阳浮者，热自发，阴弱者，汗自出。啬啬恶寒，淅
淅恶风，翕翕发热，鼻鸣干呕者，桂枝汤主之。

桂枝汤方：

桂枝三两，去皮。味辛热　芍药三两，味苦酸、微寒　甘草二两，炙。味甘平　生姜
三两，切。味辛温　大枣十二枚，擘。味甘温。

上五味，㕮咀三味。以水七升，微火煮取三升，去滓，适寒温，服一升。服已须臾，
啜热稀粥一升余，以助药力，温复令一时许，遍身漐漐，微似有汗者益佳，不可令如水流
漓，病必不除。若一服汗出病瘥，停后服，不必尽剂，若不汗，更服，依前法；又不汗，
后服小促其间，半日许，令三服尽；若病重者，一日一夜服，周时观之。服一剂尽，病证
犹在者，更作服；若汗不出者乃服至二、三剂。禁生冷、粘滑、肉面、五辛、酒酪、臭恶
等物。

考评：桂枝汤证，山田氏、黎氏以为系叔和加入之衍文，而诸家有以为主证之条文。

浅田氏谓前条有脉无头痛证，此条有头痛而无脉，互相详略，宜合参。"脉阴阳"之"阴阳"二字，有人谓寸尺，而诸家有主浮沉者，有主人迎者，有主营卫者，有主太阳之阴者。第二条之脉缓，并未提阴阳。后有脉浮弱，无阴阳二字一条，阳明脉迟用桂枝一条，服桂枝脉洪大一条，使后学茫然。

第 13 条

[原文] 太阳病，头痛发热，汗出恶风者，桂枝汤主之。

考评：《金鉴》以此条为衍文。柯氏、徐氏、黎氏以为桂枝汤总证，其重要在于汗出。

第 14 条

[原文] 太阳病，项背强几几，反汗出恶风者，桂枝加葛根汤主之。

考评："反"字，今出二古本作"及"字。陆渊雷以为项背强急乃津液不达所致。津液即营养液，营养液在生理学中，何处不达，不达则组织坏死矣。祝氏谓末梢神经肌肉麻痹。急性热病，何以致此，又何以限于项背麻痹？于病理学中未见有此文献。

第 15 条

[原文] 太阳病，下之后，其气上冲者，可与桂枝汤。方用前法。若不上冲者，不得与之。

考评：丹波、喜多以为可疑。恽氏以为条文不全，当缺疑。

第 16 条

[原文] 太阳病三日，已发汗，若吐，若下，若温针，仍不解者，此为坏病，桂枝不中与之也。观其脉证，知犯何逆，随证治之。桂枝本为解肌，若其人脉浮紧，发热，汗不出者，不可与之也。常须识此，勿令误也。

考评：黎天佑曰："非行吐下温针即成坏证，桂枝证已罢，不可更行桂枝汤也。"

第 17 条

[原文] 若酒客病，不可与桂枝汤，得之则呕，以酒客不喜甘故也。

考评：酒客不喜甘，禁用桂枝。浅田氏谓是一端耳，非必悉然也。陆渊雷亦谓不确。黎天佑谓酒客亦有酒客的症状。诸家皆有经验，缺疑。

第 18 条

[原文] 喘家作桂枝汤，加厚朴杏子佳。

考评：黎天佑曰："此金元诸家浅劣伎俩。喘家则元阳已亏，痰饮素盛，一触外寒即发。又对外则有小青龙，内则有真武汤，甚者须黑锡丹。而乃以厚朴杏子，能胜此重任乎？且仲景方从未有一字自夸，而偏夸此方之佳乎？"

第 19 条

[原文] 凡服桂枝汤吐者，其后必吐脓血也。

考评：《金鉴》谓有错简。陆渊雷谓此条不可信。恽铁樵以为当缺疑。

第 20 条

[原文] 太阳病，发汗，遂漏不止，其人恶风，小便难，四肢微急，难以屈伸者，桂枝加附子汤主之。

第 21 条

[原文] 太阳病，下之后，脉促胸满者，桂枝去芍药汤主之。

第 22 条

[原文] 若微恶寒者，桂枝去芍药加附子汤主之。

第 23 条

[原文] 太阳病，得之八、九日，如疟状，发热恶寒，热多寒少，其人不呕，清便欲自可，一日二、三度发，脉微缓者，为欲愈也。脉微而恶寒者，此阴阳俱虚，不可更发汗，更下、更吐也。面色仅有热色者，未欲解也，以其不能得小汗出，身必痒，宜桂枝麻黄各半汤。

考评：余无言谓此条与后一条之发热恶寒，热多寒少，何所异乎？一用麻桂各半，一用越婢，是必有误。

第 24 条

[原文] 太阳病，初服桂枝汤，反烦不解者，先刺风池、风府，却与桂枝汤则愈。

考评：浅田氏谓刺风池、风府恐为后人所加。黎天佑谓何以又多一刺法，既刺何以又与此汤哉？

第 25 条

[原文] 服桂枝汤，大汗出，脉洪大者，与桂枝汤如前法，若形如疟，日再发者，汗出必解，宜桂枝二麻黄一汤。

第 26 条

[原文] 服桂枝汤，大汗出后，大烦，渴不解，脉洪大者，白虎加人参汤主之。

第 27 条

[原文] 太阳病，发热恶寒，热多寒少、脉微弱者，此无阳也，不可发汗，宜桂枝二越婢一汤方。

桂枝二越婢一汤方：

桂枝去皮　芍药　甘草各十八铢　生姜一两三钱　大枣四枚，擘　麻黄十八铢，去节，石膏二十四铢，碎，绵裹

上七味，㕮咀。以五升水，煮麻黄一、二沸，去上沫，内诸药，煮取二升，去渣，温服一升。本方当裁为越婢汤、桂枝汤，合饮一升，今合为一方，桂枝二越婢一。

第 28 条

[原文] 服桂枝汤，或下之，仍头项强痛，翕翕发热，无汗，心下满，微痛，小便不利者，桂枝汤去桂，加茯苓白术汤主之。

第 29 条

[原文] 伤寒脉浮，自汗出，小便数，心烦，微恶寒，脚挛急，反与桂枝汤，欲攻其表，此误也。得之便厥，咽中干，烦燥，吐逆者，作甘草干姜汤与之，以复其阳。若厥愈足温者，更作芍药甘草汤与之，其脚即伸。若胃气不和，谵语者，少与调胃承气汤。若重发汗，复加烧针者，四逆汤主之。

甘草干姜汤方：

甘草四两，炙。味甘平　干姜二两，味辛热。

上二味，以水三升，煮取一升五合，去滓，分温再服。

芍药甘草汤方：

白芍药四两，味酸，微寒　甘草四两，炙。甘平

上二味，以水三升，煮取一升半去滓，分温再服之。

调胃承气汤方：

大黄四两，去皮，清酒浸，甘草二两，炙。味甘平，芒硝半斤，味咸苦，大寒。

上三味㕮咀以水三升，煮取一升，去滓，内芒硝更上火微者，令沸，少少温服。

四逆汤方：

甘草二两，炙。味甘平，干姜一两半。味辛热　附子一枚，生用，去皮，破八片。辛，大热。

上三味，以水三升，煮取一升二合，去滓，分温再服，强人可大附子一枚，干姜三两。

考评：诸家皆难解释。

第30条

[原文] 问曰：证象阳旦，按法治之而增剧，厥逆，咽中干，两胫拘急而谵语。师曰：言夜半手足当温，两脚当伸，后如师言。何以知此？答曰：寸口脉浮而大，浮则为风，大为虚，风则生微热，虚则两胫挛。病证象桂枝，因加附子参其间，增桂令汗出，附子温经，亡阳故也。厥逆咽中干，烦躁，阳明内结，谵语烦乱，更饮甘草干姜汤。夜半阳气还，两足当热，胫尚微拘急，重与芍药甘草汤，尔乃胫伸以承气汤微溏，则止其谵语，故知病可愈。

考评：诸家以为伪文，二条当缺疑。黎天佑曰："此节叔和手笔，叔和专以脉夸于人。夫按阳旦汤之法，以治阳旦之证，安有增剧之理？本论无阳旦证，且无阳旦汤明文。既云证象阳旦，又云病象桂枝。所谓阳旦，而不指出何证为阳旦。所谓像桂枝，则仅据风则生微热而已。所谓增剧，厥逆咽中干，两脚拘急，而谵语也，不言救误之方，突按师言：'夜半手足当温，两脚当神'，又谓'后如师言'，说得神化不则，一个似弄戏法也者。"陈修园谓："附子为温经之药，阴寒得之，则温经以回阳，阳热得之，则温经以亡阳。夫温经可以回阳，至亡阳剧烈，当云增热以亡阳。则附子对于此症，有不戳自焚之势，而可自以温经之好字样乎？仲景作全书，而设问答。试问：'师'字是指自己乎？还是指何人乎？观序例之问答，而叔和之破绽自见矣。后人有以为桂枝汤为首方，如日之初升，则更匪夷所思矣。"

辨太阳病脉证并治法（中）第六考评

第31条

[原文] 太阳病，项背强几几，无汗，恶风，葛根汤主之。

葛根汤方：

葛根四两　麻黄三两，去节　桂枝二两，去皮　芍药二两，切　甘草二两，炙　生姜三两，切　大枣十二枚，擘

上七味，以水一斗，先煮麻黄，葛根，减二升，去沫，内诸药，煮取三升，去滓，温服一升，复取微似汗，不须啜粥，余如桂枝法，将息及禁忌。

第32条

[原文] 太阳与阳明合病者，必自下利，葛根汤主之。

考评：黎天佑曰："本条疑义颇多。方中有麻黄，则太阳之热无汗可知。阳明以胃家实'自下利'与之相反，且有一'必'字，而下条文云'不下利'，况此'下利'显系热利，焉有用姜、桂者哉？有认为太阳伤寒合阳明中寒，宜葛根汤，此不足据。"

第 33 条

[原文] 太阳与阳明合病，不下利，但呕者，葛根加半夏汤主之。

葛根加半夏汤方：

葛根四两　麻黄三两，去节，汤泡去黄汁，焙干称　生姜二两，切　甘草二两，炙　芍药二两　桂枝二两，去皮　大枣十二枚，擘　半夏半升，洗

右八味，以水一斗，先煮葛根、麻黄，减二升，去白沫，内诸药，煮取三升，去滓，温服一升，复取微似汗。

考评：周学海曰："既不下利，何以又用原方？前人只说三阳合病，皆有下利，绝不说合病所以下利之故，此之谓半截学问。"

第 34 条

[原文] 太阳病，桂枝证，医反下之，利遂不止，脉促者，表未解也；喘而汗出者，葛根黄连黄芩汤主之。

葛根黄连黄芩汤方：

葛根半斤　甘草二两，炙。味甘平　黄连三两。味苦寒　黄芩三两。味苦寒

上四味，以水八升，先煮葛根，减二升，内诸药，煮取二升，去滓，分温再服。

考评：黎天佑曰："利遂不止，喘而汗出之证，用葛根黄连黄芩汤则不堪设想矣，故必更正之，以免误后人。"山田及陆渊雷以为喘汗和利下不止是两证。

第 35 条

[原文] 太阳病，头痛发热，身疼，腰痛，骨节疼痛，恶风，无汗而喘者，麻黄汤主之。

麻黄汤方：

麻黄三两，去节。味甘温　桂枝二两，去皮。味辛热　甘草一两，炙。味甘平　杏仁七十个，汤去皮尖。味辛温

上四味，以水九升，先煮麻黄，减二升，去上沫，内诸药，煮取二升半，去滓，温服八合，复取微似汗。不须啜粥，余如桂枝法将息。

第 36 条

[原文] 太阳与阳明合病，喘而胸满者，不可下，宜麻黄汤。

考评：黎天佑曰："此条从阳明之开，独不解于阳明之热渴，而用麻黄、桂枝以散汗。用麻、桂以散汗，于阳明之热渴有碍，若以胃家实言阳明，则桂枝更非治胃实之品。"陆渊雷谓喘而胸满之不可下，乃由热毒迫于肺脏。若然，岂可用麻、桂辛温之药乎？

第 37 条

[原文] 太阳病，十日以去，脉浮细而嗜卧者，外已解也。设胸满胁痛者，与小柴胡汤。脉但浮者，与麻黄汤。

考评：山田氏曰："此文只言脉，而不言症，仲景必参合脉症立方，此必有缺文。"黎天佑曰："此节实因上两节而伪作也。太阳表病必头痛、体痛、发热、恶寒，有此是病

未解，无之是病已解，何必计其脉之何如哉？设为胸满、胁痛，同属支离。脉浮主麻黄，不详见症，总是因上节麻黄汤证而专以为据。此伪书之支离也。"

第 38 条

[原文] 太阳中风，脉浮紧，发热恶寒。身疼痛，不汗出而烦躁者，大青龙汤主之。若脉微弱，汗出恶风者，不可服。服之则厥逆，筋惕肉瞤，此为逆也。

大青龙汤方：

麻黄六两，去节。味甘温　桂枝二两，去皮。味辛热　甘草二两，炙。味甘平　杏仁四十个，去皮尖。味苦，甘温　生姜三两，切。味辛温　大枣十二枚，擘。味甘温　石膏如鸡子大，碎。味甘寒

上七味，以水九升，先煮麻黄，减二升，去上沫，内诸药，煮取三升，去滓，温服一升，取微似汗，汗出多者，温粉扑之。一服汗者，停后服，汗多亡阳，遂虚，恶风烦躁，不得眠也。

第 39 条

[原文] 伤寒脉浮缓，身不疼，但重，乍有轻时，无少阴证者，大青龙汤发之。

考评：徐灵胎曰："此病最轻，何必用青龙峻剂？此必另有主方，而误以青龙。"陆渊雷以为身体虽不疼而重，且有发热、恶寒、不汗出、烦躁、口渴，则主症已具，仍是大青龙所主。按本条并无汗出而烦躁、口渴之明文，若可以挪移其他条文入欲解释的条文中，这几千年来，可以著出几万万部《伤寒论》矣。陆渊雷曰："急性喘咳之病，有细菌为病源。"此亦属半截学问。内科学中急性喘咳病中，并非完全皆有细菌矣。麻黄为定喘必用之药，喘证无麻黄，将何以定喘乎？

第 40 条

[原文] 伤寒表不解，心下有水气，干呕发热而咳，或渴，或利，或噎，或小便不利，少腹满，或喘者，小青龙汤主之。

小青龙汤方：

麻黄三两，去节。味甘温　芍药三两。味酸微寒　五味子半升。味酸温　干姜三两。味辛热　甘草三两，炙。味甘平　桂枝三两，去皮。味辛热　半夏半升，汤洗。味辛，微温　细辛三两。味辛温

上八味，以水一升，先煮麻黄，减二升，去上沫，内诸药，煮取三升，去滓，温服一升。

加减法：

若微利者，去麻黄加荛花，如鸡子大，熬令赤色。下利者，不可攻其表，汗出必胀满，麻黄发其阳，水渍入胃，必作利。荛花下十二水。水去利则止。

若渴者，去半夏，加瓜蒌根三两。辛燥而苦润，半夏辛而燥津液，非渴者所宜，故去之；瓜蒌味苦而生津液，故加之。

若噎者，去麻黄，加附子一枚，炮。经曰：水得寒气，冷必相搏，其人即饲。加附子温散水寒。病人有寒，复发汗，胃中冷，必吐蛔，去麻黄恶发汗。

若小便不利，少腹满，去麻黄加茯苓四两。水蓄下焦不行，为小便不利，少腹满，麻黄发津液于外，非所宜也；茯苓泄蓄水于下，加所当也。

若喘者，去麻黄、加杏仁半升，去皮尖。《金匮要略》曰：其人形肿，故不内麻黄，

内杏子。以麻黄发其阳故也。喘呼形肿，水气标本之疾。

第 41 条

[原文] 伤寒，心下有水气，咳而微喘，发热不渴，服汤已渴者，此寒去欲解也。小青龙汤主之。

第 42 条

[原文] 太阳病，外证未解，脉浮弱者，当以汗解，宜桂枝汤。

考评：黎天佑曰："本条系衍文。"

第 43 条

[原文] 太阳病，下之微喘者，表未解故也。桂枝加厚朴杏仁汤主之。

考评：阎德润以下后之喘与喘家之喘不同，处方亦当不同。黎天佑曰："此以微喘为表未解，故不列如何见证。已经汗下之喘为虚，下后最忌见喘。喘为虚证，若再降气、宽胸，恐以下陷。桂枝加以厚朴，其势趋下，固不能出，况由于既下之后哉。"

第 44 条

[原文] 太阳病，外证未解者，不可下也，下之为逆。欲解外者，宜桂枝汤。

第 45 条

[原文] 太阳病，先发汗不解，而复下之，脉浮者不愈。浮为在外，而反下之。故令不愈。今脉浮，故在外，当须解外则愈，宜桂枝汤。

考评：浅田氏以"浮为在外"以下十九字，疑后人旁注，误混正文也。或云此一章，乃前段注脚，系后人开插，宜删削。刘栋、山田亦如浅田之说。

第 46 条

[原文] 太阳病，脉浮紧，无汗，发热，身疼痛，八、九日不解，表证仍在，此当发其汗。服药已，微除，其人发烦目瞑。剧者必衄，衄乃解，所以然者，阳气重故也。麻黄汤主之。

考评：黎天佑曰："此节疑义甚多。表证仍在，理当用麻黄发汗，独不解于八、九日。或误用药，或药力不足，而证仍不变，可疑者一；既服麻黄汤，对症应愈，何云服药已止也，又云微除。既微除矣，则三阳之热当清，乃发烦、目瞑之证，不见于未药前，而增于既药后，可疑者二；发烦、目瞑而衄，阳气重也，乃'阳气重'句，意在于衄，乃解之后，可疑者三。"至于'麻黄汤主之'句，各家均移于'服药已'句上，已无疑义。"

第 47 条

[原文] 太阳病，脉浮紧，发热身无汗，自衄者愈。

考评：陆渊雷谓头面充血者，肌表必充血，肌表充血，则热毒随血达表以散泄矣。陆氏谓《伤寒论》为急性热病之总纲。急性热病之肠热病，回归热多鼻衄，此等病自衄者，岂而谓之痊愈乎？非急性传染病，血中有何毒害物质乎？浅田氏谓衄血在浅症则吉兆，若在剧症则恶候。此尚属经验之言，吴瑞甫曰："温热症，屡遭遇鼻衄不止，竟无法以救之，则本条自衄者愈，判断预后，不可以为训也。"

第 48 条

[原文] 二阳并病，太阳初得病时，发其汗，汗先出不彻，因转属阳明，续自微汗出，不恶寒。若太阳病证不罢者，不可下，下之为逆，如何可小发汗。设面色缘缘正赤

者，阳气怫郁在表，当解之、熏之；若发汗不彻，不足言阳气怫郁不得越，当汗不汗，其人躁烦，不知痛处，乍在腹中，乍在四肢，按之不可得，其人短气，但坐，以汗出不彻故也，更发汗则愈。何以知汗出不彻，以脉涩故知也。

考评：山田以为"续自微汗"下，为叔和之文。浅田以"发汗"以下，为后人注辞，当缺疑。黎天佑曰："本条种种糊涂，如入五里雾中，叔和以脉夸于世，故有此笔。"

第 49 条

[原文]脉浮数者，法当汗出而愈。若下之，身重心悸者，不可发汗，当自汗出乃解。所以然者，尺中脉微，此里虚，须表里实，津液自和，便自汗出愈。

考评：山田曰："'所以然者'下，乃叔和家言。"中山太郎曰："'所以然'下，撰次者之言，宜削之'。"

第 50 条

[原文]脉浮紧者，法当身疼痛，宜以汗解之。假令尺中迟者，不可发汗。何以知然？以荣气不足，血少故也。

考评："假令"以下，非仲景辞，乃后人之说也。黎天佑曰："止凭尺中迟，便断为不可汗，此种惝恍理想，仲景未必有此。"

第 51 条

[原文]脉浮者，病在表，可发汗，宜麻黄汤。

考评：黎天佑曰："专以脉言可汗，尤奇。设令脉浮而大吐、大下，亦可专凭脉乎？"

第 52 条

[原文]脉浮而数者，可发汗，宜麻黄汤。

考评：黎天佑曰："讲脉而不言证，一若止靠脉可以知病也者。脉浮数，可发汗，是因当汗。若无发热而谓脉浮数，遂可发汗乎？"

第 53 条

[原文]病常自汗出者，此为荣气和。荣气和者，外不谐，以卫气不共荣气谐和故尔。以荣行脉中，卫行脉外，复发其汗，荣卫和则愈，宜桂枝汤。

考评：浅田氏以为后节注文谬入于此。山田氏以为此条及后条合于《辨脉法》中说，不合仲景全论之旨，为叔和语。

第 54 条

[原文]病人脏无他病，时发热，自汗出，而不愈者，此卫气不和也。先其时发汗则愈，宜桂枝汤。

考评：山田氏以为以上七条皆叔和补入，当删。

第 55 条

[原文]伤寒脉浮紧，不发汗，因致衄者，麻黄汤主之。

考评：柯韵伯将"麻黄汤主之"移于"脉浮紧"下。黎天佑曰："柯氏所注，自是正理，但此仍止就脉言，而未言及身疼等症。究竟不免蒙混，与《辨脉法》篇何异？"

第 56 条

[原文]伤寒不大便六、七日，头痛有热者，与承气汤。其小便清者，知不在里，仍在表也，当须发汗；若头痛者必衄，宜桂枝汤。

考评：恽铁樵谓文字皆不顺，不可凿解，缺疑。

第 57 条

[原文] 伤寒发汗已解，半日许，复烦，脉浮数者，可更发汗，宜桂枝汤主之。

考评： 恽铁樵谓发汗后肌表虚，不胜冷空气之侵袭，体温因而复集，亦阴盛阳复之理。无汗用麻一桂二或各半汤。有汗用桂枝汤。若如此说，汗后不胜冷空气之侵袭，体温因而复集，此乃生理病理之自然现象，何须用药？黎天佑曰："桂枝汤未有治烦明文，其为王叔和之笔。"

第 58 条

[原文] 凡病若发汗、若吐、若下、若亡血，亡津液，阴阳自和者，必自愈。

考评： 柯韵伯谓益血生津，阴阳自和矣。不益血生津，阴阳必不自和。傅懒园曰："阴阳指尺、寸。"方氏《金鉴》如是说。丹波以原文语意分明，不假药力。若凡脱水可以自愈，西医注射生理盐水，可谓多事矣。

第 59 条

[原文] 大下之后，复发汗，小便不利者，亡津液故也，勿治之，得小便利，必自愈。

考评： 柯韵伯曰："'勿治之'，是禁其利小便，非待其自愈也。"

第 60 条

[原文] 下之后，复发汗，必振寒脉微细。所以然者，以内外俱虚故也。

考评： 浅田氏谓"所以然"句，乃注释之语，征之于论中，皆后人之所托，宜删之。

第 61 条

[原文] 下之后，复发汗，昼日烦躁，不得眠。夜而安静，不呕不渴，无表证，脉沉微，身无大热者，干姜附子汤主之。

干姜附子汤方：

干姜一两。味辛热　附子一枚，生用，去皮，破八片。味辛热

上二味，以水三升，煮取一升，去滓，顿服。

考评： 陈修园、喻嘉言等主阳虚。《金鉴》存疑。黎天佑曰："此条'烦躁'，当以阳虚立论。此方则无法度，烦躁无吐利，则茯苓四逆；吐利烦躁，则有吴萸汤。四逆有甘草即制，此实不成方。"

第 62 条

[原文] 发汗后，身疼痛，脉沉迟者，桂枝加芍药生姜各一两人参三两新加汤主之。

考评： 浅田氏曰："按方名揭分量，论中无此例。"

第 63 条

[原文] 发汗后，不可更行桂枝汤。汗出而喘，无大热者，可与麻黄杏仁甘草石膏汤。

麻黄杏仁甘草石膏汤方：

麻黄四两，去节。味甘温　杏仁五十个，去皮尖。味甘温　甘草二两，炙。味甘平，石膏半斤，碎，绵裹。味甘寒

上四味，以水七升，先煮麻黄，减二升，去上沫，内诸药，煮取二升，去滓，温服一升。本云黄耳杯。

第 64 条

[**原文**] 发汗过多，其人叉手自冒心，心下悸，欲得按者，桂枝甘草汤主之。

桂枝甘草汤方：

桂枝四两，去皮。味辛热　甘草二两，炙。味甘平。

上二味。以水三升，煮取一升，去滓，顿服。

考评：浅田氏以缺疑。

第 65 条

[**原文**] 发汗后，其人脐下悸者，欲作奔豚，茯苓桂枝甘草大枣汤主之。

茯苓桂枝甘草大枣汤方：

茯苓半斤，味甘平　甘草二两，炙。味甘平　大枣十五枚，擘。味甘平　桂枝四两，去皮。

上四味，以甘澜水一斗，先煮茯苓，减二升，内诸药，煮取三升，去滓，温服一升，日三服。作甘澜水法，取水二斗，置大盆内，以勺扬之，水上有珠子五六千颗相逐，取用之。

考评：浅田氏曰："奔豚今假以形容悸气，自少腹上冲心胸之势。注家认豚为水蓄，直斥为肾积者，非也。"

第 66 条

[**原文**] 发汗后，腹胀满者，厚朴生姜甘草半夏人参汤主之。

厚朴生姜甘草半夏人参汤方：

厚朴半斤，去皮，炙。味苦温　生姜半斤，切。味辛温　半夏半升，洗。味辛平　人参一两，味温　甘草二两，炙。味甘平

上五味，以水一斗，煮取三升，去滓，温服一升，日三服。

第 67 条

[**原文**] 伤寒若吐若下后，心下逆满，气上冲胸，起则头眩，脉沉紧，发浮则动经，身为振振摇者，茯苓桂枝白术甘草汤主之。

茯苓桂枝白术甘草汤方：

茯苓四两。味甘平　桂枝三两，去皮。味辛热　白术二两。味苦甘温　甘草二两，炙，味甘平

上四味，以水六升，煮取三升，去滓，分温三服。

第 68 条

[**原文**] 发汗，病不解，反恶寒者，虚故也，芍药甘草附子汤主之。

芍药甘草附子汤方：

芍药三两。味酸，微寒　甘草三两，炙。味甘平　附子一枚，炮，去皮，破八片。味辛热

上三味，以水五升，煮取一升五合，去滓，分温服。

考评：汪琥引《内台方义》云："若非大汗出及恶寒，共脉沉微，及无热症者，不可服也。"

第 69 条

[**原文**] 发汗若下之，病仍不解，烦躁者，茯苓四逆汤主之。

茯苓四逆汤方：

茯苓四两。味甘平　人参一两。味甘温　甘草二两，炙。味甘平　干姜一两半。味辛热　附子一枚，生用，去皮，破八片。味辛热。

上五味，以水五升，煮取三升，去滓，温服七合，日二服。

第70条

[原文] 发汗后，恶寒者，虚故也；不恶寒，但热者，实也，当和胃气，与调胃承气汤。

第71条

[原文] 太阳病，发汗后，大汗出，胃中干，烦躁不得眠，欲得饮水者，少少与饮之，令胃气和则愈。若脉浮，小便不利，微热消渴者，五苓散主之。

五苓散方：

猪苓十八铢，去皮。味甘平　泽泻一两六铢。味酸咸　茯苓十八铢。味甘平　桂枝半两，去皮。味辛热　白术十八铢。味甘平

上五味为末，以白饮和服方寸匕，日三服，多饮暖水，汗出愈，如法将息。

考评：黎天佑曰："此但欲饮水，少与即愈之轻症，安得而烦躁哉？烦躁是重症，断无少少与水可愈。"喻嘉言以消渴则腑热全俱，热渴当用白虎汤。

第72条

[原文] 发汗已，脉浮数，烦渴者，五苓散主之。

考评：《金鉴》曰："'脉浮数'之下，当有'小便不利'，无此则为阳明内热口渴之烦渴白虎证也。"

第73条

[原文] 伤寒汗出而渴者，五苓散主之。不渴者，茯苓甘草汤主之。

茯苓甘草汤方：

茯苓二两。味甘平　桂枝二两，去皮。味辛热　生姜三两，切。味辛温　甘草一两，炙。味甘平

上四味，以水四升，煮取二升，去滓，分温三服。

考评：黎天佑曰："全文直衍文耳。不渴是无病，茯苓甘草汤实无着落。"

第74条

[原文] 中风，发热六七日，不解而烦，有表里证，渴欲饮水，水入则吐者，名曰水逆。五苓散主之。

第75条

[原文] 未持脉时，病人手叉自冒心，师因教试令咳而不咳者，此必两耳聋无闻也。所以然者，以重发汗，虚故如此。发汗后，饮水多必喘，以水灌之，亦喘。

考评：恽铁樵以为有江湖气，缺疑。黎天佑曰："此节非著书体例，乃不完全之医药也。《平脉法》多有此揣测病人之法，直当删去。"又曰："水本冷质，人身热力充足，即冷饮亦消化，强壮饮冷水，卒无小恙，热力充足也。倘热不足，即热饮亦不易消化，水气上逆，则喘。水灌法即河水攻法。"对此，恽铁樵谓近世已无用之者。故此种谬法不经见。

第 76 条

[**原文**] 发汗后，水药不得入口为逆，若更发汗，必吐下不止。发汗吐下后，虚烦不得眠；若剧者，必反复颠倒，心中懊恼，栀子豉汤主之。

若少气者，栀子甘草豉汤主之。若呕者，栀子生姜豉汤主之。

栀子豉汤方：

栀子十四枚，擘。味苦寒　香豉四合，绵裹。味苦寒

上二味，以水四升，先煮栀子，得二升半，纳豉，煮一升半，去滓。分为二服，温进一服。得吐者，止后服。

考评：黎天佑谓此条非水逆也，为误治胃虚极不纳之逆，若更发汗，虚者益虚，吐下不止。刘栋谓上二条为后人所记。

第 77 条

[**原文**] 发汗、若下之面烦热，胸中窒者，栀子豉汤主之。

第 78 条

[**原文**] 伤寒五六日，大下之后，身热不去，心中结痛者，未欲解也，栀子豉汤主之。

考评：黎天佑以方非吐剂。恽铁樵亦以为非吐剂，栀豉是轻药。阎德润谓酵素剂为是。

第 79 条

[**原文**] 伤寒下后，心烦、腹满、卧起不安者，栀子厚朴汤主之。

栀子厚朴汤方：

栀子十四枚，擘。味苦寒　厚朴四两，姜炙。去皮　苦温　枳实四枚，水浸，去穰，炒。味苦寒

上三味，以水三升半，煮取一升半，去滓，分二服。温进一服，得吐者，止后服。

考评：陆渊雷谓治轻症噎隔，即食管窄狭症。按食管窄狭，岂本方所能治哉？

第 80 条

[**原文**] 伤寒，医以丸药大下之，身热不去，微烦者，栀子干姜汤主之。

栀子干姜汤方：

栀子十四枚，擘。味苦寒　干姜二两。味辛热

上二味，以水三升半，煮取一升半，去滓，分三服。温进一服，得吐者，止后服。

第 81 条

[**原文**] 凡用栀子汤，病人旧微溏者，不可与服之。

第 82 条

[**原文**] 太阳病，发汗，汗出不解，其人仍发热，心下悸，头眩，身瞤动，振振欲擗地者，真武汤主之。

第 83 条

[**原文**] 咽喉干燥者，不可发汗。

第 84 条

[**原文**] 淋家不可发汗，发汗必便血。

第 85 条

[原文] 疮家虽身疼痛，不可发汗，发汗则痉。

第 86 条

[原文] 衄家不可发汗，汗出必额上陷，脉急紧，直视不能眴，不得眠。

第 87 条

[原文] 亡血家，不可发汗，发汗则寒栗而振。

第 88 条

[原文] 汗家重发汗，必恍惚心乱，小便已，阴疼，与禹余粮丸。

第 89 条

[原文] 病人有寒，复发汗，胃中冷，必吐蛔。

考评：恽铁樵曰："若蛔非尽人皆有，今云有寒，发汗必吐蛔，殊不可解，当缺疑。"

第 90 条

[原文] 本发汗而复下之，此为逆也；若先发汗，治不为逆，本先下之，而反汗之为逆；若先下之，治不为逆。

考评：黎天佑曰："此条笼统说理，且说来不免卦疑。应汗而误下，应下而误汗，必有变症，其谁不知，但此中应汗及应下，必确有凭症，断不能如此空滑。当删。"

第 91 条

[原文] 伤寒医下之，续得下利清谷不止，身疼痛者，急当救里；后身疼痛，清便自调者，急当救表。救里宜四逆汤；救表宜桂枝汤。

第 92 条

[原文] 病发热，头痛，脉反沉，若不瘥，身体疼痛，当救其里，宜四逆汤。

考评：当参他症，不得仅据经文用药。仅发热、头痛、脉沉、体痛，四逆症未全。

第 93 条

[原文] 太阳病，先下之而不愈，因复发汗，以此表里俱虚，其人因致冒，冒家汗出自愈。所以然者，汗出解和故也。里未和，然后复下之。

考评：陆渊雷曰："此条文不雅训，理亦枘凿，非仲景之言也。"黎天佑曰："此条费解，本文明言表里俱虚，因误汗之，其胃为虚证，误汗而可再汗乎？虚证更汗，是虚虚矣。汗出表里和，更费解。既经表虚，汗之更虚，安得而和？种种不可解，非仲景言。"

第 94 条

[原文] 太阳病未解，脉阴阳俱停，必一先振栗，汗出而解。但阳脉微者，先汗出而解；但阴脉微者，下之而解。若欲下之，宜调胃承气汤。

考评：陆渊雷曰："本条以脉之阴阳辨病解之，由於汗下，无论脉微脉停，其理皆不可通，其事皆无所验，明是迷信脉法之人，凭空忆测，非仲景文。"黎天佑曰："此条专据脉以定汗下，且阳微用汗，阴微用下，无此治法，此为叔和手笔。"

第 95 条

[原文] 太阳病，发热汗出者，此为荣弱卫强，故使汗出，欲救邪风者，宜桂枝汤。

考评：山田氏谓本条及上二条为王叔和羼入，非仲景言也。黎天佑谓此条系重出，当删。

第 96 条

[原文] 伤寒五、六日，中风，往来寒热，胸胁苦满，默默不欲饮食，心烦喜呕，或胸中烦而不呕，或渴，或腹中痛，或胁下痞硬，或心下悸，小便不利，或不渴，身有微热，或咳者，小柴胡汤主之。

小柴胡汤方：

柴胡半斤。味苦，微寒　黄芩三两。味苦寒　人参三两。味甘温　甘草三两。味甘平半夏半升，洗。味辛温　生姜三两，切。味辛温　大枣十二枚，擘。味甘温

上七味，以水一斗二升，煮取六升，去滓，再煎，取三升。温服一升，日三服。

后加减法：

若胸中烦而不呕者，去半夏、人参，加瓜蒌实一枚。

若渴，去半夏，加人参，合前成四两半，瓜蒌根四两。

若腹中痛者，去黄芩，加芍药三两。

若胁下痞硬，去大枣，加牡蛎四两。

若心下悸，小便不利者，去黄芩，加茯苓四两。

若不渴，外有微热者，去人参，加桂枝三两，温复取微汗愈。

若咳者，去人参、大枣、生姜，加五味子半升，干姜二两。

第 97 条

[原文] 血弱气尽，腠理开，邪气因入，与正气相搏，结于胁下，正邪分争，往来寒热，休作有时，默默不欲饮食。脏腑相连，其痛必下，邪高痛下，故使呕也。小柴胡汤主之。服柴胡汤已，渴者，属阳明，以法治之。

考评：浅田、刘栋皆以为非仲景本文，当缺疑。黎天佑曰："此条系作文字，开口即言'血弱气尽'。夫血弱气尽岂非将就乎？本条当删。"

第 98 条

[原文] 得病六、七日，脉迟浮弱，恶风寒，手足温，医二、三下之，不能食，而胁下满痛，面目及身黄，颈项强，小便难者，与柴胡汤。后必下重，本渴，而饮水呕者，柴胡汤不中与也。食谷者哕。

考评：诸家注为传经，缺疑。

第 99 条

[原文] 伤寒四、五日，身热恶风，颈项强，胁下满，手足温而渴者，小柴胡汤主之。

考评：刘栋以为后人所加。浅田氏以为失次序而载于前，阙疑。

第 100 条

[原文] 伤寒，阳脉涩，阴脉弦，法当腹中急痛者，先与小建中汤；不瘥者，小柴胡汤主之。

小建中汤方：桂枝三两，去皮。味辛热　甘草二两，炙。味甘平　大枣十二枚，擘。味甘温　芍药六两。味酸微寒　生姜三两，切。味辛温　胶饴一升。味甘温。

上六味，以水七升。煮取三升。尝滓，内胶饴，更上微火，消解，温服一升，日三服。呕家不可用建中汤，以甜故也。

考评：山田氏以"阳脉"下八字，为后人所加，脉分阴阳非仲景所知。黎天佑曰：

"脉涩为血虚，血虚证甚多，不止腹中急痛也。脉弦为少阳，为肝气，为水饮，为疟，为厥冷，非止腹中痛也。就以急痛言之，桃仁承飞汤、抵当汤治急痛也。冷结关元，何尝不急痛？脉何尝不弦紧？小建中汤为温剂。小柴胡汤与之如冰炭，乃可互用乎？要之专执脉以揣测何证，是叔和手笔，当删。"

第 101 条

[**原文**] 伤寒中风，有柴胡证。但见一证便是，不必悉具。凡柴胡汤病证而下之，若柴胡证不罢者，复与柴胡汤，必蒸蒸而振，却复发热汗出而解。

第 102 条

[**原文**] 伤寒二、三日，心中悸而烦者，小建中汤主之。

第 103 条

[**原文**] 太阳病，过经十余日，反二、三下之，后四、五日，柴胡证仍在者，先与小柴胡扬。呕不止，心下急，郁郁微烦者，为未解也。与大柴胡汤下之则愈。

大柴胡汤方：

柴胡半斤。味甘平　黄芩三两。味苦寒　芍药三两。味酸，微寒　半夏半升，洗。味辛温　生姜五两，切。味辛温　枳实四枚，炙。味苦寒　大枣十二枚，擘。甘温。

上八味，以水一斗二升，煮取六升，去滓，再煎，温服一升，日三服。一方用大黄二两。若不加，恐不为大柴胡汤。

第 104 条

[**原文**] 伤寒十三日不解，胸胁满而呕，日晡所发潮热，已而微利。此本柴胡证，下之而不得利，今反利者，知医以丸药下之，非其治也。潮热者实也，先宜小柴胡汤以解外，后以柴胡加芒硝汤主之。

考评：黎天佑曰："本文'下之而不得利'，不言下用何方。'知医以丸药下之'又属揣测之辞。行文种种费解。"

第 105 条

[**原文**] 伤寒十三日，过经，评语者，以有热也，当以汤下之。若小便利者，大便当硬，而反下利，脉调和者，知医以丸药下之，非其治也。若自下利者，脉当微厥，今反和者，此为内实也，调胃承气汤主之。

考评：黎天佑曰："与上条同一揣测之辞，文多费解，当缺疑。"

第 106 条

[**原文**] 太阳病不解，热结膀胱，其人如狂，血自下，下者愈。其外不解者，尚未可攻，当先解外。外解已，但少腹急结者，乃可攻之，宜桃核承气汤方。

桃核承气汤方：

桃仁五十个，去皮尖。味甘平　桂枝二两，去皮。味辛热　大黄四两　芒硝二两　甘草二两，炙

上五味，以水七升，煮取二升半，去滓，内芒硝，更上火微沸。下火，先食温服五合，日三服，当微利。

第 107 条

[**原文**] 伤寒八、九日，下之，胸满烦惊，小便不利，评语，一身尽重，不可转侧者。柴胡加龙骨牡蛎汤主之。

110

柴胡加龙骨牡蛎汤方：

半夏二合半，洗。大枣六枚　柴胡四两　生姜一两半　人参一两半　龙骨一两半　铅丹一两半　桂枝一两半，去皮　茯苓一两半　大黄二两　牡蛎一两半，煅　黄芩一两半。

上十二味，以水八升，煮取四升，内大黄切如棋子，更煮一、二沸，去滓，温服一升。

考评：恽铁樵曰："柴胡龙牡决非对症之药。"丹波以为柴胡龙牡汤有效，不可为训，缺疑可也。

第108条

[原文] 伤寒，腹满，谵语，寸口脉浮而紧，此肝乘脾也，名曰纵，刺期门。

考评：浅田曰："此条见《平脉》或后人所补。"《金鉴》以为有误，缺疑。

第109条

[原文] 伤寒发热，啬啬恶寒，大渴欲饮水，其腹必满，自汗出，小便利，其病欲解，此肝乘肺也，名曰横，刺期门。

考评：浅田曰："不可以，缺疑。"

第110条

[原文] 太阳病二日，反躁，反熨其背，而大汗出，大热入胃，胃中水竭，躁烦，必发谵语，十余日，振栗、自下利者，此为欲解也。故其汗，从腰已以不得汗，欲小便不得，反呕，欲失溲，足下恶风，大便硬，小便当数而反不数及不多，大便已，头卓然而痛，其人足心热，谷气下流故也。

考评：浅田曰："此条之辞烦碎，难为正论。"恽铁樵曰："讹误必多，存疑。"

第111条

[原文] 太阳病中风，以火劫发汗，邪风被火热，血气流溢，失其常度，两阳相熏灼，其身发黄。阳盛则欲衄，阴虚则小便难，阴阳俱虚竭，身体则枯燥。但头汗出，剂颈而还，腹满微喘，口干咽烂，或不大便，久则谵语，甚者至哕，手足躁扰，捻衣摸床，小便利者，其人可治。

考评：浅田曰："此条后人之辞句，姑存之。"刘栋曰："以下四条为后人所记。"黎天佑谓此症为真阴立亡之象，恐非药力所能挽。小便利者，尚有一线生机。

第112条

[原文] 伤寒脉浮，医以火迫劫之，亡阳，必惊狂，起卧不安者，桂枝去芍药加蜀漆牡蛎龙骨救逆汤主之。

桂枝去芍药加蜀漆龙骨牡蛎救逆汤方：

桂枝三两，去皮　甘草二两，炙　生姜三两，切　牡蛎五两，熬。味酸咸　龙骨四两。味甘平　大枣十二枚，擘　蜀漆三两，洗去腥。味辛平

上七味，以水一斗二升，先煮蜀漆，减二升，内诸药煮取三升，去滓，温服一升。

考评：恽铁樵曰："本条蜀漆与柴胡龙牡之黄丹、白散之巴豆，皆以其他各方用药不类，皆不得轻易尝试。"

第113条

[原文] 形作伤寒，其脉不弦紧而弱。弱者必渴，被火者必谵语。弱者发热、脉浮，解之当汗出，愈。

考评：恽铁樵曰："文理不相属，总不能曲为解释。"黎天佑曰："形作伤寒者，非真伤寒耶。此节费解，非仲景之书。"

第 114 条

[原文] 太阳病，以火熏之，不得汗，其人必躁，到经不解，必清血，名为火邪。

第 115 条

[原文] 脉浮热甚，反灸之，此为实。实以虚治，因火而动，必晒燥唾血。

第 116 条

[原文] 微数之脉，慎不可灸，因火为邪，则为烦逆，追虚逐实，血散脉中，火气虽微，内攻有力，焦骨伤筋，血难复也。脉浮，宜以汗解，用火灸之，邪无从出，因火而盛，病从腰以下必重而痹，名火逆也。欲自解者，必当先烦，烦乃有汗而解。何以知之？脉浮，故知汗出解。

考评：以上三条，刘栋云："为后人所记。"

第 117 条

[原文] 烧针令其汗，针处被寒，核起而赤者，必发奔豚，气从少腹上冲心者，灸其核上各一壮，与桂枝加桂汤，更加桂三两。

考评：恽铁樵曰："因烧针起核而发奔豚，今日罕见，注家所释，亦仅存空论。"

第 118 条

[原文] 火逆，下之，因烧针烦躁者，桂枝甘草龙骨牡蛎汤主之。

桂枝甘草龙骨牡蛎汤方：

桂枝一两　甘草二两　龙骨二两　牡蛎二两，熬

上四味，以水五升，煮取二升半，去滓，温服八合，日三服。

第 119 条

[原文] 太阳伤寒者，加温针，必惊也。

考评：以上二条，皆言烧针之害，无甚意义。

第 120 条

[原文] 太阳病，当恶寒发热，今自汗出，不恶寒发热，关上脉细数者，以医吐之也。一、二日吐之者，腹中饥，口不能食；三、四日吐之者，不喜糜粥，欲食冷食。朝食暮吐，以医吐之所致也，此为小逆。

考评：黎天佑曰："本文有脱落，费解。"浅田氏以此条注文错乱。

第 121 条

[原文] 太阳病吐之，但太阳病当恶寒，今反不恶寒，不欲近衣，此为吐之内烦也。

考评：浅田氏谓："'吐'下有缺文。"

第 122 条

[原文] 病人脉数，数为热，当消谷引食，而反吐者，此以发汗，令阳气微，膈气虚，脉乃数也。数为客热，不能消谷，以胃中虚冷，故吐也。

考评：浅田曰："此恐后人就前条论医吐之过也。"山田氏谓有《辨脉》、《平脉》辞气。

第 123 条

[原文] 太阳病，过经十余日，心下温温欲吐，而胸中痛，大便反溏，腹微满，郁郁

微烦。先此时，自极吐下者，与调胃承气汤。若不尔者，不可与。但欲呕，胸中痛，微溏者，此非柴胡汤证，以呕故知极吐下也。

考评：浅田曰："此条诸注纷云，难从。"陆渊雷谓："'不尔'以下，不似仲景文字。"黎天佑曰："此节费解，非仲景书。"

第124条

[原文] 太阳病六、七日，表证仍在，脉微而沉，反不结胸，其人发狂者，以热在下焦，少腹当硬满，小便自利者，下血乃愈。所以然者，以太阳随经，瘀热在里故也。抵当汤主之。

抵当汤方：

水蛭三十个，熬。味咸，苦寒　虻虫三十个，熬，去翅足。味苦，微寒　桃仁二十个，去皮尖。味苦甘，平　大黄三两，酒浸。味苦寒

上四味，以水五升，煮取三升，去滓，温服一升，不下再服。

考评：黎天佑曰："'脉微而沉'，当作'脉微沉'，'微'当作'略'字解。不然，微也阳虚，传抄恐有误。"余无言曰："下焦不仅膀胱，包括整个少腹中之脏器而言。"

第125条

[原文] 太阳病，身黄，脉沉结，少腹硬，小便不利者，为无血也。小便自利，其人如狂者，血证谛也，抵当汤主之。"

考评："身黄"，陆渊雷释为溶血性黄疸，实非也。

第126条

[原文] 伤寒有热，少腹满，应小便不利；今反利者，为有血也，当下之，不可余药，宜抵当丸。

抵当丸方：

水蛭二十个，熬，味苦寒　虻虫二十个。味苦，微寒　桃仁二十五个，去皮尖　大黄三两

上四味，杵分为四丸，以水一升，煮一丸，取七合服之，晬时，当下血；若不下者，更服。

第127条

[原文] 太阳病，小便利者，以饮水多，必心下悸。小便少者，必苦里急也。

辨太阳病脉证并治法（下）第七考评

第128条

[原文] 问曰：病有结胸，有脏结，其状何如？答曰：按之痛，寸脉浮，关脉沉，名曰结胸也。

第129条

[原文] 何谓脏结？答曰：如结胸状，饮食如故，时时下利，寸脉浮，关脉小细沉紧，名曰脏结。舌上白胎滑者，难治。

第130条

[原文] 脏结无阳证，不往来寒热，其人反静，舌上胎滑者，不可攻也。

第 131 条

[**原文**] 病发于阳而反下之,热入,因作结胸;病发于阴而反下之,因作痞也。所以成结胸者,以下之太早故也。结胸者,项亦强,如柔痉状。下之则和,宜大陷胸丸。

大陷胸丸方:

大黄半斤。味苦寒,葶苈半升,熬。味苦寒 芒硝半升。味咸寒 杏仁半升,去皮尖,熬黑。味苦,甘温

上四味,捣筛二味,内杏仁、芒硝,合研如脂,和散,取如弹丸一枚;别捣甘遂末一钱匕,白蜜二合,水二升,煮取一升,温顿服之,一宿乃下,如不下,更服,取下为效,禁如药法。

第 132 条

[**原文**] 结胸证,其脉浮大者,不可下,下之则死。

第 133 条

[**原文**] 结胸证悉具,烦躁者,亦死。

第 134 条

[**原文**] 太阳病,脉浮而动数,浮则为风,数则为热,动则为痛,数则为虚,头痛发热,微盗汗出而反恶寒者,表未解也。医反下之,动数变迟,膈内拒痛,胃中空虚,客气动膈,短气躁烦,心中懊恼,阳气内陷,心下因硬,则为结胸,大陷胸汤主之。若不结胸,但头汗出,余处无汗,剂颈而还,小便不利,身必发黄。

大陷胸汤方:

大黄六两,去皮。苦寒 芒硝一升。咸寒 甘遂一钱匕。苦寒

上三味,以水六升,先煮大黄,取二升,去滓,内芒硝,煮一两沸,内甘遂末,温服一升,得快利,止后服。

第 135 条

[**原文**] 伤寒六、七日,结胸热实,脉沉而紧,心下痛,按之石硬者,大陷胸汤主之。

第 136 条

[**原文**] 伤寒十余日,热结在里,复往来寒热者,与大柴胡汤。但结胸无大热者,此为水结在胸胁也,但头微汗出者,大陷胸汤主之。

第 137 条

[**原文**] 太阳病,重发汗,而复下之,不大便五、六日,舌上燥而渴,日晡所小有潮热,从心下至少腹,硬满而痛,不可近者,大陷胸汤主之。

第 138 条

[**原文**] 小结胸病,正在心下,按之则痛,脉浮滑者,小陷胸汤主之。

小陷胸汤方:

黄连一两。苦寒 半夏半升,洗。辛温 瓜蒌实大者一枚。味苦寒

上三味,以水六升,先煮瓜蒌取三升,去滓,内诸药,煮取二升,去滓,分温三服。

考评:恽铁樵曰:"以上结胸一证,余反复推敲亘七、八年,迄不得其要领。盖其所言病状与其所处之方药,证之实验,轻重不侔,不可据为法。大陷胸与十枣两条皆极可疑,必不得而用之,宁舍汤用丸,每服少许,以知为度,宁缺此数页,不得以人命供吾等

试验也。又结胸、脏结、痞三项病，其症状、病理，经文不甚分明，注家解释，言人人殊，令人无所适从。"

第139条

[原文] 太阳病二、三日，不能卧，但欲起，心下必结，脉微弱者，此本有寒分也。反下之，若利止，必作结胸；未止者，四日复下之，此作协热利也。

考评：恽铁樵曰："此条本不可解。"山田氏以为王叔和敷衍之文。黎天佑谓有错简。

第140条

[原文] 太阳病下之，其脉促，不结胸者，此为欲解也。脉浮者，必结胸；脉紧者，必咽痛；脉弦者，必两胁拘急；脉细数者，头痛未止；脉沉紧者，必欲呕；脉沉滑者，协热利；脉浮滑者，必下血。

考评：山田曰："此条亦叔和所加，缺疑。"黎天佑曰："此季以脉证证，每句下存一'必'字。临证四十年，知此条脉法之大谬也，乃捕风捉影之技。创之者为伪《难经》鼓吹。宜删。"

第141条

[原文] 病在阳，应以汗解之，反以冷水撰之，若灌之，其热被劫不得去，弥更益烦，肉上栗起，意欲饮水，反不渴者，服文蛤散。若不瘥者，与五苓散。寒实结胸，无热证者，与三物小陷胸汤，白散亦可服。

文蛤散方：

文蛤五两。味咸寒

上一味，为散，以沸汤和一钱匕服，汤用五合。

白散方：

桔梗三分。味辛苦，微温　巴豆一分，去皮心，熬黑，研如脂。平温　贝母三分。味辛苦平

上三味为末，内巴豆，更于臼中杵之，以白饮和服。强人半钱匕，羸者减之。病在膈上必吐，在膈下必利，不利进热粥一杯，利过不止，进冷粥一杯。身热，皮栗不解，欲引衣自复，若水以撰之、洗之，益令热劫不得出，当汗而不汗，则烦。假令汗出已，腹中痛，与芍药三两如上法。

考评：恽铁樵以为时医手笔。末后三物白散条缺疑。

第142条

[原文] 太阳与少阳并病，头项强痛，或眩冒，时如结胸，心下痞硬者，当刺大椎第一间，肺俞、肝俞，慎不可发汗，发汗则谵语。脉弦，五日谵语不止，当刺期门。

考评：山田氏以此条为叔和衍文。

第143条

[原文] 妇人中风，发热恶寒，经水适来，得之七、八日，热除而脉迟身凉，胸胁下满，如结胸状，谵语者，此为热入血室也，当刺期门，随其实而取之。

第144条

[原文] 妇人中风，七、八日，续得寒热，发作有时。经水适断者，此为热入血室，其血必结，故使如疟状，发作有时，小柴胡汤主之。

考评：热入血室以小柴胡汤治之，参观张山雷、《沈氏女科辑要》及其他女科专书，

即知其谬。

第 145 条

[原文] 妇人伤寒发热，经水适来，昼日明了，暮则谵语，如见鬼状者，此为热入血室。无犯胃气及上二焦，必自愈。

第 146 条

[原文] 伤寒六、七日，发热微恶寒，支节烦疼，微呕，心下支结，外证未去者，柴胡桂枝汤主之。

第 147 条

[原文] 伤寒五、六日，已发汗而复下之，胸胁满，微结，小便不利，渴而不呕，但头汗出，往来寒热心烦者，此为未解也，柴胡桂枝干姜汤主之。

柴胡桂枝干姜汤方：

柴胡半斤。苦平　桂枝三两，去皮。味辛热　干姜二两。味辛热　瓜蒌根四两。味苦寒　黄芩三两。苦味寒　牡蛎二两，熬。味咸寒　甘草二两，炙。味甘平

上七味，以水一斗二升，煮取六升，去滓，再煎，取三升，温服一升，日三服。初服微烦，复服，汗出便愈。

考评：山田曰："此为叔和所加减，非仲景方。而《要略》所载本方主治，与本条大异，则《金匮》系伪书也。"

第 148 条

[原文] 伤寒五、六日，头汗出，微恶寒，手足冷，心下满，口不欲食，大便硬，脉细者，此为阳微结，必有表复有里也。脉沉，亦在里也。汗出为阳微，假令纯阴结，不得复有外证，悉入在里，此为半在里半在外也。脉虽沉紧，不得为少阴病，所以然者，阴不得有汗，今头汗出，故知非少阴也，可与小柴胡汤。设不了了者，得屎而解。

考评：此条可疑，必非仲景书矣。

第 149 条

[原文] 伤寒五、六日，呕而发热者，柴胡汤证具，而以他药下之，柴胡证仍在者，复与柴胡汤。此虽已下之，不为逆，必蒸蒸而振，却发热汗出而解。若心下满，而硬痛者，此为结胸也，大陷胸汤主之；但满而不痛者，此为痞，柴胡不中与之，宜半夏泻心汤。

半夏泻心汤方：

半夏半升，洗。味辛平　黄芩　味苦寒　干姜　味辛热　人参　以上各三两。味甘温黄连一两。味苦寒　大枣十二枚，擘。味温甘　甘草三两，炙。味甘平

上七味，以水一斗，煮取六升，去滓。再煎，取三升，温服一升，日三服。

考评：恽铁樵曰："陷胸可疑。"黎天佑曰："此条全是衍文，当删。"

第 150 条

[原文] 太阳少阳并病，而反下之，成结胸，心下硬，下利不止，水浆不下，其人心烦。

考评：恽铁樵以此条有缺文。

第 151 条

[原文] 脉浮而紧，而复下之，紧反入里，则作痞。按之自濡，但气痞耳。

116

考评：黎天佑曰："此条衍文。"此条"脉浮而紧"下，未有"汗下"字样，而言"复下之"，"复"字无着落，"仅反入里"句，不曰"沉紧"而曰"入里"，证有入里，脉亦有入里乎？叔和脉法变幻离奇。此条当删。

第152条

[**原文**] 太阳中风，下利，呕逆，表解者，乃可攻之。其人漐漐汗出，发作有时，头痛，心下痞，硬满，引胁下痛，干呕，短气，汗出，不恶寒者，此表解里未和也，十枣汤主之。

十枣汤方：

芫花熬。味辛苦　甘遂味苦寒　大戟味苦寒　大枣十枚，擘。味甘温

上上三味等分，各别捣为散。以水一升半，先煮大枣肥者十枚，取八合，去滓，内药末。强人服一钱匕，羸人服半钱，温服之，平旦服。若下少病不除者，明日更服，加半钱，得快下利后，糜粥自养。

考评：恽铁樵曰："本条病之小者，而用此大方，不伦极矣。"

第153条

[**原文**] 太阳病，医发汗，遂发热恶寒，因复下之，心下痞，表里俱虚，阴阳气并竭，无阳则阴独，复加烧针，因胸烦，面色青黄，肤瞤者，难治；今色微黄，手足温者，乃愈。

考评：浅田曰："'表里俱虚'下，为后人所加。"

第154条

[**原文**] 心下痞，按之濡，其脉关上浮者，大黄黄连泻心汤主之。

大黄黄连泻心汤方：

大黄二两。味苦　寒黄连一两。味苦寒

上三味，以麻沸汤二升渍之，须臾绞去滓，分温再服。

第155条

[**原文**] 心下痞而复恶寒，汗出者，附子泻心汤主之。

第156条

[**原文**] 本以下之，故心下痞，与泻心汤；痞不解，其人渴而口躁烦，小便不利者，五苓散主之。

第157条

[**原文**] 伤寒汗出，解之后，胃中不和，心下痞硬，干噫，食臭，胁下有水气，腹中雷鸣下利者，生姜泻心汤主之。

第158条

[**原文**] 伤寒中风，医反下之，其人下利，日数十行，谷不化，腹中雷鸣，心下痞硬而满，干呕，心烦不得安。医见心下痞，谓病不尽，复下之，其痞益甚，此非结热，但以胃中虚，客气上逆，故使硬也，甘草泻心汤主之。

第159条

[**原文**] 伤寒服汤药，下利不止，心下痞硬。服泻心汤已，复以他药下之，利不止，医以理中与之，利益甚。理中者，理中焦，此利在下焦，赤石脂禹余粮汤主之。复不止者，当利其小便。

赤石脂禹余粮汤方：

赤石脂一斤，碎。味甘温　禹余粮一斤，碎。味甘平

以上二味，以水六升，煮取二升，去滓，分温三服。

考评：此条当时传抄之误，开口言伤寒服药，不言服何汤，下利至不止，乃云服泻心汤已。又云以他药下之，又投理中，利益甚，以石脂禹余粮获效。试问二味有何能力堪胜此任？复利不止，谓当利其小便。一派游移不定，安能治此症哉？

第160条

[原文] 伤寒吐下后发汗，虚烦，脉甚微。八、九日，心下痞硬，胁下痛，气上冲咽喉，眩冒。经脉动惕者，久而成痿。

第161条

[原文] 伤寒发汗，若吐若下，解后，心下痞硬，噫气不除者，旋覆代赭石汤主之。

旋覆代赭石汤方：

旋覆花三两。味咸温　人参二两。味甘温　生姜五两，切。味辛温　半夏半升，洗。味辛温　代赭石一两。味苦寒　大枣十二枚，擘。甘温　甘草三两，炙。味甘平

上七味，以水一斗，煮取六升，去渣，再煎，取三升，温服一升，日三服。

第162条

[原文] 下后，不可更行桂枝汤。若汗出而喘，无大热者，可与麻黄杏子甘草石膏汤。

第163条

[原文] 太阳病，外证未除而数下之，遂协热而利。利下不止，心下痞硬，表里不解者，桂枝人参汤主之。

桂枝人参汤方：

桂枝四两，去皮。味辛热　甘草四两，炙。味甘平　白术三两，味甘平　人参三两。味甘温　干姜三两。味辛热

上五味，以水九升，先煮四味，取五升，内桂更煮，取三升，温服一升，日再、夜一服。

第164条

[原文] 伤寒大下后，复发汗，心下痞，恶寒者，表未解也，不可攻痞，当先解表，表解乃可攻痞。解表宜桂枝汤，攻痞宜大黄黄连泻心汤。

第165条

[原文] 伤寒，发热，汗出不解，心下痞硬，呕吐而下利者，大柴胡汤主之。

第166条

[原文] 病如桂枝证，头不痛，项不强，寸脉微浮，胸中痞硬，气上冲喉咽，不得息者，此为胸有寒也，当吐之，宜瓜蒂散。

瓜蒂散方：

瓜蒂一分，熬黄。味苦寒　赤小豆一分。味酸温

上二味，各别捣筛，为散已，合治之，取一钱匕。以香豉一合，用热汤七合，煮作稀糜，去滓，取汁和散，温顿服之。不吐者，少少加，得快吐乃止。诸亡血虚家，不可与瓜蒂散。

第 167 条

[原文] 病胁下素有痞，连在脐旁，痛引少腹，入阴筋者，此名脏结，死。

第 168 条

[原文] 伤寒，若吐、若下后，七、八日不解，热结在里，表里俱热，时时恶风，大渴，舌上干燥而烦，欲饮水数升者，白虎加人参汤主之。

第 169 条

[原文] 伤寒无大热，口燥渴，心烦，背微恶寒者，白虎加人参汤主之。

第 170 条

[原文] 伤寒脉浮，发热无汗，其表不解，不可与白虎汤。渴欲饮水，无表证者，白虎加人参汤主之。

第 171 条

[原文] 太阳少阳并病，心下硬，颈项强而眩者，当刺大椎、肺俞、肝俞，慎勿下之。

考评：陆渊雷以为叔和羼入本论。

第 172 条

[原文] 太阳与少阳合病，自下利者，与黄芩汤；若呕者，黄芩加半夏生姜汤主之。

黄芩汤方：

黄芩三两。味苦寒　甘草二两，炙。味甘平　芍药二两。味酸平　大枣十二枚，擘。味甘温

上四味，以水一斗，煮取三升，去滓，温服一升，日再夜一服。若呕者，加半夏半升，生姜三两。

第 173 条

[原文] 伤寒胸中有热，胃中有邪气，腹中痛，欲呕吐者，黄连汤主之。

黄连汤方：

黄连味苦寒　甘草炙。味甘平　干姜味辛热　桂枝去皮，各三两。味辛热　人参二两。味甘温　半夏半升，洗。味辛温　大枣十二枚，擘。味甘温

上七味，以水一斗，煮取六升，去滓，温服一升，日三服，夜二服。

第 174 条

[原文] 伤寒八、九日，风湿相搏，身体疼烦，不能自转侧，不呕不渴，脉浮虚而涩者，桂枝附子汤主之。若其人大便硬，小便自利者，去桂加白术汤主之。

桂枝附子汤方：

桂枝四两，去皮。味辛热　附子三枚，炮，去皮，破八片。辛热　生姜三两，切。味辛温　甘草二两，炙。味甘温大枣十二枚，擘。味甘温

上五味，以水六升，煮取二升，去滓，分温三服。

第 175 条

[原文] 风湿相搏，骨节烦疼，掣痛，不得屈伸，近之则痛剧，汗出短气，小便不利，恶风不欲去衣，或身微肿者，甘草附子汤主之。

甘草附子汤方：

甘草二两，炙。味甘平　附子二枚，炮，去皮，破。味辛热　白术二两。味甘温　桂

枝四两，去皮。味辛热

上四味，以水六升，煮取三升，去滓，温服一升，日三服。初服得微汗则解。能食，汗止复烦者，服五合，恐一升多者，宜服六、七合为妙。

第176条

[**原文**]伤寒脉浮滑，此表有热，里有寒，白虎汤主之。

白虎汤方：

知母六两。味苦寒　石膏一斤，碎。味甘寒　甘草二两。味甘平　粳米六合。味甘平

上四味，以水一斗，煮米熟，汤成，去滓，温服一升，日三服。

考评："里有寒"，若是指病邪，则论中之"寒"字，医者皆可乱指，将何以辨证施治乎？黎天佑曰："此条无大渴、谵语等症，只凭脉论证。本论中'沉滑者协热利'，'浮滑者必下血'，同此手笔，非叔和书而何？专以脉定证，启后人捕风捉影之技，非仲景真传也，当删。"

第177条

[**原文**]伤寒脉结代，心动悸，炙甘草汤主之。

炙甘草汤方：

甘草四两，炙。味甘平　生姜三两，切。味辛温　桂枝三两，去皮。味辛热　人参二两。味甘温　生地黄一斤。味甘寒　阿胶二两。味温甘　麦门冬半升，去心。味甘平　麻子仁半升，味甘平　大枣十二枚，擘。味甘温

上九味，以清酒七升，水八升，先煮八味，取三升，去滓，内胶烊消尽，温服一升，日三服，一名复脉汤。

第178条

[**原文**]脉按之来缓，而时一止复来者，名曰结。又脉来动而中止，更来小数，中有还者反动，名曰结，阴也；脉来动而中止，不能自还，因而复动者，名曰代，阴也。得此脉者，必难治。

辨阳明病脉证并治法第八考评

第179条

[**原文**]问曰：病有太阳阳明，有正阳阳明，有少阳阳明，何谓也？答曰：太阳阳明者，脾约是也。正阳阳明者，胃家实是也。少阳阳明者，发汗，利小便也，胃中燥烦实，大便难是也。

考评：陆渊雷曰："非仲景经万家之法。"廖季平曰："凡有问曰、答曰，皆后人所记。"黎天佑曰："此节设问答，而提纲又谓之正阳阳明，由是而生出太阳阳明，指为脾约。其三节太阳之转属阳明，即太阳阳明也，何以此节又另立脾约之名？其叙少阳阳明，见证无非第三节太阳转属阳明之见证，而乃曰为少阳阳明。此等支离，岂仲景原文哉？当删。"

第180条

[**原文**]阳明之为病，胃家实也。

考评：陆渊雷曰："此条亦非仲景之言。"

120

第 181 条

[原文] 问曰：何缘得阳明病？答曰：太阳病发汗、若下、若便小便，此亡津液，胃中干燥，因转属阳明，不更衣，内实，大便难者，此名阳明也。

考评：山田氏以为后人所记。

第 182 条

[原文] 问曰：阳明病，外证云何？答曰：身热，汗自出，不恶寒，反恶热也。

考评：黎天佑曰："以上二节，当删。仲景自著之书，更向何人问答？"

第 183 条

[原文] 问曰：病有得之一日，不发热而恶寒者，何也？答曰：虽得之一日，恶寒将自罢，即自汗出而恶热也。

考评：此传经之说，当缺疑。

第 184 条

[原文] 问曰：恶寒何故自罢？答曰：阳明居中，主土也，万物所归，无所复传。始虽恶寒，二日自止，此为阳明病也。

考评：浅田曰："此少阳转属阳明，传经之说。"

第 185 条

[原文] 本太阳初得病时，发其汗，汗先出不彻，因转属阳明也。伤寒发热无汗。呕不能食，而反汗出濈濈然者，是转属阳明也。

第 186 条

[原文] 伤寒三日，阳明脉大。

第 187 条

[原文] 伤寒脉浮而缓，手足自温者，是为系在太阴。太阴者，身当发黄；若小便自利者，不能发黄。至七、八日大便硬者，为阳明病也。

第 188 条

[原文] 伤寒转系阳明者，其人濈然微汗出也。

第 189 条

[原文] 阳明中风，口苦咽干，腹满微喘，发热恶寒，脉浮而紧；若下之，则腹满，小便难也。

第 190 条

[原文] 阳明病，若能食，名中风；不能食，名中寒。

第 191 条

[原文] 阳明病，若中寒，不能食，小便不利，手足濈然汗出，此欲作固瘕，必大便初硬后溏。所以然者，以胃中冷，水谷不别放也。

考评：陆渊雷曰："以上七条，义既支离，文尤卑弱，皆非仲景文字。"

第 192 条

[原文] 阳明病，初欲食，小便反不利，大便自调，其人骨节疼，翕翕如有热状，奄然发狂，濈然汗出而解者，此水不胜谷气，与汗共并，脉紧则愈。

考评：此条当缺疑。

第 193 条

[原文] 阳明病欲解时，从申至戌上。

考评：陆渊雷曰："此条非仲景文。"

第 194 条

[原文] 阳明病，不能食，攻其热必哕。所以然者，胃中虚冷散也。以其人本虚，攻其热必哕。

考评：陆渊雷谓杂病，非热病，见《金匮》黄疸篇。仲景著书，一人手笔，岂重出？

第 195 条

[原文] 阳明病脉迟，食难用饱，饱则微烦，头眩，必小便难，此欲作谷疸。虽下之，腹满如故。所以然者，脉迟故也。

考评：浅田氏谓可不必药。

第 196 条

[原文] 阳明病法多汗，反无汗，其身如虫行皮中状者，此以久虚故也。

第 197 条

[原文] 阳明病，反无汗，而小便利，二、三日，呕而咳，手足厥者，必苦头痛；若不咳不呕，手足不厥者，头不痛。

考评：以上二条，陆渊雷谓后人所记。

第 198 条

[原文] 阳明病，但头眩，不恶寒，故能食而咳，其人咽必痛；若不咳者，咽不痛。

第 199 条

[原文] 阳明病无汗，小便不利，心中懊憹者，身必发黄。

第 200 条

[原文] 阳明病，被火，额上微汗出，小便不利者，必发黄。

考评：陆渊雷谓凭脉测证，非仲景诊法。

第 201 条

[原文] 阳明病，脉浮而紧者，必潮热，发作有时。但浮者，必盗汗出。

第 202 条

[原文] 阳明病，口燥，但欲漱水不欲咽者，此必衄。

考评：山田曰："上十八条，乃叔和羼入。"刘栋以为后人之言是也。

第 203 条

[原文] 阳明病，本自汗出，医更重发汗，病已瘥，尚微烦不了了者。此大便必硬故也。以亡津液，胃中干燥，故令大便硬。当问其小便，日几行。若本小便日三四行，今日再行，故知大便不久出；今为小便数少，以津液当还入胃中，故知不久必大便也。

第 204 条

[原文] 伤寒呕多，虽有阳明证不可攻之。

第 205 条

[原文] 阳明病，心下硬满者，不可攻之。攻之，利遂不止者死，利止者愈。

考评：以上二条，刘栋、山田皆以为后人所记。黎天佑曰："第 204 条，乃叔和《辨脉》之说；第 205 条亦出叔和手笔，其云'攻之，利逐不止者死'，又云'利不止者愈'。

可愈则宜攻，可死则不宜攻，岂有攻之可死，攻之亦可愈乎？"

第 206 条

[原文] 阳明病，面合赤色，不可攻之，必发热色黄，小便不利也。

第 207 条

[原文] 阳明病，不吐不下，心烦者，可与调胃承气汤。

第 208 条

[原文] 阳明病脉迟，虽汗出，不恶寒者，其身必重，短气腹满而喘，有潮热者，此外欲解，可攻里也。手足濈然而汗出者，此大便已硬也，大承气汤主之；若汗多微发热恶寒者，外未解也，其热不潮，未可与承气汤；若腹大满不通者，可与小承气汤，微和胃气，勿令至大泄下。

大承气汤方：

大黄四两，酒洗。苦寒　厚朴半斤，炙，去皮。苦温　枳实五枚，炙。苦寒　芒硝三合。咸寒

上四味，以水一斗，先煮二物，取五升，去滓，内大黄，煮取二升，去滓，内芒硝。更上微火一两沸，分温再服。得下，余勿服。

小承气汤方：

大黄四两　厚朴二两，炙，去皮　枳实三枚，大者，炙

以上三味，以水四升，煮取一升二合，去滓，分温二服。初服汤，当更衣，不尔者，尽饮之；若更衣者，勿服之。

第 209 条

[原文] 阳明病，潮热，大便微硬者，可与大承气汤；不硬者，不可与之。若不大便六、七日，恐有燥屎，欲知之法，少与小承气汤，汤入腹中，转失气者，此有燥屎，乃可攻之；若不转失气者，此但初头硬，后必溏，不可攻之，攻之，必胀满不能食也。欲饮水者，与水则哕。其后发热者，必大便复硬而少也，以小承气汤和之。不转失气者，慎不可攻也。

考评：山田、舒佑谓"欲饮水"下三十八字，为后人所加，当削之。

第 210 条

[原文] 夫实则评语，虚则郑声。郑声者，重语也。直视评语，喘满者死。下利者亦死。

考评：陆渊雷谓此条不知是否仲景文字，其言颇未惬当。

第 211 条

[原文] 发汗多，若重发汗者，亡其阳，评语脉短者死；脉自和者不死。

第 212 条

[原文] 伤寒若吐、若下后，不解，不大便五、六日，上至十余日，日晡所发潮热，不恶寒，独语如见鬼状。若剧者，发则不识人，循衣摸床，惕而不安，微喘直视，脉弦者生，涩者死，微者但发热评语者，大承气汤主之。若一服利，则止后服。

第 213 条

[原文] 阳明病，其人多汗，以津液外出，胃中燥，大便必硬，硬则评语，小承气汤主之。若一服评语止，更莫复服。

123

第 214 条

[**原文**] 阳明病，谵语发潮热，脉滑而疾者，小承气汤主之。因与承气汤一升，腹中转矢气者，更服一升；若不转矢气，勿更与之。明日又不大便，脉反微涩者，里虚也，为难治，不可更与承气汤也。

考评：山田氏、尾台氏谓"因与承气"至"勿更与之"当删。

第 215 条

[**原文**] 阳明病，谵语有潮热，反不能食者，胃中必有燥屎五、六枚也。若能食者，但硬耳，宜大承气汤下之。

第 216 条

[**原文**] 阳明病，下血谵语者，此为热入血室；但头汗出者，刺期门，随其实而泻之，濈然汗出则愈。

考评：此条当缺疑。浅田氏以为刺法恐针家法，言不可从。

第 217 条

[**原文**] 汗出谵语者，以有燥屎在胃中，此为风也，须下之，过经乃可下之。下之若早，语言必乱，以表虚里实故也。下之愈，宜大承气汤。

考评：陆渊雷谓"此为风也"至"故也"，二十八字为后人旁注。

第 218 条

[**原文**] 伤寒四、五日，脉沉而喘满。沉为在里，而反发其汗，津液越出，大便为难，表虚里实，久则谵语。

第 219 条

[**原文**] 三阳合病，腹满身重，难以转侧，口不仁面垢，谵语遗尿。发汗则谵语，下之则额上生汗，手足逆冷。若自汗出者。白虎汤主之。

考评：尾台氏以"发汗"下十七字当删。

第 220 条

[**原文**] 二阳并病，太阳证罢。但发潮热，手足漐漐汗出，大便难而谵语者，下之则愈，宜大承气汤。

考评：以上二条，言之合病并病。丹波元坚曰："合病并病者，表里俱病是也。其感邪表里同时受病者，谓之合病；表先受病；次传于里而表邪犹在者，谓之并病。合病则剧，并病则易，此合病并病之略也。"徐大椿曰："同起者为合病；一经未罢，一经又病者，为并病。"程杏轩曰："所谓合病者，乃二阳三阳同病，病之相合者也。并病者，如太阳先病不解，又并入阳明少阳之类也。凡并病，由浅而深，由此而彼，热使之必然也。此合病并病之义也。三阳之里，便是三阴，三阴之表，即是三阳。如太阳病脉沉，便合少阴；少阴病而发热，便合太阳。阳明脉迟，便合太阴；太阴脉缓，即合阳明。少阳脉小，便合厥阴；厥阴脉浮是合少阳。虽无并合之名，而有并合之实。三阳合病，脉浮大上上，但欲眠睡，合目则汗，或谓此证属少阳，亦可用小柴胡否？答曰：可用。"《医宗金鉴》曰："一经未罢，又传一经，而两经、三经同病，而不归并一经者，谓之合病。两经、三经同病，而后归并一经自病者，谓之并病。"陈素中曰："合病者，两经、三经齐病，病之不传者也。并病者，先见一经证，一、二日又加一经证。前证不罢，两经俱病也。若先见一经证，更变他经者，则为传经矣。"喻嘉言曰："合病者，三阳合病也。谓二阳经或三阳经同俱受邪，相合而病，故曰合病，此病之不传者也。并病者，亦指三阳而言。并病者，催并督促之谓，前病未解，后病已至，有逼相并之义。此病之传者也。若与三阴合病，即是两感矣。所以三阴无合病例也。"周学海曰："合病并病皆邪气实，至于其经也。更有邪在此经，而兼见彼经之证者，邪在阳经而兼见阴经之证者，邪气未入，证何由见？"王橘泉曰："合病者，二阳同病，或一阳先病，一阳随病，或二阳齐病。病之不传者为合并也。病者一经受病，病之未尽，又过一经而传者。又云始初二阳合病，后则一阳气盛，一阳病衰，归于一经也，此谓之并病。"曹颖甫曰："三阳合病条为阳明经证发端。'三阳合病'四字，当在后文'脉浮而紧'条，传写之倒误也。夫脉浮紧属太阳，咽燥口苦属少阳，不恶寒反恶热属阳明者，此二者皆三阳提纲。故当为三阳合病。本条则无之。历来诸家望文生训，皆瞽说也。二阳并病节，全系正阳阳实内之证发端。言二阳并病，此必非仲师原文。浅人因三阳病而妄加之也。夫既曰太阳证罢，无头痛、恶寒、恶风诸症可知，安得谓之并病？此证为正阳阳明，而非二阳并病，无可疑者，张隐庵明知并病之非，犹言太阳病气并入阳明，则尽信之过也。"陈无咎曰："《内经》热论曰：两感于寒者，一日巨阳与少阴俱病，二日阳明与太阴俱病，三日少阳与厥阴俱病，是谓并病。《伤寒论》病有太阳、阳明之脾约；正阳、阳明之胃家实；少阳、阳明之发汗，利小便，胃中有燥实，是为合病。《伤寒论》三阳合病并病条，举太阳与阳明合病，太阳与少阳合病，阳明与少阳合病，太阳与少阳并病，即三阳合病、二阳并病。合病应表、应清、应下，并病可解、可刺、少下、禁下。大抵并病由于脏腑内伤，营卫不行，合病由于阳实阴虚，或阳离阴厥。一为形伤气，一为气伤形。《小丹波述义》以《素问》所谓两感，即三阳合病。又谓三阴无合病。傅懒园曰："合病者，两经或三经齐病，不传者为合病；并病者，一经先病未尽，又过一经之传者为并病。所以有太阳阳明合病、太阳少阳合病、少阳阳明合病，有三阳合病。三阳与三阴合病，即是两感。所以三阴无合病例也。此皆经文所未及，而其义其名出于仲景者，皆理之所必然也。"

第221条

[原文] 阳明病，脉浮而紧，咽燥口苦，腹满而喘，发热汗出，不恶寒，反恶热，身重，若发汗则躁，心愦愦，反谵语。若加温针，必怵惕烦躁，不得眠；若下之，则胃中空虚，客气动膈，心中懊侬，舌上胎者，栀子豉汤主之。

考评：诸家以为有错简。

第222条

[原文] 若渴欲饮水，口干舌燥者，白虎加人参汤主之。

第223条

[原文] 若脉浮发热，渴欲饮水，小便不利者，猪苓汤主之。

猪苓汤方：

猪苓去皮，甘平　茯苓甘平　阿胶甘平　滑石碎。甘寒　泽泻甘咸寒各一两。

上五味，以水四升，先煮四味，取二升，去滓，内下阿胶烊消，温服七合，日三服。

考评：浅田氏谓乃少阴篇文。

第224条

[原文] 阳明病，汗出多而渴者，不可与猪苓汤，以汗多胃中燥，猪苓汤复利其小便故也。

第 225 条

[**原文**] 脉浮而迟，表热里寒，下利清谷者，四逆汤主之。

第 226 条

[**原文**] 若胃中虚冷，不能食者，饮水则哕。

第 227 条

[**原文**] 脉浮发热，口干鼻燥，能食者则衄。

考评：刘栋曰："此条乃后人所记。"

第 228 条

[**原文**] 阳明病下之，其外有热，手足温，不结胸，心中懊侬，饥不能食，但头汗出者，栀子豉汤主之。

考评：刘栋曰："此条亦后人所记。"

第 229 条

[**原文**] 阳明病，发潮热，大便溏，小便自可，胸胁满不去者，与小柴胡汤。

第 230 条

[**原文**] 阳明病，胁下硬满，不大便而呕，舌上白苔者，可与小柴胡汤。上焦得通，津液得下，胃气因和，身濈然而汗出解。

第 231 条

[**原文**] 阳明中风，脉弦浮大而短气，腹部满，胁下及心痛，久按之气不通，鼻干不得汗，嗜卧，一身及目悉黄，小便难，有潮热，时时哕，耳前后肿，刺之小瘥。外不解，病过十日，脉续浮者，与小柴胡汤。

第 232 条

[**原文**] 脉但浮，无余证者，与麻黄汤；若不尿，腹满加哕者，不治。

第 233 条

[**原文**] 阳明病，自汗出，若发汗，小便自利者，此为津液内竭，虽硬不可攻之，当须自欲大便，宜蜜煎导而通之。若土瓜根及大猪胆汁，皆可为导。

蜜煎导方：

蜜七合，一味，内铜器中，微火煎之，稍凝似饴状，搅之勿令焦著，欲可丸，并手捻作挺，令头锐，大如指，长二寸许，当热时急作，冷则硬。以内谷道中，以手急抱，欲大便时乃去之。

猪胆汁方：

大猪胆一枚，泻汁，和醋少许，以灌谷道中，如一食顷，当大便出宿食恶物，甚效。

第 234 条

[**原文**] 阳明病脉迟，汗出多，微恶寒者，表未解也，可发汗，宜桂枝汤。

第 235 条

[**原文**] 阳明病脉浮，无汗而喘者，发汗则愈，宜麻黄汤。

第 236 条

[**原文**] 阳明病，发热汗出，此为热越，不能发黄也。但头汗出，身无汗，剂颈而还，小便不利，渴引水浆者，此为瘀热在里，身必发黄，茵陈蒿汤主之。

茵陈蒿汤方：

茵陈蒿六两，苦微寒　栀子十四枚，擘，苦寒　大黄二两，去皮。苦寒

上三味，以水一斗，先煮茵陈，减六升，内二味，煮取三升，去滓，分温三服，小便当利，尿如皂荚汁状，色正赤，一宿腹减，黄从小便去也。

第 237 条

[原文] 阳明病，其人喜忘者，必有蓄血。所以然者，本有久瘀血，故令喜忘，屎虽硬，大便反易，其色必黑，宜抵当汤下之。

考评：山田曰："所以然下十三字，系叔和释文。"

第 238 条

[原文] 阳明病，下之，心中懊憹而烦，胃中有燥屎者可攻，腹微满，初头硬，后必溏，不可攻之。若有燥屎者，宜大承气汤。

考评：舌脉不全，尾台氏补充较佳。

第 239 条

[原文] 病人不大便五、六日，绕脐痛，烦躁，发作有时者，此有燥屎，故使不大便也。

考评：陆渊雷以为太阴。此属阳明，显然有讹。

第 240 条

[原文] 病人烦热，汗出则解，又如疟状，日晡所发热者，属阳明也。脉实者宜下之；脉浮虚者，宜发汗。下之宜与大承气汤，发汗宜桂枝汤。

第 241 条

[原文] 大下后，六、七日不大便，烦不解，腹满痛者，此有燥屎也。所以然者。本有宿食故也，宜大承气汤。

第 242 条

[原文] 病人小便不利，大便乍难乍易，时有微热，喘冒不能卧者，有燥屎也，宜大承气汤。

第 243 条

[原文] 食谷欲呕者，属阳明也，吴茱萸汤主之。得汤反剧者，属上焦也。

吴茱萸汤方：

吴茱萸一升，洗。辛热　人参三两。甘温　生姜六两，切。辛温　大枣十二枚，擘。甘温

上四味，以水七升，煮取二升，去滓，温服七合，日三服。

第 244 条

[原文] 太阳病，寸缓、关浮、尺弱，其人发热汗出，复恶寒，不呕，但心下痞者，此以医下之也。如其不下者，病人不恶寒而渴者，此转属阳明也。小便数者，大便必硬，不更衣十日，无所苦也。渴欲饮水，少少与之，但以法救之。渴者，宜五苓散。

考评：山田氏以为"寸缓、关浮、尺弱，其人"八字，为叔和羼入，当删之。"小便数"以下似有缺文。不可强解，存疑。

第 245 条

[原文] 脉阳微而汗出少者，为自和也；汗出多者，为太过。阳脉实，因发其汗，出多者，亦为太过，太过者。为阳绝于里，亡津液，大便因硬也。

127

考评：陆渊雷谓此条亦非仲景文字。

第 246 条

[**原文**] 脉浮而芤，浮为阳，芤为阴，浮芤相搏，胃气生热，其阳则绝。

考评：陆渊雷谓二种脉象相搏，以成某病者，皆不可解，皆非仲景文字。黎天佑曰："不言症，只言脉，一若有是脉，必有是症也者。试问病变万端，脉止二十余种，能括尽万病乎？是亦伪也。"

第 247 条

[**原文**] 趺阳脉浮而涩，浮则胃气强，涩则小便数，浮涩相搏，大便则硬，其脾为约，麻仁丸主之。

麻仁丸方：

麻子仁二升。甘平　芍药半斤。酸平　枳实半斤，炙。苦寒　大黄一斤，去皮。苦寒　厚朴一尺，炙，去皮。苦寒　杏仁一斤，去皮尖，熬，别作脂。甘温

上六味，为末，炼蜜为丸，桐子大，饮服十丸，日三服，渐加，以知为度。

考评：山田曰："上四条，叔和所加，当删。"

第 248 条

[**原文**] 太阳病三日，发汗不解，蒸蒸发热者，属胃也，调胃承气汤主之。

第 249 条

[**原文**] 伤寒吐后，腹胀满者，与调胃承气汤。

第 250 条

[**原文**] 太阳病，若吐、若下、若发汗，微烦，小便数，大便因硬者，与小承气汤和之愈。

第 251 条

[**原文**] 得病二、三日，脉弱，无太阳柴胡证，烦躁，心下硬，至四、五日，虽能食，以小承气汤少少与，微和之，令小安，至六日，与承气汤一升。若不大便六、七日，小便少者，虽不能食，但初头硬，后必溏，未定成硬，攻之必溏，须小便利，屎定硬，乃可攻之，宜大承气汤。

第 252 条

[**原文**] 伤寒六、七日，目目不了了，睛不和，无表里证，大便难，身微热者，此为实也。急下之，宜大承气汤。

第 253 条

[**原文**] 阳明病，发热汗多者，急下之，宜大承气汤。

第 254 条

[**原文**] 发汗不解，腹满痛者，急下之，宜大承气汤。

第 255 条

[**原文**] 腹满不减，减不足言，当下之，宜大承气汤。

第 256 条

[**原文**] 阳明少阳合病，必下利，其脉不负者，顺也；负者，失也。互相克贼，名为负也。脉滑而数者。有宿食也，当下之，宜大承气汤。

考评：和久田曰："'其脉不负者'下十九字，为后人所加。"黎天佑曰："此条专以

128

脉断证，'负'、'不负'字甚新，而不通，'互相克贼'更谬极。仲景书，岂有此怪诞荒谬而自欺欺人哉？"

第 257 条

[**原文**] 病人无表里证，发热七、八日，虽脉浮数者，可下之。假令已下，脉数不解，合热则消谷善饥，至六、七日，不大便者，有瘀血，宜抵当汤。

考评：陆渊雷曰："此条施治失据，文例不符，后人羼入。"黎天佑曰："阳明以发热、汗出、恶寒为表证，便硬、谵语为里证。既云无表里证矣，而发热症非表证乎？此误人之伪书，删之为是。"

第 258 条

[**原文**] 若脉数不解，而下不止，必协热而便脓血也。

考评：山田曰："上四条，叔和所加，当删之。"

第 259 条

[**原文**] 伤寒，发汗已，身目为黄，所以然者，以寒湿在里，不解故也。以为不可下也，于寒湿中求之。

第 260 条

[**原文**] 伤寒七、八日，身黄如橘子色，小便不利，腹微满者。茵蒿汤主之。

第 261 条

[**原文**] 伤寒身黄发热者，栀子柏皮汤主之。

栀子柏皮汤：

栀子十五个。苦寒　甘草一两。甘平　黄柏二两

上三味，以水四升，煮取一升半，去滓，分温再服。

第 262 条

[**原文**] 伤寒瘀热在里，身必发黄，麻黄连翘赤小豆汤主之。

麻黄连翘赤小豆汤方：

麻黄二两，去节。甘温　赤小豆一升，甘平　连翘二两，连翘根也。苦寒　杏仁四十个，去皮尖。甘温　大枣十二枚。甘温　生梓白皮一升。苦寒　生姜二两，切。辛温　甘草二两，炙。甘平

以上八味，以潦水一斗，先煮麻黄再沸去上沫，内诸药，煮取三升，分温三服，半日服尽。

辨少阳病脉证并治法第九考评

第 263 条

[**原文**] 少阳之为病，口苦咽干目眩也。

第 264 条

[**原文**] 少阳中风，两耳无所闻，目赤，胸中满而烦者，不可吐下，吐下则悸而惊。

考评：此条，山田氏谓后人所加。

第 265 条

[**原文**] 伤寒，脉弦细，头痛，发热者，属少阳。少阳不可发汗，发汗则谵语。此属

胃，胃和则愈，胃不和，烦而悸。

考评：此条，山田氏谓后人所加。

第 266 条

[原文] 本太阳病不解，转入少阳者，胁下硬满，干呕不能食，往来寒热，尚未吐下，脉沉紧者，与小柴胡汤。

考评：此条，山田氏谓后人所加。

第 267 条

[原文] 若已吐、下、发汗、温针，谵语，柴胡汤证罢，此为坏病，知犯何逆，以法治之。

第 268 条

[原文] 三阳合病，脉浮大，上关上，但欲眠睡，目合则汗。

第 269 条

[原文] 伤寒六、七日，无大热，其人烦躁者，此为阳去入阴故也。

第 270 条

[原文] 伤寒三日，三阳为尽，三阴当受邪。其人反能食而不呕，此为三阴不受邪也。

第 271 条

[原文] 伤寒三日，少阳脉小者，欲已也。

第 272 条

[原文] 少阳病，欲解时，从寅至辰上。

考评：以上《辨少阳病脉症并治》一篇，陆渊雷谓但存空洞之辞。恽铁樵曰："《少阳篇》已不可信。犹之古碑近碑缺处，其石已烂，字迹模糊，不可辨认，今之所有，多补缀痕迹。恐为晋人貂续。本文之不可信者，存而不论可也。"

辨太阴病脉证并治法第十考评

第 273 条

[原文] 太阴之为病，腹满而吐，食不下，自利益甚，时腹自痛。若下之，必胸下结硬。

考评：黎天佑曰："此条阴寒为病。其自利益甚，即是自利不渴，以脏有寒，脏有寒且续下必利不止，不堪想矣。乃云下之利，则胸下结硬已也，此必传抄之误。"

第 274 条

[原文] 太阴中风，四肢烦疼，阳微阴涩而长者，为欲愈。

考评：此条，山田、刘栋以为后人所加。缺疑。

第 275 条

[原文] 太阴病欲解时，从亥至丑上。

考评：此条，山田、刘栋亦以为后人所加。缺疑。

第 276 条

[原文] 太阴病脉浮者，可发汗，宜桂枝汤。

考评：陆渊雷谓此条于治为逆，缺疑。黎天佑曰："此条不言证，专言脉，亦叔和加入。"

第 277 条

[原文] 自利不渴者，属太阴，以其脏有寒故也。当温之，宜服四逆辈。

考评：陆渊雷以四逆为非太阴是兼少阴矣。

第 278 条

[原文] 伤寒脉浮而缓，手足自温者，系在太阴。太阴当发身黄；若小便自利者，不能发黄。至七、八日，虽暴烦，下利日十余行，必自止，以脾家实，腐秽当去故也。

考评：刘栋以为后人所加，缺疑。

第 279 条

[原文] 本太阳病，医反下之，因而腹满时痛者，属太阴也，桂枝加芍药汤主之。大实痛者，桂枝加大黄汤主之。

考评：刘栋以为后人所加，缺疑。

第 280 条

[原文] 太阴为病，脉弱，其人续自便利，设当行大黄芍药者，宜减之，以其人胃气弱，易动故也。

考评：黎天佑曰："太阴阴寒为病，脉弱阴寒可知。续自便利，宜温中以散寒，且既云胃气弱，则安可再用芍药大黄哉？谓之传抄之误可也。"

辨少阴病脉证并治法第十一考评

第 281 条

[原文] 少阴之为病，脉微细，但欲寐也。

第 282 条

[原文] 少阴病，欲吐不吐，心烦，但欲寐，五、六日，自利而渴者，属少阴也，虚故引水自救。若小便色白者，少阴病形悉具。小便白者，以下焦虚有寒，不能制水，故令色白也。

第 283 条

[原文] 病人脉阴阳俱紧，反汗出者，亡阳也，此属少阴，法当咽痛，而复吐利。

第 284 条

[原文] 少阴病，咳而下利谵语者，被火气劫故也，小便必难，以强责少阴汗也。

第 285 条

[原文] 少阴病，脉细沉数，病为在里，不可发汗。

第 286 条

[原文] 少阴病，脉微，不可发汗，亡阳故也。阳已虚，尺脉弱涩者，复不可下之。

第 287 条

[原文] 少阴病脉紧，至七、八日，自下利，脉暴微，手足反温，脉紧反去者，为欲解也，虽烦下利，必自愈。

第 288 条

[原文] 少阴病，下利，若利自止，恶寒而踡卧，手足温者，可治。

第 289 条

[原文] 少阴病，恶寒而踡，时自烦，欲去衣被者，可治。

第 290 条

[原文] 少阴中风，脉阳微阴浮者，为欲愈。

第 291 条

[原文] 少阴病欲解时，从子至寅上。

第 292 条

[原文] 少阴病，吐利，手足不逆冷，反发热者，不死。脉不至者，灸少阴七壮。

第 293 条

[原文] 少阴病，八、九日，一身手足尽热者，以热在膀胱，必便血也。

第 294 条

[原文] 少阴病，但厥无汗，而强发之，必动其血，未知从何道出，或从口鼻，或从目出，是名下厥上竭，为难治。

第 295 条

[原文] 少阴病，恶寒身踡而利，手足逆冷者，不治。

第 296 条

[原文] 少阴病，吐利，躁烦，四逆者，死。

第 297 条

[原文] 少阴病，下利止而头眩，时时自冒者，死。

第 298 条

[原文] 少阴病，四逆，恶寒而身踡，脉不至，不烦而躁者，死。

第 299 条

[原文] 少阴病，六、七日，息高者，死。

第 300 条

[原文] 少阴病，脉微细沉，但欲卧，汗出不烦，自欲吐，至五、六日，自利，复烦躁，不得卧寐者，死。

考评：以上诸条，山田氏以为除 281 条外，均为后人所加，宜删。陆渊雷谓除 281、283、290、291、293 条外，尚有参考价值。

第 301 条

[原文] 少阴病，始得之，反发热，脉沉者，麻黄细辛附子汤主之。

麻黄细辛附子汤方：

麻黄二两，去节。甘热　细辛二两。辛热　附子一枚，炮，去皮，破八片。辛热

上三味，以水一斗，先煮麻黄，减二升，去上沫，内诸药，煮取三升，去滓，温服一升，日三服。

第 302 条

[原文] 少阴病，得之二、三日，麻黄附子甘草汤微发汗。以二、三日无里证，故发微汗也。

132

麻黄附子甘草汤方：

麻黄二两，去节　甘草二两，炙　附子一枚，炮，去皮

上三味，以水七升，先煮麻黄一两沸，去上沫，内诸药，煮取三升，去滓，温服一升，日三服。

第303条

[原文] 少阴病，得之二、三日以上，心中烦，不得卧，黄连阿胶汤主之。

黄连阿胶汤方：

黄连四两。苦寒　黄芩二两。苦寒　芍药二两。酸平　鸡子黄二枚。甘温　阿胶三两。甘温

上五味，以水五升，先煮三物，取二升，去滓，内胶烊尽，小冷，内鸡子黄，搅令相得，温服七合，日三服。

考评：山田氏以为大病瘥后是也。陆渊雷氏以本方证为阴虚，姑附于《少阴篇》中，然得病二、三日，不当见阴虚也。

第304条

[原文] 少阴病，得之一、二日，口中和，其背恶寒者，当灸之，附子汤主之。

附子汤方：

附子二枚，破八片，去皮。辛热　茯苓三两　甘平　人参二两。甘温　白术四两。甘温　芍药三两。酸平

上五味，以水八升，煮取三升，去滓，温服一升，日三服。

考评：陆渊雷谓本条文略，证不俱。

第305条

[原文] 少阴病，身体痛，手足寒，骨节痛，脉沉者，附子汤主之。

第306条

[原文] 少阴病，下利便脓血者，桃花汤主之。

桃花汤方：

赤石脂一斤，一半全用，一半筛末。甘温　干姜一两。辛热　粳米一升。甘平

上三味，以水七升，煮米令熟，去滓，温服七合，内赤石脂末，方寸匕，日三服。若一服愈，余勿服。

考评：余无言谓：本条与下条之主证同腹病，是兼证。本条为重出。

第307条

[原文] 少阴病，二、三日至四、五日，腹痛，小便不利，下利不止便脓血者，桃花汤主之。

第308条

[原文] 少阴病，下利便脓血者，可刺。

考评：陆渊雷谓：此条乃刺法，当删。

第309条

[原文] 少阴病，吐利，手足厥冷，烦躁欲死者，吴茱萸汤主之。

考评：陆渊雷以为属太阴，不当属少阴。

第 310 条

[原文] 少阴病，下痢，咽痛，胸满心烦者，猪肤汤主之。

猪肤汤方：

猪肤一斤。味甘寒

上一味，以水一斗，煮取五升，去滓，加白蜜一升，白粉五合，熬香，和令相得，温分六服。

考评：余无言曰："'猪肤'诸说纷纭，莫衷一是，已成千古疑案。"

第 311 条

[原文] 少阴病，二、三日咽痛者，可与甘草汤；不瘥，与桔梗汤。

甘草汤方：

甘草二两

上一味，以水三升，煮取一升半，去滓，温服七合，日二服。

桔梗汤方：

桔梗一两。辛甘，微温　甘草二两。甘平

上二味，以水三升，煮取一升，去滓，分温再服。

第 312 条

[原文] 少阴病，咽中伤生疮，不能语言，声不出者，苦酒汤主之。

苦酒汤方：

半夏十四枚。辛温　鸡子一枚，去黄，内上苦酒著鸡子壳中。甘微寒

上二味，内半夏，著苦酒中，以鸡子壳，置刀环中，安火上，令三沸，去滓，少少含咽之。不瘥，更作三剂。

第 313 条

[原文] 少阴病咽中痛，半夏散及汤主之。

半夏散及汤方：

半夏洗。辛温　桂枝去皮。辛热　甘草炙。甘平。以上各等分

以上三味，各别捣筛已，合法之，白饮和，服方寸匕，日三服。若不能散服者，以水一升，煎七沸，内散两方寸匕，更煎三沸，下火令小冷，少少咽之。半夏有毒，不当散服。

第 314 条

[原文] 少阴病，下利，白通汤主之。

白通汤方：

葱白四茎。辛温　干姜一两。辛热　附子一枚，生用，去皮，破八片。辛热

上三味，以水三升，煮取一升，去滓，分温再服。

第 315 条

[原文] 少阴病，下利脉微者，与白通汤；利不止，厥逆无脉，干呕烦者，白通加猪胆汁汤主之。服汤脉暴出者死，微续者生。

白通加猪胆汁汤方：

葱白四茎　干姜一两　附子一枚，生，去皮，破八片。人尿五合。咸寒　猪胆汁一合。苦寒

以上五味，以水三升，煮取一升，去滓，内胆汁、人尿，和令相得，分温再服，若无胆亦可用。

第 316 条

[原文] 少阴病，二、三日不已，至四、五日，腹痛，小便不利，四肢沉重疼痛，自下利者，此为有水气，其人或咳，或小便利，或下利，或呕者，真武汤主之。

真武汤方：

茯苓三两。甘平　芍药三两。酸平　生姜三两，切。辛温　白术二两。甘温　附子一枚，炮，去皮，破八片。辛热

上五味，以水八升，煮取三升，去滓，温服七合，日三服。

后加减法：

若咳者，加五味半升，细辛、干姜各一两。

若小便利者，去茯苓。

若下利者，去芍药，加干姜二两。

若呕者，去附子，加生姜，足前成半斤。

第 317 条

[原文] 少阴病，下利清谷，里寒外热，手足厥逆，脉微欲绝，身反不恶寒，其人面色赤，或腹痛，或干呕，或咽痛，或利止，脉不出者，通脉四逆汤主之。

通脉四逆汤方：

甘草二两，炙　附子大者一枚，生用，去皮，破八片干姜三两，强人可四两

上三味，以水三升，煮取一升二合，去滓，分温再服。其脉即出者愈。

面色赤者，加葱九茎。

腹中痛者，去葱，加芍药二两。

呕者，加生姜二两。

咽痛者，去芍药，加桔梗一两。

利止脉不出者，去桔梗，加人参二两。

第 318 条

[原文] 少阴病，四逆，其人或咳，或悸，或小便不利，或腹中痛，或泄利下重者，四逆散主之。

四逆散方：

甘草炙，甘平　枳寒破，水渍炙干。苦寒　柴胡苦寒　芍药酸微寒

上四味，各十分，捣筛，白饮和，服方寸匕，日三服。

咳者，加五味子、干姜各五分，并主下痢。

悸者，加桂枝五分。

小便不利者，加茯苓五分。

腹中痛者，加附子一枚，炮令坼。

泄利下重者，先以水五升，煮薤白三升，煮取三升，去滓，以散三方寸匕，内汤中，煮取一升半，分温再服。

考评： 余无言曰："此条文字不可解。"惺氏曰："四味与少阴无涉，其作伪可知。"

135

第 319 条

[原文] 少阴病，下利六、七日，咳而呕渴，心烦，不得眠者，猪苓汤主之。

第 320 条

[原文] 少阴病，得之二、三日，口燥、咽干者，急下之，宜大承气汤。

第 321 条

[原文] 少阴病，自利清水，色纯青，心下必痛，口干燥者，可下之，宜大承气汤。

第 322 条

[原文] 少阴病，六、七日，腹胀不大便者，急下之，宜大承气汤。

考评： 以上三条，陆渊雷谓其病皆阳明，亦热论家之旧文。

第 323 条

[原文] 少阴病，脉沉者，急温之，宜四逆汤。

考评： 以脉断证，非仲景文也。缺疑。

第 324 条

[原文] 少阴病，饮食入口则吐，心中温温欲吐，复不能吐，始得之，手足寒，脉弦迟者，此胸中实，不可下也，当吐之。若膈上有寒饮，干呕者，不可吐也，急温之，宜四逆汤。

考评： 陆渊雷曰："热论家之少阴，即是阳明，则何不可乱说厥阴即是太阳。东拉西扯，可以乱说，《伤寒论》可废矣。"

第 325 条

[原文] 少阴病，下利，脉微涩，呕而汗出，必数更衣；反少者，当温其上，灸之。

考评： 仲景无明文，不可强解。

辨厥阴病脉证并治法第十二考评

第 326 条

[原文] 厥阴之为病，消渴，气上撞心，心中疼热，饥而不欲食，食则吐蛔，下之利不止。

第 327 条

[原文] 厥阴中风，脉微浮，为欲愈；不浮，为未愈。

第 328 条

[原文] 厥阴病，欲解时，从寅至卯止。

第 329 条

[原文] 厥阴病，渴欲饮水者，少少与之，愈。

考评： 小丹波谓："厥阴篇除上四条外，皆为伪文。"廖季平曰："厥阴篇除上四条外，当删。"陆渊雷曰："厥阴篇为千古疑案，厥阴四条，首条提纲有证候外，余三条文略而理不清，无可研索。以下诸条，皆不称厥阴病。"

第 330 条

[原文] 诸四逆厥者，不可下之，虚家亦然。

第 331 条

[原文] 伤寒先厥，后发热而利者，必自止。见厥复利。

第 332 条

[原文] 伤寒始发热，六日，厥反九日而利。凡厥利者，当不能食，今反能食者，恐为除中，食以索饼，不发热者，知胃气尚在，必愈，恐暴热来出而复去也，后日脉之，其热续在者，期之旦日夜半愈。所以然者，本发热六日，厥反九日，复发热三日，并前六日，亦为九日，神厥相应，故期之旦日夜半愈。后三日脉之，而脉数，其热不罢者，此为热气有余，必发痈脓也。

第 333 条

[原文] 伤寒脉迟，六、七日，而反与黄芩汤彻其热。脉迟为寒，今与黄芩汤，复除其热，腹中应冷，当不能食；今反能食，此名除中，必死。

第 334 条

[原文] 伤寒先厥后发热，下利必自止，而反汗出，咽中痛者，其喉为痹。发热无汗而利必自止，若不止，必便脓血。便脓血者，其喉不痹。

第 335 条

[原文] 伤寒一、二日，至四、五日而厥者，必发热，前热者，后必厥，厥深者，热亦深，厥微者，热亦微，厥应下之，而反发汗者，必口伤烂赤。

第 336 条

[原文] 伤寒病，厥五日，热亦五日，设六日当复厥，不厥者，自愈。厥终不过五日，以热五日，故知自愈。

第 337 条

[原文] 凡厥者，阴阳气不相顺接，便为厥。厥者，手足逆冷是也。

第 338 条

[原文] 伤寒，脉微而厥，至七、八日，肤冷，其人躁，无暂安时者，此为脏厥，非为蛔厥也。蛔厥者，其人当吐蛔。令病者静，而复时烦，此为脏寒。蛔上入其膈，故烦，须臾复止，得食而呕，又烦者，蛔闻食臭出，其人当自吐蛔。蛔厥者，乌梅丸主之。又主久利。

乌梅丸方：

乌梅三百枚。味酸温　细辛六两。辛热　干姜十两。辛热　黄连十六两。苦寒　当归四两。辛温　附子六两，炮，去皮。辛热　蜀椒四两，去子。辛热　桂枝六两，去皮。辛热　人参六两。甘温　黄柏六两。苦寒

上十味，异捣筛，合治之，以苦酒渍乌梅一宿，去核，蒸之五斗米下，饭熟，捣成泥，和药令相得，内臼中，与蜜，杵二千下，丸如梧桐子大，先食饮，服十丸，日三服，稍加至二十丸。禁生冷、滑物、臭食等。

第 339 条

[原文] 伤寒，热少厥微，指头寒，默默不欲食，烦躁数日，小便利，色白者，此热除也，欲得食，其病为愈；若厥而呕，胸胁烦满者，其后必便血。

第 340 条

［原文］病者手足厥冷，言我不结胸，小腹满，按之痛者，此冷结在膀胱关元也。

第 341 条

［原文］伤寒发热四日，厥反三日，复热四日，厥少热多者，其病当愈。四日至七日，热不除者，其后必便脓血。

第 342 条

［原文］伤寒厥四日，热反三日，复厥五日，其病为进，寒多热少，阳气退，故为进也。

第 343 条

［原文］伤寒六、七日，脉微，手足厥冷，烦躁，灸厥阴，厥不还者，死。

第 344 条

［原文］伤寒发热，下利，厥逆，躁不得卧者，死。

第 345 条

［原文］伤寒发热，下利至甚，厥不止者，死。

第 346 条

［原文］伤寒六、七日，不利，便发热而利，其人汗出不止者，死。有阴无阳故也。

第 347 条

［原文］伤寒五、六日，不结胸，腹濡，脉虚，复厥者，不可下，此亡血，下之，死。

第 348 条

［原文］发热而厥，七日，下利者，为难治。

第 349 条

［原文］伤寒脉促，手足厥逆者，可灸之。

第 350 条

［原文］伤寒脉滑而厥者，里有热，白虎汤主之。

第 351 条

［原文］手足厥寒，脉细欲绝者，当归四逆汤主之。

当归四逆汤方：

当归三两。辛温　桂枝三两，去皮。辛热　芍药三两。酸寒　细辛三两。辛热　大枣二十五个，擘。甘温　甘草二两，炙。甘平　通草二两。甘平

上七味，以水八升，煮取三升，去滓，温服一升，日三服。

第 352 条

［原文］若其人内有久寒者，宜当归四逆加吴茱萸生姜汤。

第 353 条

［原文］大汗出，热不去，内拘急，四肢疼，又下利，厥逆而恶寒者，四逆汤主之。

第 354 条

［原文］大汗，若大下利而厥冷者，四逆汤主之。

第 355 条

[原文] 病人手足厥冷，脉乍紧者，邪结在胸中。心下满而烦，饥不能食者，病在胸中，当须吐之，宜瓜蒂散。

第 356 条

[原文] 伤寒，厥而心下悸者，宜先治水，当服茯苓甘草汤，却治其厥。不尔，水渍入胃，必作利也。

第 357 条

[原文] 伤寒六、七日，大下后，寸脉沉而迟，手足厥逆，下部脉不至，喉咽不利，唾脓血，泄利不止者，为难治。麻黄升麻汤主之。

麻黄升麻汤方：

麻黄二两半，去节。甘温　升麻一两一分。甘平　当归一两一分。辛温　知母苦寒　黄芩苦寒　葳蕤各十八铢。甘平　石膏碎，绵裹。甘寒　白术甘温　干姜辛热　芍药酸平　天门冬去心。甘平　桂枝辛热　茯苓甘平　甘草炙，各六铢甘平。

上十四味，以水一斗，先煮麻黄一两沸，去上沫，内诸药，煮取三升，去滓，分温三服，相去如炊三斗米顷，令尽，汗出愈。

第 358 条

[原文] 伤寒四、五日，腹中痛，若转气下趣少腹者，此欲自利也。

第 359 条

[原文] 伤寒本自寒下，医复吐下之，寒格，更逆吐下；若食入口则吐，干姜黄连黄芩人参汤主之。

干姜黄连黄芩人参汤方：

干姜辛热　黄连苦寒　黄芩苦寒　人参各三两。甘温

上四味，以水六升，煮取二升，去滓，分温再服。

第 360 条

[原文] 下利，有微热而渴，脉弱者，今自愈。

第 361 条

[原文] 下利，脉数，有微热汗出，今自愈；设复紧，为未解。

第 362 条

[原文] 下利，手足厥冷，无脉者，灸之不温，若脉不还，反微喘者，死。少阴负趺阳者，为顺也。

第 363 条

[原文] 下利，寸脉反浮数，尺中自涩者，必清脓血。

第 364 条

[原文] 下利清谷，不可攻表，汗出，必胀满。

第 365 条

[原文] 下利，脉沉弦者，下重也；脉大者，为未止；脉微弱数者，为欲自止，虽发热不死。

第 366 条

[**原文**] 下利，脉沉而迟，其人面少赤，身有微热，下利清谷者，必郁冒，汗出而解，病人必微厥。所以然者，其面戴阳，下虚故也。

第 367 条

[**原文**] 下利，脉微而渴者，今自愈；设不差，必清脓血，以有热故也。

第 368 条

[**原文**] 下利后脉绝，手足厥冷，晬时脉还，手足温者生，脉不还者死。

第 369 条

[**原文**] 伤寒下利，日十余行，脉反实者死。

第 370 条

[**原文**] 下利清谷，里寒外热，汗出而厥者，通脉四逆汤主之。

第 371 条

[**原文**] 热利下重者，白头翁汤主之。

白头翁汤方：

白头翁二两。苦寒　黄柏苦寒　黄连苦寒　秦皮苦寒各三两。

上四味，以水七升，煮取二升，去滓，温服一升；不愈，更服一升。

第 372 条

[**原文**] 下利，腹胀满，身体疼痛者，先温其里，乃攻其表。温里宜四逆汤，攻表宜桂枝汤。

第 373 条

[**原文**] 下利，欲饮水者，以有热故也，白头翁汤主之。

第 374 条

[**原文**] 下利，谵语者，有燥屎也，宜小承气汤。

第 375 条

[**原文**] 下利后更烦，按之心下濡者，为虚烦也，宜栀子豉汤。

第 376 条

[**原文**] 呕家有痈脓者，不可治，脓尽自愈。

第 377 条

[**原文**] 呕而脉弱，小便复利，身有微热，见厥者难治，四逆汤主之。

第 378 条

[**原文**] 干呕，吐涎沫，头痛者，吴茱萸汤主之。

第 379 条

[**原文**] 呕而发热者，小柴胡汤主之。

第 380 条

[**原文**] 伤寒大吐大下之，极虚，复极汗者，其人外气怫郁，复与之水，以发其汗，因得哕。所以然者，胃中寒冷故也。

第 381 条

[**原文**] 伤寒，哕而腹满，视其前后，知何部不利，利之则愈。

辨霍乱病脉证并治法第十三考评

第382条

[**原文**] 问曰：病有霍乱者何？答曰：呕吐而利，此名霍乱。

第383条

[**原文**] 问曰：病发热，头痛，身疼，恶寒，吐利者，此属何病？答曰：此名霍乱。霍乱自吐下，又利止，复更发热也。

第384条

[**原文**] 伤寒，其脉微涩者，本是霍乱，今是伤寒，却四、五日，至阴经上，转入阴必利，本呕下利者，不可治也。欲似大便而反失气，仍不利者，此属阳明也，便必硬，十三日愈，所以然者，经尽故也。下利后，当便硬，硬则能食者愈；今反不能食，到后经中，颇能食，复过一经能食，过之一日，当愈。不愈者，不属阳明也。

第385条

[**原文**] 恶寒脉微，而复利，利止，亡血也，四逆加人参汤主之。

第386条

[**原文**] 霍乱，头痛，发热，身疼痛，热多欲饮水者，五苓散主之；寒多不用水者，理中丸主之。

第387条

[**原文**] 吐利止而身痛不休者，当消息和解其外，宜桂枝汤小和之。

第388条

[**原文**] 吐利汗出，发热恶寒，四肢拘急，手足厥冷者，四逆汤主之。

第389条

[**原文**] 既吐且利，小便复利而大汗出，下利清谷，内寒外热，脉微欲绝者，四逆汤主之。

第390条

[**原文**] 吐已下断，汗出而厥，四肢拘急不解，脉微欲绝者，通脉四逆加猪胆汁汤主之。

第391条

[**原文**] 吐利发汗，脉平，小烦者，以新虚不胜谷气故也。

考评：本篇共十条，有人根据《灵枢》五乱，认为霍乱包括呕吐、腹泻等多种急性胃肠病症。然而，本篇究竟是治何种病症，亦未明确，故不如删削。陆渊雷以为杂病，撰次之意不可知。

辨阴阳易瘥后劳复病脉证并治法第十四考评

第392条

[**原文**] 伤寒，阴阳易之为病，其人身体重，少气，少腹里急，或引阴中拘挛，热上冲胸，头重不欲举，眼中生花，膝胫拘急者，烧裈散主之。

第 393 条

[原文] 大病瘥后，劳复者，枳实栀子汤主之。

第 394 条

[原文] 伤寒瘥已后，更发热者，小柴胡汤主之。脉浮者，以汗解之；脉沉实者，以下解之。

第 395 条

[原文] 大病瘥后，从腰以下有水气者，牡蛎泽泻散主之。

第 396 条

[原文] 大病瘥后，喜睡，久不了了者，胸上有寒，当以丸药温之，宜理中丸。

第 397 条

[原文] 伤寒解后，虚羸少气，气逆吐者，竹叶石膏汤主之。

第 398 条

[原文] 病人脉已解，而日暮微烦，以病新瘥，人虽与谷，脾胃气尚弱，不能消谷，故令微烦，损谷则愈。

考评： 本第七条，浅田氏谓近于变幻，一向用烧裈之法，亦近于厌禳。瘥后劳复诸症，如水气不可拘泥一方，则此篇亦当缺疑。山田氏曰："按阴阳易一条，论之与方，其非仲景氏固矣。"本篇存而不论可以。

辨可不可诸篇考评

辨不可发汗病脉证并治法第十五

[原文] 夫以为疾病至急，仓卒寻按，要者难得，故重集诸可与不可方治，比之三阴三阳篇中，此易见也。又时有不止是三阴三阳，出在诸可与不可中也。脉濡而弱，弱反在关，濡反在巅，微反在上，涩反在下。微则阳气不足，涩则无血。阳气反微，中风汗出而反躁烦。涩则无血，涩而且寒。阳微发汗，躁不得眠。动气在右，不可发汗，发汗则衄而渴，心苦烦，饮即吐水。动气在左，不可发汗，发汗则头眩，汗不止，筋惕肉𬌗。动气在上，不可发汗，发汗则气上冲，正在心端，动气在下，不可发汗，发汗则无汗，心中大烦，骨节苦疼，目运，恶寒，食则反吐，谷不得前。咽中闭塞，不可发汗，发汗则吐血，气欲绝，手足厥冷，欲得蜷卧，不能自温。诸脉得数动微弱者，不可发汗，发汗则大便难，腹中干。胃燥而烦，其形相象，根本异源。脉微而弱，弱反在关，濡反在巅；弦反在上，微反在下。弦为阳运，微为阴寒。上实下虚，意欲得温。微弦为虚，不可发汗，发汗则寒栗，不能自还。咳者则剧，数吐涎沫，咽中必干，小便不利，心中饥烦，晬时而发，其形似疟，有寒无热，虚而寒栗，咳而发汗。蜷而苦满，腹中复坚。厥，脉紧，不可发汗，发汗则声乱、咽嘶、舌萎、声不得前。诸逆发汗，病微者难瘥；剧者言乱、目眩者死，命将难全。咳而小便利，若失小便者，不可发汗，汗出则四肢厥逆冷。伤寒头痛，翕

142

翕发热，形象中风，常微汗出自呕者，下之益烦，心中懊憹如饥；发汗则致痉，身强，难以屈伸；熏之则发黄，不得小便；灸则发咳唾。

辨可发汗病脉证并治法第十六

[原文] 大法，春夏宜发汗。凡发汗，欲令手足俱周，时出以漐漐然，一时间许，亦佳。不可令如水流漓。若病不解，当重发汗，汗多必亡阳，阳虚，不得重发汗也。凡服汤发汗，中病便止，不必尽剂。凡云可发汗，无汤者，丸散亦可用；要以汗出为解，然不如汤，随证良验。夫病脉浮大，问病者言，但便硬尔。设利者，为大逆。硬为实，汗出而解。何以故？脉浮当以汗解。下利后，身疼痛，清便自调者，急当救表，宜桂枝汤发汗。

辨发汗后病脉证并治法第十七

[原文] 发汗多，亡阳谵语者，不可下，与柴胡桂枝汤和其荣卫，以通津液，后自愈。此一卷，第十七篇，凡三十一证，前有详说。

辨不可吐第十八

[原文] 合四证，已具太阳篇中。

辨可吐第十九

[原文] 大法，春宜吐。凡用吐法，中病即止，不必尽剂也。病胸上诸实，胸中郁郁而痛，不能食，欲使人按之，而反有涎唾，下利日十余行，其脉反迟，寸口脉微滑，此可吐之，利则止。宿食，在上脘者，当吐之。病人手足厥冷，脉乍结，以客气在胸中；心下满而烦，欲食不能食者，病在胸中，当吐之。

辨不可下病脉证并治法第二十

[原文] 脉濡而弱，弱反在关，濡反在巅；微反在上，涩反在下。微则阳气不足，涩则无血，阳气反微，中风、汗出而反躁烦；涩则无血，厥而且寒。阳微不可下，下之则心下痞硬。动气在右，不可下。下之则津液内竭，咽燥、鼻干、头眩、心悸也。动气在左，不可下。下之则腹内拘急，食不下，动气更剧，虽有身热，卧则欲踡。动气在上，不可下。下之则掌握热烦，身上浮冷，热汗自泄，欲得水自灌。动气在下，不可下。下之则腹胀满，卒起头眩，食则下清谷，心下痞也。咽中闭塞，不可下。下之则上轻下重，水浆不下，卧则欲踡，身急痛，下利日数十行。诸外实者，不可下。下之则发微热，亡脉厥者，当脐握热。诸虚者，不可下。下之则大渴，求水者易愈；恶水者剧。脉濡而弱，弱反在关，濡反在巅；弦反在上，微反在下。弦为阳运，微为阴寒。上实下虚，意欲得温。微弦为虚，虚者不可下也。微则为咳，咳则吐涎，下之则咳止，而利因不休，利不休，则胸中

如虫啮，粥入则出，小便不利，两胁拘急，喘息为难，颈背相引，臂则不仁，极寒反汗出，身冷若冰，眼睛不慧，语言不休，而谷气多入，此为除中，口虽欲言，舌不得前，脉濡而弱，弱反在关，濡反在巅；浮反在上，数反在下。浮为阳虚，数为无血，浮为虚，数为热。浮为虚，自汗出而恶寒；数为痛，振寒而栗。微弱在关，胸下为急，喘汗而不得呼吸，呼吸之中，痛在于胁，振寒相搏，形如疟状，医反下之，故令脉数、发热、狂走见鬼，心下为痞，小便淋沥，小腹甚硬，小便则尿血也。脉濡而紧，濡则胃气微，紧则荣中寒。阳微卫中风，发热而恶寒；荣紧胃气冷，微呕心内烦。医为有大热，解肌而发汗。亡阳虚烦躁，心下苦痞坚。表里俱虚竭，卒起而头眩。客热在皮肤，怅怏不得眠。不知胃气冷，紧寒在关元。技巧无所施，汲水灌其身。客热应时罢，栗栗而振寒。重被而复之，汗出而冒巅。体惕而又振，小便为微难。寒气因水发，清谷不容间。呕变反肠出，颠倒不得安。手足为微逆，身冷而内烦。迟欲从后救，安可复追还。脉浮而大，浮力气实，大为血虚。血虚为无阴，孤阳独下阴部者，小便当赤而难，胞中当虚，今反小便利，而大汗出，法应卫家当微，今反更实，津液四射，荣竭血尽，干呕而不得眠，血薄肉消，而成暴液。医复以毒药攻其胃，此为重虚，客阳去有期，必下如污泥而死。脉数者，久数不止，止则邪结，正气不能复，正气却结于脏，故邪气浮之，与皮毛相得。脉数者，不可下，下之则必烦利不止。脉浮大，应发汗，医反下之，此为大逆。呕多，虽有阳明证，不可攻之。太阳病，外证未解，不可下，下之为逆。夫病阳多者热，下之则硬。无阳阴强，大便硬者，下之则必清谷腹满。伤寒发热，头痛，微汗出。发汗，则不识人；熏之则喘，不得小便，心腹满；下之则短气，小便难，头痛，背强；加温针则衄。伤寒，脉阴阳俱紧，恶寒发热，则脉欲厥。厥者，脉初来大，渐渐小，更来渐渐大，是其候也。如此者恶寒，甚者，翕翕汗出，喉中痛；热多者，目赤脉多，睛不慧，医复发之，咽中则伤；若复下之，则两目闭，寒多者便清谷，热多者便脓血；若熏之，则身发黄；若熨之，咽咽燥。若小便利者，可救；小便难者，为危殆。伤寒发热，口中勃勃气出，头痛，目黄，衄不可制，贪水者必呕，恶水者厥。若下之，咽中生疮，假令手足温者，必下重便脓血。头痛目黄者，若下之，则两目闭。贪水者，脉必厥，其声嘤，咽喉塞；若发汗，则战栗，阴阳俱虚。恶水者，若下之，则里冷不嗜食，大便完谷出；若发汗。则口中伤，舌上白胎，烦躁脉数实，不大便，六、七日后，必便血；若发汗，则小便自利也。下利，脉大者，虚也，以其强下之故也。设脉浮革，故尔肠鸣者，属当归四逆汤主之。

辨可下病脉证并治法第二十一

[原文] 大法，秋宜下，凡服下药，用汤胜丸，中病即止，不必尽剂也。下利，三部脉皆平，按之心下硬者。急下之，宜大承气汤。下利，脉迟而滑者，内实也。利未欲止，当下之，宜大承气汤。问曰：人病有宿食，何以别之？师曰：寸口脉浮而大，按之反涩，尺中亦微而涩，故知有宿食，当下之，宜大承气汤。下利，不欲食者，以有宿食故也，当宜下之，与大承气汤。下利瘥后，至其年月日复发者；以病不尽故也，当下之，宜大承气汤。下利，脉反滑，当有所去，下之乃愈，宜大承气汤。病腹中满痛者，此为实也，当下之，宜大承气汤。伤寒后，脉沉沉者，内实也，下解之，宜大柴胡汤。脉双弦而迟者，必心下硬；脉大而紧者，阳中有阴也，可以下之，宜大承气汤。

辨发汗吐下后病脉证并治法第二十二

[原文] 此第十卷，第二十二篇，凡四十八证，前三阴三阳篇中，悉具载之。卷内音释，上卷已有。

考评：廖季平曰："叔和《脉经》序'可不可'，取之三阴三阳篇，时有不止是三阴三阳篇，出诸可与不可与也。是凡言六经者，皆出翼本三阴三阳篇。则仲景之例，原文不当有六经字样。今本'可不可'，《脉经》，《千金翼》本皆杂有六经文，惟《医门方》无之，是为仲景有古本原文。《千金》三例，详于可汗、可吐、可下，而无不可汗、不可吐、不可下。《脉经》及《千金翼》可与不可对举，叔和序言出诸可与不可与。考《千金》引仲景论，有不可一条，可与不可并论。是仲景原文，当为可与不可对举。今《医门方》可与不可与《千金》同。《千金》尚有二条，其余为传抄所佚。成本可与不可与之首，王叔和曰："夫以为疾病至急，仓卒可按，要者难得，故重集诸可与不可方治。"此序见成本可与不可与之首，郭白云以为是叔和自序《脉经》之文，或以为仲景原文者误。

《千金》九卷三例，即《医门方》之大体之三例是也。三例实为古本原文。

《千金》汗、吐、下三例为仲景原文。然方喻以为叔和之作，而删去之。不知叔和所集《脉经》之文，与《千金翼》本同者，成氏早删之，而独存《千金》九卷。仲景原文之可与不可数十条，方喻一概删之，则直删仲景矣，非删叔和也。

考成氏引叔和序，于仲景之可与不可与，叔和重集之三阴三阳，甄别最为分明。今《脉经》本、《千金》本、《千金翼》本之宜忌门，次序凌乱，杂入六经明条，无从知仲景与叔和辑本之分别，四本之中，以《医门方》为最善。按成本改正四本之误，方喻欲删叔和存仲景，而不知铸此大错也。

总之，可汗、可吐、可下三篇，及不可汗、不可吐、不可下诸条，凡载在《千金》九卷者，皆仲景原文。

方

此已下诸方，于随卷本证下虽已有，缘止以加减言之，未甚明白，似于览者检阅未便，今复校勘，备列于后：

桂枝加葛根汤方：

葛根四两　芍药二两　甘草二两，炙　生姜三两，切　大枣十二枚，擘　桂枝二两，去皮　麻黄三两，去节

上七味，以水一斗，先煮麻黄、葛根，减二升，去上沫，内诸药，煮取三升，去滓，温服一升，复取微似汗，不须啜粥，余如桂枝法将息及禁忌。

桂枝加厚朴杏子汤方：

于桂枝汤方内，加厚朴二两。炙，去皮　杏仁五十个，去皮尖，余依前法。

桂枝加附子汤方：

于桂枝汤方内，加附子一枚，炮，去皮，破八片，余依前法。术附汤方，附于此方内，去桂枝，加白术四两，依前法。

桂枝去芍药汤方：

于桂枝汤方内，去芍药，余依前法。

桂枝去芍药加附子汤方：

于桂枝汤方内，去芍药，加附子一枚，炮，去皮，破八片，余依前法。

桂枝麻黄各半汤方：

桂枝一两　十六铢，去皮　芍药　生姜切　甘草炙　麻黄去节，各一两，大枣四枚，擘　杏仁二十四个，汤浸，去皮尖及两仁者

上七味，以水五升，先煮麻黄一二沸，去上沫，内诸药，煮取一升八合，去滓，温服六合

桂枝二麻黄一汤方：

桂枝一两十七铢，去皮　芍药一两六株　麻黄十六铢，去节　生姜一两六铢，切　杏仁十六个，去皮尖　甘草一两二铢，炙　大枣五枚，擘

上七味，以水五升，先煮麻黄一二沸，去上沫，内诸药，煮取二升，去滓，温服一升，日再服。

白虎加人参汤方：

于白虎汤方内，加人参三两，余依白虎汤法。

桂枝去桂加茯苓白术汤方

于桂枝汤方内，去桂枝，加茯苓、白术各三两，余依前法，煎服。小便利，则愈。

以上九方，病证并在第二卷内。

葛根加半夏汤方：

于葛根汤方内，加半夏半升，余依葛根汤法。

桂枝加芍药生姜人参新加汤方：

于第二卷桂枝汤方内，更加芍药、生姜各一两，人参三两，余依桂枝汤法服。

栀子甘草豉汤方：

于栀子豉汤方内，加入甘草二两，余依前法。得吐，止后服。

栀子生姜豉汤方：

于栀子豉汤方内，加生姜五两，余依前法，得吐，止后服。

柴胡加芒硝汤方：

于小柴胡方内，加芒硝六两，余依前法。服不解，更服。

桂枝加桂汤方：

于第二卷桂枝汤方内，更加桂二两，共五两。余依前法。

以上六方，病证并在第三卷内。

柴胡桂枝汤方：

桂枝去皮　黄芩　人参各一两半　甘草一两，炙　半夏二合半，洗　芍药一两半　大枣六枚，擘　生姜一两半，切柴胡四两

上九味，以水七升，煮取三升，去滓，温服一升。

附子泻心汤方：

大黄二两　黄连　黄芩各一两　附子一枚，炮，去皮，破，别煮取汁。

上四味，切三味，以麻沸汤二升渍之，须臾，绞去滓，内附子汁，分温再服。

生姜泻心汤方：

生姜四两，切　甘草三两，炙　人参三两　干姜一两　黄芩三两　半夏半升，洗　黄连一两　大枣十二枚，擘。

上八味，以水一斗，煮取六升，去滓，再煎取三升，温服一升，日三服。

甘草泻心汤方：

甘草四两　黄芩三两　干姜三两　半夏半升，洗　黄连一两　大枣十二枚，擘。

上六味，以水一斗，煮取六升，去滓，再煎取三升，温服一升，日三服。

黄芩加半夏生姜汤方：

于黄芩汤方内，加半夏半升，生姜一两半，余依黄芩汤法服。

以上五方，病证并在第四卷内。

桂枝加大黄汤方：

桂枝三两，去皮　大黄二两　芍药六两　生姜三两，切　甘草二两，炙　大枣十二枚，擘。

上六味，以水七升，煮取三升，去滓，温服一升，日三服。

桂枝加芍药汤方：

于第二卷桂枝汤方内，更加芍药三两，随前共六两，余依桂枝汤法。

当归四逆加吴茱萸生姜汤方：

当归三两　芍药三两　甘草二两，炙　通草二两　桂枝三两，去皮　细辛三两　生姜半斤，切　大枣二十五枚，擘　吴茱萸二升

上九味，以水六升，清酒六升和，煮取五升，去滓，温分五服。一方水酒各四升。

以上三方，病证并在第六卷内。

四逆加人参汤方：

于四逆汤方内，加人参一两，余依四逆汤法服。

四逆加猪胆汁汤方：

于四逆汤方内，加入猪胆汁半合，余依前法服；如无猪胆，以羊胆代之。

以上二方，病证并在第七卷内。

附：主要参考书目

《名医录》	甘宗伯著
《张仲景姓名事迹考》	郭象升著
《张仲景事状考》	章太炎著
《甲乙经》	皇甫士安著
《史记正义》	张居节撰
《千金要方》	孙思邈撰
《千金翼方》	孙思邈撰
《外台秘要》	王焘著
《伤寒总病论》	庞安时著
《伤寒发微论》	许叔微著
《伤寒微旨》	韩祗和著
《伤寒论注解》	刘完素著
《伤寒总括》	刘完素著
《伤寒证治》	王实著
《伤寒百问》	钱闻礼著
《伤寒要旨》	李柽著
《伤寒类证活人书》	朱肱撰
《伤寒百问》	朱奉议著
《伤寒活人总括》	杨士瀛著
《伤寒补亡论》	郭白云著
《活人总括》	吴蒙斋著
《伤寒百问》	李知先著
《伤寒指掌》	吴蒙斋著
《伤寒类纂》	高若讷著
《伤寒秘要》	刘醇据著
《伤寒玉鉴》	王尧卿著
《伤寒类证要略》	王尧卿著
《伤寒类证便览》	陆彦功著
《伤寒十劝》	李子廷著
《注解伤寒论》	成无己著
《伤寒明理论》	成无己撰
《宣明方论》	刘完素著
《伤寒直格》	刘完素著
《伤寒标本类萃》	刘完素著

《伤寒保命集》　　　张洁古著
《伤寒纂荟》　　　　李嗣庆著
《改正活人书》　　　李嗣庆著
《六门二法》　　　　张从正著
《伤寒类证》　　　　宋云公著
《伤寒治法举要》　　李东垣著
《此事难知》　　　　王好古著
《伤寒摘疑问目》　　朱丹溪著
《伤寒辨疑》　　　　朱丹溪著
《伤寒例钞》　　　　滑伯仁著
《读伤寒论钞》　　　滑伯仁著
《伤寒蕴要》　　　　吴绶著
《伤寒医鉴》　　　　马宗素著
《张子和心镜别集》　梁镭洪撰
《伤寒心镜》　　　　常仲明著
《活人释疑》　　　　赵嗣真著
《溯洄集》　　　　　王履著
《伤寒三说解》　　　汪必昌著
《金镜内台方议》　　许宏著
《伤寒内外篇》　　　吕沧洲著
《伤寒补亡论》　　　徐正善著
《伤寒大易览》　　　叶如庵著
《伤寒保命集》　　　杜思敬著
《伤寒指掌》　　　　皇甫中著
《伤寒诊法》　　　　李浩著
《伤寒活人指掌图论》熊宗立著
《伤寒运气全书》　　熊宗立著
《伤寒石髓》　　　　张兼善著
《伤寒类证便览》　　黄仲理著
《伤寒补疑》　　　　珀休著
《伤寒诸证辨疑》　　吴荄山著
《伤寒六经辨证》　　盛启东著
《潜溪续论》　　　　彭养光著
《新增伤寒蕴要》　　彭养光著
《伤寒治例》　　　　刘宗厚著
《伤寒六书》　　　　陶华著
《伤寒九种》　　　　陶华著
《全生集》　　　　　朱映璧著
《伤寒准绳》　　　　王肯堂著

149

《伤寒论注》	史阖然著
《伤寒五法》	陈养晦著
《伤寒条辨》	方有执著
《补天石》	戈维诚著
《伤寒金　疏钞》	卢之颐著
《伤寒汇言》	倪沫龙著
《伤寒摘锦》	方密斋著
《伤寒括要》	李士材著
《伤寒指南》	王乾著
《伤寒纲目》	王乾著
《伤寒选录》	汪石山著
《伤寒典》	张景岳著
《伤寒直指》	马云龙著
《伤寒六书纂要辨疑》	童养学著
《伤寒会通》	沈贞著
《伤寒撮要》	杨徇·缪存济著
《伤寒心法大成》	张太宇著
《伤寒世验法》	张春台著
《伤寒指掌详解》	刑增提著
《伤寒十释》	吕复著
《伤寒证治明条》	王震著
《伤寒秘籍》	钱鸿声著
《尚论》	喻昌著
《伤寒印宗》	张隐庵著
《伤寒论集注》	张隐庵著
《伤寒论注》	张卿子著
《伤寒古方通》	王晋三著
《伤寒选方解》	沈亮宸著
《伤寒论注》	徐忠可著
《伤寒直解》	张锡驹著
《已任编》	高鼓峰著
《伤寒秘籍方续集》	钱鸿声著
《伤寒辨证》	陈尧道著
《伤寒论类疏》	张孝培著
《伤寒三注》	周禹载注
《伤寒折衷》	林澜著
《伤寒溯源集》	钱潢著
《伤寒辨证广注》	汪琥
《伤寒本义》	魏念庭著

《伤寒六经辨证治法》	沈明宗著
《伤寒论后条辨》	程应旄著
《伤寒钻论续论》	张某著
《伤寒兼证析义》	张畴著
《伤寒大白》	秦皇士著
《伤寒条辨续注》	郑重光著
《伤寒论条辨》	郑重光著
《伤寒悬解》	黄元御著
《伤寒说意》	黄元御著
《伤寒翼》	蒋示吉著
《伤寒析义》	吴庭柱著
《伤寒医宗承启》	吴人驹著
《伤寒经论》	萧壎著
《伤寒典要》	徐国麟著
《伤寒拟论》	王殿表著
《伤寒要旨》	高日震著
《伤寒心法》	吴谦等著
《伤寒纲目》	沈金鳌著
《伤寒来苏集》	柯琴著
《伤寒贯珠集》	尤在泾著
《伤寒论类方》	徐大椿著
《重订伤寒论集注》	舒弛远撰
《伤寒指掌》	吴坤安著
《伤寒证治明条》	吴师朗著
《伤寒辨证录》	陈士铎著
《伤寒论近言》	何梦瑶著
《伤寒孝慈备览》	汪纯粹著
《伤寒心悟》	汪纯粹著
《伤寒辨证集解》	黄钰著
《伤寒辨证扶微》	郑伯埙著
《伤寒撮要》	王梦祖著
《伤寒论谈》	沈尧封著
《伤寒分经》	吴仪洛著
《伤寒经论》	萧慎斋著
《伤寒活人心法》	王文选著
《伤寒近论》	陈治著
《伤寒论》	汪纯士著
《伤寒补注》	顾观光著
《伤寒纲目》	沈竿录著

《伤寒论本旨》　　　　　章楠著

《伤寒提钩》　　　　　　程吉轩著

《伤寒析疑》　　　　　　程吉轩著

《伤寒寻源》　　　　　　吕震名著

《伤寒集注》　　　　　　马良伯著

《伤寒类编》　　　　　　马良伯著

《伤寒集注辨似》　　　　高学山著

《伤寒方经解》　　　　　美国伊著

《伤寒恒论》　　　　　　郑钦安著

《伤寒类证》　　　　　　关缪南著

《伤寒问答》　　　　　　沈麟著

《伤寒汇注精华》　　　　汪蓬石著

《伤寒补例》　　　　　　周学海著

《伤寒点睛》　　　　　　覃怀孟著

《伤寒新元编》　　　　　王立庵著

《伤寒释义》　　　　　　李钻文著

《伤寒备要》　　　　　　施涛著

《伤寒证集解》　　　　　黄宝臣著

《伤寒论浅注》　　　　　陈修园著

《金匮要略浅注》　　　　陈修园著

《长沙方歌括》　　　　　陈修园著

《伤寒真方歌括》　　　　陈修园著

《伤寒医诀串解》　　　　陈修园著

《伤寒论注》　　　　　　陈修园著

《重订柯氏伤寒论》　　　陈修园著

《伤寒论读》　　　　　　陈修园著

《金匮读》　　　　　　　陈修园著

《伤寒论浅注补正》　　　唐容川著

《世补斋医书》　　　　　陆九芝著

《增订伤寒广要》　　　　何廉臣著

《伤寒述义》　　　　　　何廉臣著

《伤寒百证歌》　　　　　何廉臣著

《伤寒论识》　　　　　　何廉臣著

《通俗伤寒论》　　　　　何廉臣著

《感证宝笈》　　　　　　何廉臣著

《伤寒论辑义桉》　　　　恽铁樵著

《伤寒研究》　　　　　　恽铁樵著

《伤寒论说》　　　　　　陈无咎著

《伤寒发微》　　　　　　曹冢达著

《包氏医宗》	包识生著
《伤寒杂病论义疏》	刘仲迈、刘昆湘著
《伤寒详解》	邹子痕著
《伤寒汲古》	周歧隐著
《伤寒正义》	傅懒园著
《伤寒讲义》	王仲香著
《伤寒讲义》	郑兆辛著
《伤寒纲要讲义》	王慎轩著
《伤寒讲义》	张寿甫著
《伤寒折衷》	胡毓秀著
《伤寒汇参》	张拱端著
《仲景学说之分析》	叶劲秋著
《伤寒讲义》	谭次仲著
《伤寒集注》	黄谦著
《伤寒崇正编》	黎天佑著
《伤寒新义》	祝味菊著
《渡边主证治疗学》	卢抑甫著
《伤寒今释》	陆渊雷著
《伤寒新义》	余无言著
《伤寒新注》	王和安著
《伤寒论平释》	阎德润著

《王聘贤女科经验方精选》

前　言

　　王聘贤先生是我国近代知名中医，曾为中医学术发展呕心沥血，为中医事业奔走呼号，贡献了自己毕生的精力。六十年代，我有幸成为王老的学生，聆听教诲。在王老病重住院期间，王老让我在病榻前记录了一些他的临床经验，使我获益匪浅，受惠终身。

　　本书内容是1963年王老在病中口述，处方和歌诀均为原始记录，并经王老本人过目，几次亲笔修改。二十多年来，我一直珍藏在身边，临床验证，疗效卓著，尤其对月经不调和不孕症，经常有神奇的疗效。

　　近年来，党和政府对继承和整理老中医经验的工作特别重视。为使王老多年苦心积累总结的经验不至失传，为不辜负王老对我的信任和教导，特将王老的歌诀和处方整理出来，除个别显系笔误之字加以更正之外，均保持原貌。为让读者应用方便，根据处方组成补充了部分功能、主治，并将药物剂量单位由旧市制换算成国家规定采用的克制。

　　本书整理过程中，得到省卫生厅赵松副厅长、省中医管理局张厚权副局长和贵阳中医学院王祖雄教授的热情鼓励和支持，贵阳中医学院学报编辑部吴元黔、徐学义两位老师逐字逐句的校改，在此特表示衷心感谢！

唐永淑

1992 年 3 月

王聘贤先生小传

王聘贤，号国士，贵州省兴义县人，生于1895年，卒于1964年3月5日。全国解放后曾历任贵州省卫生厅副厅长、贵州省中医研究所所长、贵阳市政协委员、贵州省人大代表等职，是我省著名老中医，在全国中医界也享有盛誉。

王老自幼随父亲王小山到贵阳定居。1911～1915年在贵阳南明中学读书。1917～1922年在日本留学，毕业于日本东京明治大学政治经济科，获学士学位，其间因目睹祖国医学日渐衰落，而立志学医，曾师事日本医学家木村氏研习医学，刻苦攻读。王老在日本留学期间接触了一些新思想，他曾与我国著名文学家、思想家鲁迅先生和无产阶级革命家王若飞、郭沫若等有过交往，接受了一些救国救民的道理，这对他的思想转变起了很大的作用，1923年回国后为振兴祖国医学，从医救国，在辽宁沈阳曾拜中国近代名医张锡纯为师，后又曾拜张山雷、何廉臣等二十多位国内中医名家为师。1930年始回到家乡贵州贵阳，正式开业行医，悬壶伊始，即负盛名。1934～1938年任贵州省中医考试委员会委员，1942～1947年任贵阳市中医师公会常务监事、考试院西南区专门技术人员考试襄试委员、贵州省中医鉴定委员会委员等职。

王老从青年时代起就将全部精力投入对祖国医学的钻研和探索之中，几十年从未进过娱乐场所。他治学严谨，善于博采众家之长于一炉，主张中西医融汇贯通，对江浙学派颇有研究。凡他阅读过的书籍，都加上自己的批注，旁征博引常有精辟独到的见解和心得体会。这些批注不下十万言之多，对后学研读这些书籍具有很大的指导意义和参考价值。在1930年写成的《鲆溪医论选研究》一书的序言中，他说："余泛览古今东西医籍达数百种，不专守一家之言，弃短取长，睹《鲆溪医论选》，实先得我心，欲研究斯学者，一须守正而不探奇，二当崇实而不贵虚，三务明古而通今，四必述闻而可创说。由古籍《灵》、《素》、《本经》、《难经》、《伤寒》、《金匮》诸书研讨，而推及后世诸书，……再以东西诸书比较研究，考其得失，结合二者之所长，是挽晚近诸人之所企图也。"《鲆溪医论选研究》一书颇能代表王老的学术见解。近年来省中医研究所组织人员整理王老留下的著作，现已完成《鲆溪医论选研究》、《衷中参西录医方部分注释的整理》、《中医妇科临症歌诀》。王老还著有《伤寒论考评》、《舌诊研究》、《神农本草经研究录》、《解本草纲目拾遗》、《医药杂话》等书稿及《金匮蜘蛛散商榷》等论文。

王老很重视中西医之间的团结，他常说："医学是门重要的科学，西医讲科学，中医也有它自己的科学性和传统性。"王老在省卫生厅的厅务会议上经常提到中西医结合和中西医团结的问题，以及中药质量的问题。他在医疗实践中医德高尚，一切从病人利益出发。旧社会西医费用昂贵，一般劳动人民吃不起西药，所以他认为，要对人民有所贡献，必须倡导中医药，他针对当时的一些情况，在《鲆溪医论选研究》的序言中讲到："……且西医皆崇拜金主义，入其院者，动费中人之产。孙总理病笃，服吕丁木数分，价值二十万元，吾国人民平均无一元之富，若纯用西医则少数资产阶级享医疗之益，余则束手待毙矣！"此言虽似过激，但在当时是颇能切中时弊之言，亦反映出他研习祖国医学的初衷。

王老在学术上多有独到之处，并能坚持自己正确的见解，决不人云亦云，随声附和。他不仅有丰富广博的理论知识，而且在数十午的医疗实践中积累了很丰富的临床经验，对中药尤有研究，能凭经验鉴别多种中药的真伪、优劣，还研究过不少民间药草。临证用药从不马虎从事，凡是伪品、质差或炮制不依规范的，他宁可不用。全国解放后，他亲身感受到人民政府对人民卫生部门的重视，便积极投身到社会主义建设的洪流中。五十年代，他与贵阳的知名老中医陈真一、程云琛、袁家玑等共同开办联合诊所。在省政府和卫生厅的支持下，于1957年创办并主持省中医研究所的工作。他组织全所人员在全省范围内采集和制作全国地道药材标本和地方草药标本，计九百余种，建立了较为完整的标本室。同时积极开展中医药治疗地方病、多发病研究，还成立了文献室，编辑出版了《贵州民间药物》、《贵州药用植物目录》、《贵州中医秘验方》、《农村常见病中医简便疗法》等书。他将自己珍藏的中医古医籍《补遗雷公炮制》等八千多本医药书籍（不少线装书属国内少见的善本书）献给国家。他还耐心培养徒弟，使中医药事业后继有人，王老对我省中医药事业作出了重要的贡献，受到广泛赞誉。

月 经 病 方

妇女月经一般在十四岁左右初潮，以后每月行一次，因此叫月经。月经周期在 22 ～ 34 天之间，提前为先期，延迟为后期。但也有两个月一行的称并月，有三个月一行的称居经，有一年一行的谓避年，也有终身不行而仍会受孕的叫暗经，还有受孕后仍按时行经的称激经，这些属于生理上的特殊情况，只要无全身不适，都属于正常，反之则属于月经病。

一、月经不调

月经周期改变，出现先期、后期、前后不定期、延期，以及经量和色、质的改变，称月经不调。可同时伴有头痛、腰酸、腹痛等症状。

1. 调经平剂

方一

组成：当归 9 克，香附 6 克，台乌 3 克，郁金 3 克，苏梗 4.5 克，泽兰 4.5 克，半夏 4.5 克，大腹皮 4.5 克，川芎 1.5 克，红花 1.5 克，（生）姜 1 片，大枣 6 个。

功用：活血化瘀，理气止痛。

主治：月经前后不定期，经量少量，色黑，有块，下腹胀痛。对继发性不孕亦有效。

王注：调经方剂以经正行时服用，观察下月如何。平时服调经剂须丸、散。

歌诀：归三附二乌郁钱，苏泽夏腹用钱半。芎红五分姜枣煎，调经种子痛经安。

方二

组成：生地 12 克，白芍 6 克，当归 12 克，川芎 4.5 克，香附 3 克，丹皮 6 克，白术 12 克，益母子 12 克，丹皮 6 克，生地 6 克，肉桂 4.5 克，附子 3 克。

功用：养血调经，理气止痛。

主治：月经不调，痛经。

歌诀：胜金地芍与归芎，再加香丹与术茺，热加丹皮与生地，寒加桂附功用宏。

方三

组成：当归 18 克，沙参 12 克，延胡 9 克，续断 9 克，牛膝 9 克，肉豆蔻 9 克，山楂 9 克，苦参 9 克，官桂 6 克，郁金 6 克，丁香 6 克，甘草 6 克。

功用：祛寒通经，化瘀止痛。

主治：经水不利，白带多，腰酸胀痛。

王注：肉豆蔻用（赤）石脂炒，去（赤）石脂，十二味轧粗渣，分三剂，每以一剂开水浸盖碗中约半小时，将汤饮下，如此二次，第三次煎服。

日本名方，微偏温。如果有热性现象，份量需减。

歌诀：中将归六沙四钱，延断膝蔻楂苦三，桂郁丁草各二钱，调经白带服之安。

方四

组成：铁锈 3 克，没药 3 克，规那（鸡那霜）1.5 克，花椒 1.5 克。共末炼蜜为丸，分作六十粒，每服 3 粒或 2 ～ 5 粒。

功用：养血止痛，祛寒除疟。

主治：体弱兼月经不调，伴咳嗽，或时作寒热。

唐注：此方是王老在张锡纯老中医处学习的验方。

歌诀：铁锈没药各一钱，规那花椒五分研。

方五（加减逍遥调经汤）

组成：当归 白芍 茯苓 白术 柴胡 薄荷 甘草 丹皮 栀子 橘络 桑叶 菊花

功用：舒肝通络，养血调经。

主治：肝气不舒之月经不调。

王注：气血虚寒加鹿胶9克，桂心3克，血凝气滞加茜草9克，旋覆花6克，桃仁6克，先期血热加生地15克，丹皮6克，桑叶6克，邪热液亏加生地15克，麦冬9克，玉竹9克，情欲不遂，气郁经闭或经痛而乱加生地9克，香附9克，泽兰9克，郁金3克。

本方应用广，性平和。

歌诀：归芎苓术柴薄草，丹栀橘络叶菊妙。

方六（保贻堂验方——安坤赞育丸）

组成：香附、陈皮、白术、台乌、当归、生地、熟地、川芎、茯苓各30克，阿胶、琥珀、木香、黄芩、紫苏各15克，党参、牛膝各12克，砂仁、甘草各9克，沉香3克。

研末，益母膏合阿胶，加蜜炼为丸，6克重。益母膏的组成即益母草、子熬膏。

歌诀：香陈术附归二地，芎苓胶琥木香芩，苏参膝砂草沉香，保胎安神赞育良。

方七（集验顺坤良方）

组成：益母草、益母子各90克，紫苏叶、紫苏梗、紫苏子木香、阿胶各7.5克，茯苓、香附（童便，盐水浸制）、乌药、白术、生地（酒制）、白芍（酒制）、当归（酒制）、川芎、黄芩（姜制）、熟地（姜制）、陈皮（盐水制）各15克，砂仁4.5克，党参、牛膝各6克，琥珀7.5克（研），柏子仁6克（同煮），沉香1.5克。

共24味研末炼蜜为丸，每粒7.5克重。

功用：养血调经，种子安胎。

主治：血虚所致之月经不调，不孕。

方八（春和秘坤丸）

组成：益母草、益母子各90克，生地、熟地、白芍、川芎当归、台乌、香附、黄芩、茯苓、陈皮各12克，木香10.5克，阿胶、琥珀、紫苏、甘草各7.5克，党参、牛膝、白术各6克，砂仁4.5克，沉香3克。

共研为末，（炼）蜜为丸，6克重。

功用：补气，益血，调经。

主治：血虚所致之月经不调，不孕。

王注：（此方）和平，不寒不燥。以上三方可列一表比较药味。大致相同，但份（剂）量不同，不可乱增减份（剂）量，否则无效。药需选择，益母草需带子用。

2. 调经温剂

方一（调经种子济阴丹）

组成：党参30克，白术45克，茯苓45克，熟地30克，白芍45克，当归60克，川芎45克，阿胶30克，陈艾30克，杜仲60克，续断60克，菟丝子120克，益母子45克，香附120克，陈皮30克，鹿角霜60克，炙草30克。

研末蜜丸，每服6克或9克，鹿角霜换鹿茸为妙。

功用：补气益血，散寒止痛。

主治：妇人气血两虚，血海空疏，子宫寒冷，带下崩漏，腹痛腰酸，瘦弱不孕或产后失调，隔久不孕。

王注：如血热经早加丹皮、益母草各15克，如素寒经迟腹痛加吴萸、小茴、干姜、肉桂。

方二（新方赞育福坤丹）

组成：当归30克，川芎15克，白芍18克，杜仲21克，续断15克，制香附12克，红花12克，五灵脂12克，破故纸12克，柴胡9克，延胡索12克，肉桂9克，牛膝9克，木香9克。

以上十四味研末炼蜜丸，朱砂为衣。

功用：活血养血，温经止痛。

主治：阴寒积滞之月经不调。

王注：（本方）济阴养荣，推荡阴寒之积滞，（可治）一切血病。

方三（艾附暖宫丸）

组成：艾叶90克，香附180克（二味用醋五升煮一日夜，打烂勿做饼，慢火焙干），当归90克，续断45克，吴萸、白芍、川芎、黄芪各60克，熟地30克，肉桂15克。

十味研末醋煮，米糊为丸如梧（桐）子大，每服6克或9克。

功用：温补下元，理气养血。

主治：子宫虚冷。

王注：子宫虚冷，久不受孕者宜。若湿热带下并白淫（者）禁。

方四（千金吉祥丸）

组成：覆盆子、楮实各120克，天麻、熟地各60克，肉桂、白术、五味子、丹皮、川芎、菟丝子、桃花瓣、柳枝各30克，桃仁100粒。研末炼蜜为丸，每服6克或9克。

功用：补肝和血，益脾补肾。

主治：血积胞门，寒凝子宫，气脉不荣，多年不孕。

方五（张氏温冲汤）

组成：山药24克，当归12克，破故纸9克，肉桂、附子、小茴香、核桃、鹿角胶各6克，紫石英24克。

功用：温补冲任，祛寒止痛。

主治：妇女血海虚寒不孕。

唐注：张氏指张锡纯。

歌诀：温冲桂附补药归，紫石鹿胶核小茴。

方六（山西调经育麟丸）

组成：当归90克，茯苓60克，菟丝子60克，台乌30克，香附30克，郁金15克，鹿角霜、延胡索、川芎、白蔹、陈艾各9克，吴萸6克，炼蜜为丸，每服9克。

功用：温补下元，活血止痛。

162

主治：子宫虚冷所致之月经不调。

3. 月经先期

不到期而行经，并伴有经量多、口渴喜饮等不适症状，称为月经先期。月经先期按病机可分为血热气滞、气血两虚、痰滞等。

（1）血热内壅之先期

方一

组成：地骨皮9克，丹皮4.5克，生地15克，白芍12克，茯苓9克，青蒿4.5克，黄柏3克，龟板9克，鳖甲3克。

功用：滋阴清热，凉血止血。

主治：血热所致之月经先期且量多。

歌诀：骨丹地芍苓蒿柏，加减清经用龟鳖。

王注：或加玄参6克，用于经多子宫热。经后服二剂，汗多去丹皮，肾元不固加金樱子、山萸肉。另一方有黄芩。

方二

组成：生地　白芍　黄芩　栀子　知母　阿胶　黄柏　血余炭（原方未标剂量）

功用：清热，凉血，止血。

主治：用于血热经多者。

歌诀：凉血固经地芍芩，栀知胶柏血余灵。

方三（王氏清火调经汤）

组成：生地12克，白芍6克，石膏12克，知母6克，白薇4.5克，蔷薇子4.5克，地骨皮9克，黄柏3克。

功用：清热凉血，养阴滋液。

主治：月经先期，血热甚者。

歌诀：地芍膏知玉女煎，薇蔷骨柏功最全。

方四

组成：丹皮　丹参　生地　白芍　蒲黄　牛膝　黄芩　黄柏（原方未标剂量）

功用：清热凉血，活血祛瘀。

主治：用于瘀热之月经不调。

歌诀：二丹地芍蒲膝芩，清热调经黄柏灵。

方五

组成：生地30克，玄参30克，白芍15克，麦冬15克，地骨皮9克，阿胶9克。

功用：滋阴养血，清虚热。

主治：用于火旺阴亏，月经先期。

王注：或加石决明、二贝（川贝、浙贝）。

（2）郁怒不舒之先期：郁怒不舒，静脉郁血，太息，肺气不舒，胸闷脘满，脉弦涩，舌赤苔白，饮食不畅，头晕肋疼，吞酸吐苦。

方一

组成：当归6克，白芍、扁豆、茯苓、山药各9克，黄芩4.5克，柴胡1.5克，栀子4.5克。

功用：健脾舒肝。

主治：用于郁遏不舒之月经先期。

歌诀：逍遥归芍与扁苓，药苓柴栀最为神。

方二

组成：香附、陈皮、当归各4.5克，丹参、丹皮各6克，月季花9克，白薇、佩兰、佛手各4.5克。

功用：凉血活血，理气化湿，解郁。

主治：湿邪郁遏，月经先期。

歌诀：和营香陈归二丹，月季薇佩佛手柑。

方三

组成：沙参、川楝子各4.5克，牡蛎12克，女贞子、生地、白芍、当归各9克，吴萸0.9克，黄连2.4克。（后二味即左金）

功用：清心降火，养阴生津，滋血养肝。

主治：月经先期，心烦易怒。

王注：忿怒太过，头晕胁疼，肢体拘急，吞酸吐苦，心烦躁急、胸闷脘满、脉弦而数，宜生津液以养肝。

歌诀：忿怒一贯用左金，沙楝牡贞地芍归。

方四

组成：生地15克，白芍、桃仁、阿胶各9克，丹参、丹皮、黄芩、旋覆花各6克，郁金4.5克。

功用：凉血活血，平肝镇怒。

主治：月经先期，心烦易怒。

歌诀：镇怒地芍桃阿胶，二丹归芩旋郁疗。

（3）气血虚弱之先期：苔虚白胖，六脉虚软无力，短气，头晕目眩，心悸怔忡，饮食无味。

方一

组成：党参、白术各4.5克，茯苓9克，甘草1.5克，生地6克，白芍、当归各4.5克，黄芪9克，龙眼肉10个，木香、五味子各1.5克。服3~5剂。

功用：益气生血，理气健脾。

主治：体虚之月经先期。

歌诀：参术苓草地芍归，芪眼木香与五味。

王注：一方加吴萸、姜、艾。

方二（补血汤）

组成：当归6克，黄芪30克。

功用：补气养血。

主治：体虚之月经先期，量少，色淡。

歌诀：血少色淡补血汤，当归二钱芪一两。

（4）痰湿阻滞之先期：

方一

164

组成：党参　白术　茯苓　甘草　半夏　陈皮　阿胶　陈艾　黑姜炭（原方未标剂量）

功用：健脾化痰，理气调经。

主治：月经先期，量多色淡。

歌诀：色淡而多六君方，再加胶艾与黑姜。

方二

组成：香附子 12 克，白术 12 克，茯苓 6 克，半夏 3 克，陈皮 6 克，川芎 9 克，神曲 6 克。

功用：健脾利湿，理气调经。

主治：脾虚之月经先期，伴食少腹胀。

歌诀：启宫附术苓夏陈，再加芎曲最为神。

4. 月经后期

月经过期 7~8 天，甚至 10 天以后始行并伴有全身不适称月经后期，按病因分类有血室虚寒、生冷寒滞、血热内积、痰湿阻滞等。

（1）血室虚寒之后期：

舌淡苔白为寒，白而厚腻乃寒湿痰浊之凝滞。两尺脉沉弱而迟或沉紧，或六部沉弱。经来色淡而少，或作黯晦色。腰酸腹痛，头目晕眩，心悸怔忡，饮食减少。间有身热自汗。

方一（加减温经汤）

组成：白芍 4.5 克，当归 9 克，川芎 2.4 克，桂枝 3 克，吴萸 1.5 克，巴戟 9 克，台乌 4.5 克，鹿角霜 9 克。

功用：温经散寒，补益肝肾。

主治：体虚之月经后期。

歌诀：加减温经芍归芎，桂吴戟乌鹿霜同。

王注：身热加炮姜、炙草各 1.5 克，麦冬 4.5 克；自汗加浮小麦 4.5 克，芪皮 6 克；饮食减少加生、熟谷芽各 9 克。

附外用方：蛇床子 30 克研末和入朴粉 9 克，肉桂、吴萸、麝香、艾叶、小茴（少许）更佳。绢盛如指大，长 3~4 寸入阴中一日一次，更换一次，下清冷黄水自愈。

王注：外用艾汤熏洗尤妙。

方二

组成：生地 12 克，白芍 4.5 克，当归 9 克，川芎 2.4 克，山药 9 克，茯神 9 克，龙眼 12 克，五味 1.8 克，续断 9 克。

功用：养血和营，补益肝肾。

主治：血虚之月经后期，伴怔忡、色淡、量少。

歌诀：养血和营四物汤，药神龙眼味断良。

方三

组成：桂枝　吴萸　白芍　当归　川芎　丹参　陈艾　半夏　鹿角霜　巴戟（原方未标剂量）

功用：养血和营，温经补肾。

主治：月经后期，畏寒，腰酸腰痛。

歌诀：和营桂黄芍归芎，丹参艾夏鹿戟同。

（2）生冷寒滞之后期：

脉弦紧，右关滑。兼郁滞舌白苔腻，或有灰黑色。或大腹疼痛，如冷物在胃，或少腹疼，为子宫受寒，血凝。或有身热不寐，口渴、头晕等症。

方一（加减乌药散）

组成：台乌4.5克，香附6克，延胡索4.5克，川楝3克，桂枝3克，吴萸1.5克，当归9克，陈皮4.5克。服二剂。

王注：身热头晕加荆、苏各4.5克，口渴不寐加苓，苡9克。

功用：温经散寒，活血止痛。

主治：寒凝之月经后期，伴腹冷身热。

歌诀：乌附延楝桂吴萸，加减乌药归陈皮。

方二（乌药散）

组成：乌药、香附、延胡索各4.5克，当归9克，鸡内金12克，沉香4.5克，生姜9克，绿萼梅4.5克。

功用：理气健胃，温经止痛。

主治：月经后期，胃寒腹痛，少腹痛。

歌诀：乌药散用附延归，鸡金沉姜绿萼梅。

附下焦寒湿坐药：皂角3克，吴萸、秦归各30克，细辛五味子、生姜各1.5克，黄葵花、枯矾、戎盐、川椒各7.5克，肉桂、麝香少许为末，为三寸长条，纳入阴中。

方三

组成：生地15克，白芍4.5克，当归9克，川芎3克，香附6克，肉桂1.5克，牛膝6克。

功用：养血理气，温经止痛。

主治：月经后期，少腹冷痛。

歌诀：地芍归芎香桂膝，复原进退四物宜。

（3）血热内积之后期：

脉沉数而郁滞，舌绛苔黄，经色紫黑而气极臭腐腥秽，口渴喜饮，心中烦闷而热，大小便解而不畅，少腹阵痛。

方一（加减芩连四物汤）

组成：吴萸、黄连、赤芍、白芍各6克，生地15克，泽兰4.5克，茯苓9克，滑石、知母各6克，玄参9克，川楝4.5克，黄芩6克。

王注：此方有玄参无丹皮，另一方有丹皮9克，无玄参。其汤名与作用一样。服三剂。

功用：清热凉血，理气止痛。

主治：因热而致之月经后期，少腹阵痛。

歌诀：吴连二芍地兰苓，滑知母参楝黄芩。

方二

组成：生地12克，丹皮、赤芍、白芍各4.5克，川芎、黄芩各3克，黄连0.9克，滑石 12 克，川楝 4.5 克，知母 6 克，泽兰 4.5 克。

功用：清热凉血，祛瘀止痛。

主治：血热而致之月经后期，伴口渴喜饮。

歌诀：地丹二芍芎芩连，滑楝知母与泽兰。

（4）痰湿阻滞之后期：

苔淡白而粘腻，脉软而滑，或沉而缓。（经血）色淡而少，白带夹下，体肥多痰。

方一

组成：香附 4.5 克，砂仁 2.4 克，党参 4.5 克，白术 4.5 克，茯苓 9 克，佩兰 6 克，苡仁 9 克，半夏 4.5 克，陈皮 4.5 克。

功用：健脾化湿，理气行滞。

主治：痰湿阻滞之经行后期，并夹白带。

歌诀：香砂六君参术苓，佩兰苡仁与夏陈。

方二（加味二陈汤）

组成：茯苓　半夏　陈皮　香附　生姜　甘草　砂仁（原方末标明剂量）

功用：行气祛痰，温中散寒。

主治：月经后期，色淡而少。

歌诀：加味二陈苓夏陈，香附姜草与砂仁。

5. 经行过多

（1）血热妄行之经行过多：

舌绛苔黄为湿热，舌赤无苔为阴虚内热。脉数大宜清血热，脉弦数宜泻肝火。心中烦热，口苦而渴，喜冷恶热，或胁下刺痛，或身热自汗，经来过多，色鲜红，或作紫块，气腥秽，或过期不止。

方一

组成：生地 15 克，白芍 12 克，黄芩 9 克，知母 4.5 克，栀子 4.5 克，阿胶 9 克，黄柏 9 克，血余炭 9 克。

功用：滋阴清热，凉血止血。

主治：经量多、经期长，色鲜红兼见其他热象。

歌诀：凉血固经地芍芩，知栀胶柏血余灵。

王注：口渴加玄参、花粉各 9 克，胁痛加延胡、川楝各 3 克，子宫热加地骨皮 9 克，龟板 18 克。

方二

组成：生地 30 克，白芍 9 克，当归 12 克，丹皮 9 克，白术 9 克，条芩 9 克，发炭 9 克，棕（炭）18 克，侧柏炭 9 克，甘草 1.5 克，荆芥 9 克。

功用：凉血止血，清热滋阴。

主治：血热妄行，月经过多。

歌诀：地芍归丹术条芩，发棕侧柏与草荆。

王注：上方加地榆 9 克作用更好。

方三

组成：生地 12 克，白芍 6 克，当归 4.5 克，川芎 3 克，白薇 6 克，乌贼骨 15 克，荆芥 6 克，黄芩 6 克，阿胶 12 克，苎麻根 9 克，棕炭 18 克，藕节 12 克，黄柏 6 克。

功用：滋阴清热，凉血止血。

主治：月经过多属血热妄行者。

歌诀：清热四物薇乌贼，荆芥阿麻棕藕柏。

方四（固经丸）

组成：白芍、黄柏、黄芩各 3 克，龟板、樗白皮、香附各 6 克。

功用：滋阴清热。

主治：用于阴虚血热之经行过多。

歌诀：固经丸用芍柏芩，龟板樗皮香附增。

（2）气血虚弱之经行过多：

脉虚弱无力，或沉状如无，危则浮大无根，头晕眼花，耳鸣唇白。

方一（八珍汤）

组成：生地 9 克，白芍 9 克，当归 6 克，川芎 3 克，党参 4.5 克，白术 4.5 克，茯苓 9 克，甘草 2.4 克，木香 2.4 克。

功用：补益气血。

主治：气血虚弱之经行过多。

歌诀：八珍地芍与归芎，参术苓草木香同。

王注：可加十灰散 9 克，腹痛加胶、艾；下（血）多加龙、牡各 15 克；甚（渗血）多加棕炭 9 克。

方二（安冲汤）

组成：生地、黄芪各 18 克，白芍、续断各 12 克，白术 18 克，乌贼骨 12 克，茜草 9 克，牡蛎、龙骨各 18 克。

功用：补气摄血。

主治：气虚血弱之月经过多。

歌诀：安冲地芪芍断术，乌贼茜草牡龙骨。

方三（千金胶艾加姜汤）

组成：阿胶、陈皮、生姜炭各 6 克，棕炭、甘草各 3 克，牡蛎 9 克，附子、鹿角霜各 6 克，龙骨 15 克，山萸肉 6 克，乌贼骨 9 克，玳瑁 3 克。

功用：养血摄血，温阳止痛。

主治：月经量多，伴少腹冷痛。

歌诀：千金胶艾加姜汤，棕草牡附鹿角霜，龙萸乌贼玳瑁良。

方四

组成：党参 9 克，黄芪 15 克，当归 4.5 克，白术 9 克，枣仁 9 克，茯神 9 克，阿胶 9 克，藕节 4 个，荷蒂 4.5 克，茜草 4.5 克，海螵蛸 9 克。

功用：补气养血，止血。

主治：老年月事频来而（量）多。

歌诀：参芪归术枣神胶，藕节荷蒂茜海螵。

方五（王氏胶艾汤）

组成：阿胶、陈艾、生地、白芍、当归、荆芥炭、甘草（原方未标剂量）。

功用：养血止血。

主治：血虚之月经过多。

歌诀：王氏胶艾地芍归，荆芥炭与甘草追。

6. 经行不利（量少时断）

（1）血室虚寒之过少：

脉软无力，舌质淡白，（或）苔、脉如常而（经）来少乃房事过度，风寒侵袭而成。每月（经）来色淡而少，腰中少腹隐痛，不耐久坐，得热稍止，带下清冷，倦怠少气，消化障碍，饮食减少，肠鸣泄泻。

方一（温经汤）

组成：肉桂0.9克，吴萸1.5克，白芍4.5克，当归4.5克，川芎3克，党参3克，生姜1.5克，阿胶6克，半夏4.5克，丹参4.5克，甘草2.4克，麦冬6克。

功用：温中散寒，养血调经。

主治：月经量少，伴少腹痛。

歌诀：温经桂萸芍归芎，参姜胶夏丹草冬。

方二

组成：当归9克，川芎3克，生地9克，白芍9克，阿胶6克，鹿胶6克，鸡血藤胶6克，党参3克，白术3克，巴戟9克，附子9克，紫河车1个。

功用：大补气血。

主治：月经量少，气虚血弱。

歌诀：温补四物与三胶，参术戟附河车疗。

方三

组成：（参、术、苓、草、归、芎、地、芍），枣仁、远志、木香、台乌、阿胶。（原方无剂量）

功用：补气，养血，安神。

主治：月经量少，血虚不寐。

歌诀：月事过少八珍汤，枣远香乌阿胶良。

（2）下焦寒湿之经行不利

体弱，少腹无胀痛，证为子宫虚寒，寒湿必有少腹胀痛之形，胸脘满。脉弦滞（涩）而苔白腻，方为寒湿凝滞之候，（月经）色白（淡）量少。

方

组成：乌药4.5克，延胡索3克，川楝2克，肉桂3克，赤芍4.5克，白芍4.5克，木香2.4克，茯苓9克，当归4.5克。

功用：温阳散寒，行气止痛。

主治：子宫虚寒之经行不利。

歌诀：加减乌药延楝桂，二芍木香与苓归。

王注：（可）外用桂（枝）、附（子）、麝（香）、硫（磺）少许研末奄脐下。

薰洗法：蛇床子、花椒、吴萸各9克，煎水薰洗。

（3）瘀热内蓄之经行不利

脉弦或沉，舌赤有朱点，必兼有浓厚之白带，内热少寐，唇焦喉干，心烦口渴，饮冷，腰酸，腹胀。

方

组成：丹参4.5克，丹皮9克，生地15克，白芍4.5克，蒲黄4.5克，牛膝4.5克，黄芩4.5克，黄柏4.5克。

功用：清热凉血，活血止痛。

主治：经行不利，白带浓稠，有热象。

歌诀：二丹地芍蒲膝芩，清热活血黄柏灵。

（4）肝气郁结之经行困难

方一（宣郁通经汤）

组成：当归、白芍、丹皮各15克，栀子9克，黄芩、柴胡、香附各3克，白芥子6克，郁金、甘草各3克。

功用：疏肝解郁，理气止痛。

主治：肝郁气滞之经行不利，痛经。

歌诀：宣郁通经归芍丹，栀芩柴附芥郁甘。

王注：用素心兰与孕经前十日服。

方二（加减逍遥散）

组成：当归、白芍、丹参、栀子各6克，黄芩、柴胡各3克，薄荷1.2克，甘草3克。

经前十天服。

功用：清热凉血，疏肝止痛。

主治：肝郁之经行不利，痛经，有热象。

歌诀：加减逍遥归芍丹，栀芩柴薄与生甘。

（5）气滞血瘀之经行困难

方一

组成：当归，白芍，桃仁，红花，川芎，枳壳，青皮。（原方末标明剂量）

功用：活血祛瘀，行气止痛。

主治：气滞血瘀之经行困难，少腹胀痛，拒按。

歌诀：归芍桃红芎枳青。

方二

组成：台乌，香附，延胡索，生姜，当归，白芍。（原方末标明剂量）

功用：行气止痛。

主治：经行腹痛，喜按。

歌诀：乌附延姜（与）归芍。

二、痛经

1. 经前腹痛

（1）气滞血瘀之经前痛

脉弦滞（涩），苔厚腻（属）气滞血凝。或有痉挛性（疼痛）连接腹部和腿部。

方一

绍成：台乌，香附6克，延胡索6克，川楝9克，茺蔚子9克，郁金6克，降香1.5克（研吞），青皮4.5克，砂仁2粒。

功用：理气上痛。

主治：行经前下腹胀痛。

歌诀：乌附延楝茺郁降，青皮砂仁服之良。

方二（王氏膈下逐瘀汤）

组成：当归、桃仁、五灵脂、延胡索、香附各9克，白芍6克，丹皮9克，枳壳3克，台乌4.5克，川芎3克，红花2.4克，甘草2.4克。加酒、童便各半和药共煎。

功用：活血化瘀，理气止痛。

主治：行经前下腹胀痛，经来少且有块。

歌诀：归桃灵延附芍丹，枳乌芎红酒便甘。

方三

组成：台乌6克，香附6克，延胡索4.5克，砂仁4.5克，槟榔6克，木香4.5克，草果2.4克（勿用黑草果）。

功用：理气止痛。

主治：经前腹痛，经来有块。

歌诀：乌附延砂槟木香，草果痛经是妙方。

方四

组成：当归、白芍、丹参各9克，桃仁、延胡索各6克，香附9克，陈皮6克，苏梗6克，柴胡6克，甘草3克。

功用：舒肝理气，活血止痛。

主治：气滞血瘀，经前腹痛，经来有块。

歌诀：归芍丹桃延附陈，苏梗柴胡甘草神。

（2）胞中积寒之经前痛

脉沉紧，苔多厚腻，阴中作痛，绵绵不绝，或有呕吐喘促，冷汗泄泻。

方一

组成：乌药4.5克，延胡索3克，川楝3克，肉桂3克，赤芍4.5克，木香2.4克，茯苓9克，当归4.5克。

功用：温经散寒，行气止痛。

主治：行经前下腹冷痛。

歌诀：加减乌药延楝桂，二芍木香与苓归。

方二（温经汤加味）

组成：白芍4.5克，当归9克，川芎2.4克，肉桂3克，吴萸1.5克，巴戟天9克，乌药4.5克，鹿角霜9克，郁金4.5克，香附3克，延胡索9克。

功用：温经散寒，行气止痛。

主治：行经前下腹冷痛。

歌诀：温经汤加郁附延，王氏经凝痛血寒。

方三

组成：台乌9克，香附4.5克，延胡索3克，川楝9克，肉桂0.9克，白芍6克，生姜1.5克，砂仁2.4克，佛手2.4克，茯苓9克，橘叶4.5克，失笑散9克（五灵脂、蒲黄各4.5克）。

功用：温经散寒，理气和胃止痛。

主治：经前腹痛伴呕吐、泄泻。

歌诀：乌附延楝桂芍姜，砂佛苓笑橘叶方。

（3）下焦瘀热之经前痛

暴痛喜冷，恶热面赤，唇燥，脉多弦数，苔多粘腻而质红，经来痛甚，骨盆尤甚，不喜按，尿频，便秘。

方一

组成：香附4.5克，黄芩4.5克，生地15克，白芍9克，当归4.5克，丹皮4.5克，栀子4.5克，川楝子4.5克。

功用：清热凉血，行气止痛。

主治：下焦湿热之经前暴痛。

歌诀：清热调经香附芩，地芍归丹楝栀灵。

方二

组成：川楝4.5克，延胡4.5克，栀子6克，丹皮4.5克，桃仁9克，泽兰4.5克，香附9克。

以此方煎汤吞服左金丸和龙荟丸。

左金丸：黄连180克，吴萸30克，水泛丸。

龙荟丸：当归、龙胆草、黄连、黄芩、黄柏、栀子各30克，大黄、芦荟各15克，木香0.3克，麝香1.5克，青黛15克，蜜丸如小豆大。

功用：清泄瘀热，活血，止痛。

主治：经前下腹暴痛，经色紫有块，有热象。

歌诀：楝延栀丹桃左金，泽兰香附龙荟吞。

方三

组成：当归，白芍，白术，茯苓、柴胡，薄荷，甘草，丹皮，栀子，茜草，半夏，桃仁，橘皮。（原方未标明剂量）

功用：清热养肝，祛瘀止痛。

主治：经前腹痛，口苦口干。

歌诀：归芍术苓柴薄草，丹栀茜夏桃橘妙。

方四

组成：没药、乳香、五灵脂各3克，吴萸，花椒各9克。

食盐一匙和（药）炒热，包熨（少腹部）。

功用：散寒止痛。

主治：经前少腹胀痛。

歌诀：没乳灵钱萸椒三，食盐包熨即时安。

方五

组成：丹参，丹皮，香附，茺蔚子，当归，川芎，芍药，延胡索。（原方未标明剂量）

功用：活血止痛。

主治：临行经时下腹胀痛，室女行经腹痛。

歌诀：二丹附芜四物汤，去地加延最为良。

方六

组成：丹参、赤芍、当归、川芎、肉桂0.6克，车前子、牛膝、茺蔚子。（原方除肉桂外未标明剂量）

功用：活血止痛。

主治：已婚妇女经前下腹胀痛。

歌诀：将行丹参赤归芎，肉桂车前与膝芜。

2. 经后腹痛

黏膜脱落，脉虚弱无力，苔剥，骨盘作痛，胀坠。

方一（补肾膏）

组成：茯苓6克，山药6克，生地3克，熟地6克，白芍3克，当归6克，紫河车1个（烘干研末吞服酌用），阿胶3克（烊化兑服），甘草9克。

功用：健脾补肾。

主治：月经延迟，少腹坠胀疼痛。

歌诀：补肾苓药地芍归，河车草胶经后疼。

方二

组成：党参，白术，茯苓，陈皮，生地，白芍，当归（重用），川芎，延胡索。（原方未标明剂量）

功用：补气益血，理气止痛。

主治：月经延后，量少，腹隐痛。

歌诀：八珍汤加延胡索，重用当归酒煎药。

方三

组成：党参，白术，茯苓，甘草，生地，白芍，当归，川芎，延胡，益母草，香附，陈皮。

功能：补气益血，行气止痛。

主治：行经后腹痛。

歌诀：八珍益母延附陈，王氏变通最为灵。

方四（当归建中汤）

组成：桂枝3克，白芍6克，生姜2片，大枣3枚，甘草3克，饴糖适量，当归4.5克。

功用：温中散寒，活血止痛。

主治：经后虚寒性腹痛。

歌诀：血舍虚寒痛绵绵，当归建中商氏言。

唐注：商氏乃王老的老师之一。

方五（加味补血汤）

组成：党参6克，白术9克，黄芪9克，香附6克，生地9克，当归9克，川芎3克。

功用：补气养血。

主治：月经后腹痛。

歌诀：参术芪附地归芎，加味补血经后痛。

方六

党参9克，黄芪9克，阿胶6克，甘草2.4克，白芍6克，当归15克，川芎3克，香附4.5克，砂仁2.4克，陈皮3克，肉桂0.6克，沉香1.2克（研吞）。服二剂。

功用：补气益血，温经止痛。

主治：经后腹痛，喜按。

歌诀：参芪胶草芍归芎，香附砂陈桂治同。

方七（商氏神方）

组成：乳香，没药，木香，茴香，当归，蝎子1个，钩藤。（原方未标明剂量）

功用：理气，活血，止痛。

主治：行经后腹痛。

歌诀：乳没香茴归蝎钩，商氏神方经后痛。

唐注：商氏为王老的老师之一。

方八（加味商氏神方）

组成：乳香，没药，木香，茴香，当归，蝎子1个，钩藤，橘核，延胡索，川楝子。（原方未标明剂量）

功用：理气，活血，止痛。

主治：行经后腹痛。

歌诀：张氏再加橘延楝，加味神方屡效验。

唐注：张氏指张锡纯。本方乃上方加味，临床应用效果更佳。

三、闭经

1. 肝伤血枯之闭经

脉细弱，舌无苔，右胁痛，胸胁支满，妨（碍）食，鼻中时闻腥燥气，目眩头重，时前（时）后下血，肢冷。

方一（四乌一茹丸）

组成：乌骨鸡1只（去毛，肠不见水，拭干）2斤，乌贼骨（去甲）120克，芦茹20克，当归60克，川芎30克。上四味药入鸡腹内加黄酒2碗、童便1碗，砂锅内煮到汁干，将鸡取净肉，和药晒干，焙为末，加香附米120克，茯神30克，人参30克（或党参）为末和匀，炼蜜为丸，每丸重9克。

功用：补气活血，滋肾养肝。

主治：血枯经闭，干血劳瘵（咳嗽吐痰，身寒（身）热自汗盗汗，倦怠，食少，面黄饥瘦，四肢无力，面赤），带下少腹气痛，血虚头疼。

方二（巽顺丸）

组成：乌骨鸡1八（男用雌，女用雄）2斤，乌贼骨120克（童便浸泡，干为末），茜草30克（酒洗，焙干），鲍鱼120克（石决明之肉）。以上三味入鸡腹内，用陈酒、童便各二碗加水一碗，煮极烂，焙干，骨用酥炙为末，为山药糊丸。

174

功用：补益气血。

主治：体虚经闭或干血劳瘵。

方三

组成：龙眼肉、山萸肉、枸杞各 12 克，玄参 9 克，鸡内金 6 克，白术 9 克，山药 20 克，桃仁、红花各 6 克，甘草 3 克，白芍 6 克。

功用：补益肝肾，活血祛瘀。

主治：肝肾两虚之闭经。

歌诀：眼萸枸玄鸡术药，桃仁红花草白芍。

王注：灼热不退加生地 30 克或 18 克；咳嗽加贝母 9 克，粟壳 6 克；泄泻去玄参加熟地 30 克，茯苓 6 克，重加白术或用山药、鸡子黄粥；大便燥加当归、阿胶数克；小便不利加车前子 6 克，地肤子 6 克，将白芍加重；肝气郁加麦芽 9 克，川芎 3 克，莪术 3 克；汗多加萸肉 15 克，龙骨 18 克，牡蛎 13 克；血瘀甚加木樗鸡、䗪虫、鸡血藤胶。

方四

组成：当归、白芍、阿胶、菊花各 4.5 克，首乌 9 克，稽豆 4.5 克，沙苑蒺藜 9 克，龙眼 6 个，桑寄生 9 克，枣仁 9 克。

功用：补肾益血。

主治：肾虚之血枯经闭。

歌诀：营养补血归芍胶，菊首稽蒺眼寄枣。

方五（曾氏室女闭经方）

组成：丹参、丹皮、香附各 4.5 克，益母草 6 克，生地 6 克，白芍 6 克，当归 3 克，川芎 3 克。

功用：活血补血，化瘀止痛。

主治：室女闭经，腹痛。

歌诀：二丹附益四物汤，曾氏室女闭经方。

方六

组成：鸡血藤膏研末温酒冲服 9 克。

功用：补气活血，化瘀调经。

主治：闭经。

王注：色红的效佳，黑色无效。

2. 恶血不下之闭经

腹刺痛，小腹满如鼓状，小便微难，大便色黑，脉沉实，苔黄腻。

方一

组成：白芍 4.5 克，当归 4.5 克，川芎 2.4 克，鸡血藤胶 4.5 克，丹参 4.5 克，月季花 9 克，茺蔚子 4.5 克，蒲黄 4.5 克，红花 2.4 克。

功用：活血祛瘀，调经通经。

主治：血瘀之闭经。

歌诀：通经祛瘀芍归芎，血藤丹月茺蒲红。

方二

组成：莪术、川牛膝、白芍、当归、川芎，香附各 4.5 克，台乌 2.4 克，黄芪 4.5

克，肉桂1.5克，鸡内金9克，桃仁9克，红花3克。

功用：破瘀通经，活血止痛。

主治：血瘀经闭，腹痛甚。

歌诀：通经莪膝芍归芎，香乌芪桂鸡桃红。

方三（膈下逐瘀汤）

组成：当归、桃仁、五灵脂各9克，延胡6克，香附9克，白芍6克，丹皮9克，枳壳4.5克，乌药2.4克，川芎3克，红花2.4克，甘草3克。加酒、童便适量同煎。

功用：活血逐瘀，通经止痛。

主治：血瘀实证之闭经。

歌诀：归桃灵延附芍丹，枳乌芎红酒便甘。

方四（抵挡汤）

组成：虻虫6克，桃仁9克，大黄6克。

功用：破瘀通经。

主治：瘀血实证之闭经。

歌诀：抵挡虻蛭与桃黄，通下瘀血最为良。

3. 症瘕积聚之闭经

方一（理冲汤）

组成：党参6克，黄芪9克，山药15克，白术6克，三棱9克，莪术9克，鸡内金9克，花粉12克，知母12克。

功用：扶正固本，活血祛瘀。

主治：体虚，有症瘕积聚之闭经。

歌诀：理冲参芪山药术，棱莪鸡金粉知母。

方二（理冲丸）

组成：当归9克，黄芪45克，蛭虫30克，三棱15克，莪术15克，桃仁18克，知母18克。

唐注：应制成蜜丸缓用。

功用：破血行瘀，补气活血。

主治：气血两虚，症瘕积聚之闭经。

歌诀：理冲丸用归芪蛭，三棱莪术桃仁知。

方三

组成：当归6克，莪术4.5克，三棱4.5克，桃仁4.5克，红花2.4克，丹参4.5克，泽兰4.5克，大蓟4.5克，小蓟4.5克，五灵脂4.5克，大黄4.5克（酒制）。

功用：破血行瘀。

主治：症瘕积聚之闭经重症。

歌诀：攻破血积归莪棱，桃红丹兰蓟灵军。

4. 痰湿阻滞之闭经

腹胀而大，经水断绝，面黄食少，四肢瘦削。

方一

组成：党参、白术各 4.5 克，茯苓 9 克，木香 4.5 克，砂仁 2.4 克，佩兰 6 克，苡仁
克，半夏 4.5 克，陈皮 4.5 克，甘草 3 克。

功用：理气健脾。

主治：脾阳不运，痰湿阻滞之闭经。

歌诀：香砂六君参术苓，佩兰苡仁与夏陈。

方二

组成：大戟 6 克，甘遂 4.5 克，炒黑丑 4.5 克，木香 6 克，制牙皂 9 克。

为末，红枣捣为丸（一日），分三次送服，每服 9 克，隔 5 小时 1 次，第一次葱白酒
下，第二次莱菔子、砂仁下，第三次牛膝、木瓜下。

王注：治痰胀如神，不可畏其峻也。体虚者慎用。

5. 大惊恐惧之闭经

方一（琥珀养心丸）

组成：菖蒲、远志、柏子仁各 15 克，龙骨 20 克，生地 15 克，当归 9 克，党参 4.5
克，黄连 9 克，朱砂 6 克，牛黄 0.3 克，琥珀 0.6 克，茯神 15 克，枣仁 6 克。

研末，青果汁泛丸，金箔为衣，灯芯下 9 克，日 1 次。

功用：安神定志。

主治：大惊恐惧之闭经。

歌诀：菖远柏龙地归参，连朱牛珀茯枣仁。

方二

组成：生地、白芍、当归、丹参、杜仲、续断各 9 克，红花 3 克，龙眼 6 克，茯神 9
克，金箔 1 张，琥珀 3 克，木通 3 克。

功用：镇静安神，活血通经。

主治：行经受骇致闭经，心慌心跳。

歌诀：地芍归丹牡断红，龙眼神箔琥珀通。

6. 经来行房之闭经

经骤停，少腹刺痛不可忍，小便不通，腹胀大。

方一

组成：牛膝，益母草，琥珀，槐角，甘草、木通、虎杖（原方未标明剂量）

功用：活血祛瘀，通经。

主治：经期行房所致之闭经。

歌诀：膝槐益草琥珀通，虎杖导赤治撞红。

方二

组成：鼠矢，槐子，茯苓，滑石，川楝，韭菜，木通。（原方未标明剂量）

功用：清热利湿，通经止痛。

主治：经期行房之闭经，小便不利。

歌诀：鼠槐苓滑楝韭通，加味鼠矢治疗同。

方三

组成：肉桂、吴萸、花椒各 9 克，鼠矢 30 克，韭菜 30 克。

功用：温经止痛。

主治：经期行房致闭经，少腹痛甚。

歌诀：桂萸椒三（钱）鼠韭两，炒热外熨是神方。

方四

组成：延胡、川楝、香附各 4.5 克，川芎 2.4 克，丹参 6 克，蒲黄 6 克，五灵脂 4.5 克，鼠矢 6 克，琥珀 9 克。

功用：活血止痛。

主治：经期行房致闭经，少腹胀痛。

歌诀：延楝附芎丹蒲灵，鼠矢琥珀最为神。

四、崩漏

1. 虚寒之崩漏

脉沉细欲绝，苔白，口中和，恶寒肢冷，吐泻，唇淡，冷汗，气微，神昏。玉液漏下，漏则淋漓不断，无休止时，劳动后更甚。或汗多神倦，胸腹胀满，下血虽多而腹仍作痛。

方一（圣愈胶艾汤）

组成：党参 4.5 克，黄芪 3.9 克，龙骨 12 克，牡蛎 15 克，白芍 9 克，当归 9 克，川芎 4.5 克，阿胶 9 克，陈艾 6 克，山萸肉 4.5 克，干姜 4.5 克，甘草 4.5 克。

功用：补气养血，活血止痛。

主治：虚寒性崩漏。

歌诀：参芪龙牡芎归芍，胶艾山萸姜草同。

王注：三剂未止兼服十灰散或冲棕炭 9 克。寒甚加肉桂 1.5 克，胸腹胀加枳壳 3 克，郁金 4.5 克，砂仁 2.4 克。

方二

组成：山萸 18 克，黄芪 18 克，白芍 12 克，五倍子 3 克，白术 30 克，乌贼骨 12 克，棕炭 6 克，茜草 6 克，牡蛎 18 克，龙骨 18 克。

功用：固冲止血。

主治：虚寒血崩，下血多而腹仍痛。

歌诀：固冲黄芪芍倍术，乌贼棕茜牡龙骨。

王注：热加生地 30 克，寒加附片 6 克，怒加柴胡。二剂不愈加阿胶 15 克，去棕炭。

方三

组成：党参 15 克，黄芪 30 克，五灵脂 12 克，禹余粮 12 克，升麻 3 克，当归 6 克，棕炭 9 克，荆芥炭 6 克，山萸肉 6 克。

功用：补气摄血。

主治：气虚崩漏。

歌诀：参芪脂粮共升归，棕荆二炭山萸倍。

方四

组成：党参 60 克，黄芪 60 克，熟地 120 克，陈皮 9 克。

功用：健脾益气。

主治：脾气虚不摄血之崩漏。

歌诀：脾虚不摄曹氏方，参芪熟地陈皮良。

王注：治血崩，服二剂。

方五

组成：三七6克，桑叶14片，当归30克，黄芪30克，生地30克。

功用：益气补益，止血。

主治：老年妇女血崩。

歌诀：老妇血崩三七桑，归芪生地各一两。

方六

组成：党参、黄芪各30克，当归、白术各15克，三七6克，生地9克，桑叶7片。

功用：补气益血，止血。

主治：老年妇女血崩。

歌诀：参芪归术三地桑，老妇血崩最为良。

方七

组成：生地、黄芪各18克，白芍、续断、白术、乌贼骨、茜草各9克，牡蛎、龙骨各18克。

功用：补益气血，安冲止血。

主治：妇女崩漏伴腰痛。

歌诀：安冲地芪芍断术，乌贼茜草牡龙骨。

方八

组成：党参、黄芪、当归、白术各9克，熟地24克，白芍9克，黄芩9克，升麻4.5克，甘草6克。

功用：补气益血。

主治：气虚漏下。

歌诀：参芪归术地芍芩，举元益血升草增。

王注：治漏色淡者。

2. 虚热之崩漏

脉弦细数，舌赤，尖有朱点，头晕，心悸，腰酸胀，或两胁窜痛，至暮发热，五心躁烦，夜不成寐，津枯体削，神萎，下血虽多而腹仍痛。一年以上者难治。

方一（清热凋经汤）

组成：生地12克，白芍9克，龟板24克，鳖甲12克，龙骨15克，牡蛎15克，阿胶3克，栀子6克，黄芩9克，地榆9克，棕炭9克，血余炭6克。

功用：清热凉血，调经止血。

主治：虚热崩漏，心烦不寐。

歌诀：地芍归鳖龙牡胶，栀芩榆棕血余疗。

方二

组成：党参、莲米各15克，乌贼骨、山药各12克，当归4.5克，麦冬6克，阿胶6克，黄柏2.4克，山萸肉6克。

功用：气血双补，滋阴清热，止血。

主治：虚热经漏，腹不痛者。

歌诀：参莲贼药归冬胶，柏萸加入经漏疗。

方三

组成：牡蛎24克，鳖甲24克，龟板30克，甘草18克，阿胶9克，麦冬18克，白芍18克，生地18克，枣仁9克。

功用：养阴宁神，调经止血。

主治：虚热经漏。

歌诀：三甲复脉牡鳖龟，草胶冬芍地枣仁。

方四

组成：生地、白芍、当归、地榆、牡蛎、续断、阿胶。（原方未标明剂量）

功用：补血涩血。

主治：血虚经漏。

歌诀：地芍归榆牡断胶，虚热崩漏带下疗。

五、其他

1. 倒经

方一

组成：丹参9克，桃仁3克，生地9克，牛膝4.5克，茯苓9克，益母子9克，滑石12克，白薇9克。

功用：凉肝泄热。

主治：血虚肝热之倒经。

歌诀：回澜丹桃地膝苓，益母滑石与白薇。

方二

组成：降香2.4克（研吞），郁金3克，柴苏梗3克，钩藤6克，山楂4.5克，栀子9克，丹皮9克，泽兰3克。

功用：清热止血，理气降逆。

主治：气逆之倒经。

歌诀：导血二香降郁苏，钩楂栀丹泽兰煮。

方三

组成：降香2.4克（研吞），沉香2.4克（研吞），丹参4.5克，麦冬6克，生地6克，白芍4.5克，纸灰（酌用），茜草6克，仙鹤草6克。

功用：降逆，止血。

主治：气逆之倒经。

歌诀：降沉丹麦与地芍，纸灰茜草与仙鹤。

王注：纸灰即草纸烧灰。

方四

组成：当归，川芎，生地，白芍，桃仁，香附，牛膝，大黄。（原方未标明剂量）

功用：理气活血，导热下行。

主治：瘀血实证之倒经。

歌诀：四物桃附与膝黄，商氏实证倒经方。

唐注：商氏为王老之老师。

方五

组成：生地，白芍，桃仁，香附，牛膝，大黄，旋覆花，赭石，郁金，延胡索。（原方未标明剂量）

功用：降逆泻火，活血止痛。

主治：实火之倒经。

歌诀：商氏方中去芎归，旋赭玉延最为良。

王注：本方乃前方除去归、芎，加旋、赭、郁、延。

唐注：商氏为王老之老师。

方六

组成：牛膝炭6克，红花9克，茜草炭9克，半夏15克，生地15克，茅根30克，大黄9克。

功用：凉血止血。

主治：血热之经停吐衄。

歌诀：膝红茜夏地茅黄，经停吐衄曹氏方。

唐注：曹氏为王老之师。

方七

组成：党参12克，麦冬12克，半夏9克，大枣3个，山药12克，丹参9克，桃仁6克，甘草6克，白芍9克。

功用：健脾补气，养血理血。

主治：倒经时久。

歌诀：倒经参麦夏枣药，丹参桃仁草白芍。

2. 月经变（异）色

方一

组成：生地，白芍，当归，川芎，荆芥，白芷，防风。（原方未标明剂量）

功用：养血祛风。

主治：经期受风，经色紫暗。

歌诀：地芍归芎荆芷防，色紫属风秦氏方。

唐注：秦氏为王老之师。

方二

组成：当归9克，白芍6克，丹皮9克，黄连2.4克，香附6克，甘草3克。

功用：清热凉血。

主治：血热之经色紫暗。

歌诀：归芍丹连香附草，月经色紫最为妙。

方三（温经汤）

组成：吴萸，当归，白芍，川芎，人参，桂枝，阿胶，丹皮，生姜，甘草，半夏，麦冬。（原方未标明剂量）

功用：温经，通络，祛风除湿。

主治：经来色黑而暗，属风湿客于胞门者。

方四（胶艾汤）

组成：川芎，阿胶，甘草，陈艾，当归，白芍，生地。（原方未标明剂量）

功用：活血，养血，除湿。

主治：经色暗晦，属湿者。

方五

组成：川芎，当归，生地，白芍，黄芩，黄连，荆芥，蔓荆子。

功用：疏风清热，养血活血。

主治：络中风热，经来呈黑豆汁色。

歌诀：四物芩连与荆蔓，黑豆汁色此方全。

方六

组成：丹皮4.5克，栀子6克，柴胡2.4克，益母草9克，白芍4.5克，当归9克，川芎3克，竹叶30片，甘草2.4克。

功用：清热凉血。

主治：血有瘀热，经色紫黑。

歌诀：丹栀柴益芍归芎，竹叶甘草紫黑用。

方七

组成：党参，黄芪，香附，白芍，当归，川芎。（原方未核明剂量）

功用：补气益血。

主治：气血虚弱，经色淡。

歌诀：参芪香附芍归芎，淡白属虚功用同。

方八

组成：茯苓，半夏，陈皮，甘草，当归，川芎。（原方未标明剂量）

功用：利湿化痰。

主治：痰湿不化之经色淡。

歌诀：茯夏陈草加归芎，白色湿痰功用宏。

方九

组成：茯苓9克，白术3克，猪苓6克，泽泻9克，白芍6克，当归6克，川芎2.4克。

功用：清利湿热。

主治：湿郁化热之经色淡。

歌诀：苓术猪泽芍归芎，湿郁化热淡黄用。

方十

组成：党参，白术，茯苓，甘草，陈皮，半夏，扁豆，苡仁。

功用：健脾利湿。

主治：气虚湿阻之经色淡。

3. 经期前后发热

经前分客感、郁热二种，经后分血虚、脾虚热、肝热三种临行发热乃瘀积胞宫，无头痛、恶寒、心烦、口渴等症，非日暮发热及盗汗，惟少腹胀痛，手按则痛，面部黑，舌色紫黯，经来涩少，亦有黑紫成块。

（1）经前发热

方一（血府逐瘀汤）

组成：生地9克，白芍4.5克，当归9克，川芎3克，桃仁4.5克，红花0.9克，枳壳6克，枯梗4.5克，柴胡3克，牛膝4.5克，甘草3克。

功用：理气，活血，逐瘀。

主治：经期发热，经少有块，少腹胀痛。

歌诀：地芍归芎加桃红，枳桔柴膝甘草同。

方二

组成：人中白6克，泽兰6克，大黄6克，生地18克，桃仁9克，丹皮12克。

功用：泻热凉血。

主治：临行经发热。

歌诀：中白泽黄地桃丹，加减桃仁承气煎。

方三

组成：当归、白芍、茯苓各6克，白术、柴胡、栀子各4.5克，丹皮、桃仁、甘草各克，延胡4.5克。

王注：或加生地、川芎。

功用：清热凉血，活血止痛。

主治：将行经前发热，腹痛。

歌诀：归芍苓术柴丹栀，或加桃仁炙草延。

方四

组成：桃仁9克，红花3克，延胡4.5克，枳壳6克，白芍4.5克，当归6克，川芎2.4克，泽兰4.5克，丹皮4.5克，牛膝9克。

功用：活血，祛瘀，解热止痛。

主治：将行经前发热。

歌诀：桃仁延枳芍归芎，泽兰丹皮牛膝同。

（2）经后发热

方一

组成：党参，黄芪，当归，白术，枣仁，远志，茯神，龙眼，木香，炙草。（原方未标明剂量）

功用：补气健脾，甘温除热。

主治：脾虚虚弱，经后发热。

歌诀：参芪归术枣远神，龙眼木香炙草匀。

方二

组成：川芎，当归，生地，白芍，地骨皮，北芪。

功用：养血清虚热。

主治：血虚肝热之经后发热。

歌诀：四物地骨与北芪，经后发热血虚宜。

方三

组成：当归，白芍，茯苓，白术，柴胡，栀子，丹皮，地骨皮，黄芩，生地。（原方

未标明剂量）

功用：滋阴清热。

主治：阴虚肝热，经后发热。

歌诀：归芍苓术柴栀丹，骨芩生地肝热煎。

方四

组成：桑叶，贝母，桔梗，知母，麦冬，陈皮，竹茹，旋覆花。

功用：滋阴清热，化痰止咳。

主治：经后发热，咳嗽、呕恶。

歌诀：咳嗽桑贝桔知麦，呕吐陈茹复花悦。

4. 经后目暗

方一（一贯煎）

组成：沙参，麦冬，枸杞，生地，当归，川楝。（原方未标明剂量）

功用：滋补肝肾。

主治：肝肾阴虚，经后目暗。

歌诀：沙麦枸地用归楝，魏氏神方名一贯。

方二

组成：猪肝，枸杞，白糖。（原方未标明剂量）

功能：补益肝肾。

主治：经后血虚眼花。

歌诀：猪肝枸杞加白糖，商氏屡经实验方。

唐注：商氏为王老之师。

5. 经行发丹

方

组成：栀子，香附，红花，荆芥，防风，川芎，白术，茯苓，黄芩，茵陈，白藓皮。（原方未标明剂量）

功用：疏风清热，利湿止痒。

主治：经行发丹。

歌诀：发丹栀附红荆防，芎术苓芩最为良。

湿邪在表茵藓加，张氏加入效堪夸。

唐注：张氏指张锡纯。

6. 及笄而经犹未行

女子14岁以上来行经。见面色白，心悸，心跳，神疲乏力，脉濡小无力。

方

组成：龙骨12克，茯神9克，益母子9克，鸡血藤6克，生地15克，当归6克，丹参6克，橘白3克，橘叶45克，月季花10朵，钩藤12克。

功用：补血活血，调经安神。

主治：女子过14岁而天癸未至，血虚。

歌诀：龙神芜血地归丹，橘白叶和月季煎。

王注：用时加钩藤。

7. 经行昏厥

方一

组成：当归4.5克，郁金9克，连翘9克，白薇9克，菖蒲1.2克，远志6克，泽兰丸，绛通草6克，返魂丹24小粒（吞）。

功用：活血开窍，定志安魂。

主治：经行昏厥。

歌诀：归郁翘薇菖远兰，绛通再加返魂丹。

方二

组成：生地炭9克，白芍4.5克，远志3克，茯神9克，龙骨9克，牡蛎12克，阿交6克，浮小麦9克，牛膝3克。

功能：平肝潜阳，镇静安神。

主治：经行昏厥。

歌诀：地芍远神龙牡胶，浮麦牛膝加入妙。

8. 热入血室

（1）邪热入营

方一

组成：柴胡，黄芩，人参，半夏，甘草，生姜，大枣，桃仁，红花，当归，生地，益母草。

功用：和解清热，活血止痛。

主治：经来时断，寒热经来。

歌诀：加减小柴用桃红，归地芩丹益元功。

王注：腹不痛用小柴胡汤原方，腹痛用此方。

方二

组成：柴胡6克，羚羊角0.9克（研吞），当归6克，桃仁6克，红花3克，青皮4.5克，大黄9克，党参3克，穿山甲3克，牛蒡子3克，滑石6克，青黛1.2克，甘草3克，牛黄膏适量。

功用：清热凉血，和解破积。

主治：经来适断，腹痛腹胀。

歌诀：柴胡羚角归桃红，青黄参甲碧牛功。

唐注：滑石、青黛、甘草三味为碧玉散。

方三

组成：柴胡，犀角（研吞），生地，黄芩，生姜，半夏，山楂，丹皮，甘草，桃仁。（原方未标明剂量）

功用：清热凉血，活血去瘀。

主治：经水时断，谵语如狂。

歌诀：加减小柴犀地芩，姜夏楂丹草桃仁。

方四

组成：桃仁，红花，柴胡，当归，青皮，万年霜，党参，穿山甲，羚羊角。（原方未标明剂量）

功用：清血凉血，活血止痛。

主治：经来不畅，谵语如狂。

歌诀：舒氏桃红柴归青，万年霜与参甲羚。

方五

组成：小柴胡汤加青蒿，当归，生地，玄参，麦冬，栀子，泽泻，龟板，鳖甲，白芍，桃仁。（原方未标明剂量）

功用：滋阴清热，凉血止痛。

主治：经期阴虚血热。

歌诀：小柴胡汤加青蒿，再加归地玄麦疗。

或加栀泽导邪出，腹痛龟鳖与芍桃。

（2）邪陷不行

经来邪陷不行，腰、胁、小腹窜痛，拒按，宜清热消瘀。

方一

组成：小柴胡汤去人参、大枣，加犀角，生地，丹参，山楂，桃仁。（原方未标明剂量）

功用：清热凉血，活血祛瘀。

主治：经来邪陷，腹痛拒按，大便通畅者。

歌诀：小柴胡汤去参枣，再加犀地丹楂桃。

方二

组成：桃仁，大黄，桂枝，甘草，芒硝（桃仁承气汤）䗪虫，穿山甲，生地，当归，玄参，麦冬。

功用：滋阴养血，泄热通便。

主治：经来邪陷，腹痛拒按，大便秘结者。

歌诀：桃仁承气加䗪甲，地归玄麦效堪夸。

（3）血热神昏

经水时断，血积发狂，谵语，口渴。

方一

组成：小柴胡汤去半夏，加生地，丹皮，桃仁，红花，天花粉，犀角。

功用：和解清热，凉血活血。

主治：经行不畅，谵语口渴。

歌诀：小柴胡汤去半夏，地丹桃红粉犀夸。

方二

组成：丹参6克，丹皮9克，黄芩4.5克，白芍4，5克，青蒿4.5克，桃仁3克，红花2.4克，柴胡2.4克。

功用：清热凉血，活血止痛。

主治：经来腹痛，神昏谵语，发热。

歌诀：二丹芩芍蒿桃红，加入柴胡腹痛攻。

方三

组成：柴胡3克，黄芩6克，生地9克，白芍6克，栀子6克，丹皮6克。

功用：清热凉血。

主治：经来时断，神昏谵语。

歌诀：柴芩地芍与栀丹，经断空虚神昏谵。

方四

组成：小柴胡汤去甘草、白芍，加玄胡，归尾，桃仁。（原方未标明剂量）

王注：此为叶氏法。挟寒者加肉桂，气滞者加香附、陈皮、枳壳。

功用：和解少阳，活血止痛。

主治：经来时断，寒热有面，谵语。

（4）温邪传营，迫血妄行

经期腹痛，温热病，邪热传营，迫血妄行，经来当期，身热烦躁，不寐。当清热安营。

方一

组成：羚羊角　生地　银花　连翘　蒲黄　藕节　栀子（原方未标明剂量）

功用：清热凉血。

主治：经来量多，邪热入营。

歌诀：羚地清营用银翘，蒲黄藕节栀子疗。

方二（白虎加生地黄汤）

组成：石膏，知母，甘草，粳米，生地黄。（原方未标明剂量）

功用：清热止血生津。

主治：经期大热大渴，烦躁不安。

方三

组成：犀角，地黄，白芍，丹皮，黄连，琥珀。（原方未标明剂量）

功用：清热凉血。

主治：月经期血热妄行，量多，身热不寐。

9. 经前乳胀

方一

组成：丹参12克，丹皮9克，当归9克，生地12克，白芍4.5克，茯神12克，麦芽9克，牛膝3克。

功用：滋阴养血，活血止痛。

主治：经前两乳胀痛。

歌诀：二丹归地芍神膝，经前乳胀痛加麦。

带 下 病 方

分实证与虚证二种。实证中分湿热、痰湿、血瘀、气滞、风寒等五类，虚证中分气虚、血虚、督虚、任虚等四类。

一、实证

1. 湿热

量狭性窄，易悲伤肝，肝火横逆，影响于脾，脾失健运酿成湿热蕴于下焦，下注而为白带。

方一

组成：白术，山药，杜仲，茯苓，苡仁，芡实，泽兰，车前草，萆薢，金樱子，荷叶，乌贼骨，甘草。（原方未标明剂量）

功用：健脾补中，清利下焦湿热。

主治：湿热带下。

歌诀：术药杜苓苡芡泽，车萆樱荷草乌贼。

方二

组成：山药，苡仁，芡实，扁豆，牡蛎，乌贼骨，椿根皮，杜仲，白芍，黄柏，萆薢，泽泻，威喜丸。（原方未标明剂量）

功用：清热利湿。

主治：下焦湿热，带下。

歌诀：药苡芡扁牡乌椿，杜芍柏薢泽威喜。

方三

组成：龙骨、牡蛎各18克，海螵蛸、茜草各6克，山药30克，鹿角霜、白术、苦参、白芍（或加赤芍，赤带时加）各6克。

功用：清利湿热，收敛止带。

主治：湿热带下清稀。

歌诀：清带龙牡螵茜药，白加鹿术赤苦芍。

王注：热加地、芍，热甚加苦、柏，或银花、三七、鸦胆子，寒甚加姜、桂、附、苗。

方四

组成：生地，白芍，白薇，丹皮，黄芩，黄柏，苦参，椿白皮。（原方未标明剂量）

功用：清下焦湿热。

主治：湿热带下。

歌诀：地芍薇丹与芩柏，苦参椿皮王氏悦。

方五

组成：茯苓9克，苡仁12克，威喜丸9克，椿皮9克，海螵蛸9克，知母6克，黄柏6克。

功用：清热除湿，止带。

主治：湿热带下。

歌诀：苓苡威椿螵知柏，胃呆腰酸带下撒。

2. 痰湿

脾胃虚弱易生痰湿，痰湿阻于胞宫，阳气不得宣通，阴中之液与痰湿俱化，下流而为白带。

方一

组成：党参 3 克，陈皮 3 克，山药 15 克，车前草 9 克，苍术 4.5 克，白术 4.5 克，荆芥 1.5 克，白芍 6 克，甘草 1.5 克，柴胡 18 克。

功用：健脾除湿，清热燥湿。

主治：痰湿阻滞之带下。

歌诀：参陈药车与二术，芥芍甘草软柴胡。

方二

组成：陈皮、白术、茯苓、白芍、佩兰各 4.5 克，苡仁、谷芽各 9 克，草薢 4.5 克，甘草 1.5 克，威喜丸 9 克，桑寄生 9 克，乌贼骨 45 克。

功用：除湿止带。

主治：痰湿带下，腰痛。

歌诀：陈术苓芍佩苡谷，薢草威喜寄贼骨。

方三

组成：半夏 4.5 克，苡仁 12 克，山药 12 克，车前草 9 克，苍术 4.5 克，白术 4.5 克，荆芥 1.5 克，白芍 9 克，甘草 1.5 克，柴胡 15 克。

功用：祛风除湿止带。

主治：痰湿带下。

歌诀：夏苡药车与二术，荆芍甘草软柴胡。

方四

（方缺，仅存歌诀）

歌诀：体肥苍砂导痰丸，或用苍柏樗皮丸。

3. 血瘀

产后血瘀停留，或年老体虚，经行不尽，瘀阻子宫，神经受其刺激，阴液不得濡布，遂下流而为白带，日久有崩漏之虞。

（缺方）

4. 气滞

肝经循阴器，肝气郁滞，脾湿不化，下注任脉而为白带。

方一

组成：苏梗 4.5 克，香附 4.5 克，茯苓 6 克，陈皮 3 克，厚朴 1.5 克，枳壳 3 克，砂仁 2.4 克，大腹皮 6 克，泽兰 4.5 克，路路通 4.5 克，沉香曲 6 克，麦芽 12 克。

功用：理气除湿，消积行滞。

主治：气滞腹胀，带下腹痛。

歌诀：苏附苓陈朴枳砂，大腹泽路沉曲芽。

方二

组成：良姜，香附，延胡，旋覆花，茯苓，半夏，陈皮，神曲，枳壳，麦冬，砂仁，佛手。（原方未标明剂量）

功用：理气化湿，祛寒止痛。

主治：寒湿带下，气滞腹痛。

歌诀：良附延旋苓夏陈，曲枳麦砂佛手增。

5. 风寒

风寒内侵，肝（脾）传于肾，迫肾液下注而为带下。经曰：脾风传肾则为带下。

方一

组成：荆芥 3 克，防风 4.5 克，苡仁 3 克，贝母 12 克，桔梗 4.5 克，香附 4.5 克，郁金 4.5 克，白术 4.5 克，黄柏 3 克。

功用：辛温解表，祛风散寒。

主治：风寒侵袭所致之带下。

歌诀：理宫荆防苡贝桔，香附郁金与术柏。

王注：或加四倍、十倍为末，水泛丸，饭前一小时服 9 克，日 3 次。

方二（邵氏益胃升阳补中汤）

组成：神曲，黄芩，半夏，贝母，荆芥，防风。（原方未标明剂量）

功用：外散风寒，内消食积。

主治：脾胃素虚，外受风寒，带下。

歌诀：益胃升阳补中汤，曲芩夏贝加荆防。

二、虚证

1. 气虚

气虚津液不能蒸化四布，下注子宫为白带，大则状类米泔如崩而下，其症太急，有晕厥厥脱之虞，俗所谓白崩。

方一

组成：党参，黄芪，当归，白术，陈皮，升麻，柴胡，山药，大枣，黄柏，甘草，木香。（原方未标明剂量）

功用：补中益气止带。

主治：中弱气虚，带下如崩。

歌诀：虚损带下补中汤，药术枣柏草木香。

方二

组成：党参 3 克，黄芪 3 克，当归 2.4 克，白术 2.4 克，陈皮 3 克，升麻 0.9 克，柴胡 0.9 克，茯苓 6 克，半夏 3 克，干姜 0.9 克，甘草 0.6 克。

功用：补中益气，利湿止带。

主治：气虚带下。

歌诀：参芪归术陈升柴，苓夏姜草气陷偕。

方三

组成：党参，黄芪，当归，白术，枣仁，远志，茯神，龙骨，牡蛎，乌贼骨，木香，甘草。（原方未标明剂量）。

功用：补中益气，安神定志。

主治：气虚带下，心神恍惚。

歌诀：参芪归术枣远神，龙牡贼香甘草增。

方四

组成：党参，白术，茯苓，甘草，川芎，当归，生地，白芍，阿胶，陈艾，白芨，砂二，棉花籽，石脂，牡蛎，鹿角霜。（原方未标明剂量）

功用：气血双补，收摄止带。

主治：气虚带下。

歌诀：八珍胶艾芨砂汤，棉仔石脂牡鹿霜。

2. 血虚

血中铁质缺乏，红血球减少。虽按月行经，色白如水。月经变淡类乎白带，此血虚已极，经将停矣。

方一

组成：川芎，当归，熟地，白芍，贝母，干姜，黄柏，椿根皮，甘草。（原方未标明剂量）

功用：补血调经。

主治：血虚甚，经色淡如白水。

歌诀：四物贝姜柏草椿，清白散治白带灵。

王注：肥加夏、苍，气虚加党参、黄芪，赤带加黄芩、荆芥。

方二

组成：生地，白芍，当归，川芎，白术，莲子，扁豆，鸡冠花，甘草。

功用：养血活血，祛湿止带。

主治：血虚所致之赤白带下。

歌诀：四物术莲扁冠草，叶氏赤白带症好。

王注：肝火加黄连、黄柏、香附，痰加胆星、白术、半夏，弱加党参、黄芪。

3. 督虚

肾生精，由督脉上输于脑而生脑髓。督脉虚，精不能上输，反下注于子宫而化为白带，带久骨髓愈空，成为虚劳。

方一（葛氏白带方）

组成：菟丝子，鹿角霜，地榆，白陶土（垩），黄芪，茯苓。

功用：健肾生髓，补气止带。

主治：督脉空虚，带下头晕。

歌诀：菟鹿榆垩与芪苓，葛氏白带方如神。

方二（奇效止带丸）

组成：党参，黄芪，乌贼骨，鹿角霜，何首乌，车前子，龙骨，牡蛎，泽泻，鱼螵胶。（原方未标明剂量）

功用：补虚涩带。

主治：督脉虚损之带下清稀。

歌诀：参芪首鹿车八物，龙牡螵泽加入煮。

王注：海螵蛸250克炭火上炙黄，去甲，广鱼螵胶煮烂为丸，绿豆大，晒干，每服9

克，淡菜汤下。

4. 任虚

任为阴脉总司，主胞中而系胎儿。若任脉虚则脉中之阴液不能固摄，遂下注而为白带。不能胜孕育之任，此乃任脉本病，以上皆他症而累及任脉为病也。

方一

组成：黄柏，甘草，龟板，熟地，知母，白果，猪脊髓。（原方未标明剂量）

功用：滋任益阴。

主治：任脉虚损之带下。

歌诀：滋任益阴柏草龟，熟地知果猪脊髓。

方二

组成：山药，芡实，苡仁，白术，白果。（原方未标明剂量）

功用：健脾除湿，滋任止带。

主治：任脉虚损之带下，伴腰酸疼。

歌诀：药芡苡术与白果，腰酸虚带服之瘥。

方三

组成：熟地，山萸，山药，黄芩，丹皮，泽泻，黄柏。（原方未标明剂量）

功用：补肾益阴，清利湿热。

主治：任脉空虚，兼有湿热之带下。

歌诀：地萸药芩丹泽柏，专治阴虚夹湿热。

方四

组成：海金沙（草本），川黄柏各等份，用生猪脊髓打和丸。

外用：儿茶，白矾，石榴皮，设食子煎水洗。

功用：清利下焦湿热。

主治：任脉空虚兼湿热带下。

三、诸带

1. 白带

方一

组成：柴胡，泽泻，巴戟，山药，茯苓，芡实，白术，车前草，黄柏，蔻仁，金樱子，乌贼骨。（原方末标明剂量）

功用：健脾利湿，摄精止带。

主治：白带多而清稀。

歌诀：柴泽戟药苓芡术，车柏蔻樱乌贼骨。

方二

组成：茯苓15克，白术15克，山药30克，芡实30克，黄柏9克，巴戟3克，白果7个，车前草9克，泽泻9克，苡仁15克。

功用：健脾利湿。

主治：白带多而清稀。

歌诀：苓术药芡柏戟果，车泽苡仁白带多。

方三

组成：党参 6 克，白术 6 克，茯苓 6 克，甘草 3 克，扁豆 9 克，肉苁蓉 9 克，白果 2 个，当归 15 克，川芎 6 克。

功用：补中健脾，滋肾祛湿。

主治：白带清稀日久，正气已虚。

歌诀：四君扁蓉果归芎，白带久而虚者用。

方四（清带丸）

组成：煅龙骨、煅牡蛎各等份为末，加赋形剂为丸，如黄豆大，每服十丸，日二次。

功用：收摄止带。

主治：白带清稀过久。

方五

组成：海金沙，黄柏，车前草，滑石，瞿麦，扁豆，木通，银花，牛膝，琥珀，萆薢。（原方未标明剂量）

功用：利水渗湿。

主治：白带兼白浊（淋）。

歌诀：海柏车滑瞿扁通，银膝琥珀草薢同。

方六

组成：丹皮，生地，胆草，栀子，木通，泽泻，柴胡，滑石，车前草，黄柏，甘草，荸荠。（原方未标明剂量）

功用：清热利水渗湿。

主治：白带兼白浊（淋）。

歌诀：丹地草栀通泽柴，滑车柏草萆荠偕。

方七

组成：扁豆 9 克，山药 12 克，芡实 9 克，苡仁 12 克，白果 10 个，党参 9 克，白术 9 克，茯苓 15 克，甘草 2.4 克，陈皮 4.5 克。

功用：健脾除湿。

主治：5～10 岁的幼女白带。

歌诀：幼女脾虚用异功，扁药芡苡白果用。

方八（带下丸）

组成：莲米 45 克，金樱子 36 克，芡实 36 克，车前子 30 克，萆薢 30 克，白果 30 克，桑螵蛸 24 克，樗皮 24 克，杏仁 24 克，黄柏 18 克，黄连 15 克，党参 12 克，鸡冠花 12 克。共为末，山药糊丸。每服 6 克。继以知柏六味丸或还少丹（知母、黄柏组成）调理。

功用：健脾利湿，滋阴清热。

主治：带下清稀日久。

方九（千金白带丸）

组成：墓头回 150 克，苍术 60 克，酒少许，牡蛎 90 克，菟丝子 120 克，茯苓、白术、砂仁、山药、黄柏、白果各 90 克，甘草 30 克，豆腐饭滞（？）240 克，研末，水泛丸。每服 12 克，日二次。

功用：清热利湿止带。

主治：白带清稀日久。

王注：墓头回对子宫炎症效良。

2. 黄带

方一

组成：车前草，芡实，山药，黄柏，白果。（原方未标明剂量）

功用：清利下焦湿热。

主治：湿热黄带。

歌诀：车芡药柏与白果，黄带服之为最妥。

方二

组成：当归，白芍，丹皮，苡仁，茯苓，白术，陈皮，杜仲，续断，青皮，黄柏，泽泻，黄芩。（原方未标明剂量）

功用：健脾利湿，养血止痛。

主治：肝肾虚兼湿热黄带。

歌诀：归芍丹苡苓术陈，杜续青柏与泽芩。

3. 赤带

方一

组成：生地 12 克，白芍 9 克，当归 12 克，丹皮 6 克，香附 3 克，黄柏 6 克，阿胶 9 克，牛膝 6 克，黑豆 6 克，红枣 8 个。

功用：滋阴养血，清下焦瘀热。

主治：赤白带下。

歌诀：地芍归丹香柏胶，牛膝黑豆与红枣。

方二

组成：苍术，陈皮，半夏，茯苓，香附，白术，丹皮，贝母。（原方未标明剂量）

功用：化痰除湿止带。

主治：赤白带下，体胖者。

歌诀：黄赤苍术二陈汤，赤苓附术丹贝良。

方三

组成：生地 30 克，钩藤 9 克，黄柏 6 克，黄连 6 克，丹皮 6 克，木通 6 克，滑石 6 克，蚕砂 6 克，土茯苓 6 克，栀子 3 克，车前草 6 克，白薇 9 克。

功用：清利湿热。

主治：急性淋浊赤带。

4. 青带

方一

组成：柴胡 1.2 克，栀子 4.5 克，茵陈 4.5 克，白芍 6 克，茯苓 9 克，甘草 0.6 克，陈皮 3 克。

功用：疏肝理气，清热除湿。

主治：胸胁胀痛，白带泛青。

歌诀：柴栀茵芍草苓陈，加减逍遥最为灵。

方二

组成：柴胡，栀子，茵陈，白芍，茯苓，甘草，陈皮，山药，芡实，车前草，黄柏，白果。（原方未标明剂量）

功用：清热除湿。

主治：白带泛青色。

歌诀：柴栀茵芍苓草陈，药芡车柏白果神。

方三

组成：青皮，茯苓，韭菜，泽泻，贯仲，麦芽，吴茱萸，白芍，生姜。（原方未标明剂量）

功用：温中散寒，渗湿止带。

主治：寒湿青带。

歌诀：青苓韭泽与贯芽，吴萸白芍姜水佳。

方四

组成：生地、当归各12克，白芍、阿胶各9克，黄柏、丹皮、牛膝各6克，香附、黑豆各3克，大枣3个。

功用：滋阴养血，清热除湿。

主治：带下青色。

5. 黑带

方

组成：栀子，知母，白术，茯苓，车前草，黄连，大黄，石膏，刘寄奴，王不留行。（原方未标明剂量）

功用：清热利湿行瘀。

主治：白带呈黑色，有热象。

歌诀：栀知术苓车连军，石膏寄奴不留行。

6. 白淫（青白带）

方一

组成：莲米，芡实，龙骨，茯神，桑蛸螵，金樱子，远志，覆盆子。（原方未标明剂量）

功用：健脾补肾，潜阳固摄。

主治：白淫（青白带）

歌诀：温涩莲假龙苓神，桑螵金樱远覆盆。

方二

组成：萆薢4.5克，益智仁3克，菖蒲2.4克，枳壳3克，甘草1.5克，食盐少许。

功用：祛湿止带。

主治：白淫（青白带）

歌诀：白淫萆智菖枳草，再加食盐分清好。

方三

组成：生地，山药，山萸肉，茯苓，泽泻，丹皮，黄柏，苍术。炒研。（原方未标明剂量）

功用：滋补肝肾，清热利湿。

主治：湿热白淫，肝肾阴虚。

歌诀：湿热白淫白浊方，六味再加二妙良。

方四（既济丹）

组成：鹿角霜，龙骨，赤石脂，菖蒲，远志，当归，茯苓，山药，益智仁。（原方未标明剂量）

功用：滋补肝肾，收涩止带。

主治：白崩，带下如注。

歌诀：既济丹用鹿龙脂，菖远归苓药益智。

妊 娠 病 方

一、妊娠安胎方

方一

组成：黄芩4.5克，白术9克，当归4.5克，白芍4.5克，生地9克，阿胶4.5克，茯苓9克，杜仲4.5克，续断4.5克，桑寄生4.5克。

功用：养血安胎。

主治：胎动不安。

歌诀：芩术归芍地阿苓，再加杜续桑寄生。

方二：党参，白术，茯苓，甘草，当归，川芎，生地，白芍，杜仲，阿胶，黄芩。（原方未标明剂量）

功用：气血双补，扶正保胎。

主治：气血两虚之妊娠。

歌诀：八珍再加杜阿芩，高松安胎最为神。

方三

组成：党参12克，陈皮4.5克，山药9克，甘草3克，杜仲3克，白芍3克，当归9克，米1匙。

功用：养血扶正，固胎。

主治：体虚妊娠。

歌诀：参陈药草杜芍归，黄氏安胎草米推。

方四

组成：黄芩30克，白术30克，茯苓60克，香附30克，延胡30克，红花30克，益母草30克，没药9克。

功用：理气止痛。

196

主治：胎动腹痛。

歌诀：芩术苓附延红益，没药蜜丸服七粒。

方五

组成：黄芩，白术，紫苏，砂仁。（原方未标明剂量）

功用：理气止痛。

主治：胎动腹痛。

歌诀：芩术苏砂简便方，胎动腹痛最为良。

方六（千金保胎丸）

组成：杜仲240克，山药180克（打烂），川断120（盐水炒），当归60克，枣肉30克。蜜丸。

功用：养血安胎。

主治：体虚胎动。

方七（保胎无忧丸）

组成：生地18克，白芍9克，当归12克，川芎6克，党参12克，白术12克，黄芩9克，杜仲9克，续断9克，砂仁3克，山药9克，甘草3克，糯米15克。研末和丸。

功用：养血扶正，固本安胎。

主治：体虚胎动。

方八

组成：菟丝子36克，续断30克，杜仲60克，地榆30克，糯米面糊丸。

功用：益肾止血。

主治：胎动血漏。

歌诀：菟断杜榆糯糊丸，胎动血漏传民间。

方九

组成：黄芩9克，白术6克，杜仲6克，续断9克，黄芪15克，阿胶9克，甘草3克。

功用：养血安胎。

主治：胎动不安。

歌诀：芩术杜断芪阿胶，胎动不安加甘草。

方十（佛平散）

组成：川芎9克，当归30克，墨鱼120克，加葱和糯米酒烘鸡吃。

功用：养血安胎。

主治：体虚胎动。

方十一

组成：当归，生地，阿胶，砂仁，竹茹，竹沥。（原方未标明剂量）

功用：养血理气，降逆平冲。

主治：房事后胎不安。

歌诀：归地阿砂茹竹沥，房事胎动最为宜。

二、恶阻（妊娠呕吐）

因胎而致母病之胎前症。

1. 经血阻滞

方一

组成：党参，白术，茯苓，陈皮，紫苏，生地，白芍，砂仁，神曲。

功用：健脾和胃理气降逆。

主治：脾虚之妊娠呕吐。

歌诀：恶阻参术苓陈苏，再加地芍归砂曲。

方二

组成：麦冬9克，白术9克，茯苓9克，陈皮3克，紫苏9克，枇杷（叶）9克，白芍9克，当归9克，枳壳24克，神曲9克。

功用：理气和胃，养阴平肝。

主治：肝胃失和之妊娠呕吐。

歌诀：顺肝麦术苓陈苏，再加枇芍归枳曲。

方三

组成：紫苏6克，陈皮4.5克，枳壳4.5克，白术6克，黄芩4.5克，白蒺藜6克。

功用：理气平肝和胃。

主治：恶阻。

歌诀：苏陈枳术与芩蒺，呕吐恶阻最为宜。

2. 胃火上冲

方一

组成：藿香9克，石膏9克，竹茹9克，黄芩4.5克，生地9克，白芍6克，当归3克，甘草3克。

功用：清胃火，平逆气。

主治：胃火上冲之恶阻。

歌诀：藿膏茹芩地芍归，胃热呕吐加草宗。

方二

组成：沙参，茯苓，砂仁，黄连。（原方未标明剂量）

功用：清胃热，养胃阴，理气止呕。

主治：妊娠胃热呕吐。

方三

组成：旋覆花，赭石，瓜蒌壳，薤白，茯苓，半夏，陈皮，川楝，竹茹，干姜，石斛，黄连，吴萸。（原方未标明剂量）

功用：温寒理气，和胃降逆。

主治：妊娠恶阻。

歌诀：旋赭蒌薤苓夏陈，楝茹姜斛与左金。

3. 虚阳上越

头晕，心悸，面赤，耳鸣，五心烦热，精神萎靡，脉虚弱，舌胖。

方

组成：生地 15 克，白芍 9 克，当归 9 克，花粉 6 克，党参 9 克，枸杞 9 克，牛膝 4.5 克，琥珀 3 克，沉香 0.6 克，赭石 9 克，牡蛎 9 克。

功用：平肝潜阳，降逆止呕。

主治：肝阳虚浮之恶阻。

歌诀：地芍归粉参枸膝，琥沉赭牡最为宜。

王注：不寐加枣仁、夜交藤各 9 克。

4. 脾胃虚弱

恶心，吞酸嗳腐，脘闷，痰壅，舌淡白粘腻。

方一

组成：木香 3 克，砂仁 3 克，谷芽 9 克，佩兰 9 克，茯苓 9 克，半夏 6 克，陈皮 6 克，佛手 2.4 克，白蒺藜 9 克，竹茹 6 克，五灵脂 6 克。

功用：理气和胃，降逆止呕。

主治：胃气虚弱之恶阻。

歌诀：香砂谷兰苓夏陈，再加佛手蒺茹灵。

方二

组成：生地，白芍，党参，茯苓，半夏，陈皮，旋覆花，细辛。（原方未标明剂量）

功用：养胃阴，降逆止呕。

主治：胃气虚弱上逆之恶阻。

歌诀：又方地芍与参苓，夏陈旋辛出千金。

方三

组成：党参，白术，当归，白芍，茯苓，半夏，陈皮，枳壳，神曲，藿香，赭石，砂仁。（原方未标明剂量）

功用：健脾理气，降逆止呕。

主治：脾虚气滞之恶阻。

歌诀：参术归芍苓夏陈，枳曲藿赭与砂仁。

方四

组成：紫苏、藿香、白芍、竹茹各 3 克，茯苓 6 克，半夏、陈皮、枳壳、条芩各 3 克。

功用：燥湿化痰，降气止呕。

主治：脾虚湿阻，虚气上逆之恶阻。

歌诀：苏藿芍茹苓夏陈，再加枳壳与条芩。

方五（干姜半夏人参丸）

组成：干姜 30 克，半夏 90 克，人参 30 克。姜汁糊丸。灶心土水送服。

功用：燥湿化痰，温中止呕。

主治：中焦虚寒，痰湿阻滞之恶阻。

5. 肝（胃）火上逆

方一

组成：枸杞 15 克，山萸肉 12 克，青黛 9 克，半夏 18 克，党参 9 克，赭石 45 克，山药 30 克，生地 24 克，白芍 18 克。

功用：滋补肝肾，清火降逆。

主治：肝阴不足，虚火上逆之恶阻。

歌诀：枸萸黛夏参赭药，肝火恶阻加地芍。

方二

组成：黄连 0.9 克，紫苏 1.2 克，黄芩 4.5 克，竹茹 4.5 克，枇杷叶 6 克，佩兰 3 克。

功用：清胃止呕。

主治：胃火上逆之恶阻。

歌诀：连苏芩茹与枇兰，恶阻验方周氏传。

唐注：周氏为王老之师。

方三

组成：吴萸 0.6 克，黄连 3 克，茯苓 9 克，半夏 15 克，陈皮 4.5 克，枳壳 3 克，竹茹 9 克，生姜 3 克，紫苏 1.2 克，旋覆花 6 克。

功用：清胃理气。

主治：胃热气逆之恶阻。

歌诀：左金温胆姜苏旋，赵氏晴初方亦验。

方四

组成：半夏 30 克，赤石脂 30 克，青黛 9 克。

功用：清胃止呕。

主治：胃热气逆之恶阻。

歌诀：安胃夏脂各一两，青黛三钱恶阻良。
　　　　便结去脂加赭石，蜂蜜二两徐呷康。

王注：便结去赤石脂加赭石，蜂蜜二两。

6. 恶阻单验方

方一

组成：陈皮 12 克，黄连 9 克，紫苏 0.6 克。

功用：清胃降气。

主治：恶阻轻症。

歌诀：陈四连三苏二分，泡汤呷下最为灵。

方二

组成：姜汁炒米，色黄后吞服，每次数十粒。睡后醒来马上就服。

功用：降逆和胃止呕。

主治：恶阻轻症。

歌诀：姜汁炒米令焦黄，每服数十最为良。

方三

组成：连翘4.5克。

功用：清热止呕。

主治：恶阻轻症。

歌诀：恶阻绪方翘钱半，王氏家传颇灵验。

唐注：王氏指王老本人。

方四

组成：茯苓，半夏，生姜，灶心土。（原方未标明剂量）

功用：利湿祛寒，温胃止呕。

主治：中焦湿阻之恶阻。

歌诀：苓夏生姜伏龙肝，尤氏学周单方验。

唐注：尤氏为王老师兄，周氏为王老之师。

方五

组成：赭石12克为末，半夏9克，洋参小块，前二味煎汤吞下。

功用：养胃降气。

主治：胃虚气逆之恶阻。

三、胞阻（妊娠腹痛）

1. 因热之胞阻

内热血凝，胎盘充血，子宫胀大。腹中痛，便秘溺赤，不便不利，呕物紫赤，脉弦滑，苔黄。

方一（清胞饮）

组成：知母4.5克，黄柏4.5克，厚朴2.4克，枳壳4.5克，生地9克，白芍9克，当归3克，黄芩4.5克，木通4.5克，大腹皮9克，竹茹9克，侧柏叶4.5克。

功用：理气清热，养血止痛。

主治：实热胞阻。

歌诀：知柏朴枳地芍归，芩通腹茹侧柏叶。

方二

组成：生地18克，白芍12克，当归12克，川芎6克，阿胶12克，陈艾9克，厚朴2.4克，甘草6克。

功用：和血止痛。

主治：血虚胞阻。

歌诀：地芍归芎胶艾汤，再加朴草最为良。

2. 因寒之胞阻

脉弦滞，苔白腻，饮水欲呕，小便不利，腹痛，无热象。

方一

组成：生地，白芍，当归，川芎，阿胶，陈艾，杜仲，葱白。（原方未标明剂量）

功用：养血安胎，祛寒止痛。

主治：血虚胎动，腹痛，腰酸，下红。

歌诀：四物胶艾加杜葱，胎动腰酸与下红。

方二

组成：党参9克，吴萸3克，阿胶9克，陈艾6克，甘草3克，当归9克，川芎6克。

功用：养血和血，祛寒止痛。

主治：宫寒腹痛。

歌诀：参吴胶艾草归芎，胞宫有寒小腹痛。

3. 食滞之胞阻

方一（商氏归芍散）

组成：木香，砂仁，茯苓，白术，白芍，当归，川芎。（原方未标明剂量）

功用：理气行滞，和血止痛。

主治：脾虚食滞之腹痛。

歌诀：香砂苓术归芍芎，商氏归芍效最宏。

方二

组成：砂仁4.5克，葱白三根。

功用：理气开胃，消食行滞。

主治：食滞之腹痛。

歌诀：砂仁钱半葱三根，胞阻单方屡验神。

4. 母体虚弱之胞阻

方一

组成：党参，白术，山药，甘草，山萸，杜仲，枸杞，扁豆，生地。（原方未标明剂量）

功用：健脾益气，滋养肝肾。

主治：体虚之腹痛。

歌诀：安胎参术药草萸，再加杜杞扁豆地。

方二（调气饮）

组成：当归9克，白芍4.5克，紫苏4.5克，香附4.5克，茯苓9克，木香3克，苎麻6克。

功用：养血调气。

主治：血虚气滞之胞阻。

歌诀：归芍苏附苓香麻，胎动腹痛效堪夸。

方三

组成：生地，熟地，当归，白芍，阿胶，陈艾，葱白，甘草，杜仲，砂仁。（原方未标明剂量）

功用：补益肝肾，理气止痛。

主治：肝肾阴虚之胞阻。

歌诀：二地归芍胶艾方，葱草杜砂胞阻良。

方四

组成：龙眼 15 克，苎麻 9 克。

功用：补肾安胎。

主治：腹痛胎动。

歌诀：胎动腹痛胎欲下，五钱龙眼三苎麻。

方五

组成：茯苓，白术，泽泻，白芍，当归，川芎。（原方未标明剂量）

功用：健脾利湿，和血止痛。

主治：体虚腹痛。

歌诀：苓术泽加芍归芎，金匮神方功用宏。

四、妊娠腰痛

方一

组成：党参 3 克，白术 9 克，当归 9 克，生地 9 克，杜仲 9 克，续断 3 克，山药 9克，补骨脂 6 克。

功用：扶正固本，壮腰健肾。

主治：妊娠之肾虚腰痛。

歌诀：参术归地杜断药，腰痛欲坠破故撮。

方二

组成：杜仲，高丽参，龙眼肉。（原方未标明剂量）

功用：壮腰健肾，扶正固本。

主治：妊娠之肾虚腰痛。

歌诀：杜仲丽参龙眼肉，张氏神方腰痛除。

唐注：张氏即张锡纯。

方三

组成：生地，白芍，当归，阿胶，甘草，苎麻根。（原方未标明剂量）

功用：滋补肝肾，养血通络。

主治：妊娠、劳伤之腰痛。

歌诀：地芍归胶草苎根，劳伤腰痛小品神。

方四

组成：破故纸 9 克，核桃 1 个。嚼服。

呦用：壮腰健肾。

主治：妊娠、跌闪之腰痛。

唐注：破故纸应煎汤饮，核桃嚼服。

方五

组成：党参 3 克，白术 4.5 克，甘草 3 克，乳香 3 克，没药 3 克，生地 30 克，白芍 9克，当归 30 克，苏木 6 克。

功用：补气养血，活血止痛。

主治：妊娠、跌损腰痛。

歌诀：跌损参术草乳没，再加地芍归苏木。

方六

组成：杜仲120克，菟丝子90克，续断60克，鹿胶60克。猪脊髓为丸，与核桃嚼吞。

功用：健肾壮腰，补益督脉。

主治：妊娠、肾虚腰痛。

歌诀：益督杜菟断鹿胶，猪脊为丸嚼核桃。

方七

组成：青蛾，生地，白术，破故纸，核桃，杜仲，秦归，白芍。（原方未标明剂量）

功用：滋养肝肾。

主治：妊娠、肾虚腰痛。

歌诀：青蛾地术破核仲，秦归白芍功用同。

五、转胞（小便不畅）

唐注：妊娠7～8月时，子宫扩大压迫膀胱引起尿频、尿急，甚至尿闭称转胞，常兼见心烦不寐，多与中气不足有关。

方一

组成：升麻6克，黄芪15克，当归12克，柴胡6克。

功用：补气养血。

主治：中气不足之转胞。

歌诀：转胞升麻黄芪汤，再加归柴合成方。

方二

组成：党参12克，黄芪9克，当归9克，茯苓9克，陈皮4.5克，升麻0.6克，柴胡0.9克，木通4.5克，泽泻4.5克。

功用：补气利水。

主治：气虚水停之转胞。

歌诀：参芪归苓陈升柴，木通泽泻须化裁。

方三（参术饮）

组成：党参3克，白术4.5克，茯苓6克，甘草1.5克，陈皮3克，半夏3克，生地6克，白芍6克，当归6克，川芎2.4克。

功用：补气养血。

主治：气血虚弱之转胞。

歌诀：参术苓草与陈夏，地芍归芎探吐神。

方四

组成：赤茯苓15克，白茯苓15克，升麻4.5克，苎麻9克，当归6克，川芎3克。

功用：利水通淋。

主治：妊娠转胞。

歌诀：二苓二麻与归芎，秦氏转胞有奇功。

方五

组成：冬葵 6 克，木通 9 克，栀子 9 克，滑石 9 克，龙眼 9 克，条芩 3 克，炙草 3 克。

功用：利湿通淋。

主治：湿热之转胞。

歌诀：湿热葵通与栀滑，龙眼条芩炙草夸。

方六

或用搐鼻药取嚏尤神妙。用于子宫压迫膀胱引起之尿闭。

六、子痫（妊娠中毒，抽搐，昏厥）

若胎病，除下胎外无他法。脉滞（涩）多，（主）郁结左弦数，右滑大。

方一（周氏代羚羊角散）

组成：白薇 24 克，玄参 18 克，天竺黄 15 克，旋覆花 9 克，瓜蒌 9 克，钩藤 9 克，茯神 9 克，菖蒲 6 克，半夏 4.5 克，陈皮 3 克，制南星 3 克，瓦楞子 60 克，蛤粉 60 克，贝母 30 克，石决明 60 克，紫贝末 60 克，蚕皮 120 克，荸荠 120 克，竹沥 1 杯。

后三味之前的药研末，蚕、荠煮汤和竹沥为小丸，每服 9 克或 15 克。

功用：清化热痰，平肝潜阳，开窍通络。

主治：子痫。

唐注：子痫发作，抢救清醒后服药。

方二

组成：桑叶 6 克，菊花 9 克，苎麻 4.5 克，白芍 15 克，黄芩 3 克，黄连 0.3 克，龙胆草 3 克，竹茹 9 克，羚羊角 2.4 克，马宝 0.3 克，牛黄 0.3 克。

功用：凉肝熄风，清热泻火，化痰开窍。

主治：子痫昏迷。

歌诀：桑菊麻芍芩连胆，竹茹羚马牛黄散。

方三

组成：羚羊角 1.2 克，钩藤 9 克，生地 12 克，白芍 9 克，石决明 30 克，菖蒲 4.5 克，远志 3 克，天竺黄 4.5 克，九制胆星 2.4 克，茯神 9 克。

功用：清热凉肝，涤痰开窍。

主治：子痫昏厥。

歌诀：羚钩地芍与决神，菖远竺黄陈胆星。

七、子癫

似痫但不抽，说胡话。

方

组成：藕节 60 克，紫石英 12 克，竹茹 6 克，白芍 6 克，大枣 3 个，甘草 2.4 克，麦冬 15 克，牛黄清心丸 1 粒。

功用：泻火清热养阴。

主治：心火扰心之子癫。

歌诀：藕英茹芍枣草麦，调下牛黄清心灵。

八、子冒

时发昏，发作时间短。

方一

组成：钩藤、龙骨各9克，羚羊角1克，石决明18克，天麻9克，白薇9克，竺黄6克，贝母9克，沉香2.4克，菖蒲6克，桑寄生9克。

功用：镇肝熄风，清心开窍。

主治：肝风内动之子冒。

歌诀：钩羚龙决麻白薇，竺贝沉菖加寄生。

方二

组成：钩藤，石决明，龙骨，菖蒲，生地，知母，石膏，竺黄，贝母，麦冬，玄参，茯神。（原方未标明剂量）

功用：镇肝熄风，清热泻火。

主治：肝风内动，热扰神明之子冒。

歌诀：钩决龙菖地知膏，竺贝麦玄茯神疗。

九、子眩

头常昏，眼发花，眩晕。

方一

组成：桑芽10个，菊花9克，龙骨12克，石决明18克，天麻3克，白薇9克，阿胶4.5克，鸡子黄1个，白芍6克，砂仁15克。

功用：养血熄风，清热平肝。

主治：子眩。

歌诀：桑菊龙决麻白薇，阿胶鸡黄芍砂仁。

方二

组成：甘草，麦冬，大枣，生地，白芍，柏子仁。（原方未标明剂量）

功用：养血宁神。

主治：头目眩晕，也可用于子痫、脏躁。

歌诀：甘麦大枣地芍柏，子痫脏躁问君说。

方三

组成：桑叶，丹皮，枸杞，菊花，生地，栀子，天麻，钩藤，橘红。（原方未标明剂量）

功用：清肝明目，养阴止眩。

主治：子眩。

歌诀：桑丹杞菊地栀麻，钩藤橘红子眩夸。

方四

组成：瓜蒌，贝母，竹沥，竺黄，茯苓，半夏，陈皮。（原方未标明剂量）

功用：化痰降气，宽胸。

主治：痰湿上壅之子眩。

歌诀：蒌贝沥竺苓夏陈，痰湿上涌致眩晕。

方五

组成：橄榄，泡水饮。

功用：清热利咽，除痰止眩。

主治：子眩。

歌诀：咸橄榄须泡水饮，子眩单方即时醒。

十、子瘖（声音嘶哑）

苔脉如常，或脉数虚涩，宜滋补。若风寒郁遏，痰火内闭，直须分别治之。本病为孕期声音嘶哑。

方一

组成：生地9克，白芍3克，当归4.5克，川芎3克，远志3克，茯神9克，细辛少许。

功用：滋阴除热，利咽安神。

主治：子瘖。

歌诀：地芍归芎加远神，稍加细辛最为神。

方二

组成：桔梗，甘草，玄参，石斛，细辛。（原方未标明剂量）

功用：滋阴生津，祛痰利咽。

主治：子瘖。

歌诀：桔草玄参石斛辛，王氏潜斋经验神。

方三

组成：桔梗，诃子，麦冬，枇杷叶，胖大海。（原方未注明剂量）

功用：养阴润燥，化痰利咽。

主治：子瘖。

歌诀：桔诃麦枇胖大海，肺热痰滞此方谐。

方四

组成：熟地，白芍，当归，神曲，沙参，茯苓，陈皮，枸杞，山萸，杜仲，菟丝子。

功用：滋补肝肾。

主治：肾虚气弱之子瘖。

歌诀：地芍归曲沙苓陈，枸萸杜仲菟丝灵。

十一、子鸣（肠鸣）

方一

以物撒地，令孕妇俯拾之，自愈。

方二（生姜泻心汤）

组成：黄芩，半夏，人参，甘草，生姜，大枣，干姜，黄连。（参看《伤寒论》）

功用：宣散水气，泻热消痞。

主治：子鸣（肠鸣腹泻）。

十二、孕妇自身之胎前（产前）杂病

1. 气郁

（1）气郁湿浊阻中之子悬

胎气上升，紧塞胸膈，脘腹痞满胀痛，呕吐气逆，或有咳嗽喘急，面部浮肿，头眩耳鸣。脉寸关弦滑而促，尺部沉涩，为气郁阻滞之象；六脉弦盛鼓指，属温热之内扰；脉沉涩虚弱，属气血之亏损。颜面青色者多危。（若孕妇舌色青即子死）

方一

组成：紫苏，砂仁，谷芽，佛手，蒺藜，生地，白芍，玫瑰花，绿萼梅，石决明。（原方来注明剂量）

功用：平肝和胃，利气降逆。

主治：气郁之肝胃不和，呕吐气逆。

歌诀：理痰苏砂谷佛蒺，再加地芍玫梅决。

方二

组成：紫苏，砂仁，陈皮，甘草，前胡，条芩（或丹参），茯神（或砂仁重用），白术。（原方末注明剂量）

功用：宽胸理气，开郁祛痰。

主治：气郁湿浊阻中之子悬。

歌诀：苏砂陈草子悬方，或加前胡条芩良。

或加丹参与茯神，或加砂术即时康。

方三

组成：党参3克，紫苏3克，陈皮3克，大腹皮6克，白芍4.5克，当归6克，川芎2.4克，干姜3克，葱白3根，贝母6克，甘草2.4克。

功用：宽胸理气，化湿除满。

主治：子悬气郁而咳，面浮胸闷腹胀。

歌诀：参苏陈腹芍归芎，姜葱贝母功用宏。

（加入甘草功用同）

方四

组成：党参，紫苏，陈皮，大腹皮，白芍，当归，川芎，旋覆花，赭石。（原方未注明剂量）

功用：宽胸理气，降逆止呕。

主治：子悬，脘腹胀满欲呕。

歌诀：参苏陈腹芍归芎，再加旋赭功最宏。

王注：甚者去芎加葱。

方五（加味紫苏饮）

组成：紫苏4.5克，砂仁3克，香附4.5克，陈皮3克，大腹皮6克，枳壳4.5克，当归6克，白芍9克，干姜6克，葱白0.6克，桑白皮2.4克。

功用：宽胸理气，除滞消满。

主治：子悬，气滞胸满，腹胀。

歌诀：苏砂附陈大腹枳，归芍姜葱桑皮使。

王注：甚者加赭石。

方六

组成：黄芩4.5克，白术3克，香附2.4克，白芍6克，紫苏3克，砂仁1.2克，陈皮2.4克，知母6克，茯苓6克。

功用：理气化湿，消胀除满。

主治：子悬，食少腹胀。

歌诀：芩术附芍苏砂陈，心腹胀满知茯苓。

（2）气郁热蒸之子烦

气郁不舒，心中烦闷，吐涎沫，胎动不安，胸满闷，心惊胆怯，烦躁不眠。当清热化痰除烦。

方一（禹锡贝蒌清膈煎）

组成：川贝9克，浙贝9克，瓜蒌3克（壳、子、瓤），冬瓜子9克，花粉9克，栀子3克，莲心3克，竹茹3克，甘草3克。

功用：清热化痰，生津润燥。

主治：子烦，口燥心烦。

方二

组成：竹叶7片，黄芩3克，知母3克，麦冬3克，茯苓6克。

功用：养阴清热，除烦。

主治：子烦。

歌诀：子烦竹芩知麦苓，存仁效方称为神。

方三（黄连温胆汤）

组成：茯苓，制半夏，陈皮，甘草，陈枳壳，竹茹，黄连。（原方未注明剂量）。

功用：清热化痰除烦。

主治：子烦。

歌诀：黄连温胆子烦汤，内热心烦最为良。

王注：痰多加芩、贝；胸闷加枳壳、郁金2.4克，烦甚加栀子、豉；不眠加知母、枣仁；心惊胆怯加琥珀3克，茯神3克，朱砂0.3克；气虚加沙参9克。

方四

组成：贝母1味煎服。（原方未标剂量）

功用：清热化痰。

主治：子烦。

歌诀：痰热膈聚子烦症，重煎贝母一味神。

方五

组成：生地12克，玄参6克，黄芩6克，灯芯3克，连翘6克，茯神6克。

功用：养阴清热宁神。

主治：妊娠早期之子烦。

歌诀：地玄芩灯与翘神，妊娠三月子烦灵。

2. 痰饮症（子嗽）

脉弦滑，苔白腻，宜疏化停饮；脉滞，苔黄厚，宜清导积痰。

方一

组成：杏仁，桑叶，紫菀，紫苏，白薇，枇杷叶，竹叶，白前，前胡，甘草。（原方未注明剂量）

功用：清热化痰，止嗽。

主治：子嗽。

歌诀：杏桑菀苏薇枇竹，宁咳白前草前胡。

方二

组成：杏仁9克，贝母6克，桑叶4.5克，桔梗2.4克，竹茹4.5克，枇杷叶9克。

功用：清热化痰止咳。

主治：子嗽，痰黄咽干。

歌诀：杏贝桑桔与茹枇，痰黄咽干子嗽宜。

方三

组成：杏仁9克，贝母6克，桑叶6克，马兜铃3克，瓜蒌6克，冬瓜子3克，黄芩3克，白前4.5克，芦根1尺，梨1个，枇杷叶9克。

功用：清热化痰止咳。

主治：子嗽，肺热燥咳。

歌诀：杏贝桑兜蒌瓜芩，前芦梨枇肺火酌。

方四

组成：枳壳4.5克，桔梗2.4克，白前4.5克，杏仁9克，麦冬4.5克，紫菀4.5克，茯苓9克，当归4.5克，生地9克，百合9克。

功用：养阴生津，祛痰镇咳。

主治：子嗽，燥咳。

歌诀：枳桔前杏麦菀苓，归地百合称为神。

3. 水气症（子气、子肿、子满）

（1）子气：第一期，面部微浮，目下卧蚕，小便清白略短。

方

组成：茯苓15克，白术9克，大腹皮9克，陈皮6克，香附4.5克，紫苏叶3克，姜皮3克。

功用：健脾理气化湿。

主治：早期妊娠浮肿。

歌诀：加味苓术用腹陈，香附苏叶姜皮灵。

王注：用于头面肿，甚者加桑皮。

（2）子肿：第二期，口喝不欲饮，少气腹满，微咳，颈脉动，头眩，背恶寒，小便少，脚肿，膝肿，腹中寒甚则趾出黄水。

方

组成：防己4.5克，茯苓9克，陈皮3克，大腹皮3克，桑皮4.5克，苏梗6克，木瓜6克，车前草4.5克。

功用：利湿行水消肿。

主治：子肿。

歌诀：防己茯苓陈腹桑，苏梗木瓜车前良。

王注：用于头腿脚肿。

（3）子满：第三期，气逆不安，胸满连及两胁，肚腹胀大，上气喘气，体疲困倦，饮食无味，小便少，大便溏，子迫产门，坐卧不安，全身肿，按之不起，或子在腹中。

方一

组成：天仙藤9克，乌药6克，木瓜9克，茵陈9克，车前草9克。（煎汤熏洗）

功用：利湿消肿。

主治：妊娠后期腿脚肿（或单脚肿）。

歌诀：天仙乌瓜茵车前，煎汤熏洗腿脚端。

方二

组成：当归6克，白术6克，白芍6克，茯苓3克，生姜3克，鲤鱼1条。

功用：利气行水。

主治：妊娠后期全身水肿。

歌诀：归芍术苓姜鲤汤，陈存仁方用之良。

方三

组成：鲤鱼汤加陈皮。

功用：利气行水。

主治：妊娠后期水肿。

方四

组成：白术，党参，茯苓，甘草，陈皮，大腹皮，姜皮，大豆卷，紫苏，杏仁，苏子，枳壳，砂仁，泽泻，猪苓。（原方未标明剂量）

功用：健脾补中，化气行水。

主治：妊娠后期全身浮肿，小便不利。

歌诀：全生白术用异功，大腹姜皮最为雄。

表加卷苏咳杏苏，胀闷枳砂癃泽猪。

喘甚减参满减术，慎轩良方表而出。

方五

组成：五加皮，冬瓜皮，萆薢，当归，天仙藤。（原方未标明剂量）

功用：行水利湿。

主治：妊娠水肿。

歌诀：五加冬瓜萆归草，葛氏子气最为神。

方六

组成：天仙藤，乌药，陈皮，甘草，木香，香附。

功用：理气止痛。

主治：子满。

歌诀：仙藤乌陈草二香，张氏称赞陈氏方。

唐注：张指张锡纯，陈乃王老之师兄。

方七

组成：白术6克，陈皮6克，葱白8个，大豆卷12克，乌鲤鱼（勿放盐），山葡萄6克。

功用：健脾化气行水。

主治：妊娠后期水肿。

歌诀：术陈葱豆乌鲤汤，山葡萄入子满方。

方八

组成：谷芽12克，山药15克，茯苓6克，生姜3克，肉桂少许。

功用：健脾化湿，消失行水。

主治：子满，脾虚久泻。

歌诀：谷药苓姜与肉桂，尤氏子肿称为最。

4. 子淋

过利尿有损胎之虞。

方一

组成：当归12克，浙贝24克，苦参12克。

功用：清利下焦湿热。

主治：子淋

歌诀：当归贝母苦参丸，慎化经方子淋裁。

方二

组成：黄芩，阿胶，生地，木通，竹叶，甘草。（原方来标明剂量）

功用：清利下焦湿热。

主治：热结膀胱之子淋。

歌诀：导赤散加黄芩胶，热结膀胱子淋疗。

方三

组成：党参，麦冬，竹叶，白芍，生地，黄芩，木通，甘草梢。（原方未标明剂量）

功用：养阴清热利湿。

主治：子淋。

歌诀：参麦竹芍地芍通，火府再加草梢同。

方四

组成：生地12克，竹叶4.5克，黄芩4.5克，木通3克，灯芯1支。

功用：利湿清热。

主治：子淋。

歌诀：地竹芩通加灯芯，导赤加味治子淋。

方五

组成：竹叶9克，黄芩12克，天冬9克，大腹皮9克，木通9克，甘草3克。

功用：清热利湿。

主治：子淋。

方六

组成：龙胆草3克，生地6克，白芍3克，当归6克，木通9克，泽泻6克，柴胡6克，栀子4.5克，黄芩4.5克，竹叶9克，车前草4.5克，甘草梢3克。

功用：清热利湿通淋。

主治：急性子淋。

歌诀：胆地芍归通泽柴，栀芩竹车草梢偕。

方七

组成：琥珀、木通、黄柏、大黄、牛膝、甘草、海金沙各3克，鸡蛋清为丸。

功用：利湿通淋泻热。

主治：急性子淋及子带。

歌诀：琥通柏黄膝草砂，鸡清为丸急性夸。

方八

组成：生地、白芍、当归、茯苓各9克，牡蛎4.5克，龟板10.5克，黄柏4.5克，乌药4.5克，枸杞9克，甘草3克，木通4.5克，草薢4.5克。

功用：滋阴清热，利湿通淋。

主治：阴虚内热之子淋。

歌诀：地芍归苓牡龟柏，乌枸草通草薢啜。

5. 子带

少腹刺痛，脉弱，滞，宜疏利；少腹胀痛，脉弦数，宜清热（带下多）；体弱液枯，宜滋阴固涩；舌赤宜清火；苔厚，宜导浊。

方一

组成：白术9克，山药9克，杜仲6克，茯苓9克，大戟2.4克，芡实9克，泽泻9克，升麻1.5克，豆蔻0.3克，金樱子4.5克，黄柏4.5克，乌贼骨4.5克。

功用：健脾补肾，利湿清热。

主治：子带，脾肾虚而有湿热者。

歌诀：术药杜苓戟芡泽，升麻蔻樱柏乌贼。

方二

组成：赤石脂，龙骨，牡蛎，乌贼骨，为丸。扁豆煎汤下。（原方未注明剂量）

功用：健脾固涩止带。

主治：子带，量多。

歌诀：石脂龙牡贼为丸，闭白神方扁豆煎。

王注：以上方为基础，去赤石脂，加山药、白芍、苦参、白术，尤佳。

方三

组成：栀子4.5克，知母4.5克，地骨皮6克，陈皮3克，当归9克，白芍9克，沙参4.5克，车前草9克，甘草1.5克，黄柏4.5克，黄芩3克。

功用：清热利湿。

主治：子带，湿热重者。

歌诀：栀知骨陈归芍苓，沙参车草柏黄芩。

王注：用于热者。少腹痛加乌药2.4克，川楝3克；腰痛加杜仲9克，桑寄生9克；小便不利加木通4.5克，灯芯1.5克；气虚去沙参，加洋参6克；身热加银柴胡9克，青蒿 9 克。

方四

组成：龙胆草 4.5 克，生地 6 克，白芍 9 克，当归 9 克，木通 4.5 克，泽泻 4.5 克，柴胡 3 克，栀子 4.5 克，黄芩 4.5 克，竹叶 9 克，车前草 4.5 克，甘草梢 1.5 克。

功用：滋阴清热，祛湿止带。

主治：子带，子淋。

歌诀：胆地芍归通泽柴，栀芩竹车草梢偕。

方五（既剂汤）

组成：龙骨 9 克，牡蛎 9 克，生地 15 克，熟地 15 克，当归 12 克，白芍 12 克，党参 4.5 克，白术 4.5 克，茯苓 9 克，龟板 1.2 克，阿胶 9 克，艾叶 4.5 克，山药 12 克。

功用：气血双补，涩精止带。

主治：子带，多而清稀，体弱。

歌诀：龙牡二地与归芍，参术苓龟胶艾药。

6. 失血症

（1）胎漏（阴道流血）

方一

组成：党参 3 克，麦冬 9 克，生地 9 克，白芍 6 克，枣仁 3 克，阿胶 9 克，乌梅 3 克，藕节 6 克，地榆 9 克，桑螵蛸 3 克。

功用：补气养血，收敛止血。

主治：胎漏之气血虚者。

歌诀：参麦地芍枣阿胶，梅藕地榆桑螵蛸。

方二

组成：党参 15 克，黄芪 9 克，白术 6 克，栀子 3 克，阿胶 9 克，陈艾 4.5 克，生地 15 克，白芍 9 克，当归 9 克，桑寄生 9 克，杜仲 4.5 克，续断 4.5 克。加米百粒。

功用：补气养血，滋肾固胎。

主治：气血虚弱之胎漏下血。

歌诀：参芪术栀胶艾方，地芍归寄杜断良。

王注：气虚下陷加升麻 0.9 克，柴胡 0.9 克；腹胀加厚朴 1.8 克；血下多加棕炭 9 克；内热加侧柏炭、地榆炭。

方三（胶艾汤）

组成：川芎，当归，生地，白芍，阿胶，艾叶，甘草。（原方未标明剂量）

功用：补血养血，温经止血。

主治：胎漏，少腹冷痛。

歌诀：子宫充血血管硬，经方胶艾汤最神。

方四

组成：川芎，当归，生地，白芍，阿胶，艾叶，地榆，黄芪，甘草。（原方未标明剂量）

功用：补气养血摄血。

主治：气虚，胎动下血。

214

歌诀：四物胶艾榆芪草，胎动下血最为妙。

方五

组成：党参 4.5 克，白术 4.5 克，茯神 12 克，甘草 3 克，阿胶 9 克，艾叶 9 克，黄芩 4.5 克，生地 9 克，熟地 9 克，当归 9 克，白芍 9 克，木香 0.9 克，枣仁 9 克。

功用：补气养血安神。

主治：气虚胎动下气。

歌诀：参术神草胶艾芩，二地归芍香枣仁。

方六

组成：党参 12 克，续断 9 克，阿胶 9 克，生地 9 克，黄芩 6 克，白芍 4.5 克，甘草 0.9 克。

功用：补气养血。

主治：气虚胎漏。

歌诀：参断胶地芩芍草，杨氏胎漏服之好。

方七

组成：丹参，丹皮，赤芍，白芍，龙胆草，黄柏，黄芩。（原方未标明剂量）

功用：清热凉血，祛瘀泄火。

主治：血热有瘀，房事所致胎漏。

歌诀：二丹二芍胆柏芩，祛瘀泄火因房灵。

方八

组成：生地 9 克，白芍 9 克，黄芩 6 克，花粉 9 克，栀子 4.5 克，龟板 12 克，龙骨 6 克，阿胶 9 克，侧柏叶 6 克，大黄 0.6 克。

功用：凉血固经，养血止血。

主治：胎漏。

歌诀：凉血固经地芍芩，粉栀龟骨胶侧军。

王注：用于下血过多加棕炭 9 克，地榆炭 9 克。

方九

组成：黄芪，生地，白术、地榆，龙骨，牡蛎。（原方未标明剂量）

功用：补气固涩止血。

主治：气虚胎漏下血。

歌诀：芪地术榆加龙牡，张氏胎动下血煮。

方十

组成：党参，阿胶，山萸，白芍，龙骨，牡蛎。（原方未标明剂量）

功用：补气固涩止血。

主治：气虚胎漏下血。

歌诀：参胶萸芍与龙牡，张氏海底漏血服。

方十一

组成：黄芩 4.5 克，白术 9 克，生地 9 克，白芍 6 克，杜仲 9 克，续断 9 克，桑寄生 12 克，莲蓬炭 9 克。

功用：脾肾双补，止血固胎。

主治：脾肾气虚之胎漏下血。

歌诀：芩术地芍杜断寄，莲蓬炭入健脾气。

方十二

组成：当归，生地，阿胶，艾叶，续断，紫苏，竹茹，黄芩，桑寄生。（原方未注明剂量）

功用：补肾养血，止血安胎。

主治：肾虚胎漏下血。

歌诀：归地胶艾断苏茹，（或）胶艾汤加芩断寄。

方十三

组成：川芎，当归，生地，白芍，黄芩，白薇，藕节，阿胶，艾叶。（原方未标明剂量）

功用：养血活血，凉血止血。

主治：血虚有热，胎漏。

歌诀：胶艾汤加芩薇藕，屡验神方问君说。

（2）吐血、衄血、尿血

方一

组成：栀子，黄芩，蒡粮，旋覆花，枇杷叶，童便。（原方未标明剂量）

功用：清热凉血止血。

主治：鼻衄。

歌诀：栀芩蒡旋枇童便，肺火鼻衄生脉散。

唐注：肺热津亏加人参、麦冬、五味子。

方二

组成：生地，玄参，麦冬，枇杷叶，贝母，石斛，竹沥（原方未标明剂量）

功用：滋阴清热，凉血止血。

主治：鼻血。

歌诀：地玄麦枇贝斛沥，葛氏专治火气逆。

方三

组成：小蓟，蒲黄，藕节，滑石，当归，生地，木通，竹叶，栀子，甘草。（原方未标明剂量）

功用：清热利湿止血。

主治：尿血。

歌诀：蓟蒲藕滑归地通，竹叶栀子甘草同。

方四

组成：生蒲黄、生丹皮、生白芍、生黄芩、侧柏叶各24克，四生丸（生艾叶，生柏叶，生荷叶，生地）。

功用：清热凉血止血。

主治：血血。

歌诀：蒲黄丹芍芩侧柏，四生丸治鼻衄血。

方五

组成：桑叶，贝母，栀子，花粉，生地，旋覆花，新绛（原方未标明剂量）

功用：清肝降气，宁络止血。

主治：吐血、咯血。

歌诀：桑贝栀粉地旋绛，清肝宁络暴怒伤。

7. 其他胎前（产前）杂症

（1）妊娠泄泻

方一

组成：党参，白术，茯苓，甘草，葛根，木香，黄芩。（原方未标明剂量）

功用：健脾利湿止泻。

主治：脾虚泄泻。

歌诀：宜用七味白术散，本方须再加葛根。

方二

组成：白术，白芍，陈皮，防风，升麻。（原方未标明剂量）

功用：理气健脾。

主治：食物不化，时腹痛。

歌诀：术芍陈防加升麻，成泻不化草窗法。

方三

组成：白术，白芍，陈皮，防风，茯苓，扁豆，麦芽。（原方未标明剂量）

功用：健脾利湿，理气止泄。

主治：食物不化，时腹痛。

歌诀：术芍陈治苓扁芽，成泻不化草窗法。

方四

组成：黄芩，白术，白芍，甘草，茯苓，木通，砂仁，黄连。（原方未标明剂量）

功用：清热解毒，理气止痛。

主治：腹泻腹痛，有热象者。

歌诀：芩术芍草加苓通，再加砂连治腹痛。

方五

组成：补骨脂 18 克，吴萸 9 克，五味子 12 克，蔻仁 12 克，花椒 3 克，硫磺 18 克，生姜 18 克，大枣 10 枚，加五倍子（赋形剂？）为丸。

功用：补肾固涩。

主治：五更泻。

歌诀：补茱味蔻四神丸，椒硫姜枣肾泄餐。

（2）妊娠痢疾

方一

组成：当归 3 克，白芍 4.5 克，山楂 9 克，谷芽 9 克，车前草 6 克，枳壳 3 克，槟榔 4.5 克，木香 3 克，甘草 3 克，红白糖各适量。

功用：消食健脾止痢。

主治：妊娠赤白痢疾。

歌诀：归芍楂谷车枳槟，香草红白糖为引。

方二

组成：银花炭 9 克，生地炭 9 克，地榆炭 9 克，黄芩炭 9 克，当归 9 克，白芍 9 克，阿胶 9 克（烊化兑服），沙参 9 克，黄连 2.4 克，陈皮 4.5 克，生姜 1.2 克，酒军 4.5 克。

功用：清热解毒止痢。

主治：妊娠期痢疾、腹胀。

歌诀：银地榆芩归芍胶，沙连陈姜酒军疗。

王注：本方又名四炭阿胶汤。

（3）妊娠疟疾

方一

组成：青蒿 6 克，槟榔 6 克，厚朴 4.5 克，半夏 3 克，贝母 3 克，建曲 6 克，当归 4.5 克，白芍 4.5 克。

功用：清热除痰止疟。

主治：妊娠疟疾，寒热往来。

歌诀：青蒿槟朴夏贝曲，或加归芍子疟除。

方二

组成：槟榔 4.5 克，厚朴 6 克，青蒿 6 克，陈皮 6 克，知母 4.5 克，草果 6 克，常山 0.65 克，半夏 6 克。

功用：清热截疟。

主治：妊娠疟疾。

歌诀：槟朴青陈知果常，再加半夏此方良。

方三

组成：柴胡 4.5 克，黄芩 6 克，常山 0.65 克，乌梅 2 个，草果 1.65 克，知母 6 克，甘草 3 克。

功用：清热止疟。

主治：妊娠期疟疾反复发作日久不愈者。

歌诀：柴芩常梅果知草，久疟不退七灵妙。

（4）妊娠胎不长

方一

组成：茯苓 18 克，白术 18 克，阿胶 18 克（烊化兑服），生地 18 克，川芎 18 克，牡蛎 6 克，花椒 3 克。

功在：健脾补血。

主治：妊娠胎不长。

歌诀：苓术阿地芎牡椒，长胎白术丸子疗。

王注：上药研末为丸，称白术丸子，并可煎服八珍汤、十全大补汤，归脾汤送下。

方二

组成：当归 4.5 克，白芍 4.5 克，川芎 3 克，生地 12 克，党参 12 克，黄芪 15 克，白术 9 克，茯苓 9 克，灸草 6 克，艾叶 6 克。

功用：补气养血。

主治：妊娠胎不长。

歌诀：八珍汤加艾黄芪，胎萎不长最相宜。

王注：可兼服补中益气汤或保元汤。

生 产 病 方

一、胞胎杂症

1. 胎（羊）水过多症

方一

组成：黄芩9克，白术6克，泽泻4.5克，防己3克，陈皮4.5克，大腹皮9克，桑皮9克，神曲3克，枳壳9克，当归9克，槟榔3克，生姜4.5克。

功用：行气利水。

主治：羊水过多。

歌诀：芩术泽己陈腹桑，曲枳归槟与生姜。

王注：用于玻璃胎。

方二

缺方药组成，仅存歌诀及注。

歌诀：羊水早破补气血，加味安胎问君说。

王注：怀孕五六个月时。

唐注：可用八珍汤之类气血双补。

2. 鬼胎（葡萄胎）

脉乍大乍小，或弦硬有力，舌或青或赤或无苔。

方一

组成：鬼臼15克，雄黄15克，延胡21克，川芎21克，半夏30克，朱砂15克，麝香0.03克。

功用：活血止痛，祛痰解毒。

主治：鬼胎（葡萄胎）

歌诀：鬼胎鬼臼与雄黄，延芎半夏朱麝香。

方二

组成：川芎4.5克，当归12克，苏木3克，血余炭4.5克，麝香0.09克，佛手3克。

功用：理气活血，解毒止血。

主治：鬼胎，腹痛下血。

歌诀：芎归苏木血余炭，加味佛手下胎啜。

方三

组成：当归30克，丹皮30克，桃仁18克，雷丸18克，甘草12克。

功用：破血逐瘀，解毒祛邪。

主治：鬼胎，腹痛下血。

歌诀：荡邪归丹桃雷草，涤下恶物最为好。

方四

组成：苍术12克，白术12克，茯苓9克，苡仁15克，陈皮3克，贝母3克。

功用：健脾理气，化痰逐湿。

主治：鬼胎，恶物已下。

歌诀：二术苓苡加陈贝，调正汤继前方贵。

唐注：先服方三，再服此方以调理，效更佳。

方五

组成：蚕砂30克，楂炭9克，血余炭9克，吞导痰小胃丹3克，服五剂即愈。再服礞石滚痰丸9克（大黄，黄芩，礞石，沉香组成）。

功用：涤痰止血。

主治：鬼胎，下血不止。

3. 死胎

方一

组成：当归30克，川芎15克，水酒合煎。再服佛手散。

功用：活血祛瘀。

主治：死胎不下。

歌诀：归两芎五（钱）水酒煎，古方专用佛手散。

方二

组成：川芎30克，当归60克，益母子30克，荆芥9克，石脂3克，党参30克。

功用：益气活血。

主治：体虚，死胎不下。

歌诀：芎归茺荆石脂参，救母再方最为神。

方三

组成：党参30克，当归30克，牛膝1.5克，乳香6克，鬼臼9克。

功用：益气活血止痛。

主治：体虚，胎死不下。

歌诀：子死参归膝乳白，远公此方效屡奏。

方四

组成：丹参60克，白蜜适量，麻油适量。

功用：活血润下。

主治：腹满，子死。

歌诀：丹参二两好酒煎，白蜜麻油和匀餐。

王注：可兼用回生丹。

二、滑胎（习惯性流产）

固胎及预防小产（流产）方。

方一（寿胎丸）

组成：菟丝子120克，桑寄生60克，川断60克，真阿胶60克，上药将前三味轧细，阿胶蒸化，为丸。每服6克，日2次。

王注：气虚将人参60克，大气陷者加黄芪90克，食少者加白术60克，寒加破故纸60克，热加生地60克。

功用：养血固肾，保胎。

主治：滑胎（习惯性流产）。

方二（保胎磐石散）

组成：淮山药120克，川杜仲90克，盐水煮；川续断60克，用酒炒。水浸成丸。每服9克。

功用：健脾补肾固胎。

主治：滑胎（习惯性流产）。

方三（三合保胎丸）

组成：白术60克，黄芩18克，杜仲60克，续断60克，熟地60克，当归60克。

功用：健脾补肾，养血保胎。

主治：滑胎（习惯性流产）。

歌诀：术芩杜断熟地归，三合保胎此方贵。

方四（新定所以载丸）

组成：白术500克，糯米蒸晒500克，桑寄生60克，茯苓60克，杜仲240克，党参240克，为末，枣肉500克，熬汁打丸。早晚服9克，米汤下。

功用：健脾补肾，保胎。

主治：妊娠，脾肾气虚者。

王注：治胎气不安，不长半产。

方五（育神百补丸）

组成：党参15克，白术30克，茯苓30克，甘草9克，熟地12克，白芍30克，当归90克，川芎30克，黄芪30克，杜仲30克，阿胶30克，丹参30克，香附30克，陈皮2.4克，麦冬30克，山药30克，知母30克，地骨皮30克，秦艽30克。蜜丸，每服9克。

功用：健脾补肾，大补气血，保胎。

主治：气血亏虚，阴虚不足。见腰腿酸痛，背痛，脾肾虚，头眩等症。

方六（孟英保胎神效丸）

组成：洋参、香附、艾叶各30克，甘草、桑寄生各60克，白术240克，黄芩60克，当归60克，牡蛎、杜仲、茯苓、菟丝子、枳壳、白芍各120克，川芎、泽泻各90克。为丸。每服4.5克。

功用：健脾补肾固胎。

主治：滑胎（习惯性流产）。

方七

组成：杜仲60克，续断30克，菟丝15克，地榆30克。

功用：补肾固胎。

主治：滑胎（习惯性流产）。

歌诀：杜断菟榆糯糊丸，胎漏频坠预防先。

三、流产先兆及流产

1. 母虚之流产先兆及流产

方一（加味安胎饮）

组成：党参15克，黄芪9克，白术6克，栀子3克，阿胶9克，艾叶4.5克，生地1.5克，白芍15克，当归3克，桑寄生9克，杜仲9克，续断4.5克。

功用：补气养血，益肾固胎。

主治：母体虚弱，有流产先兆或流产。

歌诀：参芪术栀胶艾方，地芍归寄杜断良。

王注：气虚下陷加升麻0.9克，柴胡0.9克，腹胀加厚朴9克，大腹皮9克，下血多加棕炭9克，内热加侧柏炭9克，地榆炭9克。

因热去黄芪、白术、艾叶，加知母、黄芩、石斛；因寒加姜炭、破故纸；因痰加陈皮、贝母、茯苓；胎动腹痛下血势急，宜安胎不可延误。

方二

组成：党参，枣仁，当归，白芍，杜仲，续断，白术，山药，首乌，大枣，莲米。（原方未标明剂量）

功用：健脾补肾，宁神固胎。

主治：体虚，有流产先兆或流产。

歌诀：参枣归芍与杜续，术药首乌枣莲服。

方三

组成：菟丝子120克，桑寄生60克，续断60克，阿胶60克。

功用：补肾固胎。

主治：肾虚，有流产先兆或流产。

歌诀：寿胎菟寄断阿胶，胎滑得此即能疗。

方四

组成：炮姜炭，野山参。（原方未标明剂量）

功用：补气固胎止血。

主治：气虚，有流产先兆或流产。

歌诀：炮姜炭与野山参，苔白脉迟下血虚。

方五

组成：阿胶9克，艾叶6克，当归9克，川芎3克，生地6克，白芍6克，黄芪30克。

功用：补气养血固胎。

主治：血虚，有流产先兆或流产。

歌诀：血虚胶艾四物汤，重宜当归补血良。

方六

组成：熟地，党参，杜仲，磁石，鹿角霜，淘米水。（原方未标明剂量）

功用：补气养血，固肾安胎。

主治：气虚气喘，脊酸，有流产先兆或流产。

歌诀：熟地参杜磁鹿霜，脊酸气喘白淫良。

方七

组成：黄芩、白术、萆薢、海螵蛸、麦芽、谷芽、椿根皮各6克，洋参4.5克，桑寄生6克，升麻3克，山药9克，白果9克，金樱子9克。

功用：健脾化湿，益气养阴。

主治：脾肾气虚，有流产先兆或流产。

歌诀：芩术薢螵芽椿参，寄麻山药白果樱。

方八

组成：金樱子18克，山药60克，芡实30克，白果30克，萆薢30克，海螵蛸18克，椿白皮24克，车前子15克，黄芩18克，升麻12克，洋参12克，为末，蜜丸。

功用：健脾除湿，益气养阴。

主治：有流产先兆。

方九

组成：莲米9克，糯米9克，苎麻根9克。

功用：补中益气。

主治，有流产先兆或流产。

歌诀：保胎第一莲糯麻，小产月内不复发。

方十

组成：党参，陈芪，当归，白术，熟地，川芎，鹿胶，破故纸，杜仲，续断，艾叶，甘草。（原方未标明剂量）

功用：健脾固肾，补气养血。

主治：有流产先兆。

王注：用于妊娠五个月，胎欲坠，气陷。服3剂，可安胎。

方十一（肖舫方，外用保胎膏）

组成：当归9克，益母草12克，黄芩30克，生地24克，白术18克，续断18克，黄芪15克，白芍15克，肉苁蓉15克，甘草9克，麻油1000克，熬膏加白腊30克，再熬，加黄丹225克，再熬，加龙骨30克。搅匀制膏药。贴丹田处，十四日一换。

功用：益气养血，健脾补肾。

主治：有流产先兆。

2. 跌扑之流产先兆及流产

方一

组成：党参，紫苏，砂仁，陈皮，白芍，当归，川芎，旋覆花，阿胶，茯神，甘草，桑寄生。（原方未标明剂量）

功用：补气养血，宁神固胎。

主治：跌扑之流产先兆及流产。

歌诀：参苏砂陈芍归芎，旋胶神草寄生同。

方二

组成：阿胶，艾叶，当归，川芎，白芍，生地，甘草。（原方未标明剂量）

功用：活血止血。

主治：跌扑下红，有流产先兆或流产。

歌诀：胶艾四物加甘草，跌损下红最为好。

3. 气血不足，素有失血之流产先兆

方

组成：党参9克，黄芪15克，杜仲9克，续断9克，生地9克，白芍4.5克，当归9克，阿胶9克，黄芩6克，天冬6克，白术4.5克，艾叶4.5克，甘草3克。

功用：补气养血，健脾固肾。

主治：气血不足，素有失血者。

四、难产

1. 先期欲产或过期不产

方一

组成：当归4.5克，白芍6克，川芎3克，熟地12克，艾叶6克，阿胶6克（烊化兑服），党参12克，白术6克，茯苓6克，甘草3克。

功用：气血双补。

主治：气血虚弱之难产。

歌诀：胶艾四物合四君，先期欲产双补灵。

方二

组成：党参9克，白术6克，茯神6克，甘草1.5克，白芍3克，当归9克，川芎3克，阿胶6克，艾叶0.9克。

功用：补气益血。

主治：体虚而产难。

歌诀：参术神草芍归芎，胶艾加入气虚用。

方三

组成：生地9克，白芍3克，知母6克，黄芩4.5克，天花粉6克，阿胶6克（烊化兑服）。

功用：清热凉血。

主治：因胎热而先期欲产。

歌诀：地芍知芩粉阿胶，先期欲产胎热疗。

方四

组成：党参3克，白术3克，茯苓3克，甘草3克，黄芪6克，麦冬6克，陈皮3克，生姜2片，大枣2枚。

功用：温胃健脾。

主治：过期应产而不产。

歌诀：参术苓草芪麦陈，姜枣加入过期神。

方五

组成：茯苓4.5克，白术6克，杜仲6克，续断6克，生地炭12克，白芍6克，当

归9克，阿胶9克（烊化兑服），茯神9克，苎麻4.5克，桑寄生9克，大枣3枚。

功用：补脾益肾。

主治：过期不产。

歌诀：苓术杜断地芍归，胶神枣苎寄生随。

2. 预防早产

方一

组成：党参3克，白术0.9克，陈皮0.9克，大腹皮6克，白芍3克，当归0.6克，紫苏3克，葱白1.5克，甘草0.9克，黄杨脑3克。

功用：理气活血。

主治：预防早产。

歌诀：参术陈腹芍归苏，达生葱草黄杨人。

方二

组成：黄芩30克，白术90克，陈皮60克，茯苓45克。

功用：健脾益气。

主治：安胎。

歌诀：芩术苓陈粥为丸，怀胎八月服之安。

王注：上药共研末煮粥为丸，妊娠八月时服之最宜。每日三次，每次6~9克。

方三

组成：黄芩60克，白术60克，枳壳24克，砂仁2.4克。

功用：健脾理气。

主治：胎动不安。

歌诀：芩术二两枳八钱，瘦胎饮子古方煎。

王注：上药共研末煮粥为丸，每日2次，每次6~9克。

3. 临产小腹坠胀

怀孕已足月，腰腹胀痛，小腹坠胀产门窘迫，大小便俱急。血虚则交骨不开，气虚则宫缩无力用药时需辨证，临产需与试胎鉴别。

方一

组成：枸杞60克，党参60克，当归60克，龟板30克，生地30克，黄芪30克，茯苓9克，川芎3克，甘草3克，白芍3克。

功用：补气固肾。

主治：气虚宫缩无力。

歌诀：参杞归龟地芪两，苓三芎芍草钱尝。

王注：此方为蔡松诃验方，只服头煎，一般2~3剂头煎即产。

方二

组成：麦冬30克，黄芪30克，生地15克，当归30克，川芎9克。

功用：补气行血。

主治：气血两虚之难产。

歌诀：产难麦芪地归芎，远则验方有奇功。

唐注：远则为一医名。

方三

组成：赭石 60 克，党参 30 克，当归 30 克。

功用：补气活血。

主治：儿头已露之下腹坠胀痛。

歌诀：产难专用大顺汤，赭二参归各一两。

方四

组成：党参 12 克，黄芪 24 克，肉桂 3 克，当归 15 克，川芎 9 克，血余炭 3 克，龟板 9 克。

功用：补气活血。

主治：产前下腹坠胀。

歌诀：参芪龟桂血归芎，新定佛手散最宏。

王注：本方名新定佛手散。

方五

组成：当归 60 克，川芎 24 克，龟板 30 克，黄芪 120 克，牛膝 15 克，党参 6 克。

功用：补气行滞。

主治：产前气虚血滞而少腹坠胀。

歌诀：李平谭方归芎龟，芪膝参治下腹坠。

方六

组成：当归 15 克，川芎 9 克，龟板 9 克，血余炭 3 克，党参 30 克。

功用：活血补气。

主治：体虚交骨不开之小腹坠胀。

歌诀：归五芎龟三发一，体虚开骨加参宜。

4. 滞产（产程过长）

方一

组成：荆芥穗 2.4 克，枳壳 1.8 克，川芎 4.5 克，当归 4.5 克，艾叶 2.1 克，厚朴 2.1 克，干姜 1.5 克，甘草 1.5 克，生黄芪 1.5 克，贝母 3 克，菟丝子 3 克，白芍 3 克。

功用：活血理气。

主治：因气滞之产程过长。

歌诀：安胎芥八六枳壳，芎归钱半七艾朴。

王注：此方用于体壮生第一胎者，气虚甚者加党参。

方二

组成：白芍 3 克，黄芩 1.5 克，厚朴 1.5 克，藿香 0.9 克，艾叶 0.9 克，甘草 0.6 克，当归 3 克，黄芪 2.4 克，贝母 2.4 克，苏梗 1.8 克，枳壳 1.8 克，菟丝子 3 克。

功用：清热理气，和血止痛。

主治：临产时腰腹痛。

歌诀：芍芩朴香艾草归，芪贝苏枳菟丝子。

方三

组成：当归 4.5 克，川芎 4.5 克，艾叶 2.1 克，厚朴 2.1 克，羌活 1.5 克，甘草 1.5

克，黄芪 2.4 克，枳壳 1.8 克，贝母 2.4 克，生姜 1 片，白芍 3.6 克，荆芥 2.4 克。

功用：活血止痛。

主治：产前下腹坠胀痛。

歌诀：归芎艾朴羌草芪，枳贝姜芍荆最奇。

5. 异位妊娠（胎位不正）

方一

组成：党参 30 克，黄芪 30 克，升麻 12 克，白术 15 克，当归 30 克，川芎 12 克。

功用：补气活血。

主治：胎儿脐带绕颈而难产。

歌诀：参芪升术与归芎，盘肠产难此方雄。

王注：一剂分二次煎服。

方二

组成：党参 9 克，黄芪 9 克，升麻 9 克，附子 3 克，当归 15 克，川芎 9 克。

功用：补气活血。

主治：胎儿手脚先下而母体虚者。

歌诀：参芪升附与归芎，手脚先下转天功。

方三

组成：米酒　麻油　童便　蜂蜜各适量

功用：清热活血。

主治：产妇血水干枯。

歌诀：酒酿麻油蜜童便，血水干枯此方煎。

方四

组成：龙眼肉 180 克，牛膝 30 克。

功用：补气活血。

主治：母体血枯宫缩无力。

歌诀：龙眼六两牛膝两，胞干血枯通神方。

王注：龙眼肉每斤加高丽参 30 克反复多次蒸服。

方五

组成：人参（原方无剂量）

功用：大补元气。

主治：胎位横或倒。

歌诀：横生倒产独参汤，升举元气此方良。

6. 羊水过少

方一

组成：龙眼肉 180 克，牛膝 30 克。

功用：补肾活血，引血下行。

主治：羊水过少而难产。

歌诀：通津通命龙眼六，牛膝一两加入煎。

王注：龙眼肉需反复蒸服。

方二

组成：当归 120 克，益母草 60 克，党参 30 克，川芎 20 克。

功用：补气祛瘀。

主治：羊水过少而难产。

歌诀：归四益二参芎两，童便白蜜制为丸。

王注：上药共研末以童便及白蜜为丸。

方三

组成：米酒适量，麻油适量，蜂蜜 30 克，童便 1 小杯。

功用：清热活血。

主治：羊水过少而难产。

歌诀：酒酿麻油蜜童便，酒浆得此即生产。

唐注：上药调匀服。

方四

组成：陈皮 6 克，大腹皮 4.5 克，白芍 4.5 克，当归 4.5 克，川芎 3 克，贝母 3 克，旋覆花 6 克，党参 12 克，紫苏 6 克。

功用：理气活血。

主治：因惊恐而难产。

歌诀：惊恐产难参苏汤，陈腹芍归芎贝旋。

五、产后病

1. 产后子宫病

（1）胞衣不下（胎盘不下）

其因有初产用力过度，产后无力，或产时受风寒而血气凝滞，或产时下血过多，或血入胞衣及血壅而胀满疼痛致胞衣不能自下。

方一

组成：川芎 15 克，当归 60 克，荆芥 9 克，麝香 0.15 克（研末吞服），乳香 20 克，没药 30 克，益母草 30 克。

功用：活血止痛。

主治：因血瘀而胞衣不下。

歌诀：芎归益荆麝乳没，胞衣不下此能除。

方二

组成：川芎 9 克，当归 20 克，丹皮 4.5 克，桃仁 9 克，牛膝 15 克，赤茯苓 9 克，木通 3 克，蒲黄 6 克，童便适量。

功用：清热活血。

主治：胞衣不下。

歌诀：芎归丹桃膝苓通，蒲黄童便有奇功。

王注：方名加味牛膝汤，呃逆气虚加沉香 0.15 克（研末吞服），琥珀 3 克。脉沉静和缓者顺，浮大洪数者兼它症难治。

（2）恶露不下

恶露停滞不下，败血成瘀，脉弦滑大者难治，苔薄白者顺。脉弦滞宜疏利；脉沉弦宜温化；虚弦宜攻补兼施；舌赤宜养阴。

方一

组成：川芎4.5克，当归9克，苏木4.5克，益母草9克，丹皮6克，桃仁3克，红花3克，炮姜0.9克。

功用：活血祛瘀。

主治：恶露停滞不下。

歌诀：芎归苏益丹桃红，加减生化炮姜雄。

方二

组成：川芎4.5克，当归12克，香附3克，益母草9克，丹皮3克，桃仁3克，红花2.4克，生姜3片，甘草2.4克。

功用：活血祛瘀。

主治：恶露停滞不下。

歌诀：芎归附益丹桃红，春园姜草功最宏。

方三

组成：当归9克，丹皮9克，桃仁9克，藕节15克，益母草9克，童便1小杯，益元散9克。

功用：益血活血。

主治：产后恶露不下。

歌诀：归丹桃藕益母便，石氏新方益元散。

王注：方名新生化汤。阴虚体质不宜用生化汤者可使用本方。

方四

组成：川芎1.5克，当归9克，益母草9克，丹皮4.5克，桃仁9克，红花3克，牛膝4.5克，炙甘草0.9克，炮姜0.9克。

功用：活血化瘀。

主治：产后恶露不下。

歌诀：芎归姜益丹桃红，牛膝炙草加入用。

王注：方名加味生化汤。

方五

组成：山楂4.5克，延胡4.5克，郁金3克，香附6克，白芍4.5克，益母草30克，牛膝3克。

功用：活血化瘀。

主治：血滞之恶露不下。

歌诀：楂延郁膝香附芎，益母煎汤化瘀方。

方六

组成：当归4.5克，山楂4.5克，丹皮4.5克，泽泻4.5克，续断6克，首乌6克。

功用：补精血，化瘀血。

主治：肾虚之恶露不下。

歌诀：归楂丹泽断首乌，补血化瘀恶露除。

方七

组成：大黄 120 克，童便适量，当归 450 克，熟地 450 克，茴香 30 克。

功用：清热活血，理气止痛。

主治：恶露不下，伴腰痛，兼有带下。

歌诀：黄便归地茴七蒸，另用归地汁糊丸。

王注：大黄以一半用酸醋浸蒸，一半以童便及绍酒浸蒸，晒七次，晒干后研末，另用当归 45 克，熟地 45 克煎汁糊为丸，如梧桐子大，用茴香汤吞服，每次 30 丸。

方八

组成：大黄 500 克（分四份），童便适量（用白盐 6 克浸一日晒干），巴豆 300 粒，土红花 120 克（泡水一日晒干），当归 120 克（入淡醋一碗浸一日去当归再晒）。

功用：清热活血。

主治：恶露不下，发狂谵语。

歌诀：大黄便巴土红花，当归淡醋蜜为丸。

王注：巴豆用以上白盐浸过的童便同炒后去巴豆不用。以上蜜炼为丸，如梧桐子大，每次服 50 粒，恶露下后停服。此方为武当山高憩云验方。方七、方八亦可用于经水不通，赤白带下，产后瘀血，恶露不行之发狂谵语，腰痛，男子五劳七伤，小儿骨蒸潮热等有效。

2. 产后出血过多

（1）漏下（恶露淋漓不尽）

方一

组成：阿胶 30 克（烊化兑服），灶心土 60 克，龙骨 30 克，牡蛎 30 克，山萸肉 15 克，乌贼骨 15 克，地榆 15 克，血余炭 9 克，陈棕炭 15 克。

功用：补血止血。

主治：恶露淋漓不尽，血色绛红而无瘀块。

歌诀：阿胶一两二龙肝，不应再加人参煎。

　　　张氏再加龙牡黄，贼榆血余与棕炭。

唐注：兼气虚者加入参同煎。

方二

组成：生地 12 克，白芍 12 克，黄芪 18 克，续断 12 克，白术 18 克，乌贼骨 12 克，茜草 9 克，龙骨 18 克，牡蛎 18 克。

功用：补气固涩。

主治：恶露淋漓不尽。

歌诀：安冲地芍芪断术，乌贼茜草牡龙骨。

方三

组成：生地 9 克，白芍 12 克，当归 15 克，阿胶 12 克，牡蛎 9 克，茯苓 9 克，地榆 9 克，血余炭 6 克，益母草 9 克，陈皮 4.5 克，童便适量。

功用：养血止血。

主治：恶露淋漓不净。

歌诀：地芍归胶牡蛎苓，地榆血余益陈便。

王注：内有瘀结加丹皮 4.5 克，桃仁 6 克，红花 2.4 克，穿山甲 6 克；虚者加党参 18 克，升麻 1.2 克，龙骨 9 克，熟地 15 克；寒者加姜炭 0.9 克，艾叶 9 克，鹿胶 9 克；腹满加厚朴 2.4 克，砂仁 2.4 克；腹痛加乌药 4.5 克，川楝 4.5 克；血漏不止加棕炭 9 克，炙芪 9 克；内热加栀子 3 克，黄芩 3 克，龟板 9 克。

方四

组成：川芎 3 克，当归 4.5 克，山楂 9 克，生姜 2 片，益母草 12 克，丹皮 9 克，红花 3 克，乳香 3 克，没药 3 克。

功用：活血止痛。

主治：恶露淋漓不尽而下腹隐痛。

歌诀：芎归楂姜益丹红，恶露未净乳没收。

（2）血崩

脉弱者宜大补气血；脉滑数宜清热利痰；脉弦滞者宜止血，佐以消导；口鼻气冷宜回阳强心；气热喘促宜清热降逆，脉不脱者易治。

方一

组成：阿胶 12 克，艾叶 9 克，生地 15 克，熟地 15 克，白芍 15 克，当归 30 克，川芎 6 克，党参 30 克，黄芪 15 克，龙骨 12 克，牡蛎 12 克，干姜 3 克，山萸肉 9 克，陈棕炭 15 克，甘草 4.5 克。

功用：补气涩血。

主治：产后血崩。

歌诀：胶艾二地芍归芎，参芪龙牡姜萸棕。

王注：上药煎后，另煎热童便兑入。内热加栀子 6 克，黄芩 6 克，龟板 12 克，地榆 9 克；内有停瘀，脉弱滞，胸痛拒按者兼服十灰散 9 克或加蒲黄 6 克，穿山甲 6 克，桃仁 9 克，丹皮 3 克；内寒加肉桂 3 克，鹿胶 9 克，炮姜 2.4 克；气虚下陷加升麻 1.5 克，柴胡 1.5 克；气粗喘促加苏子 4.5 克，瓜蒌壳 4.5 克，沉香 0.9 克；胸脘满闷加枳壳 3 克，郁金 3 克，砂仁 3 克，沉香 3 克。

方二

组成：黄芪 12 克，泽兰 4.5 克，炮姜炭 3 克，荆芥炭 4.5 克，生地 9 克，当归 9 克，三七 3 克，甘草 3 克，川芎 12 克，酒少许。

功用：补气止血。

主治：产后血崩。

歌诀：止脱回生芪泽兰，荆地归芎七草姜。

唐注：本方名止脱回生汤。

3. 子宫外翻（子宫脱垂）

本病多由中气不足，气虚下陷，肾气亏损，冲任不固，带脉失约所致。

方一

组成：党参 30 克，黄芪 15 克，当归 30 克，白芍 15 克，陈皮 4.5 克，升麻 1.5 克，柴胡 1.5 克，茯苓 4.5 克，半夏 4.5 克，川楝 4.5 克，白术 9 克，阿胶 9 克（烊化兑服）。

功用：补中益气，补气活血。

主治：气虚子宫下垂。

歌诀：参芪归术陈升柴，苓夏胶芎川楝偕。

王注：另用五倍子煎水熏洗。

方二

组成：川芎 4.5 克，乳香 9 克，没药 9 克，黄芪 18 克，知母 9 克，当归身 9 克，柴胡 4.5 克。

功用：活血祛瘀。

主治：子宫下垂伴腹痛。

歌诀：升肝舒郁芎乳没，芪知归身与柴胡。

方三

组成：升麻 12 克，黄芪 24 克，当归 9 克，白术 12 克，甘草 2.4 克，柴胡 3 克，淮山药 9 克，山萸肉 6 克，白芍 15 克，蒺藜 4.5 克，乳香 4.5 克，没药 4.5 克，党参 12 克。

功用：补中益气。

主治：气虚之子宫脱垂伴腹痛。

歌诀：升芪归术草参柴，薯萸芍蒺乳没偕。

方四

组成：当归 60 克，白芍 15 克，黄芩 60 克，牡蛎 45 克，刺猬皮 30 克。

功用：清热固涩。

主治：子宫脱垂伴糜烂。

歌诀：归芍芩牡刺猬皮，宫垂糜烂此方宜。

方五

组成：柴胡 4.5 克，黄芩 4.5 克，龙胆草 6 克，栀子 6 克，当归 6 克，生地 9 克，木通 9 克，车前草 6 克，泽泻 6 克，甘草 2.1 克。

功用：泻肝清热。

主治：子宫脱垂伴糜烂。

歌诀：柴芩胆栀归地通，车前泽泻甘草同。

唐注：本方即龙胆泻肝汤。

方六

组成：黄芪 15 克，白术 9 克，陈皮 9 克，升麻 4.5 克，柴胡 6 克，当归 4.5 克，益母草 12 克，党参 15 克。

功用：补中益气。

主治：子宫脱垂伴糜烂。

歌诀：补中倍升加益母，蓖麻捣贴百会敷。

王注：服此方同时另用蓖麻子适量，捣烂敷头顶百会穴。

方七

组成：枯矾 180 克，桃仁 30 克，五味子 15 克，雄黄 15 克，铜绿 12 克。

功用：清热收敛。

主治：子宫脱垂伴糜烂。

歌诀：枯矾五味桃铜绿，共末雄衣入阴中。

王注：前三味药共研末加铜绿蜜丸，以雄黄为衣，每丸12克重，放入阴道中，重者二次即愈。本方为王孟英转载陈修园方。

方八

组成：铜绿4.5克，五味子5.4克，桃仁4.2克，枯矾60克，雄黄5.4克。

功用：清热收敛。

主治：子宫脱垂伴糜烂。

歌诀：铜绿五味桃枯雄，应期改定此方雄。

王注：本方为陈应期改定方。

4. 产后血晕

本症分脑贫血、脑充血两类，多由血瘀或血虚导致。

（1）脑贫血

方一

组成：醋适量，蕹菜一把。

功用：醒脑。

主治：因脑部暂时性贫血而血晕。

歌诀：急救醋熏以兴奋，亦可蕹菜热醋熏。

王注：以热醋直接熏鼻以醒脑兴奋，或以热醋煎蕹菜熏鼻。

方二

组成：生石膏0.3克，牙皂0.3克，白芷0.3克，冰片0.09克。

功用：醒脑开窍。

主治：因脑部暂时性贫血面血晕。

歌诀：石膏牙皂白芷冰，研末吹鼻取嚏醒。

王注：上药研末吹入鼻内取嚏，然后用热毛巾揩拭面部。

方三

组成：党参15克，黄芪15克，当归15克，白术9克，陈皮4.5克，升麻1.5克，鹿茸2.4克，茯苓9克，川芎4.5克，荆芥1.5克，柴胡2.4克。

功用：补中益气，固脱。

主治：产后因脑贫血而血晕。

歌诀：参芪归术陈升柴，鹿茸苓芎加荆芥。

（2）脑充血

方一

组成：赭石9克，牛膝9克，当归9克，白芍9克，丹皮4.5克，桃仁9克，红花4.5克，茯苓9克，半夏6克，陈皮4.5克，蚕砂9克，山楂9克，童便适量。

功用：降逆清脑。

主治：产后脑充血而血晕。

歌诀：赭膝归芍丹桃红，苓夏陈砂楂便冲。

方二

组成：牡蛎9克，鳖甲6克，当归4.5克，紫石英6克，琥珀3克（研末吞服），丹皮9克，麦冬9克，甘草3克，大枣3个。

功用：镇静潜阳。

主治：产后脑充血而血晕。

歌诀：牡鳖归英琥丹麦，草枣潜阳疗血晕。

方三

组成：石菖蒲 3 克，胆星 3 克，郁金 9 克，旋覆花 6 克，茯苓 12 克，陈皮 6 克，磁石 9 克，天麻 6 克。

功用：镇静祛痰。

主治：产后因脑充血而血晕。

歌诀：因痰而晕蠲饮汤，王氏加入麻磁良。

方四

组成：干姜 3 克，熟地 12 克，当归尾 4.5 克，赤芍 4.5 克，蒲黄 6 克，桂心 6 克，甘草 3 克，黑豆 9 克。

功用：活血化瘀。

主治：产后因脑充血而血晕。

歌诀：血瘀而晕有良方，灵胎黑神丸最彰。

唐注：灵胎，指徐灵胎。

方五

组成：党参 6 克，当归 18 克，甘草 4.5 克，白薇 6 克。

功用：补血益气。

主治：因脑充血而厥冒，症见汗多脉微。

歌诀：白薇汤用参归草，厥冒脉微多汗效。

方六

组成：白薇 6 克，党参 6 克，当归 9 克，甘草 4.5 克，生地 6 克，石膏 4.5 克。

功用：凉血补血。

主治：产后因血热而血晕。

歌诀：因热而晕白薇汤，生地石膏加之良。

5. 产后痉症

本症多因产后亡血过多，血虚不能养肝，致肝风内动，外风乘虚侵袭。症见手足抽搐，状似中风，角弓反张，口噤咬牙动齿。

方一

组成：生地 9 克，麦冬 9 克，茯神 9 克，牡蛎 9 克，小麦 9 克，甘草 3 克，阿胶 6 克（烊化兑服）。

功用：补血凉血。

主治：产后出血过多之血虚动风。

歌诀：地冬神牡麦草胶，血虚风动此方疗。

方二

组成：阿胶 6 克（烊化兑服），鸡子黄 1 个，生地 12 克，白芍 6 克，决明子 6 克，牡蛎 6 克，钩藤 12 克，甘草 3 克，茯神 9 克。

功用：养血镇静。

主治：产后失血过多而肝风内动。

歌诀：阿胶鸡子黄地芍，决牡钩茯甘草酌。

方三

组成：牡蛎9克，鳖甲9克，龟板9克，穿山甲6克，生地9克，白芍6克，甘草3克，麦冬9克，阿胶6克（烊化兑服），天麻9克。

功用：镇静潜阳。

主治：产后失血过多而血虚风动。

歌诀：牡鳖龟板与山甲，地芍草共麦阿麻。

方四

组成：龟板15克，淡菜3克，鸡子黄1个，阿胶6克（烊化兑服），童便1小杯。

功用：滋阴潜阳。

主治：产后失血过多，阴虚而内热。

歌诀：小定风珠龟淡黄，再入阿胶童便良。

方五

组成：牡蛎12克，鳖甲12克，龟板9克，生地9克，白芍9克，甘草6克，鸡子黄1个，麦冬9克，天麻9克，五味子2.4克，穿山甲6克。

功用：滋阴养肝。

主治：产后失血过多而血虚动风。

歌诀：大定风珠牡鳖龟，地芍草鸡冬麻味。

　　　　喘参自汗芪龙麦，心悸茯神琥珀吞。

王注：喘甚加党参12克；自汗加黄芪30克，龙骨15克，麦冬12克；心悸加茯神15克，琥珀1.2克（研末吞服）。

方六

组成：旋覆花6克，赭石9克，竹茹9克，贝母15克，龙骨15克，牡蛎15克，决明子30克，茯神9克，龙齿24克，瓜蒌9克，枳壳3克，竹茹3克，太乙紫金锭3克，栀子3克。

功用：清热祛痰。

主治：产后因失血过多而痉厥。

歌诀：旋赭贝竹龙牡决，神齿蒌茹枳栀啜。

6. 产后三冲

产后因感染而致败血（即当下而不下的恶露）冲心、冲肺、冲胃的危重症候，合称三冲。

（1）冲心：产后因恶露不下，出现发热、狂言呼叫，甚至发狂奔走等神志症状。

方一

组成：蒲黄0.6克，泽兰4.5克，远志2.4克，降香0.9克（研末冲服），苏木1.5克，炙甘草4.5克，琥珀1.5克（研末冲服），当归9克，川芎3克，桃仁4.5克，黑姜15克，大豆12克。

功用：活血化瘀，镇静安神。

主治：冲心。

歌诀：生化蒲泽远降木，冲心草豆琥珀除。

王注：本方方名清心汤。

方二

组成：山楂9克，延胡3克，琥珀3克（研末冲服），蒲黄1.8克，丹参9克，牛膝6克，灯芯草1尺，苏木0.9克，降香1.5克（研末冲服），当归12克，川芎2克，桃仁6克，黑姜4.5克，炙甘草0.6克。

功用：活血祛瘀。

主治：冲心。

歌诀：生化楂延琥蒲黄，丹参膝灯苏降香。

（2）冲肺：产后因恶露不下，出现胸闷烦躁，咳嗽面赤，气急喘逆等症状。

方一

组成：蒲黄6克，泽兰6克，远志6克，降香3克（研末冲服），蛤蚧12克，贝母4.5克，陈皮6克，琥珀3克（研末冲服），当归9克，川芎3克，黑姜3克，炙甘草6克，桃仁4.5克，苏木3克，大豆6克。

功用：活血祛瘀。

主治：冲肺。

歌诀：生化祛瘀琥苏豆，蒲泽远降蛤贝除。

方二

组成：山楂9克，延胡3克，橘核3克，桑皮9克，苏子6克，苏木0.6克，童便1小杯，降香1.5克（研末冲服），当归9克，川芎3克，桃仁3克，黑姜1.5克。

功用：活血祛瘀。

主治：冲肺。

歌诀：生化楂延橘核桑，苏子苏木便降香。

（3）冲胃：产后因恶露不下，出现脘闷呕恶，腹满胀痛等症状。

方一

组成：炒蒲黄9克，五灵脂3克，陈皮6克，厚朴9克，苍术9克，甘草3克。

功用：活血化瘀，燥湿健脾。

主治：冲胃。

歌诀：失笑再加平胃散，冲胃呕吐即时安。

方二

组成：木香1.5克，苏子9克，砂仁3克，山楂9克，降香1.5克（研末冲服），当归6克，川芎3克，桃仁6克，黑姜1.5克。

功用：活血祛瘀，降逆止呕。

主治：冲胃。

歌诀：去瘀平胃生化汤，木香苏砂楂降香。

7. 产后发狂

产后恶露不净，狂乱且谵语，如见鬼神，烦躁不安。

方一

组成：泽兰4.5克，当归6克，生地6克，龙骨12克，茯神9克，枣仁6克，远志3

克，牛膝 3 克。

功用：活血化瘀，养血安神。

主治：产后恶露不净而不眠。

歌诀：泽兰归地龙茯神，枣远牛膝效为灵。

方二

组成：枣仁　柏子仁　当归　川芎　桃仁　黑姜　炙甘草　茯神　黄酒　童便（原方无剂量）

功用：活血祛瘀，镇静安神。

主治：产后恶露不净，心悸不得入寐。

歌诀：生化汤加神枣柏，宁神生化有块啜。

方三

组成：橘皮　旋覆花　胆星　菖蒲　茯神　半夏（原方无剂量）

功用：祛痰安神。

主治：产后痰阻谵妄而发狂。

8. 产后气喘

产后失血过多血亏已甚，气随血脱于上为喘，或寒邪犯肺而喘急。脉虚宜补气强心；脉细弱宜补肾固气；脉滑苔薄宜利痰；脉滞舌绛宜行血。

方一

组成：高丽参 9 克，附片 3 克。

功用：温肾纳气。

主治：产后气喘属虚喘无瘀者。

歌诀：虚喘无瘀参附煎，或吞百粒黑锡丹。

王注：亦可服黑锡丹百粒或以高丽参 9 克，山萸肉 30 克，木贼草 3 克煎服。

方二

组成：党参　山萸肉　白芍　甘草　牡蛎　龙骨（原方无剂量）

功用：补气敛气。

主治：产后气喘。

歌诀：来复汤后参萸肉，芍草牡蛎与龙骨。

王注：本方方名来复汤。

9. 产后惊悸怔忡

产后阴虚血少，血不养心，心气衰弱，心神不守而出现心惊心悸，恍惚不安等症状。

方一

组成：朱砂 0.3 克，龙骨 9 克，党参 12 克，黄芪 15 克，茯神 12 克，枣仁 6 克，远志 4.5 克，木香 3 克，当归 4.5 克，甘草 3 克，龙眼肉 9 克，生姜 2 片，大枣 3 个，白术 6 克。

功用：镇惊安神。

主治：心悸。

歌诀：归脾汤加朱砂龙，惊悸恍惚此为功。

方二

组成：党参 12 克，黄芪 15 克，远志 4.5 克，茯神 12 克，桔梗 6 克，木香 3 克，甘草 3 克，龙骨 9 克，茯苓 9 克。

功用：补益心脾。

主治：产后惊惕心神不安。

歌诀：参芪龙远茯苓神，桔梗木香甘草灵。

方三

组成：黄芪 15 克，麦冬 9 克，远志 3 克，柏子仁 3 克，龙眼肉 2.4 克，茯神 6 克，川芎 2.4 克，当归 6 克，白术 3 克，丹参 4.5 克，陈皮 2.4 克，生姜 3 片，甘草 1.5 克，枣仁 6 克。

功用：养血安神。

主治：产后心悸怔忡。

歌诀：芪麦枣远柏眼神，芎归丹术姜草陈。

方四

组成：当归 6 克，黄连 1.5 克，朱砂 1.5 克，生地 9 克，甘草 6 克。

功用：清心安神。

主治：产后心悸恍惚。

歌诀：安神归连朱地草，每服钱半最为好。

王注：上药研末为蜜丸，每次服 4.5 克。

方五

组成：党参 3 克，枣仁 6 克，远志 3 克，磁石 9 克，茯神 9 克，当归 9 克，生地 9 克，丹参 9 克，合欢花 6 克，柏子仁 9 克，龙骨 9 克，夜交藤 15 克。

功用：养心安神。

主治：心神不安。

歌诀：参柏枣远龙磁神，归地丹参夜合成。

10. 产后感风

此乃产后感受风邪，津伤液少之枯燥，症现手指抽搐，筋惕不用。

方一

组成：荆芥 9 克，当归 9 克，黑豆 9 克，独活 4.5 克。

功用：活血祛风。

主治：产后感风。

歌诀：产后华陀愈风散，荆归黑豆独钱半。

方二

组成：荆芥 4.5 克。

功用：祛风散寒。

主治：产后感冒。

歌诀：产后感冒荆钱半，水酒煎服取微汗。

王注：水酒各半煎服。

方三

组成：荆芥炭9克，童便适量。

功用：祛风清热。

主治：产后感冒风寒。

歌诀：荆芥炭用童便吞，感冒风寒太阳痉。

王注：用于产后失血过多之虚痉阳明，实痉不可妄投本方。

方四

组成：当归30克，黄芪18克，阿胶12克（烊化兑服），荆芥9克，防风9克，川芎9克，白芍9克，桃仁4.5克，红花3克。

功用：补气益血，活血祛风。

主治：产后感冒败血成瘀而抽风。

歌诀：和血熄风归芪胶，荆防芎芍桃红疗。

方五

组成：天麻9克，紫菀6克，肉桂6克，红花6克，川芎6克，白术9克，大黄6克。

功用：祛风活血。

主治：产后抽风。

歌诀：麻菀桂红芎黄术，俗传产后风即除。

11. 产后昏迷不语

产后昏迷不语证分虚、实。以实证为多见。由于痰热上乘于心窍，或败血上冲于心所致。

方一

组成：蒲黄6克，泽泻6克，远志6克，降香1.5克（研末吞服），紫苏4.5克，甘草3克，豆卷6克，琥珀3克（研末吞服），当归4.5克，川芎3克，桃仁4.5克，黑姜3克，炙甘草6克。

功用：活血化瘀，安神镇惊。

主治：产后昏迷不语。

歌诀：生化蒲泽远降苏，冲心草豆琥珀除。

方二

组成：山楂12克，延胡4.5克，琥珀3克（研末吞服），蒲黄6克，丹参9克，阿胶6克（烊化兑服），灯芯草1.5克，紫苏6克，降香3克（研末吞服），当归4.5克，川芎3克，桃仁4.5克，黑姜3片，甘草3克。

功用：活血祛瘀。

主治：产后昏迷不语，并见恶露未下。

歌诀：生化楂延琥蒲黄，丹参胶灯苏降香。

方三

组成：琥珀3克，郁金6克，花蕊石6克，朱砂0.3克。

功用：镇惊安神。

主治：产后因瘀血壅滞心窍之昏迷不语。

歌诀：琥珀散用郁蕊砂，瘀血壅滞窍闷夸。

王注：上药研末童便调服。

方四

组成：石菖蒲3克，胆南星3克，黄连1.2克，茯苓9克，陈皮2.4克，半夏6克，竹茹6克，竹沥10滴。

功用：清心祛瘀。

主治：产后因痰迷心窍而昏迷不语。

方五

组成：菖蒲　胆星　郁金　旋覆花　茯苓　半夏　陈皮　竹茹（原方未标明剂量）

功用：活血祛痰。

主治：产后痰阻而昏迷不语。

歌诀：菖胆郁旋芩夏陈，竹茹产后昏迷疗。

12. 产后郁冒

与产后心悸怔忡及血晕类似、主要症状为头晕、心悸、不寐。

方一

组成：党参9克，当归9克，甘草3克，白薇9克。

功用：补气益血，祛痰除烦。

主治：产后心悸不寐。

歌诀：白薇汤用参归草，血行障碍郁冒好。

唐注：本方名白薇汤，与产后血晕之脑充血方五同，唯剂量有别。

方二

组成：香附6克，泽兰4.5克，郁金6克，丹皮9克，当归6克，白芍4.5克，阿胶9克（烊化兑服），枸杞6克，远志3克，茯神9克，莲子心7个，肉苁蓉4.5克，柏子仁6克。

功用：养心安神。

主治：产后头昏，心悸不寐。

歌诀：郁附兰丹归芍胶，柏枸远神蓉莲疗。

方三

组成：生地12克，枸杞12克，远志6克，益智仁6克，肉苁蓉9克，茯苓9克，菖蒲6克。

功用：安神助阳。

主治：产后郁冒昏厥下虚阳逆。

歌诀：产后郁冒用地杞，智远苁苓菖如神。

方四

组成：黄芩4.5克，菊花炭4.5克，茯神4.5克，生地6克，白芍3克，阿胶9克（烊化兑服），龟板9克，淡菜6克，柏子仁6克。

功用：清热安神。

主治：产后郁冒心悸不寐。

歌诀：芩菊柏神地芍胶，龟板淡菜郁冒疗。

13. 产后诸痛

（1）产后头痛：属感冒风寒者常兼有表证，属血虚头者多因失血过多所致。

方一

组成：当归9克，川芎4.5克，荆芥2.4克，防风3克，秦艽3克，天麻2.4克。

功用：活血祛风。

主治：产后兼感风寒之血虚头痛。

歌诀：芎归荆防与艽麻，外风头痛佛手夸。

唐注：本方名佛手散。

方二

组成：川芎9克，当归15克，荆芥炭4.5克。

功用：活血祛风。

主治：产后血虚感风头痛。

歌诀：大剂芎归加荆炭，血虚感风此方传。

方三

组成：川芎2.1克，当归9克，生姜3片，葱头5个。

功用：活血祛风。

主治：产后血虚头痛兼感风寒。

歌诀：加味芎归与姜葱，血虚头痛加酒冲。

唐注：加酒少许同煎。

方四

组成：枸杞　菊花　茯神　生地　当归　川芎　柏子仁（原方无剂量）

功用：平肝熄风。

主治：产后内风头痛。

歌诀：杞菊神柏地归芎，内风头痛此方宏。

唐注：本方名杞菊饮。

（2）产后脘痛：如兼见四肢冷，爪甲青，系感受风寒，气血滞涩所致，如兼见大便秘结，小便黄少，口干喜冷饮，则属内热所致。

方一

组成：鲍鱼120克，乌贼骨15克，茜草6克，乌骨鸡1只。

功用：行血收敛、止痛。

主治：产后脘痛。

歌诀：鲍鱼乌贼与茜草，乌鸡腹内煮服好。

唐注：将药放入乌骨鸡腹内同煮，熟后吃鸡。

方二

组成：丹参　当归　乳香　没药（原方无剂量）

功用：活血化瘀。

主治：产后血瘀脘痛。

歌诀：活络效灵治血瘀，丹参当归与乳没。

唐注：本方即张锡纯之"活络效灵丹"。

方三

组成：当归　川芎　桃仁　黑姜　炙甘草　肉桂　吴萸　干姜（原方无剂量）

功用：温中止痛。

主治：产后胃寒脘痛。

歌诀：生化汤加桂萸姜，产后脘痛最为良。

唐注：加童便及酒少许同煎。

方四

组成：麦芽　神曲　木香　砂仁　茯苓　半夏　陈皮（原方无剂量）

功用：消食止呕。

主治：产后食滞、恶心、脘痛。

歌诀：芽曲香砂苓夏陈，食滞恶呕脘痛神。

（3）产后腹痛：一般分两种，即血虚腹痛与血瘀腹痛。血虚腹痛多因失血过多而致，血瘀腹痛则由恶露不净导致。

方一

组成：山楂炭60克，赤砂糖9克。

功用：消痞止痛。

主治：产后食滞腹痛，按之有块。

歌诀：山楂二两赤砂糖，硬痛有块称神方。

方二

组成：泽兰　延胡　益母草　红花　当归　川芎　桃仁　炙甘草　黑姜（原方无剂量）

功用：活血祛瘀止痛。

主治：产后血瘀腹痛。

歌诀：生化泽兰延益红，瘀滞有块兼腹痛。

唐注：加童便及酒少许同煎。

方三

组成：川芎　当归　五灵脂　蒲黄　童便（原方无剂量）

功用：活血化瘀止痛。

主治：产后血瘀腹痛。

歌诀：芎归灵蒲加童便，腹痛头晕瘀血煎。

方四

组成：蒲黄　五灵脂　川芎　当归　黄酒（原方无剂量）

功用：活血化瘀止痛。

主治：产后血瘀少腹痛。

歌诀：瘀血之痛在少腹，失笑芎归酒煎服。

方五

组成：车前草　牛膝　益母草　肉桂　延胡　当归　川芎　桃仁　黑姜　炙甘草（原方无剂量）

功用：活血化瘀，散寒止痛。

242

主治：产后血瘀兼寒腹痛。

歌诀：生化车膝桂延益，瘀血兼寒痛拒按。

唐注：加童便及酒少许同煎。

方六

组成：党参　白术　茯苓　甘草　陈皮　神曲　山楂（原方无剂量）

功用：补中消食。

主治：产后气虚夹食之腹痛。

歌诀：异功散加神曲楂，气虚夹食此方夸。

方七

组成：当归9克，白芍4.5克，甘草2.4克，大枣3个，生姜3片，桂枝1.5克，饴糖适量。

功用：益气散寒。

主治：产后血虚腹痛。

歌诀：归芍桂草加枣姜，血虚腹痛建中汤。

方八

组成：川芎　当归　肉桂　佛手（原方无剂量）

功用：理气散寒止痛。

主治：产后宫寒之腹痛。

歌诀：佛手芎归加肉桂，胞寒腹痛此方最。

方九

组成：川芎　当归　生姜　葱白　羊肉（原方无剂量）

功用：散寒止痛。

主治：产后寒凝胞宫之腹痛。

歌诀：芎归羊肉与姜葱，寒气入腹疼痛除。

王注：兼呕吐者加陈皮。

（4）产后儿枕痛：指少腹及骨盆部位疼痛，少腹疼痛有块拒按，但小便自利者属血瘀疼痛，少腹硬而小便不利，淋涩胀痛者属蓄水疼痛。

方一

组成：当归9克，川芎4.5克，干姜1.5克，桃仁2.1克，甘草0.3克。

功用：活血化瘀，散寒止痛。

主治：产后血瘀少腹痛。

歌诀：芎归姜桃草煎汤，儿枕瘀血最为良。

方二

组成：泽兰4.5克，延胡4.5克，益母草9克，红花1.5克，当归3克，川芎3克，黑姜1.5克，桃仁4.5克，甘草3克。

功用：活血化瘀。

主治：产后血瘀有块之少腹痛。

歌诀：生化泽兰延益红，气血多滞瘀块痛。

方三

组成：山楂 60 克，红糖 15 克，酒适量，童便适量。

功用：消食除积。

主治：产后食积腹痛。

歌诀：山楂二两糖五钱，少腹块痛酒便煎。

方四

组成：川芎 15 克，当归 30 克，山楂 30 克，丹皮 6 克，桃仁 7 个，乳香 3 克，荆芥 6 克，益母草 9 克，红糖 9 克。

功用：活血化瘀，消食止痛。

主治：产后因食积伴恶露不净而腹痛。

歌诀：芎归楂丹桃乳荆，益母草加散瘀神。

方五

组成：当归 6 克，白芍 6 克，阿胶 12 克（烊化兑服），艾叶 6 克，香附 6 克，肉桂 1.5 克，甘草 3 克。

功用：补血活血，暖宫止痛。

主治：产后血虚伴宫寒而少腹痛。

歌诀：归芍胶艾附桂草，露净喜按加姜好。

唐注：若恶露已净而喜按者加姜同煎。

方六

组成：党参 9 克，麦冬 9 克，当归 30 克，生地 6 克，续断 6 克，淮山 9 克，阿胶 9 克（烊化兑服），肉桂 0.9 克，甘草 3 克。

功用：补血益气，温肾止痛。

主治：产后血，虚少腹疼痛。

歌诀：参麦归地断淮胶，血虚枕痛桂草疗。

方七

组成：党参 9 克，黄芪 9 克，牛膝 9 克，升麻 4.5 克，当归 6 克，川芎 4.5 克，木香 3 克，延胡 6 克，甘草 3 克，青皮 4.5 克，续断 6 克。

功用：补气益血，活血止痛。

主治：产后因气血虚而骨盆痛，痛引腰部，不能久坐，按之则痛减。

（5）产后胁痛：因气血瘀滞，影响肝经经脉运行而致胁痛。痛于左侧多属血瘀，痛于右侧多属气滞。

方一

组成：延胡 4.5 克，红花 3 克，当归 4.5 克，川芎 2.4 克，白芍 4.5 克，熟地 12 克，橘络 3 克，鬼箭羽 6 克。

功用：活血通络，化瘀止痛。

主治：产后血滞胁痛。

歌诀：延红四物络归芎，加减鬼箭羽入用，右前加丹与桃红，右后加陈香附冲。

唐注：右侧痛加丹皮、桃仁、红花，左侧痛加陈皮、香附。

方二

组成：茯苓 9 克，半夏 6 克，陈皮 2.4 克，甘草 2.4 克，白芥子 2.4 克，蒺藜 6 克，钩藤 4.5 克。

功用：祛痰宽胸。

主治：产后因痰饮而胁痛。

歌诀：苓夏陈草芥蒌钩，痰饮胁痛此方宏。

方三

组成：黄芪　白术　山萸肉　木瓜　生地　川芎　五味子　枣仁　生姜　当归　独活（原方无剂量）

功用：补肾益血，舒筋止痛。

主治：产后肾虚胁痛。

歌诀：芪术萸瓜地归芎，味独枣仁生姜用。

（6）产后腰痛

方一

组成：独活 3 克，防风 3 克，杜仲 4.5 克，续断 4.5 克，当归 9 克，川芎 3 克，桑寄生 4.5 克，肉桂 1.2 克。

功用：养营壮腰，温肾除湿。

主治：产后肾气不固之腰痛。

歌诀：独防杜断与归芎，风入营络寄桂同。

方二

组成：当归 9 克，生地 9 克，杜仲 9 克，续断 9 克，益母草 9 克，独活 2.4 克，生姜 3 片，大枣 6 个。

功用：补肾益血。

主治：产后肾虚腰痛。

歌诀：归地杜断益母独，肾虚兼瘀姜枣煮。

王注：本方名补肾地黄汤。

方三

组成：熟地 120 克，枸杞 120 克，山萸肉 120 克，茯苓 120 克，杜仲 120 克，当归 90 克，淮山药 120 克，菟丝子 120 克。

功用：补肾益血。

主治：产后因下元亏虚腰痛。

歌诀：地药枸萸菟苓仲，下元亏弱当归用。

王注：本方名归肾丸，上药共研末蜜丸。

方四

组成：杜仲 500 克，破故纸 240 克，核桃 12 个。

功用：补肾固气。

主治：产后肾气虚寒腰痛。

歌诀：杜仲破故与核桃，肾气虚寒此方疗。

方五

组成：独活　防风　牛膝　当归　川芎　菟丝子　桑寄生　鹿角胶　破故纸　肉桂　续断。（原方无剂量）

功用：补肾通络。

主治：产后肾虚腰痛。

歌诀：独防膝断与归芎，菟寄鹿胶破桂同。

方六

组成：川芎　当归　杜仲　续断　延胡　肉桂　茴香　沙菀藜　天仙藤。（原方无剂量）

功用：活血温肾。

主治：产后腰痛。

歌诀：芎归杜断延桂茴，复元祛痛菀仙藤。

（7）产后腿痛

方一

组成：当归9克，丹参9克，知母6克，山萸肉30克，乳香9克，没药9克。

功用：活血化瘀。

主治：产后血瘀腿痛。

歌诀：归丹知萸乳没汤，左脉微弱腿痛方。

方二

组成：党参6克，黄芪6克，当归9克，麦冬9克，知母3克，莪术3克，三棱3克，没药9克，乳香9克。

功用：活血化瘀。

主治：产后腰腿痛。

歌诀：参芪归麦健运汤，知母莪棱乳没香。

（8）产后身痛：产后失血过多，荣血不足，筋脉失养所致。若兼有表证者，则系感受风寒所致。

方一

组成：黄芪9克，当归6克，白术3克，牛膝3克，独活2.4克，桑寄生9克，薤白3克，甘草2.4克，生姜3片，桂心1.2克。

功用：通络止痛。

主治：产后身痛、脉滞。

歌诀：芪归术膝独寄生，薤白甘草姜桂心。

方二

组成：当归9克，白芍6克，生地6克，川芎4.5克，秦艽3克，乳香3克，桃仁0.6克，红花0.6克。

功用：补血化瘀。

主治：产后因血虚兼血瘀而身痛。

歌诀：四物艽乳与桃红，血虚兼瘀此方用。

14. 产后便秘

产后失血较多，阴血少而津液不足，致胃燥肠枯。

方一

组成：芝麻90克，肉苁蓉90克。

功用：润肠通便。

主治：产后便秘。

歌诀：芝麻苁蓉各三两，缪氏万举万当方。

方二

组成：当归6克，川芎3克，肉苁蓉9克，佛手9克。

功用：活血通便。

主治：产后因血瘀而便秘。

歌诀：佛手归芎肉苁蓉，便秘此方功最宏。

方三

组成：火麻仁15克，杏仁30克，松子仁30克，郁李仁120克，陈皮30克，柏子仁30克。

功用：润肠通便。

主治：产后便秘。

歌诀：麻杏松柏郁陈皮，滋血润肠为丸宜。

方四

组成：火麻仁12克，杏仁9克，松子仁9克，柏子仁6克，郁李仁12克，陈皮9克，熟地12克，白芍4.5克，当归4.5克，蜂蜜适量。

功用：养血活血，润肠通便。

主治：产后因血虚血瘀而便秘。

歌诀：麻杏松柏郁李仁，熟地芍归蜂蜜陈。

王注：上方名五仁橘皮汤，本方名加味五仁橘皮汤。

方五

组成：当归4.5克，白芍4.5克，川芎3克，桃仁3克，芝麻6克，肉苁蓉12克，黑姜3克，甘草3克，柏子仁12克。

功用：活血化瘀，润肠通便。

主治：产后因血瘀而便秘。

歌诀：生化汤加麻苁蓉，养正通幽功亦宏。

方六

组成：生地　玄参　芝麻　人乳（或牛乳）　当归　白芍（原方无剂量）

功用：养血润燥。

主治：产后血亏津枯便秘。

歌诀：地玄麻乳加归芍，养血润燥便秘瘥。

15. 产后泄泻

本病多因饮食不调，贪食生冷或感受风寒所致。

方一

组成：扁豆9克，淮山药15克，芡实6克，苡仁15克，桔梗6克，砂仁3克，莲子6克，党参12克，白术12克，茯苓15克，陈皮6克，甘草3克，半夏6克。

功用：健脾利湿止泻。

主治：产后脾虚泄泻。

歌诀：扁药芡苡桂砂莲，再加异功脾虚寒。

唐注：本方即参苓白术汤加半夏。

方二

组成：党参　白术　茯苓　陈皮　木香　砂仁　甘草　半夏（原方无剂量）

功用：健脾理气。

主治：产后伤食泄泻。

歌诀：香砂六君食伤脾，或用养胃亦为宜。

方三

组成：白茯苓　赤茯苓　白术　苍术　桃仁（原方无剂量）

功用：健脾利湿。

主治：产后水泻。

歌诀：二苓二术瘀加桃，李氏泄泻最为良。

方四

组成：木香 4.5 克，砂仁 4.5 克，陈皮 4.5 克，厚朴 3 克，苡仁 15 克，茯苓 6 克，山楂 9 克，干姜 3 克，车前子 9 克，党参 15 克。

功用：健脾理气。

主治：产后食积泄泻。

歌诀：香砂陈朴参苡苓，楂姜车前平胃饮。

王注：脾虚加苍术 6 克，白术 6 克，黑豆 15 克；肾阴虚加熟地 15 克，淮山药 15 克；中气下陷加升麻 1.8 克，柴胡 1.8 克；泄泻甚者加龙骨 9 克，牡蛎 9 克。

16. 产后呕吐

本症多因过食伤食，致食滞胃脘，饱闷呕逆。

方一

组成：当归 9 克，川芎 3 克，生姜 1.5 克，桃仁 12 克，藿香 1.5 克，砂仁 1.5 克。

功用：活血养血，温胃止呕。

主治：产后恶露未净而呕吐。

歌诀：芎归姜桃与藿砂，恶露未净呕吐夸。

方二

组成：茯苓 3 克，半夏 4.5 克，陈皮 4.5 克，甘草 1.5 克，当归 9 克，川芎 3 克，丁香 1.2 克，蔻仁 1.2 克，吴萸 0.6 克，生姜 3 片。

功用：温中散寒，理气止呕。

主治：产后胃寒气滞之呕吐。

歌诀：苓夏陈草加归芎，丁蔻吴萸胃寒用。

方三

组成：党参 3 克，白术 2.4 克，陈皮 0.6 克，甘草 0.9 克，扁豆 6 克，淮山药 3 克，当归 4.5 克，姜炭 1.2 克。

功用：温中和胃。

主治：产后脾胃虚寒之呕吐。

歌诀：参术陈草扁药归，脾胃虚弱姜炭追。

方四

组成：丁香　藿香　陈皮　车前子（原方无剂量）

功用：温胃理气。

主治：产后畏寒气滞之呕吐。

歌诀：理中丁藿加前陈，胃寒呕吐最为神。

方五

组成：党参 12 克，白术 9 克，茯苓 9 克，甘草 3 克，木香 3 克，砂仁 3 克，山楂 12 克，神曲 9 克，陈皮 6 克，半夏 6 克。

功用：健脾理气，消食止呕。

主治：产后伤食呕吐。

方六

组成：党参　白术　茯苓　甘草　生姜　干姜（原方无剂量）

功用：补气健脾，温胃止呕。

主治：产后因脾虚气弱而干呕。

歌诀：四君子汤加二姜，脾虚干呕最为良。

17. 产后呃逆

本症多因气血两亏，脾胃虚寒，中焦之气上逆所致。

方一

组成：竹茹 9 克，橘皮 9 克，枇杷叶 9 克，瓜蒌壳 9 克，柿蒂 7 个，干姜 1.5 克。

功用：降逆止呕。

主治：产后胃火上逆之呕逆。

歌诀：茹橘枇蒌柿蒂姜，胃火冲逆最为良。

方二

组成：半夏 6 克，茯苓 9 克，丁香 1.5 克，柿蒂 2.1 克，吴萸 0.6 克，生姜 3 片。

功用：平肝降逆。

主治：产后肝气犯胃呃逆。

歌诀：半苓丁柿吴萸姜，肝气犯胃寒吐良。

方三

组成：干姜 3 克，苡仁 6 克，茯苓 6 克，半夏 9 克，陈皮 9 克。

功用：祛痰除湿。

主治：产后因痰饮而呕逆。

歌诀：痰饮姜苡苓夏陈，周氏越珆方最神。

唐注：本方系周越焰治呕逆方。

方四

组成：党参 3 克，白术 3 克，干姜 1.2 克，柿蒂 3 克，丁香 6 克，甘草 3 克。

功用：温中降逆。

主治：产后胃寒而呃逆。

歌诀：参术姜草柿丁香，胃冲虚寒理中良。

18. 产后浮肿

产后浮肿分气肿、水肿、血肿三种。中焦气滞所致为气肿，浮肿较轻；三焦气化不利，浮肿兼喘咳，小便不利者为水肿；若败血化水，肤色青紫为血肿，浮肿较重。

方一

组成：没药 1.5 克，琥珀 1.5 克，当归 1.5 克，白芍 1.5 克，肉桂 1.5 克，麝香 1.5 克，细辛 1.5 克，甘草 1.5 克。

功用：化瘀温肾利水。

主治：产后血肿。

歌诀：没琥归芍桂麝辛，姜汁酒下五分饮。

王注：上药共研细末，以生姜汁温酒下，每次 1.5 克，每日 3 次。

方二

组成：没药 1.5 克，琥珀 1.5 克，当归 1.5 克，白芍 1.5 克，肉桂 1.5 克，麝香 1.5 克，茯苓 1.5 克，陈皮 1.5 克，细辛 1.5 克，甘草 1.5 克。

功用：化瘀温肾利水。

主治：产后血肿。

歌诀：没琥归芍桂麝辛，再加茯苓陈皮吞。

方三

组成：党参 3 克，白术 6 克，茯苓 6 克，白芍 1.5 克，紫苏 2.4 克，大腹皮 3 克，木通 4.5 克。

功用：健脾理气利水。

主治：产后气肿。

歌诀：参术苓芍苏腹通，实脾制水胃虚用。

方四

组成：紫苏 3 克，磁石 12 克，半夏 6 克，沉香 1.5 克。

功用：理气胜湿利水。

主治：产后水肿。

歌诀：济生肾气附理中，黑锡紫磁夏沉中。

王注：上药共煎汤，送服济生肾气丸或附子理中丸或黑锡丹均可。

19. 产后衄血

此因恶露不下，虚火上升，而致衄血。其血色鲜红，状似倒经，治则亦采用治倒经法，清其浮越之虚热。

方

组成：人参 4.5 克，生地 6 克，熟地 6 克，丹皮 4.5 克，牛膝 3 克，茯苓 9 克，泽兰 4.5 克。

功用：补气益血，凉血降逆。

主治：产后因虚火上升之衄血。

歌诀：参地丹膝苓泽兰，产后衄血加童便。

王注：上药煎后加童便调服。

20. 产后便血

因于大肠经热，迫血下行，或因脾气虚不能摄血，宜治大肠热，继以实肝。

方一

组成：生地　白芍　当归　川芎　条芩（原方无剂量）

功用：清热凉血补血。

主治：产后血虚之便血。

歌诀：地芍归芎加条芩，血虚肠热最为灵。

方二

组成：当归3.4克，白芍4.5克，生地12克，川芎3克，黄芩6克，黄连3克，地榆9克，阿胶6克（烊化兑服），棕炭9克，荆芥炭6克，升麻炭6克。

功用：凉血止血。

主治：产后血热之便血。

歌诀：四物芩连地榆胶，棕荆升炭血热疗。

方三

组成：当归2.4克，川芎1.5克，生地12克，黄连3克，地榆12克，小蓟12克，紫苏6克，阿胶6克（烊化兑服）。

功用：补血凉血止血。

主治：产后血虚肠热之便血。

歌诀：血虚肠热用归芎，地芍连榆蓟紫同。

方四

组成：白术9克，炮姜4.5克，生地9克，黄芩6克，阿胶9克（烊化兑服），甘草3克，赤石脂4.5克。

功用：清热凉血止血。

主治：产后肠热之便血。

歌诀：通变黄土汤术姜，地芩胶草石脂疗。

王注：本方名通变黄土汤。

21. 产后咳血、尿血

方一

组成：小蓟　蒲黄　生地　白芍　滑石　竹茹　灯芯草　甘草梢　木通（原方无剂量）

功用：清热通淋止血。

主治：产后因湿热而尿血。

歌诀：蓟蒲地芍滑竹通，灯芯草梢尿血痛，热加芩冬瘀归红，或用牛膝一味攻。

王注：热重并咳血加黄芩、天冬；血瘀加当归、红花或土牛膝。

22. 产后虚烦

产后虚烦多为血虚所致，症见心烦、气短，不得眠。也有瘀血冲心者。

方一

组成：党参6克，麦冬6克，石斛9克，茯神9克，谷芽4.5克，莲子4.5克，炙甘草 1.8 克，木瓜 1.8 克。

功用：健脾消食，养阴除烦。

主治：产后脾虚烦渴。

歌诀：参麦斛神谷莲瓜，加入炙甘草虚烦夸。

方二

组成：党参　麦冬　枣仁　远志　白芍　石斛　茯神　五味子　甘草（原方无剂量）

功用：补益心脾。

主治：产后血虚之烦热不寐。

歌诀：参麦枣远芍斛神，血虚草味虚烦灵。

方三

组成：洋参　天冬　花粉　生地　甘草　大枣（原方无剂量）

功用：补气养阴。

主治：产后虚烦不寐。

歌诀：清热止渴汤洋参，冬粉地草大枣增。

王注：本方名清热止渴汤。

23. 产后虚渴

产后气虚，气不化津，津液不足而渴。与上条血虚虚烦有别。

方一

组成：党参 9 克，麦冬 9 克，熟地 3 克，花粉 12 克，甘草 1.5 克，枣仁 0.9 克，粳米 1 勺。

功用：补气健脾，生津止渴。

主治：产后虚渴、少气。

歌诀：参麦地粉草枣米，虚渴少气气昏眩宜。

方二

组成：党参　麦冬　生地　花粉　沙参　枸杞　石斛　玉竹（原方无剂量）

功用：益气滋阴，生津止渴。

主治：产后虚渴。

歌诀：参麦地粉沙枸斛，气虚津调加玉竹。

方三

组成：生地　白芍　当归　川芎　花粉　天冬（原方无剂量）

功用：养血生津止渴。

主治：产后血瘀烦渴。

歌诀：地芍归芎加粉冬，血瘀而渴功用宏。

24. 产后自汗

产后失血过多，阴损及阳，卫阳不固则自汗出。

方一

组成：黄芪　防风　白术　甘草（原方无剂量）

功用：固表止汗。

主治：产后卫阳不固之自汗。

歌诀：芪防术草玉屏风，卫阳不固自汗用。

方二

组成：党参　黄芪　白术　茯苓　牡蛎　麻黄根　乌骨鸡（原方无剂量）

功用：补气健脾，固涩止汗。

主治：产后气虚之自汗。

歌诀：参芪术苓牡麻根，乌鸡炖服最为神。

方三

组成：党参　黄芪　当归　甘草　牡蛎　天麻（原方无剂量）

功用：补气益血，固涩止汗。

主治：产后气虚之自汗。

歌诀：参芪归草与牡麻，产后自汗亦为佳。

方四

组成：黄柏 3 克，茯神 9 克，甘草 1.5 克，大枣 5 个，浮小麦 15 克。

功用：养心清热，健脾止汗。

主治：产后心热之自汗。

歌诀：小麦汤用柏神草，心虚多汗加大枣。

王注：本方名小麦汤。

方五

组成：生地 15 克，白芍 9 克，龙骨 9 克，牡蛎 9 克，龟板 9 克，乌贼骨 9 克，石斛 6 克，山萸肉 6 克，甘草 6 克，浮小麦 15 克，狗脊 9 克。

功用：养阴清热，固涩止汗。

主治：产后身热自汗。

歌诀：地芍龙牡龟板贼，斛脊萸草浮小麦。

25. 产后咳嗽

有因卫阳不足，外邪乘虚而入而致咳嗽者；有因恶露上攻后入肺经而咳者；亦有阴虚火盛上灼肺金而咳者。

方一

组成：杏仁 12 克，紫苏 2.1 克，桔梗 1.2 克，益母草 6 克，茯苓 3 克，半夏 3 克，陈皮 12 克。

功用：益血止咳。

主治：产后因恶露上攻入肺经而咳嗽。

歌诀：杏苏桂益苓夏陈，感寒再加芎归饮。

王注：若感寒甚者加入川芎 6 克，当归 3 克，虚热痰多者加入生姜 2 片、贝母 6 克，甘草 3 克。

方二

组成：党参 1.5 克，紫苏 2.1 克，车前草 3 克，桔梗 3 克，茯苓 3 克，半夏 3 克，陈皮 3 克，甘草 1.2 克。

功用：祛痰止咳。

主治：产后气虚痰滞之咳嗽。

歌诀：参苏前桔苓夏陈，气虚或寒香枳增。

王注：气虚寒重者加入木香1.8克，枳壳2.4克。

方三

组成：川芎6克，当归6克，杏仁4.5克，贝母4.5克，延胡6克，桃仁3克，红花2.4克。

功用：活血化瘀，祛痰止咳。

主治：产后因血滞而咳嗽。

歌诀：芎归杏贝延桃红，血滞而咳此为功。

方四

组成：麦冬12克，五味子9克，丹皮4.5克，熟地12克，淮山药12克，山萸肉6克，茯苓12克，泽泻6克。

功用：润肺补肾。

主治：产后肺肾两虚之咳嗽。

歌诀：六味麦味长寿丸，阴虚火灼古法传。

王注：本方名八仙长寿丸。

26. 产后发热

产后或因食滞，或感风寒，或内有瘀血或血虚均可导致发热，治当伏其所主，必先其所因。

方一

组成：葱白2个，豆豉3克，荆芥2.4克，防风0.6克，当归3克，川芎1.8克。

功用：疏风活血。

主治：产后外感发热。

歌诀：葱豉荆防与归芎，外感发热此为功。

王注：亦可加黄芪、生姜，名愈风散。

方二

组成：当归6克，生地6克，丹皮3克，蒲黄3克，荷叶3克，红花3克。

功用：清热凉血化瘀。

主治：产后血瘀发热。

歌诀：归地丹蒲荷叶红，瘀血发热此为功。

王注：加童便兑服。

方三

组成：丹参12克，益母草9克，山楂9克，红糖适量。

功用：活血化瘀。

主治：产后瘀血发热。

歌诀：丹参益母与山楂，瘀血发热红糖加。

方四

组成：生地24克，苦参12克，黄芩6克。

功用：清热凉血。

主治：产后血热之发热，但头不痛者。

歌诀：清热生地苦参芩，产后发热此方灵。

27. 产后乍寒乍热

本症多因气血亏损，阴阳不和所致。

方一

组成：黄芪30克，当归6克。

功用：补血补气。

主治：产后血虚发热恶寒。

歌诀：芪两归二补血汤，寒热类症此为良。

王注：本方名当归补血汤。

方二

组成：党参3克，当归6克，葱白3个，豆豉9克，糯米1勺，猪肾1个。

功用：补肾活血。

主治：产后寒热如疟并伴气喘。

歌诀：参归葱豉糯猪肾，寒热如疟喘气神。

王注：上药与猪肾同煎，去渣食肾。

方三

组成：黄芪12克，当归4.5克，桂枝3克，白芍4.5克，大枣3个，炙草3克，生姜2片，饴糖适量。

功用：补气益血，祛寒除湿。

主治：产后因气血两虚，外受风寒所致之寒热往来。

歌诀：芪归桂芍枣草枣，寒热饴糖调阴阳。

方四

组成：当归　川芎　桃仁　黑姜　柴胡　山楂　神曲。（原方无剂量）

功用：活血化瘀，清热消食。

主治：产后恶露瘀滞兼伤食，致乍寒乍热。

歌诀：生化汤加柴楂曲，寒热瘀滞夹食煮。

王注：宜加童便及酒同煎。

28. 产后感冒

多系血虚或血瘀所致，亦有单纯感受风寒者。

方一

组成：大枣12个，生姜3片，糯米花6克。

功用：温胃健脾。

主治：产后单纯感受风寒者。

歌诀：枣十二枚姜三片，糯米花冲服之安。

王注：将姜、枣煎汤，送服糯米花末。

方二

组成：葱白3个，豆豉6克，荆芥4.5克，枳壳3克，葛根4.5克，当归4.5克，川芎 3 克，三七 3 克。

功用：养血活血解表。

主治：产后血瘀兼外感。

歌诀：葱豉荆枳葛归芎，养血发汗三七雄。

方三

组成：生姜 2 片，葱白 3 个，党参 12 克，甘草 3 克，白芍 4.5 克，当归 4.5 克，川芎 3 克。

功用：补气益血，祛寒解表。

主治：产后气虚血瘀之感冒。

歌诀：姜葱参草芍归芎，万氏五物加减用。

方四

组成：葱白 3 个，豆豉 4.5 克，川芎 3 克，当归 4.5 克。

功用：活血解表。

主治：产后血瘀之感冒。

歌诀：葱豉芎归古良方，产后感冒最为良。

方五

组成：党参 9 克，苏梗 3 克，白前 4.5 克，桔梗 4.5 克，茯苓 6 克，半夏 4.5 克，陈皮 6 克，葛根 4.5 克，枳壳 4.5 克，木香 2.4 克，甘草 3 克，生姜 2 片，大枣 3 个。

功用：益气解表，理气祛痰。

主治：产后气虚之感冒。

歌诀：参苏前桔苓夏陈，葛枳香草姜枣神。

方六

组成：川芎　当归　生姜　桃仁　甘草　黑姜　荆芥炭（原方无剂量）

功用：活血化瘀解表。

主治：产后血瘀之感冒。

歌诀：芎归姜桃草黑荆，初产伤寒古法灵。

王注：本方即生化汤加荆芥炭，宜加童便及酒同煎，适合初产妇因恶露不下兼感冒者。

29. 产后伤食

方一

组成：神曲　山楂　麦芽　桃仁　川芎　当归　甘草　黑姜　红糖（原方无剂量）

功用：活血化瘀，温胃消食。

主治：产后恶露不下兼伤食。

歌诀：生化汤加曲楂芽，红糖加入伤食佳。

方二

组成：川芎 2.4 克，当归 3 克，生姜 2 片，甘草 3 克，淮山 12 克，蔻仁 2.4 克。

功用：养血健脾温胃。

主治：产后伤食。

歌诀：芎归姜草加药蔻，导滞生化完谷疗。

王注：面食伤加神曲 12 克，麦芽 12；肉食伤加山楂 15 克，草果 1.5 克；水果及生冷伤加吴萸 1.5 克，肉桂 1.5 克；恶露不净、血瘀疼痛加桃仁 6 克；血虚疼痛加党参 15 克，白术 12 克。

方三

组成：党参 9 克，白术 9 克，茯苓 12 克，甘草 3 克，山楂 12 克，神曲 9 克，香附 9 克，砂仁 3 克，陈皮 6 克，半夏 6 克。

功用：健脾消食。

主治：产后伤食致食积腹胀。

歌诀：六君楂曲香附砂，健脾消瘀最为贵。

方四

组成：白术　淮山药　鸡内金　锅巴饭　百布圣（原方无剂量）

功用：健脾消食。

主治：产后食积。

歌诀：术药内金锅巴圣，产后伤食服之灵。

30. 产后疟疾

方一

组成：当归 6 克，川芎 3 克，桃仁 4.5 克，红花 3 克，黑姜 3 克，童便适量，柴胡 6 克，鳖甲 6 克。

功用：清热养血止疟。

主治：产后疟疾初起，乍寒乍热。

歌诀：生化汤加柴鳖甲，疟疾初起此方佳。

方二

组成：党参 9 克，柴胡 6 克，生姜 2 片，半夏 3 克，白芍 4.5 克，当归 4.5 克，川芎 3 克，黄芪 12 克，鳖甲 6 克。

功用：清热化瘀除疟。

主治：产后疟疾久不愈。

歌诀：参柴姜夏芍归芎，久疟芪鳖加入用。

方三

组成：青皮 4.5 克，藿香 3 克，半夏 6 克，当归 4.5 克，乌梅 3 个，党参 15 克，白术 9 克，茯苓 12 克，甘草 3 克。

功用：补气健脾除疟。

主治：产后疟疾。

歌诀：四君青藿夏归梅，虚疟加果日内神。

王注：产后虚疟加草果有效。

31. 产后痢疾

方一

组成：川芎 2.4 克，当归 3 克，桃仁 2.4 克，甘草 3 克，枳壳 3 克，砂仁 3 克，陈皮 6 克，木香 3 克，黄连 6 克，薤白 4.5 克，山楂 12 克，椿根皮 12 克。

功用：清热理气，化瘀止痢。

主治：产后痢疾。

歌诀：芎归桃草枳砂陈，木香黄连蓲楂椿。

方二

组成：白头翁12克，黄连3克，黄柏12克，甘草3克，阿胶6克（烊化兑服），秦皮6克。

功用：清热止痢。

主治：产后血虚之痢疾。

歌诀：翁秦连柏草阿胶，下痢虚极此方疗。

方三

组成：当归4.5克，白芍9克，川芎1.5克，生地6克，阿胶6克（烊化兑服），乌贼骨9克，地榆15克，血余炭6克。

功用：补血涩肠止痢。

主治：产后血痢。

歌诀：四物胶贼发地榆，血入大肠之血痢。

32. 产后温病

方一

组成：当归　白芍　玄参　甘草　茅根（原方无剂量）

功用：清热养血。

主治：产后温病阳明腑实，表里俱热。

歌诀：清胃归芍玄草茅，张氏神方温病疗。

方二

组成：葱白3个，豆豉4.5克，荆芥3克，贝母4.5克，牛蒡子6克，薄荷3克，连翘15克，陈皮6克。

功用：清热除湿，祛风解表。

主治：产后感冒发热。

歌诀：葱豉荆贝蒡薄翘，再加陈皮风湿疗。

方三

组成：葱白3个，豆豉4.5克，丹皮6克，黄芩6克，栀子皮1.5克，连翘15克，桔梗4.5克。

功用：清热利咽。

主治：产后伏热温病，咽痛。

歌诀：葱豉丹芩桔栀翘，伏热咽痛温病疗。

方四

组成：桑叶9克，杭菊花9克，杏仁12克，芦根12克，枇杷叶12克，枯黄芩6克，淡竹叶12克，连翘15克。

功用：清热润燥止咳。

主治：产后肺热咳嗽。

歌诀：桑菊杏枇芩竹翘，燥咳喘渴梨苇草。

王注：燥咳喘渴加梨皮、苇茎、甘草。

33. 产后流注

多发于肌肉深部，容易走窜无固定部位，起始稍呈漫肿，按之疼痛，皮色不变，以后自化脓处溃破。

方一

组成：银花15克，牛膝6克，当归9克，赤芍9克，川芎4.5克，独活3克，乳香3克，地龙3克，泽兰6克，桑枝9克，丝瓜络12克。

功用：清热活血，消肿止痛通络。

主注：产后流注，局部红肿疼痛。

歌诀：流初银膝芎归芍，独乳地兰桑瓜络。

王注：初得流注，觉酸楚，皮色不变，可用散瘀通经宣络之法。

方二

组成：熟地12克，麻黄3克，白芥子4.5克，牛膝6克，当归6克，白芍4.5克，独活6克，穿山甲6克，地龙3克，乳香6克，泽兰6克，桑枝9克，丝瓜络9克。

功用：活血祛瘀，通络止痛。

主治：漫肿无头之流注。

歌诀：漫肿无头地麻芥，膝归芍独山甲龙。乳泽桑枝丝瓜络，活血消肿且止痛。

王注：漫肿无头不痛，筋骨牵强，足短不伸，宜温散宣通法。

方三

组成：党参12克，黄芪15克，白术9克，牛膝3克，白芷4.5克，银花15克，陈皮6克，乳香3克，茯苓12克，谷芽9克，甘草3克。

功用：补气活血，清热止痛生肌。

主治：流注溃后。

歌诀：溃后参芪术膝芷，银陈乳苓谷芽草。

王注：流注溃后宜补托养胃。

方四

组成：乳香12克，没药12克，桂枝9克，麝香0.15克（吞服）。

功用：活血通络，消肿止痛。

主治：产后流注未溃。

歌诀：肿而末溃桂麻散，乳没四钱桂枝麝。

王注：流注肿而未溃，可以本方研末，掺阳和膏上外贴。

34. 产后流痰

生无定处，筋络间高肿且圆，活动，一般多单发，脓形成时可走窜，发病较慢，溃后可形成瘘管。

方一

组成：银花15克，僵蚕6克，白蒺藜12克，当归4.5克，白芍4.5克，半夏6克，地龙3克，穿山甲6克，独活3克，牛膝3克，昆布12克，丝瓜络9克。

功用：清热散瘀，通络止痛化痰。

主治：局部高肿，按之微痛微红之流痰。

歌诀：伤筋流痰银蚕葜，归芍夏独山甲蚓，牛膝昆布瓜络丹，疼痛红肿此能除。

王注：伤筋之流痰，治宜散瘀化痰，宣通经络。本方应与小金丹同服。

方二

组成：熟地12克，麻黄3克，白芥子6克，当归6克，牛膝3克，白芍4.5克，半夏6克，地龙3克，独活6克，昆布12克，威灵仙12克，丝瓜络15克。

功用：温化痰浊，散寒化湿。

主治：寒湿流痰。

歌诀：地麻芥归膝芍夏，蚓独昆威瓜络丹。

王注：本方治寒湿流痰，宜温化痰浊，煎汤送服小金丹。

方三

组成：党参9克，黄芪15克，川芎4.5克，当归9克，桂枝4.5克，马蹄香6克。

功用：补气活血，散结消肿。

主治：恶露不下，浸于腰腿结块之流痰。

歌诀：参芪芎归桂蹄香，恶露流注肿块消。

王注：治恶露流浸腰腿之流痰。

方四

组成：银花15克，白芷6克，半夏6克，陈皮6克，白芍4.5克，贝母3克，穿山甲6克，乳香6克，牛膝6克，昆布12克，茯苓12克，谷芽9克，甘草3克。

功用：清热散结，消肿止痛。

主治：流痰高肿及溃后。

歌诀：银芷夏陈芍贝甲，乳膝昆苓谷芽草。

王注：本方治流痰高肿，按之微痛微红，并治溃后，能生肌止痛。

方五

组成：党参15克，黄芪15克，白术12克，白芷6克，半夏6克，陈皮6克，穿山甲6克，牛膝6克，乳香6克，贝母6克，昆布12克，茯苓12克，谷芽9克，丝瓜络12克。

功用：补气活血，祛寒除湿。

主治：寒湿流痰溃后。

歌诀：参芪术芷夏陈甲，膝乳贝昆苓络芽。

方六

组成：炉甘石30克，（以黄连、黄芩、黄柏各15克焙制九次后再用童便煅七次），五倍子15克，穿山甲30克，乳香30克，轻粉0.3克，儿茶15克，雄黄30克，冰片0.6克，麝香1.5克，蝎子20个（瓦焙），蜈蚣20个（瓦焙），蜘蛛40个（瓦焙）。

功用：清热解毒，散结消肿。

主治：产后流痰。

歌诀：炉甘三黄童便煅，倍甲乳轻茶雄冰，麝蝎蜈蜘瓦焙干，再加阳和膏外贴。

王注：本方名黑虎散，研末后掺阳和膏上外贴患处。

35. 产后痈疽

多因产后气血两虚，营气凝滞不行，留于肌肤腠理。或产后败血留结于肌腠，遂成痈疽。

方一

组成：川芎3克，当归9克，生姜1.5克，桃仁10个，银花9克，连翘9克，乳香2.4克，没药2.4克，甘草节3克，黑大豆20粒。

功用：清热活血，消痈止痛。

主治：产后败血成痈。

歌诀：芎归姜桃仁银翘，草节乳没黑豆熬。

方二

组成：乌药12克，香附4.5克，延胡6克，五灵脂18克，枳壳9克，桔梗9克，桃仁6克，当归9克，白芍9克，威灵仙12克。

功用：活血祛瘀，消痈止痛。

主治：产后瘀血成痈。

歌诀：乌附延灵枳桔桃，归芍威灵消肿痛。

方三

组成：全蝎7个，银粉30克，牛皮胶60克，食醋150克。

功用：清热解毒，活血止痛。

主治：预防胯疽。

歌诀：蝎子银粉牛皮胶，研末加醋防胯疽。

王注：牛皮胶烊化，加醋及蝎子末、银粉，外敷胯下。

方四

组成：当归30克，川芎15克，益母草9克，山楂9克，丹皮6克，荆芥6克，乳香3克，桃仁7个。

功用：活血化瘀。

主治：产后胯疽三日。

歌诀：归芎益楂丹荆乳，胯疽三日加桃仁。

王注：用三棱针将患处横刺五分深，留针5～7分钟后用火罐拔出血，然后用葱及胡椒包患处。

方五

组成：当归30克，川芎15克，党参18克，益母草9克，荆芥6克，生姜3片。

功用：益气活血，化瘀止痛。

主治：产后胯疽六日。

歌诀：归芎参益荆生姜，产后胯疽六日方。

王注：外治方法同胯疽三日方。

方六

组成：当归9克，党参15克，黄芪30克，生姜3片，茯苓15克，红花3克。

功用：活血化瘀，排脓生肌。

主治：产后胯疽十二日以上。

歌诀：归参芪姜苓红花，产后胯疽久宜方。

王注：外治方法同胯疽三日方。

方七

组成：墓头回 30 克，当归 6 克，川芎 12 克，生姜 3 片，桃仁 3 克，甘草 3 克，银花 9 克，枳壳 6 克，神曲 9 克，山楂炭 6 克，连翘 6 克。

功用：清热活血，祛瘀止痛。

主治：产后胯疽。

歌诀：胯疽墓归芎姜桃，草银枳曲楂炭翘。

方八

组成：①当归 12 克，白芍 6 克，桃仁 9 克，红花 1.5 克，萹蓄 6 克，瞿麦 4.5 克，茯苓 15 克，陈皮 6 克，石斛 9 克，墓头回 15 克，②皂角 3 克，蝎子 1 个，阿胶 30 克，紫荆皮 9 克，黄丹 9 克，银粉 9 克，红花 9 克，醋 240 克。

功用：清热解毒，活血化瘀。

主治：产后胯疽。

歌诀：归芍桃红萹瞿苓，陈斛墓头内服方，皂蝎胶银荆丹红，方名清风一扫光。

王注：①方内服，②方名清风膏，外敷。

方九

组成：当归 18 克，川芎 9 克，茯苓 12 克，乳香 3 克，没药 3 克，青皮 3 克，香附 6 克，杜仲 6 克，白芷 3 克。

功用：活血化瘀，通络止痛。

主治：产后胯疽。

歌诀：归芎苓乳没青香，杜芷加入六日方，继服归芎参益荆，产后胯疽此为功。

王注：本方服六日后改服下方。

方十

组成：当归 30 克，川芎 15 克，党参 9 克，益母草 3 克，荆芥 3 克。

功用：益气养血，清热消疽。

主治：产后胯疽。

歌诀：胯疽归芎参益荆，先服前方继此方。

王注：服前方六日继服此方。

36. 产后小便不通

多系产后热邪挟瘀血，流渗于胞中所致。

方一

组成：生地 12 克，牛膝 3 克，茺蔚子 9 克，灯芯草 4.5 克，茯苓 9 克，木通 3 克，甘草 2.4 克。

功用：活血化瘀，通淋利水。

主治：产后血瘀而小便不通。

歌诀：加味导赤灯苓通，地膝益草治尿癃。

方二

组成：茯苓 白术 猪苓 泽泻 桂枝 桃仁 红花（原方无剂量）

262

功用：活血化瘀，通淋利尿。

主治：产后恶露不净兼小便不通。

歌诀：苓术猪泽桂桃红，恶露不净溲不通。

方三

组成：冬葵子　槟榔　枳壳　滑石　甘草　木通（原方无剂量）

功用：清热利尿。

主治；产后小便不通。

歌诀：冬葵槟枳滑草通，木通散治小便癃。

王注：本方名木通散，另用葱填脐上，艾灸之。

37. 产后淋

方一

组成：茶茅根30克，瞿麦6克，茯苓6克，桃仁6克，阿胶6克（烊化兑服），滑石4.5克，甘草3克，紫贝齿6克。

功用：清热通淋利浊。

主治：产后小便淋漓。

歌诀：茅瞿苓桃胶滑草，紫贝齿治产淋好。

方二

组成：当归4.5克，白芍4.5克，川芎3克，生地12克，牛膝3克，桃仁3克，滑石15克，甘草3克，木通3克，蒲黄6克，木香3克，瞿麦6克。

功用：活血化瘀，清热通淋。

主治：产后血瘀生热而小溲不畅。

歌诀：四物膝桃滑草通，蒲瞿木香热瘀攻。

方三

组成：米泔水

功用：通淋利水。

主治：产后小便不畅。

歌诀：米汁炖热治尿淋，牛膝加入治血淋。

王注：米泔水不拘量，炖热服治产后尿淋，若属血淋，加牛膝服。

方四

组成：白茅根　瞿麦　车前草　木通　冬葵子　鲤鱼（原方无剂量）

功用：通淋利水。

主治：产后尿淋。

歌诀：茅根瞿车通葵鲤，产后尿淋此为宜。

方五

组成：土牛膝根（原方无剂量）

功用：清热通淋利尿。

主治：产后热闭尿淋。

歌诀：膝根捣汁酒炖服，热闭尿淋效应灵。

王注：土牛膝根捣汁，以陈酒三杯，各炖服一次，服第一杯后觉胸中有及奔豚一顶，再服一杯则此感觉出现于胸脐之间，服第三杯至脐下，随之尿出，每次一小时服尽。

38. 产后尿频

多因产时膀胱受损或气虚所致。

方一

组成：当归4.5克，白芍4.5克，川芎3克，生地15克，党参15克，白术9克，茯苓12克，甘草3克，马勃3克，黄绢1尺，阿胶6克（烊化兑服），桑螵蛸9克。

功用：益气补血，清热。

主治：产后气血两虚之尿频。

歌诀：八珍勃绢阿桑螵，屡验良方法最超。

方二

组成：黄绢一尺（剪碎），白芨6克，白牡丹皮根3克。

功用：补脬清热。

主治：产后尿频。

歌诀：黄绢一尺芨丹根，煮烂吞服不作声。

王注：本方名补脬饮。

方三

组成：黄绢1尺，白芨6克，黄柏12克，白矾0.6克，琥珀1.5克，猪膀胱1具。

功用：清热补脬解毒。

主治：产后尿频。

歌诀：黄绢白芨与柏矾，琥珀研末膀胱服。

王注：上方黄绢剪碎，琥珀研末，与猪膀胱同炖，服膀胱与汤。

方四

组成：黄绢1尺，阿胶12克，鱼胶30克。

功用：滋阴润燥清热。

主治：产后尿频。

歌诀：黄绢1尺水煮烂，阿胶鱼胶煎烂服。

王注：另以鳇鱼肚120克（盐炒），小茴香6克，清炖肚烂，与本方同服。

方五

组成：珍珠粉6克，琥珀粉1.5克，龙骨粉9克。

功用：收敛生肌，通淋补脬。

主治：产伤膀胱之尿频。

歌诀：珍珠琥龙共为末，每服四至五分愈。

王注：上药混匀，每服四至五分，一日三次，服完一料即愈。随后再服下方。

方六

组成：当归4.5克，白芍4.5克，桃仁3克，黑姜3克，肉桂1.5克，牡蛎3克，小茴3克，苡仁9克。

功用：活血化瘀，温肾健脾。

主治：产后血瘀而尿频溢流。

歌诀：归芍桃姜桂牡茴，苡仁煎汤治脬弱。

王注：此方服 15 剂以善其后。

方七

组成：党参 12 克，黄芪 120 克，当归 6 克，荔枝肉 30 克。

功用：补气益血。

主治：产后气虚之尿频。

歌诀：参芪当归荔枝肉，十剂再用下方煮。

王注：此方连服 10 剂后继服下方。

方八

组成：党参 30 克，黄芪 30 克，鹿胶 18 克（烊化兑服），荔枝肉 9 克，鱼螵蛸 30 克。

功用：补气固肾。

主治：产后气虚之尿频。

歌诀：参芪鹿胶荔枝肉，或加鱼螵病即除。

39. 产后脱肛

方一

组成：党参 15 克，黄芪 15 克，当归 4.5 克，白术 6 克，茯苓 9 克，升麻 3 克，柴胡 6 克，生地 12 克，白芍 4.5 克，川芎 3 克。

功用：补气固脱，养血活血。

主治：产后气虚脱肛。

歌诀：四物参芪术苓柴，升麻升提补气脱。

方二

组成：党参 15 克，黄芪 15 克，升麻 3 克，甘草 3 克，当归 4.5 克，川芎 3 克。

功用：补气固脱益血。

主治：产后脱肛。

歌诀：参芪升麻草归芎，补气益血固脱方。

方三

组成：党参 9 克，黄芪 6 克，当归 4.5 克，白术 4.5 克，陈皮 4.5 克，升麻 4.5 克，柴胡 1.5 克，甘草 2.4 克。

功用：补中益气。

主治：产后气虚脱肛。

歌诀：参芪归陈升术柴，补中益气此方裁。

王注：本方即补中益气汤。

方四

组成：椿根皮 12 克，黄柏 12 克，诃子 3 克，没食子 3 克，鳖头炭 3 克。

功用：清热固涩。

主治：产后湿热之脱肛。

歌诀：椿柏诃没食鳖头，湿热脱肛此能除。

40. 产后阴户不闭

或因产时气血不足，或因初产创伤所致。

方一

组成：生化汤（当归　川芎　桃仁　黑姜　炙草）；八珍汤（当归　川芎　生地　白芍　党参　白术　茯苓　甘草）；十全大补汤（八珍汤加黄芪　肉桂）。

功用：气血双补，活血化瘀。

主治：产后体虚阴户不闭。

歌诀：先用生化继八珍，后服十全大补灵。

方二

组成：当归 12 克，白芍 12 克，柴胡 6 克，茯苓 15 克，白术 12 克，生姜 2 片，薄荷 1.5 克。

功用：活血通络，消肿止痛。

主治：产后阴户肿痛不闭。

歌诀：加味逍遥治肿痛，肿消不闭用补中。

王注：根据病情用本方加味，如肿虽消但阴户仍不闭可再服补中益气汤。

方三

组成：蜂房 6 克，白芨 9 克，龙骨 9 克，诃子 6 克，黄柏 12 克，野紫苏(原方无剂量)

功用：清热解毒，消肿止痛。

主治：产后阴户不闭。

歌诀：蜂房白芨龙诃柏，研末掺之野紫苏。

王注：上药研末，用野紫苏掺入服。

方四

组成：生甘草 60 克，椿根皮 30 克，槐枝一把，夜合花 15 克（先煎）。

功用：清热解毒。

主治：产后夹湿之阴户不闭。

歌诀：草椿槐夜用水煎，先薰后洗治阴闭。

王注：上药煎水先薰后洗。

方五

组成：五倍子 30 克，浮小麦 15 克，朴硝 6 克，葱 1 小把，白矾 9 克。

功用：清热固涩。

主治：产后类湿阴户不闭。

歌诀：倍子浮麦朴葱矾，阴户不闭薰洗灵。

王注：上药煎水薰洗。

妇 科 杂 病

一、肠痒

方一

组成：当归　川芎　生地　白芍。（原方无剂量）

功用：补血活血。

主治：肠痹。

歌诀：肠痹统宜四物汤，滋养诸剂服之良。

王注：服本方的同时可用盐炒热布袋包熨脐部。

方二

组成：当归15克，地骨皮9克，蛇床子12克，栀子3克，白芍6克，黄芩6克，柴胡1.8克，川楝0.9克。

功用：清热解毒。

主治：肠痹、阴痒。

歌诀：地骨皮归蛇床栀，芍芩柴楝阴痒需。

王注：有痰加皮芥子9克；热加黄芩9克；寒加肉桂1.5克。服此方同时用地骨皮、蛇床子等量煎水洗。

二、肠痈

方一

组成：红藤30克，砂糖适量。

功用：清热解毒。

主治：肠痈。

歌诀：老佛红藤开水煎，砂糖少许服之安。

方二

组成：丹皮6克，桃仁9克，瓜蒌9克，甘草3克，朴硝9克，大黄9克。

功用：凉血活血，通便消积。

主治：肠痈。

歌诀：丹桃蒌草与硝黄，虚加参草最为良。

王注：体虚加党参15克，甘草4.5克。

方三

组成：洋参9克，海蜇120克，瓜蒌9克，桃仁9克，芦根1尺。

功用：补气通络，祛瘀止痛。

主治：肠痈。

歌诀：洋参海蜇蒌桃芦，即服此方痛即除。

方四

组成：银花120克，槐花9克，当归60克，地榆60克，玄参30克，黄芩6克，麦冬30克，苡仁30克，甘草9克。

功用：清热解毒。

主治：肠痈伴发热。

歌诀：银槐归榆玄芩冬，再加苡草治肠痈。

方五

组成：没药3克，丹皮9克，花粉6克，淮山9克，银花6克，连翘9克，皂角刺6克，穿山甲6克。

功用：清热解毒。

主治：肠痈。

歌诀：没丹粉药用银翘，张氏神方皂甲妙。

三、乳病

（1）乳汁缺少：多因产时流血过多而气血两虚。

方一

组成：当归15克，黄芪30克，知母12克，玄参12克，穿山甲6克，丝瓜络9克，路路通12克，王不留行12克。

功用：补气活血通络。

主治：乳汁过少。

歌诀：滋乳归芪知玄参，山甲瓜络路留行。

方二

组成：蒲公英12克，淮山15克，当归9克，丹皮6克，香附9克。

功用：清热解毒通络。

主治：乳汁过少。

歌诀：缺乳英药归附丹，或用公英一味煎。

方三

组成：当归15克，花粉6克，知母3克，川芎3克，王不留行9克，穿山甲4.5克，刺猬皮9克，海马4.5克，通草3克，虾米120克，猪蹄1具。

功用：活血通络。

主治：乳汁缺少。

歌诀：归粉知芎留行甲，猬马通虾猪蹄甲。

方四

组成：木通6克，路路通4.5克，柴胡15克，白芍3克，连翘4.5克，花粉4.5克，青皮3克，瞿麦3克，桔梗3克，灯心草1尺，白芷4.5克。

功用：清热通络。

主治：乳汁过少。

歌诀：二通柴芍翘粉青，瞿芷桔草治乳少。

方五

组成：花粉6克，僵蚕4.5克，穿山甲6克，漏芦3克。

功用：清热解毒，通络下乳。

主治：乳胀痛，乳汁不行。

歌诀：粉蚕甲漏引白丁，涌泉散治气血盛。

方六

组成：当归4.5克，丹皮6克，黄芩6克，瓜蒌9克，郁金6克，白薇6克，木通3克。

功用：凉血活血，舒肝通络。

主治：乳汁过少。

歌诀：归丹苓蒌郁薇通，热郁于内漏芦用。

方七

组成：黄芪 30 克，当归 15 克，红花 6 克，王不留行 3 克，甲珠 3 克。

功用：补气通络。

主治：气虚之乳汁缺少。

（2）乳汁自出，产后气血虚弱，摄纳乳汁无权，致乳汁涌出不止。

方一

组成：党参 15 克，黄芪 12 克，当归 15 克，白术 9 克，陈皮 4.5 克，升麻 0.9 克，柴胡 1.5 克，肉桂 1.5 克，白芍 9 克，茯苓 9 克。

功用：补中益气。

主治：气虚之乳汁自出。

歌诀：参芪归术陈升柴，桂芍茯苓补中裁。

唐注：本方即补中益气汤加肉桂、白芍、茯苓。

方二

组成：生地 15 克，熟地 12 克，淮山 15 克，白芍 4.5 克，续断 4.5 克，黄柏 6 克，黄芩 3 克。

功用：补肾固本。

主治：阳明热甚之乳汁自出。

歌诀：二地药芍断柏芩，阳明热甚乳出灵。

王注：亦可服白虎人参汤或玉女煎。

（3）回乳

方一

组成：麦芽 60 克，枳壳 9 克。

功用：行气散结。

主治：回乳。

歌诀：麦芽二两枳三钱，煎服如神病服痊。

方二

组成：麦芽 90 克，生地 12 克，白芍 9 克，当归 6 克，川芎 6 克。

功用：活血通络。

主治：回乳。

歌诀：地芍归芎加麦芽，回乳验方效最夸。

方三

组成：当归 6 克，白芍 4.5 克，白术 9 克，茯苓 9 克，神曲 9 克，炒麦芽 9 克，乌梅 3 个，大枣 3 个。

功用：健脾生血。

主治：回乳。

歌诀：归芍术苓曲芽梅，回乳再加大枣灵。

方四

组成：炒麦芽 15 克，茯苓 9 克，川贝 6 克，陈皮 4.5 克，乳香 3 克，没药 3 克，白芷 3 克，穿山甲 9 克。

功用：活血止痛，清热散结。

主治：乳多结块，胀痛且局部发热。

歌诀：回乳麦芽芩贝陈，乳没白芷山甲灵。

（4）乳吹乳妒：局部痛而不肿为吹，始而肿痛，继而结核，甚者手不能进为妒，胎前结核为内吹，产后结核为外吹。

方一

组成：蒲公英 60 克，香附末 30 克，麝香 0.3 克。

功用：清热消肿。

主治：乳妒（乳痈有包块且硬）。

歌诀：公英酒煎加附末，麝香一分趁热敷。

王注：将蒲公英煎浓汁，调入香附末，作饼加麝香，乘热敷患处，每日敷 3～5 次，每次 20 分钟，10 日有效，一月即可除根。

方二

组成：白芷 4.5 克，贝母 4.5 克，当归 4.5 克，瓜蒌 6 克，银花 9 克，甘草 3 克，穿山甲 6 克，皂角 4.5 克，花粉 6 克。

功用：清热活血，化瘀排脓。

主治：乳妒。

歌诀：芷贝归蒌银粉草，内外吹用山甲皂。

方三

组成：茯苓 12 克，决明子 12 克，贝母 3 克，枳壳 3 克，蒺藜 9 克，僵蚕 3 克，白芍 6 克，香附 15 克，郁金 6 克，丝瓜络 9 克。

功用：通络消痞。

主治：乳妒乳结。

歌诀：苓决贝枳蒺蚕芍，香附郁金与瓜络。

方四

组成：青皮 3 克，橘叶 6 克，丝瓜络 6 克，薄荷 1.8 克。

功用：清热通络。

主治：乳妒乳结。

歌诀：青薄橘叶络先煎，再入前方称神验。

王注：本方与方三共煎服其效更佳。

方五

组成：胭脂花　蛤粉（原方无剂量）

功用：活血化瘀，消肿散结。

主治：乳结

歌诀：胭脂蛤粉为末敷，乳头碎裂功最著。

王注：上药共研末敷患处。

方六

组成：藏红花 1.5 克，老黄茄 12 克，丁香 3 克。

功用：活血化瘀，消肿散结。

主治：乳结胀痛。

歌诀：或用藏红花敷贴，老黄茄与丁香掇。

王注：上药煮热后敷贴患处。

方七

组成：丹皮3克，栀子3克，白芍9克，甘草1.5克，陈皮1.5克，薄荷0.9克，当归9克，柴胡1.5克，玫瑰花1.5克，竹沥15克，生地12克。

功用：清热凉血。

主治：乳结伴热痛。

歌诀：酒沥丹栀地芍草，陈薄归柴玫瑰好。

方八

组成：银花15克，连翘15克，蒲黄9克，贝母6克，桔梗6克，天花粉6克，红藤9克。

功用：清热解毒，消痈散结。

主治：乳结并红肿热痛。

歌诀：银翘蒲贝桔粉藤，水酒煎服最为神。

王注：此方用水酒各半煎服。

方九

组成：鹿角霜6克，甘草3克，鸡蛋黄油适量。

功用：行瘀散结。

主治：乳结未溃。

歌诀：角霜甘草研为末，鸡黄熬油外敷瘥。

王注：鹿角霜与甘草共研细末，用蛋黄油调敷患处。

（5）乳疳：乳头腐烂延及周围致乳汁少，吹起肝火或鹅口，严重者必现血丝，外用白芷散搽之，流毒盛者乳头状如莲蓬，并现紫点，内服三星汤，外搽鹅黄散。

方一

组成：牡蛎12克，白芷6克，冰片适量。

功用：清热收敛。

主治：乳头周围腐烂。

歌诀：牡蛎白芷加冰片，研末外敷功独擅。

王注：上药共研细末外敷，方名白芷散。

方二

组成：银花30克，蒲公英15克，甘草6克。

功用：清热解毒。

主注：乳头周围腐烂。

歌诀：三星银草蒲公英，流毒乳疳称为神。

王注：内服本方，外用鹅黄散搽，见下方。

方三

组成：绿豆30克，生黄柏90克，滑石15克，扫盆6克。

功用：清热解毒。

主治：乳头周围腐烂。

歌诀：清热解毒绿豆柏，滑石扫盆猪油搽。

王注：上药研末用猪油调搽患处。本方名鹅黄散。

方四

组成：银花9克，蒲公英9克，甘草3克，青皮6克，生石膏12克。

功用：清热解毒，排肝经湿热。

主治：无故乳头周围皮肤瘙痒、溃烂时流清汁。

歌诀：乳头乳痒三星汤，更加青皮石膏妙。

王注：服本方时外用方一白芷散。

方五

组成：党参12克，当归4.5克，白芍4.5克，僵蚕3克，香附12克，青皮6克，佛手6克，郁金6克，玉竹9克。

功用：活血化瘀。

主治：乳头疽，乳心结核如梅，如李，不甚痛，延久成块成癌。

歌诀：参蕤归芍蚕附青，再加佛手与郁金。

（6）乳疖未溃

方一

组成：馒头老面。

功用：去肿散结。

主治：乳疖未溃。

歌诀：馒头老面治乳疖，外搽乳头消肿结。

王注：将老面（即做馒头之酵母），外搽乳头上。

方二

组成：瓜蒌24克，当归9克，乳香4.5克，没药4.5克，香附4.5克，青皮3克，陈皮3克，川芎4.5克，甘草1.5克。

功用：活血化瘀，消坚止痛。

主治：乳疖未溃。

歌诀：蒌归乳没附青陈，乳疖再加芎草灵。

方三

组成：巴豆1粒（去油），冰片少许，雄黄适量。

功用：解毒消坚。

主治：乳疖未溃。

歌诀：巴豆一粒去油用，冰片饭丸雄为衣。

王注：将去油巴豆研末，以少许冰片研末和匀后，用饭粘控为丸，雄黄作衣，本方名一粒仙丹。将饭丸捏扁贴于印堂，外以百顺膏如钱币大盖之，夏季贴三小时，春秋季贴一日后揭去。

（7）乳痈：乳房包块变红、肿、热、痛，按之痛甚，有脓形成。脉洪数，舌赤宜清热，脉弦滞宜疏利。初、中期宜消散。

方一

组成：瓜蒌 30 克，甘草 1.5 克，当归 15 克，乳香 2.1 克，没药 2.1 克。

功用：养血通络。

主治：乳痈初起，疼痛。

歌诀：乳痈蒌草归乳没，傅氏水酒各半服。

王注：本方名瓜蒌散，用水、酒各半煎服，气郁者加香附 15 克，贝母 6 克。

方二

组成：瓜蒌 15 克，知母 24 克，银花 9 克，连翘 12 克，穿山甲 6 克，乳香 12 克，没药 12 克。

功用：清热解毒，消肿散结。

主治：乳痈中期。

歌诀：消乳蒌知与银翘，丹参山甲乳没疗。

方三

组成：银花 9 克，连翘 9 克，花粉 12 克，贝母 3 克，甘草 1.5 克，乳香 3 克，没药 3 克，茯苓 9 克，陈皮 6 克，瓜蒌 9 克，白芷 1.5 克，当归 6 克，龟板 6 克，穿山甲 6 克。

功用：清热解毒，活络消坚。

主治：乳痈。

歌诀：银翘粉甲龟贝草，乳没苓陈蒌归芷。

王注：服此方同时可兼服醒消丸（乳香、没药、麝香、雄精、黄米饭）。外敷金黄如意散（花粉、黄柏、大黄、姜黄、白芷、厚朴、陈皮、甘草、苍术、南星）。若恶寒发热红肿者，外用橘叶散（银花、连翘、瓜蒌、青皮、皂角、橘叶、柴胡、甘草）。

方四

组成：银花藤 60 克，蒲公英 30 克。

功用：清热解毒。

主治：乳痈初起。

歌诀：乳痈初起用银英，酒水各半煎服灵。

王注：用水酒各半同煎。

方五

组成：蒲公英 60 克（捣汁）　酒少许

功用：清热解毒。

主治：乳痈初起。

歌诀：乳痈初起兼有热，公英和酒炖热服。

王注：蒲公英汁和酒炖热服之即消。

方六

组成：生白矾 4.5 克，飞雄黄 4.5 克，松蔓茶 4.5 克。

功用：收敛解毒。

主治：乳痈结核，肿瘤。

歌诀：白矾雄黄松蔓茶，痈结肿瘤酒饮下。

王注：上药共研细末分三剂，日服一剂，黄酒送下，再多饮酒数小杯，或用好茶叶代松蔓茶亦可，或用豆腐皮包吞下 3 克，饮酒醉未成即消，醉成者亦退，三服即愈。

方七

组成：金瓜蒌 24 克，延胡 9 克，白芍 12 克，丹皮 9 克，连翘 60 克，瓦楞壳 60 克，橘核 18 克，蒲公英 120 克，银花 120 克，丝瓜络 1 个，川贝 30 克，浙贝 30 克。

功用：清热解毒，活络消坚。

主治：乳痈。

歌诀：蒌延二贝等翘丹，楞橘英银瓜络煎。

方八

组成：银花 30 克，贝母 6 克，红藤 30 克，夏枯草 30 克，蒲公英 15 克。

功用：清热消坚。

主治：乳痈。

歌诀：清热消坚贝红藤，银翘夏英共服灵。

方九

组成：桑叶 20 克，黄柏 12 克。

功用：清热解毒。

主治：乳痈。

歌诀：桑叶取汁加黄柏，入锅蒸后露一宿。

王注：桑叶取汁和黄柏蒸干，置瓦器中于饭锅上蒸一次，露一宿，涂患处，虽烂见骨者亦能收口平复。

方十

组成：当归 4.5 克，熟地 12 克，白芍 4.5 克，白术 9 克，党参 6 克，茯苓 6 克，甘草 3 克，川芎 4.5 克，香附 6 克（姜汁炒），夏枯草 15 克。

功用：养血和营，活血消痈。

主治：乳痈溃久。

歌诀：八珍香附姜汁夏，乳痈溃久服之夸。

王注：本方名和乳养营煎，若属产后乳痈需加益母草 30 克。

方十一

组成：党参 12 克，黄芪 15 克，白术 9 克，生地 6 克，银花 12 克，青皮 6 克，乌梅 1 个，大枣 3 个，白芷 0.6 克，连翘 3 克。

功用：清热解毒生肌。

主治：乳痈已溃。

歌诀：乳痈已溃参芪术，地银青梅枣芷翘。

方十二

组成：芙蓉花（叶、根）适量，玫瑰花 30 朵（阴干去心及蒂）。

功用：清热解毒。

主治：乳痈。

歌诀：芙蓉花叶根酒煎，瑰花去心蒂酒饮。

王注：芙蓉花（叶、根）用酒煎饮，另将玫瑰花用陈酒煎汁饮。上二味亦可外用。

（8）乳癌

方一

组成：瓜蒌 6 克，川贝 3 克，当归 4.5 克，连翘 12 克，甘草 3 克，白芨 6 克，夏枯草 24 克，银花 15 克，蒲公英 15 克，柴胡 4.5 克。

功用：清热解毒，消坚止痛。

主治：乳癌。

歌诀：秦氏蒌贝归翘草，白芨夏银英柴妙。

王注：红肿加川黄连 3 克，漏芦 3 克，疼痛加橘叶 40 张，乳香、没药各 2.1 克。

方二

组成：浙贝 12 克，连翘 12 克，柴胡 6 克，鹿角霜 6 克，蒲公英 12 克，香附 12 克，郁金 6 克，陈皮 6 克，橘叶 6 克，旋覆花 3 克，半夏 6 克，昆布 12 克，海藻 12 克，牡蛎 9 克，瓦楞壳 6 克。

功用：清热解毒，消坚散结。

主治：乳癌。

歌诀：瓜蒌散加旋覆藻，牡蛎瓦楞服之好，陈皮橘叶夏昆布，乳癌肿痛此方妙。

（9）乳眼出血

方一

组成：当归 4.5 克，白芍 4.5 克，阿胶 6 克（烊化兑服），麦冬 9 克，半夏 6 克，党参 12 克，甘草 3 克，粳米 1 勺。

功用：养血止血。

主治：乳眼出血。

歌诀：麦门冬汤归芍胶，寒加炮姜亦良方。

王注：若兼寒加炮姜。

方二

组成：猪苦胆 1 个，冰片 0.3 克。

功用：清热凉血。

主治：乳眼出血或预防乳眼出血。

歌诀：猪胆一个冰一分，乳眼出血搽之安。

王注：将冰片入猪胆内溶化，在妊娠四至五月时搽之，连搽一月左右即可预防出血。

（10）乳癖：患乳癖并兼见全身症状，如发热、寒战等。

方

组成：蒲公英 15 克，浙贝 6 克，香附 15 克，当归 4.5 克，川芎 3 克，穿山甲 6 克，橘叶 6 克，甘草 3 克，青皮 6 克。

功用：清热解毒，活络消坚。

主治，乳癖。

歌诀：蒲公青贝附归芎，山甲橘草功用宏。寒热头痛加前防，脓成皂刺用三分。

王注：寒热往来并头疼加前胡、防风；气虚加黄芪、知母；若脓已形成则加皂角刺三分同煎以排脓。

（11）乳头内缩

方一

组成：黄芪　当归　黄柏　连翘　升麻　葛根　牛蒡子　甘草。（原方无剂量）

功用：益气升提。

主治：乳头内缩。

歌诀：芪归柏翘升葛草，益气升提内缩好。

方二

组成：核桃1个。

功用：升提补脱。

主治：乳头内缩。

歌诀：核桃去肉分两边，罩住乳头内缩出。

王注：将核桃一分为二，去其肉用壳，边缘用刀刮光，罩住乳头，外用布袋缚住，经一月则乳头自出。

（12）垂乳：乳房松弛下垂。

方一

组成：蓖麻子49粒，麝香0.3克。

功用：收乳。

主治：乳房下垂。

歌诀：蓖麻麝香共捣泥，乳房下垂此方奇。

王注：上药捣泥敷贴头顶百会穴，乳收即洗去。

方二

组成：羌活　防风　白芨（原方无剂量）

功用：收乳。

主治：乳房下垂。

歌诀：外用羌防与白芨，烧烟薰烤此方验。

王注：上药置瓦上烧烟薰烤乳部。

方三

组成：柴胡　半夏　党参　黄芩　生姜　防风　羌活　大枣。（原方无剂量）

功用：收乳。

主治：乳房下垂。

歌诀：小柴胡加羌防风，乳房下垂此方雄。

四、症瘕

方一（青附金丹）

组成：小青皮120克，滑石15克，化水浸；香附120克，童便浸；郁金60克，生白矾15克，化水浸；丹参60克，姜汁浸。上四味研极细，米醋粘丸，麻子大，晒干，洒上阿胶水摇，令光泽再用。

党参、当归、川芎各30克，白术、半夏、茯苓各60克，陈皮、甘草各15克。上八味研极细末以米汤泛在光泽小丸上作外廓晒干。每服9克，开水下。

功用：行气化痰。

主治：症瘕（腹中包块）。

方二

组成：党参15克，黄芪15克，山药15克，白术6克，三棱9克，莪术9克，鸡内金9克，花粉12克，知母12克。

功用：健脾补气，活血化瘀，软坚散结。

主治：症瘕（腹中包块）。

歌诀：理冲参芪山药术，棱莪鸡金粉知母。

方三

组成：当归18克，黄芪45克，水蛭30克，三棱15克，莪术15克，桃仁18克，知母18克。

功用：活血逐瘀，解毒止痛，软坚。

主治：症瘕（腹中包块）。

歌诀：理冲丸用归芪蛭，三棱莪术桃仁知。

方四（外用膏药方）

组成：羌活、独活、玄参、桂枝、白芍、穿山甲、生地鼠矢、大黄、白芷、火麻各15克，槐枝9克，柳枝18克，桃枝9克，木鳖子20个，胎发（蛋大），芒硝、阿魏、乳香、没药各15克，苏合油1.5克，麝香9克，麻油1120克浸之，煎枯熬膏。

功用：活血化瘀，解毒止痛，软坚。

主治：症瘕（腹中包块）。

方五（李氏症瘕方）

组成：生地、当归、桃仁各15克，三七、白芍，贝母、山慈菇、昆布、海藻各9克，豨莶、丹皮、红花各6克。熬膏外贴。

王注：如果是瘕，加三棱、莪术、乳香、麝香。

功用：活血化瘀，软坚散结。

主治：症瘕（腹中包块）。

附：妇科外治法

1. 热熨法

（1）腰酸痛、症瘕：气血得寒则凝，得热则行，如因寒邪内阻，气血凝滞之腰酸痛，症瘕，可用吴萸，川椒。艾绒炒热以布包熨痛处；另方以乳香、没药、五灵脂、艾叶各3克，官桂3克，吴萸、川椒、各9克，食盐、小茴香根（若无茴香根，可用茴香末15克）各60克，炒热包熨于痛处则气血得热则行，通则不痛矣。

（2）胎死腹中，胞衣不下致腹痛（属腹中冷而不能出）者，用黄牛粪干后炒热，布包熨腹部，宫中得热则胞衣自行下矣，民间以小茴香根捣烂，炒热熨腹部亦有效。

2. 冷罨法

凡孕妇胃热炽盛者，倘重用攻下必致动胎，但姑息养奸必致伤生，权宜之计，当用井底泥罨于腹上以泄肠胃之热而救母子之命。若血热暴崩，亦可暂用此法使其血管得寒则凝，以为救急止血之法也。

3. 喷水法

孕妇患鼻衄及吐血者，虽其火热盛但不宜妄用攻下，恐伤胎气。如出血过多者，可用冷水一碗对面喷之，其血即止。

4. 喷醋法

古人治子宫下坠者，多用升补之药，但妄用升补，则恐恶露不易下，此时可用醋喷于产妇之面部，三喷即可收良效。

5. 搐鼻法

（1）产时子宫下坠：此时攻补两难，可用生半夏研细末，吹入鼻中，以取嚏缩宫；或用武红灵丹、卧龙丹等吹入少许；或用纸燃薰鼻取嚏，使下陷之气得嚏而上升，则其子宫自能收上矣！

（2）血崩欲脱垂危：乡村无药救急时，可用浮萍研末吹入鼻中。

6. 浸洗法

（1）产后子宫不收：用荆芥穗、藿香叶、秦皮煎汤薰洗或用五味子为末泡汤浸洗；若仍不收，宜用黄芪煎汤浸之或令产妇仰卧并提气收腹，并令助产妇以香油涂手缓慢将子宫送回腹中。如因气候寒冷下部受寒之子宫不收及产后恶露阻滞，小便不通者，均可用葱白煎汤薰洗下部可愈。

（2）子宫下坠：以银花藤15克，五倍子12克，防风9克，艾叶6克，白矾3克煎汤，先薰后洗。

（3）阴虚之阴户翻出肿痛异常：大团鱼2斤重者1个，去肠杂煮极烂，候微温将汁滴患处，其骨及头颈烧灰研末将患处拭净掺之，其肉作菜食之。

（4）阴挺：属湿热之阴挺，以蚌肉蘸冰片少许纳入阴户中即收。（须用梅花冰片）

7. 敷贴法

（1）产难及胞衣不下：蓖麻子14粒捣烂成膏敷于双足底涌泉穴处，则胞衣自然而下。

（2）产时子宫下坠不收：方药同上，敷于百会穴，收后立即洗去，迟则误事，慎之。

（3）产时子宫下脱之肿痛，分泌物较多者用硫磺、乌贼骨、五味子研末掺之，则可消肿止痛上收。

（4）横生逆产，手足先出：宜用盐1.5克涂胎儿手心或足心，使其微痛而缩进，再令产妇安卧，则自然顺产。

（5）催生：将朱砂4.5克，雄黄4.5克，蛇蜕1尺研末，另用蓖麻子14粒，米糊丸如弹子大，温开水洗脐，纳1丸入脐内，外用胶布固定，胞衣下后将药除去。

8. 暖脐法

凡妇人虚寒不孕及经后腹痛者，以白芷0.6克，青盐0.6克，五灵脂0.6克，麝香0.3克共研极细末填入脐中，上盖生姜1片，用艾条灸之，以感觉脐内有温热感为度，重者数次可见效。

9. 薰气法

凡产后血晕及血崩暴脱者用韭菜 1 把切碎，放入有咀瓶内，并以热醋一盏灌入瓶内，用瓶咀对准患者鼻部远远薰之。或用铁器烧红后放入醋中，以气熏鼻其人自醒。

10. 薰烟法

（1）胞衣不下：用草纸烧烟薰鼻，则患者有恶心感，以迫气下行，胞衣自出。

（2）子宫下垂：用大纸捻以麻油浸之，点火后吹熄，以烟薰鼻，会作嚏状，提下陷之气则子宫自收。

（3）产后血晕：可烧旧漆器，燃烟薰鼻，刺激心脑不致昏沉不醒，亦良法也。

11. 束带法

本法有预防堕胎及难产之作用。方法是在妊娠初期，腰间束以一阔带，但不可过紧，得此则孕妇腰脊有力，稍遇闪挫亦无动胎之虑。分娩时解去则易产矣！

12. 俯拾法

本法治孕妇腹中鸣响，如水停腹中与气相搏，激而成声古名子鸣，俗称儿笑，法以黄豆一碗倾于地上，令孕妇俯拾，籍此则转其枢机，子鸣自止。

妇科外法治说明：王聘贤老师勤于收集历代医籍中对妇科外治方法的资料，并将近代妇产科专家收集的资料分为上述十二种供临床选用，虽经王老分类后，眉目较清，方药有效。但王老仍认为方药太简，不敷应用，故又将个人心得录下以供读者参考。

一、诊断确系寒证，如唇淡、舌滑、面色青白，脉迟或沉弱，腹痛喜温喜按，得热稍舒者，照方使用确有捷效。其中尤以热熨法中乳没、灵脂、小茴香根方热熨痛处为有效。同时如能兼用灸脐法中薄贴灸脐等药尤妙。

二、胎前患温热证，腹热如焚。我初学医数年曾遇此病，于内服药之外，照方书以井底泥敷脐，惟井底泥一时难觅。即变通以河中藻类敷之，但少顷即干，效果不大。必得井深泥细者辅助治疗方可稍减痛苦。近见苏联费拉托夫疗法可见吾国古人思想之奇。

三、鼻衄吐血：用喷水法必须属杂病，内热者方宜。鼻衄或以冷水拍颈或头额亦可止血，若温病传染病之鼻衄喷水法无效。"传染病鼻血有千方百计无法可止而致危者"，我曾疑吴瑒璜于串解中此言，后于反复实践中始信。他如回归热、伤寒等鼻血亦不易止住。而血虚鼻血，喷水法须慎用，友人卢君之妻患此病遇庸手以火邪鼻衄之方致危而不救，临证者慎之。

四、产后遇子宫下脱，恶露未净，腹硬痛者，以升补必致变证，以醋喷面诚一时救急之法，然须体健者方宜。我只经验一、二人，未敢断定是否确有效力。

五、搐鼻诸法尚属有效，但以体健产后数日内之下脱为宜。若下脱已久，则诸法慎用，血崩如脱，以浮萍吹鼻，初看似属荒唐，但传方人系医林前辈，且系学者，我因重其人品学问，即信其言，我在农村无药之时，经验二人，确有奇效，但是何药理，想将来一定会有研究出来之日。

六、浸洗法中第一方（荆、藿、秦、五味等）无效，再以黄芪法，亦不见效。我初学医开此方无效。后出诊见同道多人开此方皆无效。提气令稳婆（接生员）送入尤不可猛浪从事。有友人刘君之妻患此病，用此法产妇眼目上翻即危，我与西医杨君抢救幸获再生。子宫下脱经许久未愈，后用带束法较好。第二方因冷恶露阻滞，小便不通，以葱白薰洗下部之法，不如以葱白醋炒包脐下治之较为有效。

子宫下脱用银花藤，五倍子、防风、艾叶、白矾煎汤薰洗之方有效。

阴虚子宫内翻，用团鱼之方尚属有效，惟此症甚少，我只经验一人。

湿热阴挺用蚌肉蘸冰片之方尚属有效良方，惟冰片须梅花冰片，四级冰片，若误用樟冰艾片，产妇即危，临证者慎之。我经验多人有效，再有湿热阴挺用皮硝薰洗一方试之鲜效。

子宫下脱及薰泥之有效良方和治法，候他日补之。

七、敷贴法中治产难及胞衣不下，第一方用蓖麻子贴足心，许多方书载此法，我试验无效。

子宫下坠用蓖麻子贴百会，我试验亦无效。子宫下脱，清水绵绵，用硫、贼、味研末掺之，我治一病人，多方详审确系寒证流清水，以此祛治之无效。

横生倒产用盐涂手心无效，后服药兼用手术方愈。

外治催生，曾试用数人，效者仅一人。

敷贴法另有其他有效之方，候他日补之。

八、暖脐法：治虚寒不孕后期痛经，本方有小效，治此证另有其他效方。

九、治血晕：薰气法中治血崩、暴脱二方均有效，民间几乎家喻户晓，俗称"打醋缸"。

十、薰烟法：治胞衣不下、子宫下脱之三方，有的有效，有的无效，可能是病有轻重之故。产后血晕烧漆器刺激，此法亦小效。

十一、束带法：适宜于初产妇，用以辅助生产多次者以近世西医产科腹带为佳。

十二、腑拾法：子鸣用此法有效的，亦有无效的，兼服妇科效方，内外兼治尤佳。

《医 药 杂 话》

医 药 杂 话

[**编者按**] 王聘贤先生（1895～1964）系贵州省著名老中医，贵州省兴义县人，1917年留学日本东京明治大学，其间曾师事日本汉医学家木村氏，回国后又从近代名医张锡纯、何廉臣、张山雷问业，悉心研究中医典籍，深得其旨。1930年考获行医执照后即在筑悬壶，久负盛名。王氏学有渊源，临床经验丰富，对中西医学均有真知灼见，治学严谨，造诣深厚，著述颇丰。解放后，王氏曾任省中医研究所所长、省卫生厅副厅长等职，为培养中医药人才，发展中医药事业竭力尽心，献出家藏各种中医典籍上千部，受到广泛的赞誉。最近，我们搜集到王聘贤先生手稿《医药杂话》一册，以所记内容看，大约是贵州解放之前的作品。当时贵州交通闭塞，文化落后，缺医少药观象特别严重，王氏在行医中，扶危济困，医德医风可佩，在学术上谦虚谨慎，虚怀若谷，反对迷信，提倡科学，实事求是。《医药杂话》是其数十年经验的心得体会，文笔流畅，直抒胸臆，无拘无束，每有切中时弊、惊世骇俗的真知灼见。此医话按次序分段，每段均独立成篇，每篇集中阐述一种观点或一个问题，有长有短，均是有感而发，从中可以窥知王氏的若干学术见解和进步的思想倾向，我们认为至今对后学仍有较大的启发教育意义，故请吴学斗、徐元朝二位同志进行初步整理，在此连载，以飨读者。原稿上可以看出，作者曾多次圈点删改，整理过程中吴、徐二位注意尽量保持原貌，原文部分仅对个别笔误或漏字在括号中进行了更正或补充。另外，为方便读者阅读理解，每篇均根据内容增加了标题，对个别字词进行了注释，并酌加按语。

一、尊重发病规律

病有急慢性之分，有初中末传之异。病初起或单纯者，故可以一、二剂见效，若慢性或急性重症及多年痼疾，决非短时间所能治愈。又有一种病症，虽施对症疗法，即（使）治疗不误，亦须经过一定时日，始能痊愈。（湿温须三候[1]至五、七候，即肠热病须三周，痢疾三候，麻疹两周，肝炎旬日等。）吾黔社会人士，缺乏医学常识，无论何病，概求速效，总期覆杯即已。鄙人学浅，实不能破古今中外之病例，以饫[2]求者之雅望。欲求速效者，请另访高明。

[注]

[1] 候，五天。古时气象学时间单位，现仍沿用。

[2] 饫（音狱，yù），饱的书面用语，此处作满足解。

[按]

各种疾病都有其自身的发展规律，医患双方都应当认识到这一点，并尊重其规律。王老治学严谨，不尚"效如桴鼓"、"覆杯即愈"之类的空谈，体现了严肃的科学态度，堪为后学效法。作为医生，对患者要求速效的心情是应当理解的，但应晓之以理，互相配合，方能收到良好的疗效。

二、不可凭脉诊病

历代以来，医者每夸脉理之妙，不施四诊以欺世骇俗，病者亦恒讳疾以试医。须知病有自觉症、他觉症等，他觉症医者固（可）诊而知之，自觉症非患者陈述，医者何能尽知？彼讳疾欲以试医者，请另访仙人，幸毋以性命为儿戏。（如伤食一症，伤谷食、肉食、面食，所用之药各异，患者不明言，则伤食终不愈，且有至病危者。友人某君之妻，多年不育，弄璋^[1]心切，迷信俗传"服他人初生子红蛋即可生育"^[2]，连日觅获多服，遂至伤食，嗳腐吞酸，泄泻，因碍于启齿，隐而不言。医以普通治疗，食积不消，渐至腹胀如鼓，终至医药罔效，竟以丧生。没初起即陈述，一、二剂可愈，何至饮恨幽冥。又如花柳、如夹阴症者，讳疾而死者，鄙人见闻甚多。）

[注]

[1] 弄璋，指生儿子，古人重男轻女，喜欢把璋（一种玉器）给男孩子玩。

[2] 贵州民间风俗，生育子女之家，每以煮熟之鸡蛋染成红色以馈赠亲友。

[按]

中医诊病，历来强调四诊合参，尤以问诊不可忽视。但有个别庸医，故意炫耀脉诊以欺病家，以至也有病人误以为高明的医生不需问诊，仅凭脉诊即可通晓病情，确实为害不浅。王氏这里以一实例说明讳疾试医的严重危害，同时也提醒医患双方相互配合，坦诚告知病情的重要。

三、医事至重，不得不慎

前哲谓救颠扶危，斩关夺命，多大毒、大热、大寒之药，如芩、连、膏、黄、姜、附、桂、萸等药是赖。有是病则用是药。近者社会人士，或稍识药性，或耳食^[1]俗传，多议药不议病，不曰某药太寒，则曰某药太热，疑是疑非，避重就轻，或私更药味，或暗减分量。成则居功，曰："非我如此更改，曷克臻此？"^[2]败则委过于医，计亦工矣！于是医者迎合病家心理，为不求有功先求无过计，遂以平淡之药敷衍塞责。至今医界，遂有某（此）宗派之称，遍布全国。病家以为稳当，医者求售亦以为得计，以致小病迁延，至重至死。医者岂有甘昧心而出此欤！实社会环境有以造成之也。若病家有疑是疑非，避重就轻，议药不议病者，最好守不服药之戒，静以调理，待体工之自然疗能^[3]，或有生机，否则以小疾贻误至死。慎之！慎之！

[注]

[1] 耳食，即耳闻。

[2] 曷克臻此，意为"怎么能够达到这样满意的效果呢"。

[3] 自然疗能，指人体的自我恢复能力。

[按]

《内经》云："毒药攻邪，五谷为养。"药有其寒、热、温、凉之性，是用来祛除外邪、治疗疾病的，医生遣药处方，及至各药剂量配伍都是根据病情而定，有一定之规，是非常慎重的。有些人初知药性，不通医理，擅自更改处方药物或剂量，务求"稳妥"，实则贻误病情，为害不浅。医生应当精究医理，对症遣药，不可迁就病家，只求"无过"，不求"有功"，以至小病贻误至死，其过大矣！王老告诫医生不可敷衍塞责，当慎之！慎之！也告诫病家要尊重医生，不可听信外行之妄言。

四、良药苦口，勿畏而拒之

"良药苦口利于病"，古有明训，今之患病者，每以药难下咽为辞。不知医非庖人[1]，实难选美味以适患者之口。若欲寻可口，即径觅庖人。以免病者虚糜金钱，医者空劳心力，两俱无谓。（友人王君，患病卧床，家人欲请医治疗，王君以素性畏药，不许。命家人选进烹调，多购点心，虽死无憾。不久病卒，枕后包点心之纸盈尺。王君以药难下咽，不请医服药，虽死，其真诚爽快可佩！）

[注]

[1] 庖人，指厨师。

[按]

谚云：恨病吃药。意与古训相同。王老举一友人因畏服苦药而拒医，终至病卒之例来说明，虽云"其真诚爽快可佩！"，乃反语也。

五、医理至深，不可不专

病变万端，药只此数。治疗处方，配合自有法度，决非引单味药之性质，可概全方。处方中有调剂药性者；有数味相合而变其功能者；有重用轻用，功能不相同者。如柴胡，庸俗死记为发表药，岂知补中（益气）汤合参、芪而不达表；麻黄莫不知为发表峻药，岂知阳和汤（中）合熟地而不发表，麻黄加术汤（中）合白术亦变其功能；厚朴、黄连、大黄、龙胆草、皂角刺等，重用轻用，其效不同；决非一知半解者所能了沏（彻）。如仲景之诸泻心汤、麻（黄）附（子细）辛汤、大黄附子细辛汤等，有时寒、凉、温、热、补、泻集合为一方，庸俗无知者，不以为太杂，即以为不通矣！譬如国学万种书籍，所常用之字，不过数千，小说之白话，与五经古文之字不异，小学生一载可将数千字读完，翻阅各书，亦系此数千字，以为道在是[1]，即笑古人终身研求之愚，但字虽认识，能了解其中文义乎？医学处方亦然。深者见深，浅者见浅。能了解单味药性者，未必便能了解全方组合之义。如国学中之"之"字，莫不知为虚字、语助词，如《孟子》上之"牛何之"[2]；《聊斋》上之"将之去"[3]，若死记之为虚字讲法，则孟珂[4]蒲志[5]必为庸俗者斥为不通矣！又如海内书法大家康、于[6]二先生，书法在秦汉以上，若不知者，必谓"笔画不匀，歪东倒西，不成字体"。贤哲著作，岂为求庸俗（者）之知？医学主治疗处方亦然。只求对症，并非为求普通（人）了解而另选方药。不知者，可以领教海内高明，请勿问道于盲[7]，而误性命。有时病家为一方一药叨叨絮絮询问医者，医者虽不惮烦劳讲解，其如社会人士无普通医学常识何？

[注]

[1] 是，作代词用，这里之意。

[2] 牛何之，其中"之"为代词。

[3] 将之去，其中"之"为代词。

[4] 孟珂，《孟子》作者。

[5] 蒲志，指《聊斋志异》作者蒲松龄。

[6] 康、于，指康有为、于佑任。

[7] 盲，瞎子，指不精通医理之人。

[按]

王老举若干实例，说明医理精深，非一知半解者所能明了，必终身追求，潜心钻研，方能有所成就。

六、医非万能

中西医医药，尚在幼稚（阶段），即上工亦不能十全。若医学果能十全，历代名医可以长生，世界亦将有人满之患矣。（医者治病恒有尽，心方本所学治疗。）时贤某君曰："古今中外，绝无有凡病皆（能）治，万病可愈之神圣。"况医学渊博，新医学分子科研究，尚难精到，况国医统治各科，更难于各科皆精。国人传统思想，自昔以儒者万能之观念，而亦责医者万病皆能医，此实大谬。如花柳、外科等，鄙人未有深刻之研究者，不敢以人命为儿戏，恕不诊治，患者谅之。又诸病如医学中规定不治，或慢性缠绵难愈者，鄙人亦未敢逞能。往岁遵师训，对于患者，无论病势如何危笃，务须竭力设法救治，以冀万一。虽病家怨恨，同道中伤，皆非所计。年来阅历较多，觅诸先师之训，过于偏重主观方面，今当改弦易辙。若亲友中相知较深，务必委托施治者，鄙人仍遵师训，竭力设法。但有时因学识不足，难慰雅望，亦希原谅。

[按]

医学是博大精深的学问，作为医生个人，虽竭尽全力，皓首穷经亦不可能十全，必有其专长与不足。王老坦陈见解，实事求是，同时对患者"务须竭力设法"，其医德医风，实堪为后学楷模。

（吴学斗　整理）

七、中药药理药效　倡中西合参

药性功能，近因科学昌明，各国努力研究，化验其有效成分，已多所改定[1]。凡近世已实验确定者，鄙人处方中多遵新说应用，未经化验证明者，仍遵前贤旧说，患者[2]不得概以古说观察，致疑是疑非（如远志祛痰，赭石养血，牛黄、麝香、冰片之强心壮脑，麝香又为止呕专药，麻黄、荆、蝉之兼利尿等）。又吾黔药物，既乏道地，复多陈腐[3]，每误良方，一味膺品，即使全方失效。往岁鄙人遵新药理学，变通选同等类之药合用，俾其功能愈彰，故一方内增加辅助药品，较常方[4]为多，庸俗有议为乱杂者，此实因地用药，不得不然，后者谅之。

[注]

[1] 改定：改进。

[2] 患者：应为"医者"。

[3] 陈腐：指伪劣、霉变。

[4] 常方：指经方、古方。

[按]

作者对已经药理实验明确的中药有效成分，使用时常与同类其他中药合用，往往取得较好的疗效，这种不因循守旧、固步自封的思想是难能可贵的。这与作者东瀛留学，接受新事物的影响不无关系。

八、坚持中医特色　治病因人而异

因体质之不同，同一证候而处方各异，此国医数千年来特长也。因体质之不同，服药后之反应亦各异。同一证候，有初、中、末候之别，而治疗亦不同。患者偶服方有效，见亲友有病同者，不问年龄、性别、体质，即抄方令服，或乱说单方草药令服。病家无医学常识，亦聊试之，因而丧生者数[1]见不鲜。深望探亲友之疾者，慎毋犯此弊以杀人造孽，患者亦毋轻尝试，以命为儿戏，虽系亲友好意，总须慎重，多问高明，免噬脐莫及。

[注]

[1] 数：即"屡"。

[按]

作者谆谆告诫病患者，中医以辨证论治为本，即治同一疾病，也需根据病者年龄、性别、体质之不同，初、中、末候之病情差异，而选用不同之方药，与单方、统方治病迥然有别。切莫以生命为儿戏，以身试药。

九、病去如抽丝剥茧　欲速则不达

国药多有机植物，除大寒、大热、大毒之外，性甚和平。古有服药对周[1]之谚，即以现世研究，亦须五、六时至十余时始发生效力。病家素不慎重养身，疾初起又漠视之，至病危即急病请三医[2]。此医之药服少许下咽，不见覆杯即已，又急请他医，一日动易数人，医者以前医之方不效，每改弦易辙，杂药乱投，百死无一生。此实吾黔社会人士乏医药常识之效。希望患者慎重卫生以防之，有小疾即速治疗，免延重笃。重笃时须慎重镇静，服药一日不加病即为药力未到，重病数日有小效即为转机，自能出死入生，若欲求速效必死，慎之慎之。

[注]

[1] 对周：指一昼夜。

[2] 三医：指医分上、中、下三等。

[按]

一般中药，药性和平，药效发挥较慢，特别对于重危病人，很难达到覆杯即愈的程度。如果患者疾病初起时漠然视之，重笃时则病急乱投医，日易数人，改弦易辙，焉有病愈之理？此当毋躁稍安，静观药效，欲速则不达。

十、剂型当符病情　医者须有医德

病之宜汤，或膏、丹、丸、散等，治疗中有一定之理。每见患者无论何病，即请开膏、丸方而服。其意不过省却煎剂之麻烦，又可省医药费。削足适履，难孚[1]雅意。往者见外省诸师友订膏丸方，酬金较诊金数倍或十倍，余深诧之，今始知其故。若患者果如所云，顶好守不服药为中医之训，更为省事。

[注]

[1] 孚：即"符"。

[按]

中药剂型的使用，往往与病种、病势有一定的联系。"丸"者，"缓"也，"散"者，散（音sàn）也。而"不论何病"即求开膏丸方，则有悖于病情，若云患者不知此理，只图省事、省钱尚可理解，而医者竟因酬金十倍于诊金，被铜臭熏昏了头，置医德于不顾，实在不可效法。

十一、法随证出　医患岂可唯心

病随所患而定方药，其阴阳虚实寒热表里亦不一定，非终身所患系一定不移之病，不过因体质关系，医者处方临时斟酌耳。每见患者首先抱一定之药，不论所患何病，医者未诊前即曰：我阳虚也须服热药，我阴虚也最忌升柴，我肾虚也须服补药等。横梗胸中，医之黠者[1]，遂迎合而求售。不论何病，遵其意旨处方，苟患相反之病，一二剂即危笃不可救。有友某君素体阴虚，患风湿历节，服滋阴药致危剧，请余诊治。即言素体阴虚，并背诵渠[2]所常服之药，其意命余照搬也。余诊毕，处以桂芍知母汤，彼吐舌云："万不敢服。"余多方譬解，愿负全责。彼仍犹豫，后数日复诊，病如故。又处以五物七节等汤，彼仍吐舌，余命其服少许并云守候半日，若生变再改方，彼始敢服。服后体舒痛稍止，遂稍稍继进。连诊四五日，渐有起色。放胆服之，两旬始愈。有某君素体虚寒，惯服姜附。适患温证夹食。医者迎意妄投增剧，彼犹以医者药轻，自加姜附数钱，大剂投之，翌日危笃，请余诊。并云阳虚，冀大剂姜附以回生。余诊毕直言误药不治，彼以为谰言，请他医照样大剂进之，一次即死，如是者余见颇多。有某君粗知医，感寒即服桂枝汤，幸中数次，力夸桂枝汤之神妙，并劝亲友宜服。一次患温，自处方服一剂增剧，犹以为药力未足，又加倍进之，一次即危，再进辞世。有友人平素喜服泻药，力夸泻药之神妙，言无论何病，一下即愈，并劝亲友服之。屡向余夸其服黑色丸治病之简而神效。余笑曰："果如君言，则一切药肆之设，以及各国之穷深极研，各药厂之改良制造皆为多事矣！家家户户只备泻药即可长生，有是理乎？"彼仍不悟。一次感冒挟食，照常服之，数粒未下，再倍进亦不下，怒服一瓶，翌日大泻不止，胸坚如石，病危请余诊之，已回生乏术矣。哲学唯理论[3]早已为学者破其说，不学者[4]尚奉为金科玉律，良堪浩叹！自昔医者著书立说，多以已病服药之如何神妙而定为金科玉律，使后学信其说而妄杀人。此一偏见致医学愈沉晦，而有今日废止之论（如薛立斋、张景岳、黄元御、赵养葵等）。愿医者患者毋固执为幸。

［注］

［1］黠：狡黠。

［2］渠：应为"其"。

［3］唯理论：指唯心主义理论。

［4］不学者：指不知者。

［按］

中医以辨证论治为本，其内涵就是唯物主义的思想。把一定之规而治万变之病，其结果必然可悲，作者所举数例，均系如此。患者常以"久病为太医"自解，医者则有以唯心主义理论思想指导著书立说而误人的。社会在进步，科学要昌明，中医要发展，唯心主义这个大敌必须破除。

十二、因症施治　如珠走盘

病情传变不定，医者虽对症处方，因体质而传变不同。如霍乱危笃，以回阳强心壮脑转机，而热证毕现，又须清凉消炎之剂。阳虚者患阳明大热，以白虎承气等，病退而现虚脱，又须回阳强心等对症挽救。活泼泼地如走盘之珠（参观近贤何、张、陆、杨[1]诸先生医论）。庸俗无知，必以为东驰西奔，寒热杂投。自以为知医者遇此等症必死，不知医者若经名手治愈，庸俗多以为侥幸。岂知仲圣先表后里、先里后表，急治缓治，其中有精深之理存在，希自以为知医，探视亲友之病者，毋因一言而误人性命，无形中自造罪孽。

[注]

[1] 何、张、陆、杨：指何廉臣、张山雷、陆渊雷、杨如侯。

[按]

由于患者体质差异，即处方对症，传变亦不同，有如水中按葫芦，压住这头，另一头又浮起，良医当据寒热虚实，标本缓急，择善而从，若误认为是水平低劣、见子打子，治愈则称侥幸，或消极等待，都不是正确的看法。知医不知医者都当引以为戒。

（徐元朝　整理）

十三、病人最忌焦急偏狭

患者心理最（忌）焦急褊（偏）窄（狭），每见病家及亲友探病者，多交头接耳，或叹气连声，或相对泣泪，或索所借之物，或问债权债务等，愈使患者心理焦急，以为病不可治，因而增剧，或发神经（精神）病症。不治者多，即幸治愈，而为废人者亦不少。又有无（知）识者，每对患者说不如意之事；或言其所恶，每使患者悲、怒加病，所见尤多。希患病者少见亲友，希九人情世故阅历者少探亲友之疾，或于病家不无小补。

[按]

病人的心理状态对疾病的康复至关重要，乐观向上的精神状态才有利于疾病的康复，焦虑、悲观的心境只会加重病情，为害不浅，对于某些疾病的转归，心理治疗有时具有决定性的意义。因此，医生和家属都应努力帮助患者本人创造一种健康的心境，树立战胜疾病的信心，积极主动地配合医生治疗。王老充分认识到这一点，具体介绍一些应该注意的地方，颇有实际意义。

十四、要特别注意药物及其煎服法

患病服药，药贵对症，但煎药亦必有法，先煎后煎，研末吞服，或另蒸冲兑，或稍煎久煎等，皆有至理。吾黔因药物既乏道地，复多陈腐，病家又多无医药常识，不识药品，何辨真伪？即处方调剂，亦难合准绳，煎法更不易讲求（究），服药少效，此为最大原因。又每委诸仆婢，或须自加者不加，或遗落数包，或煎干焦腐，轻剂或久煎性散，或药肆[1]懒惰不炮制，自己不检查另炮（制）。若一家有数人患病，或将甲药令乙服，乙药使丙服，因而增剧丧生者不少。若病家以命力贵者，务须于此等处注意，否则守不服药之戒，或不至死。

友人某君，以感冒小疾，请余诊二、三次未愈。余诧之，询问其中必有原因，彼云无他，偶寻物则见桌上及桌箱中有数小包，开视乃数种药，询问所以[2]，始知仆婢忘却放药罐中。余今将方再进，注意煎服（法），一剂得汗（而）愈。否则，（若）另辟蹊径，或另请医，见前方不效，即改他法，必不堪设想矣。

又有友某君，患温证（病）初起，请余诊。翌日家人致书来言："服药二次，头疼、目赤，唇焦，发狂谵语，满地乱滚，十分危笃。速请诊视。以救危急。"余大诧。急（往）诊之，果如所云，询问必有原因，或乱服他药、草药等。家人盟誓。余坐思良久，不得其故，命将原方考察，家人持方出示。余视非余所处之方，命觅原方，许久未获。其仆曰：近月家中无患者，无第二人服药，只此一方，拣药归后，彼小心贴壁上，确是此方。视之，乃大补之剂。命出药罐倾视，药与方合。乃问何得此药此方实大奇事。问仆拣药情形，仆谓将方置药肆，令拣好，彼即往街上买小东西。归，药房即授此，携之而归，始误。药肆将药授错，不知将何人补药误服，致有此失。后大剂清解，月余始瘥。友人曰，误服少诒[2]：即增剧如此，不知服余药者又何如？欲探究竟，竟不可得。

举此二事，希病家特别注意！

［注］

［1］肆，即铺子。药肆即药店。

［2］所以，原因。

［按］

中医治病，除处方对症外，关键在药物是否能发挥应有的效果。中药讲究药材地道，还讲究依法炮制，依法煎煮，依法服用，方能达到预期的疗效。医药人员及病家都要特别注意遵照医嘱。王老以亲身经历之两例，其一因疏忽大意而弄掉部分药物，其二甚至因药店之差错而险些酿成大祸。事例十分真实生动，给人印象分外深刻。

十五、医药随时代进步而进步

社会系渐进化而达于文明，医药何独不然？笃古[1]者，奉经方为金科玉律。病变万端，岂百十二方[2]所能统治？即孺子亦知其非也。若以古是今非，何不衣树叶，茹毛饮血为简捷了当？往昔步行、车马，若语电（车）、汽（车）、火车、飞机，则诧为神怪妄谈，今孺子亦识汽车、飞机，不以为怪矣！药物进步，日兴（新）月异。吾黔一切落后，遑[3]论医药，庸俗（者）每以余好奇行怪，处方多僻药怪药，岂知他省即村夫亦知其功用而不奇。吾黔只知此常用之药一二十味，毋怪秋虫语冰[4]，而诧为奇异也。倘医药逐渐进步，如欧、西、日[5]服砒霜（治病）而不之奇，今之孺子识飞机而不以为妖，是则余之所望也夫。

［注］

［1］笃古，迷信古法。笃，本意为忠实。

［2］百十二方，指《伤寒论》方。

［3］遑，为闲暇的书面用语，此处用其反意，即无暇顾及之意。

［4］秋虫语冰，意义不详，直解为秋天的虫子谈论冬天的冰，大意是比喻自然界的一般变化，不了解者则少见多怪。

［5］欧、西、日，泛指欧洲、西方、日本等发达国家。

［按］

社会是逐渐进步的，医药也应当随着时代的进步而进步。本文反映了王老师古而不泥古，反对固步自封、抱残守缺，善于接受新事物的思想倾向。

十六、治病须注意患者的心理

患病者之心理焦灼，凡人皆然。虽病不治，医者亦多用安慰法。每见病家，于医者诊治毕，即多问要紧不要紧。间有医者，每以小疾，即危言恫吓，以冀他日成则居功，败不受过之地步。病者闻言，心理不安，每至危笃。（某省规定，医者不得明言或暗示必将患者治愈之条例，岂近人情？）无论病之危笃与否，病家偶问鄙人，实难答复。不治者，偶于脉案[1]略露端倪[2]，高明阅者自知。盖心理关于（系）疾病最大，近世欧、西右以心理杀人犯罪之条，可想而知。往岁友人某君，以神经衰弱请治，数剂只有小效。某君以生活问题，急欲速效，屡问病症如何！鄙人以神经衰弱系慢性病，且系根本病，劝其静养半载。某君误会，以为其病不治，而生活迫人，遂引起自杀。此实鄙人医学浅陋，不能使人速愈，又以相知直告，遂至失言。鄙人忏悔不已。故此后，对于非短时间所能治愈之疾，竭力辞谢，实鉴前年，非有他意也。患者谅之。

[注]
[1] 脉案，小医对病症的断语，旧时写在处方上。
[2] 端倪，事情的眉目。

[按]
王老以自己的经验教训，提醒医生治病时要谨慎小心，不要失言以致引起患者不安而加重病情。文中言某君自杀，不一定完全是误会所致，但王老却引咎自责，可窥其医德医风之一斑。

十七、信巫不信医者，鲜不丧生

巫[1]、蛊[2]、神、鬼之说，科学昌明之际，当竭力排除此迷信。但人民智识不开，此亦心理疗法之一。如近世催眠灵学疗法[3]，亦基于此。有时病家迷信者，禳神送鬼，捉蛊烧蛋。偶问鄙人，鄙人亦赞同之。识者多讥鄙人提倡迷信，其然岂其然乎？但信巫蛊而不信医药者，鲜不丧生！慎之！慎之！

[注]
[1] 巫，旧时以装神弄鬼替人祈祷为职业的人。
[2] 蛊，旧时传说，将毒虫放在器皿中使之互相吞食，最后剩下不死的叫蛊，用来放在食物中害人。
[3] 催眠灵学疗法，西方社会的一种巫术疗法，又称降神术。

[按]
王氏在这里对民间的一些巫术疗法提出了自己的见解，指出在"人民智识不开"的情况下，"此亦心理疗法之一"，这是符合实际情况的，有其一定的合理性。但王氏反对巫术迷信，提倡科学，明确指出"但信巫蛊而不信医药者，鲜不丧生"，告诫大家要慎而又慎。提高全民族的科学文化水平，普及教育，普及医药知识，至今仍是摆在我们面前的重要任务。

十八、药治一半，调摄一半

治病专赖药石，调养摄生，须患者自行慎重，所谓药治一半，调摄一半也。每见病者，于病中不慎重养生，或乱服饮食，或操劳过度，或（过）用脑力等等，终以小疾而至危笃。尤其请获高明医者，自以为病有所恃，乱进饮食，若反病又恐医者见责，多方隐瞒。医者莫明其故，一改弦易辙，终至不救者多。是病者自己轻生也。尚希慎之！（吾黔人士，缺乏医药常识，十九[1]患此通病，尤以小儿为最。盖父母只图顺儿意，遑计其他，十有九死。历代贤哲，初以小儿圣手，攻习大方脉者，亦因此故。若叶天士改习内科，王潜斋不诊小儿，晚近贤哲如此者尤多。鄙人攻儿科亦费尽心力，只以入世甚浅，无此经验，空耗脑力。近数年除亲友小儿不获（得）已诊治外，其他力辞，盖亦为此。

[注]

[1] 十九，十分之九。

[2] 大方脉，古代医学十三科科目之一治疗成人各种疾病的专科。宋、元、明三代均设有大方脉科，如兼治小儿科疾病的，一般称为"大小方脉"。

[按]

本文指出调养摄生在疾病康复中的重要性，特别是饮食调摄至关重要。对于儿科疾病尤应注意饮食宜忌，不可一味迁就小儿，当今多是独生子女，提醒这一点是很有实际意义的。

（吴学斗　整理）

十九、深研学术　振兴国家

鄙人因患胃病，受国药再造之惠而习医。欲埋首攻研，期有所成，承乡先（贤）达姚重光先生，彭公武世伯及先师李之白先生[1]等教诲，略谓吾黔自开化以来，无一研医有成之人，即有少数研究者，亦多外省游宦之辈。因数千年来，国家社会贱视医药，俗有"秀才学医，凤凰变鸡"之谚，或以为文人末路之举，今幸子因病研究，务须打破俗情，努力以求，上进，不可一知半解，即半途而废。如清以前之文人学士，取得科名可以作官，即将书置之高阁。今之进文武学校或外国留学者，取得一纸文凭，可以入仕途，升官发财，亦将学问置诸脑后，须知学问与年俱进，毕生研究未易穷。古今凡一技一能之长，非偶然侥幸成功，务须具坚[2]苦卓绝之心，百折不回之志，始克有济，万不可以为能治少数人之疾，即以为道在是，戒之戒之等语。鄙人终身铭志不忘。故稍有暇，即手不释卷，以期有成，不负诸先贤达之训诲。鄙人志在学术之研究，期学术之几何而能济世救人。蛰居以来，为患者纠缠，空耗光刚，日间诊治稍多，即脑筋昏愦，出诊亲友，遇重病思索过甚，夜即失眠。往岁出诊被传染数次，几至丧生。年来体衰多病，研究时间愈少，致学术无进步。想亦后者所原谅也。拟俟他口学术稍有成就时再为普诊。庸俗[3]不知，或以为故高身价[4]，或以为名士积习，种种说法，岂知世人贱视医业，鄙人又不幸而研究为世诟病之国医，俗所谓文人末路，尚何身价之有哉？世有贤哲，知研究各种学术，实为国家救危亡唯一之策者，或亦鉴原下忧乎！至于庸俗之或毁或誉，呼牛呼马，皆非所计也。（民初鄙人留学倭邦时，与德人海军大佐伯卢君同居货间，查君原德工学博士，青捣失败被俘，供职东京道路局，充技师。余见其土木工程学甚精，诧问之，查君慨然曰："敝国之称强世界者，非海陆军也，君留学于此，观察得其要领乎？"余对以或政治上轨道之故，查君曰："非也，日本自明治维新五十年间，可于代表国家强盛之博士观之。此五十年全国博士达一万零[5]，医七千余，工千人，理伍百余，农四百、药数十、林数十、法三百、文三百、经济数十、政治数人，此其国跻文明强盛之故。医占世界第二位，亦可于此观之，反观贵国，亦有名位与日本相等或过之者。"余诧问之。查曰："贵国将军府之将军及海陆军将官名额恐尚不只此数世。"相与感慨不已。愿青年学子，深味[8]查君之

292

言，苟有志欲复兴民族，振兴国家，当亦知所计矣！

[注]

[1] 姚、彭、李诸先生：均系王聘贤老先生之兴义县贤达之士。

[2] 坚：应为"艰"。

[3] 庸俗：指不理解者。

[4] 故高身价：故意抬高自身价值。

[5] 一万零：即一万余名。

[6] 味：玩味、体会。

[按]

作者因罹患胃疾，在日留学时曾遍服西药未效，后服中药治愈，自此悉心研究中医药。又受乡里贤达教诲，身体力行，具艰苦卓绝之心，秉百折不回之志，务在中医学术上有所成就而能济世救人。尽管诊务繁忙，体质欠佳。仍手不释卷，不敢偷闲，以期有成。并置毁誉于不顾，但研究学术，科学救国，在当时的环境中，是有一定进步意义的。

二十、抱病行医　爱憎分明

鄙人因身体衰弱，年来多病，而又致于研究，以期上进。不得已停止出诊，（以）稍留余力，供夜间研（究）。但遵师训：若世有不慕虚荣浮利，不甘虚生，无论攻研何种学术，埋首苦干，以期有成者；或有一技之长者；以及乡党耆宿，德行堪为后学表率者；或身历军政，清廉自矢、为生活压迫、偶撄[1]小疾，每贫病交加，易致危笃者；或实践八德[2]，欲以挽颓风者；或提倡国药有事实[3]表现者皆国家有用之人，能救得一有用之人，即培得国家社会一分元气。鄙人虽学识浅陋，苟有宠召，无不勉力诊治，虽风霜雨雪，或远在千里，亦不辞劳瘁。即被传染撄疾，亦不怨尤[4]，纵牺牲亦有价值，赠送黄金之药亦所不惜。数年来皆遵师训，不敢或忘，然有时因学识不逮，不能拯沉疴而起痼疾，或因多病不能治疗，始终心有余而力不足。惟冀[6]大雅君子，矜闽愚忱而曲予原宥[6]焉？至武装同志（省去13字）及政界之廉明爱物，恺悌宜民为万家生佛者，实国家之柱石，故法令设有军医医官等负责诊治否则亦有力延请高明。鄙人因学验不丰，恐有阴越，获罪非轻，故年来皆未敢应诊。庸俗不知，或诮[7]为玩世以鸣高，或流言蜚语，种种愚揣，岂识下忱？

鄙人研医以来，耗金不下数千，蛰乡而还为生活压迫，无力投师访友及购买书籍，有半途而废之感。吾黔自来漠视文化，又无一图书馆可供参读，每因购置书籍，虽数元数十元，亦偏假[8]亲友至数十人而始获。故诸亲友对于鄙人医学有相当援助者，鄙人没齿不忘。无论门诊出诊或赠贵药，皆不敢取资。或介绍[9]诊治者亦然，虽千里不辞劳瘁。藉酬玉成之雅意。近年来屡承诸亲友体恤多病小疾不相扰，甚有危笃迹不使知闻者，良深感谢，但亦未免过拘[10]，鄙人添列士林，粗知朋友互助之义，敢遗远岸焚筏[11]之讥，以后请毋拘执为荷。

[注]

[1] 撄：即"患"。

[2] 八德：指"礼、义、廉、耻、忠、孝、仁、爱"八种品行。

[3] 事实：即实际。

［4］怨尤：即怨天尤人。

［5］冀：作"寄予"解。

［6］原宥：谅解。

［7］诮：叽诮。

［8］假：寻找。

［9］介绍：指亲友所介绍来诊之患者。

［10］过拘：过于拘束。

［11］远岸焚筏：离岸后焚烧渡船，喻做蠢事。

［按］

凡对国家社会有贡献之人，作者均勉力诊治，甚至于在带病中数次因诊治疾病而被传染。多次危殆，但他从不怨天尤人，认为即使牺牲生命也有价值。但对权贵，他婉言以其有高明医官诊治拒之，表现出崇高气节。作者对祖国医学遗产十分珍惜，不惜将多年积蓄用以购置医书。他有感于旧社会贵州无一图书馆可供参读，而在1964年谢世时，在遗嘱中将所藏数千册医书全部捐献给国家。此举一直为黔中医界所称道。

二十一、体恤贫病　当改社会

贫而患病至堪悯恤。人类之心理皆然，历来医者对贫病莫不施诊，鄙人岂别具心肠？但其中亦有最大原因，前数载鄙人曾施诊贫病，但贫者患病，因无资[1]关系，初起每多忍耐，非至危重，不肯轻易服药。然危重之病，又非普通贱药所能愈，每对症处方，患者无力购买，有请更易[2]，卒至无力购服者，空劳心力，双方无谓。鄙人无力施药，遍访缙绅仕官富商巨贾，善堂药肆，亦无此举，除少数施膏药及普通一、二种丸散外，未闻有（出）巨资认真作善举者，数年后曾宣布若有真君子真慈善家出资备药以济贫病，鄙人当附骥施诊等语。数年来只熊君一人愿以劳工所获量力备药施治，此外更无第二人。（熊君家本不丰，自以劳工谋个人生活，又愿解资备药济人，令人欣佩！）致未能集腋实现，至堪浩叹！有谓医系慈善性质者，有谓医系关民命者，屡责余何以不念及贫病，余谓医药既系慈善而药肆何以不普施且索善价？现世之欧西药品，动需数十元，外人何以不广济吾国民众？乃至高价贩运致[3]海关输入，年年增加，有惊人之记录。柴米油盐等何尝不关系民命，且系日用必需，日渐增贵，何以不见有人广济，致鄙人等时感受生活困难。年来社会人士命余行好事作阴功者不下数百。余谓行好事阴功，古今并不限定系医者一界之事，无论何人皆可行之。君等所行之好事阴功可举一二以闻乎？今鄙人一人能力有限，无资施药，且并不须君等行好事，只须假[4]我金钱，助余行好事，他日有力再归还则感荷良多。凡为此言者，鄙人即致书借贷准备行好事，数十百人中不曰生活困难，即曰负债累累，并无一人肯假借。以后晤对[5]，则绝口不提好事，鄙人重提，则顾左右而言他矣[6]，内中有博学前辈，郑重语余曰："行善施仁，尧舜共犹病乞诸其邻[7]，古人且不许，子何必好名心切，竟欲假款而沽，此小道之名哉？于少读诗书，致有此失。"余唯唯谨受教。继又遇老前辈贫儒，责余元仁慈念，并引证古今因果数事以相勉，因其贫不敢假款。余即举前博学者所教以对，彼曰："三代以上惟恐好名，三代以下惟恐不好名，其说荒谬甚，毋听之。"假求者之言如彼，不假求者之言又如此，浅学如余[8]，实不知所从也。

有友人充县长者资余门："子高订诊金，不恤贫病，何不仁乃尔？"余对曰："诚然，

294

但较君等仍高一等。"友诧问之，余曰："君等亢亲民之官，派款催米，监狱充满，人民卖妻鬻子，老弱转乎沟壑，哀鸿遍野，十室九空。且禁令人民迁徙，以便鱼肉，此得谓仁乎？鄙人充医，虽高订诊金，不恤贫病，但无强迫拘押诈索行为，亦未闻有为余卖妻鬻子者，自信较高一等也。"友曰："奉上峰令无可如何。"余曰："果有仁心，当早挂冠，何独责鄙人不仁乎。"渠[9]语塞嘿然去。愿责余者以责己，恕己者以恕余为幸。

[注]

[1] 无资：无资金。

[2] 更易：指更改为药价较贱的处方。

[3] 致：通"至"。

[4] 假："借"、"给"之意。

[5] 晤对：指见面。

[6] 顾左右而言他：岔开话题。

[7] 乞诸其邻：向邻居乞求。

[8] 浅学如余：学识浅薄的我。

[9] 渠：同"其"。

[按]

医乃仁术，向贫病施诊乃至施药，本为医之常理，作者浩叹缙绅仕官、富商巨贾口若悬河，挟医者作善举，但竟不出分文以济贫病。更有甚者，所谓亲民之官，民之父母，竟鱼肉乡里，派款催米，监狱充斥，人民卖妻鬻子，致哀鸿遍野，十室九空，人民处于水深火热之中，如有仁心，当早挂冠等语。淋漓酣畅，阐发了作者同情人民及对旧社会的愤怒控诉和呐喊。

二十二、量力施药　岂为小惠

鄙人为社会人士对于医药并无一人赞助提倡，惟视自己能力所及而为之，所获诊金于各省购买价值黄金之特效药石来黔应用，以示提倡。对于患者，若已（未）购置有药者，莫不赠送，未取分文。阅历数载，虽系赠送，而其中多有疑是疑非，未敢服而抛弃者。岂知鄙人所赠诸药，间有价值诊金数倍者被轻易抛弃者，可惜殊甚。此实鄙人阅世甚浅有以致之[1]。近年来斟酌赠送实出于不得已。甚有谓余好行小惠者，实不知鄙人提倡之意也。（鄙人曾在军界，因军饷困乏，袍泽官兵患病，痛苦万分，鄙人间[2]制药施送，或送少数药资，某高级长官屡责余好行小惠，鄙人冷笑曰："承友张师长供给伙食，每月以取得伙食数元作此举能力只此，无可奈何，有能力胜部下百倍，只知斧敲斤斩，并小惠而不行之，奈何？"以是忤上官，鄙人几以此贾祸。

[注]

[1] 有以致之：以致于如此。

[2] 间：偶然、偶尔。

[按]

尽管作者为生计所迫，不能广为施药，但仍有谗言，谤其好行小恩小惠。比之军官克扣军饷，喝兵血，有小惠而不行者，不知光明正大多少倍。

二十三、方无秘密　毋工心计

药品有非监制而不效者。鄙人有时自制药品，亲友试用有效，不知药品之贵贱，索求无厌，用如泥沙。有时因无暇制造，供不给（应）求。以为鄙（吝）索方自造。鄙人不许，谓非监制，恐反误人。又以为秘方不传，有谓需用在即，迫不及待。悻悻索开方急欲自造，且谓制好分给鄙人一半以赠人。幸何为之[1]。即开方与之。数月无耗[2]，偶晤问及，则曰此药何太贵也，动需数十元或百余元，故未制，尔曰：余所制系梦中药王所赐之药，故不贵，君于药肆制造不得不尔。余并问曰："患者其此乎？"曰："未也。"余曰："前闻言迫不及待，今数月余造，余以为死矣。故冒昧问之，请恕唐突。"间有不需索而云代亲友必欲退药片，鄙人以为真即以原价示之，谓曰："若加邮费汇水尚不止此，即以原价可也。"有携药去而渺如黄鹤者，稍忠厚者则曰"回问亲友再命携款来购"，亦从此无音问矣！

鄙人之方决不秘，果欲制造送人者，幸毋工心计为荷。

［注］

［1］幸何为之：庆幸有此善举。

［2］耗：音讯。

［按］

药品（成药）应由制方者监制，以保证取得较好疗效，不知者以为秘方不传，故采用各种方法套取原方，作者郑重宣称：所有方剂决不保密，只是希望索方者不要工于心计，滥加不实之词则幸甚。

（徐元朝　整理）

《贵州民间药物》

前　言

贵州地处山区，气候温和，药物资源非常丰富。长期以来，我省广大群众，在与疾病作斗争的过程中，利用民间药物治疗疾病，积累了许多宝贵的经验。但是，解放以前，由于反动政府无视人民群众的疾苦，因此，许多宝贵的民间治病经验，不能得到总结与传播。解放以后，在党和人民政府的正确领导下，民间医药事业有了很大的发展，民间药物得到普遍的重视和采用，对保障人民身体健康，促进社会主义建设事业的发展，起了一定的作用。

为了继承、发扬祖国的医药遗产，使民间医药事业能更好地为社会主义建设事业服务，为劳动人民的健康服务，我所从 1957 年开始，先后组织了有关人员，分别到省内三十多个县，进行了广泛的采访工作，搜集了三千多个民间验方，采集了一千多种药物标本，其中有许多药物是民间用之有效而为历代本草书所没有记载的。1959 年，我所邀请了省内知名的中医师和民间医师，进行了为期数月的座谈，对所采集到的药物标本的名称、用途、配方作了研究、鉴别。以后，又经贵州省科学工作委员会医药卫生组中医药小组审定了 200 个品种，编成一集，作为内部资料，发给有关单位和有关人员征求意见。现根据各方面的意见，并参考了有关文献资料，重新进行了整理、鉴定和补充。截至 1961 年底，共审定了 800 种药物。其余品种，现仍在继续整理、鉴定中。为了交流经验，并供医药卫生人员、医药研究工作者参考，特将已选出或即将选出的药物 1,200 种左右（其中包括植物药、动物药、矿物药三大类），分成三辑出版。

由于我们的水平有限，错误之处在所难免，希望读者予以批评指正，以便今后再版时修改。

本书所附方剂，均系民间验方，但未经系统的临床实验，希读者使用后，将其疗效告知我所，以便作进一步研究。

兹当本书第一辑出版之际，谨向参加过部分调查、编写工作的马振起、黄光中、杨世群、杨济秋及校阅植物学名的张秀实等同志致谢。

凡　例

一、本书收载的药物，均系我省各地民间医师经常使用而效果较好的药物。

二、本书收载的药物，按中文名称首字笔画多少，依次排列（其中"苏"字按简化字数作七画，"艹"及"辶"两部首均数作四画）。为了使读者查阅方便，按中文名（包括别名）首字笔画多少和学名第一字母的顺序，依次排列，分别编为中文名索引和学名索引。

三、每种药物一般均有下列各项记载。各项编写体例如下：

1. 中文名：以全国通用名称为主；缺者则用本省通用名称。

2. 别名：系本省各地区的习惯用名。别名后面注明县（地）名。其中也有少数别名是部分县（地）的习惯用名。

3. 科属形态：根据采集标本，进行鉴定，查明科别，订出学名（其中有部分药物因缺乏鉴定资料，致缺学名）。学名前未列中文名称的，系该种药物缺全国通用名称。每种药物的形态，均作了较详细的描述，并绘图以资识别。其中有部分药物，因受采集季节所限，未能将根、茎、叶、花、果实及种子的形态完全描述或描绘。

4. 产地：记载本省主要产地和药物的生长环境。

5. 采集期：记载本省采收季节；月份采用公历。

6. 药用部分、性味、功用、方剂、禁忌等项的资料，均系我省各地民间医师及中医师所供给的。方剂中用的第一个药物名称，均系该种药物的第一个别名。

四、形态描述中所用长度为公制（米、厘米、毫米）。方剂中药用量所注明的两、钱、分，仍依传统习惯，沿用旧制（即一斤为十六两）。

内容提要

　　《贵州民间药物》第一辑，汇集了 400 种植物药。作者对每种药物的产地、采集期、科属形态、药用部分、性味、功用等都作了比较详细的介绍。同时，还列有我省中医师、民间医师治病的方剂，这些方剂都是经过使用而效果比较好的。此外，每种药物都附有插图，以便读者识别。

　　本书可供医药研究工作者、医药卫生人员阅读参考。

一点红

别名 饿死老公草、野木耳菜（兴义），花古帽（绥阳）。

科属形态 菊科植物一点红［Emilia sonchifolia（L.）DC.］。直立或近直立草本。高 30～70 厘米，光滑无毛，有少数分枝。叶互生；生于下部的叶琴状分裂，顶端圆钝，基部窄狭；上部的叶卵状披针形，多小抱茎，先端长尖，基部耳形；均有不规则的锯齿，叶背紫红色。头状花序，有长柄，呈疏散的伞房状排列；总苞圆柱状，基部稍膨大；苞片 1 列，绿色，约与花冠等长；花全为管状，紫红色；冠毛白色。

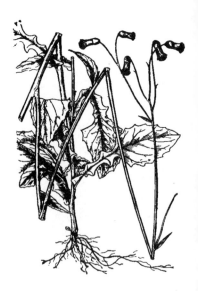

图 1 一点红

产地 我省各地产有。生于草坡路旁。

采集期 夏、秋季采集。

药用部分 根。

性味 性寒，味辛微苦。

功用 治疳积。

方剂 治小儿疳积：饿死老公草根三钱，蒸瘦肉吃（兴义）。

一柱香

别名 一柱香（梵净山）。

科属形态 茜草科耳草属植物［Oldenlandia capituligera（Hce）O. Ktze.］。草本。高 20～40 厘米。叶对生，卵圆或长卵圆形，先端渐尖，全缘，基部楔形，两面疏被扁平柔毛，长约 4 厘米，宽约 1.8 厘米。托叶联合，着生于二叶柄之间，卵圆形，边缘有细毛绒。花顶生，二歧聚伞花序，花白色，小花梗约长 5 毫米，花长约 3.5 毫米，萼 5 裂，裂片三角状披针形；花冠合生，4 裂，内生柔毛；雄蕊 4 枚，花冠上着生，子房下位，2 室，柱头 2 裂，胚珠多数。

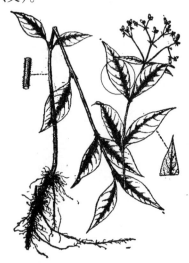

图 2 一柱香

产地 我省梵净山产有。生于草坡杂草间。

采集期 夏、秋季采集。

药用部分 全草。

性味 性凉，味辛。

功用 清热散郁。

方剂 治眼红肿：全草一两，煎水熏患眼（梵净山）。

一枝黄花

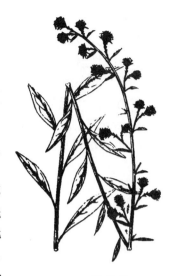

别名 钓鱼杆柴胡（湄潭），汗马兰（榕江），红箭杆荣（望谟），金柴胡（独山），土柴胡（遵义、都匀、松桃），疗疮药（兴义）。

科属形态 菊科植物一枝黄花 ［Solidago decurens Lour.］。多年生草本。茎直立，高60～110厘米，圆柱形，有纵条纹，下半部光滑，带红色，上部绿色，疏被细毛。叶互生，基部的叶柄较长；叶片卵圆形，长5～7厘米，宽2.5～3厘米，先端渐尖或钝，基部下延成柄，边缘有锐锯齿；上部叶渐小无柄，叶片狭披针形，全缘。头状花序，多数，由上部叶腋生，排成短总状。总苞钟状，苞片3层，外层较短；花冠黄色，外围舌状花1层，内部为管状花。瘦果圆筒形，冠毛白色。

图3 一枝黄花

产地 我省各地均产。生于茅草坡中。

采集期 秋后采集。

药用部分 全草。性味，性凉，味辛微苦。

功用 清热毒，治刀伤、感冒。

方剂 1. 治刀伤出血：把钓鱼杆柴胡适量捣烂，敷伤口，随时更换。夏日最适宜（榕江）。

2. 治伤风、咳嗽、流清鼻涕等症：钓鱼杆柴胡一钱，葛根、升麻各二钱，煎水服，一日三次，每次半茶杯，微汗即愈（麻江）。

3. 治小儿痧疹不出：钓鱼杆柴胡二钱，芫荽根、椿树皮、葛根、土升麻各一钱，煎水服，一日三次，每次小半杯（独山）。

4. 治火眼或痔疮：用钓鱼杆柴胡一斤熬膏，取适量点眼角或敷痔疮患处。治疗疮及癣亦有效（贵阳）。

禁忌 忌酒、油及生冷食物。

八 角 香

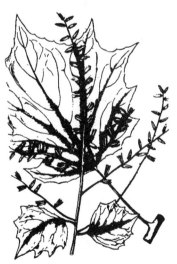

别名 八角香（雷公山），蜘蛛草（兴义）。

科属形态 菊科植物 ［Cacalia ainsliaeflora Hand - Mzt.］。直立草本。茎高50～70厘米，绿色，少分枝。叶互生，有长柄，阔卵形，有五角，长9～10厘米，5浅裂，边缘有细锯齿，上面绿色，下面淡绿色，两面疏被短毛。圆锥花序，长约30厘米，有头状小花甚多，总苞片1列，外具小苞片。种子红褐色，有棱约10条，冠毛白色，与苞片约等长。

图4 八 角 香

产地 我省兴义一带产有。生于杂树林阴处。

采集期　秋季采集。

药用部分　根。

性味　性温，味辛微涩。

功用　散瘀，杀虫。

方剂　1. 治无名肿毒：把八角香适量捣绒，敷患处（兴义）。

2. 治癞癣：用八角香适量磨酒或醋，搽患处（兴义）。

3. 治风湿浮肿：八角香一两，三角风、海金沙藤各五钱，煎水外洗与内服（雷公山）。

八 角 莲

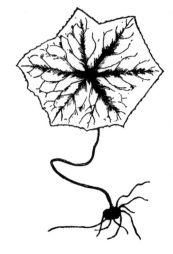

别名　白八角莲（惠水），梨子草（雷山），叶下花（贵阳）。

科属形态　小檗科植物八角莲［Podophyllum pleianthum Hance.］。多年生草本。根茎成粗壮的结节块状，黄褐色，根须状。茎高 20～40 厘米，密被白色柔毛。茎生叶两片，一片生于茎的中部，叶片圆形，叶缘有 6～8 角，并有刺状疏锯齿，下面密被柔毛。花数朵生于茎顶，如同生于叶柄上。果柄长约 3 厘米，密被长柔毛。浆果红色，椭圆形。另有同属。

图5　八角莲

鬼 臼

别名　植物鬼臼［Podophyllum veitchii Hemsl. et Wils.］。亦称八角莲，用途亦同。此种植物，叶片盾状亚圆形或大半圆形，4～6 深裂，裂片又 3 浅裂，边缘有刺状疏锯齿，花序生于茎顶，或生于两叶交叉处。浆果红色，长圆形，干后长 1.3 厘米，直径约 1 厘米。

产地　我省各地均产。生于深山箐林下。

采集期　八、九月采集。

药用部分　根茎。

性味　性平，味甘微苦。

功用　滋阴，补肾，清肺润燥，止痛，外用治疮毒。

方剂　1. 治劳伤筋骨痛、体虚、头眩晕：用白八角莲八钱至一两，蒸鸡或炖肉吃（贵阳）。

2. 治劳伤：白八角莲一至二两，泡酒半斤，每次服一至二两（贵阳）。

3. 治体虚：白八角莲三钱，蒸鸡或炖猪排骨吃（贵阳）。

4. 治胃痛：白八角莲、山慈菇、矮霸王各一钱，兑酒，分三次吞服（都匀）。

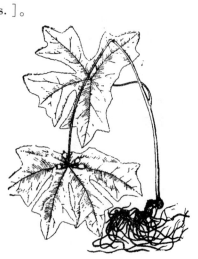

附图　鬼 臼

5. 治阳痿：白八角莲、巴岩龙各三钱，大毛莉一两，双肾草、和尚头各五钱，蒸鸡吃（贵阳）。

6. 治喉蛾：先用针刺破喉蛾微出血（但有脓时则不可刺）。把白八角莲一钱捣烂，放于口内两腮之处，用口水慢慢吞下。或将白八角莲研为细末，二分白八角莲，加薄荷一分，吹入喉中（望谟、榕江）。

7. 治枪伤：用鲜白八角漢、八百崽根各等量，共捣烂取汁，浸入伤口处，其药滓外敷，能拔毒、止痛、消红肿（望谟）。

8. 治无名肿毒：将白八角莲、野葵、蒲公英各等份捣烂，敷患处（安顺）。

9. 治枪伤接骨：白八角莲根一至二钱，切细内服，并用根适量捶绒外包（雷山）。

九头狮子草

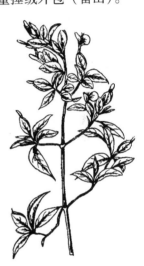

图6　九头狮子草

别名　辣叶青药、尖经药（贵阳），克风巅（遵义），晕病药（铜仁），十万错（玉屏），青药（都匀）。

科属形态　爵床科植物九头狮子草〔Dicliptera orinita Nees.〕。多年生草本。直立，茎高约30厘米，有数棱，近节处被白绒毛。叶对生，披针形，先端渐尖，基部渐狭，全缘，两面叶脉稀，被短毛，具叶柄。花淡紫色，唇形；叶状苞片2枚，阔卵圆形，基部包被花萼；萼筒状，5深裂，花冠筒长约3厘米，上下唇瓣略短于花冠筒之半，近筒处有深紫色的斑点，向上反曲，先端有3齿，下唇较上唇大，阔卵圆形，雄蕊2枚，生于裂瓣基部，花丝有毛，花药2室，其中一室着生于他室之下。

产地　我省各地均产。多为人工栽培。

采集期　夏、秋季采集。

药用部分　全草。

性味　性凉，味辛。

功用　清火，消食，补虚，止咳。

方剂　1. 治胸口饱胀：辣叶青药八钱煎水，日服二次（贵阳）。

2. 治内热重：辣叶青药五钱，煎水服（都匀）。

3. 治喉痛：辣叶青药、黄瓜香、夏枯草各五钱，捣烂兑酒，敷喉部（榕江）。

4. 治病后虚弱：辣叶青药一两，炖肉吃（遵义、铜仁）。

5. 治月家病：辣叶青药一两，花脸荞根五钱，炖肉吃（都匀）。

6. 治虚弱咳嗽：辣叶青药嫩尖七个，蒸五分麦芽糖服（遵义）。

7. 治小儿惊风：辣叶青药五钱，捶绒兑淘米水服（贵阳）。

禁忌　忌烟、酒及燥、辣等食物。

九 牡 牛

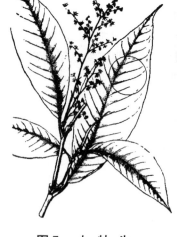

别名　九牡牛（兴义）。

科属形态　蓼科蓼属植物 ［Polygonum rude Meissn.］。直立草本。茎有毛。叶互生，长椭圆形，长 8～15 厘米，宽 3～3.5 厘米，先端渐尖，基部阔楔形；托叶鞘状膜质。总状花序，圆锥式排列，顶生，花序内有叶；花序柄红色有毛；小花多数，苞片鞘状红褐色，花冠 5 瓣，白色。

产地　我省兴义产有。生于水沟边。

采集期　夏、秋季采集。

药用部分　全草。

性味　性温，味辛微甘。

图7　九 牡 牛

功用　通经，治劳伤。

方剂　1. 治月经不调（小腹胀痛）：九牡牛三至五钱，大马蹄草三钱，煎酒服（兴义）。

2. 治劳伤：九牡牛一两，大血藤、小血藤各五钱，泡酒服（兴义）。

九 节 连

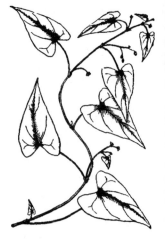

别名　九节连（兴义），落铁头（贵阳）。

科属形态　蓼科蓼属植物 ［Polygonum sp.］。缠绕状草本。茎细弱，有节，节处不明显膨胀。单叶互生，有长柄，三角状卵形，长 4～5 厘米，先端渐尖，基部箭形，全缘，托鞘膜质，三角形。花序腋生，总状花序，有小花 2～3 朵；小花有梗，花被 5 裂，呈花瓣状，外面绿色；雄蕊 8 枚，位于子房周围；子房上位，雌蕊 2 个，中部以下相结合。

产地　我省各地均产。生于山野路边。

采集期　夏、秋季采集。

药用部分　根。

图8　九 节 连

性味　性平，味甘。

功用　散热毒，止泻，止痢。

方剂　1. 治无名肿毒：用九节连根适量，捣烂敷患处（贵阳）。

2. 治痢疾、水泻：用鲜九节连根四钱，煎水服（兴义）。

3. 治水肿破皮：用九节连根适量，研末敷患处（兴义）。

十 萼 茄

别名　野花毛辣角（独山），野苦菜（望谟），毛药（惠水）。

科属形态 茄种植物十萼茄［Solanum biflorum Lour.］。多年生草本。茎高 60～100 厘米，基部木质，全株密被柔毛，以幼枝为最多。叶互生，有柄，叶片卵圆形，长 5～8 厘米，宽 2.5～5 厘米，先端渐尖，基部突尖而下延到柄的上部，全缘，两面均疏被柔毛。花柄腋生 1～2 枚，长 1～1.4 厘米，密被柔毛；萼短钟状，10 齿裂；花白色。浆果球形，直径 6～8 毫米，成熟时红色，光滑无毛。

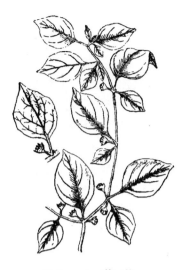

图 9　十萼茄

产地 我省各地均产。多生于荒坡、土坎、园边。

采集期 秋后采集。

药用部分 全草。

性味 性微凉，味淡。

功用 清热，解毒，止咳，补虚。

方剂 1. 治火疗：用鲜野花毛辣角叶五钱捶绒，敷患处（独山）。

2. 治虚弱：用根一两，炖鸡吃（惠水）。

3. 治咳嗽：野花毛辣角、爬地香、龙骨莲、壶瓶花、十样错、岩案板、野靛根、石豇豆及生姜各一钱，炖肉吃（惠水）。

大　艾

别名 大毛香（各地均称），九女药、羊九儿、八里香、乌骨鸡（贵阳），硬巴棒（锦屏、剑河）。

科属形态 菊科植物大艾［Blumea balsamifera DC.］。多年生草本。高可达 1 米，茎粗，被绵毛。叶互生，长卵形或狭椭圆形，长 7～10 厘米，宽 2.5～3 厘米，上面绿色，有腺点，被粗毛，下面密被白色绵毛，呈灰色，边缘微有小齿。头状小花排成稠密的伞房状，生于枝顶和上部叶腋的花梗上。总苞片 4 列复瓦状排列，长短不等，狭披针形，被绵毛；花黄色，外围的雌性，管状，先端 3 裂；中部两性花亦管状，先端 5 裂，冠毛白色。瘦果短。

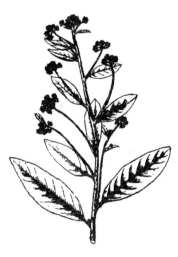

图 10　大艾

产地 我省各地均产。生于土坡。

采集期 秋后采集。

药用部分 根、叶。

性味 性温，味甘。

功用 通经，活血，理筋骨，补虚。

方剂 1. 治口热：用大毛香叶一钱，捣绒噙含。

2. 治色劳：大毛香根五钱，土党参、禾麻根、马蹄香根各三钱，煮稀饭或炖鸡吃。另外用大、小郎鸡各一两，煎水当茶喝。

大叶醉鱼草

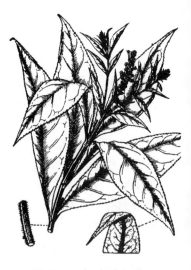

别名 酒药花（贵阳）。

科属形态 马钱科植物大叶醉鱼草［Buddleia davidi Franch.］。灌木。小枝有棱，略为方形，密被白色星状绒毛。叶对生，披针形，长11～13厘米，宽3～4厘米，先端渐尖，基部楔形，边缘有密锯齿，上面绿色，下面密被白色绵毛；托叶萎缩为一带状，介于二叶之间。穗状花序；萼钟状，4裂，密被星状绒毛，裂片披针形；花冠管状，4裂，紫色，外亦被毛，裂片复瓦状排列；子房上位，外被白色绒毛，柱头棒状。

产地 我省贵阳产有。生于山野、土坎、路旁。

采集期 夏、秋季采集。

药用部分 全草。

性味 性温，味辛。有小毒。

功用 治脚癣、妇女阴痒，止咳，杀虫。

方剂 1. 治脚癣：酒药花叶数张研末，加白矾少许，擦患处；或取生的叶子揉烂搽患处（贵阳）。

2. 治妇女阴痒：酒药花五钱至一两，棉花子三钱，捣烂制成栓形，用布包好塞于阴道内（贵阳）。

3. 止咳：酒药花三钱，款冬花、枇杷叶各二钱，蒸冰糖吃（贵阳）。

图11 大叶醉鱼草

大 毛 香

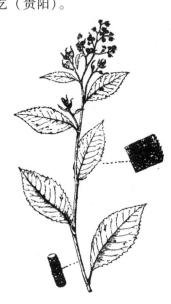

别名 大毛香（遵义），大火草（黔南），毛香（黎平），小白背叶（兴义、望谟）。

科属形态 菊科艾纳香属植物［Blumea sp.］。多年生草本。茎圆柱形，高约50厘米，密被白色绵毛。叶互生，具短柄，长椭圆形，先端尖，基部楔形，长5～8.5厘米，宽2.5～4厘米，边缘有锐锯齿，上面绿色，疏被绵毛，下面密被绵毛，白色，叶脉上被锈色绵毛。头状花圆锥花序式排列；总苞钟状，苞片数层亦密被白绵毛；花全为管状，外围的少数为雌性，短于苞片，冠毛白色。瘦果短。

产地 我省各地均产。多生于大山林和田埂间。

采集期 八、九月间采集。

药用部分 全草。

性味 性温，味微苦涩。

功用 补虚，止咳，止血。

图12 大 毛 香

方剂 1. 气虚体弱（或遗精）：用鲜大毛香根一两五钱炖肉或蒸鸡，半夜睡醒后吃一碗，连吃四剂（贵阳）。

2. 治刀伤：用大毛香嫩叶嚼绒敷伤口（镇远）。

3. 治痔疮：大毛香根二两、八爪金龙五钱，泡酒半斤，日服二次，早晚空腹服下，每次五钱至一两（贵阳）。

4. 治虚弱咳嗽：大毛香五钱，排风藤、泡参各三钱，柴胡、茯苓、陈皮各二钱，煎水服，一日三次，每次半碗（遵义）。

5. 治脾肾两亏：大毛香、破铜钱（生扯拢）、川当归各五钱，阿胶一钱半，蒸鸡或炖肉吃；半夜醒后吃，吃后微汗，宜避风。轻者一次治愈（麻江）。

6. 治百日咳：大毛香根五钱，刺梨根、十大功劳各三钱，红糖五钱，煎水服（兴义）。

禁忌 忌酸、辣、生冷食物和酒；忌房事。

大卫飞燕草

别名 水川乌（绥阳）。

科属形态 毛茛科植物大卫飞燕草〔Delphinium davidii Fr.〕。多年生草本。根茎块状，茎直立，上部有分枝，高50~80厘米，光滑无毛，绿色，带领色斑。基叶丛生，有长柄，茎叶互生，柄较基叶为短，柄叶均疏布白毛；叶片近五角形，掌状3~5深裂，裂片更2~3回浅裂，上面绿色，下面淡绿色。总状花序茎及枝顶生，每枝有花4~6朵；萼及花瓣均蓝色；萼片5枚，其背上1枚延伸而成一长距，花瓣4片，较萼片为小，基部狭窄，其最上一对的距则伸入萼距之内；雄蕊多数。

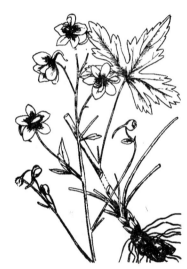

图13　大卫飞燕草

产地 我省绥阳等地产有。多生于水沟边。

采集期 夏、秋季采集。

药用部分 根。

性味 性温，味辛。有毒。

功用 消无名肿毒。

方剂 治无名肿毒：用水川乌根一个，磨水成浓汁，搽患处（绥阳）。

大 丁 草

别名 豹子药（梵净山），苦马菜（黎平），米汤菜（毕节），白小米荣（榕江），鸡毛蒿（望谟），龙根草（剑河），翻白叶（水城）。

科属形态 菊科植物大丁草〔Cerbera anandria Sch. Bip.〕。多年生草本。根茎短，根须状，肉质。叶由根茎丛生，阔倒披针形，有叶柄，长5~15厘米，宽1.5~4厘米，羽状中裂，边缘有疏刺状锯齿；顶端裂片最大，先端短尖或钝，侧裂片渐退化，上面绿色，平滑，背面及叶柄下面均密被白色蛛丝毛，呈白色。花葶由叶丛中生出，直立，高20~25厘米，有线状小叶数枚，并密具白色蛛丝毛；头状花序单一顶生；总苞筒状钟形，苞片3层，外层较短，外具蛛丝毛，舌状花1层，生于外围，雌性，紫红色，内为管状花，冠毛黄色。

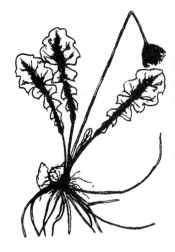

产地 我省各地均产。多生于火烧坡及田坎边。

采集期 秋季采集。

药用部分 全草。

性味 性温，味苦。

功用 治风湿麻木，止咳。

方剂 1. 治风湿麻木：豹子药一两，泡酒服（梵净山）。

2. 治喘咳（白夏）：豹子药二钱，煎水服，红糖作引（水城）。

图14　大丁草

3. 治疗疮：豹子药根适量，捣绒敷患处，又可以治兽咬伤（剑河）。

大金银花

别名 大金银花（兴仁）。

科属形态 忍冬科忍冬属植物［Lonicera macrantha DC.］。藤本。茎中空，外表红褐色。小枝疏被细短柔毛。叶对生，椭圆形，长约8.5厘米，宽约3.8厘米；先端渐尖或急尖，基部圆形或微截形，全缘或微波状，上面光绿色，平滑无毛，背面灰白色，密被白色细短柔毛，并有金黄色腺点；叶柄长约1厘米。花腋生，数对排成总状，总柄单一，长约3厘米，有细柔毛。苞1对，叶状长卵形，长约1.5厘米，宽约7毫米；合瓣花冠，筒部细长，分裂成2唇，一唇大，又分4裂，一小唇，舌状；雄蕊5枚，着生于花冠内面，伸出冠外，花药丁字着生；花柱线形，柱头头状，子房下位。果为浆果，球形，黑色。

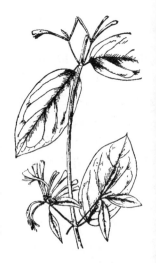

图15　大金银花

产地 我省各地均产。生于深山菁林。

采集期 秋后采集。

药用部分 全草。

性味 性平，味甘气香。

功用 镇惊，祛风，败毒。

方剂 1. 治小儿急惊风：大金银花、金勾连及金锁匙各三钱，煎水服（望谟）。

2. 治一切疮毒：大金银花、地丁草各三钱，土茯苓、夏枯草各四钱，山花椒根二钱，煎水服（遵义）。

禁忌 忌煎炒食物、发物及糯食。

大四块瓦

别名 红四块瓦（镇远），四块瓦（湄潭、贵阳），大叶四大天王（镇远）。

科属形态 报春花科植物〔Lysimachia palungensis H.－M.〕。多年生草本。根须状；根茎粗短，横卧。茎直立，不分枝，有节。叶着生于茎顶，下端早落而残留膜质鞘状托叶。4叶轮生，叶片卵圆形或椭圆形，先端短尖，基部渐狭，全缘，两面均平滑无毛，上面绿色，微具光泽，下面灰白色，有突起之主脉及侧脉；几无柄。花黄色，簇生于茎顶；萼宿存。果实开裂；种子未见。

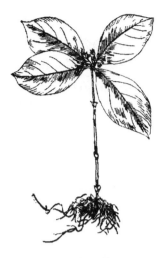

图16　大四块瓦

产地 我省各地均产。多生于山野阴处。

采集期 四季均可采集。

药用部分 全草。

性味 性温，味涩微酸。

功用 活血止痛。

方剂 1. 治跌打损伤：用红四块瓦四两，泡酒一斤，每天早晚服，每次一小酒杯（贵阳）。

2. 治蛇咬伤；把茎叶适量捣烂敷伤处（惠水）。

3. 治腰痛：用根四两泡酒服（湄潭）。

4. 治骨节痛（损伤后的）：用全草配血筋草、山荞子各一两煎水，以酒为引服，每日三次，每次两小酒杯（剑河）。

5. 治跌打损伤：用根配大血藤、一支箭、土牛膝各三钱，泡酒半斤，每日早晚各服一次，每次服一小酒杯（黎平）。

大叶千斤拔

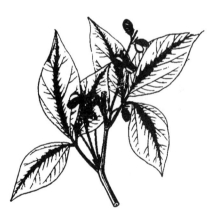

图17　大叶千斤拔

别名 天根不倒（兴义）。

科属形态 豆科植物大叶千斤拔〔Moghania macrophylla（Willd.）O. Kuntze.〕。灌木。高1~2米，嫩枝被白色毛。复叶互生，有小叶3枚，小叶片卵状椭圆形，长5~10厘米，宽2~5厘米，顶端叶较大，先端渐尖，基部阔楔形或圆形，侧生的偏斜，上面脉上有小短毛，下叶面有腺点，脉上被白色丝状毛；叶柄长约3厘米，有柄翼。总状花序顶端腋生，常有数个总状花序排成圆锥式；苞片披针形，与萼均密被丝毛；萼5裂，裂片贱状披针形，下面1枚较长。荚果长10~12毫米，宽约7毫米，膨胀，被毛，内有种子2粒。

产地 我省兴义产有。自生于山野土坎。

采集期　秋季采集。

药用部分　根。

性味　性温，味甘。

功用　治肾虚。

方剂　治阳痿：天根不倒五钱，泡酒服（兴义）。

大锥香茶

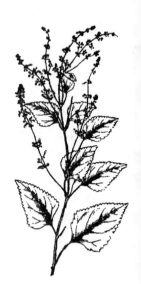

别名　野苏麻（遵义），野藿香。

科属形态　唇形科植物大锥香茶 [Plectranthus megathyrus Diels.]。多年生直立草本。茎四方形，紫红色，具毛。叶对生，卵形，无端渐尖，基部近于平截，下延成柄，有翼，边缘有锯齿，齿端有突点，上面深绿色，下面淡绿色，两面均被细毛；叶柄长。花紫红色，圆锥花序。花萼 5 裂；花冠唇形，下唇较上唇为长，船形，全缘，上唇 4 裂，裂片反折；雄蕊 4 枚，其中有 2 枚较长，微伸出花冠。

产地　我省各地均产。生于土坎、山地阴处。

采集期　秋后采集。

药用部分　全草。

图18　大锥香茶

性味　性微温，味苦辛。

功用　解表散寒，除风湿。

方剂　1. 治风寒感冒：野苏麻、橙子壳、洋雀花根、地榆及金银花各三钱，煎水服（贵阳）。

2. 治凉寒伤风：野苏麻三钱，客麻叶、萹蓄、鱼鳅串及蓝布正各二钱，煎水服（贵阳）。

3. 治呕吐、腹泻：野苏麻、紫苏及炮姜各三钱，阎王刺五钱，煎水服（贵阳）。

4. 治风湿（麻木、疮痒），野苏麻、金银花藤及野花椒（全草）各一把，煎水洗（遵义）。

大 乌 泡

别名　大乌泡（贵阳），倒生根（都匀），黄水泡（罗甸），无刺乌泡（榕江），糖泡叶（松桃），乌泡（望谟），马莓叶（安顺）。

科属形态　蔷薇科悬钩子属植物 [Rubus clinocephalus Forck.]。蔓生小灌木。茎圆形，密被暗黄绿色毡毛，无刺。单叶互生，叶柄长 3～5 厘米，密被毡毛，叶片近圆形，5 浅裂，先端裂片钝，三缺刻状浅裂，外侧裂片耳形，齿缘不整齐，基部心形，上面几无毛，下面灰白色，疏生短毛，脉上有黄棕色毛；托叶与叶柄分离，撕裂状分裂。花果未见。

产地　我省各地均产。生于路边刺蓬中。

采集期　四季均可采集。

药用部分　全草。

性味　性凉，味涩。

功用　清热凉血。

方剂　1. 治小儿痢疾、脱肛：用大乌泡根五钱，煎水兑酒服，一日服三次。若服药后肛仍脱出，用白茯苓叶在火上烤软，用手抵住肛头慢慢送入（榕江）。

2. 治倒经：大乌泡根（干的）、倒竹伞根（干的）各一两，茅草根、金银花藤各五钱，煎水兑红糖服，一日三次（都匀）。

3. 治咳嗽带血、四肢无力：鲜大乌泡二两，鲜苦茨头一两，葵花杆心五钱，加水煎成浓汁，每日服四次，每次一茶杯（都匀）。

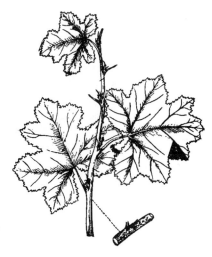

图19　大乌泡

4. 治痢疾：鲜大乌泡根皮三两，鲜龙芽草根二两，鲜白金条根一两，煎水服，每日三次至四次，每次两小酒杯（剑河）。

5. 治骨折（未破皮者）：大乌泡根、野葡萄根皮、牛尾参各等量，共捣烂，加酒炒热，先用手法将骨折部复位，然后包上药，再上夹板，一日一换，用量视患处面积而定（贵阳）。

禁忌　忌生、冷、腥、酸食物及烟、酒。

大　泡　通

别名　大泡通（贵阳、麻江），大豆豉叶（榕江），大木通（梵净山），饭包叶（剑河），三叉木（望谟），伞把木（都匀），大通塔（镇远），柴厚朴（绥阳）。

科属形态　五加科鹅掌柴属植物〔Schefflera hypoleuca Kurz.〕。乔木。茎粗大，暗褐色。叶为掌状复叶，有小叶5～7枚，小叶片有长柄，长卵圆形或矩圆形，琴状分裂，长9～14厘米，宽3.5～5.5厘米，先端尖，基部圆形，裂片边缘有极稀疏的浅齿，上面绿色，微光亮，下面灰白色，密被星状短柔毛，主脉粗而明显。花果未见。

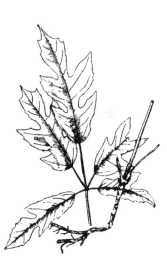

图20　大泡通

产地　我省各地均产。生于深山中。

采集期　四季均可采集。

药用部分　根、叶、皮。

性味　性微寒，味苦涩。

功用　消肿毒，接骨，治损伤，通大便，治腹痛。

方剂　1. 治未破皮之骨折：用鲜大泡通皮一把，捣烂拌烧酒，先将骨折处复位，后包上药，再上夹板，一二日换药一次（剑河）。

2. 治皮肤裂开（俗叫开麻皲，由受寒冷的刺激而起）：用叶一张于火上烤软后包于患处，每夜如法包一次（镇远）。

3. 治大便燥结肚痛：用大泡通根五钱至一两煎水服（惠水、梵净山）。

4. 治无名肿毒：用大泡通根五两，绿姜、黄姜各三两，过山龙七根，共捣烂，包于患处，每日换药一次（望谟）。

5. 治大便闭结：大泡通根、苏麻各五钱（为末），先将大泡通根煎水，再加米及苏麻末煮稀饭吃（独山）。

6. 治腹痛（绞肠痧）：大泡通根、班鸠窝各一两，煎水服（惠水）。

禁忌 忌发物、油类和辛辣食物。

大 蠱 药

别名 大蠱药（罗甸）

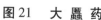

图21 大蠱药

科属形态 菊科植物。直立草本。茎有棱线，上部有短毛。叶互生，倒卵形或披针形，长5～7厘米，先端圆钝，基部长楔形，边缘有细齿，上面有疏散的短粗毛，下面密被白色毛。头状花数朵，排成伞形或圆锥状，顶生及上部腋生；总苞片2～3列，外列短，黄褐色，干膜质；未见花冠。

产地 我省罗甸产有。生于山野路旁。

采集期 夏季采集。

药用部分 叶。

性味 性寒，味苦微甘。

功用 清热。

方剂 治口蠱：用叶适量和淘米水捶绒，含口内，一天换药多次，每次约含十分钟（罗甸）。

小鸡骨常山

别名 闹狗药（兴仁），见血飞（兴义）。

科属形态 夹竹桃科植物小鸡骨常山 ［Alstonia Paupera H. － M.］。多年生常绿亚灌木。茎直立，高1米余，老杆灰色，顶部幼枝深绿色，表皮附着圆状或椭圆状皮孔。叶4片轮生，披针形，长8厘米左右，宽1厘米，上面绿色，下面青灰色，全缘，先端细尖，基部狭窄无托叶，主脉及侧脉明显隆起。蓇葖果线形，细长呈荚果状，长5～6厘米，对生于总柄顶部。种子长椭圆形，扁平，前端密被纤细白色绒毛。

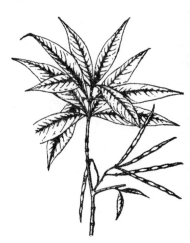

图22 小鸡骨常山

产地 我省南部各地均产。多生于岩山灌木林中。

采集期 四季均可采集。

药用部分 根、叶。

性味 性温，味辛。有大毒。

功用 散血，止痛。

方剂 1. 治刀伤出血：把闹狗药叶适量捣绒，敷伤处（兴义）。

2. 治疮毒：闹狗药叶适量捣绒，敷患处；或用干末敷伤口，能止血排脓生肌（安龙）。

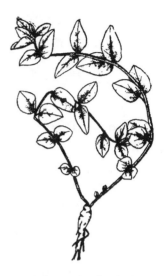

图23 小人参

小 人 参

别名 小人参（梵净山）。

科属形态 桔梗科植物 [Codonopsis cardiophylla Diels.]。多年生草本。块根肥壮，倒圆锥形，肉质白色，有须根。茎1~2枚，倾斜或攀援状，全体密被白色柔毛。叶对生，有短柄，叶片卵形，幼时长1.8~2.5厘米，先端圆钝，基部圆形，全缘，上面暗绿色，下面灰白色。未见花果。

产地 我省梵净山一带产有。多生于高山坡脚。

采集期 秋季采集。

药用部分 根。

性味 性温，味甘。

功用 补虚弱。

方剂 治气虚盗汗：小人参三至五钱，倒提壶二钱，蒸鸡吃（梵净山）。

小叶平枝灰栒子

别名 地红子（湄潭），矮红子（遵义）。

科属形态 蔷薇科植物小叶平枝灰栒子 [Cotoneaster horizontalis Dcne. var. perpusilla Schneid.]。半常绿矮灌木。株高约80厘米。枝横张开成两列，有平贴的毛。单叶互生，多数，叶片椭圆形或卵圆形，长3~6毫米，先端圆，有凸尖，上面亮绿色，无毛，下面有少数平贴的毛。花1~2朵，枝顶生，几无梗。梨果成熟时红色，内有3核。

产地 我省各地均产。生于山野。

采集期 四季均可采集。

药用部分 根。

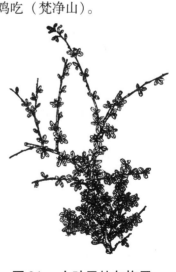

图24 小叶平枝灰栒子

性味 性凉，味酸涩。

功用 清热，除湿。

方剂 1. 治下痢腹痛：地红子根五钱，朱砂莲三钱，吴萸子、银花各一钱，煎水服，一日服三次，每次半碗；呕吐者加藿香一钱（遵义）。

2. 治红痢：地红子根一两，煎水服（湄潭）。

3. 治吐血：地红子根二两，煎水服（湄潭）。

小青藤香

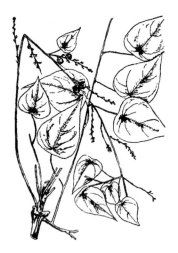

图25　小青藤香

别名　小青藤香，青藤、滚天龙（惠水），青藤细辛（贵阳）。

科属形态　防己科轮环藤属植物〔Cyclea racemosa Oliver.〕。藤本。根粗壮，圆柱形，外表灰褐色，微扭曲。茎细硬，有纵沟，被黄色细柔毛。叶互生，盾形，先端渐尖，基部平截，全缘，两面均被细绒毛；叶柄短于叶片，有黄色绒毛。圆锥花序腋生，雌雄异株，雌花萼2枚，下有1苞片。核果扁平，核马蹄形，有凸起的纹理。

产地　我省各地均产。多生于路边及山野沙土中。

采集期　四季均可采集。

药用部分　根。

性味　性温，味苦辛、芳香。

功用　顺气止痛，解蛇毒。

方剂　1. 治发痧肚痛：将小青藤香根切碎或研成细末，用酒或开水吞服。成人每次五分至一钱，小儿每次三分（独山）。

2. 治因消化不良而引起的腹痛腹泻：用小青藤香根二钱煎水服，一日二次（黎平）。

3. 治疔癀：用根二至五钱煎水服。

4. 治蛇咬伤：用小青藤香一钱，口嚼，搽伤处（遵义）。

5. 治心胃气痛（不论新旧病均有效）：小青藤香、一枝箭、地射各五钱（都用干的），黄柏皮二钱，红牛克膝三钱，煎水服，一日三次，每次两酒杯，连服四至五剂即愈（剑河）。

6. 治胃气痛：小青藤香二钱，青木香、木姜子、茴香根各一钱（均用干的），共研为末，每次用一钱半，以温酒冲服（都匀）。

7. 治妇女心气痛：小青藤香、地瓜根各一钱，山慈姑五分，蒸烧酒五钱服（毕节）。

禁忌　忌生冷食物及硬物。

小叶三点金草

别名　爬地香（兴义），鸡骨草（贵阳）。

科属形态　豆科植物小叶三点金草〔Desmodium microphyllum（Thunb.）DC.〕。矮灌木。基部多分枝，匍匐蔓延；皮红褐色；嫩枝疏被短毛。复叶互生，小叶3片，叶小甚多，矩圆形或倒卵形，长3～5毫米，宽2.5～4毫米，先端钝圆，有小凸尖，全缘；中脉凹下，上面光滑，下面被白色柔毛；托叶披针形，黄棕色，宿存。总状花序着生于每个短枝顶端，有花4～5朵，花冠黄色，花柄丝状，长约5毫米。荚果4节，长约1.2厘米，边缘被褐色毛，每节有种子1粒。

产地 我省贵阳、兴义等地产有。生于荒山、路旁。

采集期 秋季采集。

药用部分 根。

性味 性平，味甘。

功用 治黄疸、劳伤、咳嗽。

方剂 1. 治劳伤咳嗽：爬地香五钱，煎水服（兴义）。

2. 治劳伤疼痛：爬地香一两，泡酒服（兴义）。

3. 治黄疸：爬地香一两，煎水服（贵阳）。

小 槐 花

别名 蚂蟥根（黎平），蚂蟥草（剑河、榕江），万年青（湄潭），清酒缸（遵义），化痰精、长叶粘巴草（榕江），旱蚂蟥（锦屏）。

科属形态 豆科植物小槐花〔Desmodium caudatum (Thbg.) DC.〕。小灌木，高约50厘米。羽状复叶互生，叶柄扁。托叶钻状披针形；小叶片3枚，狭披针形；顶叶最大，先端渐尖，长5~8厘米，宽1~2厘米；侧叶小，长2~4厘米；基部楔形，全缘，上面深绿色，有短毛，下面灰白色，除叶脉疏被毛外，其余无毛。小托叶钻状。总状花序顶生或腋生。花小，绿白色；萼钟形，上面2齿合生，下面3齿，中央1枚较长，外有白色毛；子房线形，亦有白毛，稍弯，花柱无毛，柱头小。荚果长5~7厘米，有4~6节。

产地 我省各地均产。多生于山坡、路旁。

采集期 四季均可采集。

药用部分 全草。

性味 性微寒，味苦涩。

功用 驱虫，明目，生肌。

方剂 1. 治寸白虫：用鲜根四钱煎水服，早晚空腹时各服一次，每次一酒杯（黎平）。

2. 治伤口溃烂：用根皮一把，煎水洗，再将本品的叶焙干为末，撒患处（剑河）。

3. 治眼看不见：用蚂蟥根全草一两，煎水洗眼或内服，也可以泡酒服。

4. 治红白痢腹痛：用蚂蟥根全草一两，煎水服（锦屏）。

禁忌 忌香炒食物；孕妇忌服。

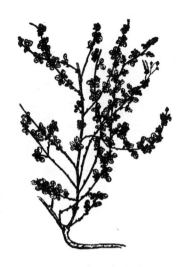

图26 小叶三点金草

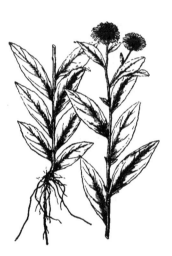

图27 小槐花

317

小 野 烟

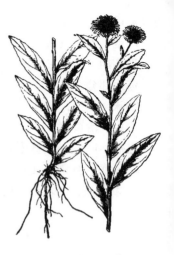

别名 小野烟、水葵花（遵义）。

科属形态 菊科旋覆花属植物［Inula sp.］。多年生草本。茎高约25厘米，密被毛、不分枝。叶互生，长椭圆状披针形，长5～6厘米，宽1.5～2厘米，先端短尖，基部半抱茎，边缘微小凸尖，两面均被毛。秋末茎顶分1～2花枝，枝顶生一头状花。药径约3厘米，苞片4列，狭披针形，密被长毛，舌状花冠数列，黄色，长14～15毫米，宽约1.5毫米；先端3裂。筒状花冠先端5裂；冠毛白色，与筒状约等长。瘦果有棱，疏被毛。

图28 小野烟

产地 我省遵义产有。多生于阴湿处、水沟及田边。

采集期 秋季采集。

药用部分 全草。

性味 性平，味苦。

功用 除湿，止咳。

方剂 1. 治咳嗽：小野烟花三钱，棣棠花、金银花、淫羊藿各二钱，煎水兑蜂糖服（遵义）。

2. 治湿热痰端：小野烟（全草）、鱼鳅串、蓝布正、五皮风各五钱，煎水服（贵阳）。

3. 治胸腹饱闷：小野烟根、橙子壳、神砂草各等量，研末，空腹时用开水送服，每次用五分（遵义）。

4. 治红白痢：小野烟根、小火草、野棉花根各三钱，煎水服（遵义）。

小龙胆草

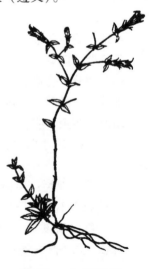

别名 小龙胆草（贵阳），傍雪开（都匀），疗药（罗甸）。

科属形态 龙胆科龙胆属植物［Gentiana sp.］。一至二年生草本。茎平滑无毛，高25厘米，有节，带紫色，上部分枝。茎叶椭圆状倒披针形；茎叶稀疏，对生，卵形或三角形，先端尖，边缘有不规则的细微突起，基部阔圆，无柄。上部枝顶单生一花，全株6～8朵。萼筒状，5裂，裂片线状披针形，先端尖，与管部略等长；花冠长约为萼的1倍，副片剪裂丝状。蒴果伸出花冠少许。

产地 我省各地均产。多生于向阳的荒山、岩石缝中。

采集期 八、九、十月采集。

药用部分 根。

图29 小龙胆草

性味　性凉，味苦。

功用　清热，除湿，解毒，止痛。

方剂　1. 治一切药毒及发痧肚痛：鲜小龙胆草一钱，切碎，用开水冲服（安顺）。

2. 治妇人产后寒：小龙胆草一钱，蒸甜酒服。

3. 治月家劳（即产后同房）：用小龙胆草五钱，泡酒服，一日三次，每次一酒杯（贵阳）。

4. 治因用力过猛而引起小腹及腰疼痛：鲜小龙胆草五钱，鲜大救驾四钱，煎酒，分三次服（都匀）。

5. 治黄疸、面黄及周身发黄：小龙胆草、山栀子各二钱，捣绒，兑淘米水，加白糖或红糖，一天服三次，每次半碗（遵义）。

6. 治腹痛：用根一钱，切细兑淘米水或开水服（罗甸、安顺）。

小二仙草

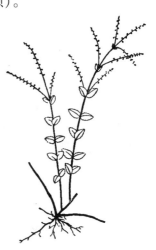

别名　豆瓣草（铜仁），水豆瓣，豆瓣菜。

科属形态　小二仙草科植物小二仙草［Halorrhagis micrantha R. Br.］。多年生草本。茎丛生，细弱有棱，高 12～25 厘米，下部微带紫红色。叶对生，近无柄；叶片卵形，长 1 厘米左右，宽约 5 毫米，先端钝，基部圆形，边缘有钝齿，两面均无毛。夏日茎顶及叶腋分生花枝，每枝上有多数下垂的小花，排成疏穗状；花甚小，萼管杯形，有 4 棱，先端 4 裂；花瓣 4 枚，紫褐色；子房下位。

产地　我省贵阳、铜仁等地产有。多生于水沟边。

图 30　小二仙草

采集期　夏季采集。

药用部分　全草。

性味　性平，味辛涩。

功用　清热解毒，止痢，消肿，治烫伤。

方剂　1. 治疔癀：豆瓣草适量捣烂，敷患处。

2. 治赤痢：豆瓣草一两，红糖适量（炒焦），煎水服。

3. 消水肿：豆瓣草一两切细，红糖五钱，蒸后服。

4. 治烫伤：豆瓣草适量研末，加冰片少许，调麻油搽患处。

小金梅草

别名　野鸡草（榕江）。

科属形态　仙茅科植物小金梅草［Hypoxis aurea Lour.］。多年生草本。根茎球形或长圆形，顶部留有黑褐色的老叶纤维；根须状，甚短。叶根生，狭线形，无柄，长 7～20 厘米，宽 1.5～3 毫米，边缘疏生有白色细长柔毛，主脉 3 条，中脉较明显。花单生，花梗由叶丛间抽出，纤细，长 1.5～2 厘米，花被 6 裂，2 层复瓦状排列，外部与花梗均疏被白色长柔毛，内层的3瓣两侧膜质，淡黄色；雄蕊6枚，着生于花被裂片的基部；子房下位，棒状。蒴果亦棒状。

产地 我省榕江产有。生于山坡草地。

采集期 夏、秋季采集。

药用部分 全草。

性味 性温，味甘微辛。

功用 温肾。

方剂 1. 治病后阳虚：野鸡草三至五钱，煎水服（榕江）。

2. 治疝气：野鸡草三钱，小茴香一钱，煎水服（榕江）。

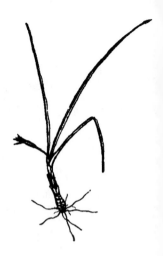

图31　小金梅草

小 米 柴

别名 小米柴（都匀、望谟），牛屎柴（剑河），小豆柴、亮子药（惠水）。

科属形态 杜鹃花科南烛属植物〔Lyonia villosa (Wall.) H. – M.〕。灌木，多分枝。叶互生，长椭圆形或倒卵状长椭圆形，革质，长1.5～7厘米，先端短尖，基部阔楔形或圆形，全缘，上面光滑，下面散生细柔毛，有叶柄。总状花序腋生，长3～8厘米，基部有数小叶，椭圆形，白色，外面有毛，萼5深裂；花冠5浅裂，裂片反曲，雄蕊10枚，花药无芒状附属体，顶端孔裂；子房上位，近球形。

产地 我省各地均产。多生于柴山中。

采集期 四季均可采集。

药用部分 全草。

性味 性温，味涩微酸。

功用 治皮肤疮毒。

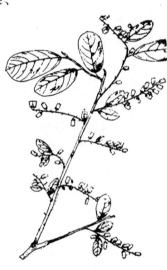

图32　小 米 柴

方剂 1. 治疥疮及烂疮：用小米柴适量，煎水洗（望谟）。

2. 治疥疮发痒：用小米柴叶适量，搓绒，搽患处（榕江）。

3. 治麻风：小米柴、三棱草（八面风）、牛屎树各半斤，共捣绒，煎水洗（惠水）。

小 铁 子

别名 大红袍（平塘），矮零子、豆瓣柴（贵阳），铁打杵（安龙）。

科属形态 紫金牛科植物小铁子〔Myrsine africana L.〕。灌木或小乔木。树皮红褐色。小叶互生，近无柄，椭圆形，长1～1.5厘米，宽6～7毫米；先端钝，基部阔楔形，边缘有刺状锐齿。花单生或簇聚，侧生于短枝上；花柄甚短，基部有密复瓦状的苞片；萼片4枚，甚小，宿存。核果球形，直径约3毫米，柱头宿存；种子1颗，有胚乳。

产地 我省贵阳、平塘、安龙等地产有。多生于岩山。

采集期 四季均可采集。

药用部分 根。

性味 性平，味酸涩。

功用 祛风湿，活血，治痢疾。

方剂 1. 治痢疾：大红袍、仙鹤草根各一两，煎水服（贵阳）。

2. 治风湿：大红袍五钱，大风藤、追风散各三钱，红禾麻二钱，泡酒一斤。日服二次，每次服五钱至一两（贵阳）。

3. 治红淋：大红袍三至五钱，煎水服（安龙）。

4. 治色劳（房劳）：大红袍一两，三月泡根、倒竹伞、小夜关门、阳雀花根、状元红根各三钱，炖猪脚吃（平塘）。

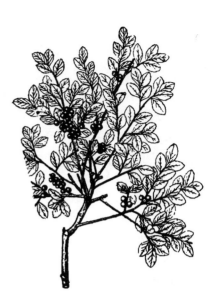

图33 小铁子

小 叶 柳

别名 山杨柳（贵阳），红梅腊（都匀）。

科属形态 杨柳科植物小叶柳〔Salix hypoleuca seem.〕。小灌木。根红褐色。茎高可达2米左右，树皮黄褐色；小枝有毛。叶互生，狭椭圆形，长3.5~6.5厘米，先端短尖，基部阔楔形或圆形，具短叶柄，边缘有腺质小锯齿，上面深绿色，背面淡绿色；两面叶脉上均有白色丝状毛。菜黄花序，长3厘米左右，秋季开花；苞永存性，仅边缘有毛。蒴果表面平滑，2裂；种子细小，基部有白色毛丛。

产地 我省各地均产。生于山野土坎、茅草坡上。

采集期 四季均可采集。

药用部分 根。

性味 性温，味辛涩。

功用 祛风，除湿，治跌打损伤。

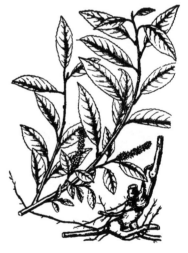

图34 小叶柳

方剂 1. 治风湿、劳伤：山杨柳根、柳树根皮各一两，泡酒，早晚温服（贵阳）。

2. 治鱼鳅斗（一个手指头红肿）：用山杨柳叶少许，嚼烂外敷，至肿消为止（榕江）。

3. 治冷骨风：鲜山杨柳根、鲜三角风各三两，煎水，洗四肢骨节痛处（望谟）。

小叶鹅掌柴

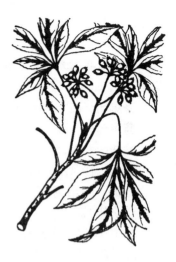

别名　小豆豉杆（绥阳），伞把木（独山）。

科属形态　五加科植物小叶鹅掌柴［Scheffera microphyl-la Merr.］。乔木或灌木，无刺。叶互生，柄长5~8厘米，基部扩大；指状复叶，有小叶6~7枚，小叶有柄，侧面的柄长5~8毫米，中央的长1.2~1.8厘米，无节；小叶片长椭圆形或披针形，长3.5~7.5厘米，宽1.2~2.5厘米，先端尖，基部楔形，边缘有疏浅齿，上面绿色，光滑，下面淡绿色。伞形花序，复集成大圆锥花序式，顶生；萼5齿裂；子房下位。果实倒卵形，有棱，内有压扁形种子5枚。

图35　小叶鹅掌柴

产地　我省绥阳产有。多生于森林中。

采集期　四季均可采集。

药用部分　根皮。

性味　性温，味苦辛。

功用　止痛，治腹胀。

方剂　1. 治腹胀：小豆豉杆根皮五钱，煎水服（绥阳）。

2. 治骨折：小豆豉杆根皮二至三两，泡酒一斤，每次服二两，能止痛（独山）。

小叶黄花稔

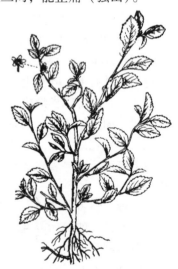

别名　牛肋筋（望谟），糯米药（罗甸）。

科属形态　锦葵科植物小叶黄花稔［Sida retusa L.］。直立亚灌木。茎高通常不及50厘米，分枝多，嫩枝密被星状毛。叶互生，有短柄；叶片矩圆形至棱形，长约2厘米，先端圆，基部阔楔形，边缘有锯齿，上面深绿色，下面灰白色，密被星状柔毛；托叶刺毛状，与叶柄约等长。单花腋生，小形，萼绿色，5裂；花冠5瓣，黄色。

产地　我省望谟、罗甸产有。生于荒地、路边。

采集期　秋后采集。

药用部分　全草。

性味　性微寒，味苦辛。

图36　小叶黄花稔

功用　消红肿疮毒。

方剂　1. 治红肿疮毒：用牛肋筋、鬼针草各等份，捶绒敷患处（望谟）。

2. 治疔疮：用牛肋筋全草适量，嚼绒，敷患处（罗甸）。

小唐松草

别名　马尾黄连（贵阳），土黄连（各地均称），龙眼草（清镇），金鸡脚下黄、水黄连、铁脚鸡（凯里）。

科属形态　毛茛科植物小唐松草〔Thalictrum minus L.〕。多年生草本。茎高约1米，中空有棱，无毛。叶为3回3出复叶，背面有白粉，叶柄基部鞘状，有膜状耳；小叶以倒卵形者最多，长约1.3厘米，宽0.5～1.2厘米，顶裂片有时有3缺刻，侧裂片有时有2缺裂；小叶柄长约0.5～0.8厘米；无小托叶。圆锥花序顶生，花小，多数花萼4～5片，黄绿色，无花瓣，雄蕊多数。果实未见。

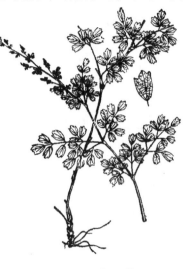

产地　我省各地均产。生于山野。

采集期　四季均可采集。

药用部分　根。

性味　性寒，味苦。

功用　清热凉血，消肿毒，治胸膈饱胀。

方剂　1. 治肿毒：用适量鲜马尾黄连根捣烂，摊在布上，包患处，每日换一次(贵阳)。

2. 消胸膈饱胀：用马尾黄连三钱，煎酒服（贵阳）。

3. 治痔疮出血：用马尾黄连五钱，蒸酒服（贵阳）。

4. 治风丹：用马尾黄连一大把煎水，洗患处；并用根五钱，煎水服（清镇）。

禁忌　忌酸、辣、燥食物。

图37　小唐松草

三 轮 蒿

别名　三轮蒿（安龙），白头蒿（贵阳）。

科属形态　菊科香青属植物〔Anaphalis bicolor Fr.〕。多年生草本。根茎短，有须状根。茎丛生，高35～50厘米，圆柱形，幼时密被白绵毛。叶互生，线形，长2～2.5厘米，宽1.5～2毫米，先端尖锐，基部抱茎，上面绿色，疏被白绵毛，下面白色，密被白绵毛，全缘，干后边缘向下反曲。花果未见。

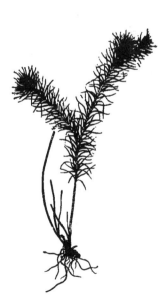

产地　我省各地均产。生于荒坡。

采集期　夏、秋季采集。

药用部分　全草。

性味　性微温，味微涩。

功用　治发痧肚痛、枯劳。

方剂　1. 治痧气肚痛：用鲜三轮蒿一钱，用口嚼碎，以开水吞服（贵阳）。

图38　三轮蒿

2. 治枯劳：用三轮蒿根三两，泡酒一斤，早晚各服一两（安龙）。

三品一枝花

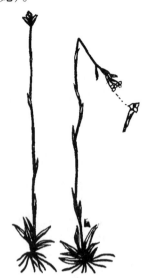

别名　地沙、米洋参、蛆儿草（贵阳）。

科属形态　水玉簪科植物三品一枝花［Burmannia coelestis Don.］。多年生草本。高约20厘米，根茎短，须根细。茎细弱，直立。基叶丛生，线状披针形，长约2.5厘米，宽2.5～4毫米；茎叶互生，与基叶同形，越在上部越小。花3～7朵顶生，无柄或有极短柄，蓝紫色。花被合生，3浅裂，卵状三角形；内花被亦3裂，裂片较小；雄蕊3枚，着生于内花被裂片下方，无花丝，药隔膨大；柱头3裂，囊状。果未见。

产地　我省贵阳产有。多生于山野路旁茅草丛中。

采集期　秋季采集。

药用部分　根。

性味　性平，味甘。

功用　健脾润肺。

图39　三品一枝花

方剂　治小儿疳积：地沙二钱，地星宿一钱，蒸瘦猪肉或鸡蛋吃（贵阳）。

三棱枝菝子梢

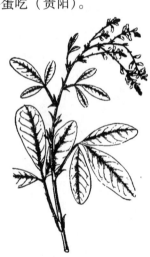

别名　爬山豆（贵阳），三棱草（独山），山落花生（安龙）。

科属形态　豆科植物三棱枝菝子梢［Campylotropis trigono-clada（Franch.）Schindl.］。小灌木。高0.6～1.2米。小枝三棱形，无毛。叶互生，坚纸质；有小叶3枚，叶片长椭圆形；顶叶较大，长4.5～8厘米，宽1.5～2.5厘米，先端圆或微凹，基部近圆形，全缘，上面绿色，下面淡绿色，嫩叶有白色长毛；两侧叶较小；叶柄有翅，小叶柄密被白毛；托叶宿存，披针形，红褐色，先端尖，基部下延。圆锥花序顶生，总花梗有棱，苞片宿存，小花梗细弱；萼钟形，外面密被白色长毛，先端5齿裂，下面一个较长；花冠黄色，旗瓣卵圆形，龙骨瓣急尖，向内直角弯曲。

图40　三棱枝菝子梢

产地　我省各地均产。多生于山坡草地。

采集期　夏、秋季采集。

药用部分　根。

性味　性平，味涩微甘。

功用　解热，止血，治痢。

方剂　1. 治肠风下血：爬山豆一两，茜草三钱，煎甜酒水服（贵阳）。

2. 治高热：爬山豆一两，煎水服（贵阳）。

3. 治赤痢：爬山豆、红糖各五钱，同炒焦，煎水服（贵阳）。

4. 治吹乳：爬山豆一两捣绒，炒热外敷乳上（独山）。

5. 治跌打损伤：爬山豆一两捣烂，加童便少许，拌匀敷患处（独山）。

6. 治月家病：爬山豆五钱，煎水服（安龙）。

三叶升麻

别名　黑八角莲、黑细辛（大方）。

科属形态　毛茛科升麻属植物〔Cimicifuga biternata Miq.〕。多年生草本。根茎倾斜，有旧茎基痕，坚硬，暗褐色，须根长。茎直立，圆柱形，不分枝，光滑无毛。3出叶，叶柄长5.5～7厘米；叶片歪心脏形，长4.5～5.5厘米，宽约4厘米，5～7裂，裂片先端尖，边缘有不规则的锐齿，上面绿色，有黑紫色斑点，下面有紫色斑块及斑点。未见花果。

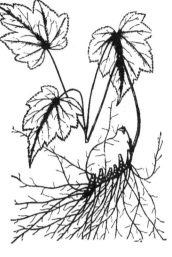

图41　三叶升麻

产地　我省各地均产。生于大山阴处。

采集期　夏、秋季采集。

药用部分　根。

性味　性温，味辛微苦。

功用　升阳发汗。

方剂　1. 治寒湿：黑八角莲五钱，紫苏叶三钱，煎水服（贵阳）。

2. 治寒气病：黑八角莲三钱，地榆、蓝布正各五钱，射干二钱，煎水服（贵阳）。

三　月　泡

别名　三月泡（各地均称），牛奶猛（安顺），牛奶泡（都匀），对嘴泡（罗甸），撒秧泡（独山）。

科属形态　蔷薇科悬钩子属植物〔Rubus kwangsiensis L.〕。落叶蔓生灌木。全株散生刺。单叶互生，卵圆形或卵状矩圆形，先端渐尖或钝圆，边缘有锯齿，基部圆形或楔形，背面脉上有毛，托叶早落。花于叶腋单生；萼钟状，5裂，萼齿卵状三角形，被绒毛；雄蕊多数。聚合果，卵圆形。

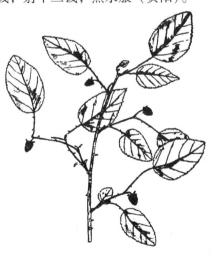

图42　三　月　泡

产地　我省各地均产。多生于荒山、田坎、土埂边。

采集期　四季均可采集。

药用部分　叶或根。

性味 性凉，味苦涩。

功用 清热，镇痛，治骨折。

方剂 1. 治疮肿：三月泡叶一钱，老蛇泡、铧口尖、黄瓜香、牛肋筋各一钱五，野辣子一钱，捣烂后敷患处；未出头者先用瓦针刺后，再敷上药，但必留头（望谟）。

2. 治骨折：三月泡根皮、水麻叶根皮、茨老包根皮各一把，拌酒糟共捣绒，炒热后用布包于骨折处，再上夹板（夹板用杉木皮或桐子树皮均可），一日一换（都匀）。

3. 治筋骨疼痛，三月泡根一两，红禾麻根（去毛用醋炒过）、刺五加根、朱砂莲、红牛膝、侧柏各五钱，泡酒一斤半，早晚各服一次，上午服一两，下午服一两五钱（遵义）。

禁忌 忌豆腐及酸涩食物。

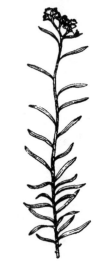

图43 山萩

山 萩

别名 小火草（遵义），火草（黔东南），大曲花（瞷潭），大火草（清镇）。

科属形态 菊科植物山萩 [Anaphalis margaritacea Benth. et Hook. fil.]。多年生草本。茎高可达60厘米，质较坚硬，被白色绵毛。叶互生，多数，纺形，全缘；上面绿色，疏被绵毛，下面白色，密被绵毛；茎下部的叶开花时枯萎。秋日开花，头状花有短柄，复伞房状排列；总苞片5列，干膜质，白色，外层较短，阔卵形，有白毛，内层长卵形或椭圆形，花全为管状，冠毛白色。

产地 我省各地均产。多生于茅草坡上。

采集期 六、七月采集。晒干备用。

药用部分 全草。

性味 性平，味微甜。

功用 清热，止痢，驱虫。外治刀伤。

方剂 1. 驱蛔虫：用小火草一钱，煎水服（此为1~3岁用量），日服二次，饭前服，只服一天。如未下虫，隔两天后再服，以虫下为度（贵阳）。

2. 治痢疾：用小火草、野棉花根各三钱，煎水服（遵义）。

3. 治风热感冒：用小火草一两煎水服（湄潭）。

4. 治刀伤：小火草晒干研末，用适量敷伤处（望谟、榕江）。

禁忌 忌燥、辣食物及豆腐、酒。

山 白 菊

别名 小雪花（兴义），白升麻（贵阳）。

科属形态 菊科植物山白菊 [Aster ageratoides Turcz.]。多年生草本。茎直立，高30~90厘米，基部有分枝，密被毛。叶互生，卵形或卵状椭圆形，长2.5~10厘米，宽

1~2.5厘米，先端钝，基部狭，边缘有稀疏短尖齿，两面均粗糙有毛，脉3条明显。头状花序伞房式排列；总苞半圆形，苞片边缘薄，2~3列；舌状花白色，冠毛丰富。

产地　我省贵阳等地产有。多生于草坡山地。

采集期　四季均可采集。

药用部分　根。

性味　性凉，味辛。

功用　解表除热。

方剂　1. 治感冒（风热）：小雪花五钱，煎水服（兴义）。

2. 治感冒发热：小雪花、紫升麻（一支黄花）各三钱，煎水服（贵阳）。

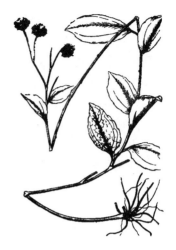

图44　山白菊

山 木 通

别名　铁马鞭（镇远），粗糠藤（绥阳）。

科属形态　毛茛科植物山木通〔Clematis armandii Fr.〕。藤本。长可达9米，圆柱形，有棱线，冬芽外部有数层鳞片。叶对生，柄长，为缠绕状，3出复叶，有小叶3枚，小叶柄长1.5~2厘米；叶片长卵形，革质，长9~11厘米，下端宽3~4厘米，先端渐尖，基部近于心脏形或圆形，全缘，上面平滑。花白色，有长柄3~4朵伞形排列，复集成大圆锥花序式；萼片4枚，长椭圆形，外面有短柔毛；雌雄蕊均多数，花丝较长于花药。

产地　我省各地均产。生于山野。

采集期　夏、秋季采集。

药用部分　根、花。

性味　性平，味苦涩。

功用　解热，止痛，治劳伤、喉痹、赤眼。

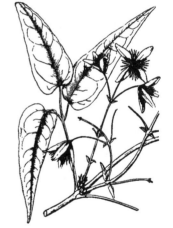

图45　山 木 通

方剂　1. 治跌打劳伤：铁马鞭根、大血藤、小血藤各五钱，泡酒一斤，每次服五钱至一两（镇远）。

2. 治乳蛾：铁马鞭花五朵，刺猪箭三寸，共煅存性，研末吹患处（镇远）。

3. 治赤眼：将铁马鞭的茎折断，取流出的汁点赤眼（贵阳）。

山 梦 花

别名　山梦花（梵净山），野梦花。

科属形态　瑞香科瑞香属植物。小灌木。体高30厘米左右，无毛。叶互生，有短柄；叶片倒披针形或长椭圆形，长5~8.5厘米，宽1.7~2.5厘米，先端短尖或钝，基部楔

327

形，上面深绿色，背面淡绿色，两面均无毛。花顶端簇生，有花8朵，无苞片；萼筒状，先端4裂，裂片黄色，筒部外面红紫色，密生灰色细短柔毛；雄蕊8枚，上下两轮排列，花丝短，花药长椭圆形；花柱甚短，柱头头状，较大，子房基部有一膜质鳞片状的花盘。

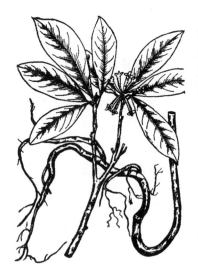

产地 我省梵净山产有。生于阴湿山地。

采集期 夏、秋季采集。

药用部分 全草。

性味 性温，味辛甘微涩。

功用 祛风除湿。

方剂 1. 治眼痛：用山梦花的花一两煎水服，并熏洗患处（梵净山）。

2. 治风湿（关节硬，不活动）：用山梦花全草四两煎水，加酒一两，熏洗患处（梵净山）。

图46 山 梦 花

山 柳 菊

别名 柳叶水苦荬（都匀），牛舌片细辛（安龙），剪刀菜（贵阳），刷把细辛（兴义）。

科属形态 菊科植物山柳菊［Hieracium krameri Fr. et Sav.］。多年生草本。茎高30厘米左右，下部带紫红色。根生叶，或茎下部生叶，互生，线状倒披针形，长18厘米，宽8毫米，侧脉不明显，全缘，茎生叶较小。茎上部分枝，每小枝顶生一花，略呈伞房状排列；总苞筒形，苞片复瓦状排列，内层最长，深绿色，花冠黄色，全为舌状花，舌片顶端截形，5裂；冠毛白色。瘦果长椭圆形，有纵肋。

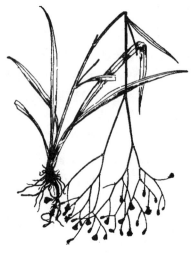

产地 我省各地均产。多生于荒地土坎、沟边、田坎。

采集期 秋后采集。

药用部分 全草。

性味 性凉，味苦。

功用 清热解毒，利湿，消痞。

图47 山 柳 菊

方剂 1. 治红肿热痛（无名肿毒）：用柳叶水苦荬三至五钱，煎水服，清内热；用全草适量，捣烂敷患处（都匀）。

2. 治红白痢及淋证：柳叶水苦荬根、蒲公英根、观音草根各五钱，兑甜酒煎水服，早晚各一次，每次一酒杯（安顺）。

3. 治腹痛痞块：柳叶水苦荬根一钱，口嚼服（安龙）。

禁忌 忌酸、冷、燥、辣食物。

山 豆 花

别名 白土子（湄潭），小雪人参（贵阳）。

科属形态 豆科植物山豆花〔Lespedeza tomentosa Sieb.〕。灌木。高80厘米左右，枝上密生棕色柔毛。羽状复叶互生；小叶3枚，长椭圆形或倒卵状长椭圆形，圆头，有小短刺，全缘，基部圆形；上面疏被短毛，下面被棕色柔毛，长1.5～2.5厘米，宽0.4～1厘米，无叶柄。总状花序腋生，长约10厘米；小苞片线状披针形，长约0.2厘米，被长柔毛；萼4裂，萼齿较萼筒长1倍，最上一齿又有1小裂，萼筒钟状，全萼密被黄绿色柔毛；花冠白色，旗瓣倒卵形，在基部有2紫斑，翼瓣有耳，龙骨瓣与旗瓣长度相近；子房多毛，胚珠1枚。荚果倒卵形，稍偏斜，多毛，种子1枚。

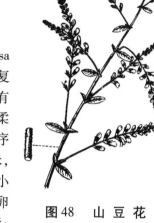

图48 山豆花

产地 我省各地均产。生于高山路旁。

采集期 八月采集。

药用部分 根。

性味 性平，味甘。

功用 滋补。

方剂 1. 治虚劳：鲜白土子一两，炖肉吃（湄潭、贵阳）。

2. 治虚肿：白土子一两，煎水服（湄潭）。

山 银 花

别名 小金银花（遵义）。

科属形态 忍冬科植物山银花〔Lonicera confusa DC.〕。藤本。小枝密被柔毛。叶对生，具短柄，长卵形，长2～4厘米，宽1.8～2厘米，先端短尖，基部圆形或微心脏形，全缘，上面深绿色，光亮，中脉上有短柔毛，背面淡绿色，中脉及侧脉均密生淡褐色短柔毛。花序腋生。浆果黑色。

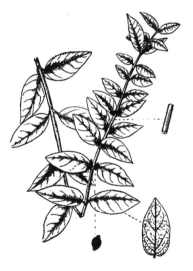

图49 山银花

产地 我省各地均产。生于岩坡、土坎。

采集期 春、夏季采集。

药用部分 茎、叶及花。

性味 性寒，味甘，苦。

功用 清热解毒。

方剂 1. 治鼻血：小金银花三钱，茅草根二钱，煎水服（贵阳）。

2. 治吐血：①小金银花五钱，藕节二钱，煎水服（贵阳）。②小金银花五钱，大血藤、小血藤各二钱，石韦三钱，红糖五钱，煎水服（贵阳）。

3. 治肠热：小金银花的茎、叶和花，煎水服（遵义）。

山 桐 子

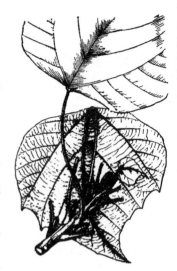

别名　山桐子（湄潭），毛桐（麻江），臭樟木、大马桑叶（剑河）。

科属形态　大戟科植物〔Mallotus nepalensis Muell. Arg.〕。落叶小乔木。高约5米，树皮平滑，嫩枝有黄色毛。叶互生，多丛集于枝端，柄长8～14厘米，具黄色毛，嫩叶带红色；叶片阔卵形，长12～18厘米，宽13～16厘米，先端尾状突尖，基部圆形或截形，具有腺体1对，边缘微波状，背面散生黄色腺点。总状花序枝顶生。蒴果椭圆形，具黄色毛；种子黑色，半圆形。

产地　我省贵阳、麻江、湄潭等地产有。生于杂木林中。

图50　山　桐　子

采集期　秋季采集。

药用部分　根、皮。

性味　性平，味辛。

功用　治骨折，治狂犬咬伤，治巴骨癀（骨结核）。

方剂　1. 治骨折：山桐子根二至三两，捣烂，包于患处（湄潭）。

2. 治狂犬咬伤：山桐子内皮一至二两，煮糯米粥吃（湄潭）。

3. 治巴骨癀（骨结核）：山桐子根二至三两，捣烂敷患处（贵阳）。

山酢浆草

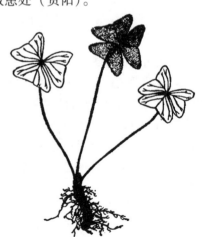

别名　三叶铜钱草（惠水），九重隔、观音坐莲（剑河），飞蛾草（绥阳），飞蛾七（铜仁）。

科属形态　酢浆草植物山酢浆草〔Oxalis japonica Franch. et Sav.〕。多年生草本。根茎斜生，棕褐色，有多数叶柄残迹及细须根。叶根生，柄长12厘米；小叶3枚，叶片倒三角形，长2厘米，宽3.2厘米，顶端截形，中央微凹，下面密被白色毛；叶柄及小叶边缘被红色或棕色毛。

产地　我省各地均产。生于山林阴湿处。

图51　山酢浆草

采集期　六、七月间采集。

药用部分　全草。

性味　性平，味淡。有小毒。

功用　清热散毒。

方剂　1. 治麻风：全草四两煎水洗（惠水）。

2. 治无名肿毒：全草适量，捣碎兑酒醋，轻者搽，重者包，每日三四次（剑河）。

3. 治癫子：三叶铜钱草适量，研末，调菜油搽患处，一日一次（绥阳）。

4. 治劳伤疼痛：用三叶铜钱草三两，煎水服，每日服三次（印江）。

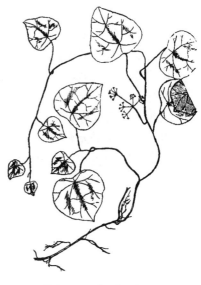

图52　山乌龟

山乌龟

别名　山乌龟（各地均称），地乌龟（剑河）。

科属形态　防己科植物仁［Stephania herbacea Gaqn.］。草质藤本，着地生根。根细瘦，有纵行条纹。叶柔软而薄，互生，盾状阔卵形，先端钝而微有突尖，基部平截或微凹陷，边缘微具波状，上面绿色，背面粉白色，两面平滑无毛。

产地　我省各地均产。生于小山及沙地。

采集期　秋季采集。

药用部分　块根。

性味　性寒，味苦。

功用　清热解毒。

方剂　1. 治胃痛呕酸：将山乌龟晒干研末，每次用一钱，以温开水冲服，一天三次，连服五日可愈。服后稍有呕吐现象，但无妨碍（剑河）。

2. 治对口疮：用鲜山乌龟磨水，以浓汁涂于患处（剑河）。

3. 治汤火伤（破皮）：用鲜山乌龟磨水，随时搽之（麻江）。

4. 治劳伤、头昏眼花、四肢乏力、腰疼、盗汗、痰中带血及咳嗽等症：用山乌龟一钱，一口血、岩三加、刺五加、岩马桑、当归、川芎、甘草、郎鸡细串各两钱，兑酒一斤，泡三天以上，每日服二次，一次一两（梵净山）。

5. 治外伤（跌打红肿）：用山乌龟一两，酢浆草六钱，共研为末，兑烧酒调匀，揉搽伤处，并以药粉二分冲酒服（贵阳）。

禁忌　忌辛、燥、酸、冷食物；孕妇忌用。

千年耗子屎

别名　千年耗子屎（梵净山），野前胡（都匀）。

科属形态　毛茛科耧斗菜属植物［Aquilegia ecalcarata Maxim.］。多年生草本。高约20厘米。根长，根皮黑褐色。茎直立分枝，有少数白色柔毛。根生叶，有长柄，有白色柔毛，基部呈鞘状；3出复叶，小叶楔形，深2裂，裂片又有2～3缺裂，缺齿先端圆形。花于茎叶腋或分枝顶生，紫色，萼片5枚，花冠状，卵形，长约9毫米，花瓣5枚，有囊状距，长1.1厘米；雄蕊多数（40枚以上），药深绿色；雌蕊5枚；子房上位。蓇葖果5

枚，分离，直立着生，微有毛，开裂。

产地 我省梵净山、都匀等地产有。生于岩山。

采集期 秋后采集。

药用部分 全草。

性味 性平，味甘。

功用 生肌拔毒。

方剂 1. 治黄水疮日久不收口：千年耗子屎根、小米蘸叶、郎豆柴叶各等份，晒干为末，调适量菜油敷患处（都匀）。

2. 治烂疮：千年耗子屎全草适量，加甜酒捣烂，敷患处（梵净山）。

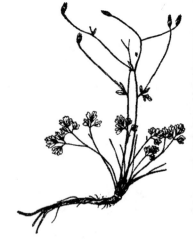

图 53　千年耗子屎

千　层　塔

别名 虱子草（贵阳），蛇交子（梵净山），生扯拢（石阡），蛇足草。

科属形态 石松科植物千层塔［Lycopodium serratum Thunb.］。多年生草本。体直立或倾斜，高约 28 厘来，有 1 ~2 次分枝。根须状，很细。茎上密生叶片，叶披针形，长约 15 厘米，宽约 3 厘米，先端尖，基部渐狭形成叶柄，边缘有细锯齿，中脉明显。孢子囊单生于叶腋，肾形，黄白色，成熟时横裂。

产地 我省各地均产。多生于山中润湿处，或大树脚、岩石上。

采集期 四季均可采集。

药用部分 全草。

性味 性凉，味甘。

功用 治汤火伤，灭虱，清肿毒。

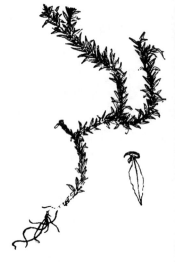

图 54　千　层　塔

方剂 1. 治汤、火烫伤破皮：将虱子草炕干，研为细末，用适量调青油涂上（或先涂青油，后撒上药粉亦可），每日换药两次。

2. 治无名肿毒：将虱子草一把，水煎成膏，用适量敷患处。生肌很快，故名生扯拢（石阡）。

3. 灭虱：用虱子草一把煎水洗衣，可以灭虱（黔东南）。

千　屈　菜

别名 对叶莲（贵阳）。

科属形态 千屈菜科植物千屈菜［Lythrum salicaria L.］。多年生草本。茎直立，方形，高 30~100 厘米，多分枝，全体具短柔毛。叶对生，无柄，稍抱茎；叶片阔披针形至

332

狭披针形，长1.5~4厘米，宽0.5~1.2厘米，先端钝或短尖，基部心形，全缘。花着生于茎顶及枝端，排成长穗状，具合披针形或三角状卵形，叶状苞片多数；萼筒状，先端6裂，裂片三角形，附属物线形，长于萼裂片；花瓣紫色，长椭圆形，基部楔形，着生于萼筒上部；雄蕊12枚，6长6短。蒴果椭圆形。

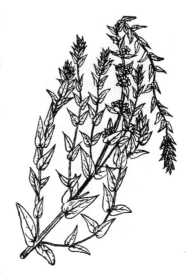

图55　千屈菜

产地　我省贵阳、绥阳等地产有。多生于山野阴湿处。

采集期　秋季采集。

药用部分　全草。

性味　性寒，味甘。

功用　清热，止血崩。

方剂　1. 治血崩：对叶莲一两，煎水服（贵阳）。

2. 治高烧：对叶莲一两，马鞭梢五钱，煎水服（贵阳）。

千 金 藤

别名　山乌龟（罗甸），吊金龟（贵阳）。

科属形态　防己科植物千金藤〔Stephania hcrnandifolia Walp.〕。常绿缠绕藤本。小枝具纵条纹。叶互生，有长柄；叶片盾状卵形，长5~10厘米，宽4~7厘米，先端钝，有小突尖，基部圆形或平截，全缘或微有波状，上面绿色，平滑，背面灰白色。复伞形花序腋生，雌雄异株，小花黄绿色。

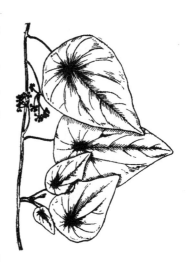

图56　千金藤

产地　我省各地均产。多生于小山及沙地。

采集期　夏、秋季采集。

药用部分　根。

性味　性平，味苦辛。

功用　清热，祛风除湿。

方剂　1. 治中暑：用山乌龟一钱研末，以温水吞服（罗甸）。

2. 治痢疾：用山乌龟三钱，煎水服（印江）。

3. 治风湿：用山乌龟一两泡酒服（贵阳）。

万 年 刺

别名　万年刺（惠水），仙人棒（贵阳）。

科属形态　仙人掌科仙人掌属植物〔Opuntia sp.〕。多年生草本。下部圆柱形，直立，肥厚，深绿色，外表有簇生的针束，针长1~2厘米。顶端有叉状的枝1枚，干后长约5

厘米，直径4毫米，有多数针束；枝顶及针束的基部有多数短刺毛。

产地 我省惠水、贵阳等地产有。人工栽培。

采集期 四季均可采集。

药用部分 茎。

性味 性温，味微苦。

功用 理气，散痞块。

方剂 治痞块：1. 用万年刺、马桑根各一钱，炖四两肉吃（不放盐）（惠水）。

2. 用生万年刺三钱，切细后，在锅内焙干，再用鸡蛋一个煎吃，连吃三剂（独山）。

禁忌 孕妇忌服。

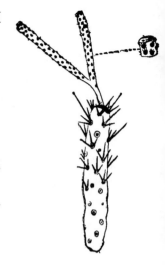

图57 万 年 刺

土 圞 儿

别名 土子、土蛋（绥阳）。

科属形态 豆科植物土圞儿 ［Apios fortunei Maxim.］。多年生草本。地下茎根倒卵形，淀粉丰富，一年新生1枚，由一根相连。茎缠绕状，疏生短白毛。奇数羽状复叶，有小叶3～5枚，小叶片卵形，顶端1枝稍大，先端渐尖，基部圆形，全缘，两面均散生白毛，以脉上较密；嫩叶有基出脉3条。花果未见。

产地 我省绥阳产有。生于山野路旁。

采集期 夏、秋季采集。

药用部分 块根。

性味 性平，味甘微苦。

功用 散积理气，补脾。

方剂 1. 治疝气：土子一两，小茴二钱，煎水服（贵阳）。

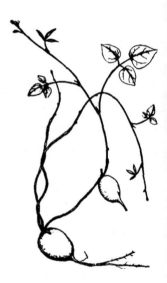

图58 土 圞 儿

2. 治无名肿毒：用土子磨水，搽患处。

3. 治脾胃虚弱：用土子四两，炖四两肉吃（绥阳）。

土 人 参

别名 土人参（贵阳），岩洋参（兴义）。

科属形态 桔梗科风铃草属植物 ［Campanula sp.］。多年生草本。根圆锥形，肉质。茎直立，高约30厘米，上部多分枝，全体密被白色柔毛。叶互生，无柄，叶片倒披针形，长1.5～2厘米，宽7～8毫米，先端钝，基部楔形，边缘有波状锯齿，上面深绿色，下面因密被白毛呈白绿色。花蓝色，单生于枝顶及叶腋；萼钟状，与子房贴合，5裂，裂片三角状，全缘，外面有毛，花冠钟状，先端5裂，裂片先端尖；雄蕊5枚，药丝基部膨大，具软毛，围于花盘外；子房下位，花柱细长，亦具软毛，柱头3裂。

产地　我省各地均产。生于岩石缝中。

采集期　夏、秋季采集。

药用部分　根。

性味　性温，味甘微苦。

功用　补虚弱，催乳。

方剂　1. 治虚弱：土人参根五钱，煎水服或炖肉吃（兴义、贵阳）。

2. 治乳少：土人参根一两，无花果五枚，炖肉吃，能催奶（兴义）。

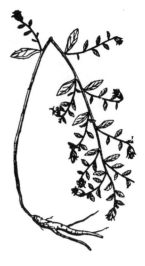

图59　土 人 参

下 田 菊

别名　风气草（兴义），汗苏麻（兴仁）。

科属形态　菊种植物下田菊〔Adenostemma lavenia（L.）O. Kuntze.〕。多年生草本。茎高30～100厘米，直立，紫红色，有细毛。叶对生，下部叶较小，叶片卵形，长3.5～5厘米，宽2～2.5厘米，先端圆钝，基部阔楔形，边缘有圆钝锯齿，两面疏被短毛。头状花，有梗，顶生，二歧圆锥式排列；总苞半圆形，苞片2列；花全为管状，黄色，花柱分枝伸长露出。瘦果倒卵形，有腺点，冠毛鳞片状，3或4枚。

产地　我省兴义产有。生于山野湿地或水沟旁。

采集期　秋季采集。

药用部分　全草。

性味　性微寒，味辛甘。

功用　除风湿，解表。

方剂　1. 治风湿骨节疼痛：用风气草四两，泡酒一斤，早晚各服一两（兴义）。

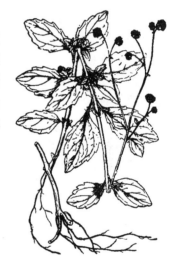

图60　下 田 菊

2. 治外感：用风气草、姨妈菜、生姜各三钱，煎水服（兴仁）。

飞 来 鹤

别名　羊角藤（惠水）。

科属形态　萝摩科植物飞来鹤〔Cynanchum auriculatum Royle.〕。多年生缠绕草本。叶对生，有长柄；叶片心形，长5～7厘米，宽3～5厘米，先端渐尖或短尖，基部深心形，两侧成圆耳状下延，全缘，两面平滑无毛。花未见。果实为蓇葖果，呈长角形，长约11厘米，成熟时开裂；种子多数，卵形而扁，较狭的一端具有银白色而光亮的细绒毛。

产地 我省惠水、湄潭产有。生于荒土或大山中。

采集期 秋季采集。

药用部分 全草。

性味 性微温，味苦涩。有小毒。

功用 治刀伤，敷疮毒。

方剂 1. 治刀伤出血：用羊角藤果实里的绒毛敷伤口（惠水）。

2. 治一切毒疮红肿：用根和叶适量，捣烂外敷患处（惠水）。

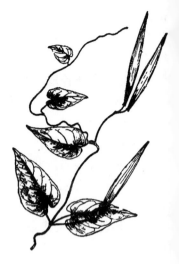

图61　飞来鹤

天星地白子

别名 天星地白子（遵义），白太极图（绥阳），毛叶香（贵阳）。

科属形态 菊科兔耳风属植物〔Ainsliaca sp.〕。草本。根茎短。叶根生；叶片倒披针形，长 2.5～3.5 厘米，宽 1～1.8 厘米，先端短尖，基部狭，下延至柄，边缘有刺状微齿；花茎细圆柱形，带紫红色，被淡棕色柔毛。花序长穗状，小头状花 2 枚对生，总苞圆柱形，苞片多数，复瓦状拼列，外层短，质硬，顶端紫色；内有同形管状花 3 枚，红白色；冠毛多数，羽毛状，基部连成一片。

产地 我省各地均产。生于草坡、灌木丛中。

采集期 秋后采集。

药用部分 根。

性味 性微温，味苦。

功用 利湿，解毒。

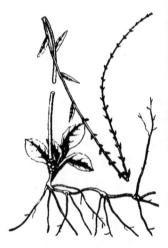

图62　天星地白子

方剂 1. 治阳分或阴分的疮毒：阳分的用天星地白子配大黄等量；阴分的用天星地白子配石蒜等量；捣烂敷患处（遵义）。

2. 治狂犬咬伤：用根适量，嚼绒敷患处（遵义）。

3. 治水肿：天星地白子根二两，煎水服（绥阳）。

天 人 草

别名 半边苏、野鱼香、野苏（兴义），火胡麻（绥阳）。

科属形态 唇形科植物天人草〔Comanthosphace sublanceolata S. Moore.〕。多年生草本。茎直立，方形，高 30～100 厘米，下部疏被白色柔毛，上部密被白毛。叶对生，有柄，叶片长椭圆形或披针形，长 4～6 厘米，宽 1.8～2 厘米，先端渐尖，基部楔形，两侧下延，边缘有钝齿，上面脉上有细柔毛，下面广布白柔毛。叶腋出短枝，茎顶及枝顶抽穗状轮伞花序，苞叶鳞片状，后渐脱落，唇形花开出。未见花果。

产地 我省各地均产。生于山野草坡。

采集期 夏、秋季采集。

药用部分 全草。

性味 性温，味辛微苦。

功用 祛风发汗，疗疮毒。

方剂 1. 治瘫痪：半边苏适量，捣烂包关节处（兴义）。

2. 治感冒（畏寒头痛）：半边苏四钱，白芷、川芎各三钱，煎水服（贵阳）。

3. 治疮毒：半边苏适量捣绒，包患处（绥阳）。

4. 治月家病：半边苏、土牛舌片、益母草、辣子草各五钱，煎水服（贵阳）。

5. 治劳伤吐血：半边苏一两，煎水服（兴义）。

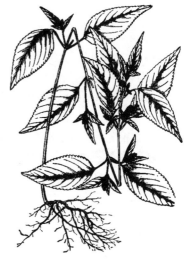

图63 天 人 草

王氏秋海棠

别名 爬山猴、岩蜈蚣（惠水），野海棠（都匀），爬岩龙（剑河、贵阳）。

科属形态 秋海棠科植物王氏秋海棠［Begonia wangii Yu.］。多年生草本。根茎横走，有节，被鳞片。叶自根茎生，叶柄长5～15厘米，红色，无毛；叶盾状矩卵圆形，长9～12厘米，宽5～7厘米，先端尾状渐尖，基部圆形，全缘或波状。花茎白根茎生，略长于叶柄，无叶，红色。花序顶生，有花3、4朵，成二歧聚伞花序；花冠4枚，淡红色，2枚大，卵圆形，长1.8厘米，2枚小，披针形。

产地 我省各地均产。生于山坡上。

采集期 秋后采集。

药用部分 根茎。

性味 性温，味涩微酸。

功用 去瘀活血，治跌打损伤，消肿。

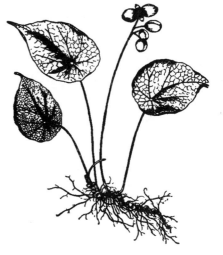

图64 王氏秋海棠

方剂 1. 治跌打损伤：干爬山猴五钱，淫羊藿、杜仲、红牛膝、红禾麻、大血藤、黑骨头、水冬瓜、阎王刺、耗子屎、四块瓦、搜山虎、土三七、一口血、铁筷子、伸筋草各二钱，川芎一钱，泡酒两斤，每晚临睡时服一小酒杯（惠水）。

2. 治跌打损伤有瘀血：爬山猴根五钱，泡酒服或捶绒敷伤处（惠水、贵阳）。

3. 治虚肿：爬山猴根五钱，煎水服（惠水）。

4. 治肺结核：爬山猴五钱，铁包金（冻绿根）、金银花、马鞭草各三钱，折耳根五钱，煎水常服（贵阳）。

337

木 防 己

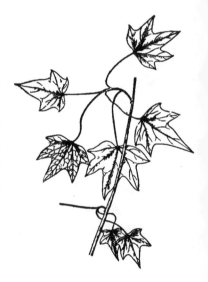

别名 大风藤（贵阳），青藤（惠水），杀毒（绥阳），追风伞（兴义）。

科属形态 防己科植物木防己［Cocculus trilobus DC.］。藤本。茎细，有纸纹，平滑无毛，有分枝。叶互生，有长柄；叶片三角状、卵形掌状，5 浅裂，先端尖锐，基部平截或微心形，掌状脉，有主脉 5 条，上面绿色无毛，下面灰白色有细毛。花果未见。

产地 我省各地均产。生于柴山中。

采集期 四季均可采集。

药用部分 根。

性味 性温，味苦辛。

功用 治劳伤、风湿，灭牛虱。

图 65　木 防 己

方剂 1. 治肚痛吐酸水：用大风藤（干的）二两，煎水服，一日三次，每次两酒杯。久病者一日服四次（剑河）。

2. 治风湿骨节痛：用大风藤根煎水熏洗（惠水）。

3. 治跌打劳伤：大风藤、岩五加、刺五加、红山枝柳、岩马桑、九盘龙及走马胎各二钱，泡酒一斤，每日服三次，一次服一至二酒杯（贵阳）。

4. 治麻风：本品为追风除毒及治麻风要药之一。用大风藤、大四块瓦、排风藤、黄椒、大鹅儿肠各五钱，红牛膝二钱，淫羊藿三钱，威灵仙五钱。以上各药共研末，名曰追风散。每日早晚各服一次，每次一钱，用酒吞服。服后皮肤发痒，系风毒从皮肤排出（绥阳）。

5. 治牛生皮虱：大风藤根一大把，捣烂泡开水，在阳光下搽于牛身上，二至三次即可（榕江）。

禁忌 忌酸辣食物；孕妇忌服。

木 姜 子

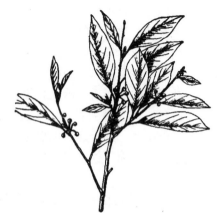

别名 木姜子（都匀），腊梅柴（安龙），山苍子（黔南）。

科属形态 樟科植物木姜子［Litsea pungens Hemsl.］。落叶小乔木。全体光滑无毛；枝灰褐色，有细纵纹。叶多集生于小枝近顶端，披针形，先端渐尖，基部楔形，全缘，有柄。花雌雄异株、黄色，呈伞形花序，有短序梗；雄花较大，先叶开花，有雄花8～12 朵集成一花序；雌花序生于枝端叶腋，亦多为12 朵集簇，总苞 4 片，卵圆形。果实圆球形，有柄，气味芳香。

图 66　木 姜 子

产地 我省各地均产。生于荒山。

采集期 四季均可采集。

药用部分 果实。

性味 性温，味辛。

功用 健脾燥湿，助消化，外治疮毒。

方剂 1. 治消化不良、胸腹胀：木姜子焙干研末，每次用开水吞服三至五分（剑河、独山）。

2. 治疗疮：用木姜子适量，捣绒敷患处（都匀）。

3. 治水泻腹痛：木姜子研末，用一钱以开水吞服（黎平）。

4. 治溃疡处生蛆；木姜子研末，调菜油搽之，其蛆自出（榕江）。

5. 治发痧气痛：木姜子、青藤香、蜘蛛香各一钱，研末，用酒吞服（安顺）。

日本毛女贞

别名 苦丁茶（绥阳），小白蜡（望谟），苦味散（遵义）。

科属形态 木犀科植物日本毛女贞［Ligustrum japonicum Thunb. var. pubescens Koidz.］。常绿大灌木。高约 2 米，多分枝。枝褐色或灰褐色，有多数白色隆起的皮孔，小枝密被短柔毛。叶对生，叶柄长 3~12 毫米，带赤褐色；叶片长椭圆形、卵状椭圆形至卵状披针形，革质，长 4~8 厘米，宽 1.5~4 厘米，先端渐尖至狭而钝，基部楔形或圆形，全缘，上面暗绿色，有光泽，背面带

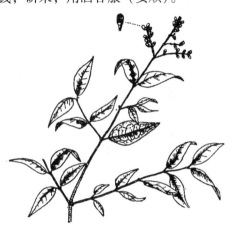

图 67　日本毛女贞

黄绿色，中脉带赤褐色，在背面凸起，侧脉 4~5 对，不明显。花序为三角状圆锥形，长 5~12 厘米；花小，两性，白色，有短梗；萼钟形，先端有 4 浅齿，花冠 4 裂，裂片较冠筒稍短，雄蕊 2 枚，长约与花冠裂片相等，花药长椭圆形，雌蕊 1 枚，稍伸出花冠筒部，柱头棒状。浆果状核果，长椭圆形，稍弯，有细纵皱，成熟时紫黑色。

产地 我省各地均产。多生于柴山中。

采集期 四季均可采集。

药用部分 叶及果实。

性味 性凉，味苦微甘。

功用 清火解毒。

方剂 1. 用苦丁茶叶五至六斤，熬成浓汁，过滤后，再继续熬成膏备用。①治火眼初起：用此膏摊于纸上，外贴两眼，每晚一次，三四次即愈。②治一切无名肿毒、寸夹癀及湿疮烂疡：将此膏摊于布上，外敷患处。③治小儿口中发热糜烂：用此膏调温开水，日服三次。④治腹中热痛：用此膏调温开水常服（麻江）。

2. 治汤火伤已化脓：将苦丁茶焙干为末；另用苦丁茶煎水，洗净伤处，再上药末（榕江）。

3. 治热牙蜃：将叶捣烂后，放于牙缝中（望谟）。

4. 治乳痈（溃烂流黄水者）：用苦丁茶叶和糯叶各一两，晒干研末，另用苦丁茶叶煎水洗，并用此药水调药末，外敷患处，但须留头，一日一换（贵阳）。

5. 治猩红热：用苦丁茶果实一两，煎水服（遵义）。

6. 治头目眩晕：用苦丁茶叶五钱，泡开水，当茶常服（贵阳）。

禁忌 忌牛肉、糯食、酸辣食物及发物。

日本柳叶菜

别名 心胆草（遵义），水朝阳花（贵阳）。

科属形态 柳叶菜科植物日本柳叶菜［Epilobium pyrricbolophum Franch. et Sav.］。一年生草本。茎基部匍匐，节处生须根，上部直立，高 40~60 厘米，圆筒形，秋后紫红色，下部疏被白柔毛，上部密被白柔毛。叶对生，长椭圆形，无柄，上部叶小，互生，先端钝，基部圆形或阔楔状，边缘有细锯齿；茎中部以下叶较大，长 1.5~3 厘米，宽 6~10 毫米，秋季叶上面紫红色，两面均有毛，叶脉及边缘毛特多。花淡紫红色，生于上部叶腋。蒴果线形，长 5~6.5 厘米，有柄，具短毛，熟时 4 片开裂；种子长椭圆形，顶端簇生白毛。

产地 我省贵阳、遵义产有。生于土坡。

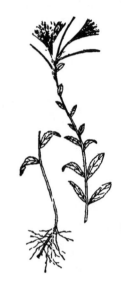

图 68　日本柳叶菜

采集期 秋后采集。

药用部分 全草。

性味 性凉，味涩。

功用 除湿，驱虫，止血。

方剂 1. 治误食蚂蟥后腹胀：心胆草五钱，煎水服（遵义）。

2. 治痢疾：心胆草一两，煎水，红痢加红糖服，白痢加白糖服（贵阳）。

3. 治刀伤出血：用心胆草种毛敷伤口（贵阳）。

日本乌蕨

别名 水金鸡尾（榕江），金鸡尾（黎平），地柏枝（贵阳、遵义），虾虾猛（雷公山苗语）。

科属形态 中国蕨科植物日本乌蕨［Onychium japonicum（Thunb）Kunze.］。多年生草本。根茎长，横生，密被淡褐色鳞片。叶柄远生，高约 15~30 厘米，上部黄色，下部红褐色，无毛；叶片卵圆状披针形，长约 30 厘米，宽约 20 厘米，3~4 次羽状分裂；羽片及裂片多数，亚革质，光滑无毛。孢子囊群线形，与中脉平行，囊盖膜质，内向开口。

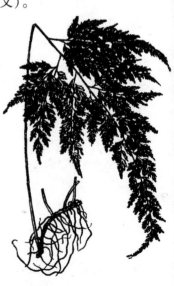

图 69　日本乌蕨

产地 我省榕江、黎平、贵阳、遵义等地产有。生于岩山土坎。

采集期 秋后采集。

药用部分 全草。

性味 性凉，味苦。

功用 清热利湿。

方剂 1. 治痔疮出血：水金鸡尾五钱，煎水服（贵阳）。

2. 治刀砍斧伤：水金鸡尾、犁头菜等份，嚼绒敷伤处（榕江）。

3. 治汤、火伤：水金鸡尾焙干研末，调茶油敷患处（雷公山）。

4. 治腹痛（经痛）：水金鸡尾五钱，大血藤、小血藤、九龙盘、野桂皮各三钱，泡酒服，每次五钱，以痛止为度（雷公山）。

日 本 常 山

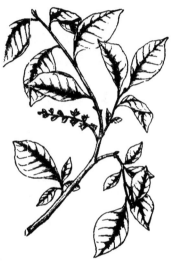

图 70　日本常山

别名 臭山羊、栀子黄、大山羊（贵阳），白胡椒（铜仁），弼马瘟（绥阳），大素药（独山）。

科属形态 芸香科植物日本常山 [Orixa japonica Thunb.]。落叶灌木。高 2~3 米，多分枝。叶互生，有短柄；叶片倒卵形至卵状椭圆形，长 3~6 厘米，宽 2~4 厘米，先端短尖，基部阔楔形，全缘，上面无毛，下面沿主侧脉密生白色细毛，有臭气。花黄绿色，雌雄异株，雄花为总状花序，侧生于新枝的基部；小花有大苞片 1 枚，小苞片 2 枚，萼片 4 枚，花瓣 4 枚，雄蕊 4 枚，与花瓣互生；雌花单生，具 4 裂的花盘和 4 枚退化的雄蕊；子房上位，心皮 4 枚。蒴果具 4 枚扁平的果瓣。

产地 我省各地均产。多生于山地路旁或人工栽培于庭园。

采集期 四季均可采集。

药用部分 根。

性味 性凉，味苦辛。

功用 调胃气，祛疟，利湿，治疔疮。

方剂 1. 治胃气痛：臭山羊五钱，煎水服（绥阳）。

2. 治浮肿：臭山羊粉三钱，煮豆腐或豆浆吃（铜仁）。

3. 治风热汗闭：臭山羊根末一钱，用烧酒吞服。服后盖好被子，使其发汗（贵阳）。

4. 治瘰疬：臭山羊根末，调甜酒敷患处（独山）。

5. 治神经衰弱：臭山羊一钱，泡酒服；另用一钱炖肉吃（独山）。

水 芋 头

别名 水芋头（惠水、麻江），野芋头、红芋头（惠水），红广菜（榕江、剑河、镇远）。

科属形态 天南星科芋属植物 [Colocasia sp.]。多年生草本。块茎卵形，有多数须根。叶2~3枚，柄长30~35厘米，叶片盾状卵形，长8~10厘米，先端短尖，基部2裂，裂片圆形，近叶柄着生处连合，淡绿色。花果未见。

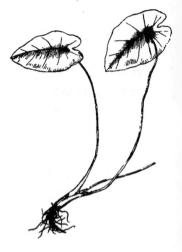

产地 我省各地均产。多生于水湿地。

采集期 秋后采集。

药用部分 块根。

性味 性温，味辛。有毒。

功用 治疮毒（不收口）。

方剂 1. 治无名肿毒：用生水芋头磨酒搽；或春绒，泡开水洗；或捣烂包患处（都匀、惠水、榕江）。

2. 治疖疮：水芋头、花椒、硫磺各等份，炕干研末，加适量生猪油擂绒，用布包烤热，外搽。

3. 治吊脚癀（生于大腿上）：用水芋头、雄黄、独大蒜各等份，混合磨水，用鸭毛搽患处，随干随搽（麻江）。

图71 水芋头

水 麻

别名 水麻柳（安龙），天青地白，水苏麻。

科属形态 荨麻科植物水麻 ［Debregeasia edulis Wedd.］。小灌木。高约1~2米。叶互生，有短柄，披针形，长6~9厘米，宽1.5~2厘米，先端渐尖，基部阔楔形，边缘有细锯齿，上面暗绿色，下面密被灰白色绵毛，主脉3条，下面凸起，上面凹下。小花腋生，具短柄，聚伞状排列。瘦果球形，直径3~4毫米，外表颗粒状，熟时柑色。

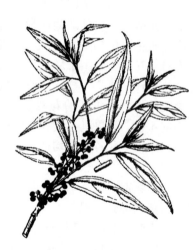

产地 我省各地均产。多生于山野路旁。

采集期 夏、秋季采集。

药用部分 全草。

性味 性平，味酸涩。

功用 解热，利湿，止血，治痢，外治疮毒。

方剂 1. 治小儿急惊风：水麻柳嫩尖十个，葱一钱，煎水服。

图72 水麻

2. 治风湿关节炎：水麻柳、红禾麻根各一两，煎水服，并洗患处。

3. 治咳血：水麻柳嫩尖一两，捶绒取汁，兑白糖服。

4. 治无名毒疮：水麻柳根一两，家麻根五钱，捣绒敷患处。

水 蜈 蚣

别名 水蜈蚣(贵阳)，僵虫草(遵义)，露水草、水牛草(望谟)，水回头清(石阡)。

科属形态 莎草科植物水蜈蚣 ［Kyllinga brevifolia Rottb.］。多年生草本。根茎细弱，横生，带紫红色，由节处随地生根。根须状，多数。茎直立散生，三棱状，高8~14厘米。下部生叶，叶片线形，长短不一，部分高于茎，叶鞘亦带红色。多数小穗集成头状花序，茎顶单生，卵形，总苞片叶状，3~4枚，长2~5.5厘米，平展；小穗轴脱落，花颖2列，卵形，脊无翅，但具小刺；花柱2裂。坚果扁倒卵形。

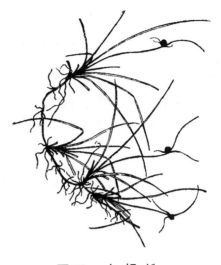

产地 我省各地均产。生于田坎路边。

采集期 四季均可采集。以鲜者为佳。

药用部分 全草。

性味 性微温，味辛甘。

功用 治伤风、跌打损伤、刀伤骨折、疟疾，除寒湿。

图73 水蜈蚣

方剂 1. 治寒湿：鲜水蜈蚣四两，煎水服。或加马鞭稍、鱼鳅串、鲜野青菜各五钱，煎水服（贵阳）。

2. 治跌打损伤：用鲜水蜈蚣一两，泡酒三至五两，早晚各服一次，每次五钱（望谟）。

3. 治刀伤骨折：鲜水蜈蚣捣绒，包患处，一天换药两次（望谟）。

4. 治疟疾：鲜水蜈蚣一把，加生姜三片煎水服（石阡）。

5. 治伤风、闭寒：水蜈蚣、水灯心、马鞭稍、阎王刺根、鱼鳅串、野青菜各一钱，客蟆叶七个，煎水服（贵阳）。

水 晶 兰

别名 梦兰花（遵义），水兰草（石阡）。

科属形态 鹿蹄草科植物水晶兰［Monotropa uniflora L.］。菌根植物。体高12厘米左右，全体白色，干后变为黑色。根块状，褐色。茎直立，不分枝。叶互生，白色鳞片状，半透明。茎下部叶密生，互相连结。秋日茎顶单生一花，下向，白色，花瓣5枚，略成长方形，边缘及内部均被毛；雄蕊10枚，顶端红黄色，花瓣样，花丝粗壮有毛；子房卵圆形，花柱短，柱头呈菌状。

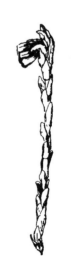

产地 我省黔北各地均产。多生于灌木林中阴处。

采集期 夏、秋季采集。

药用部分 全草。

性味 性平，味微咸。

功用 补虚弱。

图74 水晶兰

方剂 1. 治虚弱：梦兰花一两，炖肉吃（遵义、石阡）。

2. 治虚咳：梦兰花一两，煎水服（石阡）。

水龙胆草

别名　水龙胆草（兴义）。

科属形态　唇形科植物［Plectranthus irroratus Forrest.］。多年生直立草本。基部多分枝。茎细硬，方形，暗绿微带紫色，被短细毛，高30~50厘米。叶对生有柄；叶片卵形，长1.6~2厘米，先端急尖，基部下延至叶柄中部，边缘有锯齿，上面疏被短毛，下面脉上有毛。聚伞花序顶生，圆锥花序式排列，每轮有花6朵，苞片卵形；萼钟状，先端5齿，上唇3齿短，下唇2齿长，花冠紫色，上唇4裂，基部背面有浅囊，下唇船形；雄蕊4枚。

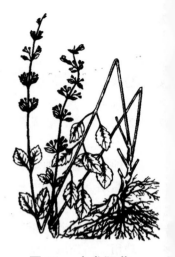

图75　水龙胆草

产地　我省兴义等地产有。生于山野路旁。

采集期　秋季采集。

药用部分　全草。

性味　性寒，味苦微甘。

功用　清热，解毒。

方剂　1. 治无名肿毒：水龙胆草全草适量，捣绒敷患处（兴义）。

2. 治大头瘟：水龙胆草根三至五钱，煎水服（贵阳）。

水　龙　骨

别名　剽鸡尾（惠水），青竹标（清镇），人头发、岩鸡尾（黎平），青豆梗（铜仁）。

科属形态　水龙骨科植物水龙骨［Polypodium niponicum Mett.］。多年生常绿草本。根状茎粗，横走，鲜时青绿色，常被白粉，干后灰黑色，疏被棕色鳞片；根须状，棕褐色。叶疏生，直立，黄绿色，叶片长圆形，羽状深裂，羽片20对左右，线状至线状披针形，全缘，先端钝，下面被白色短柔毛。孢子囊群着生于羽片中脉两侧，圆形。

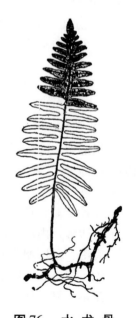

产地　我省各地均产。多生于岩山阴处。

采集期　四季均可采集。

药用部分　根茎。

性味　性凉，味微苦。

图76　水　龙　骨

功用　舒经活络，止痛，止咳。

方剂　1. 治病后骨节疼痛：用新鲜剽鸡尾一两煎水，兑烧酒少许洗身上（由上至下），数次可愈（黎平）。

2. 治咳嗽：剽鸡尾、爬地香、岩窝苣、石豇豆、石玉簪等的根及生姜各一钱，煎水服，或将药包在鸡或猪肉内，同时炖熟，每天晚上睡醒后吃一小碗，分三至四次吃完，但可吃多，因有反应（惠水）。

3. 治咳嗽喘满：剖鸡尾、淫羊藿、茨藜根、山韭菜根、一朵云及核桃仁各一钱，煎
，早晚空腹服下（惠水）。

禁忌　忌马肉、牛肉、魔芋豆腐、鲤鱼、虾子及发物等。

水　蓼

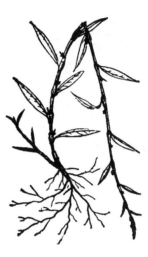

图 77　水　蓼

别名　辣蓼草。

科属形态　蓼科植物水蓼［Polygonum hydropiper L.］。一年
生草本。茎直立，高约 30 厘米，红紫色。叶互生，有短柄，叶
片线状披针形，长 2~3 厘米，宽 5~7 毫米，先端尖，基部楔
形，边缘有微细毛，两面均绿色，有腺点；托鞘筒状，长 5~7
毫米，缘口有毛。疏穗花序顶生，小花白色带红晕；萼 5 片，
无花瓣；雄蕊 6 枚；子房卵状三棱形，有腺点，花柱 2 枚。

产地　我省各地均产。生于土坡、田边。

采集期　夏、秋季采集。

药用部分　根。

性味　性温，味辛。

功用　调经，生血行血。

方剂　1. 治月经不调：辣蓼草根一两，当归五钱，泡酒服（贵阳）。

2. 治绞肠痧：辣蓼草根五钱，煎水服（榕江）。

水　茄

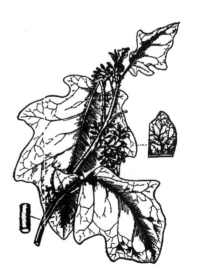

图 78　水　茄

别名　天茄子（兴义），洋毛辣、刺番茄（独山）。

科属形态　茄科植物水茄［Solanum torvum Swartz.］。
粗状亚灌木。直立，高 3~4 米，枝和叶柄有散生短刺，
全体密被星状柔毛。叶互生，矩圆状卵形，长 6~14 厘
米，宽 5~11 厘米，先端渐尖或短尖，基部两侧不等，边
缘 2~3 浅裂，上面绿色，星状毛短，下面淡绿色，星状
毛较长。聚伞花序，腋上侧生；萼 5 齿裂；花冠白色。浆
果球形，黄色，直径约 1 厘米。

产地　我省兴义产有。多生于村庄附近土坎。

采集期　四季均可采集。

药用部分　根。

性味　性平，味辛。

功用　治痧证，补虚劳。

方剂　1. 治痧证：天茄子根三钱，煎水服（兴义）。

2. 治劳弱虚损：天茄子根五钱，蒸肉吃。

3. 治久咳：天茄子根五钱，煎水服（独山）。

水 苦 荬

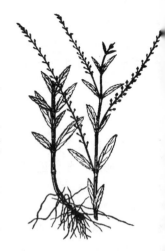

别名 水仙桃草（铜仁），水对叶莲（贵阳），水泽兰（花溪）。

科属形态 玄参科植物水苦荬［Veronica anagallisaquatica L.］。一年或二年生草本。根须状，茎直立，或基部稍倾斜，高 25～50 厘米，有 4 圆棱，平滑无毛。叶对生，无柄；叶片长卵状披针形，长 4～6 厘米，宽 5～15 毫米，先端钝或尖，基部呈圆耳状，微抱茎，边缘有波状齿，两面均无毛。总状花序腋生，长 5～10 厘米；小花互生，有细柄，长 5 毫米左右；苞片近线形，较花柄微长；萼 4 裂，裂片狭椭圆形，先端钝；花冠白色，筒部短，4 裂片；雄蕊 2 枚，伸出冠外。蒴果近圆形，先端微凹，常有虫寄生。

图79 水苦荬

产地 我省各地均产。生于河沟边或沙滩上。

采集期 夏季结虫瘿时采集。

药用部分 全草。

性味 性平，味甘。

功用 和血，止痛，治跌打损伤，又治闭经。

方剂 1. 治妇女闭经：水仙桃草一两，血巴木根一两，泡酒温服（铜仁）。

2. 治跌伤红肿：水仙桃草一把，捣绒搽患处（贵阳）。

3. 治吐血：水仙桃草子（虫瘿包）三钱，研末，用开水吞服，每次一钱，日服三次（贵阳）。

水 红 木

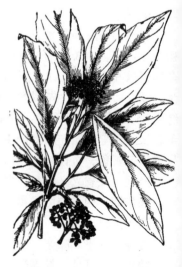

别名 吊白叶（兴义）。

科属形态 忍冬科植物水红木［Viburnum cylindricum Buch – Ham.］。常绿灌木或乔木。小枝红褐色，有红黄色疣状物。叶对生，革质，有柄，长 0.3～2 厘米；叶片长 7～16 厘米，宽 2～4.5 厘米，先端渐尖，基部楔形，叶之中部以上有不明显之波状锯齿，上面绿色，被有薄蜡状物，下面淡绿色，侧脉 3 对，弯曲，两面均光滑无毛。聚伞花序，有 5～7 个射出枝；花冠白色，管状钟形，先端 5 短裂；花药突出，淡紫色。核果卵形，黑色，有种子 1 颗。

图80 水红木

产地 我省兴义产有。多生于灌木林中。

采集期 四季均可采集。

药用部分 叶。

性味 性温，味辛涩。

功用 治癣。

方剂 治癣：吊白叶、构皮各等量，研末，用菜油煎后搽患处（兴义）。

火 炭 母

别名 野辣蓼（兴义）。

科属形态 蓼科植物火炭母〔Polygonum chinense L.〕。多年生草本。茎高1米左右，直立或半斜卧，圆柱形，无毛，带红色。叶互生，具短柄，柄基部扩大，有2耳，早落性；叶片卵状椭圆形，长4~8厘米，宽1.5~4厘米，先端短渐尖，基部截头状，边缘有极微锯齿，上面及边缘有红色斑块；托叶膜质。小花白色，3~5朵集成头状，小头状又排成圆锥花序式，小头状花柄有粗腺毛；苞片膜质，花被裂片5枚；雄蕊8枚；雌蕊略长于雄蕊。

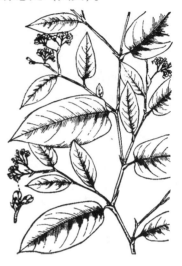

图81 火炭母

产地 我省兴义产有。生于水沟路旁。

采集期 夏、秋季采集。

药用部分 叶。

性味 性温，味辛。

功用 治风湿、无名肿毒。

方剂 1. 治风湿脚气：把野辣蓼叶适量捣绒，包患处（兴义）。

2. 治无名肿毒：把适量野辣蓼叶捣绒，敷患处（兴义）。

牛 至

别名 满坡香（剑河、梵净山），土香薷（贵阳、铜仁）。

科属形态 唇形科植物牛至〔Origanum vulgare L.〕。多年生草本。全株有香气，直立，高约40厘米，根须状。茎四方形，被白毛，两侧多分细枝。叶对生，卵圆形，长约0.5~2.8厘米，先端钝，基部圆形，全缘，上面绿色无毛，下面淡绿色，边缘及脉上生细白毛，有透明腺点；叶柄长约4毫米。花小，稠密，呈穗状伞房花序；苞片叶状，遮蔽花萼，两面均有细毛，萼筒状，5裂，先端多毛；花冠唇形，紫红色，上唇直立，顶端微凹，下唇有3裂片，先端圆；雄蕊4枚伸出冠外，2长2短；雌蕊1枚，柱头2裂，子房上位，4裂。果实末见。

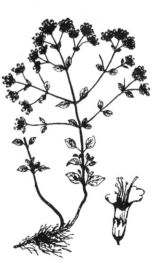

图82 牛至

产地 我省各地均产。生于草坡路旁。

采集期 七、八月采集。

药用部分 全草。

性味 性凉，味辛。

功用 解表止痛，散皮肤湿热，治伤风发热，止呕吐。

方剂 1. 治皮肤湿热瘙痒：满坡香（鲜草）半斤，煎水洗（贵阳）。

2. 治伤风发热、呕吐：满坡香三钱，紫苏、枇杷叶各二钱，灯心草一钱，煎水服，每日三次（剑河）。

3. 治气阻食滞：满坡香四钱，土柴胡、走游草、土升麻、香樟根及茴香根各三钱，阎王刺四钱，煎水服，每日三次（遵义）。

禁忌 忌糯食及豆腐。

五 节 芒

别名 巴茅果（惠水），马儿秆，牛草果。

科属形态 禾本科植物五节芒［Miscanthus floridulus (Labill.) Warb.］。多年生草本。根长，根茎横生，有叶鞘，常在鞘内生有虫瘿，肿大如竹笋形。秆丛生，高 1～2 米，直立不分枝。叶鞘光滑无毛，仅上部边缘疏被柔毛；叶片线状披针形，疏被毛，先端渐尖，边缘粗糙，主脉阔，白色。圆锥花序，顶生，花枝细长，每节着生 2 小穗，一具长柄，一具短柄，小穗长 3～4 毫米，穗下被有白色柔毛，毛长超出小穗，发育外稃，先端具芒，每小穗具 1 小花，颖片 2 个，纸质。

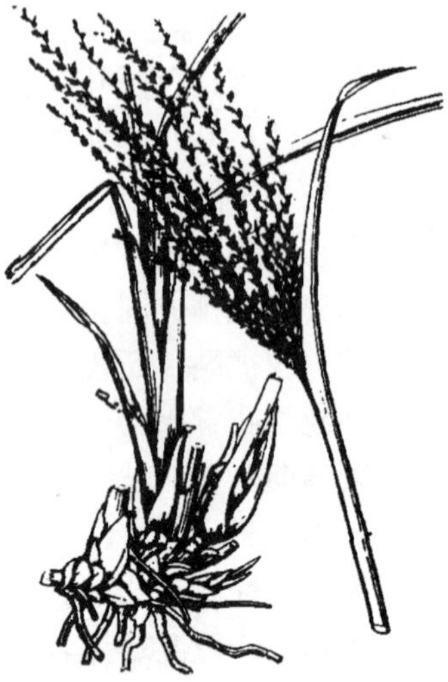

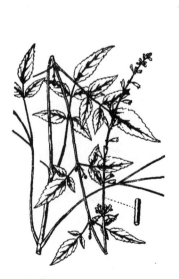

图83　五 节 芒

产地 我省各地均产。多生于茅草坡。

采集期 四季均可采集。

药用部分 虫瘿。

性味 性温，味辛。

功用 顺气，发表，除瘀。

方剂 1. 治月经不调：巴茅果五钱至一两，泡酒半斤，每次服五钱。

2. 治小儿疹出不透：巴茅果三个，煎水服。

3. 治小儿疝气：巴茅果三个，茴香根五钱，香防米三个，蒸甜酒服（惠水）。

五 皮 猫

别名 五皮猫（贵阳），串皮猫药（罗甸），野藿香。

科属形态 唇形科鼠尾草属植物［Salvia sp.］。多年生草本。茎方形，黄褐色，有分枝，高 50～60 厘米；嫩枝密被黄色长柔毛。复叶对生，有长柄；小叶 3～7 片，顶端叶最大，棱形，长 3.5～5 厘米，侧叶卵形，长 1.5～3 厘米，先

图84　五 皮 猫

端钝，基部圆形，边缘有圆锯齿，下面脉上有短柔毛。枝顶轮伞花序，总状排列，每轮有小花6朵，花序轴长约17厘米；萼钟状紫色，2唇形，上唇全缘，下唇有2齿。

产地　我省罗甸产有。多生于阴山深林中。

采集期　夏、秋季采集。

药用部分　全草。

性味　性温，味辛。

功用　解表发汗。

方剂　1. 治感冒风寒：五皮猫、土防风各二钱，山紫苏一钱，八爪金龙一钱半，青藤香二钱，煎水服（贵阳）。

2. 治腹痛：五皮猫二钱，煮稀饭吃（罗甸）。

六 月 雪

别名　路边金（贵阳），白金条（松桃），千年矮（印江）。

科属形态　茜草种植物六月雪［Serissa serissoides (DC.) Druce.］。小灌木。茎高 50～100 厘米，平滑无毛，树皮灰白色，嫩枝有微毛。叶对生，卵形或卵状椭圆形、狭椭圆形，长 1.5～3 厘米，先端钝，有小突尖，基部渐狭，全缘，上面中脉、叶柄及背面叶脉均有白色微毛，有托叶。花枝顶及叶腋簇生；萼裂片披针形，长约 2 毫米，边缘有细齿；花冠漏斗形，白色，先端 5 裂，内部有毛。

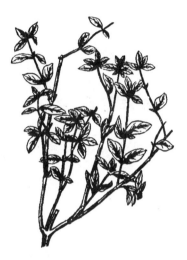

图85　六 月 雪

产地　我省各地均产。生于荒山土坎。

采集期　四季均可采集，但以秋后采集为佳。

药用部分　全草。

性味　性凉，味微辛。

功用　清热解毒，舒经活络。

方剂　1. 治刀伤：用路边金嫩叶捣烂，敷伤处（贵阳）。

2. 治瘫痪：路边金根二两，紫苏、荆芥各五钱，煎烧酒服（贵阳）。

3. 治小儿惊风：路边金全草一两，煎水服（松桃）。

4. 治男女弱症：路边金根一两，炖肉吃（石阡）。

5. 治飞疗（患之立刻肿大）：路边金根、野椒根各一两，水、酒各半煎服（松桃）。

毛 椴

别名　牛屎树（惠水），罗拐木（望谟、安顺、独山、荔波），菜壳蒜（都匀）。

科属形态　桦木科植物毛椴［Alnus lanata Duthie.］。落叶乔木。小枝暗褐色，有数条纵皱，嫩枝被细毛。叶螺旋状互生，阔椭圆形或倒卵状长椭圆形，长 3～10 厘米，宽 1～6 厘米，先端短尖或圆形，基部阔楔形，边缘有锯齿，基部几近全缘，侧脉平行，6～

10 对，幼时上面略有细毛，后渐无毛，背面淡绿色，幼时密生黄色绒毛，后仅叶脉基部有毛；叶柄长约 15 毫米。花果未见。

产地　我省各地均产。生于山边土坎。

采集期　四季均可采集。

药用部分　嫩叶及皮。

性味　性平，味涩。有小毒。

功用　治麻风，解毒，清热。

方剂　1. 治毒蛇咬伤：用牛屎树嫩叶适量，口嚼烂后，敷伤处（望谟）。

2. 治腹泻：用牛屎树皮三钱，捣绒兑开水服，每天服三次（望谟）。

3. 治麻风：用牛屎树、小米柴、三棱草（八面风）各半斤，共捣绒，煎水洗患处（惠水）。

禁忌　忌酸、冷、油荤食物。

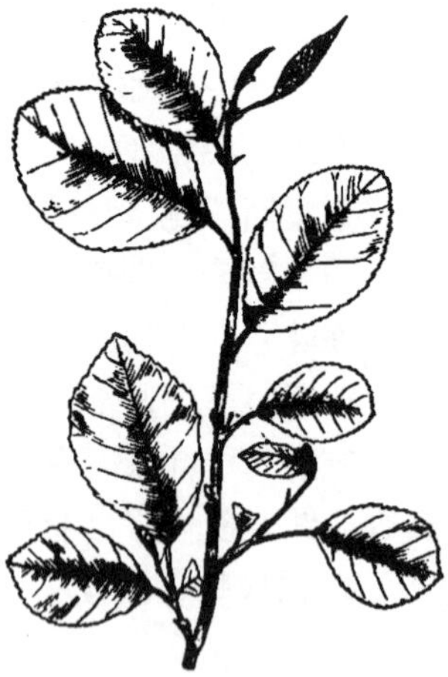

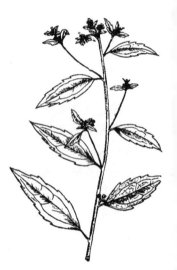

图 86　毛　橙

毛茎马兰

别名　青箭杆草（望谟），银柴胡、大柴胡（湄潭），马兰头（独山）。

科属形态　菊科植物毛茎马兰［Aster lasiocladus Hayata.］。多年生草本。茎直立，高 50 ~ 100 厘米，圆柱形，全体有细短柔毛。叶互生，有短柄；叶片狭椭圆形，长 5 ~ 8 厘米，宽 1.5 ~ 2.5 厘米，先端尖，基部楔形，边缘有稀疏的锐齿，脉 3 出，上面绿色，背面淡绿色，两画均有短毛。头状花序，排成伞房状，总苞钟形，有苞片 3 层，白色，管花黄色，冠毛棕黄色。

产地　我省各地均产。多生于草坡土坎等处。

采集期　夏、秋季采集。

药用部分　全草。

性味　性凉，味苦辛。

功用　发汗解表，理气止痛，解蛇毒。

图 87　毛茎马兰

方剂　1. 治阴箭（即胸口痛，如刀刺一样，起病骤然）：青箭杆叶三钱五分，田蒿子二钱五分，小种巴茅心三根，兑开水捣烂，取汁服（闲药渣搓痛处），每次一酒杯，连服三次即愈（望谟）。

2. 治周身疼痛，有时胸痛彻背：青箭杆草三钱，铁箭风根（即地胡椒）二钱，共捣烂，兑淘米水服，每次半茶杯，二次即愈（独山）。

3. 风热感冒：青箭杆草根、牛蒡子根各三钱，紫苏根二钱，桑树根、黄巴茅根各一钱，煎水服，每日三次，每次半饭碗。

4. 治蛇咬伤：先将头顶（百会）用瓦针刺出微血，再用青箭杆草适量捣烂敷上，用扇频扇，至发凉及伤口出黄水，病即减轻（独山）。

禁忌　忌油和豆腐。

毛木防己

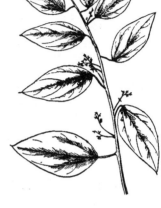

图 88　毛木防己

别名　马哥啰（兴义），小一支箭（铜仁），小青藤（贵阳）。

科属形态　防己科植物毛木防己［Cocculus sarmentosus（Lour.）Diels.］。茎灰绿色，圆柱形，密被白绒毛。叶互生，纸质，卵圆形或卵状椭圆形，长 4.5~7 厘米，宽 2~4.5 厘米，先端钝，有小突尖，基部圆形或阔楔形，全缘或微波状。上面暗绿色，下面灰绿色，两面密被绒毛，基出脉 3 条；叶柄长 1~2 厘米。聚伞花序排成总状，腋生花序，轴密被绒毛，每一小伞有花 3~6 朵，花小。果未见。

产地　我省兴义、铜仁、贵阳等地产有。多生于山脚沟边阴湿处。

采集期　四季均可采集。

药用部分　全草。

性味　性微温，味甘微辛。

功用　祛风寒，除湿，调气。

方剂　1. 治轻微的皮肤水肿：用马哥啰及臭牡丹各一把，煎水洗（兴义）。

2. 治产后寒：用马哥啰根五钱，煎水服（贵阳）。

3. 治胸膈满闷：用马哥啰根一钱研末，以水吞服（铜仁）。

毛鸡屎藤

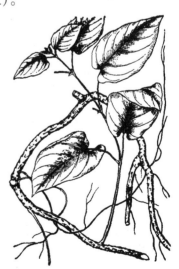

图 89　毛鸡屎藤

别名　白鸡屎藤（兴义）。

科属形态　茜草科植物毛鸡屎藤［Paederia scandens（Lour.）Merr. var. tomenosa（Bl.）H. – M.］。多年生草状藤本。小枝密被白色柔毛。叶对生，有柄，卵形，长 5~7 厘米，宽 3~4.5 厘米，先端渐尖，基部心脏形，两面均密被白色柔毛，托叶卵状披针形，老时脱落。圆锥花序腋生及顶生，分枝成聚伞花序式；花冠白紫色，海绵质，外被毛。果实圆形，黄色。

产地　我省各地均产。生于林下阴湿处或河边草丛中。

采集期　四季均可采集。

药用部分　全草。

性味　性平，味甘。

功用 解热，健胃。

方剂 1. 治黄疸：白鸡屎藤根二至三两，黄豆半升，共磨成浆，煮服（兴义）。

2. 治疟疾：白鸡屎藤五钱，煎水服（贵阳）。

3. 治腹痛：白鸡屎藤根三钱，煎水服（兴义）。

4. 治胃滞（消化不良）：白鸡屎藤根三至五钱，煎水服或炖肉吃（贵阳）。

毛叶石楠

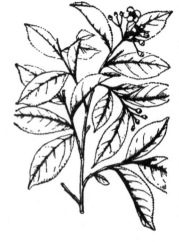

别名 邓向观（榕江）。

科属形态 蔷薇种植物毛叶石楠［Photinia villosa DC.］。乔木。体高6~10米，枝密，嫩枝密被白色柔毛。叶互生，有短柄，倒卵形至倒卵状椭圆形，长4~7厘米，宽1.5~3.6厘米，先端突尖为短尾状，基部阔楔形，边缘有细尖硬锯齿，嫩叶两面均有白色柔毛。伞房花序枝顶生，花梗及萼均密被白色长柔毛；萼钟状，5裂，先端圆；花瓣5片，白色，圆形；雄蕊20枚；柱头3裂，子房半下位，有柔毛。

图90　毛叶石楠

产地 我省榕江产有。多生于山坡、草地及灌木林中。

采集期 四季均可采集。

药用部分 根。

性味 性平，味苦。

功用 除湿热，止泻痢。

方剂 1. 治上吐下泻：邓向观根三钱，青杠子、柿蒂各三至五钱，煎水服（榕江）。

2. 治赤白痢症：赤痢用上方加铁锈五钱，煎水服。白痢用上方加灶心土三钱，煎水服（榕江）。

毛　蓼

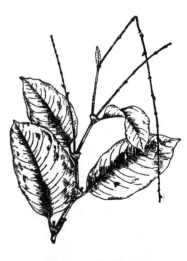

别名 水线花（麻江），川黄（湄潭），飞疗药、毛血草（剑河），毛药（都匀），打神鞭（贵阳）。

科属形态 蓼科植物毛蓼［Polygonum filiforme Thunb.］。多年生草本。茎直立，高约80厘米。着生叶处，隆起呈节结状，多毛。叶互生，淡绿色，柄短；叶片倒卵圆形，先端渐尖，全缘，基部圆形，草质，两面多毛，托叶鞘状，抱茎。花轴顶生，或上部叶腋生1~2条，细长鞭状，多毛。花小，排列成疏穗花序；花瓣鲜红色，包住雌雄蕊；花柱2，伸出花被外，互相反向弯曲，宿存。瘦果扁卵圆形，黄色，有光泽。

图91　毛　蓼

产地 我省各地均产。生于山脚阴湿之处，亦有

352

栽培。

采集期 七、八月采集。

药用部分 根。

性味 性凉，味苦涩。

功用 除湿热，止泻痢。

方剂 1. 治水泻：水线花根三两，煎水服，一日三次（麻江）。

2. 治红白痢疾：用生水线花根三两，红、白糖各五钱，煎水服（都匀）。

3. 治白带：水线花根一两，炖肉吃（贵阳）。

毛　茛

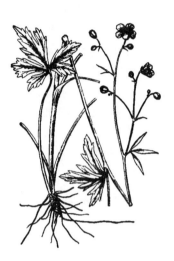

图92　毛茛

别名 扑地棕（绥阳），蟞子药（椿江），一包针（都匀）。

科属形态 毛茛科植物毛茛〔Ranunculus japonicus Thunb.〕。多年生草本。根须状，白色，肉质。茎直立，高可达50厘米，上部分枝，全体被白色长毛。基生叶，有长叶片，近五角形，长3.5~5厘米，宽约6厘米，3深裂，两侧的裂片又2裂，各裂片先端有深浅不等的浅齿裂；茎中部叶互生，柄较基叶为短，叶片与基叶同型；茎上部的叶无柄，3深裂，裂片线状披针形，先端数浅裂。花序为疏散的圆锥状，萼5片，淡绿色，有毛；花瓣黄色，5片，倒卵形；雄蕊多数。

产地 我省各地均产。多生于山野路旁。

采集期 夏、秋季采集。

药用部分 全草。

性味 性温，味辛、甘、苦。有小毒。

功用 明目，散蟞，解毒。

方剂 1. 治目蟞：扑地棕少许，捣烂，塞于蟞目对侧之鼻孔内，一日二次（榕江）。

2. 治蛊毒：扑地棕三钱，捣烂取汁，兑淘米水服（都匀）。

3. 治癞头：先用刀将癞头剃净，再用烟骨头、皂角各五钱，煎水洗，最后用扑地棕根、硫黄等份适量，共捣烂，调菜油搽患处（都匀）。

4. 治牙痛：取扑地棕根一条，塞牙痛处，能止痛（绥阳）。

5. 治疟疾：取扑地棕叶少许，捣包寸口，起泡后，挑去水泡，敷上苦蒿叶末，可止疟（绥阳）。

毛果堇菜

别名 地核桃（贵阳、毕节），地丁子（惠水），紫花地丁（湄潭）。

科属形态 堇菜科植物毛果堇菜〔Viola collina Becker.〕。多年生草本。主根粗长，须根多数。叶由根丛生,叶柄长 3~15 厘米,具倒生短毛;叶片心脏状圆形,大小差异很大,长 1.5~5 厘米,宽 1.5~6.5 厘米,先端钝,基部阔心形,边缘具浅圆锯齿。春日开花,花时叶形较小,花后叶片增大;花茎由叶腋抽出,长 4~5 厘米,中部具线状小苞片 2 枚,并疏生倒毛。蒴果近球形,直径约 8 毫米,有毛,并有紫色斑;种子卵形,白色光滑。

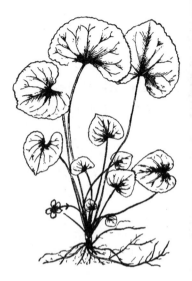

产地 我省各地均产。生于山坡土坎上。

采集期 夏、秋季采集。

药用部分 全草。

性味 性凉,味苦涩。

功用 清热解毒,止血,止痛。

方剂 1. 治刀伤出血:地核桃全草适量捣烂,敷伤处(毕节)。

图 93　毛果堇菜

2. 治跌打损伤:地核桃三至五钱,捣烂后兑温酒服,并取渣敷患处(贵阳、湄潭)。

禁忌 忌鸡、鱼、面、蛋等食物。

风 轮 菜

别名 蜂窝草(湄潭),节节草(清镇)。

科属形态 唇形科植物风轮菜〔Calamintha chinensis Benth.〕。多年生草本。茎高 20~60 厘米,全株被柔毛,茎方形,带紫色,多分枝,四棱上被白色细短柔毛。叶对生,有柄;叶片卵形,长 1.5~2.2 厘米,宽 10~16 毫米,先端钝,基部楔形,边缘有钝锯齿,两面均有细柔毛。花腋生,密集成轮伞花序,苞片线状,有长缘毛,长于花梗;萼筒形,分5 齿,2 唇形,外面脉上有粗硬长毛;花冠紫红色,外面及喉下方有柔毛,雄蕊 4 枚,其中有 2 枚较长;花柱伸出冠外。小坚果 4 枚。

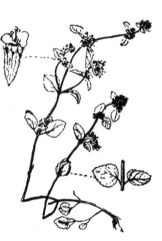

图 94　风 轮 菜

产地 我省各地均产。生于田坎、沟边、路旁。

采集期 秋季采集。

药用部分 全草。

性味 性凉,味微苦。

功用 清热,解毒。

方剂 1. 治疗疮:用生的蜂窝草适量嚼敷,或干的研成粉末调菜油敷(贵阳)。

2. 治火眼:用蜂窝草叶一张,手中揉去皮,放于眼角,数分钟后,出泪即好(贵阳)。

3. 治狂犬咬伤:用蜂窝草嫩尖七个,捣绒,泡淘米水,兑白糖服(遵义)。

4. 治皮肤疮痒：蜂窝草晒干为末，取适量调菜油涂患处（贵阳）。

5. 治寸耳癀：蜂窝草、独脚莲、芙蓉叶各等份，研末，调醋敷（贵阳）。

6. 治小儿疳病：蜂窝草五钱晒干研细，蒸猪肝吃（湄潭）。

7. 治烂头疔：蜂窝草、菊花叶适量，捣绒敷（湄潭）。

8. 治感冒寒热：蜂窝草五钱，阎王刺二钱，煎水服（贵阳）。

9. 治痔疮及九子疡：风轮草、小血藤等份研末，先将患处瘀血洗净，然后将药敷于患处（清镇）。

凤 凰 草

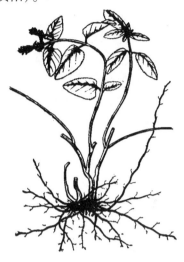

图 95　凤凰草

别名　凤凰草（兴义）。

科属形态　唇形科植物。多年生草本。茎丛生，高15～23厘米，方形，红褐色，密被黄色粗毛。叶对生，具短柄，叶片三角状卵形，长1.8～3.8厘米，先端钝，基部截形，边缘有圆锯齿，上面深绿色，疏被白色粗毛，下面淡绿色，脉上密被粗毛，叶质厚。花轮排成总状，顶生于枝梢；花序中有叶，萼钟形，分2唇，上唇3齿，三角形，中间齿大，下唇2齿，披针形；未见花冠。

产地　我省兴义产有。多生于山野草坡。

采集期　夏、秋季采集。

药用部分　全草。

性味　性温，味甘。

功用　治劳伤、水肿。

方剂　1. 治劳伤：凤凰草一两，泡酒服（兴义）。

2. 治水肿：凤凰草一两，煎水服；又可洗（兴义）。

云南勾儿茶

别名　鸭公头（湄潭），碎米藤（独山），鸭公园（绥阳），消黄散（石阡、德江），都格里巴（雷山苗语）。

科属形态　鼠李科勾儿茶属植物云南勾儿茶［Berchemia yunnanensis Fr.］。攀援灌木。全体无毛。茎紫红色，具细纵纹，有分枝。叶互生，椭圆形或卵圆形，长1.5～3.2厘米，宽1～1.7厘米，先端钝圆，基部圆形，上面绿色，略具光泽，下面黄绿色，羽状脉在下面极明显；有柄；托叶1对，细小，披针形。总状花序枝顶生，花淡黄色，有花梗；萼片5枚，三角形；花瓣5枚，卵圆形，包于雄蕊花丝外方；雄蕊5枚。

产地　我省各地均产。多生于路边、草坡上。

采集期　九、十月采集。

药用部分　根、叶。

性味　性凉，味微苦。

功用 清热除湿，解毒。

方剂 1. 治黄疸：鸭公头根五钱，鲜满天星四钱，黄栀子三钱，龙胆二钱，煎水服，每日服二次（独山）。

2. 治高烧：用鸭公头根一两煎水服（兴义）。

3. 治痈疽疔疮：鸭公头叶（叶背面生有虫包者效佳）适量，嚼绒敷患处（独山）。

4. 治病后虚或干血痨：鸭公头根一两，炖肉吃（平塘）。

5. 治劳伤，接骨：鸭公头根一两，青竹标、岩泽兰、铁包针、红果茨根各五钱，铁箭风（爪子金）三钱，泡酒服，每日服三次，每次一酒杯（荔波）。

禁忌 忌辛、辣食物及发物。

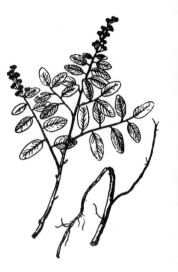

图96 云南勾儿茶

云南旌节花

别名 钻地风（绥阳），小通台（梵净山），通花（遵义），木通（清镇）。

科属形态 旌节花科植物云南旌节花［Stachyurus yunnanensis Franch.］。灌木。嫩枝淡紫褐色，有光泽，带白霜。叶互生，有叶柄，革质；叶片椭圆形，长4.5~6厘米，宽2~2.5厘米，先端短尖，基部圆形，边缘有腺状锯齿，上面绿色，平滑有光泽，下面白绿色微带紫晕。总状花序，腋生，微下垂；小花近无柄，有小苞片2枚，萼4枚，复瓦状排列，不等长，与花冠均为黄绿色；离瓣花冠，具4枚花瓣；雄蕊8枚，较花冠短；花柱单一，柱头头状，子房上位。

产地 我省绥阳、贵阳产有。多生于深山石壁。

采集期 四季均可采集。

药用部分 根。

性味 性温，味辛。

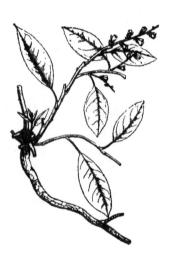

图97 云南旌节花

功用 舒筋活络，治风湿、跌打损伤，通窍。

方剂 1. 治跌打损伤：钻地风根一两，大血藤、小血藤、见血飞的根各五钱，泡酒服（绥阳）。

2. 治风湿麻木：钻地风、追风伞（青藤）、八角风等的根各一两，大、小血藤各五钱，泡酒服（绥阳）。

3. 治乳少：钻地风根一两，炖猪肉吃，能催乳（遵义）。

元 宝 草

别名 对叶草（湄潭），蛇喳口、对月莲（贵阳）。

科属形态 金丝桃科植物元宝草［Hypericum sampsonii Hance.］。多年生草本。茎直

立，高 50 ~ 60 厘米，圆柱形，带红色，光滑无毛，有
分枝。叶对生，无柄，两叶基部连合，茎贯穿其中；叶
片长椭圆状披针形，两叶共长 8 ~ 10 厘米，宽约 2 厘
米，先端钝，全缘，上面带红色。聚伞花序顶生，萼片
5 枚，不等大；花瓣 5 枚，黄色，与萼约等长；雄蕊 3
束；花柱 3 枚。蒴果卵圆形，有红褐色的腺体，柱头宿
存。

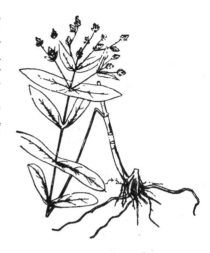

图 98　元宝草

产地　我省各地均产。生于向阳的山坡、路旁。

采集期　四季均可采集。

药用部分　根、叶。

性味　性温，味微辛。

功用　通经活血。

方剂　1. 治妇女月经不调：对叶草根五钱，过路黄
子二钱，蒸酒服（贵阳）。

2. 治蛇伤：对叶草叶适量捣烂，敷伤口（清镇）。

支　柱　蓼

别名　算盘七（大方），九龙盘（湄潭）。

科属形态　蓼科植物支柱蓼〔Polygonum suffultum Max-
im.〕。多年生草本。根茎肥大，结节状，棕褐色，有须根。
茎纤细，圆柱形，绿色，高 12 ~ 20 厘米。根生叶 2 ~ 3 片，有
长柄，叶片长卵形或阔卵形，长 2.5 ~ 4 厘米，宽约 1.5 厘
米，先端短尖，或渐尖，基部圆形或心脏形，全缘，上面绿
色，下面带紫色；叶茎互生，下部的有短柄，上部的抱茎，
叶片心脏形，较基叶为小；叶鞘膜质，黄棕色，长约 1.5 厘
米，先端 2 裂。总状花序顶生，穗长约 8 毫米，小花白色。

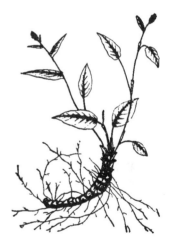

图 99　支柱蓼

产地　我省大方、湄潭等地产有。多生于岩上。

采集期　四季均可采集。

药用部分　根。

性味　性平，味苦涩。

功用　治胃痛，化瘀血，治红白痢、脱肛。

方剂　1. 治胃痛：算盘七根三至七节，捣碎，开水吞服（大方）。

2. 治劳伤瘀血：算盘七根五钱，白酒四两，煎服（大方、湄潭）。

3. 治红白痢：算盘七根二钱，红茶花、野薏米根各一钱，煎水兑红糖服，日服三次
（贵阳）。

4. 治脱肛：算盘七根三钱，羊奶奶根五钱，煎水服（贵阳）。

止 血 丹

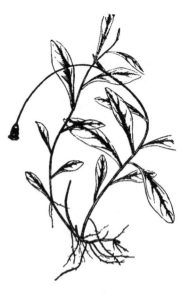

别名 止血丹（剑河）。

科属形态 菊科植物〔Gynura sagittata DC.〕。草本。茎高约30厘米，纤细。叶互生，倒披针形，长5~6厘米，宽1~1.2厘米，先端短尖，基部狭长，无柄，全缘，质软，上面绿色，下面紫色。头状花数枚顶生；总苞钟形；苞片1列；花全为管状，黄色，冠毛白色。

产地 我省剑河产有。多生于山野草坡。

采集期 夏、秋季采集。

药用部分 全草。

性味 性寒，味苦。

功用 散毒，行血。

方剂 治蛇咬伤：止血丹适量，捣绒敷伤口（剑河）。

图 100 止 血 丹

化 香 树

别名 小化香（望谟），水化香（剑河、平塘），艾叶子树（水城）。

科属形态 胡桃科植物化香树〔Platycarya strobilacea Sieb. et Zucc.〕。落叶乔木。奇数羽状复叶互生，有小叶片15~17枚，小叶互生或对生，长椭圆形或卵状长椭圆形，长4~8厘米，宽1.5~2.8厘米，先端渐尖，基部圆形或阔楔形，边缘有细锐齿，两面疏被短毛，上面深绿色，纸质，无小叶柄。花雌雄同株，雌花簇生于枝顶。鳞果球形，果鳞长三角形，螺旋状排列，尖端尖锐，暗褐色。

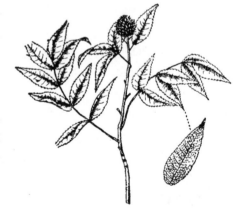

产地 我省各地均产。生于柴山中。

采集期 四季均可采集。

图 101 化 香 树

药用部分 叶（多鲜用）。

性味 性热，味辣。有毒。

功用 治疮毒，杀蛆。

方剂 1. 治巴骨癀：用小化香叶半斤捣烂泡冷水，将患处浸入药水中数小时，使多骨疽消去，即用镊子拔出，后用药水随时洗（望谟）。

2. 治癞头疮：用小化香叶一两，石灰二钱，开水一杯，混合泡二小时后，用鸭毛蘸药水外搽，一日搽两次（望谟）。

3. 治无名肿毒（未破皮者）：用小化香叶煎水洗患处（水城）。

禁忌 不可内服。

少花信筒子

别名 过山消、开喉箭（清镇）。

科属形态 紫金牛科植物少花信筒子〔Embelia pauciflora Var. Blinii（Léveillé.）Walker.〕。蔓性小灌木。高40～70厘米，细弱多分枝；茎枝圆柱形，红褐色，嫩枝密生棕色腺质短柔毛。叶互生，柄短，细弱；叶片卵状狭披针形，长3～6.5厘米，宽8～12毫米，先端渐尖，基部圆形，边缘有浅圆齿，齿端具腺质小突尖，上面绿色，有褐色腺点，背面淡绿色，有淡褐色腺点及深绿色线纹，两面均无毛。花果未见。

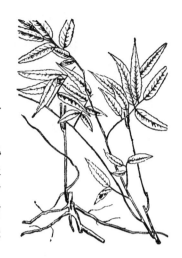

图102　少花信筒子

产地 我省清镇、织金等地产有。多生于高山丛林石缝中。

采集期 四季均可采集。

药用部分 根。

性味 性凉，味辛微苦。

功用 祛痰解毒，行血消肿。

方剂 1. 治喉蛾：过山消根少许，含口内慢咽（清镇）。

2. 治炭疽或红丝疔：过山消根适量捣烂，包患处；又以根二钱煎水服（清镇）。

白　簕

别名 刺三加（湄潭），白刺尖（贵阳），白刺藤（遵义），苦刺头（都匀）。

科属形态 五加科植物白簕〔Acanthopanax trifoIiatus（L.）Merr.〕。落叶灌木。小枝黄褐色，疏生小刺。小叶椭圆状长卵形，长2～5厘米，宽1.5～2.5厘米，先端长尖，基部楔形，边缘有锯齿。伞形花序8～10个，顶生，梗长3～5厘米，小花柄长0.5～1厘米；花萼合生，5齿；花瓣5枚，三角形；雄蕊5枚，较花冠长，花药白色，背着生；花柱2枚合生。

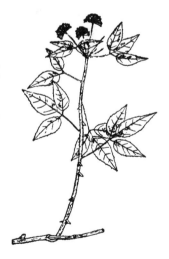

图103　白　簕

产地 我省各地均产。生于路旁、园埂、土坎等处。

采集期 四季均可采集，但以冬季采集为佳。

药用部分 根或根皮。

性味 性温，味苦辛。

功用 舒筋活血，祛风除湿。

方剂 1. 治劳伤风湿：刺三加根皮五至八钱，煎水服（都匀、湄潭）。

2. 治骨折：用根皮适量捣碎，加酒调匀，微炒热，包伤处（都匀）。

3. 治咳嗽及哮喘：刺三加根五钱，倒生根五钱，葵花秆心五钱，煎水服（都匀）。

4. 治咳嗽痰中带血：刺三加根四钱，九重根（土百部）、果上叶、剿鸡尾、白芨各三钱，煎水服（榕江）。

5. 治劳伤吐血及心气痛：刺三加根、牛膝、朱砂莲、小血藤各三钱，泡酒半斤，每日服二次，每次五钱至一两（遵义）。

禁忌 忌生冷食物。

白接骨连

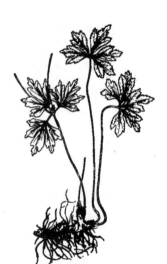

别名 白接骨连（梵净山），戛戛羊（安顺），饿老虎（镇远），钻骨风（德江）。

科属形态 毛茛科银莲花属植物〔Anemone sp.〕。多年生草本，高20～35厘米。根茎块状，黑褐色，横向生。根生叶，有长柄，中空，上有纵条，光滑无毛或几无毛，叶片肾圆形，3全裂；顶裂叶倒卵形，又3浅裂，中间裂片又有2个缺刻；侧裂片扇形或阔楔形；2深裂，每裂片又2～3浅裂，各裂片又有1～2缺刻，边缘有钝齿，两面疏被淡黄色柔毛，以脉上的毛最密。花果未见。

图104 白接骨连

产地 我省各地均产。

采集期 七、八月间采集。

药用部分 根及叶。

性味 性平，味微苦。

功用 治肿毒，治跌打损伤，接骨。

方剂 1. 治口疮腐烂：用白接骨连根适量，研末调菜油，搽患处，但不宜多用（安顺）。

2. 治外伤：将叶适量嚼绒敷伤口，能止血生肌（毕节）。

3. 治坐板疮：将叶适量捣烂搽患处（独山）。

4. 治跌打损伤，接骨：用根三至五钱，泡酒服；取根捣烂敷伤处，能接骨（梵净山）。

白三百棒

别名 白三百棒（罗甸），魂筒草（剑河），铁螃蟹（榕江），白马蹄香（黎平）。

科属形态 马兜铃科细辛属植物〔Asarum sp.〕。多年生草本。根茎多节，倾斜地面，茎甚短。叶互生，柄长约24厘米，圆柱形，肉质，有细毛；叶片心形，先端钝，基部深心形，边缘全缘，有刚毛，叶面暗绿色，平滑无毛，背面带白色；叶腋抽花梗，长2.5～3厘米，顶端开花，红紫色，萼钟状，3裂。果为蒴果。

产地 我省各地均产。生于山地阴湿处。

360

采集期 四季均可采集。

药用部分 全草。

性味 性温，味辛。有小毒。

功用 散表寒，治寒饮咳嗽、跌打损伤。

方剂 1. 治痰饮咳嗽、喉痒、吐清痰：白三百棒一至二钱，煎水服，一日三次（麻江）。或用白三百棒（干的）二钱，煎酒四两，分三次服完（都匀）。

2. 治跌打损伤：白三百棒（干的）二钱，土鳖虫三钱，泡酒三两，每次服五钱，一日三次。亦可搽患处或将药渣捣烂敷患处（罗甸）。

禁忌 忌油荤；孕妇禁服。

白 背 叶

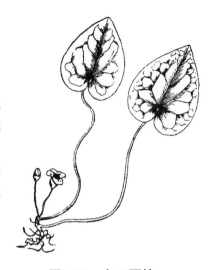

图 105 白三百棒

别名 白背叶（惠水），三根筋（榕江），香叶（毕节），三条筋（都匀），糯叶（贵阳）。

科属形态 樟科樟属植物〔Cinnamomum sp.〕。乔木或灌木。小枝灰褐色，表面有纵沟纹。叶互生，椭圆形或阔椭圆形，革质，长 9～13 厘米，宽 3.5～5.5 厘米，全缘；基出脉 3 条，在基部有 5 毫米左右的连合，分岐亦不出于同一点，主脉之腋不具腺质凸点，细脉不明显；表面绿色，光滑，背面银白色，有细毛；有柄，长 1 厘米左右，上面有沟。花果未见。

产地 我省各地均产。生于山林中。

采集期 四季均可采集。

药用部分 根、叶。

性味 性温，味辛。

功用 治刀伤、尿结石。

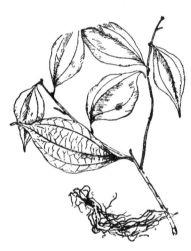

图 106 白 背 叶

方剂 1. 治刀斧砍伤：用叶适量嚼烂敷伤处（榕江）。

2. 治小儿尿结石：用根（酌量）煎水服（惠水）。

3. 治刀伤：用根、叶和茶树上细小的寄生绒毛等份，捣绒包伤处（都匀）。

白 常 山

别名 对叶生（兴义）。

科属形态 虎耳草科植物白常山〔Dichroa febrifuga Lour.〕。灌木。小枝内空，外皮淡褐色，平滑无毛；嫩枝疏具柔毛。叶对生，有短柄，嫩枝上的叶狭披针形，长 8～10 厘米，宽 1.5～2.2 厘米，先端长尖，基部楔形，边缘有浅锐齿，上面绿色，下面淡绿色，两面均有极疏柔毛。伞房花序，有小花多朵。蒴果近球形，黑绿色，顶端盘状，中央有4个宿存的花柱。

产地　我省兴义产有。多生于灌木林中。

采集期　十、十一月采集。

药用部分　根。

性味　性温，味辛。

功用　接骨，治跌打损伤。

方剂　1. 治骨折：对叶生根适量捣烂，包骨折处（兴义）。

2. 治跌打损伤：对叶生根一两，泡酒服（兴义）。

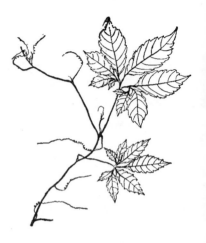

图107　白常山

白芽草

别名　白芽草（遵义），白顶草、翳子草（贵阳），白芽草细辛（遵义），翳子花、地细辛（惠水）。

科属形态　菊科鱼眼菊属植物 ［Dichrocephala sp.］。一年生草本。体高约20厘米，密被柔毛。叶互生，长7~8厘米，琴状羽裂，顶片最大，先端圆形，边缘有不规则的锯齿，上面深绿色，两面均疏被柔毛。头状花极小，圆锥花序式排列。小花半球状；苞片近2列，花冠白色，全为管状；外围的多排，雌性，先端3~4裂；中部的两性，无冠毛；花托盘无托毛或托片。

产地　我省各地均产。生于田坎土埂。

采集期　夏、秋季采集。

药用部分　全草。

性味　性凉，味涩微苦。

功用　清热除湿，解毒。

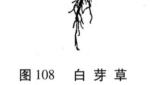

图108　白芽草

方剂　1. 治疔疮：未溃烂之前用鲜白芽草嚼敷，留头；已溃烂者，用此药末调菜油，敷患处（黎平）。

2. 治眼痛生翳：用本品少许搓烂，塞于同侧鼻孔中（即右眼痛塞右鼻）（惠水）。

3. 治小儿口疮：用生的白芽草一两捣烂，兑淘米水漱口，一日数次（贵阳）。

4. 治风热目疾生翳：用白芽草、星秀草各三钱，蒸猪肝四两吃，一日一次（贵阳）。

5. 治妇女白带（日久不愈）：用生的白芽草、干白木槿花各五钱，干白鸡冠花、白玉簪花或根各三钱，干白尾参五钱，煎水服或炖肉吃，每日三次，随量吃（贵阳）。

禁忌　忌生冷食物及一切发物。

白鼓钉

别名　秤杆升麻（湄潭），斑麻（望谟），麻沙菜、米点菜（榕江），升麻（毕节），路边升麻（安顺），土升麻（贵阳），白花菜、半打秤（黎平），白花根（都匀），猫儿翻甑（绥阳），搬倒甑（松桃）。

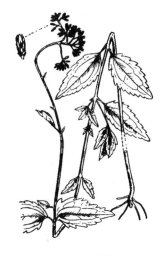

科属形态 菊科植物白鼓钉［Eupatorium lindleyanum DC.］。多年生草本。茎直立，高约1米左右，细圆柱形，带紫色，上半部密被粗毛。叶对生，几无柄；中部的叶披针形，上部的叶长椭圆形，先端钝，基部楔形，边缘具有不整齐的钝锯齿，上面有粗糙淡棕色毛，背面有树脂状的腺点，3出脉明显，脉上具白色毛。秋日茎顶着生多数小头状花序，聚伞花序式排列；苞片10枚、2列，边缘及顶端带红紫色，每一头状花序有小花5朵，均为管状，冠毛白色。

图109 白鼓钉

产地 我省各地均产。生于向阳的山坡、草地及路旁。

采集期 秋季采集。

药用部分 全草。

性味 性温，味苦。

功用 表寒解热，治疟疾，治感冒，杀虫。

方剂 1. 治无汗恶寒、周身疼痛：秤杆升麻三钱，干的大种鹅儿肠一钱半，煎水，放猪油少许，分作两次服用，服后20分钟汗出则停服，若无汗可继续服（都匀）。

2. 治感冒：秤杆升麻四钱，葛根、柴胡各三钱，煎水服（麻江）。

3. 治疟疾：用鲜的秤杆升麻全草四至五钱，煎成浓汁，于发疟前二小时服（黎平）。

4. 治肠寄生虫：秤杆升麻五钱，煎水服（松桃）。

禁忌 忌酸冷食物。

白　皮

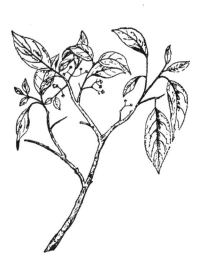

别名 白皮（龙头山），牛千斤（惠水）。

科属形态 卫矛科卫矛属植物［Evonymus tengyue-hensis W. W. Sm.］。灌木。枝灰白色，有纵纹，粗糙；小枝多叶柄着生之痕迹。叶对生，椭圆形或长椭圆形，长2~8.5厘米，宽0.8~3.2厘米，先端短尖或渐尖，基部圆形，边缘有细锯齿，两面无毛，绿色，上面略具光泽，下面叶脉明显凸出，疏具细短毛。花小，呈聚伞花序；萼片4枚，花瓣4枚，有明显之花盘；雄蕊4枚着生于花盘上，花药紫红色；雌蕊1枚，子房上位。果未见。

图110 白　皮

产地 我省龙头山及惠水产有。生于岩山森林中。

采集期 四季均可采集。

药用部分 皮。

性味 性平，味淡。

功用 止血。

方剂 治刀伤：用白皮适量，水磨浓汁搽，或研成细末撒于患处（龙头山）。

白叶瓜馥木

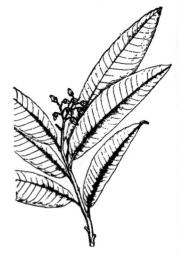

别名 乌骨藤（贵阳）。

科属形态 番荔枝科植物白叶瓜馥木〔Fissistigma glaucescens Merr.〕。藤状灌木。幼枝被黄色短柔毛。叶互生，革质；叶柄长约7毫米，有黄毛；叶片长椭圆形，长9～14厘米，宽2～3.6厘米，先端短尖，基部圆形或阔楔形，全缘，上面深绿色，光滑无毛，叶脉微凹下，背面白绿色，密被白色腺毛及疏被淡黄柔毛，侧脉平行，15～20对，明显凸出。花序顶生，复总状，密被黄色柔毛，小花柄稍弯下；萼片3枚，卵形，有黄毛；花瓣与萼相似，6枚2轮，外轮3枚，镊合状排列，披针形，亦被黄毛，内轮3枚略小，基部凹陷，心皮有毛。

图111　白叶瓜馥木

产地 我省贵阳产有。多生于岩山。

采集期 秋季采集。

药用部分 根。

性味 性温，味辛涩。

功用 治劳伤，除风湿。

方剂 治劳伤风湿：乌骨藤七钱，见血飞、铁筷子、五香血藤各五钱，泡酒一斤，日服三次，每次五钱（贵阳）。

白味莲

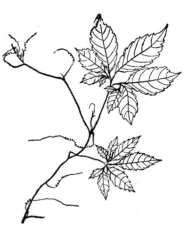

别名 白味莲，苦丁板（惠水），蛇莲（榕江、雷山），盘莲（都匀），苦金盆（贵阳）。

科属形态 葫芦科绞股蓝属植物〔Cynostemma cardiosperma Cogn.〕。多年生藤本。地下茎块状，形如盆，大者可达7～8斤。茎细长蔓性，光滑，节处疏生细绒毛。叶柄基部侧面，生有螺旋状的卷须。叶互生，有长柄；叶为掌状复叶，有小叶7枚，呈乌趾状；小叶片长椭圆形或披针形，有很短的小叶柄；中间的小叶较大，长5～6厘米，宽2～2.5厘米，无端长尖，基部楔形，边缘有锯齿；两侧的6枚小叶着生于同一小柄上，愈近

图112　白味莲

基部的愈小，叶片两面均散生短毛。圆锥花序腋生，花单性，雌雄异株；萼细小，花冠裂片5枚，黄绿色，披针形，先端尾状长尖；雌花花柱3个，柱头2裂，子房球形。浆果圆形，绿黑色。另有同科植物韩斯瓜〔Hemsleya chinensis Cogn.〕，常与白味莲混用。它们的外形和叶形相似，而花不同。韩斯瓜花较大，亦雌雄异株，雄花萼5裂，裂片基部肿

胀，内面具1束；花冠淡黄色，裂片长椭圆形；雄蕊5枚，分离，花药1室，背着；无雌蕊。

产地　我省各地均产。生于深山岩脚阴湿处。

采集期　四季均可采集。

药用部分　块根。

性味　性凉，味苦。

功用　清热，解毒。

方剂　1. 治发痧、肚痛、吐泻等症：白味莲末三至五分，以开水吞服（剑河）。

2. 治红痢：用白味莲三钱煎水服（德江）。

3. 治风火牙痛：将白味莲切成片，取少许塞于患处（绥阳）。

4. 治疔疮：用白味莲磨水搽患处（贵阳）。

白里金梅

别名　山蜂子（梵净山），三爪金（榕江、黎平、麻江），播丝草（剑河），地蜘蛛（都匀），地蜂子（贵阳），铁枕头（绥阳）。

科属形态　蔷薇科植物白里金梅 ［Potentilla nivea L.］。多年生草本。根茎稍肥大。基叶有长柄，3 出复叶，小叶倒卵形状长椭圆形，长约 7 厘米，宽约 3.5 厘米，先端圆，边缘有稍大的锯齿或重锯齿，基部楔形，两面散生短毛。

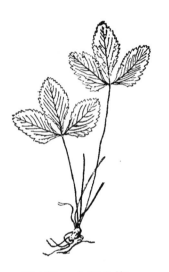

图 113　白里金梅

产地　我省各地均产。生于草坡。

采集期　秋后采集。

药用部分　根。

性味　性凉，味涩微苦。

功用　清热，止痛，补虚。

方剂　1. 治痢疾：用山蜂子根五钱。煎水服，每日三次（望谟）。

2. 治多年咳嗽：山蜂子根十一个，切碎，蒸蜂糖服（贵阳）。

3. 治吐泻：用山蜂子根一钱，捣烂，兑开水服（剑河）。

4、治胃痛：山蜂子根，动物骨头各一钱，烧存性，共研成末，用糯米饭擂绒为丸，用烧酒空腹时吞服（黎平）。

5. 治跌打损伤：把山蜂子根用童便泡三天，阴干备用，每次用一至三个，研细用酒吞服（贵阳）。

6. 治产后虚弱：山蜂子根五钱，炖肉吃（绥阳、贵阳）。

白茎鸦葱

别名　倒扎草（贵阳），茅草细辛（遵义），倒扎花（贵阳），毛草七（铜仁）。

科属形态　菊科植物白茎鸦葱 ［Scorzonera albicaulis Turcz.］。多年生草本。茎直立，

365

高30～60厘米，上部有分枝。根倒圆锥形，长大粗壮，新鲜时有乳汁。基部叶密生，线状披针形，长15～30厘米，宽5～10毫米；基部狭，有短柄，柄基部鞘状抱茎，脉5条平行。茎叶互生，无柄。头状花2～6枚（本地称花为水毛笔）；总苞4层，外层最短，第3、4层狭长，叶状，花冠全部舌状，淡黄色。瘦果长约2厘米，具棱，无喙；冠毛羽状，棕黄色。

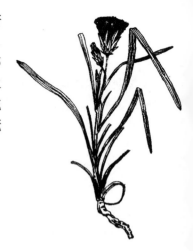

图114　白茎鸦葱

产地　我省各地均产。生于草坡。

采集期　夏、秋季采集。

药用部分　根。

性味　性微凉，味微苦。

功用　调气，理血，解毒。

方剂　1. 治跌打损伤、月经倒行：用倒扎草根三至五钱，蒸酒服（贵阳）。

2. 治疮毒：用倒扎草根适量，加酒捣烂，敷患处(贵阳)。

3. 治久年哮喘：倒扎草根、盐罐草、马蹄叶各一两，肺金草一钱五分，煎水服（遵义）。

4. 治发痧腹痛：倒扎草根一个，口嚼后用开水吞服（德江、贵阳）。

禁忌　忌辛辣食物。

白花灰毛槐树

别名　山豆根（荔波）。

科属形态　豆科植物白花灰毛槐树［Sophora glauea Leseh. var. albeseens Rehd. et Wils.］。灌木。高50～150厘米，黄绿色，基部平滑，嫩枝被有平贴的柔毛，毛基部黄色，上部灰白色。奇数羽状复叶，互生，有小叶15～19枚，叶轴及叶片背面均有平贴的黄脚灰色短毛；小叶片椭圆形，近革质；顶叶最大，长1.5～4厘米，宽6～10毫米；叶先端圆钝，基部圆形，上面绿色，无毛，脉微突，背面灰绿色。花果未见。

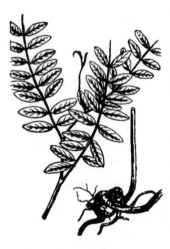

图115　白花灰毛槐树

产地　我省荔波、平塘产有。生于灌木林中。

采集期　四季均可采集。

药用部分　根。

性味　性寒，味苦。

功用　清热。

方剂　1. 治喉痛：山豆根三钱，煎水服（荔波）。

2. 治烦热不眠：山豆根五钱，煎水服（平塘）。

石母猪藤

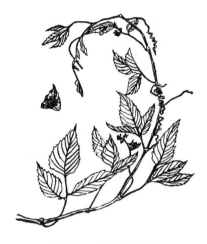

图 116　石母猪藤

别名　石母猪藤（遵义），母猪藤（毕节），创伤药（惠水），大母猪藤（黔南）。

科属形态　葡萄科乌敛莓属植物［Cayratia sp.］。蔓生藤本。茎有卷须及白色短柔毛。掌状复叶互生，以5小叶合成，排列为乌趾状，顶端1枚最大；小叶片卵状披针形，先端渐尖，基部阔楔形或圆形，边缘有锯齿，上面深绿色，疏生短毛，下面灰绿色，密被白柔毛。花茎腋生，长约7厘米，顶端聚伞花序；小花有花瓣4枚；雄蕊4枚，与花瓣对生；花盘杯状4裂。

产地　我省各地均产。生于山坡阴处石缝中。

采集期　秋季采集。

药用部分　根。

性味　性平，味涩。

功用　止血，治刀伤、骨折、母猪疯。

方剂　1. 治母猪疯：用石母猪藤一节（长度以患者中指至手拐为度）；炖五花肉一斤，每日早晚各吃一次，每次吃半小碗（毕节）。

2. 治血崩：用根二两，煮猪油汤内服（罗甸）。

3. 治刀伤：石母猪藤根加酒糟，捣绒包于患处；如伤筋者，先用蚂蟥数条，焙干研成细末，撒在伤口上，再包上此药（麻江）。

4. 治跌伤或骨折：将根或叶捶绒，包于患处（惠水）。

禁忌　刀砍伤筋者，忌食青菜。

石荠苎

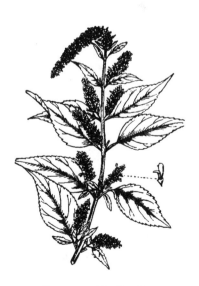

图 117　石荠苎

别名　水苏麻（贵阳），沙虫药（兴义）。

科属形态　唇形科植物石荠苎［Mosla punctata Maxim.］。一年生草本。茎直立，高可达100厘米，方形，紫色，密被短桑毛。叶对生，有柄；叶片卵圆形，先端渐尖，基部圆形，边缘有锯齿，两面均带紫色，有腺点，脉及边缘均有柔毛。总状花序顶生及腋生，花淡紫色，唇形；萼钟形，5齿裂，裂片近相等；萼及花冠外均密被柔毛，花冠管长于萼，下唇大；雄蕊4枚，2长2短，长的2枚生于后边。

产地　我省各地均产。多产于水沟旁。

采集期　四季均可采集。

药用部分　叶。

性味 性温，味苦辛。

功用 除湿，杀虫。

方剂 治香港脚：水苏麻叶揉绒，塞于脚缝。

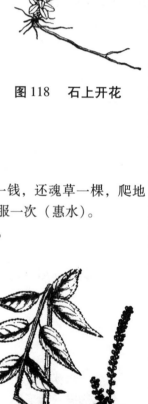

石上开花

别名 石上开花（惠水），岩莲花（贵阳）。

科属形态 景天科植物［Sedum tetractinum Froderstr.］。多年生草本。茎丛生，肉质，高 11～13 厘米，绿色微带紫色，光滑无毛。叶互生，基部叶倒卵形；茎叶线状披针形，长约 2 厘米，肉质，全缘。聚伞花序顶生，有小花多数；花瓣 5 枚分离，披针形，黄色，有紫色斑点；雄蕊 10 枚，与花瓣等长；雌蕊 5 枚，腹部膨胀。

产地 我省各地均产。生于岩石上。

图 118　石上开花

采集期 秋后采集。

药用部分 全草。

性味 性平，味淡。

功用 清热，凉血。

方剂 1. 治因吃酒时呛酒成劳咳：石上开花一棵，李子根一钱，还魂草一棵，爬地香一棵，淫羊藿、小阎王刺、生姜各一钱，煎酒半斤，每日空腹服一次（惠水）。

2. 治虚弱，治妇女不育：鲜石上开花五钱，炖肉吃（惠水）。

3. 痔疮出血：鲜石上开花三钱，蒸酒服（贵阳）。

石　蚕

别名 毛秀才（湄潭）。

科属形态 唇形科植物石蚕［Teucrium japonicum Willd.］。多年生直立草本。茎高 50 厘米左右，方形，全体密被黄色长毛。叶对生，有短柄，叶片卵状披针形，长 2.5～5 厘米，宽 1.2～1.6 厘米，先端渐尖，基部圆形或微心形，边缘有锯齿，上面绿色，下面黄绿色。穗形总状花序顶生，有分枝；苞片线状披针形；萼钟形，先端 5 齿裂，上唇 3 齿，齿片三角形，下唇 2 齿，齿片披针形较长；花冠紫色，上唇退化，下唇大，5 裂；雄蕊 4 枚，2 强，伸出。

产地 我省各地均产。生于山野荒土。

采集期 夏季采集。

药用部分 全草。

性味 性温，味辛，微苦。

功用 发表散寒。

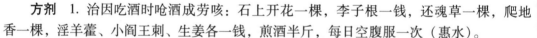

图 119　石　蚕

方剂 治外感风寒：毛秀才一两，煎水服（湄潭、绥阳）。

玉 珊 瑚

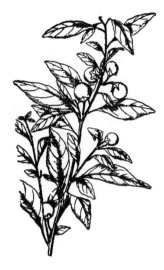

别名 珊瑚子、野辣茄（贵阳）。

科属形态 茄科植物玉珊瑚［Solanum pseudocapsicum L.］。小灌木。茎高1米左右，多分枝，上面嫩枝及叶脉上有星状毛。叶互生，倒披针形，长4.5~6厘米，宽1~2厘米，先端钝，基部楔形、狭长，边缘微波状。夏、秋间开花，花小，白色，单生或2~3枚聚生于腋上；萼5裂。浆果球形，直径1.2~1.5厘米，成熟时黄红色。

产地 我省各地均产。多系家种。

采集期 四季均可采集。

药用部分 根。

性味 性温，味咸微苦。

图120 玉珊瑚

功用 止痛。

方剂 治劳伤腰痛：珊瑚子一两，泡酒半斤，日服二次，每次五钱（贵阳）。

龙 骨 莲

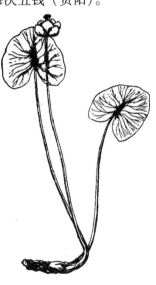

别名 龙骨莲、水龙骨（惠水），子母莲（贵阳），野藕（绥阳）。

科属形态 睡莲科植物［Nuphar oguraense Miki.］。多年水生草本。根茎横卧，白色，有螺旋状排列黑色叶迹。叶自根生，浮水叶有长柄，柄扁而中空；叶片卵形至阔卵形；长约8厘米，宽6~8厘米，先端圆，全缘，基部深心箭形，质厚，两面光滑无毛，下面密布点状突起。花轴自根茎抽起，单花生于花轴顶端；萼片5枚，花冠状，黄色，质厚，阔倒卵形，长约2厘米，宿存；花瓣多数，矩形，先端凹陷，长约6毫米；雄蕊多数；雌蕊1枚，子房上位，卵圆形，花柱极短，柱头有12个缺刻。果为浆果，种子多数。

图121 龙骨莲

产地 我省各地均产。生于水塘中。

采集期 四季均可采集。

药用部分 根。

性味 性凉，味甘微苦。

功用 治劳伤虚损，有滋补清热之功。

方剂 治阴虚劳弱：鲜龙骨莲（去须）二两，炖肉吃，早晚各吃一次（贵阳、惠水）。

禁忌 忌燥辣食物。

母 猪 精

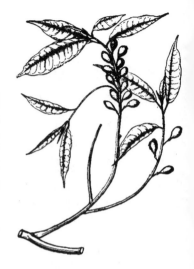

别名 母猪精（榕江）。

科属形态 桑科植物〔Ficus comata H. － M.〕。攀援灌木。分枝多，小枝灰棕色，有节，嫩枝有白色柔毛。叶互生，有短柄，叶片椭圆形至椭圆状披针形，长4~6厘米，宽1~1.7厘米，先端长尖，基部圆形至阔楔形，边缘微呈波状或近于全缘，上面深绿色，光亮，下面淡绿色；羽状脉在近边缘处相结，网脉明显。花单生于叶腋。隐花果倒卵形，成熟时棕黄色，果皮质薄而脆，长约1.2厘米，直径6~8毫米。

图122 母 猪 精

产地 我省榕江产有。多生于山林阴处。

采集期 四季均可采集。

药用部分 根。

性味 性寒，味苦辛。

功用 镇惊，祛风。

方剂 治急惊风：用母猪精根半斤，煎水熏洗，以汗出为度（榕江）。

叶 下 珠

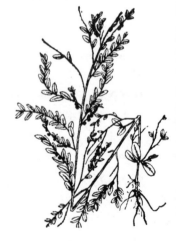

别名 山皂角（遵义），塔地沙（荔波）。

科属形态 大戟科植物叶下珠〔Phyllanthus urinaria L.〕。一年生草本。茎直立，高约30厘米。根须状，茎平滑；小枝有棱，红色。叶2列，互生，椭圆状矩形，长4~10毫米，宽2~5毫米，先端有小突尖，基部圆形稍斜，全缘，上面绿色，下面淡绿色带红色。花未见。果实球形，红色，有宿萼6片，具小突点。

图123 叶 下 珠

产地 我省遵义、荔波等地产有。生于田边、地坎。

采集期 秋后采集。

药用部分 全草。

性味 性平，味淡。

功用 利水除湿。

方剂 1. 治水肿：山皂角（干用）五钱（鲜用一两），臭草根四钱，水杨柳、通花根、石菖蒲各三钱，煎水服，每天三次，每次半碗（遵义）。

2. 治小儿呛水咳嗽：鲜山皂角五钱，枇杷树皮一钱半，白金条一钱，煎水服（贵阳）。

3. 治黄疸（阴黄阳黄均宜）：山皂角全草一两，煎水服（荔波）。

禁忌 忌豆腐及生冷食物。

兰花参

别名　霸王草(遵义)，一窝鸡(铜仁)，小绿细辛(威宁)。

科属形态　桔梗科植物兰花参［Wahlenbergia marginata A. DC.］。多年生草本。根细长；茎直立或匍匐，高 20～40 厘米，基部多分枝，幼枝疏具白毛。叶互生，无柄；叶片倒披针形或钱状披针形，长 1.3～2.5 厘米，宽 2～4 毫米，先端短尖，基部稍狭，边缘稍厚，有波状钝齿，上面及边缘有白色毛。花有长梗，圆锥花序排列；萼 5 齿，花冠钟形，5 裂，初蓝色，后渐变粉红色。蒴果圆锥形，种子多数。

产地　我省各地均产。生于土坎边。

采集期　夏、秋季采集。

药用部分　全草。

性味　性平，味甘。

功用　补虚弱，止虚咳，治刀伤，接骨。

方剂　1. 治刀伤接骨：将霸王草叶适量捣烂，包患处（铜仁、德江）。

2. 治病后虚弱：霸王草根、辣叶青药各五钱，煎水服（铜仁）。

3. 治胃寒痛，止咳：霸王草根三钱，煎水服（威宁）。

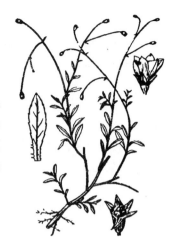

图 124　兰花参

对叉疔药

别名　对叉疔药（罗甸），飞蛾草（罗甸、都匀、麻江），半边风（独山、荔波）。

科属形态　西番莲科西番莲属植物［Passiflora sp.］。多年生攀援草本。叶互生，有长柄，接近基部处有一环形腺体；叶片马蹄形，边缘光滑，纸质，主脉 3 条，自基部出，两面无毛，叶脉隆起；托叶小，卵状三角形，与叶柄合生。卷须生自叶腋。花未见。果肉质，浆果状，球形，外皮红褐色。

产地　我省罗甸、都匀、麻江、独山等地产有。生于山坡路旁。

采集期　夏、秋季采集。

药用部分　全草。

性味　性温，味甜微涩。

功用　治瘰气，止血，祛风除湿。

方剂　1. 治疔疮：用对叉疔药叶嚼拦敷患处（罗甸）。

2. 治刀伤斧砍流血不止：用生对叉疔药叶（用量以伤口大小而定）嚼烂敷伤处（榕江）。

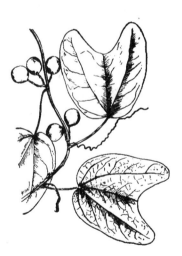

图 125　对叉疔药

3. 治瘀气腹胀痛、血尿及白浊：用对叉疗药根五钱，煎水服（罗甸）。

4. 治半身不遂：对叉疗药根四两，泡酒服，又可外搽（荔波）。

禁忌　忌酒、豆腐及生冷食物。

对　嘴　泡

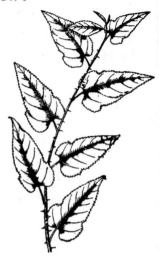

图 126　对　嘴　泡

别名　对嘴泡（湄潭），三月泡（黔东南），猫爪刺（惠水），牛奶泡（都匀），栽秧泡（独山、贵阳），小封喉（瓮安）。

科属形态　蔷薇科悬钩子属植物〔Rubus althaeoides Hance.〕。蔓生灌木。株高 1～1.5 米，密被白色细短绒毛，全株疏生扁刺。单叶互生，叶柄长约 1 厘米，基部微扩大而抱茎，被绒毛；叶片卵形，微 3 裂，先端渐尖，边缘有不整齐的锐头圆齿，基部心形，上面绿色，脉上有毛，下面淡绿色，密被绒毛，脉上毛较长，有刺数枚，无托叶。

产地　我省各地均产。生于荒山、路边、土坎等处。

采集期　四季均可采集，但以秋、各两季采集为佳。

药用部分　根、皮、叶。

性味　性温，味涩。

功用　消食积，止泻痢，治疮毒、跌打、崩症及色劳。

方剂　1. 治食积饱胀：将对嘴泡根皮打碎，用酒炒焦，研成末，成人每次服五分至一钱，小儿酌减，用水或酒吞服（麻江）。

2. 治肚痛腹泻：用鲜对嘴泡根一钱嚼吃（都匀）。

3. 治外感夹食、吐泻：将根皮五钱捣烂，兑淘米水，取汁服（罗甸）。

4. 治红白痢疾：用对嘴泡根五钱，红痢和红糖一两，白痢和白糖一两，煎水服（都匀）。

5. 治黄水疮：将叶焙干为末，用适量撒于患处（惠水）。

6. 治癀：将根皮适量，捶绒敷患处（湄潭）。

7. 治跌打损伤：对嘴泡叶、老蛇泡叶、野花椒叶、铧口尖叶及牛筋叶各等份，捣烂敷伤处。如已破皮，敷时要留孔，如未破皮，先用火罐拔患处，再敷上药（望谟）。

8. 治男子色弱或女子月家病：对嘴泡根三钱，大红袍根一两，倒竹伞根四钱，一炷香根三钱（月家病加阳雀花根五钱，野山萝卜五钱；咳嗽加红禾麻四钱），蒸鸡或炖肉吃（独山）。

9. 治妇女红崩：对嘴泡根皮、金银花藤尖及千年矮根或叶各一两，煎水，加酒为引，一日服三次，每次两酒杯（剑河）。

对叉菜

别名 对叉菜（梵净山）。

科属形态 败酱科缬草属植物〔Valeriana sp.〕。多年生草本。宿根须状肉质，有香气。茎直立，有棱，暗褐色。叶对生，羽状深裂；裂片披针形，有锯齿，上面有细毛，下面无毛，几无柄。雄蕊3枚，生于花冠管上；雌蕊1枚，子房下位。

产地 我省梵净山产有。生于岩山阴湿处。

采集期 夏、秋季采集。

药用部分 根。

性味 性平，味辛涩微苦。

功用 治跌打损伤。

方剂 治跌打损伤：用对叉菜根适量，泡酒服（梵净山）。

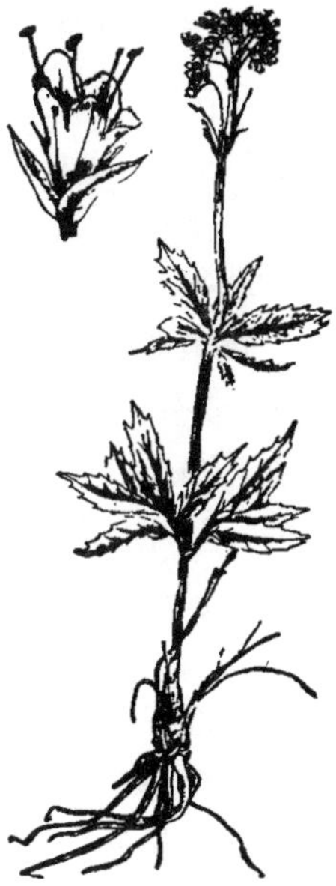

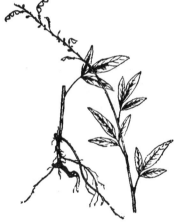

图127 对叉菜

四川山蚂蟥

别名 红清酒缸（遵义），红土子草（毕节、湄潭），路边清（贵阳），过路清（绥阳）。

科属形态 豆科植物四川山蚂蟥〔Desmodium szechunense（Craib.）Schindl.〕。小灌木。茎高约40厘米，幼枝有白色柔毛。托叶钻状披针形，有纵条纹，长约6毫米。3出复叶，小叶狭披针形，先端渐尖，基部楔形，边缘微带波状，上面无毛，下面沿脉疏被短毛，顶生者长2.5～4厘米，宽0.5～1厘米，侧生者较小；叶柄长1～2厘米。总状花序顶生或腋生；苞片似托叶，早落，花梗长约0.3厘米，果时稍增长，花紫红色，长约0.4厘米，萼浅裂；旗瓣阔倒卵形，翼瓣与龙骨瓣贴生；雄蕊10枚，花丝合生，仅上部分离；子房线形。荚果扁，通常具2节，背部弯，疏被有钩小毛，背缝浅深裂至腹缝缄，长约2厘米；宽约3.5毫米。

图128 四川山蚂蟥

产地 我省各地均产。多生于山坡、路旁。

采集期 六、七月间采集。

药用部分 根皮。

性味 性凉，味微苦。

功用 清热，解毒。

方剂 1. 治喉痛：红清酒缸根皮三钱（用火烤去毛），八爪金龙三钱，煎水服（遵义）。

2. 治发烧：红清酒缸根皮、马鞭稍、青藤香各三钱，煎水服（安顺）。

禁忌 忌糖及油类食物。

四 块 瓦

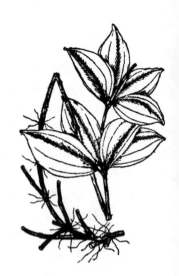

别名 小红藤、四块瓦（大方）。

科属形态 茜草科植物［Rubia maillardi Lévl. et Vaniot.］。多年生草本。根蔓延有节，有须根，内部红色，外皮膜质。茎蔓状，绿色，方形，有节，无逆刺。叶4枚轮生，无柄，叶片长椭圆形，长5～7厘米，宽1.8～3.5厘米，先端短尖，基部楔形，全缘，3～5脉，上面有短刺毛。花果未见。

产地 我省大方产有。生于泥地、箐沟。

采集期 夏、秋季采集。

药用部分 根。

性味 性温，味甘。

功用 治小儿疳积。

方剂 治小儿疳积：小红藤、满天星各五钱至一两，煎水服（大方）。

图129　四块瓦

四 棱 草

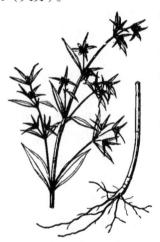

别名 四棱草（兴义）。

科属形态 龙胆科獐牙菜属植物［Swertia sp.］。直立草本。根黄色，味甚苦。茎单一，高50～90厘米，有四棱，黄绿色。叶对生，近无柄，两叶基部有一横线相连；叶片披针形，长4.5～6厘米，宽1.2～1.8厘米，先端渐尖，基部狭，全缘，有主脉3条。10月间上端叶腋分枝，茎顶枝顶及叶腋开小花，花有柄；萼4枚，绿色线状披针形，长10～18毫米，花瓣4枚，较萼为短，卵形，黄色，并有黑紫色斑纹，各瓣基部有腺窝并附生黄绿色鳞片；雄蕊4枚，分离；子房上位，花柱甚短。

图130　四棱草

产地 我省各地均产。多生于山野路旁。

采集期 夏、秋季采集。

药用部分 全草。

性味 性寒，味苦。

功用 除湿热。

方剂 1. 治淋证：四棱草三钱半，土茯苓五钱，木通四钱，车前叶三钱半，煎水服（贵阳）。

2. 治发热、目黄、身痛：四棱草五钱至一两，煎水服，能解热止痛（兴义）。

东　菊

别名　细药（安龙），兰铁草（剑河），踏地莲花菜（榕江），牙陷药、野菠菜（贵阳）。

科属形态　菊科植物东菊［Erigeron dubius Makino.］。多年生草本。根出叶丛生，倒披针形，先端圆，基部下延，狭长呈柄状，全缘，两面及边缘均密被细毛。花茎从叶丛生出，高 14 厘米；有细毛，茎叶 1 枚无柄，披针形。茎顶生 1 花，苞片绿色，线状披针形，舌状花冠狭长，先端圆，不分裂；干后淡黄色或淡紫色；管状花黄色，先端 5 裂，冠毛白色。

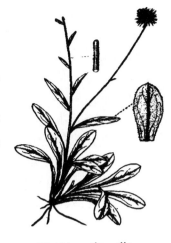

图 131　东　菊

产地　我省各地均产。生于荒山草坡上。

采集期　夏、秋季采集。

药用部分　全草。

性味　性平，味苦。

功用　补虚劳，治色劳、牙龈出血、牙龈痛。

方剂　1. 治牙龈出血及口臭流涎：细药研末，取适量放患处。敷药前先用盐开水或淘米水漱口（贵阳）。

2. 治色劳，补虚弱：细药、知母、牛膝、金针花根各五钱，煎绿壳鸭蛋吃（安龙）。

3. 治恶毒癞疮：鲜细药适量捣烂，包患处，每日换药三至四次（贵阳）。

禁忌　忌酸、辣食物。

东北黄精

别名　懒姜（剑河），观音果（安龙），巴疗药（罗甸），土人参（安顺），铁马鞭、铜鞭草（都匀），九道花（望谟），大黄精（铜仁）。

科属形态　百合科植物东北黄精［Polygonatum sibiricum Redout.］。多年生草本。根茎肥厚，横生，黄白色，有茎基疤痕及少数须根。茎细圆柱形，直立，高 60～70 厘米，上部稍弯曲，光滑无毛。叶无柄，4～5 叶轮生，叶片线状披针形，长 10～12 厘米，宽 10～17 毫米，先端丝状，卷成紧圈，脉平行。花果未见。

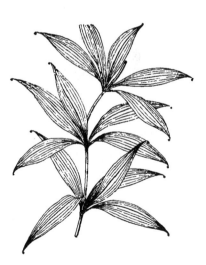

图 132　东北黄精

产地　我省各地均产。生于山坡土坎。

采集期　八、九月采集。采集后蒸晒三次。

药用部分　根。

性味　性微温，味甜。

功用　补虚弱，止咳，接骨，疗风湿。

方剂　1. 治风湿骨痛：懒姜根适量捣烂，熬水待温，洗全身，随干随洗，洗后再将此药包于剧烈疼痛处（望谟）。

2. 治小儿肚痛：用懒姜一钱，泡淘米水服（罗甸）。

3. 治虚弱：用懒姜二两，炖肉或蒸鸡吃（罗甸）。

4. 治骨折：懒姜、小九龙盘（又叫观音草）各一把，拌酒捣绒，先将骨折复位，再包上药，后上夹板（夹板用杉木皮作），一日换药一次（剑河）。

5. 治弱咳出虚汗：懒姜、牛尾苔根、白花根（土升麻）及大鹅儿肠（都用新鲜的）各一至二两，炖肉或蒸鸡吃，每日早晚空腹吃，每剂分三次吃完（都匀）。

6. 治男女虚弱：懒姜、夜寒苏、牛尾荀及泡参各一两，倒竹伞一两石钱，炖猪肉半斤，分四次于早晚空腹时各吃一次（安顺）。

禁忌 忌酸、冷食物。

本氏马蓝

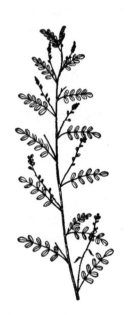

别名 铁扫帚（贵阳、剑河、罗甸），野绿豆（望谟、瓮安），木蓝荞（剑河），鸡骨柴、岩豆柴（贵阳），一味药（绥阳）。

科属形态 豆科植物本氏马蓝［Indigofera bungeana Steud.］。小灌木。羽状复叶，长约4厘米，有小叶7~9枚；小叶片矩圆形或倒矩卵圆形，上面无毛，下面平贴绒毛，长0.5~1厘米，宽2.5~4毫米。总状花序顶生或腋生；花小，蝶形，紫色，长3~4毫米；萼5齿，披针形，较萼管短：旗瓣为近于圆形之阔倒卵形，几无爪；翼瓣与龙骨瓣几等长，在龙骨瓣的爪上有距。荚果线形，平贴绒毛；种子8枚。

产地 我省各地均产。生于岩山。

采集期 八、九月采集。

药用部分 全草。

图133 本氏马蓝

性味 性凉，味苦涩。

功用 生肌收口，止血，消肿痛，拔毒。

方剂 1. 治吐血：铁扫帚三钱，捣绒兑开水服（遵义）。

2. 治枪伤：用铁扫帚适量捣烂外敷，可拔子弹（望谟、镇远）。

3. 治伤口久不收：将铁扫帚叶晒干，研末撒于患处（遵义）。

4. 治刀伤：用叶或花嚼烂敷伤处（麻江）。

5. 治发烧肚痛：用本品鲜皮三两，煎水服，一日三四次（剑河）。

6. 治臁疮：用根皮（用量以患处大小而定）蒸酒，取汁搽其周围（贵阳）。

7. 治痔疮：用铁扫帚根五钱，蒸酒服（贵阳）。

8. 治小儿白口疮：用本品适量煎水洗（贵阳）。

9. 治无名肿毒：用干叶子研末，调水敷患处（贵阳）。

10. 治水泻：用根一两，加糯米熬稀饭吃（本方去糯米，可治痢疾），每日吃三次，每次半茶杯。也可用叶一钱嚼服（镇远、黎平）。

禁忌 忌燥、辣食物。

平肋书带蕨

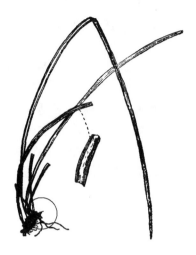

图 134　平肋书带蕨

别名 树韭菜（梵净山），龙须草（都匀、独山、安顺）。

科属形态 书带蕨科植物平肋书带蕨［Vitaia suberosa Christ.］。多年生草本。根状茎短，基部被鳞片，棕褐色。叶簇生，几无柄；叶片狭线形，长 27～39 厘米，宽 3～4 毫米，叶上中脉两侧有 2 行纵沟，叶下中脉平坦，叶草质，淡绿色，叶脉不明显，孢子囊群近边缘着生，连续不断。

产地 我省各地均产。生于阴处岩石及古树上。

采集期 四季均可采集。

药用部分 全草。

性味 性微温，味微苦。

功用 活血，止痛，理气。

方剂 1. 治肝胃气痛：用鲜树韭菜一两，煎水，加酒少许，分二次服（安顺）。

2. 治劳伤：用树韭菜一两泡酒服（梵净山）。

3. 治筋骨疼痛：用树韭菜四钱，岩马桑、红梅腊、香樟根各三钱，白五加根二钱，泡酒一斤，每日服三次，每次五钱至一两（都匀）。

禁忌 孕妇忌服；忌生冷食物。

半 枫 荷

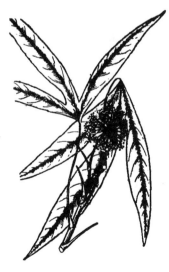

图 135　半 枫 荷

别名 铁楸树、鸭公头（安龙）。

科属形态 五加科植物半枫荷［Dendropanax protea（Champ.）Harms.］。灌木至乔木。枝皮粗糙，灰白色，无毛。叶互生，革质，有长柄；叶片指状 3 深裂，裂片线状披针形，顶片稍长，长 17～18 厘米，宽 1.5～2.2 厘米，先端渐尖，基部楔形，边缘有疏钝齿，上面深绿色，侧脉不明显，下面淡绿色，有棕色腺点。伞形花序顶生，总花梗长 3～4 厘米；萼裂片 5 枚；雄蕊 5 枚，花药椭圆形，丁字着生；花柱 1 枚，短于雄蕊。

产地 我省安龙产有。生于丛林中。

采集期 四季均可采集。

药用部分 根、树皮。

性味 性温，味甘微涩。

功用 治红肿、疮毒、外伤。

方剂 1. 治疮毒：铁楸树根适量捣烂，敷患处（安龙）。

2. 治外伤：铁楸树根、树皮各三钱，加酸浆草适量，捣烂敷伤处（安龙）。

半 边 莲

别名 半边莲（各地均称）。

科属形态 桔梗科植物半边莲〔Lobelia chinensis Lour.〕。多年生草本。茎细弱，高约20厘米，绿色，微带黄色，匍匐地面，节上生根，并分枝。叶互生，无柄；叶片狭卵状披针形，长1～2厘米，宽2～3毫米，先端渐尖，基部近圆形，全缘，或微有浅齿，主脉明显。花单生于叶腋，花梗长2～4厘米；萼绿色，狭钟形，先端5裂，裂片披针形；花冠红紫色，略为唇形，内部有白柔毛，5裂；雄蕊5枚；子房下位。蒴果顶端2瓣裂；种子细小。

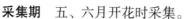

图136 半边莲

产地 我省黔南、黔东南、铜仁等地产有。多生于田边湿地。

采集期 五、六月开花时采集。

药用部分 全草。

性味 性平，味辛。

功用 解毒，平喘，截疟，治蛇伤。

方剂 1. 治蛇咬伤：半边莲一两，捣汁服；并以药渣敷患处（黔南）。

2. 治寒喘、疟疾：半边莲五钱，雄黄一钱，和冷饭为丸，如梧桐子大，每次服九丸，盐汤送下。

3. 治急性腹痛：半边莲五钱，嚼服（剑河）。

半 边 旗

别名 半边风药（榕江）。

科属形态 凤尾蕨科植物半边旗〔Pteris semipinnata L.〕。多年生草本，陆生植物。高30～100厘米。根状茎直，密被棕褐色线状披针形的鳞片，根须状。叶近生，柄长20～40厘米，直立，赤棕色，光滑无毛；叶片卵块披针形，长15～30厘米，宽6～10厘米，1次羽状分裂；下部的羽片近对生，2～3对有短柄，斜上，两对间距离为4～5厘米；先端的为羽状深裂；下部羽片的下侧复分裂成矩圆形的裂片，上侧的不发达或无裂片；不生孢子囊的裂片边缘有细锯齿，侧脉分叉。未见囊群。

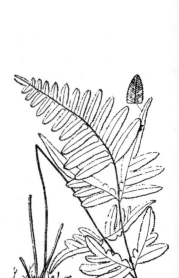

图137 半边旗

产地 我省兴义等地产有。多生于丛林阴湿地。

采集期 夏、秋季采集。

378

药用部分 根。

性味 性平微温，味甘、苦。

功用 治中风。

方剂 治中风：半边风药、石菖蒲、马蹄决明各三钱，煎水服（榕江）。

头花猪屎豆

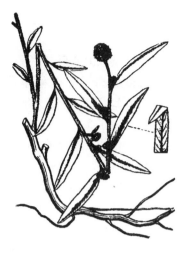

图138 头花猪屎豆

别名 鸡儿头、地草果（兴义）。

科属形态 豆科植物头花猪屎豆［Crotalaria capitata Benth.］。灌木状草本。基部木质化，有分枝；茎高约30~45厘米，密被丝光质白色柔毛。叶互生，有极短柄，叶片狭披针形，长2.5~6厘米，宽7~12毫米，先端钝，基部楔形，全缘，上面深绿色，下面密被白色丝光质短毛。头状花顶生及腋生，苞片及小苞片均细小，线形，外面有白长毛；未见花冠。

产地 我省兴义产有。生于岩山石缝中。

采集期 秋季采集。

药用部分 根。

性味 性温，味辛涩。

功用 治痞块、饱胀。

方剂 1. 治痞块：鸡儿头根五钱，煎水服（兴义）。

2. 治饱胀：鸡儿头根二钱，切细吞服（兴义）。

长萼堇菜

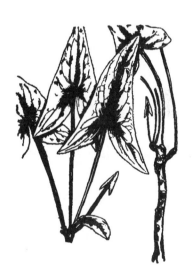

图139 长萼堇菜

别名 铧头草、铧尖菜（兴义）。

科属形态 堇菜科植物长萼堇菜［Viola inconspicua Bl.］。多年生草本。地下根圆柱形，粗壮直下。无茎。叶根生，叶柄长，基部带紫色，两侧有翅，翅边缘全缘或有小齿；叶片箭形，长3~7厘米，先端渐尖或钝，基部两耳钝或长尖，边缘有稀疏小齿，上面深绿色，背面淡绿色，两面均平滑无毛。花果未见。

产地 我省兴义等地产有。生于山野路旁。

采集期 夏、秋季采集。

药用部分 全草。

性味 性平，味辛微苦。

功用 消食积饱胀。

方剂 治食积饱胀：铧头草五钱，兑淘米水服（兴义）。

瓜子鹿衔

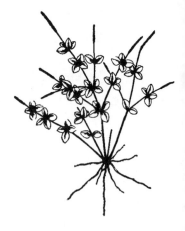

图 140　瓜子鹿衔

别名　瓜子鹿衔（兴义），瓜子细辛（兴仁）。

科属形态　胡椒科草胡椒属植物 [Peperomia reflexa (L. f.) A. Dietr.]。一年生草本。茎丛生直立，肉质，上部多分枝，高 5～10 厘米，暗绿色，干后有纵棱，具短细毛。4 叶轮生，部分的枝为 2 叶对生，有短柄；叶片椭圆形，肉质，长 5～8 毫米，宽 3～6 毫米，两端钝圆，全缘，上面暗绿色，背面淡绿色，两面叶脉均不明显，具细短柔毛，背面较密。穗状花序顶生，穗长 10～22 毫米，细柱形，淡绿色；花极小，两性，与小苞片着生于总轴的凹陷处，无花被；雄蕊 2 枚，药丝甚短；子房 1 室。果为极小的长圆形浆果，顶端有嘴。

产地　我省兴仁、兴义产有。生于土坡。

采集期　夏、秋季采集。

药用部分　全草。

性味　性温，味辛。

功用　治劳伤、咳嗽及小儿疳瘦。

方剂　治劳伤咳嗽：瓜子鹿衔全草二两，泡酒服（兴仁）。或用瓜子鹿衔、十二槐花各三钱，煎水服（兴义）。

2. 治小儿疳瘦：瓜子鹿衔全草三钱，蒸瘦肉吃（兴义）。

光清香藤

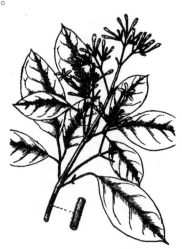

图 141　光清香藤

别名　花木通、小泡通、老鹰柴（贵阳），破骨风（湄潭）。

科属形态　木犀科植物光清香藤 [Jasminum Ianceolarium Roxb.]。攀援灌木。小枝密被短柔毛。复叶由 3 小叶而成，对生，无托叶；叶片长椭圆形，长 7～8 厘米，宽约 3 厘米，先端短尖，基部阔楔形，全缘，厚革质；叶脉不明显。花为顶生或腋生的三叉分枝的聚伞花序；萼钟状，高约 3 毫米，先端 5 浅裂；花冠为高脚碟形，筒长约 2.4 厘米，外表红黄色，先端 5 裂；裂片长椭圆形，粉白色；雄蕊 2 枚内藏；子房上位。

产地　我省各地均产。多生于岩山石缝中。

采集期　四季均可采集。

药用部分　根。

性味　性平，味苦辛。

功用　行血，理气，治风湿。

方剂　1. 治风湿：花木通一两，追风伞一两，牛膝六钱，泡酒一斤，每次服一两，日服二次（贵阳）。

2. 治无名毒疮：花木通五钱，土茯苓四钱，夏枯草、地丁草各三钱，煎水洗（遵义）。

3. 治风湿麻木：花木通一两，泡酒服（湄潭）。

禁忌　孕妇忌服。

光叶海桐

别名　山栀茶（遵义），山枝（湄潭），瘦鱼蓼（榕江），鸡骨头、公栀子（黎平）。

科属形态　海桐花科植物光叶海桐［Pittosporum glabratum Lindl.］。小灌木。茎高 1～1.5 米。单叶互生，不具托叶；叶片披针形，长 4.5～8.5 厘米，半革质，上面绿色，平滑无毛，下面苍白色，全缘。花苍黄色，排成稀疏的伞房花序。蒴果长椭圆形或卵状椭圆形，长 1.3～2.5 厘米，绿色，成熟时先端 3 瓣裂；种子 10 余枚，外被红色肉瓤。

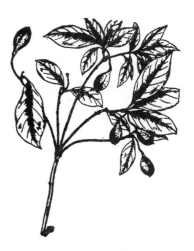

图 142　光叶海桐

产地　我省各地均产。多生于山中。

采集期　秋末采集。

药用部分　根皮、种子（即中药的广枝仁）。

性味　性凉，味微甘。

功用　补虚弱，治咳喘，清热。

方剂　1. 治口渴：果实五钱煎水服（遵义）。

2. 治虚弱遗精：用根皮半斤泡酒服（遵义）。

3. 治多年哮喘：山栀茶根皮二钱，鲜红禾麻草根、鲜三爪龙各三钱，猪肺管一个；将山栀茶、红禾麻、三爪龙切成片，灌入猪肺管中，用瓦罐一个，加适当的水；另用白火石（打火镰用的，如碗大者）三个，放于火中烧红；将烧红的白火石置于罐中，经片刻将罐中之水过滤，去渣后，另加入饭泡泡（煮饭时浮于面上的泡泡，不拘多少），放置大火上炖极熟。于每夜睡觉醒来吃，分两次吃完（榕江）。

4. 治色劳或房事过度（得病后精神不振，咳半声嗽，面皮瘦黄，四肢乏力，头昏腰痛，起初小便下血等症）：山栀茶根皮、白花菜根（土升麻）、野梦花根（都用干的）各五钱，煎水兑酒服，一日三次，每次服半茶杯（黎平）。

5. 补心：用山栀茶种子与茯神等份，共研为末，每次服一钱，开水吞服（湄潭）。

禁忌　忌酸冷食物和发物。

光蓬蔂

别名 黄水泡（遵义），小米泡（黔东南），酸泡（黔南），黄莓刺（遵义）。

科属形态 蔷薇科植物光蓬蔂〔Rubus lambertianub Ser. var. glaber Hemsl.〕。蔓生灌木。茎高约1米，全体光滑无毛，疏生倒钩刺。叶有细柄，长3~4厘米，叶片卵圆形，先端渐尖，边缘有浅湾状浅裂或微3裂，并有圆齿，基部浅心形，叶脉上偶有倒钩刺，托叶早落。花顶生及腋生，为圆锥花序；萼紫红色，5裂，裂片卵状三角形，无毛，宿存；花冠稍比萼短。小果簇生，杏黄色，花柱宿存。

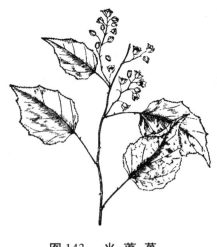

图143 光蓬蔂

产地 我省各地均产。生于路边或土埂上。

采集期 夏、秋季采集。

药用部分 叶。

性味 性凉，味苦涩。

功用 清热，除湿，解毒。

方剂 1. 治黄水疮：将黄水泡叶晒干，研成末。用时，先将疮洗净，再撒上药粉，未破者用此药末调麻油或菜油搽，或用黄水泡叶捣烂兑米醋搽，一二日即脱痂而愈（镇远、遵义）。

2. 治小儿口角周围腐烂流黄水：用叶适量嚼烂敷患处，干则另换鲜药（黎平）。

尖叶爬行卫矛

别名 岩青杠（湄潭），岩青藤（榕江），万年青（贵阳）。

科属形态 卫矛科植物尖叶爬行卫矛〔Evonymus radicans Sieb. var. Acuta Rehd.〕。蔓生灌木。茎长1~1.5米，随处生须状根。茎灰褐色，小枝圆形，有细疣状突起。叶对生，有短柄；叶片椭圆形或卵状长椭圆形，微革质，先端渐尖，基部狭，边缘具浅锯齿，主脉明显，上面绿色，脉稍凸起，下面淡绿色，两面均平滑无毛。

产地 我省各地均产。生于山地。

采集期 四季均可采集。

药用部分 全草。

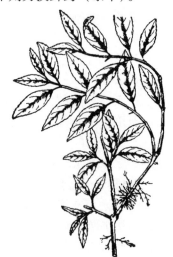

图144 尖叶爬行卫矛

性味 性平，味辛。

功用 清热，活血，杀虫，治跌打损伤。

方剂 1. 治癞头：用岩青杠嫩叶尖一两捣烂，调煎鸡蛋一至二个，摊于纸上，做成帽样，戴于头上，三天后，又将岩青杠混合核桃肉捣烂包于头上，一天换一次（安顺）。

2. 治跌打损伤：用茎二两泡酒服（湄潭）。

禁忌 孕妇禁服。

尖 子 木

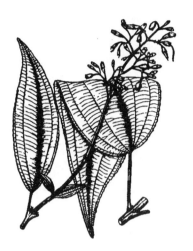

别名 遍山红（兴义），暴牙郎（荔波），秤杆菜（雷公山）。

科属形态 野牡丹科植物尖子木［Oxyspora paniculata DC.］。大灌木。茎有棱，嫩枝、花序柄及叶背脉上均有星状毛。叶对生，卵形，长10~21厘米，宽4~10厘米，先端渐尖，基部圆形，边缘有不规则的浅锯齿；叶脉5条，侧脉横生。圆锥花序顶生；萼及花冠均紫红色；萼筒状，花瓣4片；雄蕊8枚，4枚较长，有紫色药，其他4枚较短，有黄色药。

产地 我省雷公山、兴义产有。生于山野、丛林。

采集期 夏、秋季采集。

药用部分 叶、根。

图145 尖 子 木

性味 性平，味甘微涩。

功用 解热毒。

方剂 1. 治痢疾：遍山红根或叶一两，煎水服（兴义）。

2. 治疔疮：遍山红嫩叶，捣碎敷患处；并用根一两，煎水服（荔波）。

3. 治腹泻：遍山红全草一两，煎水服（雷公山）。

米 饭 花

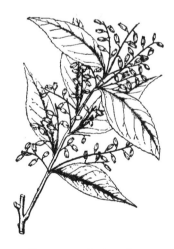

别名 董拉摆（榕江侗语）。

科属形态 杜鹃花科植物米饭花［Vaccinium sprengelii（Don.）Sleumer.］。常绿灌木。茎高1~2米，多分枝，平滑无毛。叶互生，有极短柄；叶片卵状长椭圆形，革质，长6~9厘米，宽2.5~3.5厘米，先端长尖，基部圆形或阔楔形，边缘有细锯齿，上面光滑无毛，下面脉稍隆起。总状花序，腋生，常数花序丛集；花序轴长3~7厘米，有小花数朵至10余朵；萼钟形，5齿裂；花冠筒状卵形，白色，先端5浅裂；雄蕊10枚，花药有芒状附属物2枚，先端伸长成管状，顶端开口；子房下位。果实为浆果。

图146 米 饭 花

产地 我省榕江、剑河等地产有。多生于灌木丛林中。

采集期 夏、秋季采集。

药用部分 果实。

性味 性平，味甘。

功用 消肿。

方剂 治全身浮肿：用果实四至五钱，煎水服（榕江）。

羊 乳

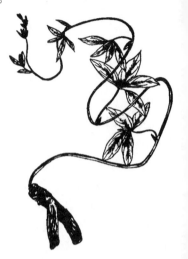

别名 角参、四叶参（绥阳）。

科属形态 桔梗科植物羊乳〔Codonopsis lanceolata Benth. et Hook. fil.〕。多年生草本。块根肥壮，倒圆锥形，肉质白色，有时有分叉。茎细弱攀援状，光滑无毛。叶互生于茎上的细小，生于枝上的4片簇生，呈对生状或轮生状；长3~4厘米，宽1~1.5厘米，全缘或微波状，上面绿色，下面灰白色。花单生或成对生于枝顶。未见花果。

产地 我省绥阳产有。生于路旁或箐林中。

采集期 夏、秋季采集。

药用部分 根。

性味 性平，味甘。

功用 补虚弱。

方剂 治血虚气弱：角参一至二两，煎水服（绥阳）。

图147 羊 乳

羊肝狼头草

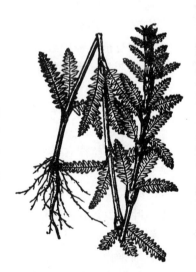

别名 五凤朝阳草、四方盒子草（贵阳）。

科属形态 玄参科植物羊肝狼头草〔Pedicularis rex Clarke.〕。多年生草本。茎直立，高45~100厘米，少分枝；光滑有棱。3叶轮生，叶基部连合，膨大成杯状；叶片狭披针形，羽状深裂；羽片有重锯齿，质厚。花顶生及腋生。

产地 我省各地均产。生于山坡草地。

采集期 夏、秋季采集。

药用部分 全草。

性味 性平，味苦辛。

功用 清热解表。

方剂 1. 治天花麻疹：五凤朝阳草一钱五分，荏子秆五分，煎水服（贵阳）。

2. 治温病：五凤朝阳草、升麻、阳雀花根、金银花、水薄荷、大母猪藤各一钱，煎水服（贵阳）。

图148 羊肝狼头草

羊 山 刺

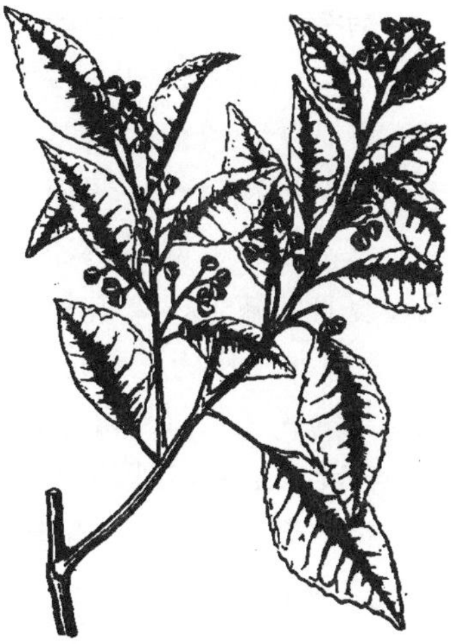

别名 羊山刺（黔西）。

科属形态 芸香科植物［Zanthoxylum dimorphophyllum Hemsl.］。常绿灌木。小枝粗糙，红褐色，刺极少。叶互生，单叶及部分的为3小叶而成的复叶；叶片披针形，革质，长5~7厘米，宽2~3厘米，先端渐尖，基部楔形，边缘有波状浅齿，上面绿色，有光泽，下面黄绿色。总状花序腋生，小花有梗。蒴果每小梗1~2枚，卵形，外表红褐色，较花椒平坦，成熟时顶端开裂；种子卵形，黑色光滑。

产地 我省黔西产有。多生于灌木林中。

采集期 四季均可采集。

药用部分 全草。

性味 性温，味辛。有小毒。

功用 燥湿，杀虫。

方剂 治脚气痛：羊山刺五两，煎水洗患处（黔西）。

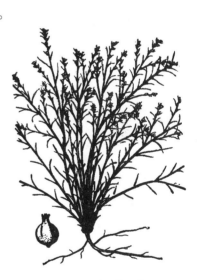

图 149 羊 山 刺

百 蕊 草

别名 地石榴（贵阳）。

科属形态 檀香科植物百蕊草［Thesium chinense Turcz.］。多年生半寄生草本。根圆锥形，为有分枝的须根。茎丛生，纤细，高约20~30厘米。叶互生，线状狭披针形，先端尖，主脉1条，无柄。春、夏间叶腋开小花，白色，单生，花梗短；子房1室。花后结球形小果，果皮上有网状隆起，柱头宿存。

产地 我省各地均产。生于林边或草坡。

采集期 夏季采集。

药用部分 全草。

性味 性温，味辛苦涩。

功用 补虚弱。

方剂 治肾虚、腰痛、头晕：地石榴一两，泡酒服（贵阳）。

图 150 百 蕊 草

地 锦

别名 地瓣草（兴义），斑鸠窝（贵阳），倒欠草（铜仁），红砂草（黔东南），地马桑、小马齿苋（湄潭）。

科属形态　大戟科植物地锦［Euphorbia humifusa Willd.］。一年生草本。全株匍匐，折断后有乳汁，分枝多，根须状，扭曲。茎基部带红色，上部淡红色，生细毛。叶对生，绿色，背面带红色，卵圆形，边缘有细锯齿，基部全缘，叶基部不对称；叶柄短，托叶锥形，有毛。夏日叶腋生杯状花序，长约1毫米；雄蕊之花药分为2叉；雌蕊子房为三角形，外壁光滑无毛，3室，柱头红色，分为3叉，每叉再分为2。

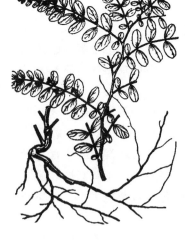

产地　我省各地均产。生于田野、庭园间。

采集期　夏、秋季采集。

药用部分　全草。

性味　性平，味苦辛。

功用　解热，止血，杀虫。

图151　地　锦

方剂　1. 治疮癣及汤火伤：地瓣草叶晒干，研末，调桐油或菜油敷患处（兴义）。

2. 治刀伤：用地瓣草、松尖、地柏枝各等量，嚼绒敷伤处（兴义）。

3. 治痢疾及大肠下血：地瓣草五钱，与红糖炒焦，煎水服（黔东南）。

4. 治崩漏：鲜地瓣草一两捶绒，兑甜酒水服（贵阳）。

5. 治产后寒（产褥热），地瓣草五钱至一两，煎水服（贵阳）。

6. 治小儿疳：地瓣草三钱，蒸鸡肝或猪肝吃（贵阳）。

地　瓜　藤

别名　地枇杷（剑河、榕江），地郎果（黎平），过山龙（贵阳）。

科属形态　桑科榕属植物地瓜藤［Ficus tikoua Bureau.］。攀援藤本。具气根，枝红褐色，平滑无毛。单叶互生，倒卵状椭圆形，草质，长5~7.5厘米，宽3~4厘米，先端短尖，基部圆形，边缘有波状齿，上面深绿色，下面灰绿色，侧脉5对，脉上有柔毛，两面均粗糙；叶柄长3~4厘米。花托单生，球形，淡红色至红色，生于土中。

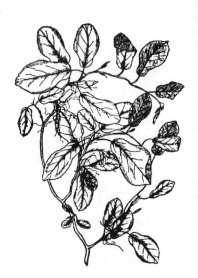

产地　我省各地均产。多生于荒山野地、路坎、田埂等处。

图152　地　瓜　藤

采集期　四季均可采集。

药用部分　全草。

性味　性凉，果味甜、根味涩微香。

功用　清热散毒，祛风除湿。

方剂　1. 治地瓜疮（多生于头部、耳朵周围，形似地瓜果）：用鲜地枇杷一把，捣烂敷于疮上，留头，随干随换；若疮已溃烂，将棉花树根皮焙干，研为细末，撒于疮口上（麻江）。

2. 治咽喉疼痛：将地枇杷果（嫩的）晒干，每次三钱，泡开水服，随时服用（望谟）。

地 耳 草

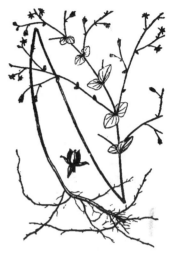

图153 地耳草

别名 雷公箭（湄潭），红孩儿、女儿红（绥阳）。

科属形态 金丝桃科植物地耳草〔Hypericum japonicum Thunb.〕。一年生草本。茎直立，高30～50厘米，无毛，有4棱，上部多分枝。叶对生，抱茎，叶片卵形，长6～10毫米，先端钝，基部微心形，全缘，基部出3脉，两面均有黑色腺点。聚伞花序，小花黄色，有柄；萼片5枚，长椭圆形，先端短尖。蒴果长椭圆形，基部有宿存萼，成熟后开裂为3果瓣。

产地 我省湄潭等地产有。多生于冷沙地、荒土边。

采集期 夏、秋季采集。

药用部分 全草。

性味 性温，味苦。

功用 解毒，和血。

方剂 1. 治蛇咬伤：将雷公箭适量捣绒，敷伤口（湄潭）。

2. 治月经不调：雷公箭一两，泡酒服（绥阳）。

3. 治吐血：雷公箭五钱，煎水服（绥阳）。

地 笋

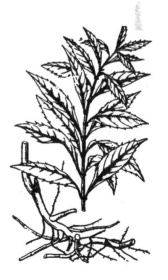

图154 地 笋

别名 麻泽兰（兴义）。

科属形态 唇形科植物地笋〔Lycopus lucidus Turcz.〕。多年生直立草本。高约90厘米。地下茎肥厚，有节，茎方形，节处带红色，上部疏被短毛。叶对生，近无柄，披针形或线状披针形，长2～7厘米，宽0.5～1.5厘米，先端渐尖，基部楔形，边缘有尖锯齿，上面绿色，下面灰绿色，有腺点。花轮腋生，有小花多数；萼钟形，有5尖齿；花冠白色。

产地 我省兴义产有。生于池沼边潮湿之处。

采集期 夏、秋季采集。

药用部分 全草。

性味 性温，味辛微苦。

功用 治风湿痛。

方剂 治风湿关节痛：将适量麻泽兰捣绒，用酒炒热。包于患处；并取四两泡酒服

（兴义）。

地 钱

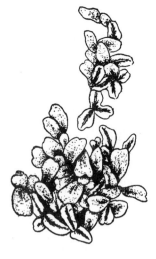

别名 地棱罗（罗甸），地浮萍（黎平、安顺），一团云（剑河），地衣（绥阳）。

科属形态 地钱科植物地钱［Marchantia polymorpha L.］。体扁平呈叶状，先端叉裂，表面绿色，气孔明显，下面带褐色，生有假根，边缘微波状，雌雄异体，长大后各生雌托和雄托。未见孢子。

产地 我省各地均产。生于岩山阴湿地或沟边。

采集期 四季均可采集。

药用部分 全草。

性味 性凉，味淡。

图155　地　钱

功用 生肌，拔毒，清热。

方剂 1. 治烫伤及癣：将地棱罗焙干研末，取适量调菜油敷患处（剑河、罗甸）。

2. 治刀伤、骨折：将地棱罗适量嚼绒或捣绒包伤处（罗甸）

3. 治多年不收口的烂脚疮：将地棱罗焙干，头发烧枯存性，等份共研末，取适量调菜油敷患处（黎平）。

地 贵 草

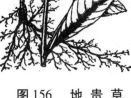

别名 地贵草（兴义）。

科属形态 茜草科蛇根草属植物［Ophiorrhiza succirubra King.］。亚灌木。体高约50厘米，上部分枝，对生，密被柔毛。单叶对生，具短柄，无托叶，叶状披针形，长5～7.5厘米，宽1.8～2.5厘米，先端渐尖，基部楔形，全缘，上侧脉彼此连结于叶的边缘。花为顶生的伞房花序式的聚伞花序；花冠管状，先端5裂，裂片相似；雄蕊5枚互生，着生于花冠上；子房下位。

产地 我省兴义产有。生于山野路旁。

采集期 四季均可采集。

图156　地　贵　草

药用部分 根。

性味 性温，味辛。

功用 治风湿劳伤。

方剂 治风湿劳伤（周身疼痛）：地贵草根一两，煎水服（兴义）。

地　柏

别名　蜂药（黎平），翠云草（贵阳）。

科属形态　卷柏科植物地柏［Selaginella kraussiana A. Br.］。多年生常绿草本。根细须状，白色。茎细线状，淡绿色，匍匐于地面，随处生根；多分枝，着生于孢子的小枝直立。叶淡绿色，质薄；侧叶在主茎上疏生，在小枝上密生；侧叶无柄，卵形，基部圆形；中叶较侧叶为小，卵圆形。孢子穗着生于直立枝的上部。

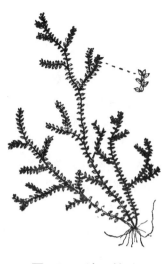

产地　我省各地均产。生于岩山阴湿处。

采集期　四季均可采集。

药用部分　全草。

图 157　地　柏

性味　性凉。

功用　镇咳，祛痰，止喘，治疮毒虫伤。

方剂　1. 治黄蜂刺伤、红肿辣痛：用鲜蜂药一把，拌口涎搓烂，揉搽患处，以肿消为度（黎平）。

2. 治鼻窦热齉：用蜂药嫩叶少许捶绒，塞鼻孔，连塞多次（毕节）。

3. 治肺热咳嗽：鲜蜂药一两，棣棠花三钱，鹿衔草五钱，煎水兑蜂糖服（贵阳）。

西南菧子梢

别名　豆角柴（兴义）。

科属形态　豆科植物西南菧子梢［Campylotropis delavayi（Franch.）Schindl.］。灌木。茎高1～3米，小枝有棱，被贴生绢毛。复叶由3小叶组成；托叶小，披针形，小叶卵形或倒卵形，顶端小叶稍大，长4.5～6厘米，宽2.5～4.5厘米，顶端圆形，微凹，有细短尖，基部圆形稍狭，全缘，硬纸质，上面绿色，无毛，下面黄绿色，有淡黄色柔毛。圆锥花序顶生，花柄长5～6毫米；萼5裂，狭披针形，上面2个合生，有毛；花冠深紫色，旗瓣和龙骨瓣近于相等。

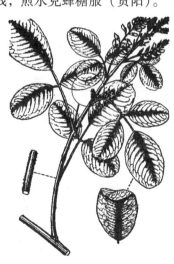

图 158　西南菧子梢

产地　我省兴义产有。多生于山野路旁。

采集期　夏、秋季采集。

药用部分　根。

性味　性凉，味辛微苦。

功用　解热。

方剂　治感冒发热：豆角柴、茴香根各等份，煎水服（兴义）。

西氏毛莨

别名 水辣菜（绥阳），辣子草（贵阳）。

科属形态 毛莨科植物西氏毛莨［Ranunculus sieboldii Miq.］。草本。根须状多数，茎高30~50厘米，基部分枝，全体疏被白色细长毛。叶为3出复叶，总叶柄长4~8厘米，小叶亦有短柄；叶片卵形，3深裂，长3~4.5厘米，宽2~4厘米，先端圆钝，基部楔形，边缘有锯齿。上面绿色，背面淡绿色，两面均有平贴的白长毛。花果未见。

产地 我省各地均产。多生于水沟边。

采集期 春、夏季采集。

药用部分 叶。

性味 味辛麻。有毒。

功用 治蛇咬伤、疟疾。

方剂 1. 治蛇咬仿：水辣菜叶适量，用口嚼烂，敷伤口周围（留口）；另用硫磺（研末）

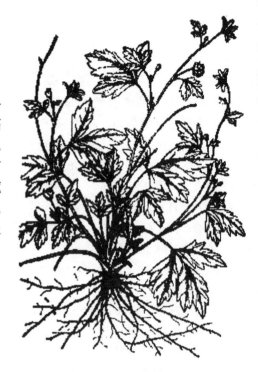

图159 西氏毛莨

一钱，冲水一杯吞服；如在野外无硫磺水，可将水辣菜叶嚼烂，用冷水吞服（绥阳）。

2. 治疟疾：将水辣菜叶捣烂，包寸口，起泡后取去（贵阳）。

西南槐树

别名 乌豆根（龙头山），山豆根。

科属形态 豆科植物西南槐树［Sophora mairei Pamp.］。灌木。细枝密被棕色短毛。叶为奇数羽状复叶，互生，有小叶11~17枚，主轴密被棕色毛；小叶对生或近互生，长椭圆形至倒卵状长椭圆形，革质；下部小叶较小，长1.5~4厘米；顶叶长4~6厘米；先端渐尖至钝圆，基部楔形至圆形，全缘，上面初被浅锈色短毛，后变无毛，下面锥浅锈色毛。总状花序腋外生，花约20朵，蝶形，淡黄色，萼钟状，5浅缺刻，外被浅绣色短柔毛；旗瓣狭倒卵形，沿中脉加厚，折迭而不易开展，翼瓣及龙骨

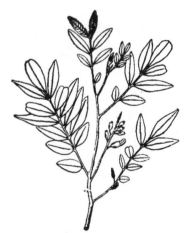

图160 西南槐树

瓣均有爪；雄蕊10枚，分离，其中9枚基部与萼有少许合生，花丝基部均有毛；子房有毛，柱头点状。果未见。

产地 我省各地均产。生于山坡林荫下。

采集期 四季均可采集。

药用部分 根。

性味 性凉，味苦涩。

功用 清热除湿，治劳伤、水泻。

方剂 1. 治劳伤：用根一两，泡酒服（安龙）。

2. 治水泻：用根五分磨水服（惠水）。

3. 治牛马水泻（发热者）：用根一两，捣烂泡水灌之（惠水）。

有喙红苞苔

别名 三棱草、三棱马尾（贵阳），大三方草（黎平），野红稗（毕节）。

科属形态 莎草科植物有喙红苞苔［Carex phacota Spreng.］。多年生草本。根茎短，横生，坚硬。茎簇生，三棱形，高30~60厘米。叶根生或生于茎的下半部，有叶鞘，近根部红褐色，叶片狭线形，略与茎等长，宽4~7毫米。总状花序顶生，有小穗6枚，顶生的1穗为雄性，细弱，长1.5厘米；雌性穗侧生，圆柱形，有柄，长3~3.5厘米，直径5毫米；颖复瓦状排列，淡褐色，卵形，背部有绿脉3条，脊延伸成一小尖；囊苞卵形，较颖为长，未成熟时绿色，密被柔毛，先端2齿裂，花柱3裂，伸出囊苞。坚果淡褐色，三棱形。

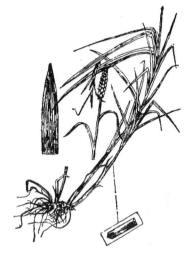

图161 有喙红苞苔

产地 我省各地均产。生于茅草坡。

采集期 七、八月采集。

药用部分 全草。

性味 性平，味辛。

功用 解表，透疹，催生。

方剂 1. 治难产：用三棱草一两煎水服，二至三小时可下（黎平）。

2. 治初期麻疹：用三棱草三至五钱煎水服，有解表透疹作用（贵阳）。

3. 治小儿痧疹不出：三棱草、三春柳、鱼鳅串各二钱，香樟皮、芫荽各一钱，煎水服，每次一汤匙，日服三次（毕节）。

禁忌 忌生、冷、酸、涩食物。

老鸦糊

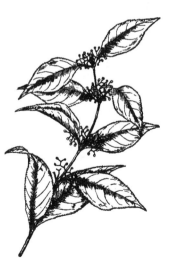

图162 老鸦糊

别名 没翻叶（惠水），大麻雀米（黎平），鸡米树、菜子木（剑河），红炮果（榕江），珍珠子（独山）。

科属形态 马鞭草科植物老鸦糊［Callicarpa bodinieri Levl. var. Giralgii（Rehd.）

Rehd.〕。落叶灌木。小枝幼时有星状毛。叶对生，柄短，叶片披针状长椭圆形，长 8～9 厘米，宽 3～4 厘米，先端渐尖，尾状延长，边缘上部三分之二有钝齿状，基部锐楔形，两面散生毛，并有黄棕色凹下盘状腺点。聚散花序腋生，花小多数；萼钟头，4 微裂，外面有星状毛，宿存。浆果状核果球形，直径约 2 毫米，成熟时紫红色。

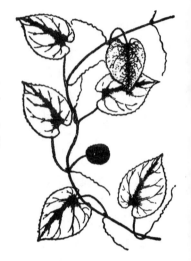

产地　我省各地均产。多生于山坡阴湿处及水沟边。

采集期　七、八月采集。

药用部分　茎、叶、皮、根。

性味　性微寒，味涩酸。

功用　清热和血，解毒。

方剂　1. 治小米丹（多生于腰部，形如小米，奇痒，又叫蛇皮带、裤带疮、蛇串丹，若抓破则出黄水）：没翻叶皮或叶一把，捣烂兑菜油，用消毒棉签或鸡毛蘸搽患处，每日二至三次（剑河）。为了防止病后复发，病好后用叶煎水，先喝三口，后洗全身，病就不会复发（惠水）。

2. 治血崩：用没翻叶根二两煎水服（独山）。

老 蛇 头

图 163　老 蛇 头

别名　老蛇头（遵义）。

科属形态　葫芦科植物〔Thladiantha harmsii Cogn.〕。攀援草质藤本。茎细弱有棱，被短刺毛。卷须螺旋状，不分枝。叶互生，有长柄；叶片卵状心脏形，长 3.5～4 厘米，先端渐尖，基部心形，两耳稍向内弯；边缘有叶脉，顶端突出之凸尖，呈微齿状；上面暗绿色，具短硬毛，下面淡绿色，主脉及网脉均密被白色毛。花腋生。果实椭圆形，有棱，未熟时绿色，表面有疣状突起及白色粗毛；内部种子多数，倒卵形，光滑无毛。

产地　我省遵义产有。生于山野草坡。

采集期　四季均可采集。

药用部分　全草。

性味　性平，味苦。

功用　散热。

方剂　治头痛发热：老蛇头三至五钱，煎水服（遵义）。

吊 岩 风

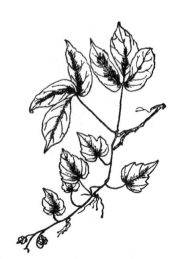

别名　吊岩风（榕江），三皮风（遵义），三角风（梵净山）。

科属形态　葡萄科爬山虎属植物〔Parthenocissus hetero-phylla（Bl.）Merr.〕。藤本，借短而分枝的吸盘状卷须附于石上或树上。叶互生，有长柄；在幼枝上的为单叶，心状卵

图 164　吊 岩 风

形，长 3.5~5 厘米，宽 2~4 厘米，先端渐尖，基部心形，边缘具不规则的锯齿；在老枝上的叶为指状复叶，有 3 小叶，小叶具短柄，小叶片阔披针形，长 5~7 厘米，宽 2.5~3 厘米，近革质，侧生的基部偏斜，边缘有不规则的锐锯齿。花果未见。

产地 我省各地均产。多生于山林中。

采集期 四季均可采集。

药用部分 根。

性味 性凉，味苦涩。

功用 祛风，解毒，接骨。

方剂 1. 治骨折：用吊岩风根、倒竹伞根，白腊树根皮各等份，捣绒拌酒糟，炒热包伤处（榕江）。

2. 治风湿疮毒：用吊岩风、野花椒、石菖蒲、老陈艾、枫香果及金银花藤各等量，煎水洗患处（遵义）。

虫 牙 药

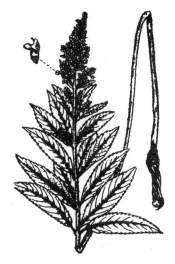

图 165　虫 牙 药

别名 虫牙药（兴义）兽药。

科属形态 唇形科植物 [Plectranthus ternifolius D. Don.]。多年生草本。茎直立，高约 60 厘米，有 4 钝棱，密被白色粗毛。3 叶轮生，有极短柄；叶片长椭圆形，长 4~9 厘米，宽 1~3 厘米，先端渐尖，基部阔楔形，边缘有粗锯齿，上面绿色，有疏散短白毛，下面密被白色柔毛。轮散花序，有小花 10 朵，集成圆锥花序式，顶生及对生于叶腋；萼钟状，5 齿裂，密被白色绒毛；花冠紫色，外面有白毛，冠筒基部收缩，收缩处的上部有一浅束，上唇 4 裂反折，下唇作船形；雄蕊 4 枚，花药丁字着生。

产地 我省兴义产有。生于山野草坡。

采集期 夏、秋季采集。

药用部分 全草。

性味 性温，味辛。有小毒。

功用 止痛，止血。

方剂 1. 治牙痛：虫牙药少许加食盐共捣，放于患齿处；或用虫牙药根捣烂，放于患齿处（兴义）。

2. 治刀伤：将虫牙药叶适量，捣烂敷伤口（兴义）。

肉 爬 皂

别名 肉爬皂（兴义），水指甲（绥阳）。

科属形态 凤仙花科凤仙花属植物 [Impatiens microcentra H. – M.]。一年生草本。高约 33 厘米左右。茎肉质柔软，绿色无毛，直立，多分枝，小枝基部茎膨大成节状。叶互生，卵圆形或卵形，多集生于枝顶部，先端短尖，边缘有浅锯齿，基部楔状，叶面深绿色，背面灰白色，主脉及侧脉明显，往后隆起。夏日从叶腋间抽花梗，于梗上着生2～3朵，似聚伞花序状；花梗细瘦下垂，有总轴，长3～4厘米；花黄色，有长距弯曲或螺旋形；雄蕊5枚，花丝短而扁，药结合；子房上位，5室，每室胚珠多数。蒴果狭长，两端渐尖，为一棱形，无毛。

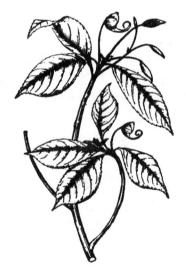

图166　肉爬皂

产地　我省各地均产。多生于水边。

采集期　四季均可采集。

药用部分　全草。

性味　性塞，味辛。

功用　解热，止痛。

方剂　1. 治筋骨疼痛：肉爬皂全草适量，煎水洗患处（沿河）。

2. 治喉痛：肉爬皂根一钱，生嚼含咽或煎水服（兴义）。

多德卷柏

别名　大叶菜（雷山），梭罗草（望谟），地梭罗（铜仁）。

科属形态　卷柏科植物多德卷柏［Selaginella doederleinii Hieron.］。茎圆，主茎直立，常在分枝处着地生根。叶在主茎上密生，连续，在小枝上呈复瓦状，顶端为半矩圆形，基部两侧不等；中叶卵圆形，紧贴茎、枝，尖端有芒。孢子穗顶生，常为2穗。

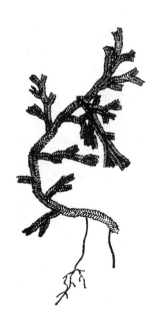

图167　多德卷柏

产地　我省各地均产。生于箐林内。

采集期　秋后采集。

药用部分　全草。

性味　性温，味微涩。

功用　祛风，散寒，消肿，止咳。

方剂　1. 治手指肿：全草嚼绒敷患处（雷山）。

2. 治风湿：大叶菜、五皮风等量，煎水熏洗（印江、沿河）。

3. 治风寒咳嗽：大叶菜一两，煎水服（望谟）。

多　蕊　木

别名　朱砂连（兴义），老虎鞭（黄平）。

科属形态　五加科植物多蕊木［Tupidanthus calyptratus Hook. f. et Thoms.］。大灌

木，长成后变为大藤本。块根肉质，长椭圆形，外表密生具刺的疣状突起。茎长数米，有短硬刺及细柔毛。叶大形，互生，革质，指状复叶；有小叶 5 枚，小叶片长椭圆形，长 15～22 厘米，宽 5～6 厘米，先端尾状长尖，基部楔形，外侧的 2 小叶基部不对称，全缘，上面有薄蜡质，下面密被白色短柔毛；小叶柄长 1～1.3 厘米，总叶柄长约 14 厘米；托叶与总柄基部合生。花果未见。

产地　我省兴义、黄平等地产有。生于山地丛林间。

采集期　四季均可采集。

药用部分　根。

性味　性平，味甘、涩。

功用　解热，止痢。

方剂　治痢疾：朱砂连三钱，煎水服（兴义）。

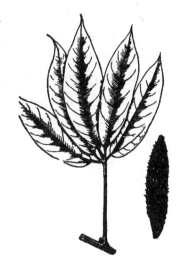

图 168　多 蕊 木

华 紫 珠

别名　紫红鞭（兴义）。

科属形态　马鞭草科植物华紫珠 ［Callicarpa cathayana Chang.］。灌木。嫩枝方形，红紫色，被短柔毛。叶对生，有短柄；叶片长卵形，长 9～11 厘米，先端尾状长尖，基部圆形，边缘有疏浅锯齿，上面深绿色，有红紫色斑块，下面淡绿色，两面均有金黄色腺点，近于无毛。花腋生，聚伞花序；花轴及萼均紫红色；萼短钟形，4 齿裂，外面有毛；花冠短筒状，紫色，4 裂；雄蕊 4 枚，微伸出花冠。

产地　我省兴义产有。生于灌木林中或森林边缘。

采集期　八、九月采集。

药用部分　根。

性味　性平，味苦。

功用　解热。

方剂　1. 治面赤、目红、发热、口渴：紫红鞭根二至三钱，煎水服（兴义）。

2. 治痢疾：紫红鞭根一两，煎水服（兴义）。

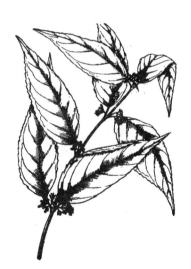

图 169　华 紫 珠

华 西 栒 子

别名　野苦梨（贵阳）。

科属形态　蔷薇科植物华西栒子 ［Cotoneaster harroviana Wils.］。灌木。小枝幼时有黄灰色平贴的软绒毛。单叶互生，椭圆形，近革质，长 2.5～4.5 厘米，宽 1～1.5 厘米，先端短尖，有小突头，基部楔形，全缘，上面有少许细毛，微皱，稍有光泽，下面密被黄白色绒毛；叶柄长约 4 毫米；托叶钻状，早落。花约 15 朵（不多于 20 朵），聚成复伞房花序，于侧枝顶生；花小，红紫色；花梗密生平贴绒毛；萼 5 裂，裂片三角状卵形，密被平贴绒毛；花瓣 5 枚，阔倒卵形；雄蕊多数；子房下位，柱头 2 枚。果红褐色，有坚果 2 枚。

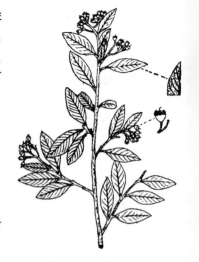

图 170 华西枸子

产地 我省各地均产。产于山野阴处。

采集期 秋后采集。

药用部分 根皮。

性味 性凉，味苦。

功用 消肿解毒。

方剂 治红肿恶疮：用鲜的野苦梨根皮适量，捣烂后包于患处；未溃烂者全包，已溃烂者留头（贵阳）。

禁忌 忌发物。

血 水 草

别名 黄水芋（梵净山）。

科属形态 罂粟科植物血水草［Eomecon chionantha Hance.］。多年生草本。根茎匍匐，茎合有黄色液汁。叶根生，有长柄，光滑无毛；叶片心形，长 6~9 厘米，先端钝，基部心形，边缘阔波状，下面粉绿色。花茎自叶间生，有少数花排成总状花序。蒴果棒形。

产地 我省东部产有。生于沟边、平地阴湿处。

采集期 秋后采集。

药用部分 全草。

性味 性凉，味苦。有小毒。

功用 清热解毒，治小儿癣疮。

方剂 1. 治小儿癣疮：用黄水芋全草，晒干研末，取适量调菜油搽（梵净山）。

2. 治小儿胎毒、疮痒：黄水芋、苦参、燕窝泥各等份共研为末，调菜油搽，或煎水洗亦可。

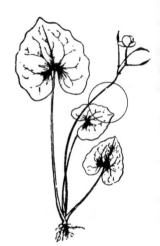

图 171 血水草

血 盆 草

别名 朱砂草（铜仁），反背红、叶下红（贵阳），红青菜（剑河）。

科属形态 唇形科植物血盆草［Salvia cavaleriei Lévl.］。多年生草本。茎四方形，高可达 50 厘米，上部略有分枝，被细柔毛。单叶对生或成奇数羽状复叶，有 3 小叶长卵圆形，上面暗紫色，下面紫红色，叶柄长，上被细柔毛，先端渐尖或钝形，基部略成心形，边缘圆齿形，叶脉明显，背面脉上被绒毛。花序呈轮状总状花序，每轮着生花 3～8 朵；苞片披针形；花萼钟形，暗紫色，唇形，上唇三角形，下唇较上唇为长，2 裂；花冠紫红色，唇形；雄蕊 2 枚，伸于冠外，花丝短，药隔长，呈丝状；雌蕊 1 枚。

产地 我省各地均产。多生于岩山阴湿处。

采集期 四季均可采集。

药用部分 全草（以鲜者为佳）。

性味 性平，味微苦。

功用 清热止血。

方剂 1. 治吐血：鲜朱砂草五钱，鲜八爪金龙五分，煎水服，分三次服完（铜仁）。

2. 治咳血：鲜朱砂草一两，煎水服（黔东南）。

3. 治月后寒及血崩：鲜朱砂草一两，煮甜酒服（贵阳）。

4. 治赤痢：鲜朱砂草一两，用白糖炒后煎水服（贵阳）。

禁忌 忌燥、辣食物和烟、酒。

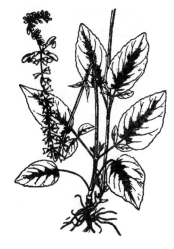

图 172　血 盆 草

伏 石 蕨

别名 石耳坠（遵义），痞子药（罗甸），抱树莲。

科属形态 水龙骨科植物伏石蕨［Lemmaphyllum microphyllum Presl.］。多年生草本。根状茎细弱而长，横走，随处生根，疏被鳞片。叶二型，营养叶矩圆形或椭圆形，长 2～2.5 厘米，宽 10～13 毫米，先端圆，基部阔楔形，全缘，肉质，侧脉不明显，柄长约 2 毫米，背面疏被鳞片，干后变黑褐色；孢子叶舌状，长 3～8 厘米，宽 3～4 毫米，柄长 2 厘米左右。孢子囊群线形，中间有间断，着生中肋及叶缘之间，与中肋平行。

产地 我省各地均产。多生于岩石上或大树上。

采集期 四季均可采集。

药用部分 全草。

性味 性温，味辛微苦。

功用 理气，除风湿，消痞块。

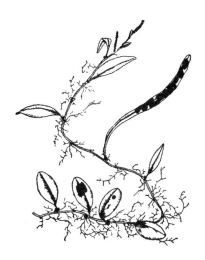

图 173　伏 石 蕨

方剂 1. 治痞块：石耳坠一两，炖猪大肠吃（罗甸）。

2. 治风湿疼痛：石耳坠一两，煎酒服（贵阳）。

3. 治劳伤咳嗽：石耳坠一两，泡酒服（遵义）。

竹节人参

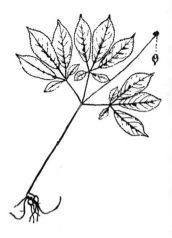

别名 竹节人参，水三七（梵净山）。

科属形态 五加科植物［Panax japonicum C. A. Meyer.］。多年生草本。高约 30 厘米，根茎横卧，竹节状，直径 0.5～1 厘米，肉质。茎直立，表面无毛，有纵条纹。掌状复叶 3 枚，轮生茎端；叶柄长 5～6 厘米，有纵纹；小叶无柄或有短柄，小叶片膜质，5 枚；最下 2 枚小倒卵形，长 2.5～8 厘米，宽 1.2～3.5 厘米，先端长尖，边缘有齿或重齿，基部楔形；上下面叶脉均有刺状刚毛。伞形花序，单生于总花柄顶端，总花柄长约 10 厘米，上端有极小刚毛，下端光滑；小花多数，花具细梗，花萼 5 裂；花瓣 5 枚，淡黄绿色，卵状三角形；雄蕊 5 枚，花药椭圆形，纵裂；子房下位，花柱 2 枚。

图 174　竹节人参

产地 我省各地均产。生于林下。

采集期 秋后采集。

药用部分 根。

性味 性平，味甘。

功用 健脾，补肾虚。

方剂 1. 治病后虚弱：竹节人参五钱，炖肉吃或煎水服（各地均用）。

2. 治虚劳咳嗽：竹节人参五钱，煎水当茶饮（铜仁）。

竹叶椒

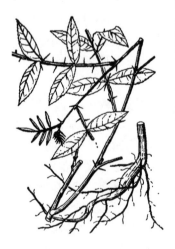

别名 散血飞（独山），见血飞（贵阳），打狗棒（瓮安）。

科属形态 芸香科植物竹叶椒［Zanthoxylum planispinum S. et Z.］。灌木。高 1～2 米，茎枝均红褐色，有刺。奇数羽状复叶；总叶柄有翼，有小叶 7 枚；小叶对生，无柄，阔披针形，长 5～8 厘米，宽 1～2 厘米，先端短尖，基部阔楔形，边缘有波状细锯齿，革质，上面深绿色，下面淡绿色；小叶中脉两面均有刺。花果未见。

图 175　竹叶椒

产地 我省各地均产。多生于岩山、原野。

采集期 四季均可采集。

药用部分 根皮。

性味 性温，味辛。

功用 杀虫祛风，止痛。

方剂 1. 治咳嗽：散血飞根皮五钱，泡开水服（贵阳）。

2. 治风湿痛：散血飞根皮、透骨香各五钱，黑风藤、大血藤各三钱，泡酒一斤，日服三次，每次一两（贵阳）。

3. 治顽癣：散血飞根皮、岩棕各二钱，冰片一分，酒四两，浸泡，搽顽癣（贵阳）。

4. 治虫牙痛：散血飞根皮研末，以适量放入虫牙孔内，可止痛（贵阳）。

5. 治刀伤出血：用散血飞根皮干末，敷伤口，可止血（独山）。

冷　水　花

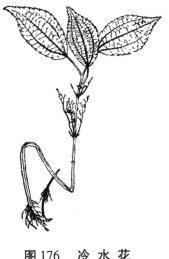

别名　土甘草（安龙），水麻叶（各地通称）。

科属形态　荨麻科植物冷水花 ［Pilea notata Wright.］。一年生草本。直立，高约 42 厘米。根须状。茎小，分枝，具数条纵棱及纵沟。叶对生，阔椭圆形或椭圆形，长 10 ~ 15 厘米，宽 4 ~ 7 厘米，先端渐尖，基部楔形，边缘有稀锯齿，主脉 3 条，侧脉几与主脉成直角；叶柄长约 1.5 厘米。花小，单性，雌雄异株，雄花花萼 4 深裂，雄蕊 4 枚，与萼片对生；雌蕊退化。雌花及果实未见。

产地　我省各地均产。生于阴湿的沟边。

采集期　秋后采集。

图 176　冷　水　花

药用部分　全草。

性味　性凉，味淡微苦。

功用　利湿，清热，退黄。

方剂　1. 治黄疸、周身发黄：用鲜土甘草三钱，水杨柳五钱，鲜黄栀三钱，黄泡刺根三钱，枫香根二钱五分，加红糖少许，煎水服，日服二次（望谟）。

2. 治枯劳：土甘草一两，泡酒服（安龙）。

禁忌　孕妇忌服。

沙　虫　药

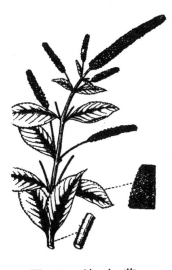

别名　沙虫药（黔西），鸡骨柴（水城）。

科属形态　唇形科香薷属植物 ［Elsholtzia blanda Bth.］。多年生草本。茎高 70 ~ 100 厘米，方形，绿色，密被白色柔毛。叶对生，近无柄，长椭圆形，长 6 ~ 7.5 厘米，宽约 3 厘米，边缘中部以上有锯齿，上面绿色，疏被短毛，下面淡绿色，脉上有柔毛，两面均有黄色腺点。淡黄色小花多数，密集为圆柱形的穗状花序；萼管状 5 裂，裂片相等，外面具柔毛；花冠 4 裂，上裂片有 2 圆齿，略呈舟形，直立，下裂片展开；雄蕊 4 枚及雌蕊 1 枚，均伸出。小坚果，顶端钝。

图 177　沙　虫　药

产地　我省黔西等地产有。生于山野路旁。

采集期　夏、秋季采集。

药用部分 叶。

性味 性温，味辛。

功用 除湿，杀虫。

方剂 1. 治脚了溃烂、痒：鲜沙虫药叶少许，搓绒塞脚丫，或用干的研末，调油敷患处。

2 治白壳癞及疮疥：沙虫药叶适量研末，调砂糖水，搽患处（水城）。

亨利凤尾蕨

别名 剽鸡尾草（贵阳），锯锯草（罗甸），小凤尾草（榕江）。

科属形态 凤尾蕨科植物亨利凤尾蕨［Pteris Henryi Christ.］。多年生草本。根状茎短，叶柄丛生，细弱有棱，平滑无毛，部分黄色，部分褐棕色。叶二型，不生孢子的叶柄短，棕褐色，2 次羽状分裂，顶片由羽片 3 枚组成，侧羽片 2～3 对，小羽片线形，边缘有锯齿；着生孢子囊的叶柄长，亦 2 次羽状分裂，全缘，孢子囊群着生于边缘，连续不断，但不及羽片的尖端。

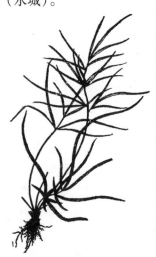

图 178 亨利凤尾蕨

产地 我省各地均产。野生于路旁岩石缝中。

采集期 四季均可采集。

药用部分 全草。

性味 性凉，味苦涩。

功用 清热，解毒，治犬咬伤、汤火烫伤、刀伤。

方剂 1. 治汤火烫伤：用剽鸡尾草叶焙干为末，取适量调茶油，以鸭毛蘸搽患处（剑河、榕江）。

2. 治狂犬咬伤：剽鸡尾草、化稿树皮、杨梅树皮（干的）各二钱，煎水服，日服三次；另用剽鸡尾草根茎适量，加酒捶绒包伤处（罗甸）。

3. 治刀伤：剽鸡尾草（嫩叶）、酸咪咪、糯米菜各等份，共捣烂，敷患处，每日换药一次（都匀）。

亨利茶藨子

别名 钻石风（贵阳），岩马桑（大方）。

科属形态 虎耳草科植物亨利茶藨子［Ribes Henryi Fr.］。落叶小灌木。叶互生，革质，有短柄；叶片椭圆形或卵状椭圆形，长 2～4 厘米，宽 1～2.4 厘米，先端短尖，基部圆形，边缘上半部有浅齿，上面绿色，羽状脉，2 对近于基出，凹下，下面淡绿色，脉凸出，两面均平滑无毛，有的

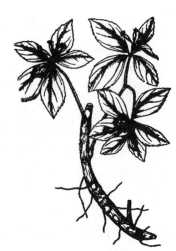

图 179 亨利茶藨子

叶带红色。花成对腋生,淡绿色;萼筒状,先端5裂,裂片三角形,上面有中肋;花冠5裂,较萼为短,与萼互生;花盘衬萼筒内,花冠及雄蕊着生于花盘边缘;柱头2枚,子房下位。

产地 我省各地均产。生于岩石缝中。

采集期 四季均可采集。

药用部分 根。

性味 性温,味辛涩。

功用 治风湿、劳伤、吐血。

方剂 1. 治筋骨疼痛:钻石风、黑骨藤各五钱,透骨香、走马胎各三钱,泡酒一斤,每次服五钱(贵阳)。

2. 治劳伤吐血:钻石风、鼻血雷各五钱,仙鹤草三钱,煎水服,加酒为引(大方)。也可用钻石风、藕节、槐花、何首乌、枇杷叶、茅根各三钱,煎水服(贵阳)。

来 江 藤

别名 蜂糖罐(湄潭),猫咪花(绥阳)。

科属形态 玄参科植物来江藤〔Brandisia Hancei Hook. f.〕。常绿藤本。全株被黄棕色星状细绒毛。叶对生,有短柄。叶片卵状披针形,长4～8厘米,宽1～2.5厘米,先端渐尖,基部平截或微心形,全缘或微带波状,叶脉在背面明显,上面暗绿色,疏具星状短毛,下面灰白色,密被黄白色星状毛。花单生于叶腋;花梗长5～8毫米,上生有2小苞,苞片线状倒披针形,长1厘米左右;萼钟状,5齿裂;花冠漏斗状,浓紫色至褐色,冠外及萼外均被黄色星状毛。果实卵圆形,直径1厘米左右,嫩时外表有黄色星状毛,顶端花柱宿存。

产地 我省各地均产。生于小柴山上。

采集期 四季均可采集。

药用部分 全草。

性味 性凉,味微苦。

功用 治痢疾,消浮肿,止咳血。

方剂 1. 治泻痢:用蜂糖罐根煎水服(湄潭)。

2. 治因淋雨后受风湿、一身浮肿:蜂糖罐全草、白菖蒲全草、石菖蒲全草及艾各等份,煎水洗(黎平)。

3. 治劳伤咳嗽吐血:鲜蜂糖罐花一两,煎水服(印江、绥阳)。

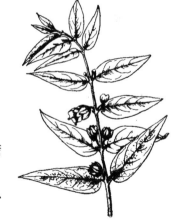

图180 来江藤

扯 根 菜

别名 水泽兰(湄潭),水杨柳(遵义、铜仁)。

科属形态 景天科植物扯根菜〔Penthorum chinensis Pursh.〕。多年生草本,高约50厘米。茎直立,圆形,红色。叶互生,披针形,先端渐尖,边缘有细锯齿,基部楔形,两面无毛，长 6～8 厘米，宽约 1 厘米，无叶柄。总状花序数枝顶生，散生有短腺毛；花小，萼 5 裂，黄绿色，无花冠；雄蕊 10 枚，雌蕊 5 枚，基部合生，花柱极短。

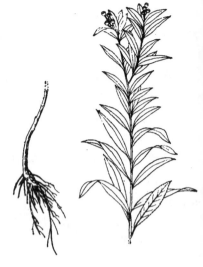

产地 我省各地均产。生于河坎水沟边。

采集期 秋后采集。

药用部分 全草。

性味 性微温，味甘。

功用 消肿，利水，祛瘀，行气。

方剂 1. 治水肿、食肿、气肿：水泽兰一两，臭草根五钱，五谷根四钱，折耳根、石菖蒲各三钱，煎水服，每日三次，每次半碗（遵义）。

2. 治水肿：水泽兰一两，煎水服（湄潭）。

3. 治跌打伤肿痛：水泽兰适量搞绒敷患处；另用水泽兰五钱，煎酒服（铜仁）。

禁忌 忌豆腐。

图 181　扯　根　菜

杏香兔耳风

别名 大种巴地香（黎平），巴地虎、一柱香（剑河），牛皮菜（雷山），朝天一柱香（榕江），红太极图（绥阳），毛山敦（石阡）。

科属形态 菊科植物杏香兔耳风 ［Ainsliaea fragrans Champ.］。多年生草本。根须状，肉质；根茎短，茎直立，高 30～60 厘米，密具棕色长毛。叶 5～6 枚，互生于茎基部，近乎轮生；柄长 2.5～8 厘米，密被棕色长毛，叶片卵状长椭圆形，质厚，长 6～10 厘米，宽 2～5 厘米，先端钝，基部心形，全缘或有短刺疏生，背面红色，两面均密被长毛。头状花多数，总状排列；总苞细管状，苞片多层，外层较短；花冠全为管状，白色。瘦果倒披针状长椭圆形，扁平，有纵条纹，冠毛棕黄色。

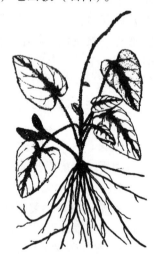

产地 我省各地均产。生于灌木林阴处。

采集期 四季均可采集。

药用部分 全草。

性味 性温，味微甜。

功用 散寒解表，利水除湿。

图 182　杏香兔耳风

方剂 1. 治背瘩及肿疮：用大种巴地香根适量，晒干为末，调茶油用鸭毛蘸搽患处，一日数次，不拘多少（榕江）。

2. 治寒热头痛：大种巴地香全草、鸡米树皮、大白蜡皮、水硼砂全草各五钱，煎水服，一日三次，每次三酒杯。

3. 治九子疡：大种巴地香全草捶绒敷患处（雷山）。

4. 治水肿臌胀：大种巴地香根二两，煎水服（绥阳）。

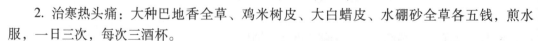

402

5. 治母猪疯：大种巴地香根四两，黄芪一两，煎水服（绥阳）。

禁忌　忌生、冷、酸、涩食物。

赤车使者

别名　半边山（罗甸），半边伞（绥阳），到老嫩（铜仁）。

科属形态　荨麻种植物赤车使者［Elatostemma involucratum Sieb. et Zucc.］。多年生草本。根茎为不规则块状，茎自根茎丛生，柔弱，密被锈色短毛。叶斜卵形或斜长椭圆形，先端渐尖，基部偏斜，边缘有锯齿，两面疏生短柔毛，并有平贴管腺；托叶披针形，膜质，中部稍厚而色加深。花于叶腋丛生，未见。果为瘦果，纺锤形，5 棱，种子1 枚，富油质。

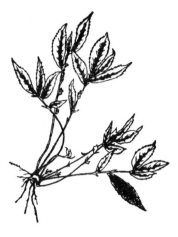

图 183　赤车使者

产地　我省各地均产。多生于山溪水边及岩缝中。

采集期　四季均可采集。

药用部分　全草。

性味　性平，味微苦。

功用　清湿热，解毒。

方剂　1. 治红白痢疾：半边山（生的）五钱，捣烂泡酒，兑淘米水服，每次一杯，每日二次（罗甸）。

2. 治风湿疼痛：半边山一把，捣烂兑烧酒，揉搽痛处，早晚揉搽一次（罗甸）。

3. 治无名肿毒：半边山一把，和甜酒捣烂敷患处（沿河）。

4. 治骨折：半边山、小马蹄草各等份，捣绒，加酒糟炒热，包伤处，一日一换（兴仁）。

肖梵天花

别名　迷马桩（兴义），野桃花（荔波）。

科属形态　锦葵科植物肖梵天花［Urena Iobata L.］。小灌木。高 50 ~ 100 厘米，全体被星状毛。叶互生，具柄，近圆形，长 4 ~ 5.5 厘米，先端有不规则的角，基部圆形，边缘有锐齿，上面绿色，下面灰绿色。花叶腋单生，花瓣 5 枚，淡红色；总苞 5 枚，基部连合，约与萼等长。果扁球形，子房与室不开裂，外面被短而具倒毛的刺。

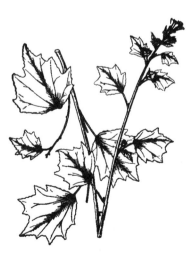

图 184　肖梵天花

产地　我省各地均产。生于路旁。

采集期　夏、秋季采集。

药用部分　根。

性味 性平，味辛。

功用 通络散瘀。

方剂 治跌打劳伤：迷马桩五钱，泡酒服。另用根一至三两，捣绒；加酒炒热，包痛处（荔波、兴义）。

芒 萁

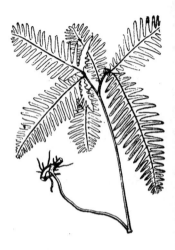

别名 铁郎鸡（贵阳），篦子草（绥阳）。

科属形态 里白科植物芒萁［Dicranopteris linearis (Burm.) Underw.］。多年生草本。植株高 30~60 厘米，根状茎横生，棕褐色，疏被棕色鳞片。叶柄圆柱形，黄棕色，无毛；叶片重复假两歧分叉，羽片披针形，长 11~30 厘米，宽 3.5~7 厘米，先端渐尖，羽状深裂；裂片线形，宽不及 6 毫米，先端圆钝，边缘干后稍反卷；上面草黄色，下面白绿色，亚革质；细脉 2~3 次分叉，每组 4 条。孢子囊群生于细脉中段。

图 185 芒 萁

产地 我省各地均产。多生于荒山茅草坡。

采集期 四季均可采集。

药用部分 根。

性味 性平，味涩。

功用 接骨，止咳。

方剂 1. 治多年咳嗽：铁郎鸡四钱，蓝布正三钱，白龙须一钱，天门冬、大鹅儿肠各二钱，煮甜酒，于饭后服（贵阳）。

2. 治热咳：铁郎鸡六钱，鹊不站五钱，煎水服（贵阳）。

3. 治跌打骨折：铁郎鸡酌量，捣烂包患处（贵阳）。

苏 木 蓝

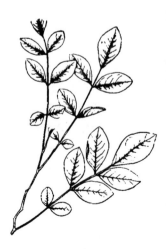

别名 山豆根（铜仁）。

科属形态 豆科植物苏木蓝［lndigofera carlesii Craib.］。矮小灌木。茎高 30~50 厘米，直立，外皮灰绿色，嫩时被有平贴的丁字毛。奇数羽状复叶，互生；有小叶 7 枚，叶轴长 10~15 厘米，圆形，基部稍大，被丁字毛；叶片椭圆形或倒卵状椭圆形；顶端小叶最大，长 2~4.5 厘米，宽 1.5~2.5 厘米，先端圆形，有小刺尖，基部圆钝或阔楔形，全缘，上面青绿色，背面灰绿色，均被有白色紧贴的丁字毛。花果未见。

图 186 苏 木 蓝

产地 我省铜仁一带产有。多生于山野路旁草丛中。

采集期 四季均可采集。

药用部分 根。

性味 性平，味微苦。

功用 清热。

方剂 1. 治喉痒咳嗽：山豆根三钱，一朵云一钱，煎水服（铜仁）。

2. 治虚汗：用山豆根五钱，炖肉吃（铜仁）。

阴 地 蕨

别名 一朵云（贵阳），郎鸡细辛（瓮安），小种底线补（花溪布依族语），地梭罗（独山），独脚鸡（锦屏）。

科属形态 瓶尔小草科植物阴地蕨 ［Botrychium ternatum （Thunb）SW.］。多年生宿根草本。根状茎短，根须状，肉质粗壮。总叶柄长 2～4 厘米，米白色，干后扁平。叶分二型，营养叶柄长 2～8 厘米，光滑无毛，带红色；叶轮廓片为阔三角形，3 回羽状分裂，1 次侧生羽片有柄，近于对生，基部 1 对最大；末回小羽片长卵形，边缘有尖锯齿。孢子叶柄远较营养叶柄为长，孢子囊穗圆锥形，2～3 回分裂，孢子囊无柄，沿小穗内侧两行排列，不陷入囊托内。

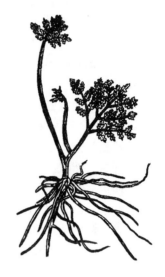

图187 阴 地 蕨

本省安龙地区所称的一朵云，是另一种植物，为西南阴地蕨 ［Botrychium deucifolium Wall.］。根状茎倾斜，根肉质粗壮。总叶柄长约18 厘米，绿色，具极稀疏的白毛；叶柄远较总叶柄为短，营养叶片质薄，长约 15 厘米，卵形或略呈五角形，2～3 次羽状分裂；1 次羽片互生，基部的 1 对有短柄；末回的羽片边缘有锯齿；孢子时有长柄，囊穗聚成圆锥状。

产地 我省各地均产。生于茅草山。

采集期 二、三月采集。

药用部分 全草。

性味 性温，味辛。

功用 补虚润肺，止咳化痰。

方剂 1. 治咳嗽：一朵云根三钱，煎鸡蛋吃，或蒸蜂蜜服（安龙）。

2. 治气血虚弱：鲜一朵云一两，炖猪肉四两，一次吃完，每天一次，连吃三次（独山）。

3. 治病后声哑：鲜一朵云三钱，金锁匙二钱，煎淘米水含咽。

4. 治咳喘痰血：一朵云七钱，何首乌六钱，柿蒂五钱，朝天罐嫩根五钱，葵花朵（去外皮，用中心白膜）五钱，煎水服，每日早晚各服一次。忌生冷食物。

5. 治虚弱咳嗽：一朵云、响铃草各三钱，煎水服（独山）。

6. 治劳瘵喘咳：一朵云三至五钱，蒸蜂蜜一两五钱，每日服三次（贵阳）。

阴 行 草

别名 油罐草（铜仁），罐子草（剑河），油蒿菜（镇远），土茵陈（绥阳、石阡、锦屏），山芝麻（印江）。

科属形态 玄参科植物阴行草 [Siphonostegia chinensis Benth.]。一年生草本。茎直立，半木质状，高约50厘米，外皮暗紫色，全株被柔毛，上部分枝。叶对生，羽状深裂，长2~3厘米，有裂片4~5对；裂片线状披针形。花由茎端叶腋单生，萼筒长约12毫米，直径2~2.5毫米，有棱10条，先端5裂，花冠唇形，黄色。蒴果包于宿存的萼筒内，约与萼筒等长。

产地 我省各地均产。生于草坡、荒土等处。

采集期 夏、秋季采集。

药用部分 全草。

性味 性凉，味苦辛。

功用 解表，散寒热，治漆疮。

方剂 1. 治感冒咳嗽：油罐草、枇杷叶（去毛）各三钱，煎水服，一日三次（剑河）。

2. 治漆疮：用油罐草一把捣烂，调菜油搽（镇远）。

3. 治阴寒：用油罐草五钱煎水服（湄潭）。

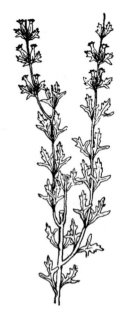

图188 阴行草

防 己

别名 大青木香（绥阳、贵阳），青藤（榕江），大青藤（都匀、罗甸），岩见愁（息烽），排风藤（惠水）。

科属形态 防己科植物防己 [Sinomenium acutum Rehd. et Wils.]。藤本。根茎块状，茎扭曲，有细纵沟，中央有白色髓部。叶互生，心形，长10~14厘米，宽9~14厘米，先端骤尖，基部心形，全缘或微具波纹，掌状叶脉7条，上面深绿色，主脉具毛，背面灰白色，密被细短柔毛；叶柄圆形，长约7厘米。花果未见。

产地 我省各地均产。生于山野。

采集期 四季均可采集。

药用部分 根、茎、叶。

性味 性寒，味苦辛。

功用 治劳伤、风湿。

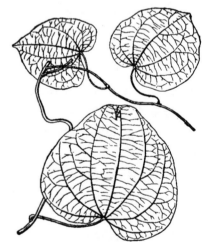

图189 防己

方剂 1. 治骨节风气痛：用根或茎叶适量，煎水常洗痛处（惠水）。

2. 治劳伤骨疼痛：用大青木香根、红牛膝、见血飞、大救驾、红梅腊各五钱泡酒，酌量服（都匀）。

3. 治发痧气痛：大青木香根五钱，煎水服（绥阳）。

兔 儿 伞

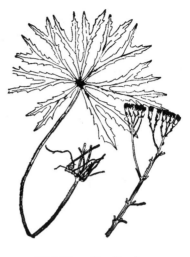

别名 一把伞（遵义、铜仁）。

科属形态 菊科植物兔儿伞［Syneilesis aconitifolia Maxim.］。多年生草本，有短匍匐茎，根须状，肉质。茎直立，高 80~120 厘米。根生叶 1 枚，具长柄；叶片盾状圆形，直径 20.5 厘米，掌状深裂，直达中心，裂片 7 枚，又再分成 2~4 小裂片，边缘具不规则的牙齿，表面绿色，背面灰白色。花序顶生，花轴紫色，花序下的叶，线状披针形，无柄。头状花成复伞房状排列。总苞圆筒形，基部有线状小苞片 1 层，5 枚，长椭圆形，先端钝，带红色，每苞内有小花 9 朵，全为管状，带红色；冠毛为淡黄褐色。

图190　兔儿伞

产地 我省遵义、铜仁等地产有。生于岩山。

采集期 秋后采集。

药用部分 全草。

性味 性微温，味辛。

功用 舒筋活血。

方剂 1. 治肾虚腰痛：用一把伞根二两泡酒服（遵义）。

2. 治风湿麻木、全身骨痛：一把伞、刺五加各四钱，白龙须、小血藤、木瓜根各三钱，泡酒二斤，每日服二次，每次一两至一两五钱（遵义）。

禁忌 孕妇忌服。

皂 柳

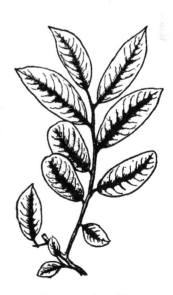

别名 毛狗条（梵净山），山杨柳（贵阳）。

科属形态 杨柳科植物皂柳［Salix Wallichiana Anders.］。灌木或小乔木。嫩枝有绢状柔毛，后渐脱落。叶互生，有短柄，叶片长椭圆形或长椭圆状披针形，长 4~8 厘米，宽 2~3 厘米，先端渐尖，基部阔楔形，全缘，上面深绿色，初时有柔毛，后变光滑，下面青白色，有白色细柔毛。花果未见。

产地 我省各地均产。多生于山野荒坡。

采集期 四季均可采集。

药用部分 根。

性味 性微寒，味辛酸涩。

功用 祛风解热，除湿。

图191　皂柳

方剂 1. 治风湿关节炎：毛狗条根一两，煎水服，亦可熏洗患处（贵阳）。

2. 治头风痛：毛狗条根五钱，石菖蒲、橙子皮各三钱，捣绒炒热包患处（梵净山）。

夜 寒 苏

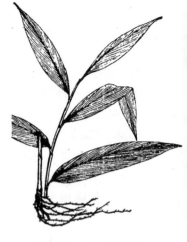

别名 夜寒苏（各地通称），野洋藿（黎平、剑河、望谟），姜藕（铜仁）。

科属形态 姜科植物。多年生草本。茎直立，高约40厘米，外表光滑，有纵行纹理。根须状，略肥厚。叶2列，互生，阔披针形，长14~20厘米，宽2.5~3.5厘米，先端渐尖，基部渐狭，全缘，叶脉羽状，主脉1条明显，两面光亮无毛；叶柄长约1厘米，于茎上延伸成鞘状而抱茎，有膜状叶舌。花果未见。

产地 我省各地均产。人工栽培。

采集期 四季均可采集。

药用部分 根茎。

性味 性温，味微甜。

功用 补虚弱。

图192 夜 寒 苏

方剂 1. 治虚弱自汗：用新鲜夜寒苏根一两，炖猪前蹄，早晚随意吃（独山）。

2. 治胃气虚弱消化不良：鲜夜寒苏根三钱，炖肉吃（榕江）。

3. 治风气：用夜寒苏根适量，煎水洗患处（惠水）。

油 罐 草

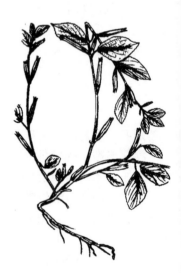

别名 油罐草（清镇），假龙胆草（兴义）。

科属形态 柳叶菜科月见草属植物 [Oenothera sp.]。一年生草本。茎高20~30厘米，圆柱形，带紫色，密被短柔毛。叶互生，有短柄；叶片卵状长椭圆形，长2.6~4厘米，宽1.5~2.2厘米，先端钝，基部圆形，边缘有锯齿，上面深绿色，背面淡绿色，两面和叶柄均具柔毛。花2朵，与叶柄近对生，有极短柄，花未见。蒴果长柱形，具4棱，长1.5~2.5厘米，成熟时室背开裂成3~4瓣。种子多数，不具簇毛。

产地 我省兴义等地产有。生于草坡向阳处。

采集期 夏、秋季采集。

图193 油 罐 草

药用部分 全草。

性味 性温，味甘。

功用 清寒热，止咳。

方剂 1. 治伤风咳嗽：用油罐草五钱煎水服（兴义）。

2. 治痢疾：用油罐草一两煎水服（清镇）。

波状叶山蚂蟥

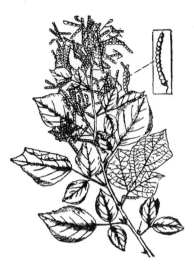

别名 粘人花（惠水），饿蚂蟥（罗甸、望谟），黄粘粑草（榕江）。

科属形态 豆科植物波状叶山蚂蟥〔Desmodium sinuatum Bl.〕。灌木。小枝上有绒毛。羽状 3 出复叶互生；小叶菱形，长 4.5～8 厘米，宽 2.5～5 厘米，叶片中部以上的边缘呈波状，基部阔楔形，上面无毛，下面有紧贴密毛；小叶柄长约 2 厘米；小托叶针刺状。圆锥花序顶生。荚果线形，长 3～4 厘米，宽 2～3 毫米，密被带钩直立的小毛，果皮于每粒种子之间向内陷，呈念珠状，约 10 节左右，节近似方形。

图 194　波状叶山蚂蟥

产地 我省各地均产。生于山野草地。

采集期 夏、秋之间采集。

药用部分 根。

性味 性微温，味涩。

功用 驱虫，补虚，止咳。

方剂 1. 治色劳咳嗽：粘人花根、青粘粑草、白粘粑草各二钱，煎水兑酒服（榕江）。

2. 治小儿蛔虫：用粘人花根四至五钱（干的）煎水服，每次一小杯，每日三次（罗甸）。

3. 治喘咳：粘人花根、石豇豆各五钱，生姜一片，炖鸡吃（惠水）。

4. 治盗汗：用粘人花根二两煎水服（绥阳）。

禁忌 忌酸、冷、燥、辣食物。

波斯婆婆纳

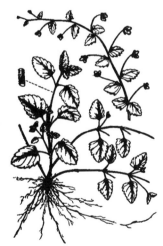

别名 灯笼草（贵阳），肾子草（独山）。

科属形态 玄参科植物波斯婆婆纳〔Veronica persiea Poir.〕。二年生草本。茎匍匐地面，长 10～15 厘米，下部多分枝蔓延，质柔软，全体被白色短毛。叶在茎上部的互生，下部的对生，卵圆形，边缘有钝锯齿，齿端有时为淡紫色。

图 195　波斯婆婆纳

叶腋生枝或于春夏抽花梗，梗端生一花；萼 4 裂；花冠呈短筒状 4 裂，淡蓝色，常带深蓝色纹条；雄蕊 2 枚，着生于花冠上；子房上位。果实为蒴果，扁圆形，中间有 1 条纵沟。

产地 我省各地均产。逼生于荒土、菜园、路旁等地。

采集期 夏季采集。

药用部分 全草。

性味 性平，味辛、苦、咸。

功用 解热毒，治肾虚，疗风湿。

方剂 1. 治肾虚腰痛：灯笼草一两，炖肉吃（贵阳）。

2. 治疥疮：用灯笼草适量，煎水洗患处（贵阳）。

3. 治风湿疼痛：灯笼草一两，煮酒温服（贵阳）。

4. 治久疟：灯笼草一两，臭常山一钱，煎水服（独山）。

5. 治小儿阴囊肿大：用灯笼草三两，煎水熏洗患处（独山）。

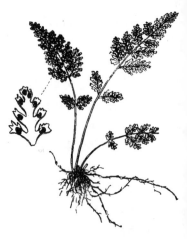

变异铁角蕨

别名 九倒生（兴仁），铁郎鸡（安顺）。

科属形态 铁角蕨科植物变异铁角蕨［Asplenium varians Wall.］。多年生草本。陆生或附生植物，高约15厘米。根茎短而直立，被褐色狭长披针形具粗筛孔的鳞片。叶丛生，叶柄绿色，细弱，疏被狭鳞片，长3～5厘米；叶片披针形，长5～10厘米，先端渐尖，基部略狭，2次羽状分裂；羽片12对，羽片卵状披针形，又羽状深裂，边缘有锐齿。炮子囊群在每裂片上有2～3枚，线形，囊群盖圆形。

图196　变异铁角蕨

产地 我省兴仁、安顺等地产有。生于阴处石上。

采集期 秋后采集。

药用部分 全草。

性味 性凉，味微涩。

功用 治刀伤，接骨。

方剂 治刀伤骨折：用全草适量嚼绒或捣绒敷伤处。

枪 花 药

别名 枪花药（惠水），野辣子（望谟）。

科属形态 爵床科枪刀药属植物［Hypoestes poilanei R. Benoistr.］。一年生草本。根须状。茎直立，多分枝，高约20厘米，有纵棱，具细柔毛。叶倒卵形，先端钝，基部渐狭，全缘，两面均被刚毛，有叶柄。叶腋往往再生小叶。花果未见。

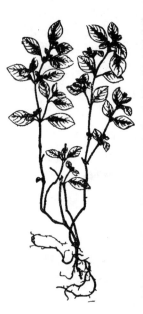

图197　枪花药

产地 我省惠水、望谟产有。生于荒山土坎。

采集期 秋后采集。

药用部分 全草。

性味 性凉，味微苦。

410

功用 生肌，止血。

方剂 1. 治刀枪伤：鲜枪花药全草，鲜牛肋筋叶皮各等份，嚼绒或捣绒敷患处，留伤口。上药时先用浓茶洗净伤处。三天换药一次（望谟）。

2. 治枪伤：鲜枪花药适量，捶绒敷伤处（惠水）。

禁忌 忌酸、涩食物及豆腐。

刺 桐

别名 刺通（盘县），接骨药（兴义）。

科属形态 豆科植物刺桐［Erythrina indica Lam.］。乔木。高达10余米，树皮黄色或灰绿色，枝上有圆锥形的刺，髓部疏松，或部分颓废成空腔。叶互生，大形，长约30厘米，有3小叶；叶柄长20厘米许，无刺；小叶片阔卵形或棱形；中叶较大，长13厘米，宽10厘米余，先端短而钝，全缘；侧小叶长10~12厘米，宽9厘米，先端细长蜕尖，羽状脉明显；托叶成腺体状，宿存在小叶柄基部，黑色。花大，长约6~7厘米，排列成总状花序，绯红色。

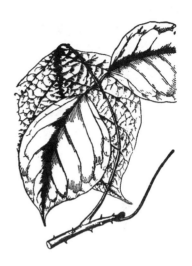

图198 刺 桐

产地 我省兴义等地产有。生于村寨附近。

采集期 四季均可采集。

药用部分 根皮。

性味 性寒，味苦酸。

功用 解热祛瘀，治乳痈，按骨。

方剂 1. 治骨折：刺通根皮酌量，捣烂，敷骨折处，能接骨、止痛、消肿（兴义）。

2. 治乳痈（初起）：刺通根皮五钱，红糖一两，煎水服（盘县）。

刺 楸

别名 钉木树（都匀），鸭脚板叶（望谟），刺五加（贵阳），刺椿（绥阳）。

科属形态 五加科植物刺楸［Kalopanax pictus (Thunb.) Nakai.］。高大乔木。小枝上有刺。叶掌状深裂，有5~7裂片；裂片为三角状卵形至长椭圆状卵形，先端渐尖，边缘有锯齿；叶柄长，基部呈鞘状。花果未见。

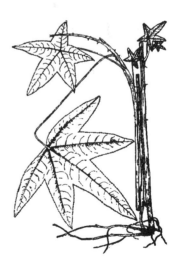

图199 刺 楸

产地 我省各地均产。生于大山中。

采集期 四季均可采集。

药用部分 根皮。

性味 性凉，味苦。

功用 除湿，清热，止疼，治骨折。

方剂 1. 治骨折，用钉木树根、三月泡根、大母猪藤根、水麻叶各等份（都用新鲜的），捶绒拌酒糟或酒。先以手法将骨折处复位，再包此药，后上夹板固定，对时一换（都匀）。

2. 治湿热疼痛：钉木树根皮四两，桃树皮二两，草烟头五钱（都用新鲜的），煎水洗，一日洗二次，二日一剂（贵阳）。

3. 治周身浮肿：用钉木树根、大通花根、臭牡丹根、石菖蒲、水灯心及大木通各五钱，炖猪蹄吃或煎水服，每次半碗，早晚各服一次（毕节）。

刺 子 莞

别名 龙须草（惠水），绣球草。

科属形态 莎草科植物刺子莞［Rhynchospora rubra (Lour.) Makino.］。多年生草本。常簇生，茎纤细，有线条，高30～45厘米。叶近基生，狭线形，长10～30厘米，宽1～2毫米。小穗多数，密集成一顶生的头状花序；总苞片数枚，叶状，基部扩大，无毛。颖褐色。坚果卵形。

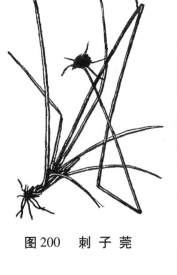

图200 刺子莞

产地 我省各地均产。多生于草坡。

采集期 六、七月采集。

药用部分 全草。

性味 性平，味甘、咸。

功用 清热，解毒，利小便。

方剂 治淋浊：龙须草五钱，萹蓄、猪鬃草、车前草、小木通、夏枯草各二钱，煎水服（贵阳）。

青 竹 标

别名 青竹标（安龙）。

科属形态 苦苣苔科吊石苣苔属植物［Lysionotus ophiorrhizoides Hemsl.］。多年生攀援植物。叶对生或3叶轮生，有短柄；叶片长椭圆形至披针形，长6～10厘米，宽2～3厘米，先端渐尖，基部楔形，边缘微波状，肉质。聚伞花序，枝顶生，有长柄，多花，疏散；萼片狭披针形；花冠管状，直立，2唇形；子房上位，花盘环状。蒴果线形，长8～9厘米，宽2～3毫米，于次年室裂达基部成2果瓣，膜质。

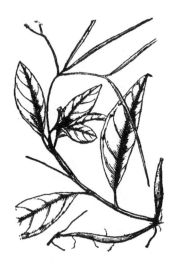

图201 青竹标

产地 我省各地均产。多生于大山林中。

采集期 夏、秋季采集。

药用部分 根。

性味 性平，味涩。

功用 凉血止血，止咳利湿。

方剂 1. 治咳血：青竹标根一两，煎水服（安龙）。

2. 治风湿疼痛：青竹标根一两，泡酒服（安龙）。

青 薄 荷

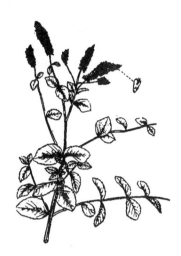

图202 青薄荷

别名 血香菜（毕节），狗肉香（都匀），土薄荷（黎平），鱼香菜（独山），留兰香。

科属形态 唇形科植物青薄荷［Mentha viridis L.］。多年生草本。茎方形，暗绿色带紫色；小枝方形或圆柱形，稀具细毛。叶对生，卵圆形，具短柄或近于无柄，边缘有锯齿，先端尖或钝尖，下面主脉秃净或具短毛。茎顶抽密穗状花序，长2～4厘米，花萼裂片边缘具毛，花冠淡紫色，裂瓣4枚，秃净无毛；雄蕊4枚近子等长，伸出于花冠外方，花药卵圆形；花柱完全着生于子房底部，略长于雄蕊，柱头2裂，细丝状。

产地 我省各地均产。生于路旁阴湿地。

采集期 夏、秋季采集。

药用部分 全草。

性味 性凉，味辛。

功用 清表散热，治鼻衄、疮毒及惊风，消肿毒。

方剂 1. 治乌疗：用鲜血香菜捣烂敷患处（都匀）。

2. 治眼赤辣痛：用血香菜叶捣烂，取汁点眼（麻江）。

3. 治鸡窝寒：用鲜血香菜三钱煎水服（麻江）。

4. 治鼻热蠚：把血香菜叶搓烂，塞于鼻孔内（毕节）。

5. 治全身麻木：用血香菜煎水洗（榕江）。

6. 治小儿疮疖：用血香菜捣烂敷患处（独山）。

7. 清表散热：血香菜五钱，阎王刺二钱，煎水服，每日二次，服后汗出，其病即愈（贵阳）。

8. 治鼻衄：用血香菜、茅草根、银花藤各三钱，煎水服，每日三次。亦可捣烂塞鼻（石阡）。

9. 治伤风感冒：用干的血香菜一两，生姜三片，煎水服，每日二次，每次两酒杯（剑河）。

禁忌 忌生、冷、燥、辣食物。

抱 石 莲

别名　瓜子草（贵阳），石瓜子（绥阳）。

科属形态　水龙骨科植物抱石莲〔Lepidogrammitis drymoglossoides（Bak.）Ching.〕。多年生草本。根茎细弱长而横走，随处生须根，疏被黄褐色鳞片。叶亚二型，肉质，淡绿色，营养叶卵圆形或矩圆状卵圆形，长 1.5～2 厘米，全缘，基部阔楔形，有短叶柄，叶脉不明显，背面疏被鳞片；孢子叶细长舌状，长 3～6 厘米，宽 4～8 毫米，柄长 1～2 厘米；孢子囊群圆形，分离着生于叶背中脉与边缘之间。

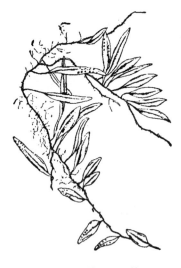

图 203　抱 石 莲

产地　我省各地均产。多附生于岩石或大树上。

采集期　四季均可采集。

药用部分　全草。

性味　性温，根茎味涩而苦，叶味甘。

功用　舒筋活络。

方剂　1. 治刀伤缩筋：用瓜子草叶晒干研末，取适量调菜油，用鸭毛蘸搽（贵阳）。
2. 治巴骨癀：瓜子草、苦参等份适量，捣烂，加甜酒炒热，包患处（绥阳）。

林阴银莲花

别名　地乌（大方），黑地雷，地雷，金串珠。

科属形态　毛茛科植物林阴银莲花〔Anemone flaccida F. Schmidt.〕。多年生草本。根茎地下倾斜，纺缍形，结节状，黑褐色，节处有鳞片，须根甚长，密被黄褐色柔毛。茎柔软，高约 16 厘米，疏被白色毛。根生叶 2～3 片，柄长 9～12 厘米，基部有黄褐色膜质鳞片，疏被白毛；叶片心脏状圆形，直径 4～6 厘米，3 深裂；每裂片复 2～3 裂，边缘有缺刻状牙齿；上面绿色，下面淡绿色，两面均有白毛。总苞着生于花葶的近上端；苞片 3 枚，叶状，无柄；总苞上抽花梗 1～3 枚，顶端 1 花；萼花瓣样，5 片，白色带红晕，外面有毛；雄蕊多数。

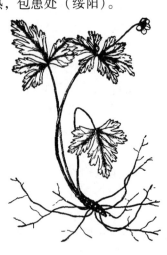

图 204　林阴银莲花

产地　我省大方产有。多生于石缝中。

采集期　春、夏季采集。

药用部分　根。

性味　性温，味辛微苦。

功用　解毒，治风湿。

方剂　1. 治中蛊毒：地乌五钱，煎水服（大方）。

2. 治风湿：每两地乌泡酒半斤，每次服三钱；或地乌三钱，白龙须二钱，大血藤、大风藤各五钱，泡酒两斤，每次服一小杯（贵阳）。

禁忌 孕妇忌服。

松 风 草

别名 草见血飞（兴义），洗疮药（安龙）。

科属形态 芸香科植物松风草〔Boenninghausenia albiflora Reich.〕。多年生草本。茎圆柱形，细瘦直立，高30~60厘米，嫩枝带紫红色，老时白色，光滑无毛。叶互生，三歧复叶，每歧有小叶3枚，倒卵形，顶叶最大，先端圆，基部楔形，全缘，上面绿色，下面淡绿色，质薄。聚伞花序，花多，顶生；萼细小，4裂；花瓣4片，白色。蒴果4枚，腹部开裂；种子细小，椭圆形，黑褐色，有疣状突起。

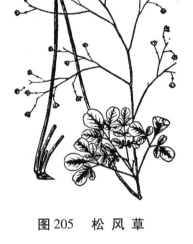

图205 松风草

产地 我省兴义一带产有。生于山间树阴下的湿润处。

采集期 四季均可采集。

药用部分 全草。

性味 性温，味辛。

功用 治跌打损伤，止痛。

方剂 1. 治跌打伤痛：草见血飞根五钱，泡酒服（兴义）。

2. 治疮毒：草见血飞全草适量，煎水洗患处（安龙）。

花 壳 草

别名 花壳草、蚌壳草、大丁香（兴义）。

科属形态 远志科植物〔Polygala sp.〕。多年生草本。茎圆柱形，高30~40厘米，直径1~2毫米，多分枝，质硬，有细柔毛。单叶互生，无柄，线形，长1.5~2.5厘米，宽1~4毫米，先端渐尖，基部楔形，全缘，两面无毛，边缘有细毛；侧脉不明显，主脉在上面凹

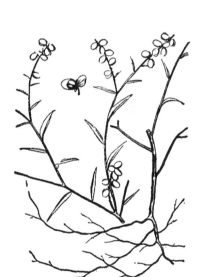

图206 花壳草

下，下面凸起。总状花序着生于枝顶；小花柄细弱；小苞片3枚，披针形；萼宿存，萼片5枚分离，前面1片呈船形，中央2片较大，矩圆形或倒卵形，近边缘红紫色，花瓣状，后面2片较前面1片小；花瓣3枚，绿白色。蒴果矩圆形而扁，先端微凹，边缘有狭翼；种子矩圆形，黑色，上端有白色种脐，全体被白色柔毛。

产地 我省兴义产有。生于丛林边缘、山路旁。

采集期 夏、秋季采集。

药用部分 根。

性味 性温，味苦辛。

功用 治劳伤疼痛，止咳化痰。

方剂 1. 治劳伤身痛：花壳草一两，泡酒四两，每次服三至五钱（兴义）。

2. 治咳嗽痰脓：花壳草五钱，煎水，加蜂蜜适量服（兴义）。

花 被 单

别名 花被单（惠水），刀口药（安龙）。

科属形态 报春花科排草属植物〔Lysimachia lobe-lioides Wall.〕。多年生草本。茎直立，近根部带红色，上部绿色，有四棱，棱边有狭翼，上部多分枝。叶对生，卵圆形，先端短尖，基部渐狭，下延成有翅的叶柄，边缘微有波纹，两面均平滑无毛。总状花序顶生，微弯曲，苞片线状披针形，有花梗；花萼5深裂，绿色，边缘白色，花冠5深裂，白色，阔钟状；雄蕊5枚；雌蕊1枚，子房上位。

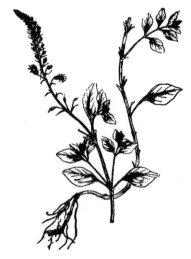

图207 花 被 单

产地 我省各地均产。生于湿地。

采集期 秋后采集。

药用部分 全草。

性味 性平，味甘。

功用 治虚弱咳嗽，治刀伤。

方剂 1. 治虚弱咳嗽：用花被单二两，炖肉吃（惠水）。

2. 治刀伤：将花被单适量捣烂，敷伤处，一日换二次（安龙）。

花 古 帽

别名 花古帽（遵义）。

科属形态 虎耳草科梅花草属植物〔Parnassia sp.〕。多年生草本。叶于根部丛生，有长柄，匙形，

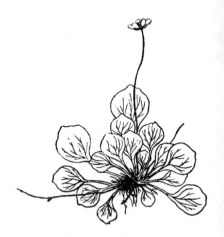

图208 花 古 帽

先端钝，全缘，两面无毛，长1.3厘米，宽1.2厘米；柄长1.5厘米。花葶自根抽出，细长，高约6厘米，葶上半部有无柄叶1枚；萼片5枚，绿色，长卵形，长约2毫米；花瓣5枚，与萼片互生，白色，卵形或椭圆形，上有主脉3条，长约3毫米；雄蕊5枚，与花瓣互生，其中1枚花丝较长；假雄蕊5枚，生于花瓣基部，先端绿色，2唇状；雌蕊1枚，胚珠多数，侧膜胎座。蒴果卵圆形，1室，种子多数。

产地 我省各地均产。多生于草坡。

采集期 春、夏季采集。

药用部分 全草。

性味 性寒，味甘。

功用 散热毒，消红肿，治恶疮。

方剂 治无名肿毒或背痈：用新鲜的花古帽一把，捣烂敷患处（勿近铁器），随干随换（遵义）。

岩黄连

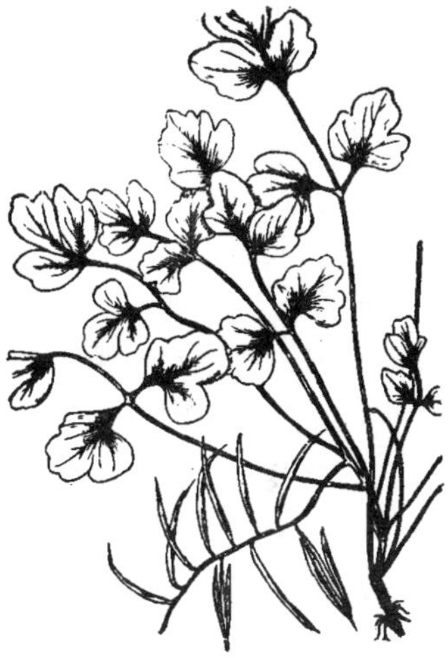

别名 岩黄连（遵义），岩胡（水城）。

科属形态 罂粟科紫堇属植物〔Corydalis sp.〕。多年生草本。根倒圆锥形，肉质，干后带黄色。茎单一或丛生，高15～20厘米，直立或倾斜。叶互生，根生叶柄较长；叶片深绿色，革质，2回3出分裂，一次裂片有柄，再次3深裂或3浅裂，最后裂片先端圆钝，或微有浅裂，两面均无毛。总状花序顶生；花未见。蒴果线形，膜质，黄色，成熟时2瓣裂，裂后胎座仍与花柱相连；种子细小。

产地 我省毕节、遵义两专区产有。生于岩山上。

采集期 秋后采集。

药用部分 根。

性味 性凉，味苦。

功用 清热解毒，止痛止血。

方剂 1. 治朦皮火眼翳子：岩黄连一钱，龙胆草一钱，上梅片五分，共研为末，装瓷杯内，蒸透，后用灯草蘸药点入眼内。

2. 治痔疮出血及红痢：岩黄连五钱，蒸酒二两服（水城）。

3. 治急性腹痛：岩黄连二钱，生吃（水城）。

禁忌 忌燥、辣食物。

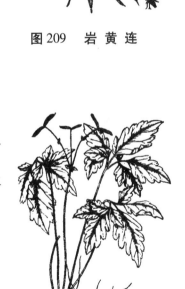

图209 岩黄连

岩节连

别名 岩节连（兴仁）。

科属形态 毛茛科植物〔Isopyrum sp.〕。多年生草本。根茎褐色，有多数须根；茎高8～15厘米，全体柔软。叶根生，鸟趾状5出复叶，有长柄，柄基部扩大成鞘状；叶片卵圆形，边缘有缺刻状钝锯齿，齿端2浅裂。花茎细弱，高出叶柄，顶端抽出2～3条小花梗，花冠白色。蓇葖果线状椭圆形，2枚，近水平开展，上方开裂。

图210 岩节连

产地 我省兴仁产有。多生于箐林岩缝。

采集期　四季均可采集。

药用部分　根。

性味　性寒，味辛微苦。

功用　消肿，散毒。

方剂　治红肿疮毒：用岩节连根适量，捣烂敷患处（兴仁）。

岩 泽 兰

别名　岩泽兰、天青地红（梵净山），自来血、血经草（剑河、都匀）。

科属形态　茜草科蛇根草属植物［Ophiorrhiza umbricola W. W. Sm.］。亚灌木。茎匍匐，红褐色；节处生根，上部倾斜上升。叶对生，柄长5～20毫米；叶片卵状长椭圆形，长5～9厘米，宽2～3.5厘米，先端渐尖或尾状长尖，基部圆形，全缘，上面绿色，背面带红色，侧脉拱状。花序为二歧分枝的聚伞花序，花偏生于分枝上。蒴果僧帽状，2裂。

产地　我省各地均产。生于山坡阴湿处。

采集期　四季均可采集。

药用部分　全草。

性味　性温，味微甘而涩。

功用　活血调经，治跌打损伤。

方剂　1. 治劳伤、咳嗽：用根三两泡酒服（梵净山）。

2. 治刀伤：将叶嚼绒敷伤处（梵净山）。

3. 治气血不足、月经不调：岩泽兰、大小血藤、四轮草（益母草）及臭牡丹各五钱，煎水兑酒服（剑河）。

4. 治骨折跌打：岩泽兰、大九龙盘（赶山鞭）、小九龙盘（观音草）、羊儿风（土地骨地）各等量，捣绒加酒包伤处；并用以上各药各五钱，加野荞根五钱，煎酒服，一日三次（剑河）。

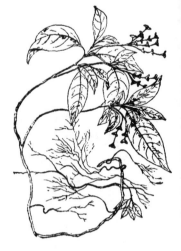

图211　岩泽兰

岩 枣 树

别名　女儿茶（贵阳），岩果紫（安顺），紫果叶（都匀）。

科属形态　鼠李科植物岩枣树［Rhamnus heterophylla Oliv.］。灌木。多小枝，嫩时密生短柔毛，无刺。叶互生，卵圆形或长椭圆形，长1～3厘米，先端钝圆或尖，基部渐狭，边缘疏生细锯齿，上面无毛，下面中脉上具微毛；叶柄长1～3毫米，有刺毛状之托叶。花未见。果实卵圆形或近于球形，成熟时黑色，

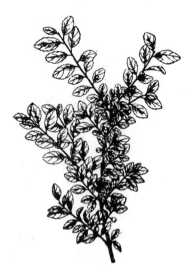

图212　岩枣树

有 2 条下凹纵纹；种子 3 粒，椭圆形。

产地　我省贵阳、安顺、都匀产有。多生于岩山石缝中。采集期四季均可采集。

药用部分　根。

性味　性凉，味涩微苦。

功用　清热凉血。

方剂　治痔疮出血：用鲜女儿茶根一两五钱，鲜刺老包根一两，地石榴果（即小钟地瓜，要过冬的）一两；炖猪肉半斤，多放汤，少加盐，炖好后去渣取汁，每天吃三次，每次一饭碗（安顺）。

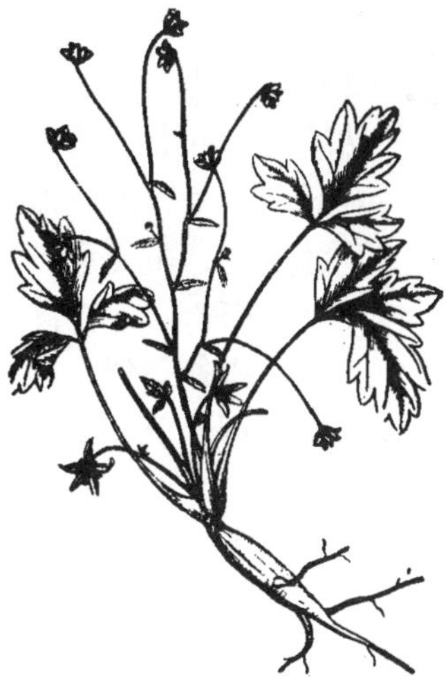

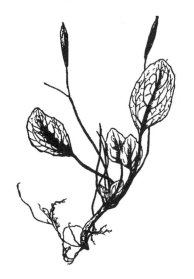

图 213　岩蝴蝶

岩　蝴　蝶

别名　岩蝴蝶（贵阳）。

科属形态　毛茛科天葵属植物［Semiaquilegia sp.］。多年生草本。根茎粗壮，外表暗褐色。茎丛生，纤细，高 10～15 厘米，有短柔毛。叶基部丛生，有长柄，3 出复叶；小叶有短柄或近无柄，复叶 3 裂，裂片有钝缺刻，上面绿色，下面淡绿色；根叶小形，互生，3 深裂。小花有长柄，茎顶数朵丛聚；萼片 5 枚，早落；花瓣 5 枚，黄色，基部囊状，无距；雄蕊 14～18 枚，里面有数个鳞片；花柱 5 枚，子房上位。蓇葖果 4～5 枚，开裂；种子多数，细小，褐色。

产地　我省贵阳产有。生于草坡路旁阴湿地。

采集期　夏末秋初采集。

药用部分　根。

性味　性平，味辛涩微甘。

功用　散瘀血。

方剂　治跌打血瘀肿痛：岩蝴蝶五分，用酒吞服；并磨酒揉瘀血处（贵阳）。

岩　窝　苣

别名　岩窝苣（安龙），锈草（清镇），岩枇杷（德江）。

科属形态　苦苣苔科植物。多年生草本。根生叶 4～6 枚，有肉质叶柄，长 3～6 厘米，无毛；叶片卵形或长椭圆形，质厚，边缘有不规则的浅锯齿，上面绿色，下面有白斑，羽状网脉。花茎 4 枚，细圆柱形，较叶高出；顶端单生 1 花，或上部分成两枝，每枝顶生 1 花。蒴果线形，长 3.5 厘米，2 瓣裂；种子纺缍形，淡棕色，表面不平。

产地　我省各地均产。生于深山岩石上。

图 214　岩窝苣

采集期　四季均可采集。

药用部分　全草。

性味　性温，味苦。

功用　强筋壮骨，治劳伤、咳嗽、跌打刀伤。

方剂　1. 治刀伤：用叶捶绒，包敷伤口，干则再换，有止血收口之功（贵阳）。

2. 治劳伤：用全草四两，泡酒早晚服（安龙）。

3. 治跌打损伤：岩窝苣、小马蹄草、红酸浆草、仙桃草、红牛膝各三钱、泡酒半斤，浸三天后，取酒服，每日三次，每次五钱，体弱者酌减；另以药酒搽患处（贵阳）。

4. 治咳嗽：岩窝苣三至五钱，蒸酒服（德江）。

5. 治色劳：岩窝苣、岩豇豆（石吊兰）、佛指甲各二两，泡酒服（清镇）。

禁忌　孕妇忌服。

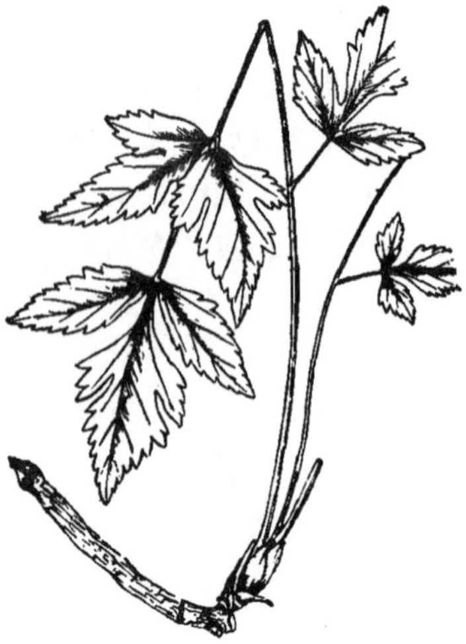

岩 防 风

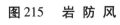

别名　岩防风（铜仁），岩棕（湄潭），土前胡（都匀），土防风（石阡）。

图215　岩防风

科属形态　伞形科植物。多年生草本。茎直立，高约60厘米。根粗壮，圆柱形，外表灰褐色，多纵皱。叶多根出，羽状复叶，有小叶3～7枚；最后1对小叶有长柄；小叶片再深裂为3，革质，具锯齿，两面平滑无毛。花果未见。

产地　我省各地均产。生于大青山岩石上。

采集期　四季均可采集。

药用部分　根。

性味　性温，味辛微苦。

功用　祛风，散寒，除湿。

方剂　1. 治风寒：用岩防风根煎水服（贵阳、湄潭）。

2. 治风湿：岩防风根一两，铁篱笆根、大风藤、铁筷子（即岩马桑）、独活、石菖蒲各五钱，血当归三钱，泡酒一斤，每日服三次，每次五钱（遵义）。

岩 白 菜

别名　岩白菜（各地均称），猫耳朵（安顺）。

科属形态　苦苣苔科植物。多年生草本。叶基生，倒披针形，长10～11厘米，宽2.8～3厘米，先端短尖，基部狭长，下延成柄状，全缘，羽状脉，两面均密被有节的柔毛。花序柄数个，圆柱形，高17～20厘米，顶端3～4朵花，伞

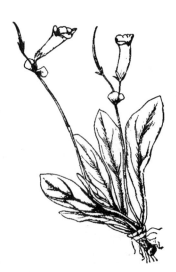

图216　岩白菜

420

形花序式排列，花冠管长约 3 厘米，先端 2 唇形，管内有毛 2 列；雄蕊 4 枚，2 枚退化，花药与花丝成直角；柱头先端 2 裂。蒴果线形，长约 3 厘米。

产地　我省各地均产。生于岩山上。

采集期　四季均可采集。

药用部分　全草。

性味　性平，味微甜。

功用　补虚弱，治咳嗽，止血。

方剂　1. 治咳嗽吐血：用岩白菜根三钱，磨开水成浓汁，吞服（望谟）。

2. 治阴虚咳嗽、发喘等症：用鲜岩白菜四两炖肉吃（贵阳）。

3. 治红崩白带：岩白菜二两，炖肉吃（绥阳）。

虎耳还魂草

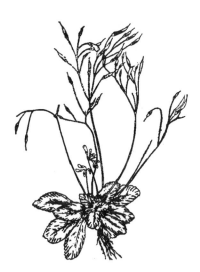

图 217　虎耳还魂草

别名　虎耳还魂草（贵阳），还魂草（惠水），九倒生（望谟）。

科属形态　苦苣苔科卷丝苣苔属植物［Didissandra cordatula Craib.］。多年生草本。无茎。叶 3~4 枚，轮生于根茎，无柄，叶片倒卵形至卵形，长 1.5~4 厘米，宽 1~1.5 厘米，最上层的叶小，先端圆或短尖，基部狭，边缘有钝锯齿，羽状脉，干后皱缩，叶面不平，两面均被白色柔毛和黑褐色斑。花柄数枚腋生，高 6~12 厘米，数花近伞房状排列；花筒状，肢微呈 2 唇形，淡紫色。蒴果线形，长 1.2~2 厘米，成熟时 2 裂；种子纺缍形。

产地　我省各地均产。生于岩石上。

采集期　秋后采集。

药用部分　全草。

性味　性平，味淡。

功用　治小儿疳及跌打损伤。

方剂　1. 治小儿疳：用叶一钱，加胡椒五粒，蒸猪肉吃（惠水）。

2. 治刀伤：将叶适量捣烂，敷伤处（望谟）。

3. 治跌打损伤：用虎耳还魂草二两，蒸酒半斤服（望谟）。

虎　杖

别名　酸汤杆，黄地榆（黔北），火烧连（贵阳）。

科属形态　蓼科植物虎杖［Polygonum cuspidatum Sieb. et Zucc.］。多年生草本。茎高 80 厘米，中空，表面有紫褐色斑点，半木质化。叶互生，卵状椭圆形，短锐尖头，全缘，紫红色，基部圆形，质硬，长 6~7 厘米，宽 4~5 厘米，叶背淡绿色。叶柄长约 1 厘米。花腋生及顶生，圆锥花序；花被5裂，雄蕊8枚（在雌花中退化）；3花柱，柱头头状。瘦果卵状椭圆形，长约4毫米，黑褐色，具光泽，锐三棱形；花被宿存，包住果实，呈翅状。

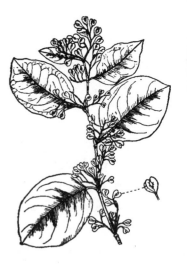

图218　虎　杖

产地　我省各地均产。多生于山野水沟、路旁。

采集期　春、秋季采集。

药用部分　根。

性味　性平，味酸微苦。

功用　解热，除风毒，利湿，治痢。

方剂　1.治痢疾：酸汤杆、仙鹤草各三钱，煎水服（贵阳）。

2.治风热丹毒：酸汤杆、牛蒡子根各五钱，煎水服（遵义）。

3.治小便不利：酸汤杆一两，煎水服（湄潭）。

4.治风湿关节炎：酸汤杆一两，煎酒服（贵阳）。

附 地 菜

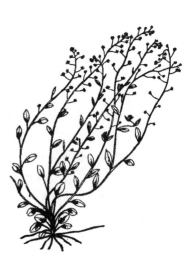

图219　附地菜

别名　地胡椒（绥阳）。

科属形态　紫草科植物附地菜［Trigonotis peduncu-laris（Trev.）Benth.］。一年生草本。茎纤细，丛生或基部分枝，直立，高15~25厘米，密被平贴的白色细毛。叶互生，叶片长椭圆形，长1~1.5厘米，宽3~5毫米，先端圆钝，基部狭，全缘，无柄，两面均被平贴的白毛，下面白毛较粗长。小花有梗，总状排列，白茎基部到顶端，多侧向一方；萼小钟状，先端5裂；花冠蓝色。小坚果4枚，三角状四边形，有小柄，表面有疣状突起点。

产地　我省各地均产。生于田坎路旁。

采集期　夏、秋季采集。

药用部分　全草。

性味　性温，味辛。

功用　治风湿。

方剂　1.治手脚麻木：用地胡椒二两，泡酒服（绥阳）。

2.治胸肋骨痛：地胡椒一两，煎水服（铜仁）。

果 上 叶

别名　果上叶（兴义），万年粑（麻江）。

科属形态　兰科植物。多年生草本。假鳞茎，肉质，绿色，长卵圆形而略扁，长约9

厘米，宽约 15 毫米。茎端生 2 叶，倒卵形或长倒卵形，先端短尖或钝，全缘，基部楔形，平行脉，叶柄横断面马蹄形，1 枚为另 1 枚包住。花轴于假鳞茎基部两侧抽出，无叶而有鳞片；花排列成疏穗状花序；花被 2 轮，苞片宿存，花粉块状。

产地　我省各地均产。生于岩石上。

采集期　四季均可采集。

药用部分　全草。

性味　性凉，味微涩。

功用　清肺止咳。

方剂　1. 治肺热咳嗽、痰中带血：用果上叶一两煎水服。小儿减半（贵阳）。

2. 治月经过多：鲜果上叶一两（干的五钱），炖肉，早晚随意吃。或用果上叶一两，九盘龙五钱，见血飞、岩马桑各二钱，四块瓦三钱，一口血五钱，泡酒一斤；每天服二次，每次服五钱至一两（麻江）。

禁忌　孕妇忌服；忌生冷发物。

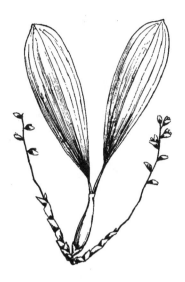

图 220　果 上 叶

肿 足 蕨

别名　黄鼠狼（惠水）。

科属形态　金星蕨科植物肿足蕨 [Hypodermatium crenatum (Forsk.) Kuhn.]。多年生草本。高 16～38 厘米。根茎长，横走，密被棕色线状披针形的鳞片。叶近生，叶柄长，稻秆色，下部微带红色，疏被刚毛，基部膨大，密被红棕色大形鳞片；叶片三角状五角形，草质，两面均密被刚毛，3 次羽状分裂，第 1 次羽片 5～10 对，卵圆形，下部 1 对最大；第 2 次羽片披针状矩圆形；末次小羽片先端钝。孢子囊群大形，着生于叶背脉上，圆肾形，亦密被刚毛。

产地　我省各地均产。多生于岩山石缝中。

采集期　四季均可采集。晒干备用。

药用部分　全草。

性味　性凉，味苦涩。有小毒。

功用　清火，拔毒，止血，生肌。

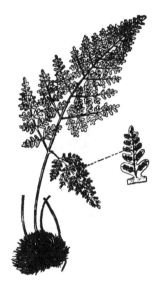

图 221　肿 足 蕨

方剂　1. 治刀伤：用鲜黄鼠狼根部之绒毛，口嚼或冲烂敷伤口，用布扎好，隔二三天解下可愈（此法只限于轻度刀伤）（黎平、遵义）。

2. 治疮毒：用鲜黄鼠狼叶茎适量，冲烂包患处（遵义）。

3. 治刀伤出血或黄水疮：将鲜黄鼠狼根上之绒毛放于伤口上（惠水）。

禁忌　忌烧酒、豆腐。

狗　筋　蔓

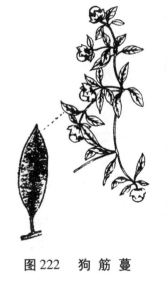

别名　抽筋草（遵义），大种鹅儿肠（贵阳）。

科属形态　石竹科植物狗筋蔓［Cucubalus baccifer L.］。多年生草本。茎细长，蔓性，节膨大，有分枝，密被黄色细毛。叶对生，有柄；叶片卵状披针形，先端尖，基部楔形，全缘，两面被细毛。花1朵生于枝顶；萼阔钟形，5尖裂；花瓣5枚，白色。果球形，稍带肉质，成熟时黑色，有柄，萼宿存。

产地　我省各地均产。生于岩山、土坎等处。

采集期　秋后采集。

药用部分　根。

性味　性温，味甘。

图222　狗　筋　蔓

功用　补虚弱，祛风，接筋骨。

方剂　1. 治缩阴症（阴茎缩入，腹部疼痛）：用抽筋草根二钱研末，兑开水服（贵阳）。

2. 治小儿瘦弱成疳：用抽筋草根三钱炖肉吃（都匀）。

3. 治小孩抽筋：用抽筋草根、金钩莲、萝卜子各三钱煎水服（遵义）。

4. 治筋断骨折：将抽筋草根适量捶绒包伤处，或研末调水敷伤处（遵义）。

5. 治头风痛：用抽筋草根五钱煎水或泡酒服（遵义）。

狗　舌　草

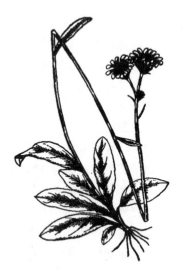

别名　朝阳花（榕江）。

科属形态　菊科植物狗舌草［Senecio integrifolius（L.）Claivill var. Fauriei（Leveil. et Vant.）Kitam.］。多年生草本。根须状，多数。茎单一，直立，高40厘米左右，有白色绵毛。基部叶丛生，有短柄；叶片椭圆形或近钥匙形，长4~6厘米，宽1.3~2厘米，先端圆钝，基部楔形，下延成一短柄，边缘有浅锯齿，下面微有白色绒毛，茎叶互生，中部叶卵状椭圆形，无柄；顶端叶线状披针形，先端长尖，基部抱茎。头状花数朵，伞房状排列，总苞筒形，苞片1列，线状披针形，舌状花冠1列，黄色，管花多数。瘦果椭圆形，两端截头，冠毛白色，丰富。

图223　狗　舌　草

产地　我省榕江产有。多生于山坡草地。

采集期　夏、秋季采集。

药用部分　全草。

性味　性寒，味苦微甘。

功用　清热，利小便。

方剂 治小便不利：朝阳花三至五钱，煎水服（榕江）。

金 爪 儿

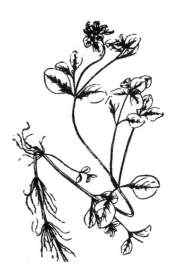

图224 金爪儿

别名 五星黄（榕江），爬地黄（松桃），过路黄（遵义），小救驾（独山），雷公须（罗甸），路边黄（黎平），小苦藤菜、红苦藤菜（安顺），阿秋于（雷山苗语），枪伤药（镇远）。

科属形态 报春花科植物金爪儿［Lysimachia grammica Hance.］。多年生草本。茎丛生，高12～25厘米，柔弱倾斜，紫红色，密被多细胞的柔毛。叶下部的对生，顶端的互生，叶柄短于叶片；叶片卵形，长2～3厘米，宽1～1.8厘米，先端钝基部下延于叶柄两侧成狭翅，全缘，两面及叶柄均具短柔毛。单花腋生，花梗细，长1～2厘米，顶端花梗短，萼片5枚，卵状披针形，外面及边缘具柔毛；花冠黄色，5裂，裂片椭圆形，先端饨，较萼为长；雄蕊5枚，基部连合成筒状；花柱稍长于雄蕊，基部有毛。蒴果球形。

产地 我省各地均产。多生于荒山及田坎上。

采集期 夏、秋季采集。

药用部分 全草。

性味 性凉，味酸苦。

功用 止血解热，理气活血，拔毒消肿，定惊止搐。

方剂 1. 治小儿盘肠气脐硬痛：取五星黄一两嚼烂装在杯内，不要满，盖在肚脐眼上；如硬部变软缩小，再换小杯，如上法治疗之（榕江）。

2. 治鼻肿痛：用五星黄叶少许，搓绒塞鼻（独山）。

3. 治跌打损伤：用五星黄一至二两，搓绒和酒揉患处（独山）。

4. 治刀斧伤：将五星黄适量嚼绒，敷伤处（安顺）。

5. 治蛇咬伤：将五星黄适量嚼绒，敷伤处，并用五星黄五钱煎水服（安顺）。

6. 治寸耳癀：五星黄加田螺一个，捣烂敷患处，随干随换（镇远）。或用五星黄、小血藤、地黄瓜等量，捣烂包患处，并用葱头三个捣烂服（安顺）。

7. 治小儿急惊：五星黄、五爪金龙各五钱，捣绒后加少许水，取汁服，每小时一次，每次一小半汤勺（剑河）。

8，治无名肿毒：鲜五星黄、蒲公英、夏枯草各等份，共捣绒，搽患处；重的，将米醋和药炒热，包患处（黎平）。

金 线 草

别名 捶不烂（榕江）。

科属形态 蓼科植物金线草［Polygonum virginianum L.］。多年生草本。茎直立，高可达60厘米。叶互生，有柄，长椭圆形，长7~12厘米，宽3~4.5厘米，先端尖，基部楔形，全缘，有缘毛，上面绿色，下面淡绿色，中部有八字形的红紫色斑纹，两面均散生粗毛，托鞘淡棕色，筒状，外表亦散生平贴粗毛。花果未见。

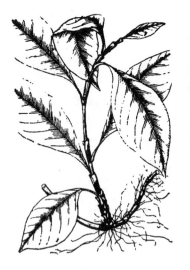

图225　金线草

产地　我省榕江等地产有。多生于路旁阴处。

采集期　四季均可采集。

药用部分　根。

性味　性温，味辛微苦。

功用　活血，散瘀，治跌打，接骨。

方剂　1. 治跌打损伤：捶不烂二至四两，泡酒服（榕江）。

2. 治骨折：将捶不烂适量加酒捣绒，包于患处（榕江）。

3. 治心胃气痛：捶不烂五钱，陈皮三钱，煎水兑酒服（松桃）。

知 风 草

别名　程咬金（贵阳）。

科属形态　禾本科植物知风草［Eragrostis ferruginea (Thunb) Beauv.］。多年生草本。秆簇生，高30~60厘米，扁圆。叶鞘无毛，基部较阔，鞘口有白柔毛；叶片狭窄，长25~35厘米，宽4~8毫米，上面粗糙。圆锥花序顶生；小穗长4~10毫米，宽约2毫米，有小花3~10朵；颖片大小不等，第一颖略小，先端尖，边缘膜质；外稃革质，紫色，具3脉，内稃较短，膜质。颖果椭圆形，长1毫米左右，黄褐色。

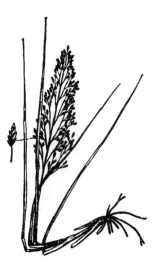

图226　知 风 草

产地　我省各地均产。生于草坡、路旁。

采集期　八月采集。

药用部分　根。

性味　性子，味甘。

功用　舒筋逐瘀。

方剂　治跌打内伤：程咬金二钱，大血藤五钱，骚羊古三钱，煎水兑酒服（贵阳）。

和兰翘摇

别名　三消草、螃蟹花（贵阳），白车轴草。

科属形态　豆科植物和兰翘摇［Trifolium repens L.］。多年生草本。茎细长，蔓性，匍匐地面，平滑无毛，于节处随地生根。叶互生，叶柄长4~12厘米；托叶膜质，与叶柄

426

基部相连；叶为掌状复叶，有3小叶；小叶片倒卵形，长0.8~2厘米，宽8~18毫米，先端圆或微心形，基部阔楔形，边缘有细锐齿，侧脉在两面均明显。花序梗腋生，长18厘米左右，较叶柄为长。蝶形花多数，聚成头状；萼筒形，5齿锐尖；花冠白色或淡红色。荚果有种子3~4粒。

产地 我省各地均产。多生于路旁草地。

采集期 四季均可采集。

药用部分 全草。

性味 性平，味微甜。

功用 清热，凉血，治癫病。

方剂 1. 治癫病（神经失常）：三消草一两煎水服，并用五钱捣绒包患者额上，使病人清醒（贵阳）。

2. 治痔疮出血：三消草一两，用酒、水各半煎服（贵阳）。

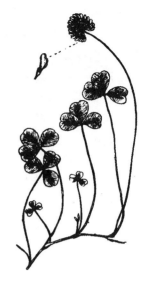

图227 和兰翘摇

迎 春 花

别名 金腰带（贵阳），清明花（绥阳）。

科属形态 木犀科植物迎春花［Jasminum nudiflorum Lindl.］。常绿藤状灌木。小枝绿色，四方形，无毛。叶对生，羽状复叶；叶柄长6~7毫米；小叶3枚，纸质，长椭圆状披针形，全缘，顶端1枚较大，侧生2枚较小，无柄。花淡黄色，叶腋单生，有叶状苞片；萼片亦为叶状，披针形，较萼管长；花冠倒卵状椭圆形，长于冠筒，通常有6片，重瓣的多至15片。

产地 我省各地均产。多栽培于园圃中。

采集期 四季均可采集。

药用部分 花。

性味 性平，味苦。

功用 解热利尿。

方剂 1. 治发热头痛：金腰带花五钱，煎水服（贵阳）。

2. 治小便热痛：金腰带花、车前草各五钱，煎水服（贵阳）。

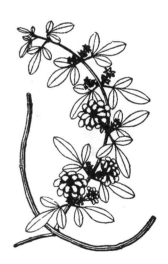

图228 迎春花

乳毛紫金牛

别名 红胆（榕江）。

科属形态 紫金牛科植物乳毛紫金牛［Ardisia mamillata Hance.］。亚灌木。根红褐色，支根长。茎倾上，高约30厘米；嫩枝红棕色，密被粉红色的粗毛。叶互生，有短柄，纸质；叶片椭圆状倒披针形，长7~10.5厘米，宽3~4厘米，先端钝，基部阙楔形，边

427

缘具波圆齿，两面均散生粗毛及黑色小腺点。伞形花序顶生。核果球形，直径5~6毫米，外有一层薄肉质，红色，疏生红色毛，内有种子1颗，萼宿存。

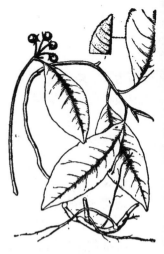

产地　我省绥阳、榕江等地产有。生于山坡林下阴处。

采集期　四季均可采集。

药用部分　根。

性味　性凉，味辛涩微甘。

功用　清热，补气血，活络。

方剂　1. 治产后心悸、虚弱：红胆、玉竹各五钱，炖肉吃（榕江）。

2. 治虚劳咳嗽：红胆、淫羊藿各五钱，煎水服（绥阳）。

3. 治风湿麻木：红胆、阎王刺根各五钱，煎水服（贵阳）。

图229　乳毛紫金牛

穿 心 莲

别名　穿心莲（贵阳），破骨七（梵净山），麻布袋（息烽）。

科属形态　毛茛科植物［Aconitum sinomoutanum Nakai.］。多年生草本。茎高约1米。根网状扩展，有支根，褐色；支根顶部着生多数须根。茎直立，稍有棱，中空，上生稍弯曲的短毛。根叶有长柄，叶柄基部呈鞘状；叶片轮廓为肾圆形，5~7掌状深裂，裂片倒楔形，又有2浅裂，边缘有锐头缺刻，背面脉被金黄色短毛，边缘较密，上面除边缘外，无毛。茎生叶形状与上相似，但较小，柄极短。总状花序顶生及腋生，花紫色，约10朵疏生；花萼5枚，呈冠状，上萼盔形，后方形成距，侧萼片2枚，扁圆，内面顶端密生硬毛；下萼片2枚，卵圆形；花瓣2枚，密腺状，顶端二歧似唇形；雄蕊多数，花丝基部扩大成长椭圆形之翼；雌蕊3枚，子房无毛。蓇葖果3枚，无毛。

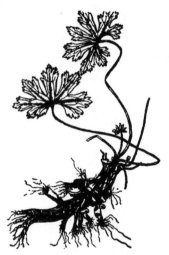

产地　我省各地均产。多生于大山丛林中。

采集期　夏、秋季采集。

药用部分　根。

性味　性温，味苦辛、咸。

功用　治劳伤，止痛。

方剂　1. 治心悸：穿心莲一钱（研末），木香五分，蒸甜酒服（贵阳）。

2. 治胃气痛：穿心莲二钱，煎水或蒸酒服（梵净山）。

3. 治跌打损伤：穿心莲五钱，泡酒，早晚服（铜仁）。

4. 治痧症心气痛：穿心莲、青藤香各五钱，研末，用开水吞服，成人每次五分，小

图230　穿 心 莲

428

儿每次二至三分（贵阳）。

穿 心 草

别名 穿心草（兴义），十婆草（兴仁），一柱香（贵阳）。

科属形态 茜草科耳草属植物〔Oldenlandia sp.〕。一年生直立草本。茎单生或由基部丛生 2～3 枝，主根直下，茎高 26～50 厘米，方形，有节，具极短的细柔毛。叶对生，有极短柄或近于无柄；叶片卵状长椭圆形或卵状披针形，长 4～6 厘米，宽 14～24 毫米，先端渐尖，基部阔楔形，下延成一极短柄，全缘，两面均有短毛，叶脉明显；托叶三角形，外面有短毛，边缘有 5 枚撕裂状齿。花顶生及腋生，为无柄的稠密花束而呈头状；花未见，但有宿存萼 4 裂片，外面有短毛。蒴果近球形，2 室，内有种子多数，种子有棱角，黑色，有凸起的纹理。

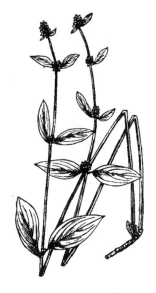

图 231　穿 心 草

产地 我省各地均产。生于水沟边。

采集期 四季均可采集。

药用部分 全草。

性味 性平，味微涩。

功用 治风湿、劳伤，止血，治小儿疳积。

方剂 1. 治小儿疳积：穿心草花五钱，煎水一大碗，煮糯米稀饭吃（兴义）。

2. 治风湿：穿心草一把，煎水洗患处，又可泡酒服（贵阳）。

3. 治劳伤：穿心草一两，炖肉吃（兴仁）。

4. 止血（手术前预防出血过多）：穿心草、岩马桑、仙鹤草各五钱，煎水服（独山）。

美 人 蕉

别名 美人蕉（各地均称）。

科属形态 芭蕉科植物美人蕉〔Musa coccinea Andr.〕。多年生草本。茎高 1～2 米。叶数片，顶端丛生，长椭圆形，有长柄，柄基部扩大成鞘状；主脉宽，有纵条纹，平行之横支脉甚多。

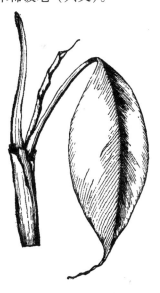

图 232　美 人 蕉

产地 我省各地均产。多生于园圃。

采集期 四季均可采集。

药用部分 根。

性味 性平，味甘、淡。

功用 补虚弱。

方剂 1. 治虚弱头晕：美人蕉根一两，枫香树白皮五钱，八月瓜根、鸡屎藤各三钱，炖肉吃（贵阳）。

2. 治虚肿：美人蕉根一两，蓝布正四钱，一朵云二钱，臭牡丹五钱，茴香根二钱，炖肉吃（贵阳）。

美花兔尾草

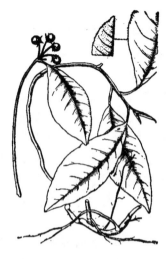

图233　美花兔尾草

别名　密马（兴仁），蜈蚣草（贵阳）。

科属形态　豆科植物美花兔尾草［Uraria picta Desv.］。半灌木。直根，茎圆形，被毛，毛略粗糙而短。叶为奇数羽状复叶，托叶卵状披针形，先端长尖，有纵条纹；小叶 5～7 枚，硬直，半革质，线状矩形，长 5～9 厘米，宽 8～12 毫米，边缘微波状或全缘，基部圆形或微心形，上面主脉二侧有花斑，下面脉隆起，有毛，小托叶钻状。长圆筒形总状花序顶生，花梗每 2 枚靠拢在一起，被毛；花萼成杯形，5 深裂，上部 2 裂片披针形，下部 3 裂片线形，披长毛，毛的基部鼓捶状隆起。荚果银色，光滑无毛，有 3～5 节，沿腹缝绒连接，各节往复折迭，每节具种子 1 枚，种子卵圆形，长约 1.5 毫米，光滑，暗黄色。

产地　我省各地均产。生于草坡。

采集期　四季均可采集。

药用部分　根。

性味　性平，味甘。

功用　治头晕、心烦，平肝补胃。

方剂　1. 治头晕、心烦：用密马根五钱煎水服（兴仁）。

2. 治食欲不振：密马根二钱，八爪金龙一钱，煎水服（炖肉吃最好），日服二次（贵阳）。

活 血 连

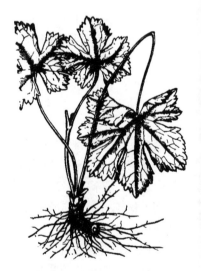

图234　活 血 连

别名　活血连（梵净山）。

科属形态　毛茛科植物［Aconitum vaginatum pritz.］。多年生草本。主根块状，微倾斜，黑褐色，有多数须根。根生叶 2～3 枚，柄长 12～16 厘米，光滑无毛，微带紫红色，基部扩展。叶片轮廓近圆形，5～7 掌状分裂，裂片基部楔形，先端有不等的缺刻，圆齿顶端有小凸尖；上面深绿色，有疏散的黄色粗毛，背面灰白色，脉上疏生有黄毛。花果未见。

产地　我省梵净山产有。生于阴山丛林中。

采集期　夏、秋季采集。

药用部分　根。

性味　性温，味辛。有小毒。

功用　活血调经，止痛。

方剂　1. 治月经不调，活血连、赶血王各三钱，泡酒服（梵净山）。

2. 治跌打损伤：活血连、见血飞、赤芍各五钱，加水、酒各半煎服（梵净山）。

类叶牡丹

别名　搜山猫（梵净山），红毛细辛、火焰叉（大方）。

科属形态　小檗科植物类叶牡丹［Caulophyllum robustum Maxim.］。多年生草本。根茎横卧，结节状，坚硬，暗褐色，有多数须根。茎直立，高 40～50 厘米，革质，光滑无毛。叶为 3 回 3 出复叶，两侧小叶，叶柄一长一短；小叶片复 3 深裂，每裂片复 2～3 裂，边缘全缘，上面绿色，下面带白色。圆锥花序顶生。未见花果。

产地　我省梵净山产有。生于深山丛林中。

采集期　四季均可采集。

药用部分　根。

性味　性微寒，味苦辛涩。

功用　治劳伤。

方剂　1. 治劳伤：搜山猫五钱，泡酒服（梵净山）。

2. 治胃气痛：搜山猫一钱，研末，用酒吞服（大方）。

3. 治外痔：搜山猫五钱，滚山珠、笆子虫、推屎爬各七个，冰片七分至一钱，加蓖麻油四两，浸泡一周，搽外痔（大方）。

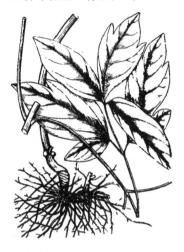

图 235　类叶牡丹

柯氏蹄盖蕨

别名　山柏、大地柏枝、散柏枝（贵阳）。

科属形态　蹄盖蕨科植物柯氏蹄盖蕨［Athyrium goringeanum（Kze）Moore.］。多年生草本。植株高 30～50 厘米。根状茎斜上，被棕色鳞片。叶柄丛生，长 15～30 厘米，稻秆色；叶片三角状卵形，长 20～30 厘米，宽约 20 厘米，先端渐尖；2 次羽状复叶，叶片 10～14 对，互生，有柄，卵长椭圆形，长 2.5～16 厘米，宽 1～5 厘米，先端渐尖；小羽片 8～12 对，互生，有柄，长 0.5～3 厘米，卵状长椭圆形，先端渐尖，羽状中裂至深裂，裂片 4～6 对。孢子囊群长圆形或马蹄形。

产地　我省贵阳产有。多生于山岩润湿地方。

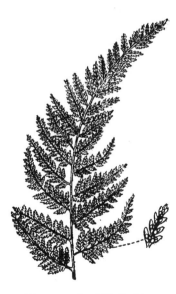

图 236　柯氏蹄盖蕨

采集期　夏、秋季采集。

药用部分　全草。

性味　性凉，味苦。

功用　解毒，止血。

方剂　1. 治疮毒：山柏三钱，煎水服（贵阳）。

2. 治衄血：山柏、藕节、远志各三钱，煎水服（贵阳）。

柘　树

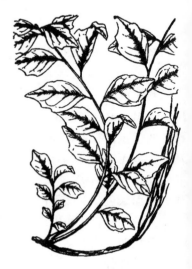

别名　刺桑（各地均称），奶桑（各地均称）。

科属形态　桑科植物柘树［Cudrania tricuspidata（Carr.）Bur.］。灌木。树皮淡灰色，成不规则的薄片剥落；枝条细长，幼时有细毛，后渐无毛，有刺。叶互生，有短柄，卵形至倒卵形，长 2～5 厘米，宽 1.5～3 厘米，先端钝尖，基部阔楔形，边缘 3 浅裂，并有波状钝齿，上面深绿色，下面淡绿色，两面均无毛。花序成对或单生于叶腋。复果，球形，肉质。

产地　我省各地均产。生于山野土埂。

采集期　四季均可采集。

药用部分　根皮。

图 237　柘　树

性味　性平，味苦涩。

功用　治痘毒、跌伤疼痛、劳伤咳嗽。

方剂　1. 治跌打损伤疼痛：刺桑一两，泡酒服；亦可搽伤处（贵阳）。

2. 治痘毒：刺桑五钱，羊雀花根、银花各三钱，煎水服（贵阳）。

3. 治劳伤咳嗽：刺桑三钱，泡酒或蒸米汤服（贵阳）。

4. 治黄疸：刺桑一两，黄栀子三钱，炖猪蹄吃（剑河）。

相异石韦

别名　飞惊草（黔东南），小石韦（贵阳），人头发（绥阳）。

科属形态　水龙骨科植物相异石韦［Pyrrosia assimilis（Bak.）Ching.］。多年生草本。根状茎横生，密被褐色披针形鳞片。叶狭线形，长 8～13 厘米，宽 4～8 毫米，先端圆至急尖，基部下延，无柄，全缘，革质，上面无毛，下面有多数星状毛，叶脉不明显。孢子囊群生于叶背上半部中脉两侧。

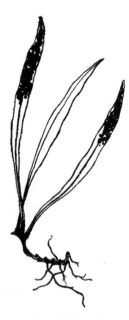

图 238　相异石韦

产地　我省各地均产。多生于石岩上。

采集期　四季均可采集。

药用部分　全草。

性味　性凉，味苦涩。

功用　止血，镇痉。

方剂　1. 治刀伤：刮取飞惊草叶背面的黄粉敷伤处，能止血收口（都匀）。

2. 治疯癫：飞惊草根二两，川乌、草乌、南星各五钱，血竭四钱，自然铜（醋煅）三钱，黑竹根三两，滑石一两，硼砂五钱，用酒泡，每次服四钱，一日三次。若患者体强，或病重者，均可酌量增多（绥阳）。

歪冠苦苣苔

别名　大脖子药（兴义）。

科属形态　苦苣苔科植物歪冠苦苣苔〔Rhynchoglossum obliquum Bl.〕。一年生草本。高40厘米左右，茎黑紫色，平滑无毛。叶互生，卵圆形，长4~8厘米，先端渐尖，基部两侧不等，无托叶。夏秋间枝顶生多数小花，排列为总状花序；萼钟形，5齿裂，花冠管状2唇，上唇2裂，下唇广展；雄蕊2枚着生于花冠上，药粘合；雌蕊花柱细长，伸出，柱头头状，2裂，子房上位。果实为蒴果；种子多数。

产地　我省兴义产有。多生于路旁石缝中。

采集期　秋季采集。

药用部分　根。

性味　性平，味微咸。

功用　治甲状腺肿大。

方剂　治甲状腺肿大：大脖子药根六两，泡酒服，并搽患处（兴义）。

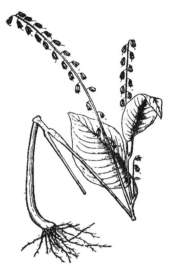

图239　歪冠苦苣苔

歪头菜

别名　三铃子、野豌豆（贵阳），豆菜。

科属形态　豆科植物歪头菜〔Vicia unijuga Al. Br.〕。多年生草本。叶互生，偶数羽状复叶，顶端小叶退化为针状。小叶2枚，卵圆或椭圆形，先端渐尖，全缘，粗糙，基部楔形；上面无毛，背面沿脉有少许毛；长3.2~4厘米，宽1.5~2.1厘米，叶柄短，托叶2枚，边缘细锯齿。总状花序顶生及腋生。花蓝紫色或紫红色，蝶形；萼钟状，向下斜，齿锥形，3齿较长，2齿极短；旗瓣顶端微缺；翼瓣有耳及爪，弯曲；龙骨瓣曲卵形，有耳及爪；子房纺锤形，花柱弯曲，上端有柔毛。荚果扁平，弧形；种子5~6枚。

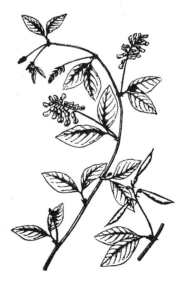

图240　歪头菜

433

产地　我省贵阳等地产有。多生于山坡土坎。

采集期　秋季采集。

药用部分　全草。

性味　性平，味甘。

功用　补虚，治劳伤、头晕。

方剂　1. 治劳伤：三铃子根五钱，蒸酒一两，每日服三次。

2. 治头晕：三铃子嫩叶三钱，蒸鸡蛋吃（贵阳）。

3. 治胃病：三铃子一钱，研末，开水吞服（贵阳）。

胡 豆 莲

别名　胡豆莲（贵阳、铜仁、绥阳），胡豆七（梵净山）。

科属形态　景天科景天属植物［Sedum sp.］。多年生肉质草本。茎高约30厘米。叶3枚轮生，卵形，长约7厘米，宽约4厘米，先端钝，边缘微波状，基部圆形，无柄，肉质而厚。圆锥花序顶生。花未见。蓇葖果4枚分离，种子多数。

产地　我省梵净山、贵阳、铜仁、绥阳等地产有。生于岩山阴处。

采集期　秋后采集。

药用部分　全草。

性味　性温，味苦。

功用　补虚，止咳，治刀伤。

方剂　1. 治虚弱咳嗽：胡豆莲根（干的）三钱，蒸鸡一只，早晚各吃一次（毕节、梵净山）。

2. 治喉热：胡豆莲根二钱，煎水服（绥阳）。

3. 治刀伤：全草捣绒敷伤处（绥阳）。

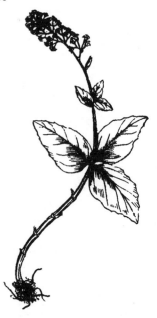

图241　胡 豆 莲

珍珠绣球

别名　麻叶绣球（麻江），碎米丫（印江），山茴香（绥阳）。

科属形态　蔷薇科植物珍珠绣球［Spiraea blumei G. Don.］。灌木。全体光滑无毛，茎褐色。叶互生，棱状倒卵圆形，长3.5厘米，宽2.5厘米，先端钝，基部阔楔形或平截，微3裂或5裂，边缘有钝锯齿，两面光滑无毛；叶柄长约3毫米；无托叶。伞形花序顶生，萼5齿；花小，白色，花瓣5枚，圆形；雄蕊多数，比花瓣稍短；雌蕊5枚。

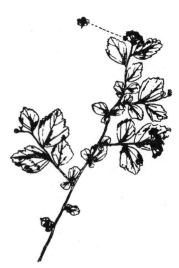

图242　珍珠绣球

434

产地　我省麻江、印江、绥阳等地产有。生于岩山。

采集期　四季均可采集。

药用部分　根及果实。

性味　性微温，味辛。

功用　调气止痛，治白带、疮毒。

方剂　1. 治跌打内伤、瘀血积滞疼痛：用麻叶绣球根（干的）二两，泡酒一斤，日服三次，每次服一两（麻江）。

2. 治腹胀痛：麻叶绣球果实一钱，研成末，用开水吞服（绥阳）。

3. 治白带：用麻叶绣球根三钱，蒸白糖服（印江）。

4. 治碎米疮：用麻叶绣球根皮适量，泡菜油，搽患处（印江）。

厚果鸡血藤

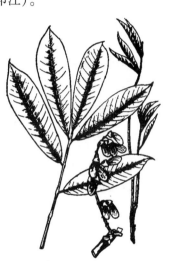

别名　苦蚕子，土大风子（惠水），苦檀子（都匀），猪腰子（罗甸）。

科属形态　豆科植物厚果鸡血藤〔Millettia pachycarpa Benth.〕。落叶灌木。高2米余，老枝无毛。奇数羽状复叶，长约40厘米，有小叶11～13枚，无托叶；小叶片长椭圆形或长椭圆倒披针形，渐尖头，全缘，基部楔形，长14～17厘米，宽4.5～5.5厘米，上面无毛，下面平贴丝状毛。总状花序数个，圆锥排列；花蝶形，淡紫色；萼有毛，钟状；花冠无毛，旗瓣与翼瓣分离；雄蕊10枚，分成9与1二组；子房上位，多毛，柱头头状。荚果矩形，膨胀，在种子间微收缩；种子肾脏形或卵圆形。

图243　厚果鸡血藤

产地　我省各地均产。生于土坎、林中。

采集期　秋季采集。

药用部分　果实及叶。

性味　性热，味苦辛。有毒。

功用　解郁，除风邪，止痛。

方剂　1. 治小儿疳积：苦蚕子果（煅存性）五分，蒸鸡肝吃；或苦蚕子果磨水服（罗甸）。

2. 治腹痛时症，苦蚕子果二钱，用茶油烧焦存性（如系鱼鳅症，兑雄黄五分），用石灰水冲服（思南）。

3. 治痧气痛：苦蚕子果研末，每次三至五分，开水冲服（贵阳）。

4. 治癣疥，用苦蚕子叶熬水洗患处；或将叶捣烂，包敷癣上（贵阳）。

咸 虾 花

别名　黑升麻（兴义）。

435

科属形态 菊科植物咸虾花［Vernonia patuka（Ait.）Merr.］。一年生直立草本。茎高 60～100 厘米，密被柔毛，少分枝。叶互生，有短柄，椭圆状披针形，长 3.5～8 厘米，宽 1～3 厘米，先端渐尖，基部楔形，边缘有锐锯齿，上面深绿色，下面淡绿色，两面均密被短毛。头状花多数，排列成具叶的圆锥花序；每枝上花排列稠密，每小柄上有花 1 对；总苞筒状，苞片 3～4 列，紫红色，外层的极短；花全为管状，淡紫色，冠毛白色，丰富。

产地 我省兴义一带产有。生于草坡土坎。

采集期 秋季采集。

药用部分 根。

性味 性温，味辛甘。

功用 发表散寒。

方剂 治风寒感冒：黑升麻根五钱，煎水服（兴义）。

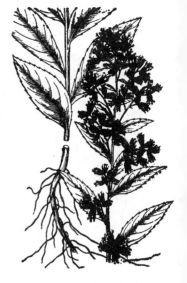

图 244　咸虾花

苦荬菜

别名 牛舌片（绥阳）。

科属形态 菊科植物苦荬菜［Lactuca denticulata Maxim.］。多年生草本。根茎肥厚，茎 2～3 棵聚生，高 30～40 厘米，青紫色，无毛，不分枝。基叶丛生，茎叶互生无柄；叶片匙形，长 6～12 厘米，宽 1～3 厘米，先端圆，基部渐狭，延伸成两耳抱茎，边缘有不规则的锐锯齿，两面均带青紫色；梢端叶较小。头状小花着生于茎顶，4～5 朵集成头状；总苞钟形，黑紫色，花序柄及苞片外面均有棕色腺毛，总花片 2 列，约等长；无舌状花冠，冠毛丰富，白色。

产地 我省各地均产。多生于山地路旁。

采集期 夏、秋季采集。

药用部分 全草。

性味 性寒，味苦。

功用 解热毒，逐瘀血。

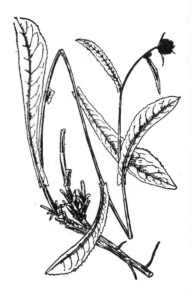

图 245　苦荬菜

方剂 1. 治狂犬病，牛舌片根二两，捶绒兑淘米水服（绥阳）。

2. 治九子疡：将牛舌片根及嫩叶适量，捶绒敷患处，并用新鲜根一两，煮甜酒服（绥阳）。

3. 治打伤有瘀血、一身痛：牛舌片根一两，泡酒服，并用渣捶绒敷患处（贵阳）。

4. 治血崩：牛舌片根二两，炖肉吃。

茅 膏 菜

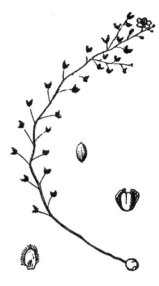

别名 山皮地、铁纽子（贵阳）。

科属形态 茅膏菜科植物茅膏菜［Drosera peltata Sm. var. lunata Clarke.］。多年生草本。茎直立，高 5～25 厘米，地下有球块根。茎光滑无毛。叶亘生，有长柄，叶身呈半月形，盾状着生，长约 4 毫米，边缘及叶面密生长腺毛。茎枝顶端开花，萼片 5 枚，基部连合，花瓣 5 片，白色。蒴果背裂。

产地 我省各地均产。多生于茅草坡。

采集期 夏、秋季采集。

药用部分 根。

性味 性温，味苦辛、微酸。

图 246 茅 膏 菜

功用 治跌伤、难产。

方剂 1. 治跌打损伤：山皮地研末，每次三分，用酒吞服（贵阳）。

2. 治难产：山皮地粉三分，以阴阳水吞服（贵阳）。

禁忌 孕妇、小儿忌服。

茅 瓜

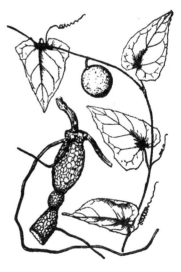

别名 金丝瓜、耗子瓜、小苦瓜蒌（兴义）。

科属形态 葫芦科植物茅瓜［Melothria heterophylla (Lour.) Cogn.］。蔓状草质藤本。茎细弱，绿色，有棱，卷须不分枝。叶互生，有柄，三角状卵形，长约 5 厘米，先端渐尖，基部深心脏形，边缘有疏稀的小尖齿，上面绿色有白斑，背面灰绿色。果椭圆形，长约 2.5 厘米，外皮红黄色，有白色小毛；种子白色，倒卵形，稍扁。

产地 我省贵阳、兴义等地产有。生于岩石缝中。

采集期 四季均可采集。

药用部分 根。

性味 性凉，味苦。

图 247 茅 瓜

功用 下泻，解热，破血。

方剂 1. 治腹胀痛：金丝瓜根二钱，研末，用开水吞服（兴义）。

2. 治水肿：金丝瓜根、厚朴花各二钱，煎甜酒服（贵阳）。又方：金丝瓜根一钱，研末，开水吞服（贵阳）。

3. 治头痛：金丝瓜根三钱，蒸烧酒服（贵阳）。

4. 治烧热病：金丝瓜根五钱，煎水服（兴义）。

5. 治眼红蛊毒：金丝瓜根一钱，雄黄五分，研末，冷开水吞服。如系蛊毒，其头顶有肿的症状，可在头线上刺破，将金丝瓜根粉敷患处，并用烟油搽（贵阳）。

禁忌 忌盐；孕妇忌服。

虾 钳 菜

别名 地扭子、飞疔草（兴义）。

科属形态 苋科植物虾钳菜［Alternanthera sessilis R. Br.］。一年生草本。茎广展或匍匐于地面生长，新鲜时全草较肉质，多叉状分枝。枝长 15～25 厘米，平滑无毛。叶对生，椭圆形或倒披针卵形，质厚，先端钝，全缘，基部狭窄，几乎无柄；叶基部膨大成节状，生有白色绒毛。夏末秋初，从叶腋单生或簇生头状花序，球形或矩圆形，白色，上部微浅红色；萼片菲薄，数不等，外围短尖，内围长尖。果 1 枚，成倒心脏形。

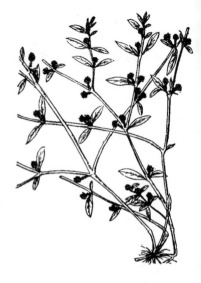

图 248　虾 钳 菜

产地 我省南部各地均产。多生于路旁或荒地。

采集期 秋季采集。

药用部分 全草。

性味 性平，味辛。

功用 治无名肿毒、疔疮、痞块、疟疾。

方剂 1. 治无名肿毒、疔疮：用地扭子适量，捣烂敷患处（兴义）。

2. 治痞块：地扭子适量，捣烂，包痞块硬处（兴义）。

3. 治疟疾：地扭子嫩叶尖一两，煮稀饭吃（兴义）。

虾 脊 兰

别名 九子连环草、一串纽子（贵阳），九节虫（黔东南）。

科属形态 兰科植物虾脊兰［Calanthus discolor Lindl.］。多年生草本。地下茎结节状，须根长，弯曲伸展，白色，密被绒毛。叶倒披针状长椭圆形，长 13～15 厘米，宽 3～5 厘米左右，先端短尖，基部渐狭呈柄状，2～3枚相抱合折迭。花茎高 20～30 厘米，总状花序，有小花 20朵左右，外花被紫褐色，内花被淡紫色，有距。蒴果，果柄下弯。

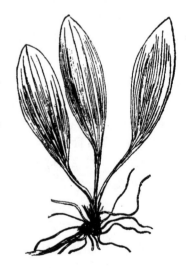

图 249　虾 脊 兰

产地 我省各地均产。多生于岩山。

采集期 四季均可采集。

药用部分 根。

性味 性寒，味辛微苦。

功用 解毒。

方剂　1. 治九子疡：①用九子连环草根磨醋，搽患处，每日三次（贵阳）。②九子连环草根五钱，炖肉吃；另用九子连环草根二钱，韭菜一钱，捣烂，敷患处（贵阳）。③九子连环草根三钱，老君须二钱，夏枯草、红泡木根各三钱，地丁草二钱，煎水服（贵阳）。④九子连环草根、盐肤木、香附子各等份，捣烂，用酒炒热，包患处（贵阳）。

2. 治痔疮及脱肛：九子连环草根五钱，研末，调菜油敷患处（贵阳）。

降 龙 草

别名　虎山叶（惠水），四台花、天青地花（惠水）。

科属形态　苦苣苔科植物降龙草［Hemiboea subcapitata Clarke.］。多年生草本。体高 20～30 厘米，基部伏地，有须状根；茎四棱形，近光滑或微有细毛，有棕黑色斑点。叶对生，不等大；叶柄长 2～3.5 厘米；叶片长椭圆形，长 10～13 厘米，宽 3～5 厘米，先端尖，基部渐狭，下延至柄的基部呈狭翼状，全缘，上面散生白色短毛。花梗顶生或上端腋生，长 2～3 厘米，呈二歧分枝；苞片圆形，花萼 5 裂，裂片披针形；花冠广筒形，稍近 2 唇状，淡紫红色，3～5 朵，生于花梗顶端；雄蕊 2 枚，子房上位。

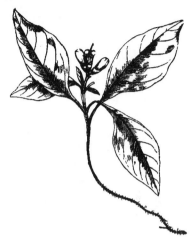

图 250　降 龙 草

产地　我省各地均产。生于岩山阴湿处。

采集期　秋后采集。

药用部分　全草。

性味　性凉，味涩微苦。有毒。

功用　治蛇咬伤。

方剂　治蛇咬伤：将虎山叶适量（无叶用根亦可）捣烂，包在患处，一二日后可愈（惠水）。

禁忌　忌酸冷食物。

省 订 草

别名　省订草（雷山），红岩花叶（榕江），雷公须（罗甸）。

科属形态　蓼科蓼属植物［Polygonum sp.］。多年生匍匐草本。直根长约 8 厘米，根皮黑褐色。茎自根茎丛生，有纵纹，细而韧，光滑无毛。叶互生，无柄或柄极短；叶片卵圆形，先端渐尖，全缘，有毛，基部楔形，上面无毛，下面红紫色，脉上疏生毛，长约 3.5 厘米，阔约 1.8 厘米；托叶膜质，筒状抱茎，外面及边缘有毛，长约 7 毫米。花顶生及腋生，10 数朵小花集合成头状，花被宿存。

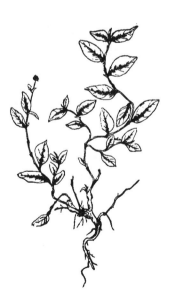

图 251　省 订 草

产地　我省各地均产。生于岩石缝中。

采集期　秋末冬初采集。

药用部分　全草。

性味　性平，味酸微苦。

功用　解毒，治痞，治背瘩、痈疮，杀虫。

方剂　1. 治背瘩或腿部痈疮：省订草捣绒，兑酒糟拌匀，用菜叶子包好，放柴灰中煨热，取出放冷，包于患处（榕江）。

2. 治皮肤疮毒，或被蚊虫咬伤起疙瘩奇痒，疮毒已溃流脓：均可用省订草煎水洗；未溃者，捣绒敷患处，用量视患处大小而定；如系风丹，可兑醋搽（罗甸）。

3. 治蛔虫：省订草根二钱，蒸瘦肉吃（罗甸）。

4. 治眼生翳（起白云）：用省订草花、叶各二钱，捣烂兑淘米水，再加白公鸡血三滴调匀点眼，每日三次（望谟）。

5. 治痞：用省订草根和米煮稀饭吃（雷山）。

6. 治乌疗：用省订草根煎水洗（雷山）。

禁忌　忌酒、发物和酸冷食物。

秋鹅观草

别名　茅草箭（铜仁），茅灵芝（印江）。

科属形态　禾本科植物秋鹅现草 [Roegneria serotins Keng sp. nov.]。多年生草本。根须状，秆丛生，直立，纤细，光滑无毛，基部稍倾斜，高 45 厘米左右，具 3～4 节。叶互生，上部的叶鞘近于无毛，短于节间；叶片线形，长 4 厘米左右。有小穗 6 枚，小穗黄绿带紫色。有小花 3～4 枚，微具毛，第 1 颖长圆状披针形，第 2 颖延伸成短芒。

产地　我省各地均产。多生于路边、山坡、草地。

采集期　夏、秋季采集。

药用部分　全草。

性味　性凉，味甘。

功用　清热凉血。

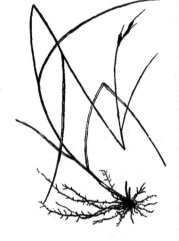

图 252　秋鹅观草

方剂　1. 治咳嗽、痰中带血：茅草箭五钱至一两，煎水服（铜仁）。

2. 治风丹：茅草箭一两，煎水服（印江）。

3. 治劳伤疼痛：茅草箭根一两，泡酒服（德江）。

秋　葡　萄

别名　扁担藤（黎平），野葡萄（剑河）。

科属形态　葡萄科植物秋葡萄 [Vitis romaneti Roman.]。藤本。用卷须攀援，茎带紫色。叶互生，卵圆形，长 8～11 厘米，宽 7～9 厘米，先端渐尖，基部心形，边缘有不显著的 3 浅裂，并有粗齿，齿端有小尖头，上面深绿色，下面淡绿色，脉上有腺毛，网状脉明显。花果未见。

产地 我省各地均产。多生于荒山土埂等处。

采集期 四季均可采集。

药用部分 茎。

性味 性凉，味甘微涩。

功用 治蒙皮翳子、刀伤。

方剂 1. 治眼内蒙皮：将扁担藤去节，吹出藤内之水，用灯草点入眼内，每日数次（独山、剑河）。

2. 治刀砍斧伤：用扁担藤一两捶细，先用浓茶洗净伤口，再将药包于伤处（黎平）。

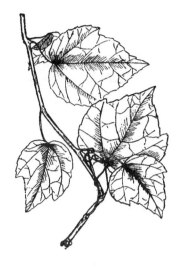

图 253 秋葡萄

香 茅

别名 茅草茶（惠水），姜巴草（望谟）。

科属形态 禾本科植物香茅［Cymbopogon citratus (DC.) Stapf.］。多年生草本。根须状。秆粗壮直立，高 1～2 米。叶片线形，长 50～100 厘米，宽 5～15 毫米，中脉明显，干后纵折，揉之有香气。花果未见。

产地 我省惠水、望谟产有。人工栽培。

采集期 四季均可采集。

药用部分 全草。

性味 性微温，味辛。

功用 治骨节疼痛，治虚弱咳嗽，治胃痛。

方剂 1. 治体虚、心悸、咳嗽：用茅草茶二两，煎水当茶喝（望谟）。

2. 治心气痛、胃痛：茅草茶一两，煎水服（惠水）。

3. 治骨节风、骨节疼痛：茅草茶、石错（即辣子青药）、土荆芥各一两，捣绒加酒少许，炒热包痛处，每日一换（望谟）。

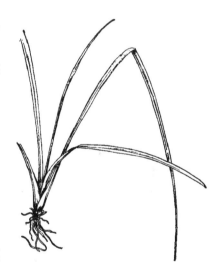

图 254 香茅

垂 盆 草

别名 养鸡草（贵阳），还魂草。

科属形态 景天科植物垂盆草［Sedum sarmentosum Bunge.］。多年生草本。茎匍匐地面，长 10～20 厘米，随处生根。叶 3 枚轮生，无柄；叶片倒披针形，长 1.5～2.5 厘米，宽约 3 毫米，先端尖，基部渐狭。小花淡黄色，顶生，拼成聚伞花序；萼片阔披针形至长圆形，长 3.5～5 毫米；绿色，肉质，花瓣 5 枚，黄色，披针形至长圆形，先端有铰长突出的尖头；雄蕊 10 枚，药狭长；心皮 5 枚，稍张开。种子细小，卵圆形，无翅，有细乳头突起。

产地　我省各地均产。生于岩石上或家种。

采集期　四季均可采集。

药用部分　全草。

性味　性平，味甘。

功用　活血止痛，清热消肿，接骨，治劳伤咳嗽。

方剂　1. 治扭伤：鲜养鸡草根二两，泡酒四两，随量饮用（贵阳）。

2. 治跌打损伤：养鸡草捣烂，用酒微炒，敷患处（贵阳）。

3. 治劳伤咳嗽：养鸡草、大种养鸡草、枇杷花各二钱，用水加白蜜蒸熟，兑酒少许，分三次服完（贵阳）。

· 4. 治骨折：养鸡草、泽兰叶、野黄葵根、刺楸根、玉枇杷叶各等份，生姜二两，共捣烂，加酒糟炒热，敷患处，再上夹板，二日一换。忌糯食、青菜和辛辣食物（贵阳）。

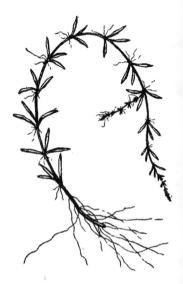

图 255　垂 盆 草

垂 珠 花

别名　白克马叶（安龙）。

科属形态　安息香科植物垂珠花〔Styrax dasyantha Perk.〕。落叶灌木或小乔木。高可达 8 米左右，小枝皮红褐色，可以剥落，无毛。叶互生，有短柄；叶片长椭圆形至倒卵形，长 7～15 厘米，宽 2.5～6 厘米，先端圆钝或短尖，基部楔形，边缘有细锯齿，上面绿色平滑，下面淡绿色，脉腋间有星状白毛。总状花序，生于新枝顶端，有小花 10 余朵；花柄长 6～8 毫米，花序下部有时分枝；萼钟状，先端有不明显的 5～9 齿，外面及花梗被白色星状毛；花冠白色，裂片 5 枚，披针形，蕾时镊合状排列；雄蕊 8 枚；花柱较花冠为长。

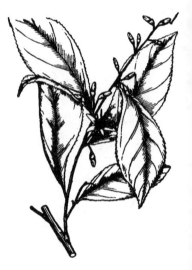

图 256　垂 珠 花

产地　我省安龙产有。多生于灌木林中。

采集期　夏、秋季采集。

药用部分　叶。

性味　性寒，味苦而甘。

功用　止咳润肺。

方剂　治咳嗽肺燥：白克马叶三至五钱，煎水服（安龙）。

匍 伏 堇

图257 匍伏堇

别名 野白菜（贵阳），黄花菜（都匀），黄瓜香（麻江）。

科属形态 堇菜科植物匍伏堇［Viola diffusa Ging.］。一年生草本。全株密生白色短毛。根茎短，黄白色，有须根。匍伏茎由叶丛中生出，伏地随处生根，并由该处生出叶丛。基叶丛生，叶片卵形或卵状椭圆形，长2～4厘米，宽1.5～2.3厘米，顶端圆钝，基部阔楔形；质薄，有白点，两面均有白色柔毛，叶柄较叶片短，有翼；托叶离生，线状披针形，边缘有齿。花茎直立，中部有钱状苞片2枚），花淡紫色或白色。

产地 我省各地均产。生于荒山、田坎、地旁。

采集期 秋季采集。

药用部分 全草。

性味 性平，味微苦。

功用 清热，解毒，散瘀。

方剂 1. 治风火眼翳：用野白菜适量，口嚼后敷眼上，仰卧静养（都匀）。

2. 治巴骨癀：用野白菜捣烂拌酒糟，敷于患处；用量由患处大小决定，敷之数日可愈（剑河）。

3. 治骨折外伤：鲜野白菜全草适量，捣绒包敷伤处，每日换药一次（安顺）。

4. 治骨折：野白菜、接骨丹、泽兰、赤葛及苎麻根各等份（以上五味药均用鲜的），捣绒包敷伤处，再用杉木皮夹住捆好，三天换药一次（遵义）。

5. 治疮毒红肿：用野白菜、芙蓉叶各五钱，共捣细，敷于患处，每日换一次（独山）。

禁忌 忌豆腐、发物及生冷食物。

胜 红 蓟

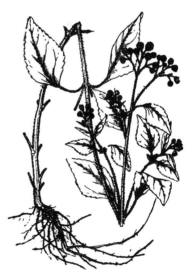

图258 胜红蓟

别名 脓泡草（兴义），绿升麻（贵阳）。

科属形态 菊种植物胜红蓟［Ageratum conyzoides L.］。一年生草本。新鲜时稍具芳香。体高30～55厘米，茎髓部空心，被白色粗毛。叶对生，在茎上部的互生，卵圆形；叶基部钝形或近圆形，边缘粗锯齿，无端钝，网状脉；叶腋上生枝，幼枝密被白色粗毛。枝端着生头状花数朵，排列呈伞房状花序，全为管状花，缘部蓝紫色；总苞片矩圆形，突尖，背部有疏毛，筒部黑色。果实为瘦果，黑色，顶端有具芒的鳞片5枚。

产地 我省各地均产。多生于荒地、路旁。

采集期 夏、秋季采集。

药用部分 全草。

性味 性平，味辛微苦。

功用 清热解毒。

方剂 1. 治脓疱疮：脓泡草阴干，研末，以适量撒患处（兴义）。

2. 治烧热：脓泡草、酸汤杆各三钱，煎水服（贵阳）。

3. 治小儿白口疮：脓泡草嫩尖适量揉绒，兑淘米水洗口腔（兴义）。

红三百棒

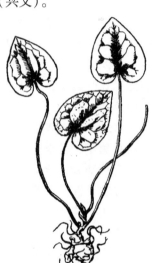

别名 红三百棒（惠水），马蹄香（黎平）。

科属形态 马兜铃科细辛属植物［Asarum sp.］。多年生草本。根茎多节，倾斜或匍匐地面，有多数细须根。春日根茎顶生 2~3 鳞片，有一短茎。叶互生，柄长 8~13 厘米，圆柱形，肉质，有毛，叶片心形，先端短尖，基部深心形，全缘，两面疏被刚毛，以脉上毛较多；上面绿色，背面有红色斑。花果未见。

产地 我省各地均产。生于山坡阴湿处。

采集期 四季均可采集。

药用部分 全草。

性味 性温，味辛。

图 259　红三百棒

功用 舒筋活络，治跌打损伤、劳伤咳嗽。

方剂 1. 治跌打损伤：用红三百棒适量，捣烂敷伤处；用一两泡酒内服，能舒筋活络（惠水）。

2. 治劳伤咳嗽：红三百棒、山豆根及天青地红各三钱，泡酒服，一日三次，酌量服用（黎平）。

红八角莲

别名 红八角莲（惠水），猫爪莲（榕江），鸭脚莲（剑河），血丝金盘（绥阳），满沟红（德江）。

科属形态 秋海棠科植物［Begonia digyna Irmsch.］。多年生草本。根茎短而粗，结节状，红褐色，有多数须根。叶由根生，叶柄长约 30 厘米，色绿带红；叶中为阔卵圆形，长约 15 厘米，基部心形，边缘分裂，裂片三角形，边缘有刺状锯齿，上面绿色，中央带红色，疏被短毛。花果未见。

产地 我省各地均产。生于水沟阴湿地。

采集期 四季均可采集。

药用部分 根茎。

性味　性微温，味涩。有小毒。

功用　止劳咳，止痛，止泻，止血，治蛇伤。

方剂　1. 治劳伤咳嗽：用红八角莲一钱蒸酒或煎水服，一日三次（罗甸）。

2. 治周身痛、发青：用红八角莲二分磨酒服（惠水）。

3. 治心气痛或饱胀：用红八角莲二分磨开水服（惠水）。

4. 治腹泻：用红八角莲五钱煎水服（榕江）。

5. 治吐血：红八角莲二钱，白芨三钱，炕干研成末，加冰糖三钱蒸服（安顺）。

6. 治咳嗽：红八角莲、九龙盘、鲜川芎各二钱，泡酒四两，或只以少许酒为引，煎水服（麻江）。

7. 治蛇伤：将红八角莲嚼绒敷患处，并内服（生吃）三钱（绥阳）。

禁忌　忌生冷食物。

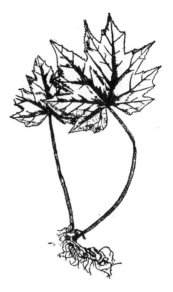

图 260　红八角莲

红花酢浆草

别名　大老鸦酸（铜仁），地麦子（独山）。

科属形态　酢浆草科植物红花酢浆草 [Oxalis corymbosa DC.]。多年生草本。地下有多数卵状小鳞茎，拼成莲座状；鳞片淡褐色，有纵肋 3 条。叶根生，柄长 6～15 厘米，绿色，细软，疏具白毛；指状复叶，有小叶 3 枚，无柄；叶片阔倒心脏形，长 1～2.5 厘米，宽 1.5～3.5 厘米，先端心形，基部楔状，背面有黑色小线点并疏被白毛。花序柄根生，约与叶柄等长，有 2～3 个不等长的分枝，每枝上有 2～3 枚伞形排列的小花；萼 5 枚，先端有 2 枚红色长形的小腺体；花瓣 5 枚，紫红色。

产地　我省铜仁产有。多生于山野路旁。

采集期　夏、秋季采集。

药用部分　全草

性味　性平，味酸。

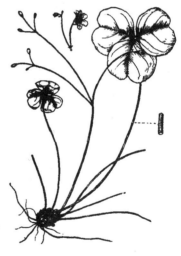

图 261　红花酢浆草

功用　行气活血，治金疮跌损，治赤白痢症。

方剂　1. 治月经不调：大老鸦酸一两，泡酒服（铜仁）。

2. 治跌打损伤（未破皮者）：老鸦酸一两，小锯锯藤五钱，拌酒糟，包敷患处（独山）。

3. 治赤白痢：大老鸦酸五钱，煎水服（铜仁）。

4. 治小儿急惊风：大老鸦酸根五钱，鱼鳅串、铁灯草各三钱，煎水服（独山）。

红紫苏

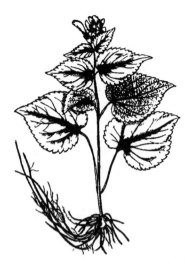

图262 红紫苏

别名 红紫苏（梵净山），猪肝草。

科属形态 唇形科植物［Perilla frutescens（L.）Brit. var. typica Makino.］。一年生草本。多须根，有横卧之主根。茎直立，高50～70厘米，四方形，有槽，近秃净或于茎顶生细毛。叶卵圆形，有柄，基部心形，先端渐尖或突尖，边缘具粗齿；两面稀被细毛，叶脉处为多。总状花序顶生兼腋生，长约5厘米；苞片小，披针形，花萼钟状，5裂，外面有细毛，内面无毛，萼管具13～15脉；花冠紫色，上端分为2唇，但不明显，长约4厘米，外面有毛，内面无毛；雄蕊4枚，其中有2枚较长，生于花冠管中部；雌蕊1枚，子房4裂，花柱细长，着生于子房底部，柱头2裂，细丝状，伸出于花冠外方。

产地 我省梵净山产有。生于靠水阴湿处。

采集期 秋季采集。

药用部分 全草。

性味 性微温，味辛。

功用 发表，散寒，止咳，定喘，散血。

方剂 1. 治风寒感冒：用红紫苏一两，煎水服（梵净山）。

2. 治多年咳嗽、痰中带血及气喘等症：红紫苏四钱，干的白侧耳五钱，鹿衔草三钱，炖肉吃，一日三次，酌量服（贵阳）。

3. 治劳伤吐血或痰中带血：红紫苏、石韦、肺金草及一朵云各三钱，煎水服，拌红糖引，每日早晚各服一次（贵阳）。

禁忌 忌生冷食物和酒。

柔软石韦

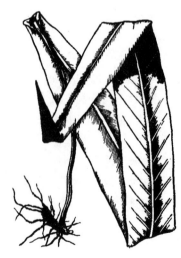

图263 柔软石韦

别名 牛舌条（惠水），大石韦、大刀草（贵阳）。

科属形态 水龙骨科植物柔软石韦［Pyrrosiamollis（Kze.）Ching.］。多年生草本。根茎横生，密被黄褐色鳞片，鳞片卵状披针形。单叶近生，高达50～60厘米，柄长10～14厘米；叶片披针形，长30～40厘米，宽约5厘米，先端渐尖，基部楔形，全缘，革质，侧脉不甚明显；孢子囊群圆形，不具囊群盖，散布叶下全面；孢子两面形，平滑，有柄。

产地 我省各地均产。多生于岩山边。

446

采集期　四季均可采集。

药用部分　孢子囊群。

性味　性寒，味苦。

功用　止血。

方剂　治外伤出血：用牛舌条上的孢子囊研末，撒布伤处（贵阳）。

柔垂缬草

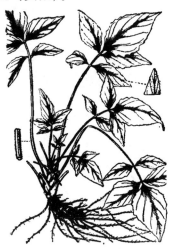

别名　蛇头细辛、蜘蛛香（兴义）。

科属形态　败酱科植物柔垂缬草［Valeriana flaccidissi-ma Maxim.］。多年生草本。根茎短而粗壮；根须状，多数，白色，肉质，气味浓厚。叶对生，基部叶密集，有长柄；叶柄柔软，密被倒生白色柔毛；叶片羽状分裂，有裂片5枚；顶片最大，卵状长椭圆形；各裂片边缘均有浅钝齿，两面密被白色柔毛。花果未见。

产地　我省兴义产有。生于林中、草坝、荒地向阳处和林边等土壤较润湿肥厚的地方。

图 264　柔垂缬草

采集期　夏、秋季采集。

药用部分　全草。

性味　性温，味辛微甘。

功用　散寒，解毒，除湿。

方剂　1. 治感冒风寒：蛇头细辛三至五钱，煎水服（兴义）。

2. 治风湿滞痛：蛇头细辛、牛膝、木通各三钱，煎水服（贵阳）。

3. 治小儿白口疮：将蛇头细辛适量捣烂，搽患处（兴义）。

唐 菖 蒲

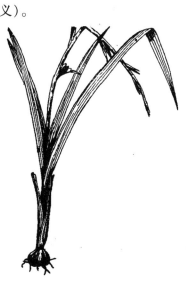

别名　搜山黄（湄潭），菖蒲花（贵阳）。

科属形态　鸢尾科植物唐菖蒲［Gladiolus gandavensis Houtt.］。多年生草本。根须状。球茎扁圆形，有膜被。花茎直立，不分枝，基部为叶包被。叶互生，2列，鞘状，线形，长约48厘米，宽约22毫米，质硬，脉平行。花10余朵，排列浅疏穗状花序，自二苞片间伸出。蒴果开裂，3室；种子扁平，有翅。

产地　我省各地均产。多为人工栽培。

采集期　秋后采集。

药用部分　根茎。

性味　性凉，味苦。

功用　清热，解毒。

图 265　唐 菖 蒲

方剂 1. 治疮毒：用搜山黄根茎适量捣烂，拌蜂蜜等份敷患处（贵阳）。

2. 治痧证：用搜山黄根茎二钱，切碎，用开水吞服（贵阳）。

3. 治咽喉红痛：将搜山黄根茎研成末，加冰片少许，取一分吹入喉中（贵阳）。

4. 治弱证（虚热者）：用搜山黄根茎五钱煎水服（湄潭）。

扇 蕨

别名 搜山虎（兴义）。

科属形态 水龙骨科植物扇蕨 ［Neocheiropteris palmatopedata（Bak.）Christ.］。多年生羊齿草本。高30～40厘米，根状茎横走，密被披针形棕色鳞片。叶根生，直立，有长达20～25厘米之柄，无毛；远生的叶片成扇状，宽25厘米余，基部楔形，鸟足状或掌状分裂，中央裂片披针形，长17～20厘米，宽2厘米，侧裂片较小，全缘或波浪形缺刻，叶纸质或革质，上面绿色无毛，下面浅灰色具稀短毛，主脉1条隆起，明显，细脉网状。孢子囊群矩形或圆形，着生于叶背主脉基部两侧；孢子群呈圆梨形，有短柄。

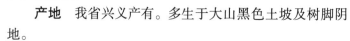

图266　扇　蕨

产地 我省兴义产有。多生于大山黑色土坡及树脚阴地。

采集期 四季均可采集。

药用部分 全草。

性味 味辛、酸、涩。

功用 治饱胀，疗风湿。

方剂 1. 治饱胀：搜山虎根二至三钱，煎水服（兴义）。

2. 治风湿脚气：搜山虎全草、狼鸡叶各二至三两，煎水洗脚（兴义）。

粉 背 蕨

别名 水郎鸡（惠水）。

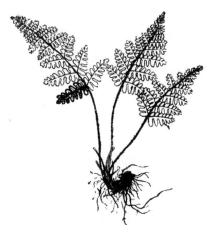

图267　粉 背 蕨

科属形态 中国蕨科植物粉背蕨 ［Aleuritopteris farinosa（Forsk.）Fee.］。多年生草本。根茎短，横走，高15厘米左右。叶柄丛生，长6厘米，褐粟色，有光泽，被棕褐色的鳞片。叶片三角形，3次羽状分裂；羽片对生，无柄，亚革质，下面被黄白色的蜡质，脉及边缘均被棕褐色鳞片。孢子囊群着生于叶下边缘，连续。

产地 我省各地均产。生于山坡阴湿处。

采集期 秋后采集。

药用部分 全草。

性味 性温，味淡微涩。

功用 调经活血，止咳嗽，补虚弱。

方剂 治妇女月家劳、咳嗽、虚弱：水郎鸡、爬岩板、石豇豆、岩白菜、粘人花、水龙骨、白折耳、爬地香、壶瓶花、十样错、阳雀花根及生姜各一钱，炖鸡，早晚各吃一次（惠水）。

禁忌 忌生冷食物。

烟管头草

别名 大白泡草、麻子草、冬葵花（贵阳）。

科属形态 菊科植物烟管头草［Carpesium cernuum L.］。直立草本。茎高60～90厘米，全体密被白毛。根部叶稍丛生，卵形，叶柄长而具翼；茎叶互生，上部叶较小，倒披针形，无柄，边缘有锯齿。小头状花顶生及腋生，有花梗；总花苞钟形，下有叶状苞片2～5枚；花冠全为管状，黄色。种子长形，无冠毛。

产地 我省各地均产。生于土坎路旁。

采集期 夏、秋季采集。

药用部分 全草。

性味 性平，味辛微麻。

功用 解热毒。

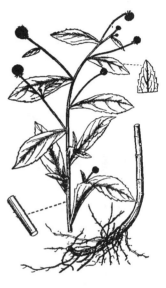

图268 烟管头草

方剂 1. 治痳子：大白泡草叶捣烂，在痳子上搓揉，经数日后自消（贵阳）。

2. 治痈疮：鲜大白泡草、鲜土大黄、鲜石蒜根及黄柏各三钱，捣烂包患处（贵阳）。

3. 治蛾子：大白泡草三钱，煎水服（贵阳）。

4. 治溃疡：鲜大白泡草五钱，生姜一钱，捣烂敷患处（贵阳）。

瓶尔小草

别名 一支箭（各地均称），蛇吐须（晴隆），蛇咬一支箭（兴义、贵阳），杀人大将（剑河），穆桂英、吞弓含箭、独脚黄（剑河）。

科属形态 瓶尔小草科植物瓶尔小草［Ophioglossum vulgatum L.］。多年生蕨类小草本。体高10～20厘米，根状茎圆柱形，蔓延于土中，多生侧根，棕黄色，较肉质；干后易碎多折断。单叶根生，柄细长；夏日穗梗从叶基抽出；营养叶卵状披针形，长2.5～4厘米，宽1～1.5厘米，全缘，先端稍急尖，基部短楔形，两侧二次细脉与中脉平行；囊穗梗6～8厘米，稍向下弯曲，顶

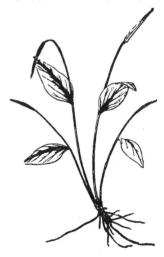

图269 瓶尔小草

449

端细尖，呈蛇尾形；孢子囊 30 ~ 50 对，扁平，2 列，淡黄色，成熟后横裂散出孢子。

产地　我省各地均产。生于草坡、水田坎及岩上向阳湿地。

采集期　夏末秋初采集。

药用部分　全草。

性味　性平，味辛。

功用　逐瘀消毒。

方剂　1. 治蛇咬伤：一支箭三至五钱，煎水服，另将药捣绒敷患处（兴义）；将此药合于口中，可预防蛇毒（剑河）。

2. 治水臌：先服水黄花，泄水后，再用一支箭三至五钱，研末煎鸡蛋吃，以防复发（息烽）。

3. 治痧证腹痛：一支箭三至五钱，煎水兑酒服（兴义）。

马 甲 子

别名　铁篱笆（湄潭），铁理风（贵阳）。

科属形态　鼠李科植物马甲子 ［Paliurus ramosissi-mus（Lour.）Poir.］。灌木或小乔木。树皮灰色，幼枝被褐色绒毛。叶互生，卵形或倒卵形，长 2 ~ 5 厘米，宽 1.5 ~ 3.2 厘米，先端钝，基部圆形，有主脉 3 条，边缘微有锯齿，上面绿色有光泽，背面淡绿色，脉上有褐色绒毛；托叶刺状。花腋生，黄色，有柄，排成聚伞花序。果实盘状，有阔翅，顶平，3 裂，密被短绒毛。

产地　我省湄潭、贵阳等地产有。山野自生，黔北农村多栽作围园的篱笆。

采集期　四季均可采集。

药用部分　根。

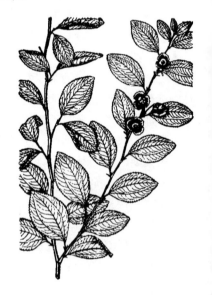

图 270　马甲子

性味　性寒，味苦涩。

功用　祛风湿，治劳伤，解毒。

方剂　1. 治疯狗咬伤：铁篱笆、黑竹根、煤炭果各一两，煎水，兑少许酒服（贵阳）。

2. 治风湿：铁篱笆一两，炖肉吃（贵阳）。

3. 治劳伤：铁篱笆、黄葛树根须、黑骨藤各五钱，泡酒一斤，每次服一两（湄潭）。

马 泡

别名　马泡、红刺苔（剑河）。

科属形态　蔷薇科悬钩子属植物 ［Rubus sp.］。亚灌木。茎直立，高 60 ~ 90 厘米，绿色，内部中空，茎、叶、柄均有倒生皮刺，并密生红色粗长毛。复叶互生，有长叶柄，小叶 3 枚；顶叶片卵形，3 深裂，长 5 ~ 7 厘米，宽 4 ~ 6 厘米，先端渐尖，基部圆形或微

450

心形，边缘有不规则的锯齿，两侧裂片卵状狭椭圆形；下部1对侧叶片卵状披针形，长5厘米左右，宽1.5厘米左右，先端渐尖，基部圆形，边缘亦有不规则锯齿，两面均疏生白色柔毛。花序顶生及上部腋生，有花数朵，排成短圆锥状；萼5片，绿色，外面有红色粗毛，先端尾状长尖，花冠白色，短于萼片，雌雄蕊均多数。

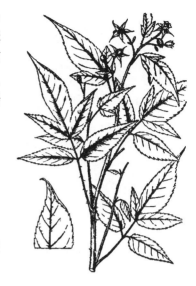

图271　马　泡

产地　我省剑河产有。多生于竹林中或路坎。

采集期　夏、秋季采集。

药用部分　全草。

性味　性平，味苦微甘。

功用　凉血，止血。

方剂　1. 治大便下血：马泡全草一两，煎甜酒水服（剑河）。

2. 治吐血：马泡根一两，煎水服（绥阳）。

草蔄茹

别名　水黄花（贵阳），括金板（威宁）。

科属形态　大戟科植物草蔄茹 [Euphorbia adeno-chlora Morr. et Decne.]。多年生草本。根茎肥厚；茎直立，圆柱形，有分枝，高30~60厘米，绿色，秋间转红，无毛。叶互生，近无柄；叶片狭长椭圆形，质薄，长3.5~7厘米，宽6~12毫米，先端钝，基部狭，全缘；茎顶5叶轮生，叶片卵状长椭圆形。花枝5枚，伞形排列；苞叶3枚，狭卵形；3枝细花梗，簇生；梗端苞片4枚，花瓣状，黄色。蒴果圆形，有3圆棱，表面有疣状突起。

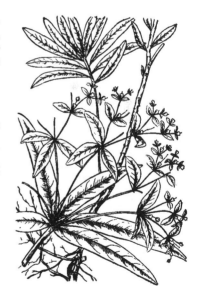

图272　草蔄茹

产地　我省贵阳、威宁等地产有。生于原野湿润处。

采集期　秋季采集。

药用部分　根皮或叶。

性味　性寒，味苦。有小毒。

功用　泻水，清热解毒。

方剂　1. 治水臌：水黄花根皮一钱至一钱半，研末调蜂蜜，开水冲服，二小时后即下腹水（饮食忌盐）（贵阳）。

2. 治无名毒疮：水黄花嫩叶一把，捣绒敷患处（贵阳）。

草芍药

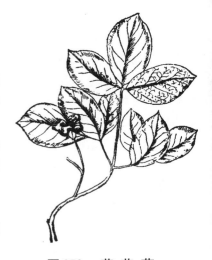

别名 野芍药（各地均称），岩芍药（都匀、麻江），岩赤芍（贵阳），木芍药（石阡），山芍药（绥阳）。

科属形态 毛茛种植物草芍药 ［Paeonia obovata Maxim.］。多年生草本。茎高约 60 厘米。叶互生，2 回 3 出复叶，长约 30 厘米，小叶椭圆形至倒卵形，长 8 ~ 13 厘米，宽 5 ~ 6 厘米，先端急尖，全缘，基部楔形；上面无毛，绿色带红色，下面带白色，密被短柔毛。花未见。蓇葖果，开裂；种子多数，红色。

图 273　草芍药

产地 我省各地均产。生于岩山、森林中。

采集期 秋季采集。

药用部分 根。

性味 性微寒，味微酸。

功用 行气，活血，补虚。

方剂 1. 治腹痛经闭：野芍药根一两，泡酒服（湄潭）。

2. 治虚弱无力：用鲜野芍药根三钱，炖肉半斤，早晚随意吃（麻江）。

禁忌 忌酸、冷食物、茶及发物。

茸毛木兰

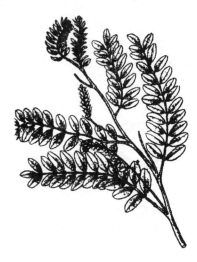

别名 血人参（贵阳）。

科属形态 豆科植物茸毛木兰 ［Indigofera stachyoides Lindl.］。灌木，全体有铜色长毛。羽状复叶，长约 10 厘米，小叶 40 枚以上；小叶互生，矩形状披针形，顶端 1 小叶为倒卵形，先端圆，有刺状突起，全缘，两面密生细毛，长至 15 毫米；托叶线状披针形，长 0.5 厘米。总状花序腋生，与叶等长，或略长；小花多数，蝶形，红紫色；萼 5 齿，下 3 齿较长，密生毛，长 2 ~ 3 毫米；旗瓣矩圆形，翼瓣长卵形，微与龙骨瓣相连，龙骨瓣与旗瓣等长，有距；雄蕊 10 枚，分为 1 与 9 二组，花药一式；柱头头状。

图 274　茸毛木兰

产地 我省各地均产。多生于土山向阳处。

采集期 四季均可采集。

药用部分 根。

性味 性平，味甘微苦。

功用 滋阴补肾，调经活血。

方剂　1. 治漏底伤寒、下痢日久体虚：血人参二两，蒸鸡或炖肉吃（贵阳）。

2. 治外伤溃疡日久、气血两虚：血人参二两，炖肉吃（贵阳）。

3. 治大肠下血：血人参、羊奶奶根各二两，小血藤一两，枣儿红五钱，炖猪大肠吃（贵阳）。

禁忌　忌生冷食物、发物、豆腐、南瓜。

萱

别名　乌泡连（梵净山），母犁头菜（榕江），山羊臭（威宁）。

科属形态　堇菜科植物萱［Viola vaginata Maxim.］。多年生草本。地下茎粗大，倾斜多节。顶端有褐色的苞。叶由根茎丛生，具长叶柄；叶片阔心脏形，先端尖，边缘有钝锯齿。花茎腋生，顶端1花淡紫色。花后结蒴果。

产地　我省各地均产。生于阴湿地。

采集期　秋后采集。

药用部分　全草。

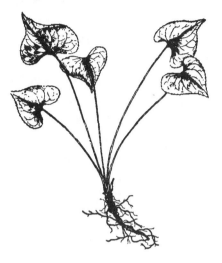

图275　萱

性味　性咸，味微甘，有黏液。

功用　清热，解毒，止咳血。

方剂　1. 治乳痛：乌泡连、黄爪香及拦路虎各等份，捣烂，拌酒糟或用酒炒热，敷患处（榕江）。

2. 治刀伤：用鲜乌泡连，嚼烂敷伤口；化脓者加锯木条叶（榕江）。

3. 治咳血：乌泡连根茎一两，泡酒服（梵净山）。

4. 治无名肿毒：乌泡连全草，捣烂敷患处（威宁）。

峨嵋五味子

别名　气藤（惠水），血藤（罗甸）。

科属形态　木兰科植物峨嵋五味子［Schisandra henryi C. B. Clarke.］。藤本。茎长2米余，红褐色，中空。叶在长枝上的3叶丛生，在小枝上的互生，柄长1～2厘米；叶片卵形至卵状椭圆形，膜质，长3～7厘米，宽1.8～4厘米，先端渐尖或短尖，基部圆形，边缘有疏浅齿，上面干后褐色，有极稀柔毛，背面无毛，绿褐色。花果未见。

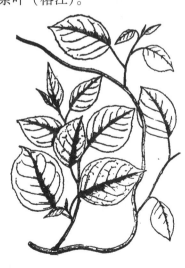

图276　峨嵋五味子

产地　我省罗甸等地产有。多生于丛林中。

采集期　四季均可采集。

药用部分　根。

性味 性温，味辛。

功用 理气。

方剂 治心气痛：用气藤根泡酒服（惠水）。

狭叶蓬莱葛

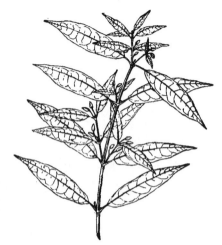

图 277　狭叶蓬莱葛

别名 黑老头（梵净山），大种黑骨头（都匀），黑骨藤（安顺）。

科属形态 马钱科蓬莱葛属植物狭叶蓬莱葛 [Gardneria angustifolia Wall.]。攀援性灌木。茎高70~80厘米，全体光滑无毛。叶对生，椭圆状披针形，长4.8~9.4厘米，宽1.3~2.1厘米，先端渐尖，全缘，基部钝圆；无托叶。单花腋生，小花梗长约1厘米；萼小，4裂；花冠镊合状排列，质厚，白色；雄蕊4枚与花瓣互生，花丝极短，花药合生；子房上位，圆球形，花柱单一，柱头点状。浆果球形，种子2~3枚。

产地 我省梵净山、都匀、安顺等地产有。生于岩山。

采集期 四季均可采集。

药用部分 根。

性味 性温，味苦。

功用 利湿祛风活络，健脾。

方剂 1. 治劳伤：用根一两泡酒服（梵净山）。

2. 治风湿骨痛：用黑老头根一两五钱，羊奶奶根一两二钱，白金条根、白土牛膝、追风伞根、大鹅儿肠根、大茨菜根、大红禾麻根各一两，泡酒三斤，早晚各服一次，每次一至二两（安顺）。

禁忌 孕妇忌用；忌生冷食物。

狭叶败酱

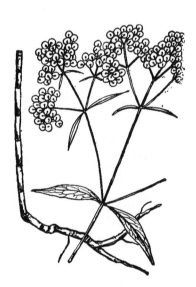

图 278　狭叶败酱

别名 白升麻（兴义）。

科属形态 败酱科植物狭叶败酱 [Patrinia angustifolia Hemsl.]。多年生草本。茎直立，高50~100厘米，上部有分枝，密被白色倒生短毛。叶对生，下部的叶3裂或不分裂，先端尖锐，基部狭，边缘有粗齿，上部叶狭披针形，近全缘，两面均被白色短毛。聚伞花序，多分枝，排成圆锥花式。花冠5裂，白色。果倒卵形，长约2毫米，背部有一小苞所成的圆翼，直径约5毫米。

产地 我省兴义产有。生于山野路旁。

采集期 四季均可采集。

药用部分 根。

性味 性温，味辛。

功用 发表散寒。

方剂 治风寒感冒：白升麻根五钱，煎水服（兴义）。

狼 鸡 杉

别名 狼鸡杉（望谟），扁杉（都匀、麻江），老鼠杉（剑河、镇远），罗杉（独山）。

科属形态 紫杉科紫杉属植物［Taxus sp.］。乔木。新枝深绿色，叶在枝条上直出，螺旋状着生，排成2列，有短柄；叶片线形，长1.5～2.5厘米，宽3～5毫米，先端短尖，基部圆；上面中脉两侧凹，深绿色，背面中脉凸起，两侧有两条气孔带。

产地 我省望谟、都匀、麻江、剑河、镇远及独山等地产有。生于深山中，或人工种植。

采集期 四季均可采集。

药用部分 根。

性味 性平，味苦。

功用 治骨折、痧疹、风湿。

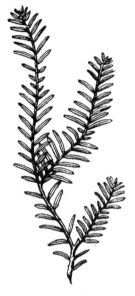

图279 狼 鸡 杉

方剂 1. 治风湿骨痛：狼鸡杉根一斤，白金条皮、香樟叶、金银花藤、三角枫（藤叶）各半斤，煎水先熏后洗（独山）。

2. 治发痧气痛：狼鸡杉根五钱，辰砂草、五皮风、香樟根各三钱，朱砂莲二钱，煎水服，每日三次（遵义）。

3. 治骨折：狼鸡杉根、水麻叶、大母猪藤、三月泡根皮、刺老包根皮及大救驾各等量，蚂蟥三至五条，共捣烂，加酒糟或酒少许，包于患处（已破皮者，只用酒糟不用酒）（都匀）。

禁忌 忌燥辣食物和豆腐水。

退 血 草

别名 退血草（梵净山），背花草、高坡酸、筷子草（榕江、剑河）。

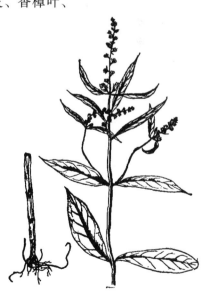

图280 退 血 草

科属形态 报春花科植物［Lysimachia stelariodes H.－M.］。多年生直立草本。高约50厘米，少有分枝。根须状。茎光滑，有数棱，近根部圆柱形，呈紫红色，上部黄褐色，叶对生，披针形或阔披针形，长3～9厘米，宽0.5～3厘米，先端短尖，基部楔形，全缘，主脉明显；无柄。数个总状花序顶生及上部腋生，排成广阔的圆锥花序式，苞片披针形，花萼5深裂，花冠淡红色，5裂，长于萼筒，雄蕊5枚，着生于花冠筒上，雌蕊1枚，子房上位。

产地　我省各地均产。生于荒山、茅草坡、路边等处。

采集期　秋后采集。

药用部分　全草。

性味　性凉，味酸。

功用　清热，拔毒，止泻。

方剂　1. 治火眼：退血草、满天星等份共捣绒，敷眼皮（梵净山）。

2. 治腹泻：生退血草五钱，煎水服，日服三次（榕江）。

3. 治背瘩、乳痈：用退血草适量洗净捣烂，敷患处，留头，使黄水流出（剑河）。

缺腰叶蓼

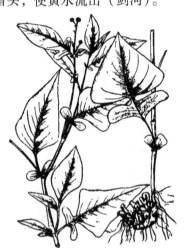

图281　缺腰叶蓼

别名　花蝴蝶、鸡脚七（贵阳），花脸荞（都匀），九龙盘（湄潭），土三七（惠水、雷山），拐枣七（绥阳），血结连（印江），散血连（湄潭），红泽兰（遵义），荞子连（梵净山），花月天（安顺）。

科属形态　蓼科植物缺腰叶蓼［Polygonum runcinatum Hamilt. var. Sinense Hemsl.］。多年生草本。茎红色有节，高可达1米。叶互生，卵形或三角状卵形，近基部向内凹缺；叶面有三角形紫斑；叶鞘膜质，筒状，并有叶耳。花序顶生，头状苞片卵形，紫红色，花被5裂，淡绿色；雄蕊8枚，花药紫蓝色；花柱3裂，柱头头状，子房卵圆形。果实未见。

产地　我省各地均产。家种或野生。

采集期　夏、秋季采集。

药用部分　根。

性味　性寒，味苦微涩。

功用　清热，解毒，除风湿，止血。

方剂　1. 治汤火伤：花蝴蝶研末，取适量调麻油搽伤处（贵阳）。

2. 治无名肿毒：花蝴蝶磨醋，搽患处（贵阳）。

3. 治九子疡：花蝴蝶五至七钱，水、酒各半煎服（贵阳）。

4. 治风湿痹痛：花蝴蝶五钱至一两，炖鸡吃；或水、酒各半煎服（绥阳）。

5. 治痔疮出血：花蝴蝶三钱，升麻二钱，煮甜酒服（贵阳）。

6. 治跌打损伤：花蝴蝶一两，捣烂泡酒服；并取渣包伤处（都匀）。

7. 治腰痛及月经不调：花蝴蝶一两，泡酒服（梵净山）。

8. 治劳咳：花蝴蝶五钱，煎水服（梵净山）。

乌苏利野苦麻

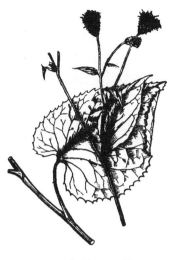

别名 马蹄细辛（湄潭），山牛旁（贵阳），水葫芦（绥阳）。

科属形态 菊科植物乌苏利野苦麻〔Saussurea ussuriensis Maxim.〕多年生草本。茎直立，高30～50厘米。根生叶有长柄，柄长4～7厘米，有翼；茎叶互生，叶片心脏形，长7～10厘米，宽5～11厘米，先端短尖，基部心形，边缘有波状浅裂并锐齿，上面深绿色，有短毛，下面淡绿色，无毛。头状花顶生，伞房状排列，总苞钟形，苞片4列，复瓦状排列，外层最短，卵状披针形，无端渐尖，紫黑色，花冠全为管状，红紫色，裂片与管部约等长。果有4棱，光滑，冠花羽状。

图282 乌苏利野苦麻

产地 我省各地均产。多生于阴湿处。

采集期 夏、秋季采集。

药用部分 根。

性味 性温，味辛。

功用 散寒，镇痛。

方剂 1. 治恶寒头痛：马蹄细辛二钱，煎水服（湄潭）。

2. 治关节痛：马蹄细辛三钱，红牛膝四钱，骨碎补五钱，泡酒或煎水服（贵阳）。

3. 治劳伤：马蹄细辛五钱，泡酒服（湄潭）。

倒 提 壶

别名 倒提壶、山萝卜（安龙），猴子草、一把香（威宁），狼毒（绥阳）。

科属形态 瑞香科荛花属植物〔Wikstroemia chamaejasme（L.）Domke.〕多年生草本。地下宿根圆柱形，支根纤细，质坚硬，外皮粗糙，折断后有多数白色纤维。茎丛生，直立，细圆柱形，无分枝，高30～50厘米，基部木质化，无毛。单叶互生，有极短柄，叶片线状倒披针形，长2～3厘

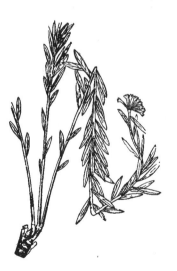

图283 倒 提 壶

米，宽2～5毫米，先端圆钝，基部楔形，全缘，边缘向下卷。头状花序顶生，花多数，小花无柄；花萼冠状，细筒形，黄色，先端5裂，筒外面有纵肋条；无花瓣；雄蕊10枚，分2列着生于喉部及萼筒中部，花丝极短；子房椭圆形，上部有细毛，基部一侧有线状倒披针形鳞片1枚，花柱短粗，柱头头状。果未见。

产地 我省各地均产。多生于森林中。

采集期 四季均可采集。

药用部分 根。

性味 性热，味辛微甜。有大毒。

功用 治劳伤、食积、痛疽刀伤。

方剂 1. 治背疮：鲜倒提壶、鲜南星、鲜半夏、鲜草乌各等份，共研末（名为四虎散），调取适量鸡蛋清敷患处（绥阳）。

2. 治食积：倒提壶二至三分，切细吞服（安龙）。

3. 治劳伤：倒提壶五分至一钱，泡酒服（威宁）。

4. 治浅刀伤：倒提壶研末，敷伤口（威宁）。

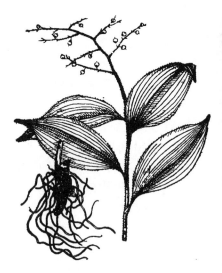

图284 鹿药

鹿 药

别名 盘龙七（梵净山），九层楼（惠水）。

科属形态 百合科植物鹿药［Smilacina japonica A. Gary.］。多年生草本。根茎肉质，盘旋，有多数须状根。茎直立，上半部生叶，密被粗毛。叶互生，卵状长椭圆形，长15～16厘米，宽6～7厘米，先端尖，边缘密被粗毛，基部圆形渐狭成鞘状。圆锥花序顶生，花未见。未成熟的浆果球形，绿色。

产地 我省各地均产。生于山坡阴处。

采集期 四季均可采集。

药用部分 根。

性味 性凉，味苦。

功用 治劳伤、痈毒。

方剂 1. 治乳痈：鲜盘龙七根、青菜叶各一两，共捣细，用布包好，放在开水里烫热后，取出熨乳部（惠水）。

2. 治背疮：盘龙七根一钱半，刺老包、岩百合（红的）各一钱，鲜百味连、天南星各八分，同捣绒，拌鸡蛋一个，用布包在疮上（惠水）。

3. 治劳伤：盘龙七根五钱至一两，泡酒服（梵净山）。

禁忌 忌生、冷、酸食物。

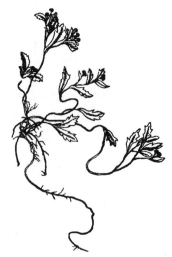

图285 痳子药

痳 子 药

别名 痳子药（罗甸），猴子草。

科属形态 菊科植物。一年生草本。茎柔弱，长15～30厘米，被白色柔毛。叶互生，无柄，叶片匙形，羽状浅裂或缺刻，先端钝或突尖，基部渐狭有2圆耳，两面均被毛。头状花甚小，有柄，枝顶或上端叶腋着生，总状排列；小花半球状，总苞片边缘干膜质；外围的花雌性，数列，花冠仅为微小的圆锥体围绕着花柱基部；中央的花两性，花冠 4 齿裂。瘦果倒卵形，扁平，无冠毛。

产地　我省各地均产。多生于水边荒地。

采集期　夏、秋季采集。

药用部分　全草。

性味　性凉，味微苦。

功用　清热。

方剂　治小儿白口疮：用痳子药适量，和淘米水捶绒，取汁搽患处（罗甸）。

旋蒴苣苔

别名　岩窝苣（兴仁），岩枇杷（贵阳），消毒草（兴义）。

科属形态　苦苣苔科植物旋蒴苣苔 ［Boea rufescens Fr.］。多年生草本。茎高 20～30 厘米，茎及叶下面均密被棕色绵毛。叶对生，有柄，长椭圆形，长 4.5～9 厘米，宽 3～5 厘米，先端短尖，基部渐狭，两侧不等，边缘有钝齿，深绿色，有白色短毛，下面棕褐色，绵毛密厚，羽状脉平宽。花序腋生，花茎顶端有花约 8 朵，伞形排列。蒴果线形，2 瓣开裂，成熟后旋卷。

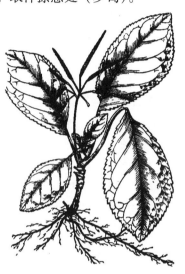

图 286　旋蒴苣苔

产地　我省各地均产。多生于岩山石缝中。

采集期　四季均可采集。

药用部分　全草。

性味　性温，味甘微涩。

功用　治劳伤，止咳，解毒，接骨。

方剂　1. 治咳嗽：岩窝苣五钱至一两（贵阳）。

2. 治劳伤：岩窝苣一两，泡酒服（贵阳）。

3. 治痈疮红肿：岩窝苣适量，捣绒包患处（兴义）。

4. 治骨折：岩窝苣、生螃蟹等量，同捣绒，包伤处（兴仁）。

5. 治子宫脱出：岩窝苣、隔山消藤、野梦花、女儿红各五钱，炖肉吃（兴义）。

粗轴油点草

别名　白七（雷山），牛尾参（惠水）。

科属形态　百合科植物粗轴油点草 ［Tricyrtis macropoda Miq.］。多年生草本。根须状，肉质，白色。茎直立，高 20～40 厘米，稍弯曲，暗黄褐色，被锈色短毛。叶互生，茎上部的椭圆形，略呈革质，长 3～7.5 厘米，宽 1.5～3 厘米，先端短尖，基部圆而抱茎，全缘，基出脉 5 条，两面均被短毛及小点。夏日茎顶分枝，枝端 1 花排列成近伞房状。蒴果线形，有 3 棱，长约 3 厘米，开裂为 3 室。

产地　我省各地均产。生于阴山土坡。

采集期　秋后采集。

药用部分　根。

性味　性温，味甘微涩。

功用　止咳，补虚，理气。

方剂　1. 治虚弱咳嗽：鲜白七根、海金沙根、大苋菜、岩案板、十样错、白浮萍、石豇豆各一钱，白龙须五分，生姜一钱，炖鸡或肉，早晚随意吃。

2. 治痞块：白七根五钱，煎水服（雷山）。

粘 狗 苔

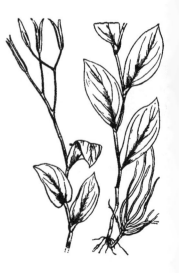

图287　粗轴油点草

别名　粘狗苔，粘芋（黎平），糯米苔（剑河），葛兰（望谟），酱纱薯（榕江），棉狗苔（遵义），毛胶（安顺、贵定）。

科属形态　薯蓣科薯蓣属植物［Dioscorea sp.］。缠绕草本。块根长条状，弯曲，着生多数须根。叶互生，叶柄长约2.5厘米，叶片阔心形，长约4厘米，宽约3.7厘米，先端渐尖，全缘，基部心形，两面几无毛，主脉多为7条。穗状花序腋生，下垂。果实为蒴果，具3翅，矩圆形，柱头宿存，6裂；种子数枚，有偏于一边的膜质翼。

产地　我省各地均产。生于岩山、草坡及高坡山林边。

采集期　八、九月间采集。

药用部分　块茎及藤。

性味　性温，味涩麻，有微毒（生药不能入口）。

功用　收裂口，杀虫，治毒疮。

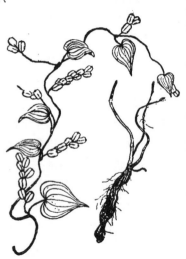

图288　粘 狗 苔

方剂　1. 治鼻窦蠹：用粘狗苔藤切碎研末，加艾绒少许，卷成纸筒，点燃熏鼻孔周围（剑河）。

2. 治裂口：用鲜根刮取胶质，敷于伤处（各地均用）。

3. 治毒疮：粘狗苔根、独脚莲各等量，捣绒兑烧酒调匀后敷疮上，一日换一次，连敷数次，肿毒即逐渐消散（榕江）。

接 骨 木

别名　接骨丹（独山、罗甸、剑河），臭草柴（惠水），接骨草（贵阳、遵义、松桃），青杆错（都匀），扦扦活。

科属形态　忍冬科植物接骨木［Sambucus racemosa L.］。落叶灌木。茎无棱，枝叶折断后有微臭。小枝黑褐色，微有细纵纹。羽状复叶对生，有小叶3～5枚；小叶有短柄，

460

叶片长椭圆形或卵状披针形，长6~10厘米，宽2~4厘米，先端渐尖，基部圆形或阔楔形，边缘有锐锯齿。圆锥花序顶生，有多数小花；花未见。浆果状核，果实卵圆形，有皱纹；内有小核3枚。

我省民间草药医生，常将接骨木与同属植物蒴藋〔Sambucus javanica Reinw.〕混用。接骨木与蒴藋不同的地方在于：蒴藋是灌木状草本，茎有棱。

产地 我省各地均产。生于园边及房屋前后。

采集期 四季均可采集。

药用部分 根及叶。

性味 性平，味苦。

功用 祛风，除湿，接骨。

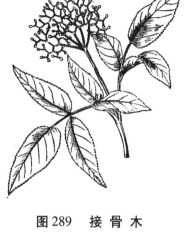

图289 接骨木

方剂 1. 治跌打骨折：用鲜接骨丹根皮捶烂，拌酒糟冷包伤处，干则换之。用时先将碎骨整齐，后敷药，外用鲜杉木皮夹住捆好（剑河）。

2. 治跌打损伤脱臼：用鲜接骨丹根皮捶烂，拌酒糟凉包。用时先将脱臼部分整好，然后敷药，最后用布包好（麻江）。

3. 治浮肿：用鲜接骨丹叶三四两，和已经煎过的豆腐，用水煨吃（吃豆腐和药水，药渣抛弃）（麻江）。

4. 治筋断骨折：用接骨丹根（鲜的）捣绒，兑甜酒少许，包伤处（贵阳）。

5. 治跌打损伤、骨折：接骨丹根皮、金腰带根、爬岩姜（去毛）各一两（各药鲜用），捣烂加酒糟炒热，包于伤处（独山）。

梓 桐 花

别名 梓桐花（望谟），野棉花（兴仁）。

科属形态 锦葵科植物。多年生草本。茎有疏细毛，顶端毛较多。叶互生，阔心形。下部叶3浅裂，上部叶3深裂；裂片具圆齿，叶脉掌状，两面均具刚毛，基部心形或近于心形；有长柄，具毛。花腋生，形大，花萼6裂，被刚毛；花瓣5枚，雄蕊着生于花冠基部，上部联合成柱状，花药着生于柱上，先端5裂；雌蕊1枚。果未见。

产地 我省南部各地均产。生于田坎、水沟及园埂边。

采集期 七、八月采集。

药用部分 根、花。

性味 性平，味辛。

功用 消肿毒。

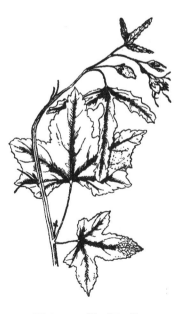

图290 梓桐花

方剂 1. 治疔疮，春夏用花叶，秋冬用根皮，捣烂敷患处（都匀）。

2. 治妇女乳痈：梓桐花捣烂，拌甜酒糟或烧酒炒热，待微温时敷于患处，干则换之（榕江）。

3. 治水肿：用梓桐花根五钱研末，调等量蜂糖服（兴仁）。

桤　木

别名　刀烟木（榕江），锯木花（黎平），锯木条。

科属形态　金缕梅科植物桤木［Loropetalum chinense Oliv.］。常绿灌木。高可达12米，多分枝，嫩枝密被淡黄色星状柔毛。叶互生，有短柄；叶片椭圆形或卵状椭圆形，长1.5～3厘米，宽0.8～2厘米，先端圆钝或有小短尖，基部圆而偏斜，全缘，上面疏生短毛，下面及叶柄均具淡黄色星状毛；托叶膜质，卵形，黄棕色，早落性。花为顶生的头状花序，有小花4～8朵，无柄，无苞片；萼4裂，外面有星状毛；花瓣4枚，带状线形，长12～16毫米，淡黄色；雄蕊4枚，花丝短，药隔伸出如刺状；花柱2枚。

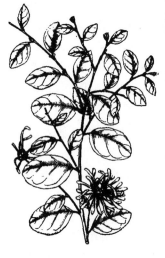

图291　桤　木

产地　我省黎平、榕江产有。生于山野。

采集期　四季均可采集。

药用部分　叶、茎。

性味　性凉，味涩。

功用　治刀砍斧伤，清热，除湿，解毒。

方剂　1. 治刀伤：初伤者用茶叶水先洗，再用刀烟木嫩叶嚼敷。若已化脓流黄水者，用此药一两，研为细末，调菜油搽患处（榕江）。

2. 治黄水疮：用刀烟木树枝燃烧，打刀烟（打刀烟，即用刀放于药物燃烧之火焰上，收集其烟），取烟外涂患处，一天一次（榕江）。

球　兰

别名　爬岩板（惠水），草鞋板（贵阳）。

科属形态　萝藦科植物球兰［Hoya carnosa（L.）R. Br.］。多年生蔓性草本。茎藤状，匍匐地上，密被白色柔毛。叶对生，有短柄；叶片卵状椭圆形，肉质而厚，长2.5～4厘米，宽1.8～2.2厘米，全缘，下面疏生毛。伞形花序，腋生，花序柄长3.5厘米，花柄长2.2厘米，被柔毛；萼小形，5裂；花冠白色，内部带淡红色，裂片5枚；副花冠肉质，与雄蕊合生。

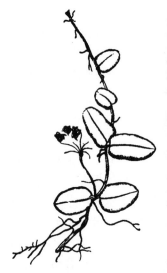

图292　球　兰

产地　我省各地均产。生于深山岩石上。

采集期　四季均可采集。

药用部分　全草。

性味 性温，味微甘。

功用 补虚弱，催乳。

方剂 1. 治缺奶：爬岩板、地洋参各五钱，生姜三片，炖肉或煮稀饭吃（惠水）。

2. 治虚弱：爬岩板五钱，白折耳、龙骨莲、大汗菜、升麻、天门冬、壶瓶花、毛药及观音莲各一钱，炖鸡或猪肉，早晚各吃一次（惠水）。

禁忌 忌生冷食物。

野 鸦 椿

别名 鸡眼睛（遵义），花臭木（剑河），鸡嗦子花（湄潭）。

科属形态 省沽油科植物野鸦椿［Euscaphis japonica (Thunb.) Kanitz.］。灌木，高约2米。小枝具细密丝纹。奇数羽状复叶，对生；小叶7～11枚，卵形或卵状披针形，长4～8厘米，宽2～4厘米，先端长尖，基部圆形，边缘有细锯齿；叶柄短，红色。圆锥花序顶生，花黄绿色，萼片5枚，宿存。蓇葖果有紫红色假种皮，质厚具纵皱纹；果实开裂，种子1～2粒，黑色。

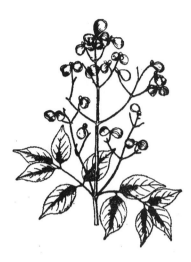

图293 野鸦椿

产地 我省各地均产。生于山林中。

采集期 种子六、七月采集，皮四季均可采集。

药用部分 皮及果实。

性味 性温，味辛有腥臭。

功用 理气，发散，治眼起白膜，治小儿水痘及走子。

方剂 1. 治小儿水痘、天花：用鸡眼睛皮五钱煎水，再将阎王刺的钻木虫（又叫催工虫）焙干研成细末，用前面煎成的药水冲服，每次三至五分（剑河）。

2. 治小儿走子：用鸡眼睛配巴毛包、阴桃子、黄枝子各五钱（都用干的），煎水，每日服三次，每次小半酒杯（剑河）。

3. 治眼起白膜：将鸡眼睛果实研细，用油汤吞服，每次一钱（遵义）。

4. 治小儿肾囊肿大：用鸡眼睛果实一两，煎水服，亦可外洗（湄潭）。

野西瓜苗

别名 小秋葵、冬葵（贵阳）。

科属形态 锦葵科植物野西瓜苗［Hibiscus trionum L.］。一年生草本。高30～60厘米，近基部分枝，全体被星状白毛。上部叶有柄，互生，3～5深裂，裂片2深裂。

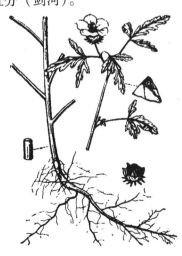

图294 野西瓜苗

单花腋生，有梗，花 11 片线形；萼 5 裂，膜顶，有网状脉。蒴果，包于宿存萼内，室间开裂，种子黑色，肾形，有褐色突起点。

产地　我省贵阳产有。多生于阴湿田园、山沟路旁。

采集期　夏、秋季采集。

药用部分　全草。

性味　性寒，味甘。

功用　治风热咳嗽、汤火伤。

方剂　1. 治风热咳嗽：小秋葵根五钱，白糖三钱，煎水服（贵阳）。

2. 治汤火伤：小秋葵花泡麻油，或小秋葵全草研末，调桐油敷伤处（贵阳）。

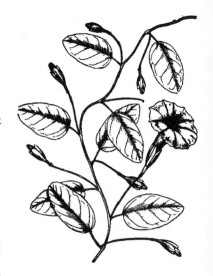

图 295　野地瓜藤

野地瓜藤

别名　野地瓜藤（威宁）。

科属形态　旋花科番薯属植物［Ipomoea sp.］。草质藤本。茎圆柱形，细长，暗紫红色，光滑无毛。叶互生，叶柄长 5～10 毫米；叶片卵状椭圆形，长 2.5～4.5 厘米，先端钝，基部圆形或截形，全缘，上面暗绿色。萼深裂，5 片；花冠长漏斗形，长 2～4 厘米，黄色，边缘 5 短裂；雄蕊 5 枚，内藏，花药圆锥形，花丝基部宽扁有毛；柱头 2 裂，子房上位。

产地　我省威宁产有。多生于路旁。

采集期　夏、秋季采集。

药用部分　全草。

性味　性凉，味辛。

功用　治麻疹。

方剂　治麻疹：野地瓜藤五钱至一两，煎水服（威宁）。

野芝麻

别名　包团草、泡花草（兴义）。

科属形态　唇形科植物野芝麻［Lamium album L.］。多年生草本。茎丛生，高 20～80 厘米，有四棱，软弱，密被黄色粗毛。叶对生，有具毛短柄；叶片狭披针形，长 3～4 厘米，宽 1～1.5 厘米，先端钝，基部阔楔形，边缘有微锯齿，两面及边缘均有毛。小花多数，无柄，轮生于基顶及叶腋，集成头状；苞片 3 枚，披针形，被长毛；萼筒长约 8 毫米，顶端有 10 个线状齿，齿长约 3 毫米，萼筒及齿均被长毛；花冠白色，唇形，上唇盔状外面密被黄褐色绒毛，下

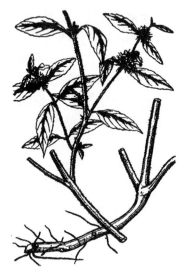

图 296　野芝麻

464

唇 3 裂，中裂片复 2 浅裂，雄蕊 4 枚，2 强；药红色，包藏于上唇内。

产地　我省兴义产有。多生于山野路旁。

采集期　四季均可采集。

药用部分　全草。

性味　性平，味甘微涩。

功用　治疳积，接骨。

方剂　1. 治小儿疳积：包团草根（研末）一至三钱，蒸猪肉吃（兴义）。

2. 治骨折：包团草、铁绒草、接骨丹、接筋藤各等量，捣烂炒热包伤处（兴义）。

野 泡 通

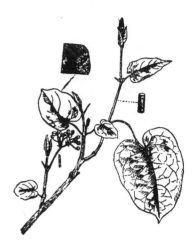

图 297　野 泡 通

别名　野泡通（惠水），奶浆藤（罗甸）。

科属形态　萝摩科假夜来香属植物〔Wattakaka sp.〕。木质藤本。茎有乳汁，木质化，外表灰褐色，有纵裂纹，小枝暗绿色，多柔毛。叶对生，心形或长心形，两面均有细毛，全缘，先端渐尖，基部心形；叶柄长 2～4 厘米。四月开花，伞形花序腋生，有柄；萼片 5 枚，绿色；花瓣 5 枚，轮状，右向旋转排列，黄色，有淡紫红色的斑纹；副冠 5 枚，肉质肥厚，先端具披针形附属物；雄蕊 5 枚，结成管状；花药 2 室，每室含花粉块 1 个，每两花粉块为载粉块器相连，花粉块向上，载粉块器较花粉块为大，深褐色。

产地　我省罗甸、惠水产有。生于丛林中。

采集期　四季均可采集。

药用部分　根皮。

性味　性温，味甘微苦。

功用　治跌打，接骨，催乳，止咳。

方剂　1. 治咳嗽：野泡通根、野靛叶、爬地香及岩窝苣各三钱，煎水服（惠水）。

2. 治跌打、筋骨断碎：野泡通根（去心）、红母猪藤、水冬瓜根（去心）、羊桃藤根（去心）、养鸡草、山高粱、臭草根及金钩连各等份，混合捣烂，加童便包患处。一至二天后，取下再加童便及开水（适量）后包扎。如不愈，可以用烧酒代童便，照前法应用（惠水）。

3. 治乳少：野泡通根五钱，煮糯米稀饭吃（罗甸）。

紫 堇

别名　野花生（兴义），断肠草（各地均称）。

科属形态　罂粟科植物紫堇〔Corydalis edulis Maxim.〕。一年生草本。茎绿色柔软，基部分枝或单一，高约 30 厘米。基生叶有长柄，茎叶互生，柄较基叶为短；叶片 2 回羽状深裂，第一回的裂片 5 枚，具有柄，第二回的裂片卵状楔形，两侧的近无柄，顶裂片有

465

短柄，小裂片复 3 裂，顶端有圆缺裂。总状花序顶生，有花 10 余朵；苞长椭圆形或倒披针形，先端圆，基部楔形；萼圆形盾状，白色膜质，边缘有不规则分裂；花冠紫色，4 瓣 2 列，外层 1 枚中有距；雄蕊 6 枚，3 枚连合成一束。蒴果分裂为 2 果瓣。

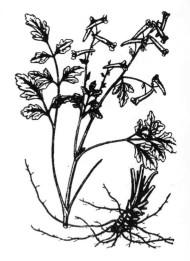

图 298　紫堇

产地　我省兴义产有。生于阴湿地。

采集期　秋季采集。

药用部分　根。

性味　性平，味苦辛。有毒（不可生服）。

功用　润肺，止咳血。

方剂　治肺劳咳血：野花生根三至五钱，煎水泡酒服（兴义）。

紫　萼

别名　石玉簪（惠水），山玉簪（绥阳）。

科属形态　百合科植物紫萼 [Hosta ventricosa Stearn.]。多年生草本。根茎肥大，肉质。叶自基部丛生，叶柄长；叶片卵形或卵状椭圆形，长约 10 厘米，先端渐尖或急尖，全缘，基部延长，两面光滑无毛，平行脉 12~14 条。花葶高出，花淡紫色。

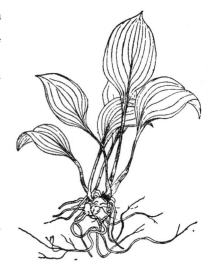

图 299　紫萼

产地　我省各地均产。生于岩山上。

采集期　秋后采集。

药用部分　根。

性味　性温，味微甘。

功用　理气，止痛。

方剂　治胃痛：石玉簪、红牛膝及牛毛细辛各二钱，煎酒服，每日早晚空腹时各服一次（惠水）。

禁忌　忌生冷食物。

紫　萁

别名　猫蕨、飞蛾七（绥阳），月亮叶、波丝克蕨（贵阳）。

科属形态　紫萁科植物紫萁 [Osmunda japonica Thunb.]。多年生草本。植株高 20~100 厘米。根状茎块状，被棕色鳞片。叶丛生，柄长 8~30 厘米，稻秆色，光滑无毛；叶二型，叶片三角状阔卵形，长 12~70 厘米，宽 14~40 厘米，2 次羽状复叶；小羽片无柄，卵形或卵状椭圆形，长 2~6 厘米，宽 1~2.5 厘米，先端圆钝，基部圆形，边缘有微细锯齿，纸质，黄绿色；小脉平行，分叉。孢子叶小羽片极狭，卷缩。

产地　我省各地均产。多生于荒山草坡。

采集期　四季均可采集。

药用部分　根。

性味　性平，味淡。

功用　祛瘀活血，解毒。

方剂　1. 治劳伤血滞：猫蕨五钱，泡酒四两，每次服五钱至一两（贵阳）。

2. 治疯狗咬伤：猫蕨一两，化槁皮五钱，煎水服（绥阳）。

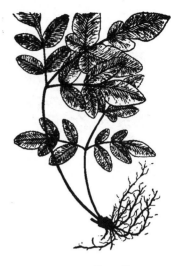

图300　紫萁

紫花堇菜

别名　地黄瓜、黄瓜香（各地均称）。

科属形态　堇菜科植物紫花堇菜〔Viola grypoceras A. Gray.〕。多年生草本。主根直下，有须根。茎倾斜，高约20厘米，基部分歧。茎生叶有短柄，根生叶柄较长；叶片卵状或三角状心脏形，长1~4厘米，宽1~3厘米，先端钝尖，基部心脏形，边缘有钝锯齿，两面均有棕色点；托叶线状披针形，边缘有稀疏的细长尖齿；茎叶均被白毛。花茎长，由茎基叶腋生；开淡紫色花。结短的果。

产地　我省各地均产。多生于田坎、路旁。

采集期　夏季采集。以鲜用为佳。

药用部分　全草。

性味　性凉，味微苦。

功用　清热解毒。

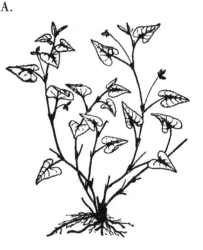

图301　紫花堇菜

方剂　1. 治无名肿毒：用鲜地黄瓜适量捣烂，包患处（贵阳）。

2. 治刀伤：用鲜地黄瓜适量拌淘米水，捣烂敷伤处（黎平）。

3. 治慢性喉痛红肿：用鲜地黄瓜适量捣烂，调蜂糖水含咽（剑河）。

荷莲豆菜

别名　团叶鹅儿肠、地花生、痞子药（兴义）。

科属形态　石竹科植物荷莲豆菜〔Drymaria cordata（L.）Willd.〕。草本。茎细弱匍匐，下部节上生根，无毛。叶对生，有短柄，无托叶；叶片阔卵形，长0.9~2厘米，先端钝，基部圆形，中央微下延，全缘。花为顶生的聚伞花序，花序轴及花柄均细长，有毛；萼分离，萼片5枚，披针形，外面脊上有白色柔毛，边缘膜质，花瓣5枚，白色，深2裂，几达基部。蒴果长圆形，有种子1颗；种子扁平，有疣状突起。

产地 我省兴义产有。多生于山野草丛中。

采集期 夏、秋季采集。

药用部分 全草。

性味 性平，味微涩。

功用 治风湿、黄疸，散痞块。

方剂 1. 治风湿脚气：团叶鹅儿肠全草一两，泡酒服（兴义）。

2. 治黄疸：团叶鹅儿肠、金针花各一两，煎水服（贵阳）。

3. 治痞块：团叶鹅儿肠捣烂，炒热包患处（兴义）。

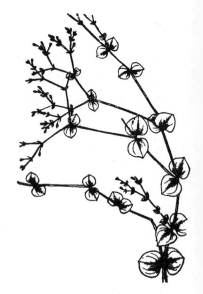

图302　荷莲豆菜

董　菜

别名 消毒药（罗甸），罐嘴菜（黎平），小犁头草（剑河），地黄瓜（遵义）。

科属形态 董菜科植物董菜 ［Viola verecunda A. Gray.］。多年生草本。根倾斜，多数须根，匍匐茎绿色、质软。叶有根生叶和茎生叶，茎生叶柄较长，叶片阔心形，先端钝尖，边缘有浅锯齿，托叶披针形，鞘状。茎上叶腋抽花梗，开白色小花。蒴果细小，熟时裂开。

产地 我省各地均产。多生于田坎、山坡、水沟阴湿之处。

采集期 七、八月采集。

药用部分 全草。

性味 性凉，味微苦。

功用 清热，解毒。

方剂 1. 治蛾子：用鲜消毒药少许，捣烂泡淘米水，含嘴里（吞下无妨），随时更换。另用消毒药适量，兑淘米水，捣烂敷于颈项下，以蛾消为度（剑河）。

2. 治刀伤：将消毒药适量，嚼烂，敷伤处（黎平）。

3. 治一切红肿及癀毒：消毒药、芙蓉花叶、小血藤叶、生半夏及夏枯草各等份，晒干研成末，调开水敷患处（遵义）。

4. 治无名肿毒：全草兑淘米水，捣绒敷患处（罗甸）。

禁忌 忌鸡、鱼、蛋、面、豆腐和酸辣食物。

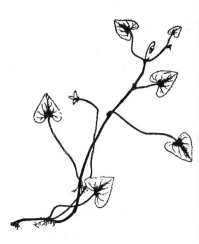

图303　董菜

悬铃木叶苎麻

别名 水禾麻（贵阳），大水麻（黎平）。

科属形态 荨麻种植物悬铃木叶苎麻〔Bochmeria platanifolia Franch. et Sav.〕。多年生草本。茎稍具棱，被粗毛。单叶对生，叶柄长约 4 厘米；叶片阔卵圆形，长约 17 厘米，宽约 12 厘米，先端长渐尖，呈龟尾状，边缘有大锯齿，基部阔楔形至圆形，两面被柔毛，主脉 3 条。花腋生，极小，呈假穗状花序或假圆锥花序。

产地 我省各地均产。生于水沟润湿处。

采集期 夏、秋季采集。

药用部分 全草。

性味 性温，味淡。

功用 祛风除湿，接骨，解表寒。

方剂 1. 治头风及发烧：水禾麻尖五个（火上去毛），克风尖七个，萝卜头三钱，生姜一片，煎水服，一日三次（遵义）。

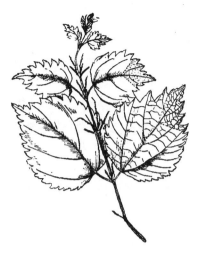

图 304　悬铃木叶苎麻

2. 治骨折：鲜水禾麻根、鲜泽兰根、鲜家麻根各一束，捣绒兑烧酒，炒热包患处（毕节）。

3. 治风湿骨痛：水禾麻根二两，山豆根、八爪金龙各七钱，追风伞一两五钱，泡好酒一斤，每日早晚各服一次（贵阳）。

禁忌 忌生冷食物。

眼 子 菜

别名 水案板（贵阳），钉耙七（嫩根名）（贵阳）。

科属形态 眼子菜科植物眼子菜〔Potamogeton franchetii A. Benn. et Baag.〕。多年生草本。地下茎细弱有节，葡匐泥土中，地上茎沉水中，近于直立。叶互生，分二型，沉水叶披针形，质薄，浮水叶近革质，有长柄，叶片卵状椭圆形至长椭圆形，长 4~7 厘米，宽 2.5~3.6 厘米，先端圆钝，基部圆形，全缘，脉近于平行，两面均光滑无毛；托叶膜质，围茎成鞘状。花果未见。

产地 我省各地均产。生于水田。

采集期 秋季采集。

药用部分 全草。

性味 性平，味甘微涩。

功用 解热，利水，止血。

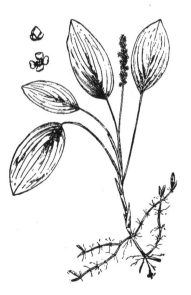

图 305　眼 子 菜

方剂 1. 治浮肿：水案板一两，生姜三片，煎水服（铜仁）。

2. 治火眼：水案板叶一张，贴眼皮上（各地均用）。

3. 治肠风下血：水案板、炒槐角各五钱，用猪大肠装药入内，炖后吃（贵阳）。

4. 治妇女干血痨及小儿疳积：水案板（研末）一钱，煎鸡蛋一个吃，一日一次，多次有效（贵阳、遵义）。

常 春 藤

别名 三角风、大排风藤（罗甸）。

科属形态 五加科植物常春藤［Hedera helix L.］。藤本。茎长可达 20 米，灰白色，随处生气根。幼枝及嫩叶有星状柔毛。单叶互生，叶型变异较多；柄圆形，甚长，具星状毛；营养枝上的叶 3～5 裂，长 3～12 厘米，裂片边缘全缘，上面深绿色，背面黄绿色；花枝上的叶卵形或棱形。花果未见。

产地 我省各地均产。多生手森林、岩石及老墙等处。

采集期 四季均可采集。

药用部分 全草。

性味 性温，味辛。

功用 祛风除湿。

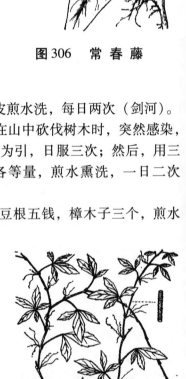

图 306 常 春 藤

方剂 1. 治风湿关节痛：用三角风、红禾麻及槐花树皮煎水洗，每日两次（剑河）。

2. 治蚂蚁风（全身麻痒如蚁行，甚则痉挛及晕倒，系在山中砍伐树木时，突然感染，病至数月者，则皮肤黄燥起裂）：先用桔梗一两煎水，兑酒为引，日服三次；然后，用三角风、箭杆风、大小金银花、马蹄叶根、石菖蒲及白艾各等量，煎水熏洗，一日二次（黎平）。

3. 治妇女产后气病：三角风三钱，风香果三个，金豇豆根五钱，樟木子三个，煎水服（望谟）。

崖 爬 藤

别名 走游草，毛五加、大走游草（贵阳）。

科属形态 葡萄科植物崖爬藤［Tetrastigma obtcctum（M. A. Laws.）Planch.］。多年生藤本。长 1.5～3 米，嫩枝密被绒毛；卷须 4～5 条，与叶对生，螺旋状，顶端有吸盘。叶互生，掌状复叶，有小叶 3～5 枚，柄长 1.5 厘米左右；小叶有极短柄；小叶以中叶片较长，楔状倒披针形，微带红黄色，长 1.5～2.5 厘米，宽 0.5～1 厘米，先端渐尖，基部楔形，边缘有圆齿，齿端有刺状小尖头；侧叶片长 1～1.6 厘米，两侧不对称，微向内弯，叶片两面及叶柄均具绒毛。花果未见。

另有一种大走游草，系同属而不同品种，形态基本相同，惟茎叶毛绒较少，小叶片较大。

产地 我省各地均产。附生于岩石或树上。

图 307 崖 爬 藤

采集期 四季均可采集。

药用部分 全草。

性味 性温，味辛、酸、涩。

功用 活血，解毒，祛风除湿。

方剂 1. 治跌打损伤、风湿走痛：走游草二两，泡酒服（贵阳）。

2. 治巴骨癀：大、小走游草各五钱，排风藤叶、三角风各三钱，煎水洗患处并服用。此方治走游风亦效（罗甸、遵义）。

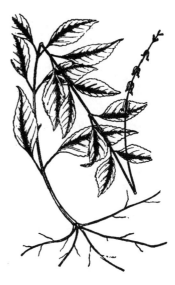

图308　透骨草

透骨草

别名 一抹光（湄潭），一扫光（梵净山），小青（荔波）。

科属形态 透骨草科植物透骨草〔Phryma leptostachya L.〕。多年生草本。根须状肉质。茎直立，方形，高40～60厘米，密被细柔毛，基部有分枝。叶对生，有柄，膜质；叶卵形至卵状披针形，长2.5～5厘米，宽1.5～2.2厘米，先端渐尖，基部楔形，两侧下延至柄，边缘有钝锯齿，两面均有细柔毛，以脉上较多。花小对生，近无柄，排成长穗状花序，花开时向上或平展，花后转向下方；萼筒状，先端唇形，上唇3裂作刺状，顶端向后钩曲，下唇2浅裂，裂片细小呈三角形，花冠淡紫色，亦作唇形，上唇短小，先端凹，下唇大而展开，3裂；2强雄蕊。果实为宿存花萼所包。

产地 我省各地均有。多生于阴湿山地。

采集期 秋季采集。

药用部分 根。

性味 性凉，味苦。

功用 杀虫，治疮疥，降火。

方剂 1. 治疥疮、脓疱疮：一抹光捣碎加入适量硫磺、花椒，用菜油或猪油和匀，用布包好，在火上烘热，揉搓患处（湄潭）。

2. 治疮毒发烧：一抹光五钱至一两，煎水服（荔波）。

犁头草

别名 犁头草（榕江）。

科属形态 唇形科植物〔Scutellaria franchetiana Levl.〕。多年生草本。茎直立，方形，有节，高50～60厘米，紫红色，平滑无毛。叶对生，叶片卵形，上部的叶较狭，长2.5～3厘米，宽4～20毫米，先端钝，基部截形或微心形，边缘有缺刻状粗锯齿，上面暗绿色，有线点，背面紫红色；叶柄长2～8毫米。总状花序

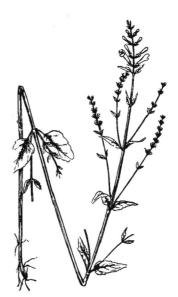

图309　犁头草

顶生及腋生，有小花多数；小花对生，有短梗，基部有苞片1对，苞片狭椭圆形，有极短柄；萼钟状，具2唇，全缘；萼筒背上有一束状盾片，外具细柔毛；花冠筒细长，白色微带紫色，外面有毛，上唇盔状3裂；雄蕊不伸出。小坚果4枚。

产地 我省各地均产，生于草坡山地。

采集期 秋季采集。

药用部分 全草。

性味 性凉，味苦。

功用 清热凉血，治跌打，止热咳。

方剂 1. 治跌打红肿：犁头草捣绒，包敷患处，并用犁头草一两煎酒服（榕江）。

2. 治风热咳嗽：犁头草、折耳根各五钱，煎水服（榕江）。

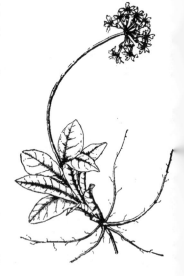

图310　斜倾报春花

斜倾报春花

别名 野洋参、米伞花（贵阳）。

科属形态 报春花科植物斜倾报春花［Primula cernua Fr.］。多年生草本。根须状，白色肉质。叶根生，无柄；叶片倒披针形，长4~7.5厘米，宽1.2~2厘米，先端短尖，基部渐次狭窄，近全缘，两面均有短柔毛，侧脉明显。花茎由叶丛中直生，高约20厘米，伞形花序顶生，有小花12枚；萼绿色，钟状，5齿裂；花冠漏斗形，紫色，先端5裂；裂片复2裂。蒴果球形。

产地 我省各地均产。生于草坡。

采集期 夏初采集。

药用部分 根。

性味 性平，味辛甘。

功用 治虚劳。

方剂 治劳咳：野洋参、胖血藤各五钱，炖心肺吃（贵阳）。

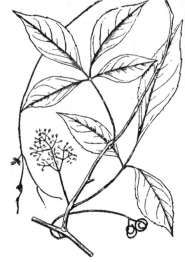

图311　细母猪藤

细母猪藤

别名 细母猪藤（剑河）。

科属形态 葡萄科乌蔹莓属植物［Cayratia sp.］。细长藤本。茎红褐色，皮孔明显，光滑无毛。掌状复叶互生，有小叶5枚，总叶柄长5~7厘米，小叶有短柄；小叶片长椭圆形，中间小叶较大，长6~9厘米，宽2~3厘米，先端渐尖，基部楔形，边缘疏生锯方，两面均有白霜。卷须与叶对生，有分叉，缠绕状。花序生于叶柄的对面，聚伞花序；花瓣5枚，雄蕊5枚，与花瓣对生。果未见。

产地　我省剑河产有。多生于灌木林中。

采集期　夏、秋季采集。

药用部分　根。

性味　性平，味甘辣。

功用　解毒，排脓。

方剂　治无名肿毒：细母猪藤根、大母猪藤根各等份，捣烂敷患处（剑河）。

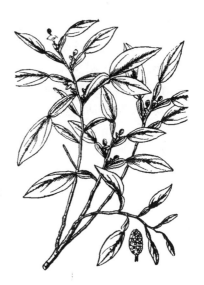

图312　细叶藤桔

细叶藤桔

别名　铁斑鸠、巴岩姜（兴义）。

科属形态　天南星科植物细叶藤桔［Pothos repens (Lour.) Merr.］。藤本，攀附于石上。茎有节，木质化，淡绿色，有细纵纹。叶互生，2列，革质，卵状披针形，长2~5厘米，宽1~2厘米，先端渐尖，基部圆形，全缘；叶柄扩大成叶状，长1~3厘米，宽5~7毫米，顶端有结节。花序柄腋生，佛焰苞小，外向反折，宿存；球状肉穗花序。果为浆果。

产地　我省榕江、兴义等地产有。生于山林岩石缝中。

采集期　四季均可采集。

药用部分　全草。

性味　性温，味辛。

功用　治劳伤，止痛，接骨。

方剂　1. 治劳伤或跌损疼痛：铁斑鸠五钱，泡酒服（兴义）。

2. 治骨折：铁斑鸠捣烂，用酒炒热，包扎患处（兴义）。

细　针　果

别名　细针果、癣药（兴义）。

科属形态　菊科蟛蜞菊属植物［Wedelia sp.］。直立草本。多分枝，幼枝上部有毛。叶对生，有柄；叶片卵形，长4.5~7厘米，先端渐尖，基部楔形，下延至叶柄中部，边缘有锯齿，两面均被疏散白毛，有紫色斑块。头状花枝顶生，总苞片2列，草质；花托扁平，有宿存的船形长鳞片抱持着瘦果。瘦果扁平，有3棱，平滑，顶冠以早落性的鳞片2枚。

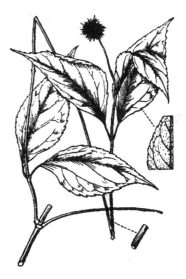

图313　细　针　果

产地 我省兴义产有。多生于水沟边。

采集期 夏、秋季采集。

药用部分 根及叶。

性味 性温，味辛而苦。

功用 舒筋活络。

方剂 1. 治风湿麻木：细针果根捣绒和酒，包患处（兴义）。

2. 治劳伤疼痛：细针果根四两，泡一斤酒服（兴义）。

3. 治癣：细针果叶捣烂，取汁搽患处（兴义）。

张 麻

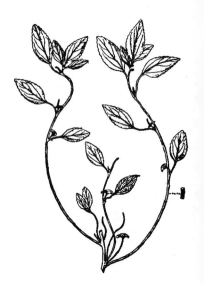

图314 张 麻

别名 虫蚁荣（都匀），止血草（黎平、湄潭）。

科属形态 荨麻科植物张麻［Chamabainia cuspidata Wight.］。披散草本。茎略具四棱，被伏柔毛。单叶互生，有柄；叶片卵形或卵状长椭圆形，长3~4厘米，宽1.5~1.8厘米，先端钝或微尖，基部圆形或阔楔形，主脉3条，边缘有圆齿，两面疏被柔毛。穗状花序腋生，苞叶大，近盾状，阔卵形，先端突尖，基部深心形，两耳紧连，包藏幼小的花穗外面有毛宿存；花极小，4出数。

产地 我省都匀、黎平、湄潭等地产有。生于园边、荒地、土坎。

采集期 秋后采集。

药用部分 全草。

性味 性平，味苦微酸。

功用 止血生肌。

方剂 1. 治刀伤：用虫蚁菜叶嚼绒敷伤口（黎平）。

2. 治痢：用虫蚁菜五钱至一两，煎水服（湄潭）。

贯叶连翘

别名 小对叶草（遵义），小过路黄（贵阳、安顺），小种癀药（贵阳）。

科属形态 金丝桃科植物贯叶连翘［Hypericum perforatum L.］。多年生草本。茎直立，高15~70厘米；茎有2棱，近基部木质化，小枝多数。叶椭圆形至线形，长8~15毫米，宽3~7毫米，无端钝头，基部微抱茎，全缘，稀具黑色腺点。夏日开花，成二歧聚伞花序；萼片披针形，先端稀具黑色腺点；花瓣卵圆形，黄色，长的1厘米，宽4毫米，先端具黑色腺点；雄蕊3束，短于花冠裂片，花药上具黑色腺点；子房1枚、3室，花柱5枚，柱头捧状，先端微弯。蒴果圆锥形。

产地 我省各地均产。多生于荒山土埂边。

采集期　六、七月采集。

药用部分　全草。

性味　性平，味辛微苦。

功用　清热解毒，通乳。

方剂　1. 治口鼻生蠤：小对叶草叶搓绒，塞进鼻孔（贵阳）。

2. 治乳疖：用小对叶草嫩叶尖数片，揉塞鼻孔（左痛塞右，右痛塞左），干时换药；并用此药捣绒敷痛处；又用此药一至二两煎水当茶喝。乳疖已溃烂者不能用（贵阳）。

3. 治乳少：全草一两，炖肉吃，能催乳。（遵义）。

禁忌　忌烟、酒和燥、辣食物。

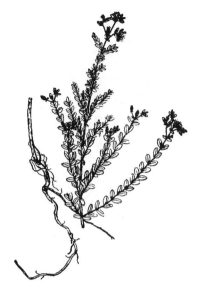

图315　贯叶连翘

劳 伤 药

别名　劳伤药、毒气药（惠水），小泽药（遵义）。

科属形态　凤仙花科植物〔Impatiens sp.〕。一年生草本。茎直立，无毛。单叶互生，狭长椭圆形，先端尖，边缘具粗锯齿，基部狭楔形，上面深绿色，脉上有毛，下面几无毛。花一至数朵，腋生，花梗细长；萼3枚，侧生的2枚小，后方1枚大，凸出呈囊状，末端渐延伸成角状之距；雄蕊5枚，药合生。

产地　我省遵义、惠水等地产有。生于山坡阴处。

采集期　秋后采集。

药用部分　全草。

性味　性温，味甜。

功用　理气和血，舒筋活络。

方剂　1. 治妇女气血不和、小腹疼痛：劳伤药、益母草、香樟根及小血藤各四钱，吴萸根三钱，煎水服，日服三次（遵义）。

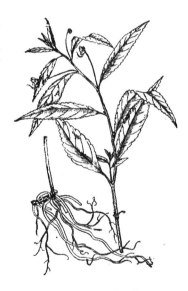

图316　劳伤药

2. 治劳伤：劳伤药根五钱，泡酒服（惠水）。

禁忌　忌豆腐及生冷食物。

斑 叶 兰

别名　野洋参（遵义），九层盖（黎平）。

科属形态　兰科植物斑叶兰〔Goodyera schlechtcndaliana Reichb.〕。多年生草本。茎高约30厘米，茎有节，下部平卧，有黄白色的肉质根数条向下排列，上部密被绵毛。叶数枚，近基部生；叶片卵圆形，长5~2厘米，宽1~2厘米，先端尖，全缘，基部阔楔形；鞘状叶柄，上面暗绿色，有白斑而带淡红色。花茎直立，有鞘状叶数枚；花5~10朵，侧生，穗状排列，白色。

产地 我省各地均产。生于山地。

采集期 七、八月采集。以鲜者为佳。

药用部分 全草。

性味 性温，味甘。

功用 根可补虚，叶可止痛。

方剂 1. 治骨节疼痛：以全草捣烂，用酒炒热外包痛处（小儿则用淘米水代酒），每日一换。将换下的药加酒再捣烂，炒热后敷之（黎平）。

2. 治肾气虚弱（头目眩晕，四肢乏力）；用野洋参（干的）一两，蒸鸡或炖肉吃，或煎水服，早晚空腹时各服一次，每次半碗（遵义）。

禁忌 忌酸、冷食物。

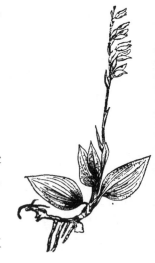

图317 斑叶兰

森氏紫菀

别名 黑根（兴义），小黑药（贵阳）。

科属形态 菊科植物森氏紫菀［Aster sampsoni (Hce.) Hemsl.］。直立草本。根须状，肉质，粗壮。茎圆柱形，基部分枝，高约45厘米，被褐色粗毛。叶互生，上部叶较小，椭圆状披针形，长2~4.5厘米，宽1~1.8厘米，先端短尖，基部渐狭，全缘，上面绿色，下面淡绿色，两面均被粗毛。11月开花；头状花顶生，具柄，伞房状排列，总苞片3~4列，被毛；舌状花1列，白色；管状花黄色，冠毛丰富，约与管花等长。

产地 我省兴义等地产有。多生于草坡。

采集期 夏、秋季采集。

药用部分 根。

性味 性温，味辛甘。

功用 补气血，止汗。

方剂 1. 治头晕盗汗：黑根二两，炖肉或煎蛋吃（兴义、独山）。

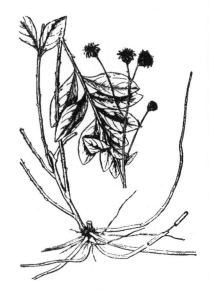

图318 森氏紫菀

2. 治肾虚：黑根、细药各二两，炖鸡吃（贵阳）。

3. 治冷汗不止：黑根三两，蒸鸡蛋或瘦肉吃（贵阳）。

搜 山 虎

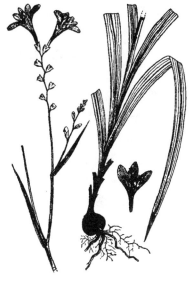

别名 搜山虎（湄潭），黄大蒜（兴义）。

科属形态 鸢尾科植物。多年生草本。根须状。根茎球状，外被纤维状老叶基。茎直立。叶鞘状，抱茎，互生，线形，长约20厘米，宽约14毫米，质硬，叶脉平行。花集成疏穗花序，上生约10朵花，每花自2苞片间伸出，苞片绿色，尖端带红色，船形；花被洋红色，漏斗状，裂片6枚；雄蕊3枚；雌蕊1枚，子房下位。

产地 我省各地均产。野生或家种。

采集期 四季均可采集。

药用部分 根。

性味 性温，味涩。

功用 止痛，解毒。

图319 搜 山 虎

方剂 1. 治全身筋骨疼痛：用搜山虎根一至二钱，泡酒服（湄潭）。

2. 治蛊毒及胸口痛：搜山虎根五分，切碎，用酒或开水吞服（都匀）。

3. 治各种烂疮：用搜山虎根、射干根各等份，捶绒敷患处（兴义）。

粟 米 草

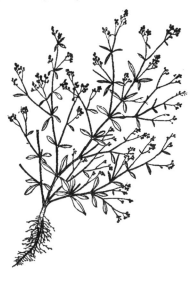

别名 地麻黄（遵义），地杉树（惠水）。

科属形态 粟米草科植物粟米草〔Mollugo stricta L.〕。一年生草本。茎高约20厘米，全体无毛。直根较细，黄白色，茎倾斜，有棱。叶3枚轮生，小型，长椭圆状披针形或倒卵状披针形，全缘，无柄；托叶极小。歧伞花序顶生或腋生，花小，红褐色，有短梗；花被5枚；雄蕊3枚；子房3室，3花柱，短，胚珠多数。种子圆肾形，棕黑色，有瘤状突起。

产地 我省各地均产。生于荒地、沙土及河坝等处。

采集期 五、六月采集。

图320 粟 米 草

药用部分 全草。

性味 性平，味淡微涩。

功用 清热解毒。

方剂 1. 治皮肤热疹：用全草二钱捣烂包脉经（即寸口）（遵义）。

2. 治火眼：地麻黄（嫩尖）七朵，九里光（嫩叶）七张，两药混合冲绒，塞在鼻内（左眼痛塞左鼻，右眼痛塞右鼻），随时更换（惠水）。

禁忌 忌辣椒、烧酒及姜葱。

喜马拉雅爬山虎

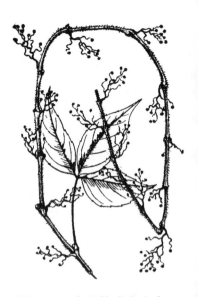

别名 小红藤（绥阳），绿葡萄藤（水城）。

科属形态 葡萄科植物喜马拉雅爬山虎仁［Partheno-cissus himalayana Planch.］。落叶藤本。茎红褐色，密被红褐色粗毛；卷须短，多分枝，螺旋状，顶端有圆形粘状吸盘。叶与卷须对生，有柄；叶为 3 小叶，顶小叶倒卵形，边缘有锯齿，两侧小叶基部偏斜，嫩时红色，背面脉上有短柔毛。花果未见。

产地 我省各地均产。多生于山坡上。

采集期 四季均可采集。

药用部分 全草。

性味 性温，味辛。

图 321　喜马拉雅爬山虎

功用 接骨，治跌打损伤。

方剂 1. 治骨折：小红藤、见血飞、赤葛根各等份，捣烂，加酒炒热包患处（绥阳）。

2. 治跌打损伤：用小红藤、见血飞根各一两，泡酒服（绥阳）。

3. 治骨折：小红藤、三角风各等量，捣烂，加酒包患处（水城）。

4. 治风湿：小红藤、三角风各等量，煎水洗患处（水城）。

黄毛铁线莲

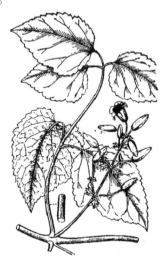

别名 大木通（兴义），黄钉耙藤（榕江），蜂糖花（望谟）。

科属形态 毛茛科植物黄毛铁线莲［Clematis chrysocoma Franch.］。攀援落叶灌木。高 5～6 米，嫩枝圆柱形，有棱，密被黄色长毛。复叶对生，有长柄；小叶 5 枚，有短叶柄，叶卵圆形，长 5～8 厘米，顶端急尖，基部圆形或微心形，边缘有浅裂及锯齿，上面疏被短贴毛，下面及叶柄均密被黄色长毛。圆锥花序腋生，有花 9～15 朵；萼片 4 枚，作花瓣状，粉白色，外面密被白色柔毛；雄蕊多数，有白色丝状长毛。

图 322　黄毛铁线莲

产地 我省兴义产有。生于灌木林中或山野土坎。

采集期 四季均可采集。

药用部分 全草。

性味 性温，味辛。

功用 通窍利水。

方剂 1. 治小便不通：大木通、土茯苓各五钱，煎水服（兴义）。

2. 治跌打劳伤：大木通一两，泡酒服（兴义）。

3. 治小儿惊风：用大木通根或花五钱煎水服（罗甸）。

4. 治脱皮癞：大木通煎水熏洗全身，再以叶和皮，晒干研末，调茶油搽患处（榕江）。

黄　茅

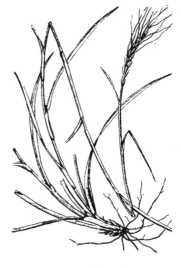

图 323　黄　茅

别名　毛针子草（兴义），风气草（铜仁），毛锥子（安龙）。

科属形态　禾本科植物黄茅 ［Heteropogon contortus (L.) Beauv.］。多年生草本。根须状，坚韧。秆丛生，直立，高 40～90 厘米，圆柱形，有节，直径 1 毫米左右，白色，光滑无毛。叶鞘压扁状，有脊无毛，具纵纹，鞘口疏具毛；叶片线形，扁平，长 12～15 厘米，宽 2～3 毫米，两面均粗糙，下部边缘疏生毛。总状花序枝顶生，长 3～4 厘米，直立或稍弯曲；孕性小穗线形，基盘尖锐，具棕色髯毛，芒 2 回膝曲，长 6～8 厘米，芒柱扭转而被短毛。

产地　我省各地均产。多生于山野路旁。

采集期　夏、秋季采集。

药用部分　全草。

性味　性温，味甘。

功用　通关节，除风湿。

方剂 1. 治风湿关节疼痛：毛针子草根一两，大血藤、小血藤、观音柴各五钱，泡酒服（贵阳）。

2. 治风寒咳嗽：毛针子草根一两，煎水服（兴义）。

3. 治枪伤（退子弹）：毛针子草（全草）、迷马桩各等量，捣烂敷伤处（安龙）。

黄凤仙花

别名　岩指甲花、肥婆娘（兴义）。

科属形态　凤仙花科植物黄凤仙花 ［Impatiens davidi Franch.］。一年生草本。高 20～25 厘米，茎直立，有深纵沟及膜皮质翅状突起。叶互生，微呈倒卵形，长 8～11 厘米，宽 3～4 厘米，先端渐尖或钝，基部楔形，边缘有圆锯齿，齿间有腺体，主脉突出，侧小脉约 18～23 对，明显。秋日于叶腋间开单顶花，花梗细瘦；萼 3 枚，绿色，卵圆形，5 脉顶尖，其中间 1 枚较长，先端卷曲；花瓣橙红色或微带淡色纹，长 3 厘米，距短，呈钩状，花中部背脊隆起；雄蕊 5 枚，围绕子房，花药联合；子房上位，花柱短。花后结蒴果，种子鲜红色。

产地　我省南部各地均产。多生于岩山或岩上湿地。

采集期 秋季采集。

药用部分 全草。

性味 性温，味辛。

功用 消积，止痛。

方剂 1. 治腹痛：岩指甲花根五钱，煎水服（兴义）。

2. 治小儿疳：岩指甲花全草二钱，蒸猪肝吃（兴义）。

3. 治无名肿毒：岩指甲花全草捣烂，敷患处（兴义）。

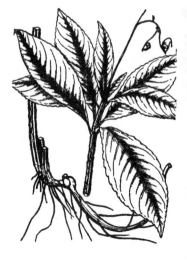

图 324 黄凤仙花

黄 瓦 韦

别名 七星剑（梵净山），金鸡尾（剑河、罗甸），大石韦（黎平），公金鸡（遵义）。

科属形态 水龙骨科植物黄瓦韦［Lepisorus maerosphaerus var. asterolopis（Bak.）Ching.］。多年生草本。根状茎横走，疏被棕色鳞片。叶柄长，叶片长披针形，长约 23 厘米，两端渐狭，革质，上面深绿色，下面淡绿色，叶脉不明显。孢子囊群较大，呈斜矩圆形，着生于中脉与边缘之间。

产地 我省各地均产。生于岩山或沙地。

采集期 四季均可采集。

药用部分 全草。

性味 性微寒，味苦。

功用 解热，治刀伤，止咳嗽。

方剂 1. 治发烧：用七星剑根兑酒捣烂，取汁服（梵净山）。

2. 治小儿白口疮：以叶背的金星点炒后研成细末，用草筒吹一分入小儿口腔患处（剑河）。此药末并可治刀伤出血（罗甸）。

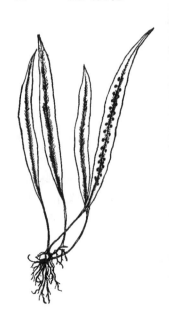

图 325 黄 瓦 韦

3. 治咳嗽：七星剑五钱，金柴胡、排风藤、克风尖、马蹄草各三钱，五皮风、天花粉、知母、车前草、木通各二钱，煎水服，每日三次，每次半茶杯（遵义）。

禁忌 忌燥辣食物。

黄 泡

别名 黄泡（湄潭），小黄泡（麻江、剑河）。

科属形态 蔷薇科植物［Rubus pectinellus Maxim.］。蔓生灌木。茎圆形，密被黄棕色柔毛，散生少数小刺。单叶互生；叶柄圆形，长 2～5 厘米，被柔毛，叶片圆肾形，微

5裂，先端钝，边缘有细锐锯齿，基部心形，上面深绿色，脉上有毛，下面灰绿色，被白色柔毛，脉上伏生黄棕色柔毛；托叶与叶柄分离，羽状分裂，密被柔毛。花1~2朵腋生或数朵排列成总状花序顶生，白色小苞；萼钟状，5裂，萼齿与萼筒长度相近，密被白色绒毛，宿存；雄蕊多数。

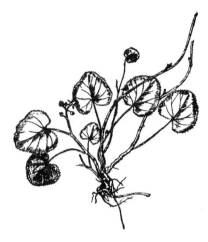

产地 我省各地均产。生于林边、路边。

采集期 四季均可采集。

药用部分 根、叶。

性味 性凉，味苦微涩。

功用 除湿利水，清热。

方剂 1. 治水泻：用鲜黄泡根二两煎水服，每日三次（剑河）。

图326 黄 泡

2. 治黄水疮（已破皮流黄水者）：将黄泡叶晒干研成末，以适量撒于患处，一日二次（麻江）。

3. 治一身发黄：用黄泡根2两，煎水服（湄潭）。

禁忌 忌燥辣食物。

菖蒲桶岩豆藤

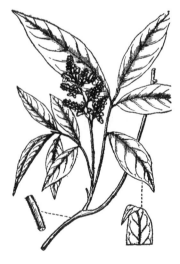

别名 岩豆藤，大血藤（遵义），血贯肠（贵阳），老鸦藤（瓮安），老菀豆藤、小鸡血藤、鸡血藤（金沙）。

科属形态 豆科植物菖蒲桶岩豆藤［Millcttia champutongensis Hu.］。攀援灌木。多分枝。羽状复叶对生，长椭圆至卵圆形，全缘，先端渐尖，基部楔形，上面无毛，背面平贴丝状毛绒；长5~8厘米，宽1.8~2.2厘米；具短叶柄，小托叶刺毛状。圆锥花序顶生或腋生，花单生，紫色，蝶形；旗瓣几圆形，有胼胝及耳，外面密生丝状毛；翼瓣小于龙骨瓣；雄蕊10枚，分成1与9二组；子房披针形，密生丝状毛，柱头头状。

图327 菖蒲桶岩豆藤

产地 我省贵阳等地产有。生于岩石山地。

采集期 四季均可采根。

药用部分 根、花。

性味 性平，味甘微涩。

功用 和血，解热。

方剂 1. 治红白痢：岩豆藤根五钱，石榴皮二钱，煎水服（贵阳）。

2. 治劳伤疼痛：岩豆藤根五钱，铁筷子四钱，木通三钱，泡酒服（贵阳）。

3. 治鼻衄：岩豆藤花、白茅根各二钱，煎水服（贵阳）。

4. 治贫血：岩豆藤根一两，五香血藤五钱，泡酒服或炖肉吃（清镇）。

菅

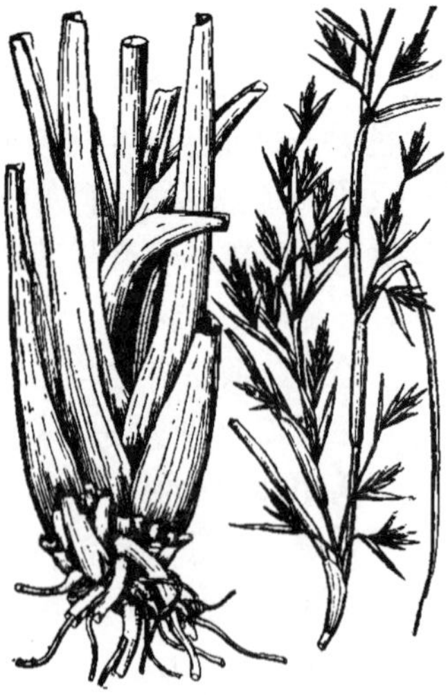

别名 蚂蚱草（兴仁），接骨草、大响铃草（兴义）。

科属形态 禾本科植物菅［Themeda gigantea var. villosa（Poir）Keng.］。粗壮草本。须根肥壮。秆高可达 3 米。叶鞘光滑无毛，压扁状；叶片线形，两面均粗糙。总状花序圆锥式排列；总状序柄长 8~12 毫米，上端具微毛，下端有佛焰状之苞片，长 2~3 厘米，外表带红色；下方两对总苞状的小穗雄性，近于轮生，第一颖背部无毛，两性小穗 2~3 个，无芒，第一颖革质，密生棕色柔毛，第二颖与第一颖同质同长，背部亦被棕色柔毛，上半部并附生 2 个雄性或中性小穗。

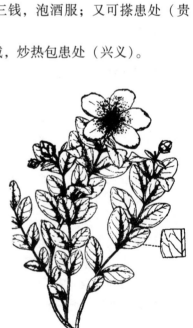

图328　菅

产地 我省各地均产。多生于山野路旁、河沟边。

采集期 夏、秋季采集。

药用部分 根。

性味 性温，味辛。

功用 散寒解表，接骨，治劳伤，除风湿。

方剂 1. 治风寒感冒：蚂蚱草一两，铁筷子五钱，煎水服（贵阳）。

2. 治风湿麻木：蚂蚱草一两，石楠藤五钱，白龙根三钱，泡酒服；又可搽患处（贵阳）。

3. 治骨折：蚂蚱草嫩根一两，臭草一两，加米酒捣绒，炒热包患处（兴义）。

4. 治水肿：蚂蚱草一两，煎水服（兴义）。

贵州金丝桃

别名 过路黄（各地均称），上天梯（黔东南），水香柴，刘寄奴，金丛梅。

科属形态 金丝桃科植物贵州金丝桃［Hypericum kouytchense Lévl.］。灌木。高约 100 厘米左右，小枝圆柱形，红褐色。叶对生，无柄，椭圆形，或卵状椭圆形，长 2~3 厘米，宽 1~1.6 厘米，全缘，干后红褐色。花黄色，直径约 5 厘米，3 朵成聚伞花序，萼片卵状矩圆形至卵状披针形；雄蕊多数，长约为花瓣之半，花柱与枝分离，较雄蕊为短。蒴果，胞间裂。

产地 我省各地均产。生于山野路旁。

采集期 夏、秋季采集。

药用部分 根或种子。

性味 性微寒，味辛、甘。

图329　贵州金丝桃

功用　解热，祛瘀，止伤痛。

方剂　1. 治妇女癥瘕：过路黄根、马鞭草各五钱，用水、酒各半煎服（贵阳）。

2. 治黄疸：过路黄根一两，蒸淘米水服（贵阳）。

3. 治月经不调及伤痛：过路黄根一钱，过路黄子五钱，共研成末，用酒吞服，每次一钱（贵阳）。

黑及草

别名　黑及草（兴义）。

科属形态　龙胆科植物［Halenia elliptica D. Don.］。直立草本。茎高 30~50 厘米，有分枝。叶对生，卵状椭圆形，长 0.8~2.5 厘米，全缘，先端钝，基部渐狭，上面暗绿色，下面淡绿色；主脉 3 条，两侧的不甚明显。聚伞花序顶生及腋生，萼 4 裂，裂片阔披针形，绿色，花冠钟状，4 裂达中部以下，紫色，尖端白色，裂片基部有窝孔，延伸成一长距；雄蕊 4 枚，着生于花冠基部。蒴果卵形。

产地　我省兴义产有。生于山野草坡。

采集期　秋季采集。

药用部分　根。

性味　性寒，味苦。

功用　治风热。

方剂　治风热头晕：黑及草根五钱至八钱，炖肉吃。

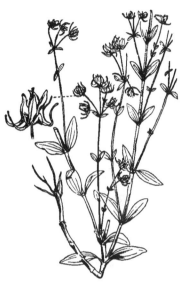

图 330　黑及草

黑汉条

别名　羊屎条，冷饭团（贵阳、兴义），羊舌子、灰猫条（贵阳）。

科属形态　忍冬科植物黑汉条［Viburnum utile Hemsl.］。灌木。体高 3 米余，外皮灰褐色。枝密被淡棕色及灰白色星状毛。叶对生，革质，柄长 1.2~1.5 厘米，圆柱形，密被白色的星状毛；叶片长椭圆形，长 4~11.5 厘米，宽 1.3~3.5 厘米，先端钝，基部圆形，全缘，上面深绿色，无毛，下面淡绿色，密被灰白色星状毛。伞形的复聚伞花序，生于枝顶；萼管短，倒圆锥形，先端 5 齿裂，外面亦被星状毛；花冠钟状，白色，具相等的 5 瓣；雄蕊 5 枚，与花冠裂片互生而稍外露；花柱短，子房下位。

产地　我省各地均产。多生于岩山及路旁。

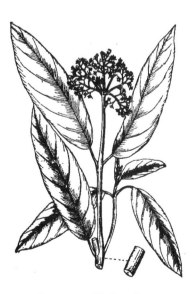

图 331　黑汉条

采集期 四季均可采集。

药用部分 根。

性味 性平，味酸涩。

功用 治热痢、脱肛、痔疮出血。

方剂 1. 治热痢：羊屎条根一两，煎水服（贵阳）。

2. 治痔疮出血：羊屎条根一两，煎水服（贵阳）。

3. 治刀伤：将羊屎条茎上嫩绒毛放于伤口处，能止血收口（绥阳）。

4. 治小儿天河水干：羊屎条嫩尖五至七个，捣烂，兑淘米水服（绥阳）。

肾　蕨

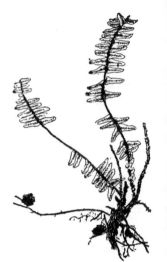

图332　肾蕨

别名 凉水果（贵阳），麻雀蛋（惠水），水槟榔（晴隆），天鹅抱蛋（安顺），冰果草（望谟），圆羊齿，蜈蚣蕨。

科属形态 骨碎补科植物肾蕨〔Nephrolepis cordifolia (L.) Presl.〕。多年生草本。根茎近直立，附生有扁圆形的肉质块根，密被黄褐色鳞片。叶柄簇生，有纵沟，疏生黄褐色透明鳞片；1回羽状复叶，小叶片多数互生，无柄，线状披针形，长1.5～2.5厘米，先端钝，基部下侧微呈心形，上侧呈耳形，边缘有钝锯齿。孢子囊群生于小叶片边缘小脉的顶端，囊群盖圆肾形。

产地 我省各地均产。多生于岩石缝中。

采集期 四季均可采集。

药用部分 全草。

性味 性平，味甘。

功用 清热，治刀伤、吐血、淋浊、不孕。

方剂 1. 治刀伤：用凉水果嫩叶子嚼绒敷伤处。若有伤口生蛆者，用此药敷上，兼有杀虫作用（贵阳）。

2. 治淋浊：凉水果（干的）五钱，杉树尖二十一个，夏枯草五钱，野萝卜菜四钱，煎水兑白糖服（贵阳）。

3. 治妇女不育：凉水果、十弟兄及天门冬各五钱，炖肉吃（惠水）。

4. 治吐血：用凉水果根一两，煎水服（绥阳）。

掌羽凤尾蕨

别名 金鸡尾（罗甸、都匀），凤尾草（贵阳、黎平、剑河）。

科属形态 凤尾蕨科植物掌羽凤尾蕨仁〔Pteris dactylina HK.〕。多年生草本。根状茎倾斜。叶柄丛生，细弱，光滑无毛，草黄色，基部棕褐色；叶片为指状复叶，绿色纸质；

484

小叶片长线形，多为 5 枚，中间 1 片最长；不生孢子囊的叶，小叶片较宽，边缘有锯齿，黄色，着生孢子囊的叶，叶片较狭，几全缘，囊群生于边缘，连续不断。

产地 我省各地均产。多生于岩山石缝中。

采集期 四季均可采集。

药用部分 全草。

性味 性平，味淡微涩。

功用 解热利尿，治狂狗咬伤。

方剂 1. 治狂狗咬伤：金鸡尾、杨梅皮、化稿皮（均系干的）各二钱，煎水兑酒服，一日三次，一次半杯（罗甸）。

2. 治水肿：金鸡尾、水菖蒲、萝卜子、臭草根各二钱，煮石膏豆腐，早晚各吃一次（惠水）。

3. 治小儿急惊风：金鸡尾根五钱，煎水服（贵阳）。

禁忌 患水肿病者忌盐。

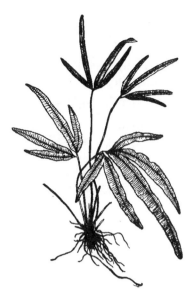

图 333　掌羽凤尾蕨

筋　骨　草

别名 散血草（湄潭、望谟），乃东草（贵阳），水红藤（思南），腰痛草（石阡、都匀）。

科属形态 唇形科植物筋骨草 [Ajuga decumbens Thunb.]。多年生草本。根须状。茎倾斜或匍匐，微呈四棱形，带紫色，有分枝，全体被白色柔毛。叶对生，有柄；叶片卵形或长椭圆形，长 4~6.5 厘米，宽 1~3.5 厘米，先端短尖，基部楔形，下延，边缘有不规则的波状粗齿，两面均有柔毛。花轮有花数朵，腋生或顶生，排成多轮的穗状花序；萼钟状，有 5 齿，外面及边缘均有柔毛；花冠蓝紫色，外有短柔毛，内有毛环；雄蕊 4 枚，2 强，伸出花冠之外。小坚果 4 枚。

产地 我省各地均产。生于沟坎、土边等处。

采集期 六、七月采集。

药用部分 全草。

性味 性凉，味苦。

功用 治狗咬伤、跌打损伤、眼赤、腹痛、下瘀血。

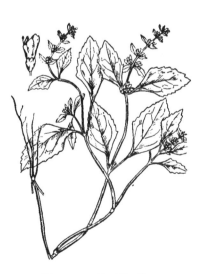

图 334　筋骨草

方剂 1. 治伤肿、出血、骨折：散血草、三百棒、水冬瓜、养鸡草、臭草根各等份（都用新鲜的），捣绒包在伤口处，就能止血。若是筋骨折断，包上药后，外上夹板，勿使伤处动摇，药干后又换鲜药包上（惠水）。

2. 治眼赤起血丝不散：用散血草，捣烂取汁，点眼角。

3. 治肚皮痛：散血草（少许）捣绒，兑开水服（望谟）。

4. 治疮：用散血草、牛勒筋嚼烂敷患处（湄潭）。

5. 治狗咬伤：用鲜散血草捣烂敷伤处（都匀）。

6. 治腰痛：用散血草二两泡酒服（石阡、都匀）。

7. 治花柳病疮：用散血草半斤煎水洗患处（思南）。

8. 治肺痈：散血草一两，倒竹伞一两，炖猪肺吃（都匀）。

附兽医处方 1. 治马牛肚痛发水：将散血草半斤至一斤冲绒，兑淘米水灌服，每次用半茶杯（惠水）。

2. 治马发水：散血草、熟地黄、白地生及针钱包各二钱，磨成粉兑淘米水灌服（惠水）。

禁忌 忌生、冷、酸食物及糯食、发物。

短尾铁线莲

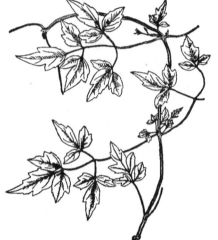

图335 短尾铁线莲

别名 山木通（各地均称），红钉耙藤（榕江），小木通（独山）。

科属形态 毛茛科植物短尾铁线莲［Clematis brevicaudata DC.］。藤本。茎有纵棱，疏被毛。叶为2回3出复叶，羽叶3~7枚，对生；小叶片卵形至卵状椭圆形，长3~5厘米，先端尖或急尖，基部圆形，边缘有2~3个缺刻，两面均疏被淡黄色毛；无托叶及小托叶。

产地 我省各地均产。生于小树林中、荒坡或园埂上。

采集期 四季均可采集。

药用部分 茎、叶。

性味 性凉，味苦。

功用 除湿热，利小便。

方剂 治小便不利：用山木通藤五钱，小泡通四钱，车前草三钱，煎水服，早晚各一次（独山）。

禁忌 忌燥辣食物、豆腐、烧酒，孕妇忌服。

腋花富贵草

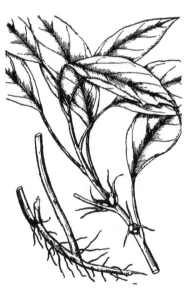

图336 腋花富贵草

别名 三角咪（兴义）。

科属形态 黄杨科植物腋花富贵草［Pachysandra axillaris Fr.］。多年生常绿草本。茎绿色，高约40厘米，无毛。单叶互生，有长柄；叶片长椭圆形或阔披针形，长 7 ~ 12 厘米，宽 2.5 ~ 4.5 厘米，先端渐尖，基部阔楔形，全缘，上面绿色，叶片较明显，下面色较淡。花叶腋单生或成短总状。果近球形，直径约 8 毫米，顶部有 3 个长尖。

产地　我省各地均产。生于山林岩石脚。

采集期　夏、秋季采集。

药用部分　根。

性味　性温，味辛。

功用　治劳伤、跌打，止痛。

方剂　1. 治跌打损伤：三角咪、铁筷子各五钱，煎水服（贵阳）。

2. 治劳伤腰痛：三角咪、铁筷子、见血飞各三钱，泡酒服（贵阳）。

3. 治腹痛：三角咪五钱，煎水服（兴义）。

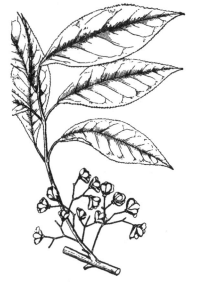

图 337　丝棉木

丝棉木

别名　鸡血兰（兴义）。

科属形态　卫矛科植物丝棉木 ［Evonymus bungeana Bge.］落叶灌木或小乔木。高 4 ~ 5 米，上部多分枝。小枝叶生长茂盛，对生，革质，椭圆形或椭圆状披针形，长 10 ~ 15 厘米，宽 3.5 ~ 4.5 厘米，先端尖锐，边缘有细锯齿，基部楔形；柄长 2.5 ~ 3.5 厘米。聚伞花序，有小花多朵。蒴果黄色，花盘扁平 4 裂，宿存，成熟果实深 4 裂，内有种子 3 ~ 5 粒，其中发育完全的种子为卵圆形，淡红色，种阜及种脊黄色明显，外被橙红色假种皮。

产地　我省西南部各地均产。多栽培于村庄周围。

采集期　四季均可采集。

药用部分　根、果实。

性味　性寒，味苦涩。有小毒。

功用　止血，泻热。

方剂　治衄血：鸡血兰果及根各二钱，煎水服（兴义）。

强威生草

别名　强威生草（遵义）。

科属形态　桔梗科植物 ［Lobelia pleotricha Diels.］。多年生草本。茎直立，单一，高 60 ~ 100 厘米，带紫红色，有纵条纹，光滑。叶互生，无柄；叶片长椭圆形或椭圆状披针形，先端渐尖，基部狭，边缘有浅齿，上面绿色，背面淡绿色，叶脉微带紫红色，两面均平滑无毛。花腋生，有柄，总状排列；萼钟状，5 裂，裂片边缘有细齿；花冠粉红色，2 唇形，5 裂，上唇 2 裂较深；

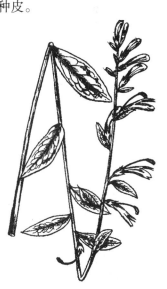

图 338　强威生草

487

雄蕊5枚，花丝基部分离，花药紫蓝色，彼此连合，下方2药的先端有白色丛毛；子房下位，有多数胚珠。

产地 我省各地均产。自生于山野路旁。

采集期 夏、秋季采集。

药用部分 根。

性味 性平，味甘。

功用 补虚弱。

方剂 治虚弱：用强威生草根一两，炖肉吃（遵义）。

费　菜

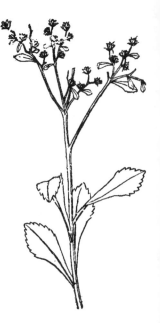

图339　费　菜

别名 还魂草（湄潭），佛指甲（贵阳）。

科属形态 景天科植物费菜［Sedum kamtschaticum Fisch.］。多年生肉质草本。茎高约30厘米。叶互生，匙形，长约6厘米，宽约2厘米，先端钝，上部边缘有圆锯齿，无柄。聚伞花序顶生；萼5枚；花瓣5枚，黄色，基部合生；雄蕊5枚，雌蕊5枚。蓇葖分离，种子多数。

产地 我省各地均产。多生于土坎及园边。

采集期 秋后采集。

药用部分 全草。

性味 性温，味微涩。

功用 活瘀散络。

方剂 治跌打损伤：还魂草泡酒二两，酌量服。捣绒敷伤处，有追风解毒止痛之功（湄潭）。

痱子草

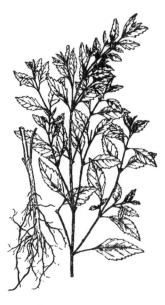

图340　痱子草

别名 痱子草（遵义），野荆芥（毕节）。

科属形态 唇形科香薷属植物［Elsholtzia sp.］。多年生草本。根须状。茎直立，高约50厘米，四方形，有分枝，被毛。叶对生，卵圆状棱形，先端潮尖，基部渐狭，边缘有疏锯齿，下半部全缘，上面稀被细毛，下面无毛有细透明点，羽状网脉明显。

产地 我省各地均产。生于林边、草坡和路旁。

采集期 四季均可采集，但以秋后采集较好。

药用部分 全草。

性味 性凉，味苦辛。

功用 除湿热，消毒。

方剂 1. 治疮毒：痱子草根、蒲公英及赤茯苓各一钱半，金银花一钱，煎水服（遵义）。

488

2. 治痱子毒疮：用痱子草适量，煎水洗患处（遵义）。

椴 树

别名 叶上果（贵阳）。

科属形态 椴树科植物椴树［Tilia tuan
Szyszyl.］。落叶乔木。干高可达 15 米，小枝初有星
状短柔毛，以后渐落。叶阔卵形或卵形，长 10～12
厘米，宽 4～6.5 厘米，先端渐尖，基部斜楔形，边
缘有微小的疏锯齿，部分的叶全缘；上面无毛，背面
密被白色星状柔毛，脉腋内有棕色簇毛；叶柄长 4～
5.5 厘米，有细毛。花排列为聚伞花序；花苞叶状，
绿色，有明显的网状脉。果实近球形，直径约 8 毫
米，坚硬，表面有疣状突起。

产地 我省各地均产。生于山野。

采集期 四季均可采集。

药用部分 根。

性味 性温，味微苦。

功用 祛风活血，治跌打损伤、风湿麻木。

方剂 治跌打损伤、风湿麻木：用叶上果根二两，泡酒服或搽痛处（贵阳）。

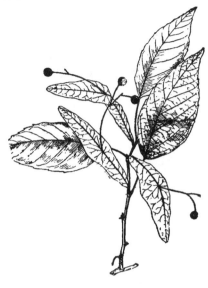

图 341 椴 树

枫 杨

别名 鬼柳叶（黔东南），麻柳（黔南）。

科属形态 胡桃科植物枫杨［Pterocarya stenoptera
DC.］。落叶乔木。羽状复叶，长约 30 厘米，叶轴具有
狭翅；小叶 15～25 枚，互生，先端尖，基部圆形，边缘
密生锯齿；羽状网脉明显，无柄；叶脉及叶轴上密被绒
毛。花果未见。

产地 我省各地均产。多生于大山中。

采集期 四季均可采集。

药用部分 叶。

性味 性温，味苦辛，有毒。

功用 治疮癣。

方剂 治皮肤疮癣：鲜鬼柳叶四两，红浮漂二两，
苦参四两，煎水洗患处（黔东南）。

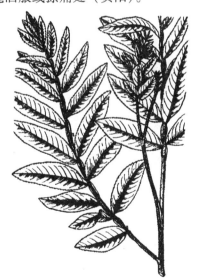

图 342 枫 杨

雷打不死药

别名　雷打不死药（榕江）。

科属形态　玄参科马先蒿属植物［Pedicularis sp.］。多年生草本。茎直立，淡绿色，具纵棱，嫩时被白色细柔毛。叶互生，无柄；叶片质软，长12～16厘米，宽约2厘米左右，2次羽状分裂，羽片线形，长2～20毫米，再羽状分裂；最后裂片先端锐尖，刺状，近基部羽片细小，不分裂；羽轴有狭翅，叶片两面均有白色小点，叶脉不明显。花果未见。

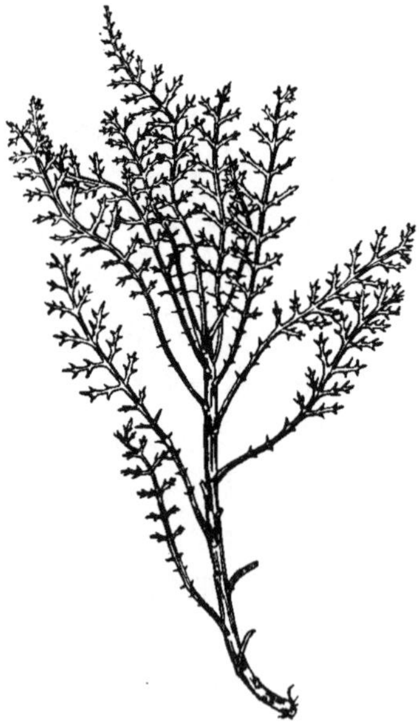

产地　我省榕江产有。生于荒山、路旁。

采集期　夏、秋季采集。

药用部分　全草。

性味　性平，味辛。

功用　治跌打损伤，止痛。

方剂　治跌打重伤（昏迷）：用雷打不死药五钱，煎酒服；或取一钱（研末）用酒吞服（榕江）。

图343　雷打不死药

雷 公 连

别名　雷公连、大匹药（罗甸），野红苕（榕江）。

科属形态　天南星科植物。藤本。茎细硬，黑褐色，光滑无毛，有气生根分布其上。叶互生，具细柄，长约7厘米；叶片卵形，偏向一侧，先端渐尖，全缘，基部阔楔形、圆形至截形，纸质，两面光滑无毛，脉网状分布。花果未见。

产地　我省各地均产。寄生于山中大树上或岩上阴湿处。

采集期　四季均可采集。

药用部分　全草。

性味　性凉，味辛微苦。

功用　治骨折、心痛。

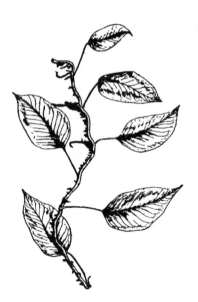

图344　雷 公 连

方剂　1. 治心绞痛：雷公连末一钱，兑淘米水服（罗甸）。

2. 治骨折：雷公连捣烂拌酒糟炒热，先将骨折处复位，再包上药（榕江）。

碎 兰 花

别名　碎兰花（兴义）。

科属形态 唇形科植物［Plectranthus phyllopodus Diels.］。多年生草本。茎方形，直立，高约50厘米，上部被短柔毛。叶对生，有柄；叶片卵圆形，长2～7.5厘米，宽1～3.8厘米，先端渐尖，基部微楔形，边缘有锯齿，上面密被短毛，粗糙，下面主侧及网脉均凸起，脉上有毛。花轴顶生及叶腋对生，聚伞花序于每轴上圆锥式排列，每轮有小花10朵；苞片卵形，被毛；萼短钟形，先端5齿裂，上唇3齿短，下唇2齿较长；花冠上唇短，先端4裂，下唇船形，全缘；雄蕊4枚，2强，伸出花冠以外。

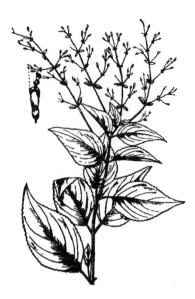

图345　碎兰花

产地 我省兴义一带产有。生于草坡路旁。

采集期 秋季采集。

药用部分 根。

性味 性温，味苦。

功用 行血，治跌打损伤。

方剂 治劳伤跌打：用碎兰花根一两，泡酒服（兴义）。

圆叶蕺菜

别名 水折耳（湄潭），白折耳（各地均称）。

科属形态 三白草科植物圆叶蕺荣［Gymnotheca involucrata Pei.］。多年生匍匐草本。茎细弱，长30～50厘米。单叶互生，阔卵状肾形，全缘，叶脉明显；柄长2～3.5厘米，基部扩大抱茎。穗状花序与叶对生，花穗下有苞3～4片，白色，花柄极短，花被缺；雄蕊6枚；子房下位，每心皮含多数胚珠，花柱4枚。

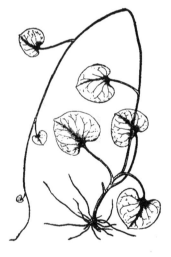

图346　圆叶蕺菜

产地 我省各地均产。生于山坡阴处水沟边。

采集期 春、夏季采集。

药用部分 全草。

性味 性平，味甘淡。

功用 治肺痨咳嗽、跌打，消水积。

方剂 1. 治跌打损伤：水折耳三钱，蒸酒服（贵阳）。

2. 治咳嗽：水折耳二两，炖肉吃（贵阳）。

3. 治腹胀水肿：水折耳三两，炖肉吃；或煎淘米水服（湄潭）。

4. 治白带白浊：水折耳一两，煮甜酒服（独山）。

圆叶节节草

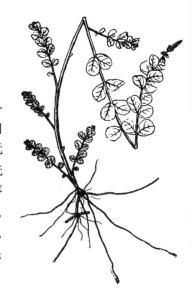

别名　肉矮陀陀（兴义）。

科属形态　千屈菜科植物圆叶节节草［Rotala rotundifolia（Ham.）Koehne.］。一年生草本。根须状，白色肉质。茎高22厘米，基部有分枝，顶软弱。叶对生，近无柄，叶片矩圆形，长0.9~1.2厘米，宽0.8~1.1厘米，先端圆或微截形，基部圆形，全缘，侧脉不明显。穗状花序顶生，花甚小，每一小花均有卵形叶状苞片2枚；萼4裂，钟形，裂片先端渐尖，淡紫色；花冠4片，着生于萼缘，倒卵形，先端圆，基部稍狭，较萼紫色稍深，雄蕊4枚；子房无柄。蒴果4瓣裂。

产地　我省兴义产有。喜生于湿地。

采集期　四季均可采集。

药用部分　全草。

性味　性温，味辛、甘、涩。

功用　治咳嗽。

方剂　治咳嗽：肉矮陀陀五钱，煎水服（兴义）。

图347　圆叶节节草

蜈 蚣 草

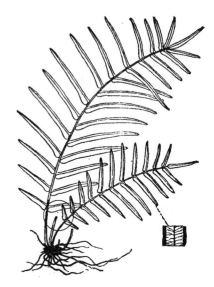

别名　蜈蚣草（贵阳）。

科属形态　凤尾蕨科植物［Pteris vittata L.］。多年生草本。根状茎短，被黄棕色鳞片。叶柄丛生，直立有棱，枯黄色，疏被棕褐色鳞片；叶为1次羽状复叶；羽片无柄，线形，先端渐尖，基部微心形，稍呈耳状。孢子囊群着生于边缘，线形，连续不断。

产地　我省各地均产。生于山坡阴湿处。

采集期　四季均可采集。

药用部分　全草。

性味　性平，味淡。

功用　治疥疮。

图348　蜈蚣草

方剂　治疥疮：蜈蚣草二两，一扫光四两，大蒜秆（干的）四两，煎水洗，一日三次。另外，须内服消毒药：白土茯苓，白鲜皮、蒲公英各一两，八爪金龙四钱，煎水服，一日三次（贵阳）。

禁忌　忌发物、辛辣食物。

蜈蚣七

别名 蜈蚣七（绥阳）。

科属形态 菊科千里光属植物［Senecio sp.］。多年生草本。叶基生，柄长 3～5.5 厘米，向外开展，密被淡褐色长柔毛，叶片圆形至肾形，质厚，长 2～2.5 厘米，宽 3～3.5 厘米，先端圆，基部心形，边缘有浅钝齿，上面绿色，光滑无毛，下面红紫色，皱缩，叶脉不明显。3 月间抽花葶，高 20～30 厘米，无叶；上部有分枝，头状花序 3～6 枚，黄色，伞房状排列；总苞钟形，苞片 1 列，线状披针形；舌状花 1 列，黄色，先端 2 齿裂，纵脉 3～5 条；管花多数；冠毛白色，丰富。

产地 我省绥阳产有。生于阴山箐林中阴湿地。

采集期 四季均可采集。

药用部分 全草。

性味 性温，味苦辛、微甘。

功用 止血，治跌打损伤。

方剂 1. 治跌打损伤：蜈蚣七全草二两，泡酒服（绥阳）。

2. 治吐血：蜈蚣七全草一两，煎水服（绥阳）。

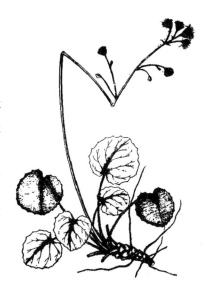

图 349　蜈 蚣 七

路 郎 鸡

别名 路郎鸡（惠水）。

科属形态 荨麻科植物。多年生草本。茎高约 30 厘米。茎自根茎丛生，布满黑褐色腺点。叶互生，有极短柄或近于无柄；叶片卵圆形，向下侧歪斜，长 1.5～2.5 厘米，先端渐尖，边缘有粗锯齿，基部呈不对称之心脏形，两画均有平贴的针状结晶形体，基出脉 3 条。花果未见。

产地 我省惠水产有。生于沟边阴湿处。

采集期 四季均可采集。

药用部分 叶。

性味 性凉，味苦。

功用 清热，解毒。

方剂 治火眼红肿疼痛：用鲜路郎鸡叶适量嚼烂，敷眼眶周围（惠水）。

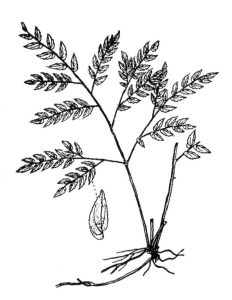

图 350　路 郎 鸡

493

葫芦叶

别名 水葫芦（湄潭），水马蹄草（麻江），白马蹄叶（望谟），大马蹄香（榕江），和尚菜。

科属形态 菊科植物葫芦叶〔Adenocaulon bicolor Hook var. adhaerescens Makino.〕。一年生或多年生草本。有须状根，根茎短。根生叶，有长柄，黑褐色，有白绵毛，长7~12厘米；叶片肾形或心肾形，边缘波状浅裂，有不规则锯齿，上面绿色，有白色绵毛及黄棕色点状腺体，下面灰白色，疏被白绵毛。花果未见。

产地 我省各地均产。生于阴湿、山坡、草地、田坎、水沟。

采集期 秋后采集。

药用部分 根。

性味 性温，味苦辛。

功用 调气，逐瘀。

方剂 1. 治先喘后肿：用水葫芦根一斤煮绿壳鸭蛋二十个，煮半熟时，敲破蛋壳，再煮熟，每天早晚各吃两个。

2. 治骨折：用水葫芦根适量捶绒包伤处（潭湄）。

3. 治产后血气痛：用水葫芦根五钱，煎水服（绥阳、松桃）。

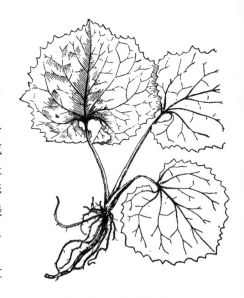

图351 葫芦叶

落地金钱

别名 落地金钱（梵净山）。

科属形态 大戟科植物〔Euphorbia rothiana Spreng.〕。多年生草本。全株直立，折断后有乳汁。根圆锥形，灰褐色，表面有纵沟。茎单一，上部稀有分枝，被白色短柔毛。叶互生，长椭圆形，或近于披针形，全缘，基部渐狭，无柄，先端尖，中脉明显在背面突出；茎顶7叶轮生平展，歧出8枝，每枝再分叉3枝，基部着生3叶，卵圆形；每小枝又作数回叉状分枝，分叉处着生2片卵圆形叶。小枝顶端开黄色杯状花序，花单性，雌花与雄花均生于筒状总苞内；总苞有腺体4个，呈星月形；雄蕊花药分为2叉，数个伸出总苞之外，雄蕊周围密布白色鳞片；雌蕊单个，子房三角状圆球形，外壁光滑，伸出总苞外，柱头3裂。

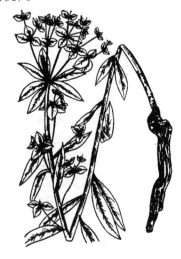

图352 落地金钱

产地 我省梵净山产有。生于深山树林阴湿处。

采集期 秋后采集。

494

药用部分 根。

性味 性凉，味苦，有小毒。

功用 泄下，治跌打损伤。

方剂 1. 治肚皮胀痛、气窜肋间：将鲜落地金钱根（大人七分，小孩五分）切细，用开水吞服。服后，大便下二、三次，其气自消，若到四次大便不收，立刻服冷米汤一杯，可止大便。服药时必须注意用量，不可多用（惠水）。

2. 治跌打损伤：鲜落地金钱根五钱，泡酒半斤，早晚各服一次，每次五钱（梵净山）。

药 芹 菜

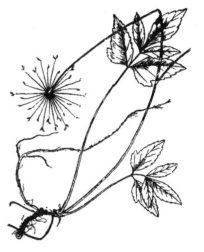

图 353　药 芹 菜

别名 药芹菜（安龙）。

科属形态 伞形科植物。多年生草本。根细长，须状肉质；根茎横卧，柔软，密生节。叶根出，羽状全裂或 5 深裂，裂片卵圆形，最后 1 对较大，全裂，其余 3 枚为深裂，边缘具圆齿，上面绿色，几无毛，下面淡绿色，脉上密被柔毛；叶柄细长。花轴由根部抽出，着生复伞形花序；伞梗细，长约 4 厘米。花未见。果实为双悬果。

产地 我省安龙产有。生于岩山阴湿处。

采集期 秋后采集。

药用部分 根茎。

性味 性温，味涩。

功用 活血，通络，解毒。

方剂 1. 治劳伤：药芹菜根茎一两，泡酒服（安龙）。

2. 治疮：用药芹菜根茎研细，敷患处（安龙）。

矮茎朱砂根

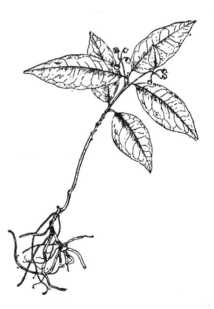

图 354　　矮茎朱砂根

别名 矮陀陀（遵义），团叶八爪金龙（榕江），地柑子（毕节），山豆根（绥阳），八爪金龙（贵阳）。

科属形态 紫金牛科植物矮茎朱砂根〔Ardisia brevicaulis Diels.〕。小灌木。支根肉质；茎直立，高 10～40 厘米，紫色。叶互生，密集。叶柄长 0.5～1 厘米，有短柔毛；叶片卵状长椭圆形，质稍硬，先端渐尖而钝头，基部圆形或阔楔形，边缘微波状，内有腺点，两面光滑无毛。伞形花序腋外生，总花梗长 2.5～3.5 厘米，上着生 3～4 朵花；萼齿卵状披针形，萼片宿存。果球形，红色，直径约 5 毫米。

产地 我省各地均产。多生于山坡阴湿处。

采集期 六、七月采集。

药用部分 根。

性味 性平，味辛微苦涩。

功用 清热，治跌打损伤。

方剂 1. 治白喉：用鲜矮陀陀根三分，切碎后放口中含着，让汁慢慢咽下，一小时一换（贵阳）。

2. 治风火牙痛：矮陀陀根少许，切碎，放于牙痛处，口涎让其流出，随时更换（贵阳）。

3. 治火喉（口中热痛）：把矮陀陀根切碎，泡淘米水服或含（罗甸）。

4. 治跌打损伤：用矮陀陀根二两泡酒服（遵义、毕节）。

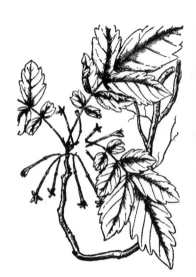

图 355　矮 陀 陀

矮 陀 陀

别名 矮陀陀（安龙、遵义、兴义、威宁）。

科属形态 楝科地黄连属植物〔Munronia sp.〕。多年生常绿亚灌木。高 15 厘米左右，生长时略弯曲。叶集生于茎的顶部，奇数羽状复叶，小叶 3 对，卵形或卵圆形，有 3~5 厘米长之总柄，柄上生黑褐色的短毛；顶小叶长 3~6 厘米，宽 2~3 厘米，先端渐尖，上部边缘有粗锯齿；侧小叶较小（越近总柄基部越小）。花黄色，长 3.5~5厘米，数朵生于叶腋，成伞房状花序；萼 5 裂，宿存；花盘筒状，膜质；雄蕊管圆柱形，顶部齿裂；子房上位，花柱长，伸出雄蕊管外。果实为蒴果，扁球形，被短柔毛，5棱，折裂为 5 瓣，每室有种子 1 枚。

产地 我省各地均产。生于低洼阴湿的岩石缝中。

采集期 秋季采集。

药用部分 根。

性味 性温，味辛。

功用 活血止痛。

方剂 治跌打损伤：矮陀陀根一两，泡半斤酒服（各地通用）。

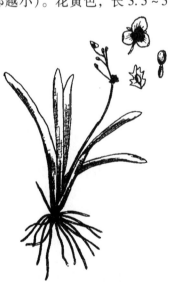

图 356　矮 慈 姑

矮 慈 姑

别名 鸭舌头、水充草（湄潭），鸭舌草（贵阳）。

科属形态 泽泻科植物矮慈姑〔Sagittaria pygmaea Miq.〕。多年生草本。须根白色，丛生。叶根生，线形长带状，先端狭钝，全缘，质软，绿色，基部白色；脉平行，下部横脉明显。叶丛间抽花茎，花 2 ~ 3 枚轮生；雌花 1 枚，无柄，着生于下轮，雄花 2 ~ 5 枚，有细长的柄；小花白色，萼片花瓣各 3 片，雄蕊 12 枚。

产地 我省各地均产。多生于水田中。

采集期 夏、秋季采集。

药用部分 全草（以鲜用为佳）。

性味 性平，味淡。

功用 清热解毒，除湿。

方剂 1. 治疮毒：鸭舌头捣绒，搽患处（罗甸）。

2. 治湿疮：鸭舌头、水慈姑、猪鼻孔叶各等份，搓烂，搽患处，最后用清水洗净（都匀）。

3. 治喉火：鸭舌头一两，煎水服；另取一份捣烂，敷颔下（贵阳）。

铁　海　棠

别名 万年刺、霸王鞭（望谟），千脚刺、刺蓬花（贵阳）。

科属形态 大戟科植物铁海棠［Euphorbia milii Ch. des Moulins.］。灌木。茎肉质，直立，有纵棱；刺长 1 ~ 3 厘米，排列于纵棱上。叶互生于嫩枝上，倒卵形或匙形，先端圆而有小凸尖，基部狭楔形，质软。花为二歧状的聚伞花序，有花 2 ~ 4 朵；总苞片肾形，鲜红色。

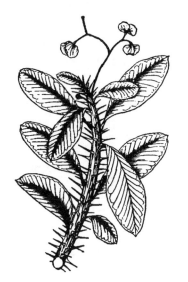

图 357　铁 海 棠

产地 我省南部各地产有。多生于石园坎边。

采集期 四季均可采集。

药用部分 根。

性味 性平，味辛。有小毒。

功用 破积攻坚。

方剂 治鱼口、便毒：将万年刺适量捣烂，加酒炒热，包患处（贵阳）。

铁　栏　杆

别名 铁栏杆（绥阳），野叶子烟（惠水）。

科属形态 桔梗科植物［Lobelia wallichiana H. K. et Thms.］。多年生草本。根肉质。茎直立，光滑无毛。叶互生，披针形，先端渐尖，基部渐狭略呈翼形，上面绿色，下面淡绿色，两边无毛，主脉明显，边缘具锯齿；无柄。大圆锥花序顶生，花萼 5 裂，裂片长披针形，仅基部连合；花冠唇形，略长于萼筒，上唇 2 裂，下唇 3 深裂，花冠管下部有毛，雄蕊 5 枚，开放时伸出花冠上方，上半部连合，雌蕊 1 枚，子房下位。蒴果倒卵形，扁平。

产地 我省各地均产。生于土坎、荒地。

采集期 夏、秋季采集。

药用部分 全草。

性味 性平，味辛微苦。

功用 解毒，杀蛆灭虫虱。

方剂 1. 治皮肤发痒生红子：用铁栏杆煎水常洗（惠水）。

2. 杀臭虫、虱子：用鲜铁栏杆叶和桃子叶两种，垫褥下（惠水）。

3. 治落头疽（即对口疮）：用鲜铁栏杆、鲜桃叶各等份捶绒，敷患处，留疮头，每日换一次（独山）。

4. 治肠痈（急性）：用铁栏杆一两煎水服（绥阳）。

禁忌 忌豆腐、发物及腥辣食物。

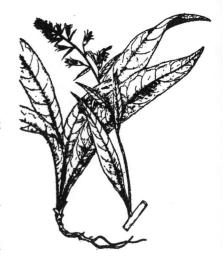

图 358 铁栏杆

铁 君 伞

别名 铁君伞（安龙），追风伞（黎平），青杆追风伞（贵阳）。

科属形态 菊科植物。多年生草本。根茎结节状。茎直立，圆柱形，高约 20～30 厘米，无毛。叶互生，集于茎的上部，略呈轮生状；叶片倒披针形，长 8～12 厘米，宽 2～3 厘米，边缘有锐锯齿，先端渐尖，基部狭楔形，有短柄，革质。茎顶抽花柄，柄上有 1～21 叶，叶片披针形。花 2 枚，干后苞片反折，花冠未见。

产地 我省安龙、黎平、贵阳等地产有。生于山坡阴湿地。

采集期 四季均可采集。

药用部分 全草。

性味 性温，味甘微涩。

功用 追风除湿，行血理气。

方剂 1. 治周身麻痒：用鲜铁君伞一斤，煎水熏洗（贵阳、黎平）。

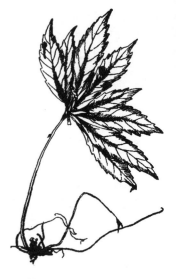

图 359 铁君伞

2. 治劳伤：用铁君伞根四两泡酒服（安龙）。

3. 治跌打损伤：用干的铁君伞根三钱，铁筷子、四块瓦、大血藤、香樟根及见血飞各五钱，泡酒一斤，早晚各服一次，每次五至八钱（贵阳）。

禁忌 孕妇禁服。

腺 毛 莓

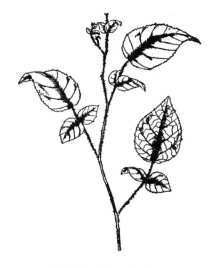

别名 红牛毛刺（榕江），红毛草（惠水）。

科属形态 蔷薇种植物腺毛莓［Rubus adenophorus Rolfe.］。直立亚灌木。茎圆形，被红色粗长毛，毛间散生红色刺。羽状复叶互生，叶轴亦有红色毛与刺，小叶 3 枚；顶叶卵圆形或矩圆形，先端长尖，边缘有不整齐的锯齿，基部心形至圆形，长 6～9 厘米，宽约 5.5 厘米，下面主脉及侧脉均有刺；侧小叶甚小，歪阔卵形或卵圆形，托叶线状披针形，与叶柄贴生。

产地 我省各地均产。多生于山坡路旁。

采集期 四季均可采集。

药用部分 根、叶。

性味 性温，味甘而涩。

图 360　腺 毛 莓

功用 和血调气，止痛，收敛。

方剂 1. 治痢疾：红牛毛刺根、吸血草根、毛叶芹根、狗背苞根各三钱（都用干的），煎水兑黄糖服，一日三次（黎平）。

2. 治气胞卵及小儿走子或大人淋病：用红牛毛刺根三钱至六钱，煎水服（惠水）。

3. 治劳伤疼痛或吐血：用红牛毛刺根一两，泡酒服（印江）。

4. 治黄水疮：用红牛毛刺叶研末，撒于患处（贵阳）。

鸡 爪 参

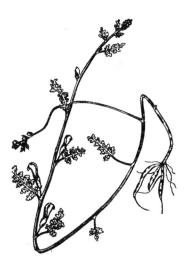

别名 鸡爪参、土洋参、地米参（贵阳），一窝蛆（安龙）。

科属形态 玄参科马先蒿属植物［Pedicularis sp.］。多年生草本。根肥厚，锥形，主根不明显，长约 5 厘米，直径约 4 毫米。茎直立微弯，高约 40 厘米，有纵纹，具毛茸。叶互生，矩状椭圆形，羽状深裂，裂片再浅裂成数齿，主脉明显，两面均有密毛；有叶柄。花腋生，萼筒状 5 裂，具细毛，花冠唇形紫色，下唇包于花蕾外方，上唇盔状；雄蕊 1 枚。

产地 我省各地均产。多生于山坡草丛中。

采集期 六、七月采集。

图 361　鸡 爪 参

药用部分 根。

性味 性温，味甘。

功用 治疮毒，补虚。

方剂 1. 治久不愈的疮：用鸡爪参五钱至一两，炖肉吃（安龙）。

2. 治虚弱盗汗：鸡爪参一两，炖肉吃（贵阳）。

禁忌　忌房事。

鸡 爪 藤

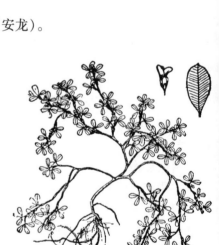

别名　鸡爪藤（安龙）。

科属形态　木犀科素馨属植物〔Jasminum sp.〕。藤状灌木。茎绿色，圆柱形，无毛。叶对生，有短柄；叶片狭椭圆形，长 12～14 厘米，宽 2～3 厘米，先端渐尖，基部圆形，全缘，上面暗绿色，光滑无毛，下面白绿色。花为二歧或三歧的聚伞花序或圆锥花序，萼 5～7 裂，裂片线形，长 3～5 毫米；花冠高脚碟形，裂片 6 枚，蕾时复瓦状排列；雄蕊 2 枚，藏于管内；子房上位。

产地　我省兴仁、安龙一带产有。生于树林中。

采集期　四季均可采集。

图362　鸡 爪 藤

药用部分　根。

性味　性温，味辛。

功用　清热，散郁。

方剂　1. 治眼睑肿：鸡爪藤二至三钱，煎水服（安龙）。

2. 治腹痛：鸡爪藤三至四钱，煎水服（安龙）。

鸡 眼 草

别名　土文花（惠水），满路金鸡、细花草（榕江）。

科属形态　豆种植物鸡眼草〔Kummerowia striata (Thunb.) Schindl.〕。一年生草本。多分枝，高约 12 厘米。茎与枝有向下而突起的鬃毛。3 出羽状复叶，叶柄短；托叶卵状披针形，膜质，有斑纹，边缘有毛，长约 3 毫米；小叶长倒卵圆形，长 4～10 毫米，宽 2～5 毫米，先端圆，有小短刺状突起，全缘，沿中轴与边缘有白色鬃毛。花 1～2 朵腋生，蝶形；萼

图363　鸡 眼 草

下有 3 个卵圆形苞片；萼钟状，长约 5 毫米，有明显的网纹与毛，草质，卵圆形萼齿 5 枚，旗瓣倒卵圆形，爪长，翼瓣与旗瓣等长；雄蕊 10 枚，9 枚合生，1 枚单生；子房偏形，有毛，花柱长，柱头头状。荚果阔卵形，扁状，先端急尖，有微细毛，长约 4 毫米，宽约 2.5 毫米；种子 1 枚。

产地　我省各地均产。多生于荒山、路边。

采集期　七、八月采集。晒干备用。

药用部分 全草。

性味 性微温，味涩。

功用 止血，治腹痛。

方剂 1. 治突然吐泻腹痛：用土文花嫩叶尖，放口中嚼之，其汁咽下，少时可愈（剑河）。

2. 治指甲倒签：用土文花鲜叶捣烂，取汁搽（惠水）。

3. 治发烧兼吐泻：土文花、土藿香、紫苏叶各三钱，煎水服，一日三次，每次约三酒杯（剑河）。

4. 治腹泻脚手冷：若是寒泻，单用土文花五钱；若是火泻，加配麻纱菜（又名米点菜）及蜘蛛香各三钱；煎水兑酒服，每日三次，成人每次三两，小孩一至二小杯（榕江）。

绣 线 菊

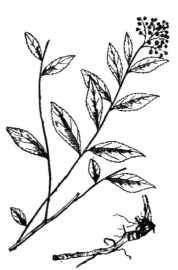

图364 绣 线 菊

别名 土黄连（贵阳），强盗九杆子（毕节、清镇），火烧尖（麻江、安顺）。

科属形态 蔷薇科植物绣线菊 ［Spiraea japonica var. Fortunei（Planch.）Rehd.］。落叶直立小灌木。小枝细长，圆形，光滑无毛，或幼时有短柔毛。叶互生，柄长2~3毫米；叶片长椭圆形或阔披针形，长4~6厘米，宽1.5~2.2厘米，先端渐尖，基部楔形，边缘有锯齿，齿尖内弯，坚硬刺状，两面无毛，背面灰白色，阔披针形，无托叶。枝顶生小花，复伞房花序，有花盘；萼齿卵状三角形，短，雌蕊5枚。蓇葖果5枚，分离，着生于花盘上，光滑，腹缝线开裂，花盘具钝齿。

产地 我省各地均产。生于路旁及山坡。

采集期 七、八月采集。

药用部分 根、叶、子实。

性味 性凉，味苦。

功用 清热，祛风，利湿，止咳。

方剂 1. 治咳嗽吐痰成泡（周身酸痛）：土黄连根（干的）二两，煎水服，一日三次（麻江）。

2. 治刀伤：用土黄连嫩叶，嚼烂后敷刀伤处，干则另换（黎平）。

3. 治风眼目翳：土黄连根二钱，冰片五分，人乳三钱，加水蒸熟，点眼角（安顺）。

4. 治眼睛红痛及头痛，土黄连根五钱，紫苏叶二钱，白菊花一钱，煎水服及熏洗（遵义）。

5. 治痢疾：土黄连子实五钱，煎水服（清镇）。

禁忌 忌酸辣食物。

满架葡萄

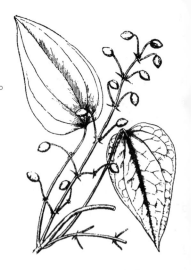

图 365　满架葡萄

别名　满架葡萄（贵阳），藤龙胆草、响铃豆（兴义）。

科属形态　毛茛科铁线莲属植物［Clematis sp.］。常绿藤本。长 1~3 米，茎黄绿色，有条纹。单叶对生，有缠绕状长柄；叶片长卵形，长 9~11 厘米，先端钝，全缘，革质，5 脉，基出。圆锥花序腋生，花序柄及花柄均具红棕色毛；萼片 4 枚，卵形，镊合状排列，外表红棕色，密被短柔毛；花瓣缺，雌雄蕊均多数。

产地　我省兴义产有。生于灌木丛林中。

采集期　夏、秋季采集。

药用部分　根、茎、叶。

性味　性平，味咸。

功用　驱虫，治骨折、男子疝气。

方剂　1. 治虫积：满架葡萄根末二钱，煎鸡蛋二个吃；或用根五钱煎水服（贵阳）。

2. 治骨折劳伤：满架葡萄根二两捣绒，泡酒服（贵阳）。

3. 治男子疝气：满架葡萄茎、叶一两，煎水服（兴义）。

满 天 星

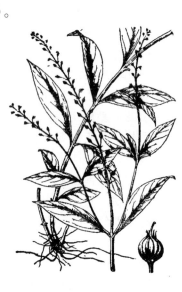

图 366　满 天 星

别名　水伤药（贵阳），水疔药，血经草。

科属形态　报春花科植物满天星［Lysimachia heterogenea Klatt.］。多年生草本。茎直立，高 30~50 厘米，有棱，光滑无毛，基部浅红黄色。叶对生，倒披针形，长 3~7 厘米，宽 1~2 厘米，先端短尖，基部渐狭而成长柄，全缘，上面绿色，背面粉红绿色，有多数小腺点。数个总状花序，形成广阔的圆锥花序式；小苞片先端尖，长约为花梗之半；萼片 5 枚，狭披针形；花冠合瓣，白色，5 裂，雄蕊 5 枚，着生于花冠上，与花裂片对生；子房上位。蒴果球形，不规则开裂，果柄长于果 2~3 倍。

产地　我省各地均产。生于水沟边。

采集期　夏、秋季采集。

药用部分　全草。

性味　性平，味苦、酸、涩。

功用　行气破血，消肿，解热毒。

方剂　1. 治经闭：水伤药一两，炖肉吃；或水伤药五钱，大血藤四钱，小血藤三钱，月月开根二钱，泡酒一斤半，早晚各服一次，每次一两。

2. 治劳伤：水伤药三钱，花蝴蝶、野烟根、小血藤各二钱，泡酒一斤，早晚各服一次，每次一两。

3. 治经期头晕、小腹疼痛：水伤药五钱，小血藤三钱，蓝布正四钱，煎水兑酒服。

4. 治红肿疔疮：水伤药捣烂敷患处。

5. 治劳伤：水伤药、大鹅儿肠、胖血藤各三钱，蓝布正五钱，泡酒一斤，每次服一两（忌豆腐、猪血）（贵阳）。

辣　树

别名　野吴萸、野除萘、野莠子、野蜀萸（各地均称）。

科属形态　芸香科植物辣树〔Evodia meliaefolio Benth.〕。小乔木。嫩枝有短柔毛及皮孔，有光泽。叶对生，奇数羽状复叶，有小叶9枚；总叶柄圆柱形，密被灰色柔毛；小叶片卵状椭圆形或长椭圆形，长4~7厘米，宽2~2.5厘米，先端渐尖，基部阔楔形，全缘，上面绿色有短柔毛，下面灰色，密被短柔毛。花序顶生，伞房花序式。果实为4~5小干果合成，顶端圆形，2瓣裂；种子椭圆形，黑色，有光泽。

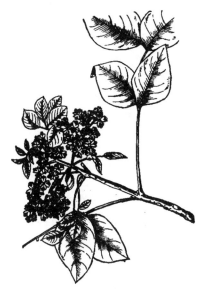

图367　辣　树

产地　我省各地均产。多生于山地路旁。

采集期　寒露节前后采集。

药用部分　果实。

性味　性温，味辛微苦。

功用　暖胃，止痛。

方剂　1. 治胃痛吐清水：野吴萸子一钱，煎水服。

2. 治牛马清水喉（兽医用）：野吴萸子二两，捣绒，煎水半斤、烧酒二两灌之。

疯 狗 药

别名　疯狗药、阴寒药（兴义）。

科属形态　玄参科母草属植物〔Lindernia sp.〕。一年生草本。茎柔弱，具4棱，高10~20厘米，分枝多，匍匐或倾斜，被粗毛，上部带紫色。叶对生，无柄；叶片阔卵形，长8~12毫米，先端钝，基部圆形或微心形，边缘有疏钝齿，基出5脉，上面无毛，下面叶脉及叶缘有白色长毛。花2~3朵，腋生及顶生，小花有长柄；萼5深裂，裂片披针形，外面有毛，花冠淡紫红色，上唇短，下唇3深裂，中裂片较大，顶端凹；雄蕊4枚，其中2枚较长，花药两相并合，藏于花冠内。

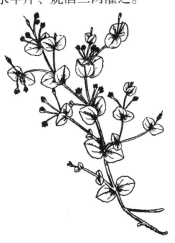

图368　疯狗药

产地　我省兴义产有。多生于田坎边。

采集期 夏、秋季采集。

药用部分 全草。

性味 性温，味辛。

功用 治狂犬咬伤。

方剂 治狂犬咬伤：用疯狗药适量，煎水洗伤处（兴义）。

褐穗飘拂草

别名 牛毛毡（湄潭、望谟、贵阳），田高粱（惠水），牛毛草（都匀），狗毛草（榕江）。

科属形态 莎草科植物褐穗飘拂草 [Fimbristylis fusea Benth. et Hook. f.]。多年生草本。根细须状，茎细弱，多数簇生，有棱无毛，高 8 ~ 24 厘米。叶狭线形，长约为茎的一半，先端钝，有毛。聚伞花序顶生，有小穗 4 ~ 10 枚；总苞片长 4 ~ 6 毫米，叶状，长 6 ~ 12 毫米，有毛；小穗扁平，淡褐色；颖 2 列舟状，先端尖，红褐色，颖脊隆起，绿色，有毛。果倒卵形，有 3 棱，成熟时墨褐色，边有瘤体。

产地 我省各地均产。生于田坎水边。

采集期 八、九月间采集。晒干备用。

药用部分 全草。

性味 性平，味辛。

功用 解表，清寒热。

方剂 治斑疹伤寒：用全草一两煎水服（湄潭、绥阳）。

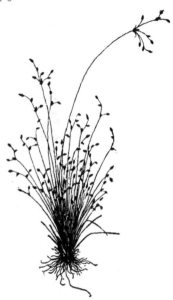

图 369　褐穗飘拂草

截叶铁扫帚

别名 小夜关门（贵阳），退烧草（罗甸），蛇退草（望谟），菌子串（湄潭），铁马鞭（绥阳），关门草（黎平），一支箭（都匀），夜关门、一柱香（独山），帽顶草（兴义）。

科属形态 豆科植物截叶铁扫帚 [Lespedeza sericea Miq.]。灌木。直立，高约 70 厘米。直根明显，皮暗黄色，内部淡黄色。茎下部亚木质，圆形，有 10 数条细棱，密生白色柔毛。叶互生，3 出复叶；柄长约 0.5 厘米，托叶钻刺状；小叶片线状椭圆形，先端圆形，有小刺状突起，全缘，基部楔形，上面无毛，背面密被白色绢毛。花 1 ~ 3 朵腋生，黄色；小苞片 2 枚，卵圆形；萼 4 裂，裂片披针形，旗瓣倒卵形，基部有紫色斑；雄蕊 10 枚，成 1 与 9 两组；花柱长，有少数毛，柱头点状。花期

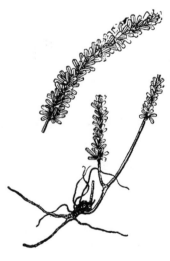

图 370　截叶铁扫帚

504

八月。

产地 我省各地均产。生于茅草坡及路边。

采集期 七、八月间采集。

药用部分 全草。

性味 性微寒，味微涩。

功用 治刀伤，收脱肛，疗黄疸，舒筋活血。

方剂 1. 治脱肛：用干的小夜关门三两，炖猪脏头半斤，每天早晚各吃一次，每次二两连汤吃（剑河）。

2. 治刀伤：用小夜关门嚼烂后敷刀伤处（望谟）。

3. 治遗精阳痿：小夜关门一两，炖猪肉，早晚各吃一次（贵阳）。

4. 治小儿面目发黄：射干一钱，鱼鳅串根、小夜关门各三钱，煎淘米水服，每天三次，一次服药水一至二两（贵阳）。

5. 治痞块：小夜关门五钱，炖二个猪腰子吃（兴义）。

6. 治白虫吃肝：小夜关门、侧柏、车前、岩豆柴各二钱，蒸猪肝吃（松桃）。

蒙自赤杨

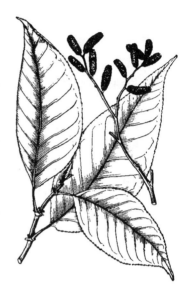

图 371　蒙自赤杨

别名 冬瓜树皮（兴义）。

科属形态 桦木科植物蒙自赤杨（Alnus nepalensis D. Don.）。乔木。树皮平滑，小枝幼时紫褐色。叶互生，长椭圆形，长 10 ~ 16 厘米，先端尖，基部阔楔形，边缘有细齿，上面平滑无毛，绿色有光泽，侧脉平行，10 ~ 13 对，下面淡绿色，脉腋间有腺质凸起，脉上有毛；叶柄长 1.2 ~ 1.5 厘米，上面有沟。果穗近圆柱形，下部有短柄，长 1.6 ~ 2.2 厘米，直径 6 ~ 8 毫米，总状排列，集成圆锥式。小坚果倒卵形，两侧有狭而透明之翅，柱头宿存。

产地 我省各地均产。多生于丛林中。

采集期 四季均可采集。

药用部分 树皮。

性味 性温，味辛。

功用 治水肿。

方剂 治水肿：冬瓜树皮煎水，熏洗患处（兴义）。

蒲儿根

别名 肥猪苗（绥阳）。

科属形态 菊科植物蒲儿根［Senecio oldhamianus Maxim.］。一年或二年生草本。茎直立，高 30 ~ 50 厘米，上部有分枝，下部被有白色蛛丝毛。基部叶丛生，有长柄，开花

时枯萎；茎叶互生，柄长 2~5 厘米，叶片阔卵状心形，长
2.5~3.5 厘米，宽 1.5~3 厘米，先端短尖，基部微心形，
边缘浅 5 裂，并有不规则的三角形锯齿，上面绿色光滑，
下面白色，密被蛛丝毛；梢叶较小，长卵形。头状花多数，
有梗，伞房状排列；总苞钟形，苞片 1 列，线状披针形，
舌状 1 列，黄色，具绒脉 3~5 条，先端 3 齿；管花亦黄
色，多数。瘦果甚短，外表有细毛，冠毛丰富，白色。

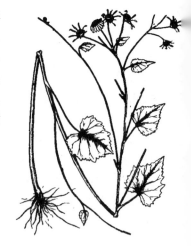

产地　我省绥阳产有。多生于山野路旁、水沟边。

采集期　夏季采集。

药用部分　全草。

性味　性温，味辛。有小毒。

功用　治疮疡。

方剂　治疮疡：将肥猪苗捣烂敷患处（绥阳）。

图 372　蒲 儿 根

蜘蛛抱蛋

别名　九龙盘（雷山），赶山鞭、大九龙盘（剑河），
竹叶盘（望谟），地雷公（清镇）。

科属形态　百合科植物蜘蛛抱蛋［Aspidistra elatior
Blume.］。多年生草木。根茎横生，粗壮刚硬，有多数气生
根及鳞片。叶根生，有长柄，阔大，长椭圆形，长 30 余厘
米，阔 7.5 厘米，两端尖，深绿色，光滑，初生叶纵卷，
叶脉平行。花单生于根茎，贴近地面。花被合生成钟状，
裂片紫褐色。浆果圆形。

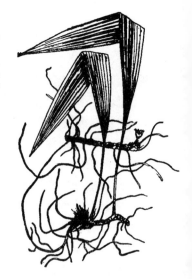

产地　我省各地均产。生于阴山岩缝中。

采集期　四季均可采集。

药用部分　根茎。

性味　性温，味辛微涩。

功用　止痛，接骨，补虚弱。

方剂　1. 治跌打损伤：用九龙盘煎水服，可止痛；捣
烂后包伤处能接骨（剑河）。

图 373　蜘蛛抱蛋

2. 治多年腰痛：九龙盘一两五钱，杜仲一两，白浪稿
泡五钱，煎水兑酒服（剑河）。

3. 治产后虚弱咳嗽：九龙盘、秋毛红、红毛芹菜、矮芭蕉、白毛芹菜、马姜洋藿各
五钱，炖鸡吃，每天吃二次（望谟）。

4. 治疟疾：九龙盘根研末，大人一钱，小儿五分，于发疟疾前三小时用开水吞服
（清镇）。

禁忌　忌生冷食物；孕妇忌服。

算 盘 子

别名 算盘果（各地均称），血巴木（剑河），蚂蚁木（都匀），火烧斑（绥阳）。

科属形态 大戟科植物算盘子 ［Glochidion puberum (Linn.) Hutch.］。落叶小灌木。树皮褐色，有纵行纹理。小枝上有柔毛。叶互生，柄极短；叶片椭圆形，长 3~9 厘米，宽 2~3.5 厘米，上面无毛，下面脉上有细短柔毛，先端钝，基部阔楔形，全缘。五六月间于叶腋丛生黄绿色小花；花被 6 片，雌雄异株，雄花具雄蕊 3 枚，花丝短，花药箭形。蒴果扁圆形，算盘珠状，有槽，顶端内凹，黄褐色。

产地 我省各地均产。多生于柴山向阳处。

采集期 四季均可采集。

药用部分 根。

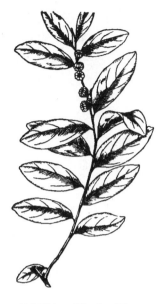

图374 算盘子

性味 性微温，味涩。

功用 补虚损和调经。

方剂 1. 治虚弱无力：用根五六两炖肉或蒸鸡吃（都匀）。

2. 治酒后下痢（日久不愈者）：用根皮五两煎水兑酒服，日服三次，每次一酒杯（剑河）。

3. 治月经停闭：用根一两蒸烧酒服（贵阳）。

4. 治久咳不止：用根半斤炖猪蹄吃，早晚各吃一次（榕江）。

5. 治痢疾：用算盘子根、红糖各一两，煎水服（湄潭）。

禁忌 孕妇忌服。

醉 魂 藤

别名 野豇豆、老鸦花（兴义）。

科属形态 萝藦科植物醉魂藤 ［Heterostemma alatum (Wachlich.) Wight.］。缠绕状亚灌木。茎细长。叶对生，长卵形，长 4.5~6 厘米，宽 2.5~4 厘米，先端渐尖，基部阔楔形，全缘，柄长 1.5~2 厘米；上部叶渐狭小。花序腋生。蓇葖果细瘦，长 10~13 厘米，稍扁，向内弯；种子褐色，顶冠以白色长柔毛。

产地 我省兴义产有。生于山野路旁。

采集期 秋季采集。

药用部分 根。

性味 性平，味辛。

功用 除湿，解毒。

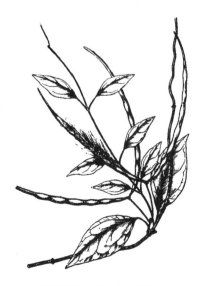

图375 醉魂藤

方剂 1. 治风湿脚气：野豇豆根一条，煎水服；或用全草煎水洗患处（兴义）。

2. 治胎毒：野豇豆根及花椒少许，用菜油煎后，搽患处（兴义）。

3. 治疟疾：野豇豆根二钱，煎鸡蛋吃（兴义）。

豌 豆 莲

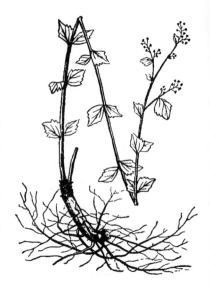

别名 豌豆莲（绥阳）。

科属形态 景天科景天属植物［Sedum sp.］。多年生草本。根圆锥形，下部分枝，暗褐色，顶部有褐色鳞片。茎直立，高 25～30 厘米，光滑无毛。叶对生，无柄，叶片卵形，长 1.5～1.8 厘米，宽 1.2～1.5 厘米，先端钝，基部圆形，边缘有钝锯齿，上面绿色，下面淡绿色带粉白。聚伞花序顶生，疏散；小花黄绿色，萼 5 裂，花瓣 5 枚，基部连合；雄蕊 5 枚，与花冠裂片对生；雌蕊 5 枚，分离，并附着小鳞片。

产地 我省绥阳产有。多生于高山箐林岩石上。

采集期 四季均可采集。

图 376 豌 豆 莲

药用部分 根。

性味 性平，味甘。

功用 补肾虚，安神。

方剂 治肾虚（腰痛、盗汗、遗精）：豌豆莲根三至五钱，炖肉吃（绥阳）。

蔓 龙 胆

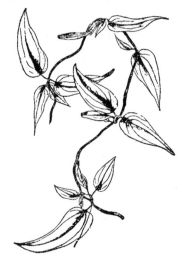

别名 青鱼胆草（贵阳），胆草（梵净山），对叶林（兴义），抽筋草（安龙）。

科属形态 龙胆科植物蔓龙胆［Crawfurdia japonica Sieb. et Zucc.］。多年生草本。茎细长，缠绕状，带紫色，稀分枝。叶对生，三角状狭卵形，先端渐尖，基部圆形，长 4～7 厘米，宽 1.2～2.3 厘米，3 条主脉明显，叶上面绿色，下面淡绿色，有时带紫色。花腋生，淡紫蓝色；萼筒状 5 裂，裂片线状披针形；花冠长 3.2 厘米，裂片狭三角形，副片全缘，截形，稍凸。

产地 我省各地均产。生于草坡路旁。

采集期 秋后采集。

图 377 蔓 龙 胆

药用部分 全草。

性味 性凉，味苦。

功用 清热，健脾，治倒胆，清肺止咳。

方剂 1. 治倒胆：用青鱼胆草根三两煎水服（梵净山）。

2. 治风热咳嗽：用鲜青鱼胆草一至二两，炖猪肉吃（贵阳）。

3. 治蛲虫：用青鱼胆草五钱，玉竹三钱，大米一把，煮成稀饭，分二次吃完（惠水）。

4. 治风湿：用青鱼胆草根五两，泡酒服；亦可用藤煎水熏洗（安龙）。

禁忌　忌油及生冷食物。

蝴 蝶 花

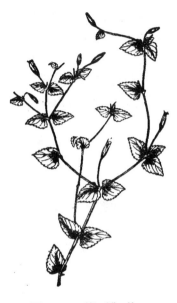

图 378　蝴 蝶 花

别名　倒胆草（遵义），散胆草（绥阳），老蛇药（荔波），蚌壳草（遵义）。

科属形态　玄参科植物蝴蝶花 ［Torenia concolor Lindl.］。一年生草本。茎柔弱，平卧或披散，四棱形，有节，节处着地生根，幼嫩部份及花柄疏被柔毛。叶对生，有短柄；叶片卵形，薄软，长 1.5～2 厘米，宽 1～1.4 厘米，先端短尖，基部圆形或微心形，边缘具钝锯齿，上面散生柔毛，背面脉上疏生柔毛。花单生于近顶部的叶腋，花柄长 5～13 毫米；萼管状，有 5 翅，先端 5 裂；花冠紫蓝色，唇形；雄蕊 4 枚，两相成对。蒴果长椭圆形，内藏于宿存萼内。

产地　我省各地均产。生于山坡阴处。

采集期　秋后采集。

药用部分　全草。

性味　性凉，味微苦。

功用　清热，解毒，利湿。

方剂　1. 治黄疸：倒胆草五钱，栀子三个，共捣烂，泡开水服。又倒胆草三钱，蒸猪肝或煎鸡蛋吃，可治小儿倒胆（绥阳）。

2. 治血淋：倒胆草五钱，车前草根七个，捣烂加白糖，兑开水服（遵义）。

3. 治风热咳嗽：倒胆草二两，煎水服（遵义）。

4. 治蛇伤或疔毒：倒胆草适量，捣烂敷患处（荔波）。

5. 治腹泻：全草一两煎水服（遵义）。

6. 治跌打损伤：全草二两泡酒服（遵义）。

禁忌　忌燥辣食物。

皱 叶 狗 尾 草

别名　马草（雷山），烂衣草（独山）。

科属形态　禾本科植物皱叶狗尾草 ［Setaria plicata（Lamk.）T. Cooke.］。多年生草本。茎直立簇生。叶片披针形，有皱折，长 10～25 厘米，宽 1～3 厘米，两端尖，叶鞘疏被毛，鞘口有长柔毛。花未见。

产地 我省各地均产。生于山野路边。

采集期 秋后采集。

药用部分 全草。

性味 性平，味淡。

功用 化腐肉，解毒杀虫。

方剂 1. 治铜钱癣：用马草（嫩的）一把捶烂后，取汁搽患处（安顺）。

2. 治发丹：用鲜马草一把捶绒搽患处（雷山）。

3. 治牛产后胞衣不下：用鲜马草一小捆切碎，拌入盐水，大量饲喂（独山）。

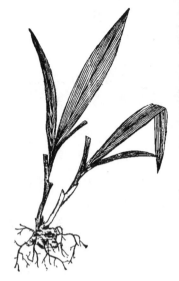

图379　皱叶狗尾草

荞麦叶贝母

别名 山丹、水百合（大方）。

科属形态 百合科植物荞麦叶贝母［Lilium cathayanum Wilson.］。多年生草本。鳞茎卵形，鳞片肥厚，外表白色，暴露空气中渐变黄色，须根多数。茎高50～100厘米，绿色，中空，外表平滑，基出叶2～3片，柄长，肥厚；叶片卵状心脏形，先端尖，基部心形，两耳圆钝；茎叶互生，有柄。花3～5朵，顶生，总状排列，侧向开放；花冠长筒形，白绿色。蒴果矩圆形。

产地 我省大方产有。多生于山峡箐林中。

采集期 春、夏季采集。

药用部分 根。

性味 性寒，味苦微甘。

功用 消肿，去毒。

方剂 1. 治鼻渊（脑漏）：用山丹适量，捣烂包头顶部；另用山丹五钱，天麻、刺梨花各三钱，煎水服（大方）。

2. 治灌耳心：山丹五钱，捣烂包耳后；或用山丹汁与螺蛳水滴入耳内（大方）。

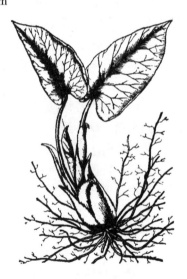

图380　荞麦叶贝母

饿蚂蟥

别名 山豆根（遵义），烂豆树（惠水），大红袍（独山）。

科属形态 豆科植物饿蚂蟥［Desmodium sambuense（D. Don.）DC.］。灌木。高1～2米，有棱，嫩枝棱上密被白色柔毛。复叶互生，有3小叶，顶端小叶较大；叶片卵状椭圆形或椭圆状倒卵形，长3～7厘米，宽1.6～3.5厘米，先端钝，有小凸尖，基部圆形或钝，全缘，上面黄绿色，平滑，背面灰白色，脉上密具细柔毛。总状花序顶生及上部腋生，小花有短梗；苞片早落性，萼5齿裂，结果时红褐色。荚果线形，长1.5~3厘米，宽约3毫米，有4~8节，密被褐色紧贴的绢毛。

产地 我省各地均产。多生于山野路旁的草丛中。

采集期 秋后采集。

药用部分 根及种子。

性味 性凉，味苦。

功用 补虚弱，活血，治疟疾。

方剂 1. 治疟疾：将山豆根种子用饭包着，再用开水吞下。若摆子打了三次，就服三颗，打二次服二颗，依此类推（惠水）。

2. 治腹痛：将山豆根种子研末服，或用根煎水服（铜仁）。

3. 治妇女干血痨：用山豆根的根一两，第一剂煎酒服，第二剂炖肉吃（独山）。

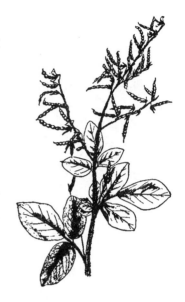

图381 饿蚂蟥

薯 莨

别名 朱砂连（各地均称），血当根、酱头（雷山），避血雷（绥阳）。

科属形态 薯预科植物薯莨〔Dioscorea cirrhoaa Lour.〕。多年生草本。地下块根肥大，部分的重1斤以上，有长圆2型，外皮有疣状突起，并有多数须根，内部新鲜时红色。茎蔓状绿色，有短粗刺，嫩枝无刺。叶对生，卵状椭圆形，长9~12厘米，宽3厘米左右，先端短尖，基部圆形，上面绿色光滑，3条主脉直贯先端，背面淡绿色，3条主脉显明，网脉亦清晰。花绿白色，细小。果具3棱。

产地 我省各地均产。生于大山老林中。

采集期 秋季采集。

药用部分 根。

性味 性平，味涩微酸。

功用 收敛固涩，止血痢。

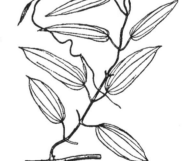

图382 薯莨

方剂 1. 治血痢：朱砂连二钱，青藤香、木姜子各一钱，煎水服（贵阳）。

2. 治红崩：朱砂连、红鸡冠花各三钱，百草霜一钱，共研为末，煮米酒服（贵阳）。

3. 治咳血：朱砂连、藕节各三钱，茅草根二钱，共炒焦后，煎水服（贵阳）。

4. 治水泻：朱砂连末二钱，加红糖煎水服（贵阳）。

5. 治月经不调或关节痛：朱砂连五钱，煎水兑酒服（绥阳）。

薜 荔

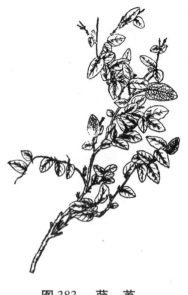

别名 黑骨藤（榕江），搅董（榕江侗语），吊岩榕（荔波）。

科属形态 桑科植物薜荔［Ficus pumila L.］。攀援性灌木。茎灰棕色，有节，幼时作匍匐状，嫩枝密被白色柔毛，节处生气根。不育幼枝上的叶小，互生，革质，有早落性托叶，落后留一环状痕；叶片卵状椭圆形，长0.6~2.5厘米，宽0.5~1.5厘米，先端钝，基部微心形，两侧不对称，全缘，上面光滑，下面脉凸起，成明显的网眼，两面均白绿色。长成后，枝硬而直立，叶大而厚，叶片长2.5~10厘米，宽1.5~4厘米，先端钝，基部圆形，全缘。花果未见。

图383 薜 荔

产地 我省各地均产。生于岩石或树上。

采集期 四季均可采集。

药用部分 全草。

性味 性平，味甘。

功用 舒筋活络，解热利湿。

方剂 1. 治水肿：黑骨藤一两，水案板五钱，生姜三片，煎水服（榕江）。

2. 治无名肿毒：黑骨藤根酌量，捣绒敷患处（榕江）。

3. 治劳伤疼痛：黑骨藤一两，岩泽兰、见血飞、淫羊藿、阎王刺根各五钱，泡酒服（荔波）。

薄叶鼠李

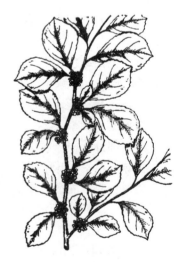

别名 鹿角刺、铁包金（贵阳），亮高柴（铜仁），叫梨子木（遵义），梅纳利（榕江侗语）。

科属形态 鼠李科植物薄叶鼠李［Rhamnus leptophylla Schneider.］。灌木。小枝具棘针，外表暗灰色。叶二三成簇，椭圆形或倒卵圆形，长2~6厘米，先端渐尖基部楔形，边缘有钝形细锯齿；羽状叶脉略成弧形，5~6对；叶面无毛或疏生细毛，叶背脉基部被白色绒毛；叶柄长约1厘米。花未见。果簇生叶腋，椭圆形或近球形；种子2粒，果柄较果实为长。

图384 薄叶鼠李

产地 我省各地均产。多生于荒山、野坝。

采集期 六、七月采果，四季采根。

药用部分 根、果、叶。

性味 性平，味涩微苦。

功用 利水行气，消食积，通大便。

方剂 1. 治便秘、气胀：鹿角刺果（研末）一钱，加甜酒酿少许，用开水吞服（都匀）。

2. 治水臌：鹿角刺果为末，三至五钱，煮糯米稀饭吃（榕江）。

3. 治肺热咳嗽：鹿角刺根三至五钱，煎水服，一日三次分服（贵阳）。

4. 治腹胀痛便秘者：鹿角刺果三钱，捣烂，冲开水服（贵阳）。

5. 治疮毒：鹿角刺叶捣绒，敷患处（剑河）。

禁忌 忌酸、冷食物及盐巴。

簕　钩

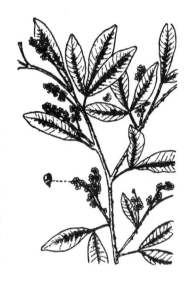

图 385　簕　钩

别名 见血飞，黄椒（贵阳），大救驾（遵义）。

科属形态 芸香科植物簕钩［Toddalia asiatica Lam.］。落叶大灌木。嫩枝红褐色，有白毛皮孔，枝干均密被倒钩刺。叶互生，柄长 1.5～2 厘米，指状复叶，有小叶 3 枚，革质；小叶无柄，叶片长椭圆形，长 4～7 厘米，宽 1.3～2 厘米，先端渐狭，具钝头，基部楔形，全缘，上面绿色光滑，背面黄绿色；主脉在两面均凸出，侧脉不明显。复伞形花序，排成圆锥状，着生于叶腋；花小，萼先端 5 齿，花瓣 5 片，蕾时镊合状排列；雄蕊 5 枚。柑果近于球形，干后黑褐色，有多数油点。

产地 我省各地均产。多生于山野路旁、大山丛林中。

采集期 四季均可采集。

药用部分 根、叶。

性味 性温，味辛微苦。

功用 散瘀，解表。

方剂 1. 治刀伤出血：见血飞叶捣烂，敷伤口（贵阳）。

2. 治跌打损伤：见血飞根一两，铁筷子一两，泡酒服（贵阳）。

3. 治伤风咳嗽：见血飞根五钱，煎水服（贵阳）。

4. 治腹绞痛：见血飞根一两，煎水服（独山）。

翼　萼　藤

别名 打米花（兴义），马郎花（晴隆），白花藤（兴仁）。

科属形态 旋花科植物翼萼藤［Porana racemosa Roxb.］。多年生缠绕草本。嫩枝红色，疏被毛。叶互生，有柄，卵圆形，长 4～8 厘米，宽 3～7 厘米，先端锐尖，基部心脏形，全缘，生于花序上的叶无柄。总状花序，具叉状分枝；萼裂片 5 枚，线状披针形，结果时扩大呈长椭圆状匙形。蒴果长圆形，光滑。

产地 我省安顺专区各地产有。生于路边刺蓬中。

采集期 秋季采集。

药用部分 全草。

性味 性温，味辛。

功用 破血，行血，消肿毒。

方剂 1. 治无名肿毒：打米花根一两，煎水洗患处（兴义）。

2. 治劳伤疼痛：打米花根一两，泡酒服（贵阳）。

3. 治高烧：打米花全草一两，煎水服（兴仁）。

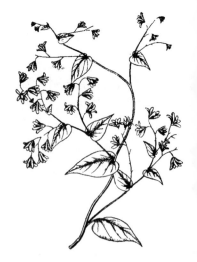

图386 翼萼藤

翘 摇

别名 米伞花（贵阳），螃蟹花（都匀），野豌豆（安顺），野鸭草（麻江），斑鸠花、蒺藜子（绥阳）。

科属形态 豆科植物翘摇 [Astragalus sinicus L.]。一年生草本。茎长 10~20 厘米，近地处茎匍匐。奇数羽状复叶，小叶9~13枚，无柄，倒卵形，顶端微凹，基部楔形，两面被刚毛，长5~15毫米，宽3~8毫米；托叶卵形，上缘有毛。伞形花序腋生，蝶形花冠紫红色小花6~12朵，总花梗长5~15厘米；萼钟状，外被刚毛，5齿，齿与萼管等长，披针形；旗瓣矩圆形，顶端圆微缺，长7毫米，宽4.5毫米，翼瓣短，有爪与耳；龙骨瓣与旗瓣等长，有爪与耳；雄蕊10枚，分为1与9二组；雌蕊无毛。荚果线状矩形，微被毛，微弯曲，顶端尖，有喙。

产地 我省各地均产。生于田坎、荒地等处。

采集期 四、五月间采集。

药用部分 全草（种子充中药沙苑蒺藜用）。

性味 性平，味微甘。

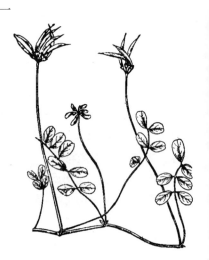

图387 翘 摇

功用 清火，解毒，治疔疮喉痛，治痔疮。

方剂 1. 治喉痛：用米伞花、白果叶晒干，研成细末；用时取等份加冰片少许，用纸筒吹入喉内，吐出唾涎（贵阳）。

2. 治水疗：用全草捣烂，围敷疗疮的周围，露头（麻江）。

3. 治痔疮：全草适量捣汁，外痔敷；内痔用一两煎水服（松桃）。

禁忌 忌酸、冷、燥、辣食物及油、糖。

荠 苧

别名 水苋菜（独山）。

科属形态 唇形科植物荠苧 [Mosla grosseserrata Maxim.]。一年生草本。茎高 50~60

厘米，方形，上部多分枝，被有短柔毛。叶对生，有柄，卵状披针形，长 1.1 ~ 3 厘米，宽 1 ~ 1.2 厘米，先端渐尖，基部楔形，边缘有锯齿，两面均有金黄色腺点。花轮有花 2 朵，排成顶生的总状花序，小花有小苞片，卵状披针形；萼钟状，5 齿裂，外面有毛，花冠红黄色，筒基部内面有毛环，上唇短，顶端微凹，下唇有 3 裂片，中裂片较大，顶端有锯齿；雄蕊 2 枚发育；花柱 2 裂。

产地 我省独山产有。生于土坎阴地。

采集期 秋季采集。

药用部分 根。

性味 性温，味辛。

功用 治哮喘。

方剂 治哮喘：水苋菜根三至五钱，煎水服（独山）。

禁忌 忌生冷食物及发物。

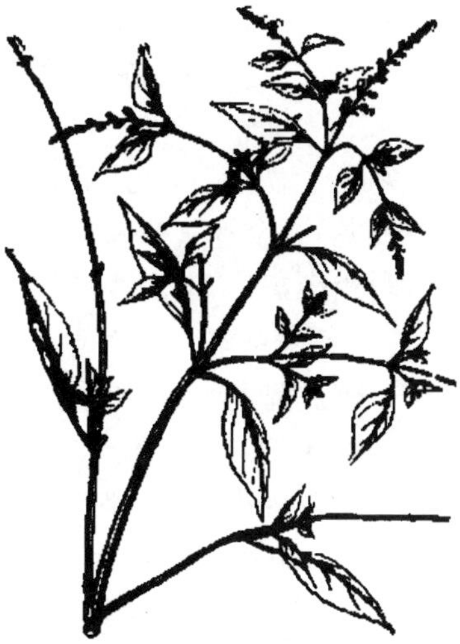

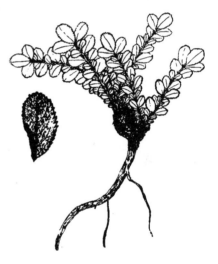

图 388 荠苧

翻背白草

别名 翻背白草（惠水），白头翁、涩疙瘩（都匀）。

科属形态 蔷薇科植物〔PotentiIla turtosa H. - M.〕。多年生草本。根倒圆锥状，肥厚，有纵行纹理，外皮灰褐色，易脱落。茎不明显。奇数羽状复叶，基部丛生，有小叶多数，小叶对生，不等大，每 2 对大叶之间有 1 对小叶，愈近叶基小叶愈小；小叶倒卵形，先端圆，基部渐狭，无柄，具密锯齿，上面无毛，或稀具细毛，下面密生绒毛。花黄色，花冠 5 片。果未见。

产地 我省各地均产。生于高山、茅草坡及石缝中。

图 389 翻背白草

采集期 四季均可采集。

药用部分 全草。

性味 性凉，味涩。

功用 治痢疾、疔疮、风湿。

方剂 1. 治痢疾：用鲜翻背白草一两，加水煎好。将适量红糖放于锅中，加酒二两，点燃烧过，再兑入已煎好的药水，然后服用（惠水）。

2. 治疔疮：用鲜翻背白草捣烂，敷患处，留头，干则换之（麻江）。

3. 治风湿痛：用翻背白草根三两，泡酒服（贵阳）。

禁忌 忌生冷食物。

鼬 瓣 花

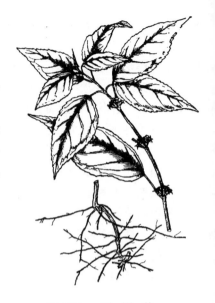

别名 壶瓶花、引子香（惠水），十二槐花（兴义、安龙），金槐（兴义）。

科属形态 唇形科植物鼬瓣花 [Galeopsis tetrahit L.]。一年生草本。茎直立，方形，有分枝，高 60～90 厘米，密被倒生柔毛。叶对生，有柄，卵状披针形或长卵形，长 3.5～7.5 厘米，边缘有波状锯齿，并有毛。花无柄，多朵轮生于叶腋；萼管钟形，红紫色，先端 5 齿裂，裂片近刺状；花冠管伸出萼外，肢唇形，下唇 3 裂，上唇外部有毛；雄蕊 4 枚，突出。

产地 我省惠水等地产有。生于阴山水沟边。

采集期 春、夏季采集。

药用部分 根。

性味 性温，味辛甘。

功用 治虚弱。

图 390 鼬 瓣 花

方剂 1. 治虚弱：壶瓶花一两，蓝布正、对叶草、臭牡丹根、鸡屎藤根、夜寒苏各三钱，炖鸡吃（贵阳）。

2. 治虚弱咳嗽：壶瓶花五钱至一两，炖肉吃（贵阳、惠水、兴义）。

3. 治妇女月家病：壶瓶花五钱，十样错、观音草各二钱，炖肉吃（惠水）。

鹅 掌 藤

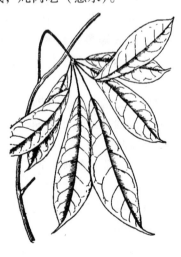

别名 七叶烂（剑河）。

科属形态 五加科植物鹅掌藤 [Schefflera arbericela Hayata.]。藤本。常攀援于乔木或岩石山。茎绿色，有细纵纹，光滑无毛。叶互生，掌状复叶，有小叶 7 枚；总柄长 7～9 厘米；托叶与叶柄合生；小叶柄长 1～3 厘米，中间的最长，小叶片长椭圆形，革质，长 9～16 厘米，宽 2.5～4 厘米，先端尾状长尖，基部圆形，全缘，上面绿色，有光泽，背面淡绿色，网脉明显。花果未见。

产地 我省剑河产有。多生于灌木林中。

采集期 四季均可采集。

图 391 鹅 掌 藤

药用部分 根。

性味 性温，味辛。

功用 祛风除湿。

方剂 治风湿关节疼痛：七叶烂根五钱，煎水服（剑河）。

爵 床

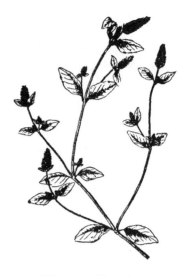

别名 野辣子叶（望谟），山苏麻（遵义），巴骨癀（兴义），小夏枯草（贵阳），棒头草（都匀）。

科属形态 爵床科植物爵床［Justicia procumbcns L.］。一年生披散草本。茎有分枝；茎有棱，棱上有毛，节略膨大，紫色。叶卵圆形或椭圆形，长1~4厘米，先端钝，基部楔形，全缘，两面均生细毛，有柄。穗状花序稠密，苞片和萼片绿色，有毛，披针形；花冠唇形，淡紫色，上唇2裂，近于全缘，下唇3裂。蒴果长椭圆形，开裂；种子黑色。

产地 我省各地均产。多生于山坡、土埂。

图392 爵 床

采集期 秋后采集。

药用部分 全草。

性味 性凉，味苦。

功用 清热，解毒，活血。

方剂 1. 治癣：野辣子叶、野青菜各五钱，混合冲绒，用大叶子包好，放在热柴灰里煨熟，取出放冷后，以棕包好，用劲挤水；将挤出的水熬浓后，擦在癣上，每日三次（望谟）。

2. 治发热多汗：全草一两，煎水服（遵义）。

3. 治跌打损伤：野辣子叶、辣蓼叶各等份，捣烂敷伤处（剑河）。

禁忌 忌鸡、鱼、面、蛋。

麒 麟 尾

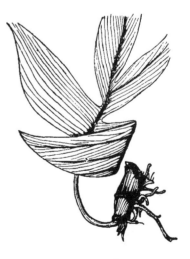

别名 万丈深（水城），青竹标（荔波），蛇包谷（兴义）。

科属形态 天南星科植物麒麟尾［Epipremum pinnatum（L.）Engl.］木质大藤本。长可达10米左右，攀援于石上或树上。叶大，有长柄；叶片卵状椭圆形，革质，全缘或羽状分裂，裂片先端尖。佛焰苞卵状，脱落性；肉穗花序，无柄，圆柱形。浆果。

产地 我省水城、荔波、兴义等地产有。附生于岩石上。

图393 麒 麟 尾

采集期 夏、秋季采集。

药用部分 茎。

性味 性温，味辛。

功用 接骨，治跌打。

517

方剂 1. 治跌打损伤：万丈深五钱至一两，泡酒一斤，每次服六钱（荔波、水城）。

2. 治骨折：万丈深适量，小鸡一只，共捣烂包患处（兴义）。

3. 治干痨瘦杂症：万丈深二至三钱，以砂糖为引，蒸服（水城）。

猕 猴 桃

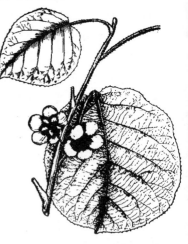

别名 山洋桃（兴义），洋桃（贵阳）。

科属形态 猕猴桃科植物猕猴桃〔Actinidia chinensis planch.〕。木质藤本，长5~8米。小枝幼时红褐色，被棕色长毛，部分为星状。叶互生，有柄；叶片圆形或倒卵形，长8~10厘米，宽5.5~10厘米，先端圆或微有小凸尖，基部阔楔形或微心形，边缘有毛状细锯齿，上面暗绿色，脉上有棕色粗毛，下面灰白色，密被淡黄色或白色星状绒毛。花数朵聚生于叶腋，初开时乳白色，后变黄色；萼片5枚，外面密被棕色毛，宿存；花瓣5枚，雄蕊多数。浆果卵形或球形，外被棕色毛，内种子多数。

图394　猕　猴　桃

产地 我省各地均产。多生于山坡。

采集期 四季均可采集。

药物部分 根。

性味 性寒，味涩。

功用 治痈疽，接骨。

方剂 1. 治疮红肿：山洋桃根五钱，煎淘米水服（贵阳）。

2. 治跌打损伤：山洋桃根一两，捣烂敷患处（贵阳）。

蘘 荷

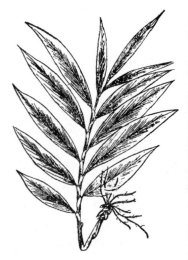

别名 阳荷（贵阳），蘘荷（湄潭）。

科属形态 姜科植物〔Zingiber mioga Roscae.〕。草本。茎高约55厘米。根须状，略肥厚；根茎灰黄色，肉质，直径约1厘米，具膜质鳞片。茎直立，自叶梢抽出，外表光滑无毛，具纵纹。叶2列排列，互生，狭披针形，长18~25厘米，宽约2.2~2.5厘米，先端渐尖，基部渐狭而抱茎，全缘；叶脉羽状，主脉1条明显，两面均无毛，无柄。穗状花序另由根茎发出，高约6厘米，花淡黄色，花下有鳞片状的苞片。蒴果长椭圆形，长约2.5厘米，顶端有1长喙；种子黑色，有假种皮。

图395　蘘　荷

产地 我省各地均产。家种。

采集期 夏、秋季采集。

药用部分 根、芽。

性味 性温，味辛。

功用 治冷气腹痛。

方剂 1. 治冷气腹痛：阳荷（干的）五钱，青藤香三钱，煎水服（贵阳）。

2. 治年久喘咳：阳荷嫩芽一两，煎水服（平塘）。

3. 治经闭：阳荷根四两，泡酒半斤，每次服酒一两，日服二次（凯里）。

4. 治九子疡或气疡：阳荷根捣烂，敷患处（凯里）。

禁忌 孕妇禁服。

癣　药

别名 癣药（兴义）。

科属形态 爵床科明萼草属植物〔Rungia sp.〕。多年生草本。茎方形，高 50～70 厘米，多分枝，密被白色短柔毛。叶对生，有柄，卵形，长 2.5～3.5 厘米，先端钝，基部楔形，下延至叶柄中部，边缘有圆锯齿，上面绿色，有疏散柔毛，下面淡绿色，脉上有白毛。花为顶生及腋生的穗状花序；苞片圆形；萼有 5 裂片，分 3 片和 2 片，基部联合，先端圆形，有毛；花冠紫色；雄蕊 4 枚；子房上位。

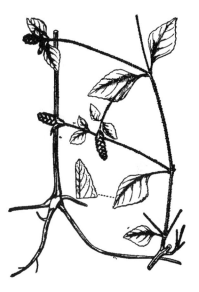

图 396　癣　药

产地 我省兴义产有。生于山野路旁。

采集期 夏、秋季采集。

药物部分 全草。

性味 性温，味辛。

功用 杀虫，治疮癣。

方剂 治疮癣：癣药全草，煎水洗患处，后用叶捣烂敷患处（兴义）。

鞑靼麦

别名 苦荞头（各地均称），野兰荞（惠水），万年荞（贵阳、安龙）。

科属形态 蓼科植物鞑靼麦〔Polygonum tataricum L.〕。一年生草本。有块状根，圆形或不规则的块状。茎直立，高约 1 米，中空，质软，每节下有毛。叶三角形，基部心形或戟形，两面脉上有毛；叶梢膜质，筒状，无叶耳。穗状花序顶生或腋生，花 5 枚，白色，卵形；雄蕊 8 枚；子房卵形，有 3 棱，3 短花柱，柱头头状。果实未见。

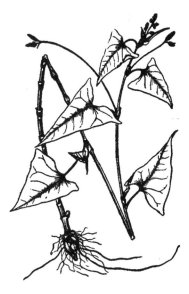

图 397　鞑靼麦

产地　我省各地均产。家种或野生。

采集期　十、十一月采集。

药用部分　根。

性味　性平，味苦。

功用　健胃，散毒。

方剂　1. 治狂犬病：苦荞头根一两，黑竹根五钱，抱石连一两，煎水服（绥阳、遵义）。

2. 治胃痛：苦荞头根三至五钱，煎水服（贵阳）。

3. 治小儿气包：苦荞头根五钱，煎水服，三天服一次；一个月后，一周服一次，好了为止（安龙）。

蟊　药

别名　蟊药（兴义）。

科属形态　玄参科通泉草属植物〔Mazus sp.〕。一年生草本。茎高 20 ~ 30 厘米，多分枝，全体被白色柔毛。下部的叶对生，有柄，卵形或长椭圆形，长 1 ~ 1.5 厘米，宽 0.6 ~ 1 厘米，先端钝，基部阔楔形，下延于叶柄上，边缘有粗锯齿，两面均有白毛。总状花序顶生；萼钟状，先端 5 裂，裂片三角形，内外均有白毛；花冠黄色，上唇短，先端 2 浅裂，下唇长，先端 3 裂；雄蕊 4 枚，2 强，藏于花冠内。

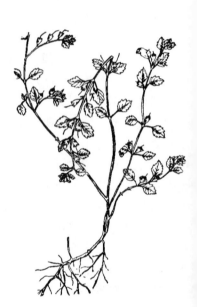

图 398　蟊　药

产地　我省兴义产有。生于麦田、荒地、土坎。

采集期　夏季采集。

药用部分　叶。

性味　性温，味辛。

功用　杀虫，治蟊。

方剂　治鼻蟊：用蟊药鲜叶捣汁滴鼻，或用棉花蘸汁塞鼻，或用干叶研末吹入鼻内（兴义）。

萝　摩

别名　奶浆藤（各地均称），党参。

科属形态　萝摩种植物萝摩〔Metaplexis japonica（Thunb.）Makino.〕。多年生草本。茎细长，圆形，缠绕状，微具细柔毛，有白色乳汁。叶对生，有长柄；叶片卵状心脏形，长 4 ~ 7 厘米，宽 3 ~ 5 厘米，先端渐狭，顶端有小突尖，基部心形，全缘，上面绿色，光滑，背面粉绿色，无毛。花序柄腋生，花数朵，排成短总状，有短梗；萼 5 裂，裂片三角状披针形，绿色，较花冠为短；花冠钟状，5 裂，白色带红斑，里面有毛；雄蕊 5 枚，着生于子房周围，花药先端有 1 薄膜，白色，阔心脏形，花粉块卵形下垂，蜡质，黄色；花柱延长约 5 毫米，先端 2 裂。蓇葖果纺缍形，长 3~7 厘米，宽 1~2 厘米，肥厚，外面有疣状突起。

产地 我省各地均产。多生于山野、路旁荆棘丛中。

采集期 秋季采集。

药用部分 根茎。

性味 性平，味甘。

功用 补虚弱。

方剂 1. 治小儿疳：奶浆藤根一两，木贼草五钱，共研末，每次用三钱蒸鸡肝吃，三日一次，连吃五次（贵阳）。

2. 治劳伤虚弱：奶浆藤根二两，煎水服或炖肉吃（清镇）。

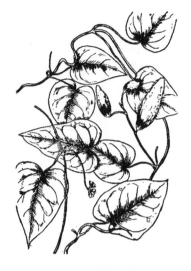

图 399　萝　摩

鳢　肠

别名 金钩麻（兴仁），地葵花（荔波），墨斗草（贵阳）。

科属形态 菊科植物鳢肠 ［Eclipta prostrata L.］。一年生草本。茎矮小，匍匐状，上部多生枝，被紧贴的白色粗毛。叶对生，无柄；叶片狭披针形，长 2.5~6 厘米，宽 6~10 毫米，先端渐尖，基部渐狭，边缘有不规则锯齿，有不明显的主脉 3 条，两面均被紧贴白毛。头状花序单生于叶腋或枝顶，有长柄；总苞片 2 列，外面的较长，叶状披针形，内面膜质较小；外面小花舌状白色，管状花多数；花托扁平，有鳞片包着小花。瘦果有棱，无冠毛，顶有具齿的杯状鳞片。

产地 我省兴仁、荔波等地产有。多生于河边、田坎等处。

采集期 夏、秋季采集。

药用部分 全草。

性味 性温，味辛。

功用 治风湿。

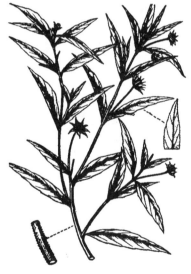

图 400　鳢　肠

方剂 1. 治胃出血：金钩麻五钱，万年荞三钱，煎水服（贵阳）。

2. 治杨梅疮：金钩麻研末，调菜油搽患处（荔波）。

3. 治背瘩：金钩麻、水三七共捣烂，敷患处（荔波）。

4. 治刀伤：先以梦花叶煎水洗伤口，再以金钩麻捣烂敷伤处（荔波）。

《贵州省中医秘方验方选》

前　言

　　我省中医工作，自 1955 年大力贯彻执行党的中医政策以后，更加发挥了广大中医为人民服务的积极性和创造性，不仅以创造的努力适应了社会主义改造的需要，成为我省卫生战线上的宏伟力量，而更重要的是通过中西医互相学习，交流学术经验，更加激起了发扬祖国医学的积极性，纷纷将祖传的高价买来保存多年秘而不宣的秘方、验方公开出来，贡献给人民保健事业。由于这种崇高愿望和可贵的热情的充分发挥，《贵州省中医验方秘方第一册》已于 1956 年 7 月出版分发各地公私医疗机构广大卫生工作者参考，试用之后，陆续收到各县市中医师们寄来很多方子，以及 1957 年 3 月我省召开第一届中医代表会议，出席的中医、草药医、民族医代表在会议中踊跃的献出了 1050 方，先后共收集秘验方2469 方，为了陆续发扬祖国医学宝藏，不辜负中医、草药医、民族医生们关心人民健康的热忱，使得这些秘验方更好的交流推广使用，我厅特委托中医研究所负编审工作，现已整理完后，计有 2446 方，付印出版，接着以前的第一册命名为《贵州省中医验方秘方第二册》。

　　本册刊印的方子中，大部分是 1957 年 3 月中医代表会议上各地中医、草药医、民族医医生代表，在党的正确中医政策的鼓舞下献出的，其中许多是民间流传已久确有疗效的单方、秘方，它的特点是药味简单，均是就地自采自用，用费低廉，患者方便，尤其在我省民族地区，至今这些方子还是人民群众赖以治疗疾病主要方剂，在人民群众中仍享有很高信誉。当然，这些方剂药名，是多年口授心传，所用药物皆为本地出产土名，移地试用可能有所不便，但为了充分发掘祖国医学宝藏，反映我省多民族的医药情况，丰富研究整理内容，广泛交流经验，望各地根据刊载主治症状，药的剂量、性能，选择试用。

　　刊印这一册的方子，为了保持原方的本来面目，仅将收集的秘方验方按其性质分门别类加以编排，对其中有药无分量或无服法，以及个别方子尚无姓名的，均照献方人的原方公开出来而编入，同时，在编审中有些错误的地方，在所难免，如献方人的姓名有时列错，分门别类有的比较混杂，希望读者提出意见。本册方子，仅供参考研究灵活试用，如果试用收到疗效，请随时函告我厅，以便交流推广。

贵州省卫生厅

1958 年 6 月

内 科 门

传染病　伤寒

一、治伤寒头痛又治产后伤寒尤效秘方

方药：用黑大豆一两五钱

用法：炒糊出烟为止，放葱白五个，泡开水服立效。

（郎岱县中医代表陈思虞献方）

二、治头痛烧热止泻方

方药：火硝一两五钱（火煅）　穿心莲一两

用法：为末，大人每服五分，一日二次。

（金沙县城关草医吴伯泉献方）

三、治呕吐不止类似霍乱方

方药：用明矾钱许打碎

用法：冷开水吞下，立刻即止。

附法：有外感症者，续服藿香正气丸一两，虚体即以补中益气汤加减煎服。

（麻江县杏山区中医联合诊所周玉书献方）

按：此方应列在霍乱类。

四、治大人感冒兼治小儿惊风方

方药：野远志根（又名惊风草）取末一钱

用法：姜开水吞服，小儿减半。

（张登云献方）

五、治肠伤寒方

方药：（1）高丽参三钱　知母八钱　生石膏二两　陈粳米二两　甘草四钱　煎水代茶饮。

（2）雅连一钱　黄芩三钱　黄柏三钱　煎水日服三次连服三至五剂后加广木香五分　磨冲服一二日后大便下后，参汤营养。

六、防护伤寒秘方

方药：银耳二钱　冰糖二两

用法：蒸服二三剂。

（黄平县张介宗献方）

七、治伤寒服诸表药无汗方

方药：燕窝泥一两

用法：开水冲化，澄清，饮一两或二两，不久即汗。

526

附注：服此水后，要发寒战、但汗出后即止。

（福泉县牛场联合诊所陈璧栋献方）

八、治伤寒热证方

方药：猪牙皂角二钱去子（如无猪牙皂角普通皂角亦可）　蜂蜜七钱

用法：将蜂蜜用火熬老，和皂角末，搓成细条，如笔杆大，长二寸，纳入肛门内七八分深，一时大便即通，此即古方蜜煎导法之加皂角也。

附注：便结不通，体虚不宜用芒硝大黄者。

（福泉县牛场联合诊所陈璧栋献方）

九、治斑疹方

症状：发热周身起红乌点，有影无形，腹痛或作呕者。

方药：玄参四钱　麦冬三钱　桔梗二钱　大力三钱　薄荷二钱　银花四钱　连翘三钱　栀子二钱　甘草二钱

用法：水煎服。

附注：此证忌生冷，甜酒，火酒。

（福泉县牛场联合诊所陈璧栋献方）

一〇、治斑疹方

方药：椿树皮　红浮萍　野葱

用法：共为泥，炒热布包熨，斑疹即现，另用鸡子一个，破腹置雄黄于内，放腹部，即可解热，如热甚气喘，再用黄连解毒汤。

（瓷安县中医聂柳生献方）

一一、治伤寒大汗不止方

方药：马蹄草连根捣汁

用法：白糖水服。

（鳛水县杨刚毅献方）

一二、治伤寒方

方药：麻黄二钱　桂枝一钱　双求钱半　半夏一钱　陈皮一钱　云苓二钱　厚朴钱半　蒜叶二钱　柴胡钱半　黄芩钱半　甘草一钱　生姜、大枣引

用法：水煎服。

附注：如大热不退饮水多加石膏四钱　知母二钱，鼻衄加黄连、犀角，结胸加瓜蒌，有痞加南星、法夏，大便不通加大黄，呕吐加藿香，食积痞块加枳实、大黄，此方宜视病情加减剂量。

（德江县煎茶区邓国斌献方）

一三、治伤寒并发疟疾方

方药：常山　乌梅　陈皮　半夏　六曲　麦芽　枳实　厚朴　蒜叶　柴胡　甘草　羌活　白芷　姜枣引

用法：水煎服。

附注：如口渴饮水加黄芩。

（德江县煎茶区邓国斌献方）

一四、治伤寒反病方

方药：补中益气汤

用法：如头痛加川芎、白芷，身体痛加羌活，汗多去升麻、柴胡加枣仁、炒麻黄根，大热大渴加黄芩、石膏、知母。

（德江县煎茶区邓国斌献方）

一五、治瘟疫斑疹伤寒无汗方

方药：红浮萍　绿小豆　金银花

用法：如出鼻血加茅根，咳加桑皮、水葵，口燥加石膏、竹叶，煨水服取汗。如汗不出加野皂角根（一名阎王刺）。

（赫章县中医赵尧臣献方）

温病（感冒、脑膜炎）

一、流行性感冒方（银翘散）

症状：头痛身痛，发寒热，口渴咽干，咳嗽喉痛，流涕喷嚏。

方药：银花　连翘　竹叶　薄荷　桔梗　荆芥　牛蒡子　淡豆豉　苇根　甘草

用法：水煎服。

附注：咽痛加马勃、玄参，吐血咳血衄血加毛草根、侧柏炭、栀子炭。

（贵阳市中医医院姚锡光献方）

二、感冒方

方药：升麻　柴胡　毛柴胡　野红萍　白葛根　杆黄草　土知母　煨姜引

用法：煎水服。

（毕节县苗族草药医熊治安献方）

三、治发热出汗方（圣愈汤）

方药：生地　当归　川芎　白芍　黄芪　泡参　大枣　生姜

适应症：烧热大汗出、脉浮、头痛、四肢无力，加均姜、附片治血崩；头痛脉沉细无他症者。

（金沙县中医方治申献方）

四、治瘟毒头痛方

症状：头痛发烧，颈肿喉痛，口不能张，语言不明，舌下长一小舌。

方药：黄连三钱　栀子二钱　连翘二钱　生地三钱　玄参三钱　黄芩三钱　柴胡三钱　射干二钱　薄荷二钱　马勃二钱　木通三钱　甘草二钱　板蓝根三钱引

用法：水煎服。连服三剂。

附注：此方有清心解热、消肿止痛作用。

（余庆县一区联合诊所中医徐超伦献）

五、预防流行感冒方

方药：藿香

528

用法：布包吊胸前，以避传染。

（独山县高文彬献方）

六、普通感冒方

方药：牛王茨三钱　卜地香（又名头晕药）二钱

用法：煎水服。无汗重加牛王茨，体沉重加卜地香，咳嗽加五皮风。

（杨济中献方）

七、流行感冒发热恶寒头痛身痛咳嗽方

方药：粉葛三钱　柴胡三钱　荆芥三钱　防风三钱　川芎二钱　桔梗三钱　前胡三钱　枳壳三钱　羌活三钱　独活三钱　薄荷二钱　甘草一钱　生姜三片　煎水服。

（2）紫苏四钱　羌活三钱　防风三钱　川芎二钱　白芷三钱　粉葛三钱　香附三钱　陈皮二钱　法夏三钱　薄荷二钱　甘草一钱　生姜三片　水煎服　治同上

（惠水县中医饶季烽献方）

八、治伤寒数日不解心烦躁乱小腹胀急脐下闷痛大渴喘汗方（八味知母汤）

方药：石膏　知母　麦冬　白芍　柴胡　黄芩　泽泻　甘草

用法：加竹叶姜枣水煎服。

附注：此方重用石膏为主，石膏性寒阳明经药也。张仲景先生用以清阳明无形之燥热即白虎汤，胃汁枯涸者加人参汤，热渴汗泄肢节烦痛者加桂枝汤，胸痞身重加苍术，以理太阴之湿，寒热往来加柴胡，以散半表半里之邪也，此皆热盛，阳明他证兼见，故用白虎清热，而后随证加减，八味知母汤之意相同，《泂溪医论》谓阳未亡以凉药止汗，阳已亡，以热药止汗，其中转变甚多。

（献方人未列姓名）

九、治伤风头痛鼻塞微热方

方药：香苏饮加味：苏叶二钱　香附二钱　杏仁二钱　白芷二钱　前胡二钱　炙草一钱

用法：水煎服。

（都匀县联合诊所中医裘补青献方）

一〇、治头部发烧、寒风入内方

方药：当归二钱　川芎三钱　防风三钱　桔梗三钱　生姜三片引

用法：水煎服。

（石阡县中医鄢廷珍献方）

一一、治小儿先冷后大热舌苔黄方

方药：半夏钱半　柴胡一钱　藿香四分　条芩三分　云苓八分　陈皮五分　麦冬五分　桔梗五分　泡参五分　甘草三分　苏梗三分　石斛三分　生姜一小斤引

用法：水煎服。

（丹寨县人民医院中医陈永明献方）

一二、治伤风感冒验方

方药：木通三钱　葛根三钱　升麻三钱　柴胡四钱

用法：水煎服。

（遵义县保和乡草药医侯树章献方）

529

一三、治感冒方

方药：地胡椒（烘焦研末）

用法：吹鼻取嚏，再用陈茶叶、生姜、盐巴、辣椒。煎水服。

（张光休献方）

一四、治流行感冒方

方药：银花　连翘　大黄　柏香子（用温水浸泡二日每日换水一次）各等份研细末。

用法：成人量每次四钱一日三次，以苇根汤送下。

（金沙县十区中医郭志仁献方）

一五、治风寒方

方药：马提当归　生姜

用法：煎水服。

（德江县稳平区何国斌献方）

一六、治春温病头痛身痛发热方

方药：荆芥　防风　羌活　大活　石膏　藿香　川连　香茹　扁豆　生姜引

用法：水煎服。

（德江县稳平区下坪乡简宗伯献方）

一七、治感冒方

方药：大黄　小黄　水麻根　马鞭稍　何首乌　炮姜　荆芥　花粉　防风　地榆

用法：水煎服。

（德江县张伯生献方）

一八、治感冒兼治小儿急惊风方（宝灵丹）

方药：天竺黄二两　明朱砂五钱水飞　明雄黄五钱水飞半　胆星二两炙　白山药五两炙　薄荷一两　真牛黄三钱　真麝香一钱五分　真蟾酥一钱五分化酒　真金箔五十张　以上十味，共研细末，用瓶装使用，勿令泄气。

用法：小儿服一分，大人二分，姜汤送下，妊娠忌服。

（关岭县二区永宁镇中医李柏川献方）

一九、治湿温证验方

方药：黄连二钱　阿胶五钱　白芍四钱　黄芩三钱　甘草一钱　泡参一钱　鸡子黄一个

用法：熬开水服。

（遵义县丁台乡中医夏培安献方）

二〇、治大头风验方

方药：银花五钱　雄黄一钱　大蒜一个

用法：银花熬水，雄黄制成粉末，大蒜冲绒和水煎、内服外搽。

（遵义县松林乡草药罗万荣献方）

二一、治暑疫经验方

方法：绿豆五大升，泡清凉河水一夜服，仍痛者大量服（忌饭与荤辣）

（福泉县牛场联合诊所陈璧栋献方）

二二、温胆汤石菖蒲合泻心汤方

方药：半夏　茯苓　陈皮　甘草　枳实　竹茹　黄连　黄芩　大黄　石菖蒲

适应症：回归热、湿温证、温证或疟疾。

（金沙县中医方治申献方）

二三、治脑膜炎方

方药：犀角二分　羚羊角二分　以上二味磨水，生地五钱　丹皮二钱半　白芍三钱

用法：三味煎水冲入前二味服后，呼吸转平，入睡再服养阴剂，方如下：

沙参五钱　寸冬四钱　生地四钱　花粉五钱　甘草二钱

煎水代茶饮，病者醒后，脉沉数有力，口渴苔黄厚，大便未解另服厚朴四钱　枳实三钱　庄黄三钱　酒芩三钱　沙参五钱　寸冬四钱　花粉五钱

又方：犀角二分　羚羊角二分　生地三钱　丹皮二钱　白芍二钱　柴胡二钱　酒军钱半　京半夏二钱　生姜二片　二角磨水冲服后　得汗热退。

（黄平县张介宗献方）

二四、治瘟疫流行方

方药：银花　连召　僵虫　薄荷　前胡　藿香　桔梗　甘草

用法：煎水服。

附注：如感脉搏不洪大用防丰　荆芥　羌活　白芷　川芎　薄荷　细辛　广皮　紫苏　粉葛　桔梗　甘草　生姜　水煎服

（黔西张泮轩献方）

二五、治瘟疫流行方

症状：四时头痛发热。

方药：黑砂糖一杯　生姜汁一杯　盐少许　茶叶少许

用法：以白开水调匀热服，盖被出汗即愈。

（德江县中医牟汉清献方）

二六、治疫症方（清凉汤）

方药：薄荷　前胡　柴胡　丹参　川贝母　丹皮　橘红　黄芩炒　白芍　桔梗各一钱半　青果二枚　鲜竹叶十片

用法：水煎服，如便秘加大黄三钱　蜜糖三匙　酒少许冲服。

（德江县中医牟汉清献方）

二七、治天行疫方

方药：生牛蒡根捣汁五合

用法：分为二服，空腹时服，服讫取桑一把炙黄，以水二碗，煮取一碗顿服。

（德江县中医牟汉清献方）

二八、治风温证方

方药：柴胡三钱　枳实三钱　白芍三钱　香附三钱　桔梗三钱　防风三钱　鳖甲二钱　粉丹二钱　花粉二钱　枯芩二钱　半夏三钱　甘草二钱　菊花二钱　如大便不通加大黄三钱，小便不通加茵陈三钱，口渴加乌梅二钱，咳嗽加杏仁三钱，苏子三钱，腹痛加吴萸二钱，小茴二钱。

用法：水煎服。

（金沙县卫协会中医代表献方）

二九、治春温病头痛身痛发热方

方药：荆芥　防风　羌活　独活　石膏　藿香　川连　香茹　扁豆　生姜

用法：水煎服。

（德江县稳平区下坪乡简宗伯献方）

三〇、治乙型脑炎方

方药：用鸡屎藤和生姜捣烂

用法：火酒或甜酒炒热包脑壳。

（余庆县人民医院副院长徐超群献方）

三一、治脑炎方

症状：头痛身热口渴两眼上旺、昏迷不醒，身往后仰。

方药：真牛黄五厘　黄连一钱　黄芩钱半　滑石二钱　石膏二钱　甘草一钱

用法：水煎服。（但先用牛黄研细分三次服）

附注：此方有退热解毒杀菌作用。

（余庆县一区联合诊所中医徐超伦献方）

三二、治流行性脑脊髓膜炎方

方药：初起：银花　连翘　栀子　生地　粉丹　大力　僵虫　蝉衣　淮知　甘草

病重：犀角　地黄　石膏　知母　甘草　竹叶卷

昏迷采用：安宫牛黄丸　至宝丹　紫雪丹　（成药）

附注：来件未注明用量和用法。

（湄潭中医代表献方）

疟　疾

一、治疟疾方

方药：（1）绣球花三钱

用法：煎水服（发病前三小时服）。

（2）白腊树皮二钱　去粗皮煎水服是成人量，小儿酌减。

（3）鹅不食草，用纱布包上塞鼻孔。

（王明轩献方）

二、治疟疾方

方药：清脾饮：(热多寒少，小便赤色，脉弦数)

青皮二钱　油朴钱半　柴胡三钱　黄芩二钱　法夏二钱　茯苓钱半　白术钱半　草果二钱　甘草钱半　生姜钱半

用法：水煎服，以上成人量，小儿减半。

三、治疟疾方：四兽散（五脏气虚七情兼并结聚痰饮与胃气相搏发为疟疾）

方药：党参钱半　白术钱半　云苓钱半　广皮二钱　法夏二钱　草果二钱　乌梅钱半　甘草一钱　生姜一钱　大枣三个

用法：水煎服，成人分量，小儿减半。

（沿河县卫协会张小岩献方）

四、治截疟七宝饮：治五、六次发后无他症者

方药：常山二钱　陈皮钱半　青皮钱半　槟榔钱半　草果二钱　厚朴钱半　甘草一钱

用法：水煎服，成人量，小儿减半。

（沿河县卫协会张小岩献方）

五、治疟疾方：白虎加桂枝汤：治热多寒少之温疟但热无寒之瘅疟

方药：石膏三钱　知母二钱　粳米五钱　甘草二钱　桂枝二钱

用法：水煎服，以上成人量，小儿减半。

（沿河县卫协会张小岩献方）

六、治疟疾方（加减青皮饮）因食积而诱起的疟疾

方药：黄芩二钱　草果二钱　云苓二钱　建曲一钱　柴胡钱半　青皮一钱　正朴一钱　麦芽一钱　陈皮一钱　甘草一钱

用法：水煎服。

（沿河县卫协会赵叔田献方）

七、治间日疟方（小柴胡汤加常山）

方药：柴胡　法夏　黄芩　甘草　党参　生姜　大枣　常山　草果　槟榔　威灵仙

附注：来件未写明用量及用法。

（天柱县中医杨文鉴献方）

八、治疟疾方

方药：常山三钱　柴胡三钱　椿牙皮三钱

用法：水煎服有效。

（天柱县中医杨秀椿献方）

九、治疟疾方（七宝汤）

方药：常山　槟榔　草果　厚朴　陈皮　青皮　粉草

用法：各等份研细末酒水为丸如梧桐子大，成人每周一次30粒（预防用），小儿减半，或四分之一量，治疗用每日一次连服三日或一周。

附注：能截疟、祛痰、宽中、健胃、杀虫、避瘴气。

（铜仁专区中医邓恕高献方）

一〇、治疟疾方

方药：首乌三至四钱　知母二至三钱　北胡一至一钱半　青皮一钱至钱半　常山五分至七分　草果米一枚　槟榔一钱　地骨皮二至三钱　青蒿二钱　条芩二钱　甘草一钱

用法：如有宿食，加麦芽、莱菔、山楂之类，有湿加茵陈、栀子、红茯苓之类，寒多

533

加桂枝减黄芩水煎服，主治一日或间日疟。

（石阡县中医杨乾珍献方）

一一、治疟疾方

方药：泡参　柴胡　黄芩　法夏　甘草

用法：水煎服。

附注：如渴、头痛加粉葛；胸满加槟榔、厚朴、生姜；如热盛可加青蒿、知母、贝母，去生姜；如寒胸满加草果、炮姜；如疟经四个，加当归、杭芍、首乌、榔片。

（黔西县张泮轩献方）

一二、治寒热往来疟疾方

方药：水蜈蚣（金牛草）三两

用法：熬水，日服三次。

（遵义市中医院献方）

一三、治疟疾方（三日疟）

方药：独蒜一个　黄丹一钱

用法：捣和分作三丸，在发日早起服一丸，连服三日效。

（余庆县第一期中医进修班献方）

一四、治久藏瘵疟方

方药：鳖甲二钱

用法：醋制研末酒服，隔夜一服，清早一服，临时一服，可加雄黄少许。

（余庆县第一期中医进修班献方）

一五、治疟疾发过数次方

方药：草果仁三钱　榔片四钱　枳实三钱　青皮二钱　公丁五分　乌梅一个

用法：泡酒一夜服。

（开阳县人民医院王志清献方）

一六、治疟疾方

方药：（1）泡参四钱　柴胡一两　黄芩三钱　法夏三钱　苍术三钱　厚朴三钱　陈皮三钱　麻黄三钱　甘草一钱　大枣二钱　生姜二钱

用法：水煎服。

（2）法夏三钱　大贝二钱　白矾二钱　共研为末兑酒分三次吞服。

（水城县医院中医龚鎝荣献方）

一七、治疗疟母久不愈方

方药：用独蒜头一个和酒捣烂

用法：包于疟母上，待患者口中有蒜气味则取下，只在三、四次定能消散，其疟疾亦随之消愈。

（道真县樊树英献方）

一八、治疟疾方

方药：酒炒常山二钱　草果仁一钱　黄芩二钱　半夏一钱　滑石四钱　生姜一片为引

用法：上方煎水服。

附注：体虚病人要呕吐，吐后必好。

（修文县五区中医金志刚献方）

一九、治疟疾方

方药：当归三钱　川芎二钱　黄芩三钱　黄柏二钱　栀子三钱　知母三钱　黄常山三钱　苍术三钱　甘草二钱

用法：九味水煎倾出露一宿，次晨冷饮一次即愈，并永不复发。

附注：一日疟及夜摆加鳖甲四钱。

（正安县李范群献方）

二〇、治疟疾方（常山清疟饮）

方药：茯苓三钱　白术三钱　柴胡三钱　法夏三钱　猪苓二钱　青皮三钱　枳壳三钱　泽泻二钱　广皮钱半　苍术二钱　厚朴三钱　知母二钱　尖贝一钱　川芎三钱　黄柏一钱　甘草一钱　生姜二钱　大枣二钱

用法：水煎服。

附件：俟发了三次疟疾后，再服一剂加常山二钱　槟榔二钱　草果二钱。

（水城县第一联合诊所王华甫献方）

二一、治疟疾单方

方药：用野棉花根约七、八钱

用法：捣烂包扎颅门上六小时。

（水城县第一联合诊所王华甫献方）

二二、治疟疾方

方药：三杆子根

用法：大人每次二钱　冲绒对开水合根服一日一次。

（开阳县三区草医联合诊所林顺斌献方）

二三、治疟疾单方

方药：用扁竹根二钱至三钱

用法：切碎开水吞服。

（水城县第一联合诊所王华甫献方）

二四、治疟疾方

方药：白腊树皮　椿树皮各三钱

用法：水煎服。

（清镇县王明宣献方）

二五、治疟疾夹痢疾方

方药：柴胡三钱酒炒　白芍二钱　枳壳二钱　黄芩钱半　羌活钱半　川朴二钱　陈皮钱半　茯苓二钱　炒川连一钱　滑石一钱

用法：水煎服。

（天柱县石洞卫生所潘森鋆献方）

二六、治疟疾和预防方

方药：（1）太阳疟，脉浮紧，大青汤。

（2）少阳疟，脉弦数，柴胡加常山汤；脉弦长数，柴胡加青皮芒硝汤，或柴胡加知母汤；脉弦滑，柴胡加栝蒌仁汤；脉弦大，胸满闷、腹痛便溏，柴胡减人参加草果常山汤。

（3）阳明疟：腹胀胸满闷，欲吐不吐，达原饮加大黄；脉大缓，平胃散加肉桂。

（4）太阴疟：脉细弦、口苦、小便多、不发热只恶寒，鳖甲知母汤；体弱、脉细、闷胀、咳嗽，秦艽鳖甲散；口渴腹胀、脉弦，青皮饮重用茯苓一两。

（5）少阴疟：脉沉细，烦渴思睡而不眠，六味地黄汤去地黄加玄参龟板知母汤。

（6）厥阴疟：四肢逆脉欲闭、小便闭、胸腹胀、通脉四逆汤；四肢逆已退，胸腹未退者必现小便少，当归四逆汤；四肢重未退，去大枣加葱白十根引；腹已消胀、但痛冷加吴萸主之。

（安顺县中医杨绍昱献方）

二七、治疟疾捷方

方药：麻黄三钱　柴胡三钱　黄芩三钱　半夏三钱　泡参三钱　细辛钱半　甘草一钱

用法：煨水服。

附注：疟疾定时热，总是二枢不利之象，故取柴胡麻辛二方以枢之所以甚效，不用姜枣者，恐碍少阴之枢耳。

（赤水县中医桂肇元献方）

二八、治疟疾初作方

方药：柴胡三钱　法夏二钱　桂枝二钱　茯苓三钱　石膏三钱　羌活二钱　甘草一钱　生姜三片　红枣二枚用引

用法：水煎服一二剂，小儿照减。

附注：治法以散邪为主。

（开阳县刘吉成献方）

二九、治疟疾验方（以清理消导为主）

方药：柴胡三钱　黄芩二钱　法夏二钱　白芍三钱　油朴二钱　槟片三钱　枳壳钱半　大黄二钱　生姜二片　大枣二枚引

用法：水煎服一二剂。

（开阳县刘吉成献方）

三〇、治脾虚久疟方

方药：党参三钱　焦术三钱　茯苓三钱　法夏二钱　陈皮一钱　草果仁一钱　乌梅二个　生姜三片　红枣二枚引

用法：水煎服。

附注：即人谓之脾寒摆子。

（开阳县刘吉成献方）

三一、治疟疾方

方药：小柴胡汤加鳖甲　乌梅

用法：水煎服。

三二、治疟疾方

方药：密陀僧研末

用法：大人服六分（一次），小儿 3～5 分。

三三、治疗疟疾方

方药：（1）何首乌五钱　炒鳖甲五钱　草果一枚　加水 600 克煎成 300 克。

服法：在疟疾未发前三小时服一次，一日三次，每次一百克（孕妇忌服）

（2）柴胡二钱　槟榔三钱　乌梅三钱　炒鳖甲三钱　加水 600 克，煎成 400 克，在疟疾未发前服一次，相隔三小时再服，并分三次服完。

（3）三月桃花未开繁者，采十余朵，加甜酒加水 300 克煎成 200 克，在未发前服一次，并分三次服下。

（4）穿山甲面炒三钱　芦根三钱　加水 400 克，煎成 300 克，未发前服一次，每次 100 克，分三次服完。

附注：主治恶性疟。

三四、治疟疾方

方药：鳖甲酒炒五钱　常山炒五钱　雄黄五钱

用法：共为末，每服五钱，服二次即愈。

三五、治疟疾通治方

方药：丁香五分　榔片一钱　乌梅三个　常山一钱

用法：水煎露一宿，调酒服。

三六、治孕妇疟疾方

方药：苍术二钱　厚朴钱半　陈皮钱半　甘草一钱　茯苓钱半　草果钱半　藿香钱半　党参二钱　乌梅钱半

用法：水煎服。

三七、治疟疾单方

方药：用野猪烟根

用法：括皮切，兑酒服。

三八、治疟疾特效方

方药：常山三钱　乌梅三钱　槟榔三钱　红枣三钱　莱菔子三钱　甘草三钱　生姜三片引

用法：病前一小时服下，一剂两服，连服二日即愈。

三九、治疟疾方

方药：（1）加减小柴胡汤，治一般疟疾。

（2）白虎加桂枝汤，治单热不寒。

（3）柴胡干姜汤，治单热不寒。

（4）青皮饮，治热多寒少。

（沿河县卫协会献方）

四〇、治截疟疾方（诊断不确用）

方药：柴胡四钱　泡参三钱　黄芩三钱　半夏四钱　炒常山三钱　草果仁三钱　榔片四钱　甘草一钱　野烟头七个

用法：水煎服。

（黔西王焕新献方）

四一、治疟疾方（青皮饮加味）

症状：每天发热，早轻晚重，半夜退凉特效方。

方药：青皮三钱　油朴三钱　柴胡三钱　黄芩三钱　法半夏二钱　茯苓三钱　白术三钱　草果仁二钱　常山（鸡骨）三钱　槟榔三钱　乌梅三枚　神曲三钱　粉草二钱　生姜三片　红枣三枚

用法：水煎服。

附注：凡一天到晚饭前后，首先怕冷或不怕冷，便觉发热，身如火团，口渴、舌干、半夜以后又退凉，每天均是如此，若果日久则面黄，食少怕油、小便黄，脾肝脏部位有压痛者，原方加茵陈三钱　栀子三钱　大黄二钱。小儿二三岁者，可用原方$\frac{1}{3}$或照年龄酌减，每天一剂，最多两剂，则可全部退凉，用上方治疗，有95%的疗效。

（盘县中西医联合诊所道胤庆献方）

四二、治疟疾方

方药：炒黄芩一两五钱　黄糖五钱　硐一两

用法：水煎服。

（毕节县苗族草药医熊志安献方）

四三、治疟疾方

（1）加减柴胡汤治热疟脉弦。

方药：柴胡三钱　生地钱半　大黄钱半　黄芩二钱　玄参二钱　知母二钱　苦竹叶钱半

用法：水煎服，以上成人量，小儿减半。

（2）桂附二陈汤，治寒疟脉迟。

方药：桂枝二钱　附片钱半　云苓一钱　茵陈一钱　陈皮钱半　生姜二钱

用法：水煎服。

（沿河县卫协会献方）

四四、治疟疾方

方药：小柴胡加桂枝汤。柴胡五钱　法夏二钱　条芩三钱　赤芍二钱　枳壳二钱　桂枝二钱　甘草一钱　生姜三片为引

用法：水煎服有效。

（天柱县中医张思瑶献方）

四五、治疟疾方

方药：生银花

用法：煮开水服，连服三天，每天三次，效率占60%。

（平塘县者密区沙坝乡康宁村布彝族草医石正贤献方）

四六、治疟疾方

方法：小孩用白糖，火酒混合服，每次一匙，十岁以上。

方药：常山　草果　槟榔　法夏各一钱　条芩二钱　乌梅三个引　如肚痛加厚朴二钱

用法：水煎服。

（石阡县中医鄢廷珍献方）

四七、治邪入血之久疟方

症状：即三阴证或脾寒证，主治久疟不断二、三日以上对期发，先冷后热多者。

方药：熟地六钱至八钱　生地三钱至四钱　龟板四钱至六钱　鳖甲三钱至四钱　牡蛎三钱至四钱　首乌四钱至六钱　神曲二钱至三钱　黄柏　知母　炙草各二钱至三钱　生姜　红枣各一至二枚引

用法：适用壮年，青年酌减，服二付即止，后去鳖、牡、龟稍加潞参、白术、茯神之类以补阳，忌用姜附或燥火品一、二付后，服百乐君七日，每日二片，即永断，孕妇忌百乐君。

（石阡县中医邱放龙献方）

四八、治疟疾方

方药：土射干根

用法：煎鸡蛋吃即效。

（石阡县中医杨兴州献方）

四九、治疟疾方

方药：白茨根一根

用法：煨水服，或常山叶煎鸡蛋。

（石阡县中医杨厚安献方）

五〇、治疟疾方

方药：地古牛

用法：将地古牛十一个兑酒吞服。

附注：在发疟疾前半小时服，一次即愈，慢性疟疾，得服一早期即愈。

（兴仁县大山区百德乡草医易德全献）

五一、治疟疾方

方药：常山　草果

用法：将常山二钱　草果一钱　混合研磨成粉，每日二次，早晚用温开水吞服。

（兴仁大山区永和乡草医唐祖才献方）

五二、治疟疾方

方药：兔耳风

539

用法：将兔耳风五兜，用根五根，用冷开水泡后服清液，每日晨服一次，并将其残渣包手腕关节。

（兴仁县大山区大禾乡八村二组草医仇玉治献方）

五三、治疟疾方

方药：虎掌草　支丹（又名射干）　　土三七　乌姜　黄姜

用法：以上五种药各一钱，研磨成粉末即得。

服法：成人每日二次，每次一钱，小儿每日二次，每次五钱，均用开水吞服。

（兴仁县大山区田塝乡草医李正乾献方）

五四、治疟疾方

方药：洋雀根

用法：将洋雀根，加水煮沸即得，每日二次连服三天即愈。

（兴仁县望脚区坡鸢乡布依族草医王正先献方）

五五、治疟疾方

方药：用陀僧七分研末

用法：加红糖水，在未发前一小时内服，小儿减半，老年体虚加龟板末五分，服后忌酒一周。

五六、治疟疾牛胶药膏方

方药：用白胡椒　公丁香　明雄黄各八钱　桂皮二钱　砒霜一钱　五分共研细末备用

制法：牛皮胶黄色透明者用四两，黑色不透明者用六两，加水十二两，炖热溶化，取开待温度降至四十度，将药末逐渐投入，不住手的拌搅和匀，用排笔将药扫上油布，干时又扫，以药尽为度，每料药用油纸五方尺，待干燥时，剪成一方寸的块。

用法：先以煨热生姜擦头后第一脊椎骨至发热时，然后将药膏，用开水浸湿贴上，预防不拘时贴，湿疹轻疟前三时贴。

附注：贴药膏后，四小时内，觉皮肤有刺激性感觉，俟皮肤有小水泡时即将药膏撕下，水泡听其自散，不可弄破，这就是药品已达到疗效的反应。

（黎平县中医代表周济世献方）

五七、治疟疾小柴胡汤加甲珠方

方药：柴胡　泡参　半夏　枯芩　甘草　生姜　大枣　甲珠

适应症：疟疾去甲珠加大黄、毛硝，热结旁流青菜水者。

（金沙县中医方治申献方）

五八、治疟疾单方

方药：（1）香附子（水冲子）三钱毛皮去研细大酒冲服即止。

（2）修山虎（俗名鸭子七）切细开水吞服即止。

（3）鱼秋串根　满天星草　冻禄皮（俗名叫林子皮）　　火酒曲　水煎服。

（4）丁香五分　槟榔五钱　常山一钱　乌梅三个　水煎露一夜，兑火酒服之立止。

（5）苦葛花，兑酒服即止。

（6）竹参白者佳　兑火酒服之，治虚疟。

（7）挖耳子草　红豆子　车前子　桃子皮　研细米汁送下。

（8）隔山撬，研细，地牯牛去头足焙焦研末米汁送下。

（9）野棉花根研细和鸡蛋油煎服之。

（沿河县卫协会献方）

五九、治疟疾方

方药：常山根

用法：研粉。

附注：来件未注明用法及用量。

（锦屏县唐日治方）

六〇、治疟疾方

方药：(1) 常山四钱　槟榔三钱　草果三钱　柴胡三钱　生姜引

用法：煎水服。

（2）常山四钱　草果三钱　贝母三钱　煎水服。

（榕江县黄国拓献方）

六一、治疟疾方

方药：水三七研粉

用法：吞服每次二钱，一日三次。

（独山县游必达献方）

六二、治疟疾方

方药：蜘蛛香研末

用法：每次服一、二分。

（独山县熊德华献方）

六三、治疟疾方

方药：野棉花根

用法：煎酒服。

（台江县张文玉献方）

六四、治疟疾方

方药：常山　山甲　银花　白术

用法：水煎服。

（独山县游必达献方）

六五、治闷头摆子方

方药：生黄芪三钱　炙黄芪三钱　生地黄三钱　熟地黄三钱　生常山三钱　炒常山三钱　生甘草二钱　炙甘草三钱　花槟榔三钱　川乌梅三钱　穿山甲钱半

附注：不想油荤吃加入羌活、独活各三钱，生姜三片、红枣三枚引，留一半露一宿冲服。

（兴仁县中医阳德润献方）

六六、治疟疾方

方药：白胡椒七粒　倭硫黄一分研细末

541

用法：用普通膏药二张，分撒上药，一贴肚脐，一贴背心脊椎最高的下面，第二节中间发前 2~4 时贴上。

六七、治久疟不愈方

方药：白胡椒五粒至十粒　虫蜕一个（要全的）研末

用法：用普通膏药一贴，放上药如黄豆大早 2~4 时（发病前）贴之部位在背心第三脊椎上贴愈为止。

（以上两方献方人未列姓名）

六八、治疟疾方

方药：川尖贝（去心研细末）六两　生半夏四两研末　和合入铜锅内微火炒至嫩黄色，冷定装入瓷瓶，勿令泄气。

用法：每服一分五厘（老戥）生姜汁三匙，和药隔水燉热，在疟未来先一时服下，重者再服一次。

附注：愈后戒发物及南爪、芋艿、鸡蛋等，三个月免其再发（孕妇忌服）。

（镇远县张畏三献方）

六九、治久疟体虚方（平疟养脾丸）

方药：人参三钱　焦术一两　漂苍术三钱　茯苓（人乳蒸）二钱半　酒炒陈皮钱半　青皮九分　制半夏二钱　姜制紫朴一分　北柴胡二钱　炙箭芪二钱　猪苓二钱　泽泻一分　桂枝一钱　常山钱半　醋炙鳖甲二钱　酒当归三钱　炙甘草三钱半　草果一钱　川芎一钱　隔年端午粽五钱

用法：调糊为丸，如梧子大，雄黄为衣。

（丹寨县人民医院中医陈永明献方）

七○、治疟疾方（截疟丸）

方药：雄黄三钱　绿豆二钱半　泡参钱半

用法：取蒲节用粽子捣烂为丸，用水向东方吞服。

（丹寨县人民医院中医陈永明献方）

七一、治疟疾方

方药：（1）用野蓝锭切片酒炒

用法：水煎服奇效。

（2）用半夏（又名三不跳）　野蓝锭酒炒研末　生姜同服即愈。

（献方人未列姓名）

七二、治疟疾方

方药：桐儿根一两

用法：冲绒泡开水服。

（遵义县丁台乡中医夏培安献方）

七三、治疟疾方

方药：全虫一个去足

用法：以膏药贴胸口。

（遵义县建设乡中医陈正华献方）

542

七四、治疟疾秘方

方药：南布正三钱

用法：冲烂煎甜酒服。

（遵义县刀靶镇接生员叶天淑献方）

七五、治疟疾方

方药：砒石五钱　绿心黑豆 100 粒

用法：用开水发胀去皮，加入砒石细末做丸 100 粒。

附注：老弱小儿，孕妇忌服，男女必须健壮之人，发病早一个小时，用冷水送下，因药力太强，最重寒热疟只服一粒忌热水，否则便呕吐。

（遵义县西安乡中医胥桂馨献方）

七六、治隔日疟方

方药：常山尖

用法：分三粒如豌豆大内服，呕吐见效。

（遵义县高坪乡中医杨朝爵献方）

七七、治疟疾方（三阴疟疾丸）

方药：法夏一两　狗鱼皮九钱　金鸡霜五分共末

用法：端午粽调糊为丸，如荜澄茄大，每服三丸。

（丹寨县人民医院中医陈永明献方）

七八、治疟疾消食粉

方药：望日葵五两　白头翁五两

制法：混合碾成粉末，用瓶封固，不可走气，过气勿效。

用法：对一日疟、三日疟、十日疟、每服二次，每次二至三钱，以疟疾情况而停药，妇人服此剂，小孩一至六岁服六分至一钱，不可超过份量。

（惠水县城关联合诊所杨性初献方）

七九、治疗疟疾方

方药：胡椒末　雄黄末

用法：为丸，黄豆大，放肚脐内、以胶布贴上。

（独山县游必达献方）

八〇、治久疟方

方药：蝙蝠一个

用法：多至两个，煎水服即愈。

（大定县中医代表会献方）

八一、治温疟方

方药：石膏八钱　淮知三钱　大草二钱　桂枝三钱　粳米一勺

用法：水煎服有效。

（德江县潮砥联合诊所张中志献方）

八二、治疟疾大便不通方

方药：火葱一把

用法：捣成饼，敷脐上，外用锡壶盛滚水熨脐上即通。

（德江县煎茶区中医郎万选献方）

八三、治大人或小儿午后或夜间阴疟方

方药：当归　青皮　陈皮　知母　乌梅

用法：上方大人每味药用三钱，小人每味或二钱，于未发病前一时煎服。

（德江县煎茶区中医冯祖光献方）

八四、治疟疾方

方药：柴胡四钱　黄芩四钱　鳖甲四钱　草果仁四钱　常山四钱　陈皮三钱　法夏四钱　青蒿三钱　甘草一钱　根卜四钱　枳壳三钱　地骨皮四钱

用法：水煎服。

（赫章县第一届中草医药会议代表献）

八五、治疟疾方

方药：甲珠一钱　香附七个

用法：为末，阴阳水服，连服三日（孕妇忌服）。

（金沙县九区中医邬光林献方）

八六、治疟疾方

方药：黄丹　黑姜灰（分量未定）

用法：研细末，兑冷开水服，未发前一点钟服，忌服热东西。

（金沙县卫协中草医代表会议献方）

八七、治疟疾方

方药：光术二钱　白芷三钱　知母三钱　射干三钱

用法：熬水兑烧酒服。

（金沙县中医翁兆民献方）

八八、治疟疾方

方药：扁竹黄（又名黄知母）不拘多少

用法：碾为细末，大人服四钱，小孩服一钱，开水冲服。

（金沙县五区许世昌献方）

八九、治疟疾方

方药：雷丸　收山虎

用法：兑淘米水服。

（德江县稳平区何国斌献方）

九○、治疟疾方

方药：常山一钱　草果二钱　厚朴钱半　陈皮钱半　青皮钱半　甘草二钱

用法：水煎服。

（德江县稳平区张金灯献方）

544

九一、治疟疾方

方药：吹山草

用法：研细末，兑火酒吃。

（德江县张伯生献方）

九二、治疟疾方

方药：常山一钱　草果一钱　神曲二钱　麦芽一钱半　乌梅二钱

用法：煎水服。

（德江县赵茂云献方）

九三、治疟疾效方

方药：乌梅一两　常山一两

用法：水煎二碗水，熬成一碗，系成人量，小儿酌减。

（开阳县中医代表会献方）

九四、治疟疾方

方药：（1）明参三钱　黄七三钱　白术四钱　生首乌三钱　银紫三钱　草果仁四钱　法夏四钱　广常山三钱　炙鳖甲四钱　骨皮三钱　猪苓三钱　青蒿三钱　苍术三钱　黄芩三钱　甘草五分　神曲三分　生姜三钱　枣子五枚引

（2）病势减轻惟头痛

黄芪三钱　明参三钱　当归四钱　生首乌三钱　川芎三钱　天麻三钱　防风三钱　荆芥三钱　万京三钱　好本三钱　法夏四钱　白芥子三钱　常山　甘草四分　生姜三片　陈皮三钱　细辛五分引

用法：水煎服。

（赫章县中医代表会献方）

九五、治疟疾预防单方

方药：密陀僧醋炒七次　成人量六分　两次服。

鳖甲醋炒一两　雄黄一钱　成人量一钱五分　三次分服

用法：阴阳水吞服，孕妇忌服。

（安顺县中医杨绍昱献方）

九六、治疟疾方

方药：苍术　白芷　射干　知母

附注：来件人未注明分量及用法。

（金沙县蓝笃生献方）

九七、治疟疾、痢疾、中暑、咳嗽、吐血通用方

方药：（1）冰硝一两　滑石一两　白芨一两　樟脑三钱　硼砂三钱　白矾三钱

用法：共研末糊为丸，如梧桐子大，日三服每次七丸。

方药：（2）鳖甲一两醋炒　常山五钱酒炒　雄黄五钱

用法：共研末日三服，每次五钱治疟预服有效。

（思南县罗英献方）

九八、治疟疾方

方药：鳖甲（生研）五钱　苍术二钱　神曲三钱　枳实二钱

用法：煨水服。

（龙晋堂献方）

九九、治诸疟方（清脾方）

方药：青皮　油朴　白术　法珠　甘草　条芩　云苓　柴胡　草果仁等份　生姜引

用法：水煎服。

（曾洪武献方）

一〇〇、治久疟验方（即今之三日疟）

方药：鳖甲五钱

用法：熬水服。

附注：隔夜一服，早晨一服，临时一服，无不至效。

（王焕新献方）

一〇一、治男妇郁结寒热如疟方

方药：柴胡三钱　白术二钱半　当归三钱　白芍二钱半　茯苓二钱半　丹皮二钱半　栀子二钱半　薄荷一钱半　香附二钱半　甘草一钱　生姜三片

用法：水煎服。

（惠水县中医饶季烽献方）

一〇二、治疟疾外治方

方药：（1）胡椒一钱　硫磺五分

用法：研末撒膏药上，贴背脊之正对肚脐处，过期即愈。

（2）明雄黄　制附子　樟脑各等份　为细末，于疟未发前一时，以棉花少薄包药末三分，塞鼻孔中，男左女右，塞药后，勿食汤水，睡过此时即愈。重者塞二次，小儿为减用。

（余庆县第一期中医进修班献方）

一〇三、治久疟虚极方

方药：焦术一两　生姜五钱

用法：水煎露一夜，五更时热服，夜发者加当归三钱。

（余庆县第一期中医进修班献方）

一〇四、治疟疾初起方

方药：（1）柴胡三钱　法下三钱　青皮三钱　黄芩三钱　枳实二钱　油朴三钱　神曲三钱　麦芽三钱　莱菔二钱

用法：煎水服，可加榔片三钱。

（2）野棉花根泡后入鸡蛋内蒸热服。

（3）白蔹三钱炖滚水服。

（余庆县第一期中医进修班献方）

一〇五、截疟方（常槟汤）

方药：常山四钱　槟榔四钱　甘草二钱

用法：煎水服。

（余庆县第一期中医进修班献方）

一〇六、治疟疾方

方药：（1）米酒煎红糖服。

（2）鸡蛋清和常山粉为丸吞服。

（锦屏县文蔚兰献方）

一〇七、治一般疟疾方

方药：生半夏一两　川尖贝五钱

用法：研细每服五分，于未发疟前二小时服用，孕妇禁服。

（余庆县第一期中医进修班献方）

一〇八、治简便截疟方（中期）

方药：斑蝥二个

用法：去头足翅，贴于背寒筋先用薄姜片贴上，再放斑蝥，外用膏药贴上，在未发前一小时，有刺激神经预防发作作用。

（余庆县第一期中医进修班献方）

一〇九、治风疟方（加减小柴胡汤）

方药：乌药三钱　柴胡三钱　香附二钱　防风二钱

用法：水煎服。

（沿河县卫协会献方）

一一〇、治疟疾方

方药：常山二钱　草果二钱　去壳槟榔三钱　青皮二钱　丁香五分　枳实二钱　乌梅一个

用法：泡酒露一宿服，妊妇忌用。

又方：小茴香根，煨水吃。

（开阳县中医王志清献方）

一一一、治疟疾方

方药：柴胡　黄芩　党参　京夏　甘草　大枣　生姜　草果　麦芽　芫花　萝卜子　厚朴　青皮

用法：煎水服。

又方：柴胡　升麻　黄芪　当归　陈皮　甘草　茯苓　如渴加青皮　鳖甲　首乌　大枣　生姜

附注：以上二方量人体与年龄加减用。

又方：黄鳝七根取血兑酒服。

（开阳县中医张毓安献方）

一一二、治疟疾方

方药：桂枝　茯苓　猪苓　泽泻　霜术　京夏　甘草　草果　槟榔　黄芩（重用）

547

用法：量人的年龄大小加减。

又方：芫花　煨酒吃

（开阳县中医夏正清献方）

一一三、治疟疾方

方药：槟榔三钱　草果三钱　枳实三钱　厚朴二钱　鳖甲三钱　柴胡三钱

用法：水煎服。

（开阳县中医夏正清献方）

一一四、治疟疾方

方药：扁豆根　瓜子草　常山　岩虹

用法：来件人未有说明。

附注：或用黄花菜根（用生的）以米汤吞服。

（开阳县草药医罗占贵献方）

一一五、治疟疾方

方药：常山五钱（鸡骨常山）　半夏

用法：清水三杯，熬为一杯，在疟未发时服。

又方：鸦胆十五枚，用元肉包吞，每日三次，每次十五粒。

又方：雄黄每次一分一日三、四次饭后连吃三日。

又方：疟疾粉　川芎　苍术　白芷　桂枝各等份一克，在发疟前，成一小块，用纱布包塞鼻三、四小时可愈。

附注：如系青壮年，要打过一、二个摆子才用。

（开阳县卫生科科长饶曙献方）

一一六、治疟疾方

方药：满天星（又名满地金钱）

用法：捣成糊状，制成梃子形，塞鼻孔。

又方：苍耳叶新鲜一片　樟脑二分　以苍耳叶将樟脑包裹，如梃塞入鼻孔。

又方：川贝母二钱　广皮二钱　法夏二钱　甘草五分　甜茶三钱　防风三钱　槟榔二钱干姜五分。煎水服。

又方：水上浮（即苹的土名）捣烂，贴于手腕脉管外，男左女右。

又方：马齿苋、煎水服（并能治痢疾、结核吐血等）。

又方：鳖甲血炒柴胡一钱　法夏二钱　青皮二钱　枳实二钱　水煎服　能治恶性疟。

又方：马鞭草，煎水服二、三次可收效。

又方：老生姜，捣烂敷干膝盖骨下面，以布条缚之，可以减轻病势。

又方：常山　柴胡各三钱　每小时服一次，服药后，有汗、呕吐，则生效，不呕吐，效力少。

又方：草果五分　捣细去壳，用纱布卷好，在发时前一小时塞入两鼻孔。

附注：疟证初起，宜用香苏散散之，继用小柴胡汤加减和之，如二三发后，以止疟丹截之，久疟脾虚，则用六君子汤加柴胡补之，中气下陷，以补中益气汤举之，元气既回，疟证自止。

又方：随症加减法：古书以加减小柴胡汤，乃治疟之通剂，其方为柴胡　秦艽　赤芍　甘草　陈皮　生姜　桑枝　煎水服。热多者加黄芩，寒多者加生姜，口渴甚者，加知母、贝母，呕吐加半夏、茯苓、砂仁。汗少者加荆芥、川芎。汗多者少秦艽减柴胡一半，加泡参、白术，饮食停滞加麦芽、神曲、山楂、厚朴，如欲止之，加白蔻仁、鳖甲，或用止疟丹二三丸。体虚加黄芪、泡参、白术。久疟加白术、木香、枳实、鳖甲。

附止疟丹：

常山　草果去壳　半夏　香附　青皮　神曲　大枣　用米煮研为丸，如弹子大，每服一二丸。

（开阳县人民医院中医邓学初献方）

一一七、治疟疾方

方药：野蓝靛根　尽岗子根

用法：水煎服。

（镇远县朱克强献方）

一一八、治疟疾初起草药方

方药：野烟头二钱　野棉花根七个　鱼秋串根五钱

用法：洗净捣绒兑水服。

（余庆县第一期中医进修班献方）

一一九、治热多寒少口苦咽干大小便赤涩疟方

方药：青皮三钱　油朴三钱　柴胡三钱　黄芩三钱　白术三钱　茯苓三钱　草果二钱　甘草二钱　生姜引

用法：水煎服。

（余庆县第一期中医进修班献方）

一二〇、治疟疾方

方药：杨柳尖九根

用法：捶绒包头太阳经。

（遵义县源泉乡徐文光献方）

痢　疾

一、痢疾

（1）治痢疾简便方

方药：马齿苋半斤

用法：捣取自然汁和红白糖各五钱用东流水冲服（燉滚）。

（2）广香四钱　黄连四钱　地榆五钱　煎水服。

（3）醋煎鸡蛋吃（炒）。

（4）白糖炒黑耳吃（炒）。

二、治痢疾药方

（1）当归四钱　白芍四钱　木香三钱　黄芩三钱　黄连三钱　榔片三钱　甘草二钱

549

（2）白头翁三钱　光连三钱　黄芩三钱　甘草三钱　阿胶三钱　秦皮三钱

（3）人参三钱　黄连三钱　莲子肉三钱（末饮调下）

（4）香莲化滞汤

木香五钱　光连三钱　枳壳四钱　槟榔三钱　当归五钱　赤芍五钱　化石四钱　庄黄四钱
黄芩四钱　黄柏三钱　甘草二钱　水灯心　萝卜子

（5）治痢散

粉葛四钱　陈皮四钱　楂肉四钱　木香五钱　赤芍四钱　苦参五钱　黄芩四钱　光连二钱
甘草二钱　生姜　陈茶

（6）治冷痢如鱼脑补气滋白丹

党参四钱　炙芪四钱　焦术三钱　茯苓四钱　炙草二钱　熟地四钱　当归五钱　肉桂四钱
干姜四钱　白芍五钱　乌梅三钱　姜枣引

（7）痢疾（肠炎）

油朴三钱　黄连三钱　大黄三钱　槐花四钱　地榆三钱　木香三钱　吴萸三钱　椰片三钱
当归四钱　甘草二钱　欲止加乌梅。

（8）生大蒜（适量）捣泥泡开水，取水调白糖服之。

（余庆县第一期中医进修班献方）

三、治赤白痢方（加味归芍汤）

方药：当归五钱　杭芍五钱　槟榔三钱　广香二钱　黄连钱半　肉桂钱半　大黄三钱　黄
芩三钱　枳壳三钱　厚朴三钱　黄柏二钱　甘草一钱

用法：水煎服。

（水城县第一联合诊所王华甫献方）

四、治痢疾单方

方药：山楂一两

用法：若赤痢兑蜂糖白糖，白痢兑红糖胡椒服。

（水坡县中医龚燧荣献方）

五、治痢疾方

方药：（1）苦参三钱　木香三钱　甘草八分

用法：煎水服。

（2）当归五钱　杭芍三钱　槟榔钱半　枳壳钱半　萝卜子钱半　车前八分　甘草八分　能
治红白痢疾，腹痛后重（若热重加马齿苋）。

（3）赤痢腹痛，黄连三钱　地榆三钱　大蒜二钱　煎水服。

（王明轩献方）

六、治痢疾方：（芍药汤）

方药：白芍五钱　黄芩三钱　黄连三钱　椰片三钱　当归五钱　肉桂二钱　木香三钱　甘
草二钱

用法：水煎服。

（开阳县刘吉成献方）

七、治痢疾方

方药：当归四钱　白芍四钱　枳壳三钱　槟榔三钱　木香三钱　滑石四钱　莱菔子三钱　甘草二钱

用法：水煎服。

（瓮安县洪仲书献方）

八、治痢疾方

方药：（1）白芍一两　黄连三钱　厚朴三钱　地榆三钱　甘草一钱

用法：水煎服，每日服三次。

（2）广木香一钱　当归八钱　黄连一钱　用水煎服　每日三次。

（3）枣耳红三钱　柿子根三钱　鲜竹叶10张　水煎服。

（4）石榴皮三钱　水煎服。

（5）茨藜根三钱　陈艾二钱　生姜一片　水煎服。

（6）枣红耳三钱　生姜一片　水煎服。

（普安县人民医院于继良献方）

九、治赤痢方

方药：如热重，光连二钱　广香三钱　大黄三钱　甘草一钱　如热轻，加吴萸三钱。

用法：水煎服。

治滑痢单方

方药：石榴一个

用法：以火煅过研细，再以石榴皮熬水冲服。

（黔西县王焕新献方）

十、治疗肠炎痢疾方（痢疾丸）

方药：白芍二斤　黄连八两　槟榔五两　黄芩八两　当归八两　木香五两　柴胡十两　大黄十两　肉桂三两

制法：研细末末面粉为丸剂。

用法：每次服三钱，小儿按体质年龄加减使用，一日三次，三日症状全消。

（安顺县十区卫生所李伯铃献方）

一一、治痢疾方（黄连阿胶丸）

症状：赤白痢疾，冷热不调，后重，小便不利。

方药：（1）阿胶二钱　黄连钱半　茯苓二钱

用法：研末米糊为丸，开水吞服。

（2）地榆芍药汤：治下痢脓血后重乃至脱肛。

方药：苍术二钱　地榆二钱半　芍药二钱

用法：水煎服。

方药：当归二钱　白芍三钱　黄芩二钱　黑栀仁二钱　广木香二钱

用法：水煎服。

（3）芍药汤加味。

方药：白芍二钱　大黄二钱　正朴二钱　枳实二钱　黄芩二钱　椰片二钱　青皮二钱　黄连二钱　广香二钱　甘草一钱

用法：煎水服。成人量，小儿减半。

（4）乌梅汤：治先血后脓，外不烧而内渴先痛而后便。

方药：乌梅三钱　青皮三钱　广香钱半　人参钱半　焦术二钱　生地三钱　白芍二钱　地榆三钱　大枣六个　水煎服。

（5）乌梅七个　耳香三钱　没药二钱　大枣七个　甘草三钱　灯心引　水煎服。

（6）香连和胃汤：治红白痢症。

方药：黄芩二钱　赤芍二钱　黄连一钱　木香二钱　甘草一钱　红痢加椿白皮二钱　地榆二钱　白痢去椿皮　地榆加茯苓二钱　人参二钱　寒痢加苏叶钱半　羌活钱半　生姜引　水煎服。

（7）大黄汤：治红白痢，发高热，爱吃冷水，下部膨胀。

方药：大黄三钱　当归二钱　黄连钱半　枳壳钱半　槟榔钱半　水煎服

（8）镇国将军饮：

方药：大黄一两　平均分成四起。

①乳炒；②童便炒；③地浆炒；④羊油炒，共研末。红痢黄芩煎汤送下，白痢黄柏汤送下，红白相兼黄芩、黄柏合煎送下，有效。

（9）秘方

方药：阿胶二钱　广香二钱　川连二钱　白芍二钱　沉香一钱　黄柏二钱　共为末　末糊为丸　糊米水送下即愈。

（10）治痢疾单方

方药：

①久痢不止，草白牛肉炖服即止；②黄瓜叶一束，捣细兑米汁服即止；③马齿苋一束、捣细兑生开水米汁和匀服之；④红白痢疾大便膏脓下腹膨胀用茨藜根（独根者佳）水煎兑红白糖调服即止；⑤滚千球水煎兑红白糖服之即愈；⑥苦金盘（又名白味零）研末赤痢红糖，白痢加白糖服立愈。

（沿河县卫协会献方）

一二、治痢疾方

方药：（1）厚朴二钱　川连一钱　条芩钱半　枳壳二钱　槟榔二钱　木香钱半　山楂三钱　甘草一钱

用法：水煎服。

（2）条芩二钱　白芍一钱　当归二钱　枳壳二钱　厚朴二钱　槟榔二钱　木香二钱　山楂二钱　甘草一钱　椿皮一握为引　水煎服有效、如积胀厉害，可加大黄一钱（成人剂量）。

（3）鸦胆子（去壳）（即鸦胆子仁）用糖包吞服，成人每日三次，每次五粒，小孩三岁每日三次每次三粒。

（4）用算盘子　龙牙草根　三月苞根　蜂糖贯损，水煎服效。

（5）龙船苞根　三月苞根　血巴木根　桃树跟　石榴皮　龙牙草均各二钱　配红糖水煎服效。

（天柱县中医潘森营杨秀椿献方）

552

一三、治红白痢疾方

方药：黄连　白芍　广香　神曲　火麻仁　枳壳　厚朴　黄芩　莱菔　滑石　山豆根　柴胡　椰片　山楂　地榆　槐花　白头翁　甘草

用法：以上各味分量平均惟甘草减半，共为细末粉，成人每服二至三钱，儿童于年龄照推，每隔四小时服一次、用开温水送下。

（都匀联合诊所中医钟信献方）

一四、治痢疾方

方药：用新药鸦胆子片

用法：每日三次，每次一片。

（都匀联合诊所中医裘补青献方）

一五、治赤痢方（加味白头翁汤）

方药：白头翁五钱　黄连三钱　秦皮三钱　黄柏二钱　当归四钱　杭芍四钱　甘草一钱

用法：水煎服。

（水城县第一联合诊所王华甫献方）

一六、治赤白痢、肚腹疼痛方（化滞丸）

方药：莱菔子一两　生白芍四钱　广木香三钱　广陈皮五钱　盆沉香三钱　大槟榔六钱　焦山楂四钱　炒麦芽五钱　鸡内金五钱　陈枳壳五钱　当归尾三钱　真神曲五钱

用法：共为细末，蜜为丸重一钱，开水送服，不分男女老幼，酌量而服。

（开阳县中医代表会献方）

一七、治痢疾方（痢疾初起）

方药：白芍　神曲　陈茶　陈米用法：煎水服，红脓多加白糖，白脓多加红糖，如腹痛甚者，加萝卜叶水冲糖合服，或加莱菔子同煎服均可。

（石阡县中医邱放龙献方）

一八、黄连液灌肠治疗痢疾与腹泻的效果观察：

（1）一般患者灌肠的观察经过，自1955年9月27日起至同年12月29日止，在26例患者痢疾的症状，一般的大便血液夹粘膜，或混合脓汁，有腐肉的恶臭味，次数频繁，多至数十次，腹痛而鸣，里急后重，坠胀努责，脱肛、腹部压痛，有时绞痛，也有肺部呈现罗音、肝脏肿大、体温有下降或正常的，亦有升高至39℃的，亦有发热恶寒，全身倦意，颜面憔悴，舌苔或黄或黑，舌干口渴、恶心呕吐，食欲减退等26例中，有2例经血片检验，为阿米巴性痢疾，未愈，其余24例，灌肠2次，或至8次，完全收效，未发任何后遗症，有时有些患者，认为服药才能治病，所以我们也给予一些中药或西药，形成混合治疗，但经我们的观察，黄连液灌肠的疗效是显著的，9例腹泻一般症状，大便如水样，或夹腐臭便，一昼夜数十次，精神疲惫，不发热，细菌性的有时发高热，重症的颜面憔悴，唇现紫绀，四肢厥冷，陷入虚脱，体温多数下降，呼吸气微，使用黄连液灌肠二次或六次，确收宏效，一般的痢泻止后，继服调理胃肠机能方剂，以全善后。

（2）黄连之功能，黄连本经上品，属毛茛科植物，成分含有秘鲁培林之植物盐基，性味味苦性寒，无毒，功效为健胃健壮药，用于消化不良，慢性痢疾，初期赤白痢，急性肠炎，慢性肠炎，及脓漏眼等症，功能泻火镇肝，凉血定惊、杀蛔、天行热病，赤眼明目，胎毒，痞满心胃气痛等，（见《药性大字典》）历代专家，用黄连为主要方剂的，有30余方（内外科）而以黄连主治痢与泻的如黄连丸，（《太平圣惠方》）治小儿久痢，《济生方》、治妊娠赤白痢，《庄氏方》，治痞泻、痞痢，《证治准绳方》，治热痢、休息痢，《沈氏尊生书方》，治便血等。黄连阿胶丸，（《养生必要方》），治热痢下重，黄连散、（《太平圣惠方》）、治小儿赤白痢久不止、痞痢延久不瘥，《黄连汤》，（《千金方》），治赤白痢，《证治准绳方》，治妊娠下痢脓血，黄连解毒汤，（《谢观方》），治热泄热痢，黄连补肠汤（《沈氏尊生书方》）治寒痢（见《中国医学大辞典》）。这样看来，黄连在中医治疗价值上是被重视的。

（3）黄连化学成份：

黄连化学成份，大部以盐酸盐方式存在于植物中，其他膺碱含量极少，黄连碱、具有抗菌作用。徐仲吕测定89种中药，对于痢疾杆菌的体外抗生作用，黄连乃最强的一种。张乃初证明黄连能对抗布氏杆菌、葡萄球菌。詹涌泉等证明黄连对鸟型结核杆菌与霍乱弧菌，均有作用。张维西测定75种中药、对于10种草蓝阳性菌的抗生作用，发现黄连对于10种细菌全部有效、作用亦最强（见现代中药之研究）。我们更进一步证实黄连治痢与泻的功效伟大。

（4）黄连液的制法：

黄连10两研末，盛于瓦或陶器可溶4,000毫升罐内，加净水2,000毫升，火煨缩减$\frac{1}{2}$绢滤过滤，用清洁有盖玻璃瓶盛黄连液、第二次将黄连渣加净水1,600毫升，如上法缩减$\frac{1}{2}$过滤，又将黄连液盛和前滤液，第三次加净水1,200毫升、第四次加净水800毫升。第五次加净水400毫升、均如上法、滤出液约有2,800毫升，罐盛渣弃掉，洗净一次盛滤液慢大浓缩至200毫升即成，盛于清洁有盖玻瓶备用，黄连末一钱，等于浓缩液2毫升。

（5）黄连液使用量：

附表一

年龄 用量	黄连生药量	黄连滤液量	说明
1月~11月	5分	1毫升	
1岁~5岁	1钱	2毫升	病轻者一日一次，重者一日二次，每次相隔八小时，每次加冷开水10~20毫升。
6岁~10岁	1钱5分	3毫升	
11岁~15以上	2钱	4毫升	

（6）典型病例：

附表二

姓名	性别	年龄	住址	病类	患病日程	灌肠次	说明
袁七五	男	5岁	城关镇北集街二段	痢疾	3月多	4日8次	灌肠后始见效渐渐全愈。
谭 牛	男	2岁	麻尾镇老街一段	慢性肠炎	1月多	2日4次	不予服药注射、完全全愈。
蔡小满	女	1岁2月	麻尾区硐脚村	慢性肠炎	2月多	3日6次	不予服药注射、完全全愈。
封建伟	男	2岁3月	麻尾区硐脚村	急性肠炎	3日	1日2次	不予服药注射、完全全愈。

（7）小结

①用黄连液灌肠治疗痢疾及肠炎效果是肯定的，没有后遗症及不良反应。

②黄连不经过口服，免受苦味难过，尤对小儿便利。

③比较注射服药优良，注射肌肉，受刺激痛苦，注射多次，病者不愿接受，服药体量又多又大、不易吞服。

④黄连系国产品、价值廉，以灌肠一次量计算，约值7~8分，药价经济。

⑤使用黄连液下乡巡回、只带一副20毫升注射器、一条导尿管、一个量杯，即可治疗，工具轻便简单。

（独山县中医邓照德献方）

一九、治噤口痢方

方药：田螺一个　寸香一分

用法：共捣烂贴肚脐。

内服：仓廪汤。

方药：泡参三钱　桔梗四钱　川芎三钱　茯苓三钱　枳壳三钱　前胡三钱　羌活三钱　独活三钱　竹胡三钱　甘草一钱　陈仓米一勺为引

用法：水煎服。

（赤水县中医曾崇刚献方）

二〇、治多年休息痢方

方药：用鸦胆子廿七粒

用法：去外壳以龙眼肉包成七个，作三日半服完，早晚一个，开水囫囵吞下。

附注：若服痛另用炒芍三钱　炙草三钱　煨服即愈。

（思南县卫协会中医冉懋鎣献方）

二一、治里急后重，大便不通口渴腹痛胸痛

小便如血方：

方药：白头翁　光连　枯芩　黄柏　栀子　枳朴　酒军　地榆　甘草

用法：水煎服。

（金沙县篮笃生献方）

二二、治痢疾方

方药：南木菌根　岩郎藤根　白改根

用法：煎水兑酒服。

（三穗县万乔叶献方）

二三、治噤口痢方

方药：黄瓜根

用法：捣烂贴肚脐上，热退即能进食。

（镇远县朱克强献方）

二四、治痢疾方

方药：陈细茶三钱　红糖一两　萝卜子三钱　生姜三片

用法：水煎服。

（献方人未写姓名）

二五、治红白痢疾方

方药：老青岗树皮

用法：煎水兑红糖或白糖服。

附注：若是茅屋做　子的青岗树皮更好。

（唐玉清献方）

二六、治痢疾方：

方药：当归四钱　杭芍四钱　厚朴三钱　榔片三钱　莱菔子四钱　广香二钱　前仁三钱　麻仁三钱　甘草二钱

用法：如有红色点滴不通痛难忍，本方加桃仁、楂炭，如脉象有热加芩连，有寒更加吴萸去芩连，如老年血枯归芍须用到八钱。

（默西县张泮轩献方）

二七、治痢下黑水方

方药：水菖蒲根一钱

用法：冷开水吞服。

（杨济中献方）

二八、治痢疾方

方药：翻白草五钱至一两

用法：煎水服或制成丸散均可。

（吴永隆献方）

二九、治红痢方

方药：桃树皮二钱　白杨皮三钱　蜂子草五钱　黑日红二钱（名四轮草）　红麻梨皮　毛秀才五钱　羊不吃三钱　家柏榴五分

用法：煨水红糖引服。每天三次，每次小茶杯，连服二剂特效。

（剑河县台沙乡杨义珍献方）

三〇、治痢疾方

方药：赤石脂六两火煅醋浸七次　川连　枯矾　甘草各四两　朱砂二两　鸦片三钱

用法：共为细末飞千遍，成人每次服三分，一日三次，每隔八小时服一次，开水送下，小儿照减半。

附注：痢疾未服泻药者须先服泻药，待泻后再服此药即愈。

（从江县人民医院代表吴金培献方）

三一、治白痢方

方药：潞参三钱　白术三钱　陈皮三钱　油朴二钱　泽夕一钱　肉桂一钱　甘草二钱　生姜引

用法：水煎服。

（曾洪武献方）

三二、治红白痢方

方药：黄连一钱　广香一钱　百合三钱

用法：煨水服。

（龙晋堂献方）

三三、治禁痢方

方药：（1）萝葡汁

用法：$\dfrac{红}{白}$痢用$\dfrac{白砂糖}{红糖}$兑服即愈。

（2）体弱气虚用香砂六君子汤。

潞党参三钱　云苓三钱　炙草二钱　白术三钱　陈皮二钱　法夏二钱　西砂仁二钱　广木香一钱　桂圆肉二钱　如无桂圆红枣三枚　代之煎水服

（惠水县中医车鼎荣献方）

三四、治赤白痢疾方

方药：萝卜菜

用法：于立冬日起至次年立春日止，露于茅屋上经霜雪晒干研末，开水吞服、每次服三分小孩酌量。

（遵义市中医医院献方）

三五、治红白痢方

方药：白木景花二两　红花二两　蜂糖红的或白的适量

用法：将上药如是红痢则用红蜂糖适量熬，如为白痢则用白蜂糖熬，每日服三至四次。

（遵义市中医医院献方）

三六、治小腹疼赤白痢疾久不止效方

方药：炒白芍二钱　白术钱半　山药钱半　茯苓二钱半　炙芪一钱　山楂钱半　炒枳实一钱　桃仁一钱

用法：水煎服。

（天柱具石洞卫生所潘森荣献）

557

三七、治痢疾后大便脱肛不能收缩方

方药：黄柏二钱　枯矾四钱　冰片四分

用法：共研细末桐油调擦特效。

（天柱县张思瑶献方）

三八、治赤白痢症方

方药：（1）蓝布正（草药名）

用法：煎水服。

（2）栽秧泡巅巅七根用冷开水服。

（鳛水县寨坝区中西医联合医院蔡栋梁献方）

三九、治痢疾病方

方法：苦蘵五个　野菜子五钱　兑白糖水服就愈。

（金沙县中医温世泰献方）

四〇、治红痢单方

方药：白银耳二钱　白糖一两

用法：先以冷开水泡白银耳，泡好再将白糖加入。

服法：分二次服，每日二次即愈。

（遵义县唐德修献方）

四一、治痢疾方（治红白痢）

方药：枣儿红　青藤香　桃仁　蛇莲　蛇疙瘩　朱砂莲

附注：来件未注明用量及用法。

（兴义县马岭区李天培献方）

四二、治痢疾方

方药：苦参酒炒四钱　花椒醋炒二钱

用法：水煎服或加白芍。

（未有姓名）

四三、治痢疾特效方

症状：里急后重不分红白。

方药：大枣一两　大黄五钱　通大海三枚　甘草五钱　地榆五钱　泡参五钱　石留皮五钱

用法：红糖为引，水煎服。

（盘县草药医杨国安献方）

四四、治痢疾病方

方药：鸡米腿黄　砂连　火贯草　荆芥　花粉　茨藜根

用法：石灰水泡来熬药。

（金沙县五区少数民族杨海清献方）

四五、治痢疾方

方药：柏木子　大红根

用法：煮开水服只服一天效率占80%。

（平塘县者蜜区沙坝乡康宁村布彝族草医石正贤献方）

四六、治休息痢方

方药：金樱子一两打破皮连子炒去毛

用法：研成细末，用开水分五次服。

（开阳县中医代表会献方）

四七、治痢疾方（香连丸）

方药：黄连半斤　木香半两　广皮半斤　石莲子四两

制法：黄连一味用吴萸三两泡汁炒黄连，去掉吴萸子，用黄连同上药，共研细末为丸。

用法：开水吞服，一日三次，每次二钱。

（安顺十区卫生所李伯铃献方）

四八、治痢疾方

方药：团葱（又名圆葱）

用法：把葱头捣碎，加适量开水，用纱布挤压出汁即可，为了便于服用，可加白糖调味，成人每日服三次。每次服葱汁一克，小孩减半或酌量减少，饭后用，在二岁以下小孩，不能服用。

禁用症：如肠出血、肛裂、急性胃痛等，不可服用。

附注：若腹痛，水泻，吃生水后腹痛，均可疗治（有镇痛止呕吐，帮助消化效能）并有预防痢疾功效，但每次量不得使用过多，以免发生相反的刺激肠胃的疼痛。

（遵义县防疫队刘永龙献方）

四九、治红白痢疾方

方药：白头翁汤　仓廪汤

（绥阳县中医代表献方）

五○、治痢疾方

方药：路边色　苦参　广香　茨藜根

用法：煎水服，早食午止。

（石阡县中医王廷生献方）

五一、治痢疾方

方药：红茯苓（红青杠藤果子）　朱砂连

用法：红糖煎服，白痢用白的。

（石阡县中医鄢廷珍献方）

五二、治痢疾方

方法：用黄腊调浓茶服，或红糖生姜，茶叶炒煎水服。

（石阡县中医谭永章献方）

五三、治痢疾方

方药：苦青藤小血（称托子根）

用法：制粉兑鱼秋串服，或路边黄、地榆、岩缸豆、地苦胆、小黄、牛克夕、小血藤、淮通。煨水服。

（石阡县中医谭永章献方）

五四、治痢疾方

方药：红白鸡（名地榆）　熟榴子（名吴黄子）

用法：红白鸡五钱　熟榴子三钱　混合加水煮沸即得，一日三次，服一日即可痊愈。

（兴仁县大山区民立乡十村十组草药医周绍祝献方）

五五、治痢疾方

方药：地榆　五倍果　朱砂连　雄黄

用法：以上四种药各一钱，研成细末，大人每日二次，每次一钱，小儿每日二次，每次零点五钱，均用温开水吞服，连服三日即愈。

（兴仁县大山区田湾乡六村五组草药医李正乾献方）

五六、治痢疾方

方药：地榆　五倍果

用法：地榆二钱　五倍果五分　研成细末　每日三次开水吞服

（兴仁县大山区永和乡三村六组草医唐祖木献方）

五七、治小儿红白痢方

方药：地榆（又名地马蜂）二钱

用法：加水煮沸服。

（兴仁县望脚区坡鸾乡布依族草医王正先献方）

五八、治疗痢疾方

方药：川楝子三钱　橘核三钱　荔枝四钱　腹皮二钱　山楂二钱　茴香一钱

用法：煎水服。

（锦屏县唐日治献方）

五九、治痢疾初期方

方药：黄连二钱　黄芩三钱　黄柏三钱　大黄三钱　化石三钱　木通三钱　归尾三钱　白芍三钱　榔片三钱　贝壳三钱　木香三钱　甘草三钱　前仁二钱

用法：煎水服。

（开阳县四区联合诊所中医张毓安献方）

六〇、治痢疾方

方药：（1）吴茱萸一两　杭芍二两

用法：以上共研细末，水泛为丸，名茱芍丸汤泡七次，每次五分钟，杭芍不要泡。

（2）黄连一两　百草霜一两以上共研细末，水泛为丸，名连霜丸，如绿豆大。

附注：如患白痢服茱芍丸五十粒、乌梅一个煎水吞丸，日服二次。如系红白可各服一半，本人使用多次收效较大。

六一、治痢疾方

方药：马齿苋（又名安乐菜）

560

用法：煎水服。

附注：治痢有效，一般人家常采挖，晒充作蔬菜、蒸熟少放点盐，又可煮汤，马齿苋遍地都有。

（以上二方献方人未写姓名）

六二、治噤口痢方

方药：光连三钱　黄芩三钱　栀子三钱　黄柏三钱　生地四钱　玄参五钱　麦冬四钱　花粉三钱　石膏四钱　知母四钱　射干四钱　白头翁三钱　榔片二钱　甘草二钱

用法：煎水服。

（鳛水县中医李克纯献方）

六三、治久痢现桃花脓血方

方药：赤石脂八钱　生地八钱　黄芩五钱　焦白术四钱　阿胶五钱炒成珠　黑姜炭三钱　甘草三钱

服法：煎浓服每日早晚二次。

（鳛水县中医李克纯献方）

六四、治泻痢方（人参败毒散加陈仓米四钱便为仓廪散）

方药：人参　甘草各三钱　茯苓钱半　川芎钱半　枳壳钱半　前胡一钱　羌活　独活　柴胡各一钱　桔硬二钱

用法：研细为末，每服二钱姜开水送下。

附注：心腹痛及胸痹不用，陈仓米治严寒咳及四时感冒。

（丹寨县人民医院中医陈永明献方）

六五、治三五十年或十数年休息痢疾或大便下血（久痢丹）

方药：鸦胆子去壳　用龙眼肉包　每包七粒

用法：日服三次，连服数日好后接服归脾丸几斤，永不再发，忌大油汤。

（惠水县城关诊所杨性初献方）

六六、治痢疾水泻方

方药：用三月苞根　龙牙草根　车前草根

用法：煎水服。

（天柱县中医交流会献方）

六七、治红白痢疾方

方药：（1）栀子树根　吴萸根　鸡爪糖根　三月苞根　石榴皮根

用法：煎水服。

（2）毛相公　甜刺根　野鸡棒根　水煎服。

（3）白杨树根　金银花藤　甜刺根　野鸡棒根公　水煎服。

（4）痢疾初病用蚂蝗草（又名了了灶）红痢用红糖、白痢用白糖咬食。

（5）用白马齿苋　龙牙草　水煎服。

（天柱县中医交流会献方）

六八、治红白痢方

方药：白头翁

用法：水煎服。

（鳛水县三区中医刘锡清献方）

六九、治红白痢方

方药：桃仁顺气汤合平胃散

用法：煎水服。

（鳛水县二区中医赵策勋献方）

七〇、治红白痢症方

方药：光连二钱　黄芩三钱　栀子三钱　赤芍三钱　油朴三钱　黄柏三钱　大黄三钱　木香三钱　枳实三钱　甘草一钱

用法：煎水服，一日三次。

（鳛水县五区中医陈在新献方）

七一、治痢疾下纯血稠方

方药：厚朴三钱　茯苓四钱　草蔻三钱　干姜二钱　陈皮三钱　甘草一钱　广香三钱

用法：水煎服。

（鳛水县五区中医陈福畴献方）

七二、治上吐下痢水谷不入方

方药：光连三钱　石膏三钱　吴萸二钱　生姜三钱

用法：水煎服，一天三次。

（鳛水县五区中医陈在新献方）

七三、治久痢气虚血亏脱肛者

方药：肉蔻二钱　粟壳二钱　当归三钱　广香二钱　白术三钱　炙草一钱　酒芍三钱　厚朴姜汁炒三钱

用法：水煎服。

（鳛水县五区中医陈福畴献方）

七四、治红痢方

方药：柏树油二钱　对嘴泡根去心

用法：水煎兑柏油服。

（献方人未写姓名）

七五、治五更痢祖传方

方药：野椿尖树皮根一味

用法：水煎服。

（遵义县尚嵇诊所中医罗源生献方）

七六、治痢秘方

方药：土苓　银花　栀子　连翘　玄参　赤芍　黄柏　化石　泽夕　猪苓　甘草各等份

用法：车前草，水灯心。

（遵义县建设乡中医陈正华献方）

七七、治噤口痢方

方药：枯矾二钱　硫黄五钱

用法：为末，开水吞服。

（遵义县新民乡中医陈春林献方）

七八、治痢疾方

方药：百味散三钱　倒提壶三钱　天夫子三钱　茨藜根三钱

用法：水熬服。

（遵义县工农乡草药医邱世良献方）

七九、治痢疾方

方药：地胡椒三钱　滑石四钱

用法：水煎服。

（遵义县利农乡草药王绍雄献方）

八〇、治痢疾验方

方药：鲫鱼　豆蔻

用法：用黄泥包好，放火内烧成性研末服。

（遵义县兴龙乡中医丁永林献方）

八一、治红白痢方

方药：萹蓄　瞿麦　木瓜　地黄　枳壳　轻症各三分，重症各五分

用法：水煎服。

（遵义县高坪乡中医杨朝爵献方）

八二、治嗌膈痢方

方药：雄黄一钱　硫黄一钱　烧酒一杯

用法：和酒从鼻冲气。

（遵义县山盆乡中医敖柏怀献方）

八三、治痢症方

方药：桐罐草三钱　马鞭稍三钱　红子根三钱　刺力三钱　食接子二钱

用法：煎水服。

（遵义县丁村乡中医王树云献方）

八四、治血痢方

方药：朱砂一分　苍术二钱　木香二钱　萝卜籽（炒糊）

用法：白开水服。

（遵义县楠木乡中医徐万全献方）

八五、治食痢方

方药：续断四钱白米炒

用法：煎水服。

（遵义县楠木乡中医杨恩普献方）

八六、治血痢方

方药：乌梅

二个　大枣五个　藿香二钱　酒曲一个

用法：熬水服。

（遵义楠木乡韩亮清献方）

八七、治痢疾方

方药：薄荷二钱　法夏四钱

用法：煎水服。

（张光休献方）

八八、治周身烧热红白痢症方

方药：陈仓米一撮　羌活一分　独活一钱　柴胡一钱　前胡一钱　川芎一钱　茯苓一钱 桔梗一钱　枳壳一钱　甘草五分　党参一钱　黄连一钱

用法：水煎温服。

（德江县煎茶区中医冯祖光献方）

八九、治红白痢方

方药：炮姜钱半　酒军三钱

用法：为末，泡酒服。

（金沙县九区中医丁伯章献方）

九〇、治久痢症方

方药：萝卜子一两　当归二钱　白芍三钱　枳壳三钱　厚朴三钱　前仁二钱　茯苓三钱 槟榔三钱　酒军三钱　甘草二钱

用法：熬水服。

（余沙县城关中医吴伯泉献方）

九一、治痢疾方

方药：地马桑（连皮叶用）

用法：煎甜酒吃。

（金沙县九区李学初献方）

九二、治红痢方

方药：香茹四钱　枳壳四钱　三棱三钱　莪术三钱　人参二钱　木香二钱

用法：水煎服。

（德江县七区安永文献方）

九三、治痢疾方

方药：（1）苦瓜藤不拘多少，大人多用，小儿少用。

用法：煎水服。

564

（2）柏树油二钱　捶冷饭二钱　制成丸，大人每次五分，小儿五岁以上的二分，每日三次。

（开阳县三区草药医联合诊所林顺斌献方）

九四、治痢疾方（不分红白新久）

方药：苦参一两酒炒　雄黄五钱　吴萸五钱

用法：共末，日三服，每服五钱有效。

（罗英献方）

九五、治肠红方

方药：白木耳

用法：每用一钱、水煮、淡食（不加糖盐）甚效。

（贵阳中医进修学校张致安献方）

九六、治赤白痢方

方药：苦蒜果（野生，常田作蔬食香料）十余枚　拌飞过明雄黄末钱许

用法：赤痢加红糖，白痢加白糖，赤白均有红白糖各半，拌匀食之，甚效。

（贵阳中医进修学枝张致安献方）

九七、治痢疾方

方药：海马含珠草（叶柄与叶相接处，有小点如珠者是）　吴萸　石榴果皮

用法：合煎红痢配红糖，白痢配白糖调服。

（贵阳中医进修学校少数民族胡启然献方）

九八、治一般痢疾方

方药：黄连一钱　当归四钱　白芍八钱　榔片四钱　滑石六钱　木香三钱　酒军三钱　枳壳四钱　木通三钱　前仁三钱　厚朴三钱　甘草二钱　萝卜子三钱炒

用法：煎水服。

九九、治赤痢方

方药：当归四钱　生地四钱　赤芍二钱　阿胶珠三钱　地榆三钱　槐花三钱　白芍六钱　榔片三钱　光连一钱　枳壳三钱　木香三钱　火麻仁三钱　乌梅三钱　甘草二钱　陈艾三钱

用法：煎水服。

（上二方开阳县中医张毓安献方）

一〇〇、治噤口痢方

方药：党参四钱　白术四钱　云苓四钱　苡仁四钱　莲米三钱　砂仁二钱　淮山四钱　扁豆四钱　神曲二钱　莱菔子三钱　甘草一钱　姜三片　枣三枚

用法：煎水服。

（开阳县中医张毓安献方）

一〇一、治赤痢方

方药：白芍四钱　防风三钱　陈皮三钱　地榆三钱　萝卜子四钱　当归三钱　吴萸一钱　酒军三钱　前仁三钱　甘草二钱

565

用法：水煎服。

（开阳县中医刘吉臣献方）

一〇二、治噤口痢方

方药：元胡三钱冲　僵虫三钱炒　山楂四钱　神曲三钱　木香三钱　香附三钱　光连三钱姜制　黑丑三钱冲　官桂三钱　萝卜头一个

用法：水煎服。

（开阳县中医刘吉臣献方）

一〇三、治久痢方

方药：党参三钱　白术三钱　黄芪四钱　光连二钱　法夏三钱　陈皮二钱　茯苓三钱　防风四钱　羌活三钱　独活三钱　柴胡三钱　白芍三钱　泽泻三钱　诃子三钱　煨干姜一钱　大枣四钱　炙草二钱

用法：水煎服，小儿分量减半用。

（开阳县中医林顺斌献方）

一〇四、治痢疾方

方药：苦瓜藤

用法：研末，兑开水服，小儿酌量。

（开阳县中医林顺斌献方）

一〇五、治痢疾方

方药：（1）先服方：菊花二钱　知母三钱　酒芩三钱　柴胡三钱　腹毛三钱　青皮三钱　黄连一钱　陈皮三钱　木香三钱　苍术三钱　荆芥炭三钱　甘草一钱　乌梅三钱

用法：水煎服。

（2）后服方：木香三钱　当归四钱　诃子三钱　肉豆蔻三钱去壳　寸冬四钱　知母三钱　焦术三钱　云苓三钱　光连二钱　姜炭一钱　制芥穗三钱　甘草一钱　椰片三钱　藿香二钱　地三钱　煎水服。

（开阳县中医夏正清献方）

一〇六、治痢疾方

方药：泡参三钱　桔梗三钱　川芎三钱　云苓三钱　枳壳三钱　柴胡三钱　前胡三钱　羌活三钱　独活三钱　木香三钱　吴萸二钱　甘草一钱

用法：水煎服。

又方：神沙草冲细，兑甜酒，再兑阴阳水泡一点钟服。

（开阳县中医屈禄轩献方）

一〇七、治痢疾方

方药：瓜子草　白头翁　石榴皮　茨藜根

用法：煎水服。

（开阳县草药医罗占贵献方）

一〇八、治久痢不止方

方药：瓜子草

用法：打成粉子，加鸡蛋服，忌酒和冷茶冷水。

（开阳县草药医罗占贵献方）

一〇九、治痢疾初起不论赤白方

方药：治痢散：葛根五钱　苦参四钱　陈皮五钱　陈松萝叶一两　赤芍五钱　麦芽八钱　山楂五钱　川连三钱

用法：上药研末，每服四钱，开水送下，小儿减半。

（开阳县人民医院邓学初献方）

一一〇、治虚人久痢呕逆食不得入方

方药：开噤散：人参一钱　川连三钱　石菖蒲二钱　丹参三钱　石莲子三钱　茯苓三钱　陈皮三钱　陈米一撮　冬瓜仁去壳二钱　荷叶蒂二个

用法：水煎服。

（开阳县人民医院中医邓学初献方）

一一一、治赤白痢方

方药：荞麦面　紫皮大蒜

用法：量人食量多少为准，以荞面粉和大蒜捣为甜汁，煮熟同食。

又方：白术　车前子各二钱　炒煎服

一一二、治久痢方（即休息痢）

方药：鳝鱼

用法：去肠切段，瓦上焙干，成炭，研细，每服三钱。

（开阳县人民医院邓学初献方）

一一三、治赤痢方

方药：新鲜车前草二钱　鸡蛋一个

用法：同炒当菜吃。

（开阳县人民医院邓学初献方）

一一四、治赤白痢方

方药：萝卜汁一酒杯　生姜汁半匙　蜂糖一两　陈茶叶二钱

用法：开水一杯冲服。

又方：朱沙莲（草药）三、四钱，冲细，兑开水服

（开阳县人民医院邓学初献方）

一一五、治白痢方

方药：鸡蛋二个炒　胡椒　酒醋二钱

用法：放油盐，当食物吃。

（开阳县人民医院邓学初献方）

一一六、治赤痢方

方药：苦青蒿二、三钱

用法：冲汁取水服下。

（开阳县人民医院邓学初献方）

一一七、治久痢不止方

方药：胡椒一钱

用法：和饭一小团冲细，包两足心与肚脐眼。

（开阳县人民医院邓学初献方）

一一八、治白痢和一般痢疾方

方药：芍药汤（张洁古方）　白芍　黄连　槟榔　甘草　肉桂　当归　木香　黄芩

用法：水煎服。

又方：香连化涩（《沈氏全书方》）　黄芩　黄连　槟榔　甘草　陈皮　青皮　厚朴　枳实　白芍　当归　滑石作丸　开水送服

（开阳县邓学初献方）

一一九、治赤痢方

方药：白头翁汤（《伤寒论方》）　黄连　黄柏　秦皮　白头翁

用法：水煎服。

（开阳县邓学初献方）

一二○、治痢疾兼有表邪方

方药：葛根芩连汤（《伤寒论方》）　葛根　黄芩　黄连　甘草

用法：水煎服。

又方：柴胡荆芥汤（《伤寒论方》）　柴胡　荆芥　竹茹　银花　连翘　白芍　杏仁桔梗　甘草　青木香　黄芩

（开阳县邓学初献方）

一二一、治寒痢方

方药：理中汤（《伤寒论方》）　人参　白术　干姜　甘草

用法：水煎服。

（开阳县邓学初献方）

一二二、治虚痢方

方药：补中益气汤（李东垣方）　黄芪　人参　当归　升麻　陈皮　白术　甘草　柴胡　生姜　大枣

用法：水煎服。

又方：驻车丸（《千金方》）　黄连　干姜　当归　阿胶　作丸服

（开阳县邓学初献方）

一二三、治痢疾滑脱不标方

方药：真人养脏汤（《太平惠民济局方》）　诃子肉　粟壳　当归　肉桂　豆蔻

用法：水煎服。

（开阳县邓学初献方）

一二四、治痢疾夹食方

方药：小承气汤（《伤寒论方》）　大黄　枳实　厚朴

用法：水煎服。

（开阳县邓学初献方）

一二五、治诸痢简验方（新久可治）

方药：陈细茶三钱　红糖一两　萝卜子二钱　生姜三片引

用法：水煎服。

（余庆县人民医院副院长徐超群献方）

霍　乱

一、治霍乱方

方法：病至危急的时候，用麝艾每壮如黄豆大，用生姜切成薄片，每片穿一细孔放于患者脐上，烧至泻止为度，同时在脐上一寸五分烧十壮，脐下一寸五分脐左右一寸五分各烧十五壮，喉头穴烧十五壮，如吐仍不止，仍烧至吐止。

附注：如患者已至垂危阶段，只要胸部尚有微热或以灯草放于病者鼻孔，如病者尚能吹动灯草，即用此法可使患者转危为安。

（安顺县联合诊所王平洲献方）

二、治霍乱方

方药：盐巴三钱　锈铁刀

用法：把盐巴放在铁刀上煅兑开水服。

（金沙县三区蓝明舟献方）

三、治上吐下泻或肚痛霍乱方

方药：飞明雄五钱　广木香二钱　牙皂五钱　荜拨五钱　石菖蒲五钱　冰片七分　白芷一钱　生苍术五钱　牙硝四钱　细辛四钱　砂仁五钱　藿香五钱　枯矾一两　麝香三分

用法：研细末姜水送下一钱，小儿减量。

（镇远县边宝霖献方）

四、治霍乱方

症状：上吐下泻不得，肠胃绞痛，危在顷刻者。

方药：

（1）明矾一钱　嚼烂吞服

（2）川大黄　川芎　首乌　羌活　秦艽　牛蒡子　半夏　茨蒺藜　泽泻　黄连　茯苓　续断　萝卜子　薄荷　香茹　甘草　黄芩　油朴　前仁　白术

用法：上药各等份，共为细末，米糊为丸，如桐子大，每服三钱。

附注：此药兼治疟疾食积，胸腹膨胀，不思饮食，呕吐、水泻，又可作霍乱预防，凡患此病者，忌食生冷，宜多饮开水。

（3）雄黄末（水飞过）二钱　公丁香一钱　五分　火硝一钱　五分　白芷四钱　苍术二钱　北细辛一钱　五分　枯白矾一钱　五分　荜拨一钱　五分　石菖蒲一钱　八分　猪牙皂角二钱　鹅不食草一钱　五分　梅片一钱　五分　麝香六分

用法：上药共为极细末，瓷瓶封注，每服一分，此方又治一切危痧急症，并可预防瘟

569

疫，如中暑昏厥、不省人事，或目定神昏，牙关紧闭，可用小点，点入两眥，可用小点，吹入两鼻，用少许，放入肚脐，可转危为安，因此药色黄，功效大，定名黄灵丹。

（4）广八角二钱　广橘皮二钱　公丁香二钱　广木香二钱　冰片二钱　薄荷脑三钱　川大黄二钱　香白芷二钱　顶好烧酒一斤　泡服，每服四西西。

附注：此药兼治一切急症，里急后重，腹痛，呕吐伤暑等症，因此药水，与雷天一、六神水相似，定名普济水。

（福泉县牛场联合诊所陈璧栋献方）

五、治霍乱方

（1）藿香正气散：治暑湿相搏霍乱转筋，烦渴闷乱，合黄连香茹饮。

方药：藿香二钱　紫苏钱半　陈皮一钱　油朴一钱　半夏一钱　川连一钱　茯苓一钱　伏毛一钱　桔梗一钱　白芷一钱　甘草一钱　香茹一钱　水煎服

（2）理中汤：治感寒霍乱，寒多不饮水者

方药：白术二钱　人参二钱　干姜二钱　甘草二钱　水煎服

（3）建中加附子干姜汤：治霍乱，厥冷唇青。

方药：黄芪二钱　人参二钱　当归二钱　白芍二钱　半夏二钱　甘草二钱　甘姜二钱　附片二钱　水煎服

（4）石膏理中汤：治霍乱风暑合病

方药：白术二钱　人参三钱　干姜二钱　甘草一钱　煅石膏三钱　水煎服

（5）附子理中汤：治口渴喜冷，发热烦躁，为阴盛隔阳。

方药：白术二钱　人参二钱　干姜二钱　甘草一钱　附子二钱　水煎服

（沿河县卫协会献方）

六、治霍乱单方

方法：盐汤探吐法，用极咸盐汤三碗，热饮一碗，探令吐，不吐再服。

（沿河县卫协会献方）

七、治霍乱病方

方药：坭巴豆根根一两

用法：捣烂兑开水服。

（赤水县中医曾崇刚献方）

八、治霍乱症方（急救酒）

症状：阴寒霍乱，腹痛吐泻，四肢厥冷，自汗不止。

方药：肉桂一两　樟脑五钱　公丁一两　甘松五钱　良姜一两　麦酒一斤

制法：锉细浸酒中，约二星期。

服法：二十至三十滴，温开水兑服，转筋者，以此酒搽揩患处。

（开阳县中医代表会献方）

九、治霍乱方

方药：蚕砂三钱　豆卷三钱　木瓜三钱　苡仁三钱　半夏三钱　栀子三钱　黄芩三钱　吴萸二钱　通草三钱　黄连二钱　佩兰三钱

用法：同煎服，不但治霍乱，并可治时疫。

附注：此方半夏用醋炒，栀子、黄芩用酒炒。

（仁怀县钟国臣献方）

一○、治霍乱方

方药：（1）水银一钱　硫磺一钱

用法：共研末成煤色止，以姜开水调服，后用香芩汤止泻，水煎服。

（2）霍香草　五爪龙　龙牙草　铁马鞭　车前草　水煎服。

一一、治霍乱吐泻方

方药：（1）红藤　野桑树皮　震天雷茎

用法：水煎服特效。

（2）木瓜　风木　树白皮　细灯草　灶心土　簷滴石三个　水煎服。

（以上两方未列姓名）

一二、治干性霍乱烧盐方

方法：食盐一汤匙炒，童便半碗。水剂。

（遵义县尚稽镇中医李祥祯献方）

一三、治霍乱验方

方药：青藤根三钱　霍香三钱　阳合根三钱

用法：水煎服。

（遵义县朝阳乡草医江民生献方）

一四、治霍乱方

方药：核桃肉二两　胡椒五钱　老姜一两　黄糖三两　砂仁二钱

用法：煎服。外用铜钱和菜油刮胸部。

（遵义县李梓乡中医赵荣华献方）

一五、治寒霍乱方（立生丹）

方药：沉香四钱　母丁香一两二钱　茅苍术一两二钱　明雄一两二钱　蟾酥八钱

用法：上药细末用蟾酥四钱　铜锅内加火酒一钱　枯化入前药为丸绿豆大，每服二丸，小儿一九，温水送下。

附注：兼治痧症、疟疾、泄泻、心胃腹痛、吞吐酸水及阴寒结胸小儿寒痉。

（遵义县金鸡乡中医王贯三献方）

一六、治霍乱症方

方药：雄黄一钱　大蒜二钱

用法：水煎服。

（德江县六区杨河乡周廷凤献方）

一七、治霍乱转筋方

方药：霍香三钱　苍术二钱　羌活二钱　柴胡二钱　泽泻一钱　木香一钱　神曲三钱　茶叶三钱　陈皮三钱　艾叶一钱　老葱连根三条

571

用法：水煎服。

（赫章县中医喻百章献方）

一八、治霍乱吐泻方

方药：盐巴　人中白

用法：以上两味，分别煅过，冲末，开水送下当吐三次，立好。

（德江县稳平区向作章献方）

一九、治霍乱验方

方药：雄黄二钱　白矾三钱　菖蒲八分　苎麻灰一个

用法：为末，阴阳水每服一钱，连三服。

（遵义县永安乡张季修献方）

二〇、治阴寒霍乱验方（厥逆吐泻腹痛）

方药：桂枝四钱　当归二钱　附片五钱　杭芍二钱　扁豆八分　甘草二钱　甘姜四钱

用法：煎水服。

（遵义县永安乡张季修献方）

狂　犬　病

一、治疯狗咬伤简便方

方药：明雄黄五钱　杏仁一百粒

用法：以上二味共研细末，用虎骨煎酒吞服二钱（小儿五分至一钱）每日以吞药末二钱为限，另外仍用药末一二钱，敷上伤口即愈。

（镇宁中西联合诊所萧荫吾献方）

二、治疯狗咬伤方

方药：地骨皮一二两

用法：煎水服，服后小便微利即好。

（镇宁中西医联合诊所萧荫吾献方）

三、治疯狗咬伤方

方药：龙牙齿草（即马鞭草）二两　荸荠廿个

用法：煎水当茶饮。

（镇宁中西医联合诊所萧荫吾献方）

四、治疯狗咬伤方

方药：万年青根叶不拘多少

用法：水煎服服后大便下血为止即愈。

（镇宁中西医联合诊所萧荫吾献方）

五、治狂犬病方

方药：滑头草七钱　过路黄七钱　狗花椒树根七钱　雄黄三钱

用法：混合吃。

附注：在病未发作的时候吃了不发，发时吃了就好。

（威宁县草药医谢传伸献方）

六、治疗狂犬病方

方药：黄秧叶（即千年矮）半升　黑竹根引

服法：用黄秧叶捣烂，将黑竹根煎水调服。

（鳛水县寨坝区中西联合医院蔡栋梁献方）

七、治狂犬疗方

方药：万年青（草药）

用法：以块根及叶生冲兑开水服一大碗。

附注：此方治狂犬病发毒最危险时能化为血块从大便出，不比其他药由小便排出发生痛苦难受（是生用的）。

（织金县杨从舟献方）

八、治疯狗咬伤方

方药：韭菜汁三两　除虫菌研细一钱

用法：兑服，三日后用生黄豆吃，如臭生者就可以好完，如不臭生，连服三次，其毒可出，又不损胎，又不中毒。

附注：一般人多用下药，如遇孕妇恐其损胎，就不用下药用化药。

（修文县五区中医金志刚献方）

九、治狂犬病方

方药：地骨皮三钱

用法：煎水服即愈。

（织金县杨从舟献方）

一〇、治狂犬病方

方药：黑竹根　地干　黄老包　夜合　马桑根　白阳根

用法：连服七日后，再拿生豆子吃，如已不闻生腥气，即可不服。

（毕节县普定场一区熊子安（苗族）献方）

一一、治疯犬咬伤日久发癫狂验方

方药：木鳖子二个　斑蝥七个（去头足翅膀用陈米一摄土米合炒黄）　茯苓五钱　大黄五钱
刘寄奴五钱　寸香一分

用法：共研为末，黄酒调服，每次二钱，每天二次，空心早晚服，如过七日可以再用一剂，但服药后，忌房事两个月，并忌一切发物，多半能救。

附注：此病定发在犬，不发在其他的动物，原因就是说犬喜吃臭的东西，如食死之肉或食热病死人之尸，或食患热病人所吐之物而成的，所以发病在犬也。

（余庆县人民医院副院长徐超群献方）

一二、治狂犬病方

方药：夜合根　化稿皮　铁线草　萹蓄　生姜引

573

用法：共熬水服。

（金沙县五区大坝乡少数民族杨海清献方）

一三、治疯犬咬方

方药：马钱子二个

用法：（1）在热灰上炮黄去面上细毛磨酒冲白公鸡血服五至六次。

（2）木鳖子二个去壳　麝香一分　斑蝥七个（去头足翅膀用陈米和土炒黄）　大黄五钱　刘寄奴五钱　共研末酒冲服二钱　每日二次空心服。

附注：此病虽已发狂，亦可救治，但须忌房事二月。

（献方人未有姓名）

一四、治狂犬咬方

方药：万年青根叶

用法：捣取汁服。

（李显云献方）

一五、治疯狗咬方

方药：阳合根四钱　黑竹根四钱　苦椒头四钱　红花五分　班麻三个

用法：水煎酒引。

（罗兴舟献方）

一六、治疯犬伤方

方药：水巴虫（又名水端公）五个　黑竹根数节

用法：熬水吞前一味药服。

（阳志修献方）

一七、治疯狗咬方

方药：五皮风二两　蜂糖四两

用法：米汁一碗服下立愈。

（熊树霖献方）

一八、治疯狗毒方

方药：桐子根　棬子根　白皮

用法：米水吞服。有毒即吐，无毒不吐。

（熊树霖献方）

一九、治狂犬咬方

方药：用人参败毒散　加斑蝥三个　和苦蘺头

用法：水煎服有效。

（瓮安县中医李开时献方）

二〇、治狂犬病方

方药：（1）桃子树寄生研细　兑甜酒吃

（2）自己手足指甲　用瓦焙黄研末　兑甜酒服

（瓮安县中医廖荣生献方）

二一、治狂犬咬方

方药：用大承气汤，加黑竹根做引

用法：当被咬后，即时以白公鸡血服。

（瓮安县中医蒋纯安献方）

二二、治狂犬病效方

方药：马钱子五钱（火炮去毛研细末）　紫竹根二两

用法：熬水服。

（开阳县中医代表会议献方）

二三、治疯狗咬效方

方药：斑蝥七个（去头足）　红娘七个（去头足）　滑石二钱　木通二钱

用法：共研细末，兑酒服，妊妇忌服。

（开阳县中医代表会议献方）

二四、治疯犬咬方

方药：白腊花、白腊树皮

用法：煎水吃二、三次。

附注：人牛均可。

（石阡县中医谭作仁献方）

二五、治疯狗咬方

方法：以大蒜切片，置于伤口，用艾烧三壮要证明是否尚有毒素存在，用生豆子嚼，知腥臭则无。

（石阡县中医曾念之献方）

二六、治疗狂犬病方

方药：鸡冠虫（端午后取）　以雄黄酒泡一个　去头足翅烧熟　甘草一片　骨石豆大一坑为末

用法：兑甜酒服。

附注：牛用三分　猪用二分。

（鳛水县三区中医刘锡清献方）

二七、治狂犬病验方

方药：地萸三分　化蒿皮一两

用法：兑甜酒服。

（遵义县陈元桂献方）

二八、治狂犬病单方

方药：苦蘘头五钱　黑竹根一两　淮通五钱　贯仲五钱　五味藤五钱

用法：煎汁煮糯饭饮剂。

（遵义县茶山乡草药萧长安献方）

二九、治疯狗咬伤方

方药：拐枣树皮（去粗皮）四两（要鸡枣树才好）　紫竹根四两（即是黑竹根）

575

用法：同煨开水吃，如中毒久，已经发狂，先拿麝香五分，以开水灌下，再灌此药，可望救好。

附注：在照料发狂的病人时，应防病人咬着，同样中毒，但尽管咬着与否，先吃点这样药，可以避免传染。又被狂犬咬着的人，吃了这药后于两三天内，拿点生黄豆给他嚼，如发觉黄豆有腥气，毒就尽了，感觉无有腥气，便是毒未尽，还要吃药一、二次。

（黄平县王彬然献方）

三十、治疯狗咬方

方药：马钱子去毛　木鳖子去壳各半

用法：在初咬八九天当中，每服一分连服三天，一天一次。

（遵义县西安乡胥桂馨献方）

三一、治疯狗咬伤方

方药：朱砂一钱　辰砂一钱　吴萸一钱　班麻卅个米炒　香附一钱　滑石一钱　上片五分　明雄一钱　黑竹根引

用法：研末每服一钱，若不效再加一钱以黑竹根煎汤送下即效。

附注：在发作时都能医好。

（遵义县永和乡王锡钦献方）

三二、治狂犬咬方

方药：大豆豉叶一根

用法：研末，兑甜酒服即效。

（遵义县马蹄乡赵德明献方）

三三、治犬咬方

方药：生地　杏仁　五皮风各等份

用法：口嚼敷患处　按此条应列入外科。

（遵义县混子乡傅心泉献方）

三四、治疯狗咬伤人畜方

方药：瞿麦根

用法：熬水服。

附注：患者在被咬后三日内服之生效，日久则无效。

（开阳县中医代表会献方）

三五、治狂犬病方

方药：五朵云一两

用法：研末兑开水服。

（金沙县卫协会中医代表会献方）

三六、治狂犬咬伤方

方药：锦夕五钱　桃仁七粒　土鳖七个

用法：研末，以黑竹根煎水冲服。

又方：用紫竹马鞭　燕山红　水煎服

又方：用狗脚草　以淘米永喂服一礼拜有效（如病已发无效）

又方：用铁马鞭　紫竹马鞭　老虎骨，煎水取水煮饭吃（如当时咬的要服七天，咬后四、五天的，要吃二十天，方有效）

又方：用野千年矮　蜂糖罐根　紫竹根　斑蝥三个制。煎服有效。

又方：以石灰装在罐子里，泡水数年，凡蛇咬，狂狗咬，火伤肿毒，均可用石灰调桐油敷患处有效。

（天柱县中医交流会献方）

三七、治狂犬咬伤方

方药：红赤芍一两　野蓝根五钱　牛膝五钱　泽兰根五钱

用法：泡酒一斤，每日早晚各服五钱。

（鳛水县一区中医张天辉献方）

三八、治疯狗咬伤方

方药：朱砂水飞一钱　吴萸一钱　斑麻一钱　香附一钱　滑石一钱　上片一钱　明雄一钱

附注：来件人未说明其用法。

（遵义县泮水镇牟永清献方）

三九、治狂犬咬伤方

方药：挖耳草　甘蔗头　黑竹根　马鞭稍各一两

用法：熬水服如病重加马钱子一个，桐油熬打面。

附注：来件人对于马钱子用法不详。

（遵义县中南乡甘济群献方）

四〇、治狂犬病方

方药：蜂糖一两　前仁五钱　斑蝥四个（去头足）

用法：煎服。

附注：并须在头顶百会穴，寻取黄头发。

（大定县中医会献方）

四一、治疯犬咬伤方

方药：豆豉

用法：研末，和香油调如弹子大，常揩拭咬伤处，如揩开有狗毛者，毒气已出，可易丸再揩，至无毛方止，甚效。

（德江县卫协会中医董绍舒献方）

四二、治疯狗咬伤方

方药：慈菇子五钱

用法：研细兑淘米水服即愈。

（德江县潮砥诊所傅源茂献方）

四三、治疯狗咬伤方

方药：鸭子呕吐的水

用法：用一两酒，灌在鸭子门内，片刻，鸭子便呕吐，速拿一个碗，接鸭子吐出的水，立即拿给病人吃了就好。

附注：速把鸭子放下水去，以免鸭子死亡。

（赫章县第一届中草医药代表会献方）

四四、治狂犬病方

方药：石苇三钱　黑竹根三钱　黄秧木三钱　金钩连二钱　金风草一两

用法：烧开水早服。

（金沙县卫协会中医代表会献方）

四五、治狂犬咬伤方

方药：紫竹根　银花藤叶　观音草（根如马鞭、叶似兰草）

用法：水煎服。

（贵阳中医进修学校胡启然献方）

四六、治狂犬病方

方药：乌泡藤去黑皮大人二两、小孩一两

用法：以水煮沸，再用火酒将火纸浸湿，复药罐口，令酒气透入药罐温服（一次服完）。

（贵阳中医进修学校朱培根献方）

四七、狂犬病方

方药：伏水二两　枳实二两

制法：用童便泡，每日换童便一次，共泡六周，去童便，将药洗尽，用河沙炒研细末，加入真乳香五钱去油，共研细末收入瓷瓶。

用法：成人用八分至一钱，甜酒送服，小孩宜减轻分量。

附注：服药后三小时内，须紧闭窗户，勿使见风，恐起副作用（此方本治正骨科之重形复杂骨折，手术后内服药），妊妇忌服，如服药过量作呕，可用白糖水解之。

（贵阳中医进修学校朱培根献方）

四八、治恐水病、热痫、脑膜炎方

方药：野锭

附注：来件未注明分量及用法。

（织金县人民医院中医刘兴基献方）

麻　疯

一、治麻风方

盖患此疾之人，坏形变貌，手指脱落，脚底穿烂，便不能治，在初患此疾之时，身如虫行，或如蚂蚁叮痛、或如针刺，面部发肿，或时发热，因循不治，久则眉毛脱落，已属五损之一，到此时来，亲友为之远离，纵是骨肉，亦生厌恨，是间同是父母生身肉体，而独其苦楚难堪，其所不敢接近者，实恐惧传染之故，兹将治疗的办法及经验药方列后。

1. 治疗方法，用雷火针灸病者背脊之肺俞穴、足三里、手三里，治麻木不仁效力是很大。

附注：（1）麻风初期感染试验方法：在吃饭的时候用油炒魔芋豆腐当菜食之，倘觉头部如蚁咬、如虫行，便是受着传染，赶快服药，可参看《扁鹊心书》便知。或麻疯发痒，可用本人祖传的闻鼻丹，两手心搓烧，鼻闻外搽，立时止痒。关于麻风病人的检察方法：其脉一息四至者易治，一息六七至者难治。这是根据《扁鹊心书》，我于经验中得者亦相符合。或者用体温表，如体温与平常一般者，可照本人贡献的五服方，按照次序煎饮。如体温过高，或面部发红，可用大黄煎水，每次吞九制天丁散三钱，每天二三次。如尚不能控制其火势，可一点钟服一次，自必平和下来。待势焰平和后，仍依次序服五服方。麻风愈后复发，可继续改用白花蛇研末，拿喂周身白毛鸭一只（要和白米同喂），待鸭把米和蛇吃了后，再将这鸭杀了炖于砂罐里，加上天丁、黄芪、甘草、楂肉、陈皮炖烂，慢慢的分着五天的时间吃完，颇有效力。

（2）兹照录五服药方于后：

初服药方1

羌活　苍术　荆芥　防风　银柴胡　元参　赤芍　黄芩　柏苏皮　枳壳　白芍　甘草

水煎服四剂

次服药方2

羌活　细辛　白芷　生地　防风　知母　黄芩　川芎　甘草　水煎服三剂

三服药方3

大黄　朴硝　银花　桃仁　枳壳　黄连　黄柏　黄芩　元参　水煎服三剂

四服方药4

荆芥　防风　川乌（童便浸后米汁炒）　白附子姜汁炒　天麻　姜蚕姜汁蒸　蒺藜（水洗净炒去刺）　独活　元参　火麻仁洗去土炒　苦参　赤芍　黄柏　银花　甘草　枳壳　大枫子

水煎服　十剂以上依次空心服　俱不加引。

五服方药5

元参　枳壳　白芷　赤芍　银花　天麻仁　蒺藜　大风子　独活　川乌　北防风　白花蛇去头尾　或用青蓝标亦可能得蕲蛇为最好　共为末蜜丸　每日早晚三次各服四钱茶送下。

（6）九制天丁散：就是用皂角刺切碎用甑子九蒸，九晒九露，然后炒研为细末，如不经此法制好，效力较差。

（丹寨县人民医院中医陈永明献方）

二、治疗麻风秘方

方药：名为追风散：药力杀毒菌最强

活地龙一两　灵骨四两　活风蛇骨半斤　白脚虫一斤　毒蜈蚣三两半　牛其蜂三两　青粉一两　红粉一南　水银一两　响锡一两　广木香半斤　麝香七钱　滑石半斤　巴豆四两　水牛胆汁二两　黄连半斤　苦参一斤　龙脑四两，药品共计十八味、制造人员无喷入口请注意制药手术方法事项如下：

（1）以火酒老姜汁各用十斤，共合活地龙放在坛内浸泡，把口封固埋入土内，约要二尺深左右、埋入土内四十余日，取出用文武火熬糊、焙于辗成粉末为要。

（2）响锡用火熔化以水银混合、辗为粉剂加青粉再辗混和为要。

（3）用活风蛇一条，用绳吊挂树上，等它慢慢吊死，由日晒雨淋露出白骨，辗成细粉和前二方为要。

（4）用火酒三斤白脚虫、蜈蚣虫、牛其蜂混合浸泡半月或者一月，取出熬煎，焙干燥为粉剂、混合前方为要。

（5）以黄连　巴豆　苦参用水四斤煎熬取汁一半，再加牛胆汁混合熬成四两，用广香、滑石、龙脑、灵骨、寸香各粉剂混合用姜汁四两，酒四两以各粉混合为丸，如梧桐子大，用火焙干，瓷瓶封装为要，不可走气，可保持长久，药味芬芳，倘若走气，药气其性不强，或者不效，效者或不良，请必注意。

用法：每日服六粒至九粒到十三粒，服者不能过多，此方药性毒强，用时注意，不可超过分量（在此原名追风丸，改名为麻风丸）。

（福泉县马场坪常光明献方）

三、治麻风方

方药：苍耳子五斤

制法：除去须根洗净放锅内熬五小时，滤过再熬七小时成膏。

服法：每日三次，每次两调羹。

附注：痛在上者饭前服，在下者饭后服，忌油数日，服到一星期后可见效，面部出汗、无知觉者，可以恢复关节可以活动，半年收效。

（威宁县中草医座谈会中医陈力群献方）

四、治麻风方

症状：起初全身好像有虫在皮肤上爬行，有时发生像虫咬痒痛：

方药：万年炣

用法：将万年炣切碎即可。每日一次，每次三钱，用冷开水送下，连服 21 日，即可根治。

附注：对此病能早发现，治疗较易。

（兴仁县大山区百德乡吴伯英献方）

五、治疗麻风方

方药：尿捧蛇泡

用法：淘米水煎服。

（三穗县万乔耶献方）

六、治麻风病方

方药：（1）当眉落时　用霜桑叶七斤　洗眉、药尽眉生

（2）用苦参、管仲各四两，以河水熬洗身上

（3）内服消风散　全虫　白芷　泡参各一两（研末以温酒服每次三钱）

（4）追风散、大黄二两　皂刺一两七钱　玉京子一钱　大枫子油三钱（将药为末、兑温酒空腹服）

附注：照上次序，分先后期服，若服药后、现肚痛腹泻要静养不睡觉，只吃一次，设已腹泻不再吃追风散、腹不泻仍可吃追风散三钱　泻服清风散每日二次一次三钱　温酒服，在服疮毒药后、服银花四两　花粉三钱　甘草二两　蒲公英五钱　熬水服。

（金沙县五区中医林树堂献方）

七、治麻风方

方药：岩苦参一握　龙胆草一钱　扇子叶根用开红花五个　柞包树根二钱　万年巴一握　小布壳二钱　金钩莲五钱　针子树根五钱　老鸦藤根三钱　蛇皮一钱　马蜂头四个　虎掌草一钱　山萝卜二钱

用法：此方泡酒服。

（兴义县七区品甸乡李天培献方）

八、治麻风病初期方

症状：麻风病初期，颜面灰白色，全身紧而如虫行者。

方法：刺委中穴，用三棱针刺出恶血有效，查脉弦大实数，此穴大有效用，慎之查脉。

（安顺中医师杨绍昱献方）

九、治麻风癫方

方药：蜈蚣焙干研末

用法：以黄酒吞下，每次吃一条，重则每天吃三次，轻则每天吃一次，吃完三条即愈。

（惠水县中医车鼎荣献方）

呼吸系病咳嗽（痰饮）

一、治咳嗽痰中带血并治哮喘方

方药：大梨一斤　大萝卜一斤　猪心肺一具

用法：炖溶兑童便早晚服。

附注：（因梨子萝卜秋天才有）此方并治肺结核。

（开阳县中医刘吉成献方）

二、治咳嗽咯血方

症状：初期肺结核，潮热起伏、咳嗽频发，痰中带血，或咯血甚多，胸胁作痛。

方药：银柴胡二钱　地骨皮三钱　广百合四钱　肥玉竹三钱　炙鳖甲三钱　川贝母三钱　明沙参三钱　肥寸冬四钱　生地炭三钱　藕节炭三钱　白茅根四钱　仙鹤草三钱　甜杏仁三钱　广百部三钱

用法：水煎服。

（刘子湜献方）

三、治久咳方

方药：刺藜根

用法：加糖煎服。

（贵阳市中医医院陈真一献方）

四、治咳喘痰血方

方药：白芨一两五钱　紫菀一两　粉草三钱　黑姜三钱　北味二钱

用法：水煎服。

附注：上方用于咳嗽作喘痰中带血、痰或带黄色、黑色气臭等症，均可用之，但必须三四剂方效。

（凤冈县曹继明献方）

五、治咳嗽痰中带血丝方

方药：当归三钱　白芍二钱　丹皮三钱　麦冬二钱　贝母三钱　紫菀三钱　天冬二钱　茯苓三钱　陈皮钱半　甘草一钱　炒阿胶钱半　小便赤加知母一钱　黄柏一钱

用法：水煎服。

（天柱县石洞卫生所潘森荣献方）

六、治口苦咽干微渴干咳方（沙参麦冬汤）

方药：沙参　麦冬　玉竹　桑叶　扁豆　花粉　甘草

用法：水煎服。

（姚锡光献方）

七、治头痛发热口渴咳嗽方

方药：杭菊　桑叶　杏仁　连翘　苇根　薄荷　桔梗　甘草

用法：水煎服。

（姚锡光献方）

八、治咳嗽方

方药：四块瓦　对嘴巴根　马蹄草

用法：水煎服。

（献方人未列姓名）

九、治弱症咳症方

方药：扫金草　茨竹尖　扫银草　毛柴胡　岩川芎　象耳朵　胡椒　生姜各一两　岩白菜　兔耳半

用法：共炖鸡服。

（毕节普定场一区（苗族）熊子安献方）

一〇、桔梗甘草汤合白芍炮姜汤方

方药：桔梗　炮姜　白芍　甘草

适应症：慢性咳嗽、痰带血、或兼痰夹血丝大便下血为注。

（金沙县中医方治申献方）

一一、治虚咳病多久不愈方

方药：木良藤半斤

用法：炖杂口肉服。

（金沙县中医师温世泰献方）

一二、治老年咳嗽方

方药：桃仁　蜂蜜　尖贝

用法：猪油蒸服多次即止。

（余庆县人民医院副院长徐超群献方）

一三、治劳伤咳嗽方

病状：咳嗽夜出虚汗、行走咳喘，劳动咳喘。

方药：蜂糖三两　鸡蛋四个

用法：调匀蒸吃，多至三次即愈。忌房事一周。

（大定县民族中医代表王懋林献方）

一四、治劳伤多年病方

症状：发作时，吐出血液多痰、咳久反而无血液、只剩多痰等现象。

方药：茨梨　公摆榜　阴阳和　朱砂　连黑吊钩　粑岩姜　天门冬　干筐朴各二钱半

用法：水煨吃。

（剑河四区沙台乡杨义珍献方）

一五、治小儿咳嗽方

方药：紫苏五钱　白芥一钱　甘草一钱

用法：煎水服。

（曾洪武献方）

按此方应列在小儿科门咳嗽类

一六、治咳嗽痰中带血方

方药：川贝二钱　当归三钱　白芍三钱　栀子三钱　桔梗三钱　黄芩二钱半　丹皮二钱半
青皮二钱　白术二钱半　甘草一钱

用法：水煎服。

（惠水县中医饶季煋献方）

一七、治肺热方

症状：鼻子煽动，气喘厉害，痰嗽，脸带紫色、出汗不乳，痰鸣，目闭不开，舌黄干燥。

方药：泡参三钱　白芍钱半　浙贝钱半　桔梗钱半　知母钱半　桑皮钱半　蒌仁一钱　黄
芩一钱　甘草一钱　枇杷叶一钱引

用法：水煎服。连服二剂痊愈。

（献方人未列姓名）

一八、治多年咳嗽肺痿衄血红痰方

方药：白芨一味

用法：临卧每服五钱，糯米汤调下。

附注方：名独圣散，用此方连服一周可愈。

（胡雅登试验效方）

一九、治咳嗽哮喘痰结喉间不化呼吸困难方

方药：纲油四两及猪大肠上的　冰糖三两　金橘一斤连壳

用法：上三味以大碗装好在饭甑上蒸，早晚饭前吃一个，每日吃二次，吃完即愈。

（惠水县中医车鼎荣献方）

二○、治顽痰不化，脾湿肺燥咳嗽不止方

方药：海浮石八钱半　火梗五钱　杏仁五钱　尖贝四钱

用法：用水熬。

（遵义市中医医院献方）

二一、治咳嗽带血方：

方药：天冬三钱　杏仁三钱　研马兜铃三钱炙　紫菀三钱酒炒　紫苏子三钱研　枇杷叶五张去毛　败毛笔尖三个火煅成性吞服　甘草二钱

用法：水煎服。

（福泉县牛场联合诊所陈璧栋献方）

二二、治咳嗽方

方药：天冬三钱　麦冬三钱　尖贝三钱　知母二钱　斗苓二钱　阿胶三钱　百合三钱　苡仁三钱　玉竹三钱　甘草二钱

用法：水煎去三分之一，三次服，连服五剂有效。

（沿河县卫协会献方）

二三、治咳嗽吐稠痰臭方（肺痈）（独胜汤）

方药：（1）白蔹二两

用法：为末白开水送下如喘者加甘桔汤煎水送下。

（2）白芨四两　为末用米汁送下有效。

（沿河县卫协会献方）

二四、治咳嗽方

方药：生地一钱　蒲黄炙一钱　侧棉三钱　石决一钱五分　山栀子五个　白茅根二钱　天冬四钱　龙眼肉四钱

用法：水煎服。

（献方人未列姓名）

二五、治小儿脉伏气喘咳嗽方

方药：泡参一钱　云苓八分　甘草一分　白术七分　陈皮五分　胡桃六分　麦芽三分　淮山五分　五味四分　肉桂三分　陈艾叶三皮引

用法：水煎服。

（丹寨县人民医院中医陈永明献方）

按：此方应列入小儿科内。

二六、治咳血吐红方

方药：百合五钱　川尖贝三钱　五味子二钱半　桔梗三钱　熟地三钱　生地三钱　麦冬二钱　元参三钱　枇杷叶去毛　生甘草二钱

用法：净水煎服。

（丹寨县人民医院中医陈永明献方）

二七、治疗顿咳方（即百日咳）

方药：二冬各二钱　干姜二钱　百部二钱　元参二钱　甘草一钱　麻黄二钱　茅草根引，

584

煎水服，小儿酌减。

（鳛水县四区中医袁爱林献方）

二八、治痰饮方

方药：陈皮二钱　半夏二钱　桔梗二钱　千金子三钱去油

用法：水煎服。

（鳛水县一区中医钟振西献方）

二九、治脾虚新老痰饮方

方药：川尖贝三钱　潞党参四钱　漂白术三钱　茯苓三钱　广皮三钱　薏苡仁五钱　京半夏三钱　紫苏子二钱　甘草一钱　枳壳三钱

用法：水煎服。一日三次。

附注：两肋引痛加白芥子三钱，四肢麻木加竹沥、姜汁各一匙，妇女加香附三钱。

（鳛水县五区中医陈福畴献方）

三〇、治干咳痰稀喉痒作呕方

方药：玉竹参五钱　松子仁五钱　茯苓三钱　广陈皮三钱　大寸冬四钱　陈枳壳三钱　姜半夏三钱　粉甘草一钱

用法：水煎服。一日三次，如咳嗽甚者加紫菀三钱。

（鳛水县五区中医陈福畴献方）

三一、治咳嗽方

方药：虫草五钱

用法：炖肉服。

（遵义县莲池乡龚绍章献方）

三二、治肋腔痛秘方

方药：枳壳二钱　姜黄钱半　乳香二钱

用法：水煎服。

（遵义县高坪乡中医夏镜轩献方）

三三、治老咳嗽方

方药：老姜半斤　蜂蜜一斤

用法：老姜取汁，加入蜂蜜熬膏，每日早晚用开水吃。

（遵义县松林诊所中医容国俊献方）

三四、治喘嗽方

方药：紫菀四钱　芥穗钱半　陈皮二钱　桔梗二钱　百部四钱　浙贝二钱　甘草二钱

用法：煎水服。

（遵义县松林诊所中医容国俊献方）

三五、治痰方（青筋痰）

方药：小血藤二钱　随手香二钱　赤葛二钱　青游草二钱　杂溜梗二钱

用法：配剂或包用。

（遵义县建设乡草药医郑少先献方）

三六、治久咳方

方药：地海须

用法：口内嚼细，酒吞服。

（遵义县马蹄乡中医李海成献方）

三七、治咳嗽脓血方

方药：白芨一两　粉草三钱　北味二钱　百合四钱　黑姜二钱　紫菀五钱

用法：水煎服三四剂则效。

（凤冈县中医座谈会献方）

三八、治久咳不止方

方药：知母　大贝　百合　猪板油　蜂蜜　童便

用法：在饭上蒸过兑开水服却愈。

（中医罗克配献方）

三九、治老年人虚咳方

方药：白芍五钱　赤芍五钱　泡参八钱

用法：炖猪肉吃有效。

（德江县六区杨河乡周廷凤献方）

四〇、治虚劳咳嗽方

方药：苏子五钱　冬花六钱　荆芥穗二钱

用法：同研细，用纸裹成条，燃烟入口吞之。咽干以清茶少许润之，吞烟下咽，能杀痨虫止咳，咳止即服下方。

紫菀三钱　冬花三钱　阿胶三钱　桔梗二钱　杏仁二分　粉草钱半　连服二三剂即愈。

（姜兴文献方）

四一、治咳嗽连咳数十声不止方

方药：麻黄一两

用法：以蜂糖或麻糖蒸服。

（德江县煎茶区中医郎万选献方）

四二、治咳嗽方

方药：紫菀二两　野干子三钱

用法：炖猪肉吃放熟盐。

（赫章县第一届中药医代表会献方）

四三、治咳嗽方

方药：冬花一钱　化红一钱　尖贝一钱　五味子一钱　紫苏一钱　荆芥一钱　藿香一钱
冰糖引

用法：水煎服。

（赫章县中医谢有贤献方）

四四、治色弱久咳不止小腹胀方

方药：党参二钱　桔梗二钱　法夏二钱　瓜霜二钱　冬花二钱　化红二钱　百合三钱　苏

子三钱　芥子二钱　杏仁三钱　寸冬三钱　甘草八分　枇杷一张去毛为引

（德江县七区杉树乡杨辅官献方）

四五、治一切咳嗽方（亦可治百日咳）

方药：桔梗二两炒　白前二两　紫菀三两（水洗净蒸过）　前胡一两

用法：细末为粉、开水冲服，大人每次三钱，小孩每次一钱，每日三次。

（金沙县五区中医许世昌献方）

四六、治咳嗽方

方药：泡参钱半　桔梗二钱　川芎二钱　枳壳二钱　前胡二钱　羌活钱半　柴胡二钱　独活二钱　薄荷二钱　荆芥二钱　防风二钱　连翘二钱　甘草一钱　生姜引

用法：煎水服。

（金沙县二区中医刘合宣献方）

四七、治虚劳咳嗽方

方药：手巾花（又名小龙胆草）根

用法：泡酒服若咳厉害，加淫羊藿。

（金沙县九区李敬斋献方）

四八、治老年咳嗽方

方药：三春根一斤　牡丹根皮一斤　红泡相叶一斤三枝　九叶草半斤　白石阴半斤

用法：打成粉末，用汤粑来滚，每次服一钱。

（金沙县卫协会中草医药代表会议献方）

四九、冷水痰咳嗽方

方药：苦参二钱　牛膝二钱　麻黄五钱

用法：吃一副。

附注：来件人用法不详，又麻黄用至五钱，发汗力强，不可轻用。

（德江县七区杨秀笔献方）

五〇、治肺热虚咳方

方药：抚芎三钱　苦参三钱　焦术三钱　云连三钱　南星三钱　法夏二钱　桔梗三钱　尖贝二钱　桑皮二钱炒

用法：水煎服。

（德江县稳平区张金鹏献方）

五一、治久咳不止方

方药：五加皮二两　阿胶五钱　大贝三钱　寸冬三钱　花椒引

用法：水煎服。

（无献方人姓名）

五二、治咳嗽吐痰及风湿麻木方

方药：麻柳皮　水煎服

（德江县张钟生献方）

587

五三、治肺热咳嗽方

方药：川贝母粉七钱　海浮石粉三钱

用法：杵匀，每服一钱，开水吞服。

（贵阳医学院中医师杨翰章献方）

吐血（肺痨、肺结核）

一、治肺结核初期方（用费氏保肺丹加减）

方药：生熟地各三钱　天冬一钱半　寸冬一钱半　沙参四钱　淮山三钱　贝母三钱　茜草二钱　杏仁三钱　山茱萸一钱　玉竹三钱　女贞子二钱　云苓二钱　葎草花三钱　生百部三钱　夏枯草三钱　藕三两

用法：煎汤代水。

附注：按肺结核多见咳嗽潮热神疲气短等症象，如有咯血者加三七粉三分吞服，仙鹤草三钱　蛤粉炒阿胶三钱。

（陈稚尧献方）

二、治慢性肺结核方（沙参藕汁煎）

方药：川沙参八钱　三七一钱　蛤粉一钱半　鹅管石三钱　胶珠五钱（蛤粉炒）　生藕汁120CC

用法：（1）将三七打成细末，用人乳浸透蒸30分钟。

（2）用生藕放皿中捣碎，用白布滤汁。约120C．C．装在洁净玻璃瓶内。

（3）沙参、蛤粉、鹅管石、胶珠用泉水煎熬取16C．C．。

（4）服法：每次药汁40C．C．，生藕汁30C．C．，三七末四分之一混合服，可作长期服用。

（遵义市中医医院献方）

三、治肺结核方（咳嗽喘羸）

方药：（1）枇杷叶（去毛）五斤　白芨一斤　紫苏子半斤　白芥子半斤　杏仁一斤　瓜蒌壳一斤　天门冬二斤　半夏一斤

用法：先将枇杷叶、白芨、瓜蒌壳、天门冬四味，用水泡一宿，再用火熬成膏，次将苏子、白芥、莱菔、杏仁、半夏五味，研成细末，和膏扰拌、每饭后随意吞服。

（2）枇杷叶去毛白芨二味，不定分两，每日水煎，随意饮之，久自愈。

附注：凡患此病者，忌食生冷，甜酒，火酒鸡，最忌房事，宜多食糖质、猪油，尤宜清心寡欲，早睡早起。

（福泉县牛场联合诊所陈璧栋献方）

四、治肺病方

方药：大树药　黄花香　三泻叶　鬼见愁

用法：泡酒服。

（瓮安县中医蒋纯安献方）

五、治肺结核方

方药：苦参五钱　百部五钱　牙皂一钱

用法：上三味，先以水二小碗入药同煎，煎至一碗半（四分之三的水）把药取去，以煎得之水碗半，另用瓦罐煎成半碗，早晚分服，第二次煎如前法，或以水碗半入药煎成一碗，取出分煎为半碗分服，（一星期服用三剂、两日一剂，以服药七剂，十五日作一疗程）。

附注：此药价值便宜，可以减低链霉素价百分之九十五。服用后、病好转，及基本治愈，最多半年。不含毒汁，无副作用，细菌不发生抗药性。

（息烽县中医杨雁南献方）

六、治肺结核方

方药：吊甘草

用法：煎水服。

（炉山县熊德华献方）

七、治肺痈吐脓腥臭多年不治方

方药：白芨一两

用法：焙干为末、调入鸡蛋内，以麻油煎服，不可加盐，连服三剂，一剂分三日服。

（遵义县团溪中医吴制裁献方）

八、治肺病咳血方

方药：牡丹四钱　白芨三钱五　糯米五钱

用法：三味研磨开水服三四次。

（婺川县中医王玉昌献方）

九、治肺病方

方药：白果

用法：童便泡七日去壳炖五花肉吃。

（献方人未写姓名）

一〇、治肺结核方

方药：白芨一两　枇杷叶　藕节各五钱　阿胶珠五钱

用法：共研末用生地炖化适当和药末为丸，如桂圆大，每服一丸，一天三次。

（蒋奕峰献方）

一一、治肺病吐血痰中带血方

方药：生牡蛎五钱　生龙骨五钱　白薇二钱　附片二钱　酒压黄三钱　川芎二钱　酒芩三钱　白芍三钱　尖贝三钱　结苓三钱　阿胶四钱　竹茹四钱

用法：水煎服。

附注：血止后减去酒压黄加泡参三钱　三四剂后用加味归脾丸调补收功。

（岑巩县洪长庚献方）

一二、治肺结核方

方药：白芨半斤　白前二两　百部二两

用法：共为细末，每晚临睡前服三钱，以白蜜调药成糊状，加少许开水送下，应连服一月勿中止，忌腥酸烟酒刺激物。

（贵阳中医进修学校胡仲虎献方）

一三、治肺痨方
方药：鸡屎藤根　藤萝花根
用法：每次五钱，炖猪肉或猪蹄服大有效力。
附注：但服二三次，不可常服多服。

（余庆县人民医院副院长徐超群献方）

一四、治肺痨方
方药：鸡屎藤二、三两
用法：炖猪肉服。

（无献方人姓名）

一五、治肺痈方
症状：胸膈隐痛、吐痰腥臭。
方药：（1）甘草六钱　桔梗三钱　煎服吐出脓血即愈。
（2）橘汁捣汁服一杯为妙。
（3）苡仁二两煮汁冲烧酒服即愈。

（大定县十区吕鉴章献方）

一六、治肺痈吐脓血方
方药：桔梗三钱　当归二钱　大贝二钱　瓜蒌二钱　防风二钱　杏仁二钱　枳壳二钱　苡仁三钱　黄花二钱　桑叶五钱　玄参二钱　嫩芦根引
用法：水煎服。

（德江县煎茶区中医余德和献方）

一七、治肺痈方
方药：白芨（又名白鸡婆）五斤
用法：熬膏兑开水早晨服。

（遵义县丁台乡中医王德清献方）

一八、治吐血验方
方药：大当归一两酒洗　老川芎四钱炒　阿胶蛤粉炒五钱　青黛三钱　麦冬去心四钱
用法：煨水兑童便服。

（开阳县刘吉成献方）

一九、治吐血方
方药：丹皮炒炭存性　枯芩炒炭存性　荆芥炒炭存性　生地炭火煅存性　败棕炭　大黄稍存性各等份
用法：不居老年青年血出多了加力参一至二钱同煎服，日三次服药后静卧自醒为度，二剂收效。
附注：鼻血亦可治。

（道真县中医高文彬献方）

590

二〇、治吐血方

方药：嫩棕头两头去了用中间

用法：毛草根混合熬水吃二、三碗即愈。

（金沙县中医温世泰献方）

二一、治吐血病方

方药：小儿胎发烧灰

用法：兑生姜水服。

（金沙县中医温世泰献方）

二二、治吐血方

方药：侧柏叶二两

用法：打细用烧酒合童便服二碗即愈。

（金沙县中医温世泰献方）

二三、治血翻仓后流红汗方

方法：先用童便服半碗服一次，然后用补血汤：生地二两　黄芪一两　当归二两

用法：煎水服。

（金沙县中医温世泰献方）

二四、治暗吐血方

方药：菜油二两　黑钓钩一两五钱　茶叶根五分　一枝花五钱

用法：水煎服。

（剑河县四区台沙乡杨义珍献方）

二五、治伤吐血不止方

方药：加减香茹散：香茹　油朴　扁豆

用法：水煎服。

（曾洪武献方）

二六、治吐血不止，内有积热方

方药：（1）生地四钱　白芍三钱　麦冬三钱　丹皮三钱　藕节三钱

用法：水煎服。

治劳心吐血不止方

方药：（2）独支当归一两要一支整的

用法：切片水煎冲童便半盅服之即止。

（惠水县中医饶季烇献方）

二七、治吐血方

方药：败毛笔头火煅成性　三七根　左二味为末

用法：酒醋吞服。

附注：宜多吃酸味，忌食辛热等。

（余庆县第一期中医进修班献方）

二八、治吐血咳血方

方药：生地三钱　当归一钱　桃仁二钱　蒲黄二钱　紫菀二钱　柏子仁三钱　侧柏叶二钱　茅草节五钱

用法：水煎服。

（沿河县卫协会献方）

二九、治吐血方

方药：（1）酒军四钱　酒芩三钱　酒黄柏三钱　黑栀三钱　藕节四钱　茅根四钱

用法：水煎一服即止血。

（2）斗铃四钱　玉竹三钱　百合三钱　知母三钱　贝母三钱　丹皮三钱　香附三钱　甘草三钱　荷叶三钱

（都匀城关镇中西医联合诊所陈伯文献方）

三〇、治吐血成斗命在须臾宜用药急救方

方药：管仲净末五钱　血余烧灰三钱　侧柏叶打汁三钱

用法：将药末二味入柏汁内和匀，再煮兑童便服之急愈，后服和荣汤至后不发。

（三都县中医联合诊所中医曾福昌献方）

三一、治吐血方

方法：在谷子开花时，早晨取花上的露水为谷花露，可以止吐血。

（瓮安县中医汪炼久献方）

三二、治吐血方

方法：用赤芍切细酒煮服。

（瓮安县中医王正纲献方）

三三、治血症方

方药：黄土汤：治吐血、血尿、衄血都有效。

（瓮安县中医伍冠春献方）

三四、治吐血症方

方药：房畜四两　猪肉八两

用法：同炖熟，连汤饮之。

（开阳县中医代表会献方）

三五、治吐血方（男病血翻仓）

方法：用顶上香墨，锅底烟子，搓丸，以阴阳水服。

（石阡县中医蔡明青献方）

三六、治吐血病方

方药：紫金树上寄生包一两　黑乌骨一两　五加皮七钱　红牛膝六钱　红活麻根八钱　八角根五钱　茜帛根五钱

用法：泡酒服。

（湄潭中医代表献方）

三七、治劳伤内伤吐血咯血方

方法：将猪鬃七一束（约两许）　　洗净细截，用猪心子一个（母鸡更好）盛以瓷器，置甑上蒸熟，去药粘朱砂末二钱服。

附注：猪鬃七是阴地养生植物。

（鳛水县一区中医钟根西献方）

三八、治吐血症方

方药：三皮风

用法：用根和叶捣绒兑开水或冷吞服。

（鳛水县八区中医陈志尧献方）

三九、治吐血即止验方

方药：亮杆菜生用二两

用法：将菜洗净、放在碗内，木杵舂溶，拿淘米水拌入、挤出菜汁，给病人吃，两小时一次，三次即止。

附注：此菜生于人家屋沟边阴湿地。

（黄平县韩鸣皋献方）

四〇、治吐血验方

方药：陈药内虫三钱　生姜三钱

用法：水煎服。

（遵义县黄村乡草药医王少臣献方）

四一、治吐衄血验方

方药：玉支壳（即马二杆兜内的寄生包）

用法：用火烧过兑蓖麻子糊米水，再用阴阳水送下。

（遵义县骊龙乡中医赵树章献方）

四二、治吐血不止验方

方药：当归一支

用法：放入病人口内嚼烂吞下。

（遵义县骊龙乡中医李国民献方）

四三、治吐血不止方

方药：生白矾五钱

用法：捣成粉兑童便一次服完。

（遵义县源泉乡中医李茂春献方）

四四、治吐血验方

方药：小儿胎发（小团）

用法：烧灰阴阳水服。

（遵义县兴龙乡中医夏体池献方）

四五、治吐血方

方药：棕树根

用法：烧灰兑童便吞。

（赫章县第一届中草医药会议代表献方）

四六、治吐血病方

方药：生地一两　人参一两五钱

用法：煎水服。

（德江县七区简宗伯献方）

四七、治吐血不止方

方药：茅根子四两　牛膝二两　地陈子五钱

用法：熬水服有效。

（德江县七区杨秀笔献方）

四八、治咳血不止方

方药：血理见

附注：来件人未有说明用法。

（无献方人姓名）

四九、治咳血方

方药：一口血一两　红花五钱　野苦荞头三钱　椒子树上的地生知　水早角二钱

用法：水煎服。三次见效。

（德江县赵茂云献方）

五〇、治吐血鼻衄秘方

方药：干柿花四两

用法：捣末和酸汤熬水服。

（遵义县丁台乡草药王先科献方）

五一、治吐血衄血验方

方药：童便一酒杯　白糖四两

用法：将糖放入童便搅放泡沫服。

（遵义县银江乡中医冷贵元献方）

五二、治流鼻血方

方药：生地一钱　黄连三钱　黄芪三钱　当归一两

用法：以上药熬好，兑童便服。

（遵义县高坪乡中医敖海清献方）

五三、治满身起血泡，口鼻来血不止方（消风解毒汤）

方药：当归五钱　川芎二钱　黄芪三钱　芳香三钱　山栀二钱　连翘三钱　银花四钱　皂刺三钱　胆草二钱　甘草一钱炒　柏子三十粒　茅根一摄

用法：水煎服。

（德江县七区杉树乡杨辅官献方）

五四、治红汗方

方药：苦蒿　香墨

用法：以苦蒿打绒泡水，并以香墨磨水半碗，混合服下即止。

（德江县稳平区彭傅习献方）

哮　喘

一、治哮喘方

方药：用螃蟹打碎

用法：加酒煎服。（亦治外伤跌打）

（贵阳市中医医院陈真一献方）

二、治肺寒壅阻嗽喘有痰方

方药：百部五钱　去节麻黄三钱　杏仁六钱　熟枣三枚　随症加柏子仁　胡桃肉

用法：水煎服，每日三次。

（贵阳市中医医院余佑莘献方）

三、治痰喘方

方药：（1）山虎汤（费伯雄方）治肾经之咳，或呛或喘，痰味咸而有黑花者。

蛤蚧尾一对　生地四钱（蛤粉炒）　沉香五分　破故纸一钱半　核桃仁炒　人参二钱　沙参四钱　茯苓二钱　淮山三钱　贝母二钱　杏仁三钱　寸冬一钱半　人乳半杯　姜汁二滴

（2）纳肾通督汤（何廉臣方）治哮喘之属于虚寒者。

熟地水煮四两　归身　嫩毛鹿角　泽泻　姜半夏各一两五钱　云苓　生白术　羊脊骨亢黄打碎各二两　北细辛　蛤蚧二对去头脚　苡仁煮浆打丸　每服三钱　早晚空心服

附注：按本病多属感冒咳嗽，或体质素虚而起初则咳吐脓痰，兼有微喘，甚则喘息不得卧，时发时止，每见咳痰不出，上气郁闷，勉强吐出一二口，有时痰中带有血点，予遇此病，轻症即用费氏山虎汤照原量加五倍，蛤蚧二对去头脚研末，人参改用野台党加倍，以天门冬四两熬膏加蜜为丸，每服三钱早晚服，重病则用何氏纳肾通督丸治之每多获效，但感冒急性发作时即须停止另用汤药调治。

（陈穉尧献方）

四、治哮吼齁喘方

症状：咳促坐卧不安，呼吸如鸡声者就是。

方药：淡豆豉一两水泡去皮晒干　煅明矾三钱　白芷一钱

用法：共为细末（注意和匀）水润为丸，如绿豆大，大人每次服五丸至七丸，小孩照减，用冷开水送下，服后轻三四小时不愈再服，轻者一服即愈（待发时方服）。

附注：此方得于《齐氏医案》（齐肖堂著）名为紫金散，曾治愈数十人。

（麻江县杏山中医联合诊所周玉书献方）

五、治哮喘症方

方药：兔耳草二两　肉一斤

用法：用兔耳草熬肉吃即可，每日三次。

（遵义市中医医院献方）

595

六、治喘息方

方法：地枫子煨甜酒吃

附注：并能冷水泻淋浊。

七、治喘息方

方法：叶根漆（即玉竹）煨肉吃

八、治老鸲喘病

方药：淡豆豉_{四两} 人言_{三钱} 枯矾_{四钱}

方药：淡豆豉四两 人言三钱 枯矾四钱

用法：共捣成丸，晒干同瓷瓶封固，每服一钱，一日一次用凉茶或冷开水，亦可服用。

附注：服后数小时忌热饮（小儿三至五分）。

九、治急性支气管哮喘初起方

方药：（1）麻黄三钱 杏仁五钱 生石膏一两 甘草二钱 茶叶一钱

用法：水煎服。

方药：（2）到最后大气上冲，呼吸不能相续时，即用下方立效。

石膏八钱 知母四钱 栀子三钱 连翘三钱 黄芩三钱 甘草二钱 薄荷三钱 大黄二钱 杏仁四钱 淡竹三钱 毛硝四钱 蜂糖一两引

用法：水煎服。

一〇、治哮喘方

方药：百合

用法：不拘多少，炖猪心肺，不入盐服。

一一、治老年或体虚弱人患哮喘方

方药：蛤蚧_{去头足} 沉香 人参（或用洋参、高丽参、潞党参、条参）

用法：三味研细末，混合贮瓶蜜，备用。

一二、治喘咳方

方药：爆格蚤根一两 团鱼一个

用法：煎水服。

一三、治喘咳方

方药：茶叶四两 水糖四两 生姜四两

用法：煎水服。

一四、治喘咳方

方药：老鸦血　白酒　生鸡蛋

用法：共调服。

（凤岗县中医座谈会献方）

一五、治喘咳方

方药：冰糖　红糖　饴糖　白糖　蜂糖各四两　猪边油半斤

用法：共蒸服。

（凤岗中医余光华献方）

消化系病　心胃气痛

一、治息症心痛方

方药：地乌龟　土细辛　红毛细辛各等份

用法：另用石灰少许同生姜煎水服。

（毕节县苗族草药医熊治安献方）

二、治胃气疼痛方

方药：良姜　吴萸　元胡　五灵　香附　广皮　鹤虱　干姜　木通各二钱

用法：水煎服，一剂即好。

（江口县简仁保献方）

三、治胃病验方

方药：广藿梗钱半　苏梗钱半　左金丸七分　淮牛膝三钱　炒厚朴钱半　砂壳一钱　白扁豆六钱　干姜炭三分　制香附二钱　炒枳壳钱半　旋覆花二钱（布包）　代赭石二钱布包　半夏曲二钱　生鸡内金二钱　米洋参一钱　炒麦芽四钱

用法：水煎服、服二三剂。

（贵阳市中医医院张异鹤献方）

四、治胃病方（即胃散）

方药：炒麦芽二两　高良姜五钱　龙胆草酒炒四钱　川黄连五钱　丹参一两　干姜炭五钱　炒于术一两　米洋参五钱　吴茱萸五钱　炒厚朴五钱　焦枳实五钱　薤白五钱　柿花蒂三钱　山楂炭五钱　公丁香二钱　生鸡内金三钱　广陈皮四钱　炒远志三钱　枣耳槟榔三钱　炙甘草二钱

用法：共研细末每用一、二钱开水送下宜常服。

（贵阳市中医医院张异鹤献方）

五、治胃痛方（木香调气丸治胃痛不论新久剧烈疼痛）

方药：（1）广香　檀香　公丁香　藿香　砂仁　白蔻　如呕吐加二陈汤合用。

（2）香砂健胃丸、治胃酸过多，消化不良胸闷嘈杂呕吐。

广香　砂仁　麦冬　山楂　鸡内金　藿香　枳壳　黄连　胆草　豆蔻　郁金　槟榔

（3）中满分消丸：治胃部胀痛二便不利。

597

泡参　白术　均姜　泽泻　枳壳　厚朴　半夏　川连　黄芩　甘草

用法：以上三方，均系煎剂。

（贵阳市中医医院姚锡光献方）

六、治胃痛呕吐不止方

方药：川椒一两　吴萸一两

用法：共研细末，大人每次五分，小儿一、二分兑开水吞下即止。

附注：其他一般呕吐可用。

（开阳且人民医院中药剂员王志清献方）

七、治胃痛不止方

方药：法罗海三钱　广香二钱

用法：研细兑热酒服。

附注：如有关节痛或风湿性关节炎，亦可内服外搽。

（开阳县四区联合诊所张毓安献方）

八、治急性胃炎、心胃气痛、结肠炎方

方药：玄胡酒醋微炒五钱　金铃子肉一两　五灵脂四钱

用法：用酒水各半洗微炒共研末，加麝香一分合匀，成人体强者一钱，弱者五分，十岁以下五岁以上二至三分，温开水送下，每三小时服一次见效快。

（道真县中医科高文彬献方）

九、治心胃气痛方

方药：草蔻三钱　苍术三钱　香附二钱　枳壳三钱　槟榔三钱　木香二钱　法夏二钱　乌药三钱　大便结加大黄钱半

用法：水煎服。

（天柱县石洞卫生所潘森荣献方）

一〇、治呃逆方

方药：硫黄一钱　乳香一钱

用法：细末用酒煨药即成团去酒为梧桐子大，兑酒服。

（开阳县四区联合诊所张毓安献方）

一一、治上热下寒表热里寒渴饮水者，及少阴腹部胀满不饮水者方：（玉女煎）

方药：牛膝　生地　石膏　寸冬　淮知

用法：水煎服。

附注：肺胃炎、喉炎、口腔炎，如牙痛或兼龈肿痛，加均姜附片。

（金沙县中医方治申献方）

一二、治胃痛方

方药：苍术　油朴　陈皮　甘草　生姜　大枣

用法：水煎服。

附注：如气食饱胀，加鸡内金。吐泻加火梗半夏治蛔虫，加乌梅、川楝子、花椒。食积、虫积，加皂矾炒苍术。水饮停胸喘气，加丑牛、木江子。胃病或嘈杂不安，加饴糖。

（金沙县中医方治申献方）

一三、治心头痛方

方药：地瓜细辛（又名耳风）　青香子　白果子

用法：炖猪心肺服。

（金沙县五区大坝乡少数民族杨海清献方）

一四、治心痛方

方药：川气连　豆根　白味莲　朱砂根

用法：冲末以酒送下。

（德江县稳平区向作章献方）

一五、治背病彻心痛方

方药：生附子五钱　川乌头炮三钱　均姜六钱　赤石脂六钱　川椒三钱　二剂全愈

附注：来件未注明用法。

（金沙县蓝笃生献方）

一六、治胃痛方

症状：气喘心乱腹部绞痛，四肢发厥，发渴喜饮冷水，即饮即吐很多，舌苔白滑尖红，脉搏细如蛛丝欲绝。

方药：洋参二钱　白术三钱　枣仁三钱　茯神三钱　川椒一钱半　吴萸二钱　附子四钱　黄连三钱　甘草一钱

用法：水煎服。服药后一剂、而呕止还阳，腹痛亦止。

（余庆县人民医院田仲康献方）

一七、治胃痛年久食后作痛方

方药：枳实三钱　油朴三钱　苍术三钱　青皮三钱　香附三钱　建曲三钱　楂炭三钱　甘草一钱

用法：水煎服。

（惠水县中医饶季烓献方）

一八、治反胃朝食暮吐暮食朝吐方

方药：人参二钱　橘红二钱　藿香二钱　丁香一钱半　炙甘草五分　干姜一钱

用法：水煎服。

（惠水县中医饶季烓献方）

一九、治病后体虚呃逆方

方药：法夏五钱　生姜三钱

用法：水煎服。

（惠水县中医饶季烓献方）

二〇、治胃痛方

症状：胸口牵引右侧一肚皮刺痛，每上午痛一次，痛时有两个钟头，痛得厉害。

方药：羌活三钱　秦艽三钱　云风三钱　川芎二钱　北辛一钱　绿升麻二钱　独活二钱　白芥子二钱　荆芥二钱　薄荷三钱　广皮钱半　甘草一钱

599

用法：水煎服。连吃五剂。

（献方人未列姓名）

二一、治胃痛作胀方（胃痛散）

方药：五灵脂　香附子　黑白丑等份　三味各分一半　用醋炒黄　生用一半

用法：共研细末，以米煮糊为丸，如梧桐子大，用姜水吞，每次吃三钱，每日吃三次，饭前吃。

（惠水县中医车鼎荣献方）

二二、治胃溃疡方

方药：（1）鸡屎藤四两　隔山撬四两

用法：用上药炖奶脐猪的肚囊皮，每次吃一碗，每日服三次，长期服用。

方药：（2）半夏

用法：用半夏四钱熬稀饭吃，长期服用，多餐少吃。

（遵义市中医医院经验方）

二三、治寒性胃痛方

症状：胃脘紧痛，一般认为心痛者。

方药：良姜三钱　菖蒲二钱　苍术炒三钱　吴萸二钱盐水炒

用法：水煎服。

（福泉县牛场联合诊所陈璧栋献方）

二四、治呃逆方

方药：广橘皮三钱　苍术三钱　白术三钱　半夏研三钱　苡仁五钱　公丁香三钱　吴萸三钱盐水炒　芡实三钱　云茯苓三钱

用法：水煎服。

附注：此方抄录自《石室秘录》，经用多次，并无虚投，很有特效，即伤寒后变呃逆，用之亦有特效。

（福泉县牛场联合诊所陈璧栋献方）

二五、治胃痛方

方药：老鼠粪三个烧灰成性

用法：冲阴阳水服立效。

（天柱县中医交流会献方）

二六、治呃逆不止效方

方药：硫磺一钱　滴乳香一钱

用法：共研细末。兑酒服。

（开阳县中医代表会献方）

二七、治胃痛效方

方药：磁石研细沉淀粉一两　白蔹五钱　砂仁二钱　蔻仁二钱　糯米面三钱

用法：共研末送丸，每日早晨服一次，如胃不痛，再服下方：

党参三钱　茯苓三钱　白术三钱　公丁钱半　砂仁二钱　广皮二钱　蔻仁二钱　油厚朴二钱

甘草五分　水煎服。

二八、治胃酸过多效方

方药：瓦楞子煅研存性研末

用法：每服三钱　开水服。

二九、治胃病方

方药：海螵蛸（墨鱼骨头）八两五钱　浙贝一两五钱

用法：共研末，每日服三次，每次一钱，用白开水冲服。

附注：并治消化性溃疡。

三〇、治胃病方

方药：蛇头菌

用法：研粉用酒吞服少许（每次）。

三一、治急性肠胃炎方

方药：明雄　菖蒲　广香　牙皂　荜拔　牙硝　砂仁　苍术　细辛　藿香　冰片　枯矾

用法：煎水用姜水吞服。

三二、治慢性胃病方

方药：三七一两　真血蝎三钱

用法：共为细末，每日早晚各服一钱，若胸满呕吐者加砂仁三钱　枳实二钱　为细末入前药中。

三三、治多年不愈胃病方

方药：川芎三钱　黑附片三钱　党参四钱　公丁二钱　吴萸三钱　用法：白水煨服。

三四、治胃痛（兼治妇人血气痛）方（蠲痛散）

方药：荔枝核五钱　香附子五分

用法：共为末，开水送下。

三五、治咳嗽大便不通胃痛失眠小便黄方

方药：通大海　麦冬　甘草　淡竹叶　水灯草各二钱

用法：水煎服。

三六、治胃气腹痛反食等症

方药：广香四两　陈皮四两　化红四两　川芎半斤　山楂半斤　麦芽五两　樟木皮五两　格山肖半斤　山月榕五两　石菖蒲半斤　用好酒十斤

制造方法：以各药混合浸泡一月，埋入地内半月滤汁用。

用法：每日服三次。小孩子不足六岁不能服此药，成人每次五钱至一两，最多一两五钱为止，吃酒的人可以多服到二两为止，若多吃有刺激性，忍受不了。

（福泉县马场坪常光明献方）

附注：服药后忌酒甜食、糯食等物，有良效。

三七、治气食胃痛方（复方胃痛剂）

方药：望日葵半斤　格山肖半斤　樟木皮四两　川芎四两　麦芽半斤　青皮二两　椰片二两　核桃二两（用火煅过）　白蔻一两

制造方法：以水六斤，混合熬煎水剂去一半滤汁，等凉后用瓶封装使用。此方和前药一样。

用法：在小孩不足一周岁服三钱，二岁至六岁者服六至九钱，以上看病处理。

（福泉县马场师常光明献方）

三八、治反胃噎食方（灵脂丸）

方药：五灵脂一两拣净　砂石研末

用法：以黄狗胆捣丸，如龙眼大，黄酒半盏磨下一丸，三服即愈。

附注：若平常吐逆药食难下，加姜汁化食，温粥压之。

（惠水县城关诊所杨性初献方）

三九、治肾气冲心或奔豚方

症状：从小腹起，有一股筋窜上腹、心，如猪豚急走之状，痛苦难忍。

方药：焦术二钱　茯苓三钱　猪苓三钱　泽泻三钱　安桂二钱　小茴四钱　广香一钱

用法：韭汁引，水煎服，一剂即愈，二剂安全。

（天柱县无姓名献方）

四〇、治肠胃水泻方

方药：（1）用车前草　龙牙草　野千年矮

用法：水煎服。

方药：（2）龙牙草　豆豉草根　野牵牛　关门草　挖耳草

用法：水煎服。

方药：（3）用金银花　龙牙草　挖耳草　拦路虎　五爪金龙

用法：水煎服。

（鳛水县中医代表会献方）

按此方应列在吐泻类。

四一、治胃气冷痛验方

方药：吴萸子五分（用盐面二分炒）

用法：放在手心内搓热，入口内嚼溶，开水吞下即好，如呕吐，用姜开水吞下。

602

（吴萸子，乡村叫曲幼子）

（黄平县曾国民献方）

四二、治呃逆方

方药：巴豆二粒

用法：火炮研细去油用棉包塞鼻孔内，男左女右。

（遵义县海龙乡中医张济春献方）

四三、治反胃方

方药：樱桃二钱　蜜糖等份

用法：放罐内埋地下过一月，甑上蒸服。

（遵义县高坪乡傅丙生献方）

四四、治心胃气痛腹痛方

方药：胡椒七粒　刁安一钱　广香一钱　小茴一钱　枳实钱半

用法：酒服，开水亦可，小儿适量。

（遵义县四面乡中医刘德生献方）

四五、治心胃气痛方

方药：五灵脂二钱　石菖蒲二钱　玄胡索二钱　砂仁一钱

用法：研末，以木香水煎送下。

（德江县潮砥区红坳乡李和高献方）

四六、治肾气冲胃方

方药：核桃七个　茴香根一两

用法：核桃用黄泥包烧去壳，用肉成末，茴香根去粗皮，用白皮切细以鸭蛋二个共调匀，用烧酒煎服。

（金沙县卫协中医代表会献方）

四七、治心胃痛方

方药：苹果　元胡　五灵脂　没药各三钱

用法：水煎服，如一次不愈，连服三剂。

（金沙县五区中医许世昌献方）

四八、治大病后呃逆危急症方

方药：枣仁　枣皮　百合　白芍　柿蒂　均姜　乌梅各三钱　丁香一钱　葱白引

用法：水煎服。

（金沙县卫协会中医代表会献方）

四九、治心下坚硬有疱方（消积化坚汤）

方药：三棱三钱　莪术三钱　榔片二钱　沉香一钱　白术二钱　茯苓三钱　砂仁二钱　苍术二钱　枳实三钱　浮铁皮一撮

用法：水煎服。

（德江县七区杉扒乡杨辅官献方）

五〇、治胃痛方

方药：广香二钱　吴萸二钱　良姜钱半　白古月一钱　榔片二钱　枳实二钱　厚朴钱半　甘草一钱　炮姜三片

用法：水煎服。

（德江县稳平区张金鹏献方）

五一、治胃脘痛泛酸方

方药：制香附　广郁金　左金丸　生牡蛎粉　竹茹　云茯苓　鸡内金　土炒白术

用法：水煎服。

（贵阳医学院中医师唐蕴璞献方）

五二、治胃脘痛方

方药：台乌药　元胡索　广木香　杭白芍　甘草

用法：水煎服。

（贵阳医学院中医师唐蕴璞献方）

五三、治胃痛方

方药：石菖蒲一节

用法：磨烧酒烫热服。

（贵阳中医进修学校张致安献方）

五四、治呃逆不止方

方药：蜣螂虫（俗名拱屎虫，在乡村路径牛屎堆中，即易寻获）

用法：洗净，瓦上焙干，存性为末，每用二钱，另以香橼壳小半边，千佛手三片川郁金一钱煎水吞一二服即止。

（贵阳中医进修学校张致安献方）

腹　痛

一、治男子小腹脐下痛方

方药：桂枝　茯苓　甘草　红枣　生姜

用法：用百劳水又名甘澜水熬服。

（金沙县蓝笃生献方）

二、治虚寒腹痛方

方药：泡参　白术　均姜　附片　刁安　杭芍　甘草

附注：来件未注明分量及用法。

（金沙县蓝笃生献方）

三、治瘀血停滞结于小腹胀痛方

方药：甘遂大黄汤：加栀仁　红花　归尾　赤芍

用法：水煎服。

（金沙县蓝笃生献方）

四、治丹田腹痛方

症状：丹田腹痛膨胀作痛不思食。

方药：炒苍术三钱　榔片三钱　制香附三钱　茵陈二钱　黑豆研三钱　草果仁三钱

用法：煎水服。

附注：凡患此症者，忌食糯食、鸡鸭。

（福泉县联合诊所陈璧栋献方）

五、治心气痛方

方药：木香　吴萸　栀子

用法：共研开水服。

（曾洪武献方）

六、治小腹常痛方

方药：天炮果三钱　老君须三钱　蓝布正三钱　白龙须二钱

用法：共煨水服即效。

（陈开华献方）

七、治肾气肚痛秘方

症状：面带青红色，舌苔白而干燥，肚腹绞痛不可忍，肾子肿大，脉搏浮紧。

方药：白芍一两　榔片一两　荔枝八钱　羌活八钱

用法：煎水服。服药后二剂愈。

（田仲康献方）

八、治男妇心胃气痛方

方药：制香附四钱　郁金三钱　甘草二钱

用法：水煎服。

（惠水县中医饶季烽献方）

九、治男妇肝气不调左胁痛方

方药：香附三钱　柴胡三钱　川芎三钱　广陈皮二钱　炒枳壳二钱　赤芍三钱　甘草一钱

用法：水煎服。

（惠水县中医饶季烽献方）

一〇、治男妇肺气不调右胁痛方

方药：郁金三钱　炒枳壳三钱　桂心二钱　广陈皮二钱　桔梗二钱　炙甘草一钱　姜三片
枣三个

用法：水煎服。

（惠水县中医饶季烽献方）

一一、治怒气伤肝腹胀气痛方

方药：紫苏三钱　厚朴三钱　苍术三钱　广陈皮二钱半　白芍二钱半　西砂一钱半　甘草一
钱半

用法：水煎服。

（惠水县中医饶季烽献方）

一二、治小腹疼痛如刀割、气胀、大小便虚闭、脉沉细而短、口鼻气冷方：
（加味缓肝汤）

方药：熟地四钱　焦术三钱　枣皮三钱　吴萸二钱　小茴二钱　自附片四钱　潞参三钱　安桂二钱　云苓三钱　细辛一钱　炙草一钱　生姜三片

用法：熬水服。

（遵义市中医医院验方）

一三、治腹中胀气方

方药：土狗七个（去头脚）

用法：用此土狗在新瓦上烤干研末，用阴阳水吞服，日三次。

（遵义市中医医院验方）

一四、治九种气痛方

方药：苍术三钱　广木香三钱　良姜三钱　石菖蒲二钱　青皮二钱　乌药三钱　玄胡索三钱　公丁香二钱　五灵脂三钱　古石灰一两

用法：共为细末，或制成丸，每开水吞服一钱。

附注：凡患此症，最忌食生冷。

（遵义市中医医院献方）

一五、治脾虚腹痛便溏验方（香砂六君汤加味）

方药：炙芪四钱　党参三钱　焦术四钱　茯苓三钱　炙草二钱　芡实三钱　砂仁二钱　广皮二钱　香附三钱　半夏二钱　内金二钱　莲米三钱　淮山五钱

用法：水煎服。

（罗尧阶献方）

一六、治腹部绞痛水泻赤白痢方

方药：明雄一两　川硼砂一两　枯矾一两　明矾一两　寸香三分　朱砂五钱

用法：共研细末为丸如梧桐子大每日三次每次三～四丸，开水吞服，功用特效。

（都匀县黄益州献方）

一七、治心气疼痛方（苏肝汤）

方药：猪心一个切片洗净　苏木二两

用法：煎汤服即愈，此方二味合煎。

（三都县中医联合诊所曾福昌献方）

一八、治腹痛上冲心痛方

方法：用五苓散加二核、当归，次日作寒冷出汗，继用理中汤加附子。

（瓮安县中医鄢瑞堂献方）

一九、治肚痛效方

方药：黑丑牛

用法：研细末，每次用三钱，开水吞服。

（开阳县中医代表会献方）

二〇、治气结海底方

方药：水黄花粮皮三钱　地龙二条

用法：焙研细末，兑淘米水服。

附注：海底即气海穴。

（开阳县中医代表会献方）

二一、治腹痛便不通方

方药：用老铁扫竹根或茎二两　灯草_{中指长七节}

用法：煎水服。

（石阡县中医冯开光献方）

二二、治腹痛胀泻如沧水方

方药：狗屎瓜壳

用法：烧灰兑阴阳水服。

（石阡县中医冯开光献方）

二三、治不同一般腹痛效方

方药：丽参须三钱　贡术三钱　茯苓三钱　当归三钱　芍片四钱　熟地三钱　川芎三钱　广香三钱　沉香三钱　丁香三钱　建曲三钱　陈广皮三钱　法夏三钱　甘草钱半　生姜三片　小茴三钱　故脂三钱　肉桂三钱引

用法：水煎服。

（赫章县中医代表献方）

二四、治心腹肚痛不论寒热新久方

方药：官桂三钱　白芍二钱　甘草一钱

用法：为末，冲开水服或不碾末，用水煎服亦可。

（丹寨县人民医院陈永明献方）

二五、治心腹冷痛冷痹寒痞久泻，癥瘕积聚方（神授丸）

方药：干姜　蜀椒四分　附子泡二分　乌头一分

用法：共为末蜜丸如梧桐子大，每服一丸，米水或开水吞下。

（丹寨县人民医院陈永明献方）

二六、治腰痛胸腹痛方

方药：秦归三钱　川芎三钱　白芷三钱　白芍三钱　细辛一钱　自然铜二钱半

用法：用好酒炖服。

（丹寨县人民医院陈永明献方）

二七、治小儿肚痛方

方药：白味莲三两　广木香三两　水一斤

制造方法：文武火熬成一半，凉后滤过汁用瓶封装使用。

用法：一日服三次至四次，每次不足周岁的儿童服一钱，以下的儿童，看病情使用，再二岁到十二岁的小孩再按一钱的份量计算，此药虽然计算应用，但不可超过一两。

（福泉县马场坪常光明献方）

二八、治寒热心腹疼痛方

方药：绿豆廿一粒　古月十四粒

用法：共研末用开水送下立愈。

（惠水县城关联合诊所杨性初献方）

二九、治肚痛方

方药：（1）金不换　青木香

用法：磨水服有效。

（2）三月苞根　苦蒿菜根　马蹄香

用法：水煎服。

（3）金银花根　磨服奇效。

（4）龙牙草　细铜钱草　马蹄香　水煎服。

（天柱县无献方人姓名）

三十、治肚痛方

方药：草果三钱　延胡四钱　五灵脂一钱　没药二钱

用法：共为末兑酒温服。

（鳛水县四区中医袁爱林献方）

三一、治丹田肿方

方药：铁匠打的铁砂灰　隔夜冷饭　白草霜

方法：用蜂糖为丸，兑米汤早晨服。

（遵义县丁台乡中医王德清献方）

三二、治冷气腹痛方

方药：刁安　广香各五分或一钱

用法：酒吞服。

（遵义县建设乡草药医陈云仲献方）

三三、治肾气痛方（肾囊肿肾子坠痛特效）

方药：僵虫三钱　全虫三钱　蝉退三钱　甲珠二钱　木香三钱　小茴三钱　吴萸三钱　甘草二钱

用法：研末兑甜酒吞服，每次三钱。

（遵义县新民乡草药黄子荣献方）

三四、治腹痛不止方

方药：食盐　艾叶

方法：用食盐填满肚脐，艾叶，搓成指头大七粒，放肚脐上，火烧艾绒。

（遵义县中坪乡中医王旅彬献方）

三五、治冷气腹痛单方

方药：食盐四两

用法：炒热熨包腹上。

（遵义县茅坡乡中医郑金贤献方）

三六、治心气痛方

方药：开喉箭一钱　乳香二钱

用法：打烂开水服。

（遵义县工农乡草药雷电云献方）

三七、治胸腹作痛手足冷厥麻木方

方药：大戟二钱　甘遂二钱　白芥子二钱

用法：兑开水服体弱每次三分，体强五分，隔天一次。

（遵义县爱国乡中医周国贤献方）

三八、治结胸痛方

方药：白矾二钱　银朱二钱

用法：制成丸水服。

（遵义县海龙乡中医傅认生献方）

三九、治胸腹痛大便不下方（胆香散）

方药：猪苦胆五钱　麝香一钱

用法：调匀摊纸上贴脐心。

（遵义县高坪乡黄济生献方）

四〇、治胸前关格方

方药：提夕四两　酒半斤

用法：熬适量饮。

（遵义县李梓乡中医赵荣华献方）

四一、治丹田方

方药：丁香一钱　莞花一钱　甘遂一钱　丑牛一钱　大黄一钱　橘核一钱

用法：为末调蜂蜜服。

按此方应列入杂病内。

（遵义县李梓乡中医赵荣华献方）

四二、治心腹疼痛验方

方药：三棱三钱　元胡二钱　文术二钱　五灵脂三钱

用法：冲细用酒烧温，开水服。

（遵义芝麻坪中医汤绍臣献方）

四三、治恶心腹胀痛方（外台走马汤）

方药：巴豆二枚去油皮　杏仁二枚

用法：上药以棉裹捶令碎热汤二合取自汁饮弱量之。

（遵义县金鸡乡中医王贯三献方）

四四、治膀胱气痛方

方药：川连一钱　黄柏二钱　荔枝二钱

用法：生研兑火酒吃下有效。

（德江县六区杨河乡周廷凤献方）

四五、治肚腹急痛方

方药：皂角　松皮

用法：煎水服。

（德江县潮砥区长堡乡袁德唐献方）

四六、治肚痛方（俗名鱼鳅症）

方法：用手括背膀，起鱼鳅形，括一处，揞一处，以揞不痛为止。

（中草医张著武献方）

四七、治炉烟闷腹痛胸部积满大便闭方

方药：泡参六钱　苍术四钱　白术四钱　均姜四钱　大黄五钱　厚朴四钱　枳实六钱　草果二钱（去壳）　滑石一两　广香四钱　槟榔三钱　甘草二钱

用法：先以巴豆去壳，草果去壳，冷饭为丸，如豌豆大服六颗，以冷水吞。

（赫章县第一届中草医药会议代表献方）

四八、治心腹痛方

方药：沉香二钱　广香一钱　丁香一钱　青藤香一钱　山慈菇五钱　生姜二钱

附注：来件人未说明其用法。

（赫章县第一届中草药医会议代表献方）

四九、治寒凝气滞急痛方

方药：泡参三钱　均姜四钱　附片四钱　吴萸三钱　巴豆二钱（去油）

用法：研细为丸，每次服一钱。

（金沙县卫协代表会献方）

五〇、治寒痛胸痛方

方药：尖贝二钱　桔梗二钱　巴豆一钱（炒去油）

用法：每次服七分。

（金沙县卫协代表会献方）

五一、治腰痛彻胸口痛方

方药：花椒一钱（炒）　草乌三钱（炒）　附片五钱　赤石脂七钱　均姜六钱

用法：研末蜜丸，梧桐子大，先食服一丸日三服不止稍加服。

（金沙县卫协会代表献方）

五二、治中焦虚寒腹痛方

方药：刁安三钱　附片四钱　泡参五钱　均姜四钱　白术三钱　杭芍五钱　广香三钱

用法：熬水服。

（金沙县卫协会议代表献方）

五三、治脾虚腹胀作痛喜手按不思饮食方

方药：潞参四钱　白术五钱　云苓三钱　广皮三钱　法夏三钱　广香三钱　波叩二钱　甘草一钱　砂头二钱

用法：熬水服。

（金沙县八区中医王锡昌献方）

五四、治肠绞痛方

方药：巴豆五粒去油　大黄四钱　均姜二钱

用法：共末，用开水吞服，痛甚休克时，可由鼻灌入。

（金沙县十区中医程燮方献方）

五五、治肚痛方

方药：荜拨一钱　丁香一钱　建蒲一钱　安桂一钱　吴萸一钱

用法：共细末，兑黄糖开水吞下。

（金沙县八区中医蓝笃生献方）

五六、治胸痛方

方药：炮姜三钱　巴豆二钱去油　大黄三钱

用法：共碾末，以水制成丸，如豌豆大，成人每次服三枚。

（金沙县六区中医吴明扬献方）

五七、治心气痛方

方药：四一支花　细辛　山花椒　酒引

附注：来件人未说明用法。

（德江县吴景扬献方）

五八、治气痛方

方药：吉角丹花五钱　地桐子二钱

用法：来件人未说明。

（德江县代坤受献方）

五九、治临时肚痛方

方药：竹叶箭

用法：以淘米水引。

（德江县张钟生献方）

六〇、治肚子痛方

方药：香樟子一两

用法：酒炖服，连服二次见效。

（德江县向佐章献方）

六一、治鱼鳅症肚子痛方

方药：烟屎

用法：先在胸前手搓，如痛甚用烟屎再自背筋部以烟屎点上。

（德江县石板何世华献方）

六二、治腹痛方

方药：荔核四钱　橘核三钱　川楝三钱　莪术三钱　白芍四钱　当归三钱　延胡二钱　甘草二钱　五灵脂去泥沙二钱　茴香根二钱　白节藕四钱　通花根四钱

用法：水煎分三服。

附注：适用于妇女小腹痛经痛及气滞、血凝等，孕妇忌服，至男子小腹痛及疝痛，睾丸痛均宜。

（贵阳中医进修学校邹正权献方）

肿 胀

一、治受湿热伤食胸腹胀身黄浮肿方

方药：净毛硝三两锅内炒干　老黄米四两炒黄

用法：共研细，早晚空心服，大人三钱，开水下，小儿减半，三岁以下服一钱，如小儿有蛔虫浮肿兑使君子肉八钱研细兑服（服后用加味胃苓散后服）。

附注：本方利水和脾。

又方：茯苓三钱　猪苓二钱　泽泻三钱　白术四钱　腹毛二钱　山楂四钱　建曲三钱　油朴四钱　党参四钱　山药五钱　黄芪四钱　炒姜一钱　大枣四钱（小儿减半）　麦芽三钱　广皮三钱

用法：煨水服。

（开阳县中医刘吉成献方）

二、治阴囊肿大方（俗名气包）

方药：狗卵草二两此味性辛温　天葵子五钱此味散性力强

用法：煨酒服下部出汗而愈。

（思南县卫协会中医师冉懋鋆献方）

三、治单腹胀或脐病方（理中汤加火梗陈皮）

方药：白术　泡参　均姜　炙草　火梗　陈皮　生姜　大枣

用法：水煎服。

（金沙县中医方治申献方）

四、治全身浮肿方

方药：蚕豆皮

用法：用蚕豆皮泡开水，二、三天后即可作饮料喝，每日三次。

（遵义市中医医院献方）

五、治水积全身，腹均肿大方

方药：（1）苓皮　赤小豆　商陆　泽泻　苞谷须　茅根引

（2）油朴　榔片　大戟　白术　伏毛　砂仁　云苓

（3）甘遂　丑牛　白术

（4）榔片　鳖甲　丑牛　大戟　朴硝　大黄　枳实油朴　研末每服八钱下后停服，隔五天一次，共服三次。

（5）姜皮　木通　瓜壳　白蔲　榔片　大戟　白商陆　二丑　云苓

（6）江子十粒去净油研成末冷饭为丸，朱砂一钱为衣绿豆大，看病轻重施治，服法重者再服五粒，轻者每服三粒，以下为度，不止者用豆浆冷稀饭粥解；每隔一天胀，以十天分

612

五次服，下后虚弱者服人参养荣汤三剂或五剂。

（余庆县第一期中医进修班献方）

六、治水肿病方

方药：大戟二钱　莞花二钱　甘遂二钱　海藻一钱　辰砂一钱　巴豆去油四钱　广香一钱

用法：共末，陈米饭为丸，白开水送下。

附注：忌盐，一百日后以秋石代之作盐食。

（沿河县卫协会献方）

七、治腹满饱胀心下痞块痛方（秘方化滞丸）

方药：三棱三钱　文术三钱　木香三钱　青皮三钱　公丁二钱　川连二钱　法夏三钱　陈皮三钱　巴豆去油钱半

用法：共为末蜜丸，身体强服二钱，身体弱服一钱，初服二、三日有腹泻反应，久服则病愈。

（沿河县卫协会献方）

八、治膨胀方

方药：红浮萍五钱　丝瓜筋全个　真萝卜子生研四两　土狗虫七个　地牯牛十五个　全虫九个

用法：浮萍，丝瓜筋，萝卜子，煎水冲土狗，地牯牛、全虫末服，最多三次即下。

附注：此是治气蛊血蛊。

（三都县联合诊所中医蒙冈梧献方）

九、治水肿方

方法：用老娃蒜冲为泥，炒热包足心。

（瓮安县中医丁启后献方）

一〇、治膨胀方

方药：五加皮三钱　土知母一两　广香三钱　吴萸三钱　川芎三钱　莱菔子三钱　岩豇豆三钱　山胡豆三钱　蛇格搭三钱　胡椒三钱　大木通三钱　大血藤三钱

用法：和酒煮微沸，每服半酒杯，如气虚者加泡参。

（瓮安县中医董永禄献方）

一一、治肚胀大便不通方

方药：猪牙皂角一角　胡椒五粒　寸冬三粒　生薄荷叶三片　芬葱管二对　冷饭适量

用法：先将牙皂炮焦，白胡椒研末，以后四味捣烂，分成玉米大粒，搽桐油放入肛门，以纸紧压，至急胀欲泻，放手解便。

（石阡县中医王廷生献方）

一二、治水肿方

方药：（1）泡参五钱　茯苓皮五钱　生姜皮五钱　桑皮五钱　五加五钱　防风四钱　腹皮四钱　青皮四钱　陈皮四钱　木瓜三钱

（此方服后肿势大减接复二诊）

用法：水煎服。

613

方药：（2）紫苏三钱　茯苓皮五钱　姜皮三钱　桑皮四钱　灵仙四钱　牛膝四钱　腹皮四钱　五加四钱　陈皮四钱　寄生三钱　木瓜三钱

用法：水煎服。

（3）手足肿全愈而两膝大弯腰脊处于行走时尚作痛。

生芪六钱　当归六钱　桂枝六钱　川芎四钱　二活各五钱　牛膝五钱　五加一两　碎补一两　秦艽六钱　天麻一两　灵仙五钱　乳没各五钱　川仲六钱　破纸六钱　六汗五钱　石斛五钱　北辛三钱　透骨草四钱　木瓜一两　狗脊五分　寄生五分

用法：泡酒服即恢复原状。

（赫章县中医代表未列姓名）

一三、治水肿臌胀方

方药：茯苓皮三钱　青皮二钱　复毛三钱　五加皮三钱　陈皮三钱　香附四钱　菟丝三钱　白芥四钱　莱菔四钱　故纸三钱

用法：水煎服。

（鳛水县三区中医刘锡清献方）

一四、治腹膨胀方

方药：黄金子

用法：炒留性为末服。

附注：来件未注明用法。

（鳛水县张健康献方）

一五、治满腹胀痛及大小便结闭方

方药：牙皂二钱　大黄四钱　黄连一钱　黄柏三钱　知母二钱　通花二钱　青藤香三钱

用法：水煎服。一日三次。

（鳛水县五区中医陈在新献方）

一六、治痞满腹胀遍身浮肿食积腹痛大便燥结方

方药：丑牛三两　大黄三两　枳实二两　根朴二两　牙皂一两

用法：共研细末，开水送下，大人每服三钱，小儿服一钱，一日二次。

（鳛水县五区中医陈在新献方）

一七、治膨胀病方

方药：蚯蚓七条　烧酒二两

用法：把烧酒煨涨后将蚯蚓捣绒兑服。

（鳛水县寨坝中医未列姓名）

一八、治水肿病方（水杨散）

方法：水杨柳根，研成细末备用。看病情如何，重的用五分，轻的用二三分，用开水吞下，数小时后，皮下腹中的水即大下而出，多到数瓢，其病立好。

（黄平县张介宗献方）

一九、治水肿方（扁竹根验方）

方法：扁竹根切细淘米水吞，病重吞五钱，病轻吞三钱。

附注：扁竹根要生用，现挖现用，头子越大的越好，此草形像豆豉草，豆豉草的根子小，扁竹根的根子大，不可错用。此药吃后，要大泻其水，有时候肚疼痛发呕，不可害怕。但是病后须忌盐四十九日，同时还要忌豆子、豆腐、鱼蛋等物，才不会翻病，翻了就要忌盐及以上各物一百二十天，翻到二次就难治。

（黄平县韩鸣皋献方）

二〇、治气食膨胀、食欲不振方（消积散）

方药：陈石灰　小麦面各一两

用法：混合调水放饭上蒸服。

（遵义县陈德斋献方）

二一、治气积肿胀方（五香丸）

方药：五灵脂半斤　香附子半斤 淘米水浸一日晒干用　白丑牛二两　黑丑牛二两　称足以一半生用 以一半用炒

用法：锅炒熟共捣醋糊为丸，梧桐子大，每服三钱。

（遵义县金鸡乡中医郑周模献方）

二二、治臌胀病方

方药：推屎爬一味

用法：去头脚翅用新瓦煅干，打细兑火酒服，每次一钱。

（遵义县利农乡草医药王绍雄献方）

二三、治大便不出腹胀方

方药：小茴子三钱　丑牛子五钱　二珠二钱　川楝二钱

用法：煎水服。

（遵义县芝麻坪中医汤绍臣献方）

二四、治肚胀不下方

方药：滑石

用法：以火烧过、研末兑开水服下。

（德江县六区杨河乡周廷凤献方）

二五、治水膨胀方

方药：大戟四钱　芫花八钱　甘遂四钱

附注：来件人未说明其用法。

（赫章县第一届中草医药代表会献方）

二六、治胀病方

方药：桔梗一两　大贝一两　巴豆霜五钱　均姜三钱

用法：打成粉末，合饭为丸。

附注：来件人未说明每次服用剂量。

（金沙县卫协中草医代表会献方）

二七、治膨胀病方

方药：枳实三钱　厚朴四钱　大黄六钱　香附四钱　广香三钱　陈皮四钱

615

用法：以水熬服，其次用第二方补充、消除膨胀，莱菔子一两灯草一团砂仁五钱泡水给患者常服。

（金沙县五区中医许世昌献方）

二八、治水肿病方

方药：以消水肾愈汤或小青龙汤，五皮饮、舟车丸不愈者，可用丑牛三钱　甘遂三钱（服二剂而愈）若再不愈，加甘草三钱。

用法：水煎服。

按：本方甘遂与甘草相反，不宜轻用。

（金沙县卫协中草医药代表会献方）

二九、治腹大水肿方

方药：甘遂一两

用法：合麦面一碗、以猪油汤煎熟服下即消。

（德江县七区简宗伯献方）

三〇、治大人气肿方

方药：木香二钱　全归三钱　草果二钱　莱菔子二钱炒　巴霜三厘

用法：水煎服。

（德江县稳平区张金鹏献方）

三一、治水肿病方

方药：天心草二钱　金钢豆藤叶七张　八柑根三寸　猪肝四两

用法：共研末，煎水服，一日二次。

（金沙县稳平区张金鹏献方）

三二、治水气二肿方

方药：（1）气肿：其症状先肿而后喘，用五子五皮汤。蒜子　山楂子　莱菔子　葶苈子　香附子　桑皮　橘皮　大腹皮　生姜皮　茯苓皮　再加人参　白术

（2）水肿：先喘而后肿，用胃苓汤。白术　白茯苓　猪苓　泽泻　厚朴　苍术　陈皮　甘草

用法：均用水煎服。

附注：水肿而发生烦渴、喜饮茶水、小便短少者，上方甚合，但胃苓汤内来件人尚少列肉桂一味。

（德江县稳平区罗会文献方）

三三、治五种水肿病及五劳七伤方

方药：杉木皮（用中间皮）

用法：煨水吃。

（德江县张钟生献方）

三四、治水肿不消方

方药：西瓜皮一两　茅草根二两

用法：煎水代茶饮。

附注：或用葵花杆去粗皮，取心炖卤吃，又包谷红须须不拘多少煎水服均效。

（贵阳中医进修学校张致安献方）

三五、治水肿方

方药：构成叶三十张洗净熬水去叶

用法：将药水煮米半碗为稀饭吃数次即愈。

（贵阳医学院中医杨翰章献方）

三六、治单腹胀方

方药：黄荆子四两

用法：炒香研细末，冲酒服。

（贵阳中医进修学校刘锡卿献方）

三七、治水肿方

方药：鹿唧草一两　金樱子树根一两　香菌五钱（或用大脚菰、不论生用干用均可）

用法：水煎服。

附注：此方治晚期水肿，分量随症加减，有时配合济生肾气丸用。

（贵阳中医进修学校朱培根献方）

三八、治单腹胀方

方药：鲤鱼鳔不拘多少、炒干、研细末每次用一钱

用法：酒送下，服后腹微泻，其胀慢慢消退。

（贵阳中医进修学校朱培根献方）

三九、治水肿方

方药：木瓜五钱　水杨柳七钱　苦蘸头二钱　土苓三钱

用法：其为末，甜酒调服。

（遵义县野乡草药医陈大明献方）

四〇、治腹水方

方药：用猪综草或水黄花

用法：煎水服。

（贵阳市中医医院陈真一献方）

四一、治营养性腹水方

方药：新鲜六角刺果30～40粒

用法：生嚼吞下，再用温开水续服。

附注：服后两小时便泻黄水，随服冷粥即止。

（贵阳市中医院徐剑泉献方）

四二、治水臌病方（即腹水）

方药：铃木子（草药）

用法：将铃木子一钱　晒干，研磨成粉，即可。每次剂量0.1钱，每日一次，连服三日。

617

附注：经服药后，腹部即有腹鸣，立即下泻后痊愈。禁忌盐 40 天，若服后，大便不止，可用凉米汤服即止。

（兴仁县望脚区云盘乡第六村布依族草药医王明学献方）

四三、治水臌病方

症状：头面四肢浮肿，腹胀如鼓、饮食少进咳嗽气喘。

方药：焦术四钱　茯苓三钱　猪苓三钱　泽泻二钱　广皮钱半　砂仁一钱　木香二钱　槟榔二钱　伏毛二钱　枳壳二钱　桑皮二钱　苏叶钱半　木瓜二钱　防己二钱　葶苈二钱　甘草一钱

附注：此方有补土制水醒脾、开胃理气止咳定喘杀虫作用。

（余庆县一区联合诊所中医徐超伦献）

四四、治水臌通治方

方药：水龙须　水龙网　水龙骨　水柳根

服法：煎水服。

附注：忌老南瓜。

（长顺县杨树清献方）

四五、治水臌一切浮肿方

方药：见肿消五钱　水杨柳五钱　黄脚鸡一两

用法：猪肉炖服。

（独山县高文彬献方）

四六、治臌胀病方

方药：（1）广香　葶苈　小豆　果仁　丑牛　甘遂　白蔹　君子　腹痛加乳香。

（2）广香　砂仁　椰片　大戟　海藻　芫花　甘遂　丑牛灰丐巴包放在火内烧后用　半夏

用法：研细，以姜枣作补，用糖熬水吞服每二钱。

四七、治水臌方

方药：（1）野茄子根四两　野豆根三两　金银花根三两　大气草根三两　哈马草根三两用水洗煎服。

（2）野茄子叶　野豆叶　金银花叶　大气草叶　哈马草叶　共煮豆吃。

附注：忌盐、母猪肉、雄鸡肉、马牛肉。

（三都县联合诊所中医蒙岗梧献方）

四八、治肿方

方药：地虱子

用法：生研，酒冲服。

（贵阳市中医院陈真一献方）

吐　泻

一、治腹泻方

方药：山上红筷子　豆麻柴根　算盘子　红麻尼皮　石榴皮（根亦可）

用法：煎水兑红糖服。

（唐玉清献方）

二、治腹痛水泻方

方药：岩豆柴四钱

用法：水煎服体弱加糯米为引。

（吴永降献方）

三、治腹泻肠胃大痛方

方药：龙芽草　蚊虫丝草的根子

用法：嚼生的，泻即止。（若老人儿童嚼不动，用生的捣烂，泡水服甚效。）

（剑河县四区台沙乡杨义珍献方）

四、治水泻方

方药：焦白术四钱　炒车前子四钱

用法：用水煎服。

（遵义市中医医院献方）

五、治吐泻病方

方药：红五香散　白五香散　茅草根　核桃

方法：用后二味药泡水，吞前二味药服。

（毕节普定场一区苗族熊子安献方）

六、治泄泻口渴方：胃苓汤

方药：白术二钱　制苍术一钱　云苓二钱　猪苓一钱　川厚朴钱半　陈皮钱半　杭白芍钱半　神曲一钱　甘草一钱　肉桂三分　水煎服　每日五次

附注：本方剂量限于五岁小儿，如非此年龄应酌情加减。肠胃有热者，减肉桂，凡水泻烦渴者均可应用。

（贵阳市中医医院中医师陈孙楷献方）

七、治食肉腹泻方

方法：凡食肉或进重猪油即泻，用松花（即松树所开之花），四月左右可采，每用三至五钱，煎开水服，数次即愈。

（贵阳市中医医院聂承先献方）

八、治溏泻方

方药：（1）加味五苓散：治胃湿泄泻注下。

赤苓二钱　泽泻二钱　猪苓二钱　肉桂一钱　前仁钱半　白术三钱　水煎服。

619

（2）清六丸：治三焦湿热泄泻不止。

方药：滑石六钱　甘草一钱　红曲一钱　为末米糊为丸，开水冲服。

（3）对金饮子：治泄泻无度，脾胃虚弱。

方药：平胃散五钱　草果五钱　五苓散二钱半　煎服。

（4）平胃散：治寒湿泄泻方。

方药：苍术三钱　厚朴四钱　陈皮钱半　甘草二钱　共末开水送下。

（5）养脏丸：治肠胃虚寒泄泻无度。

方药：硫磺一钱　干姜一钱　附子一钱　鹿角钱半　肉蔻去油二钱　淮山三钱　共末米糊为丸　开水送下　每服钱半

（沿河县卫协会献方）

九、治吐泻方

（1）六君子加味汤：治先泻后吐伤脾。

方药：人参钱半　白术二钱　陈皮钱半　半夏二钱　茯苓二钱　甘草二钱　前仁钱半　青皮一钱　使君子一钱　莱菔子引　水煎服。

如消化不良加山楂、神曲、焦术、下部剧痛用大黄散。

方药：大黄二钱　木香钱半　槟榔钱半　水煎服。

（2）缩脾饮：治水泻兼吐烦喝、有似疟疾者。

方药：砂仁二钱　草果钱半　乌梅三个　甘草二钱　粉葛二钱　扁豆二钱　滑石二钱　水煎服。

（3）加减平胃散：治腹胀吐泻。

方药：苍术二钱　陈皮钱半　厚朴二钱　甘草钱半　神曲二钱　麦芽二钱　大黄二钱　芒硝钱半　大枣二钱　生姜二钱　水煎服。

（沿河县卫协会献方）

一〇、治吐泻单方

（1）久泻脾虚、消化不良，用黑羊肉炖服即愈。

（2）水泻暴下肚痛，鱼鳅串二钱　天星草二钱　车前草二钱　具具草二钱　生姜三片水煎服。

（3）吐泻高烧、水谷不化，用螃蟹捣细贴脐中即止。

（4）大便白膏、身不烧热，用沙仁二钱　地虱子九个　苦瓜叶五张、捣细炒热包脚心即愈。

（5）大蒜、银朱共捣包脐中即止，如停止后，大便不通，在用白矾三钱　捣冷饭包脚心即下。

（6）白矾　独蒜捣细化水服之。

（沿河县卫协会献方）

一一、治吐泻方（急性肠胃炎）

方药：用鸡粪（白粒的）约手指大一粒，烧灰成性

用法：打成细粉冲开水服下立效。

（天柱县中医交流会献方）

一二、治肠炎方（泄泻）

方药：平胃散加味：苍术三钱　厚朴三钱　陈皮二钱　炙草一钱　广香钱半　砂仁钱半

用法：水煎服。

（都匀县联合诊所中医裴补青献方）

一三、治腹泻方

方药：野萝卜根　蒜盘子

用法：煮开水服，只服一天可愈，效率80%。

（平塘县者蜜区沙坝乡康宁村布彝族草药医石正贤献方）

一四、治肠炎并发呕吐方

症状：呕吐、腹痛、腹泻，重者心中烦闷、腰痛、头眩、眼黑失音、肚腹绞痛、手脚抽筋、四肢厥冷、大汗等症象。

方药：（1）纯阳正气丸（验方）

主治：治天行时邪、感瘴触秽、中满神昏、腹痛吐泻、霍乱吐泻、绞肠痧症、小儿急惊泻痢、痰迷心窍、四肢厥冷等症。

药物：藿香一两　广皮一两　苍术一两　法夏一两　公丁香二两　官桂二两　青木香二两茯苓二两

用法：共研极细末，用花椒水酒为丸，用红灵丹为衣，成人每服一钱，小儿每服五分。孕妇忌服。

方药：（2）雷击散（陈修园方）

主治：羊毛痧及七十二种痧症。

方药：牙皂三钱五分　细辛三钱五分　飞朱砂二钱五分　飞雄黄二钱五分　藿香三钱　薄荷三钱　枯矾一钱　白芷一钱　桔梗二钱　防风二钱　广香二钱　管仲二钱　广皮二钱　法夏二钱甘草二钱

用法：共研极细末，每用一钱至二钱，重症先用三分吹入鼻内。

（铜仁专区邓怒高献方）

一五、治泻肚子效方

方药：大蒜烧熟或煮熟　雄黄粉末　用水飞过

用法：混合食服。

附注：经常多服，其方有杀菌功效。

（开阳县中医代表会献方）

一六、治诸般水泻方

方药：白术一两　泽泻一两　车前子一两　茯苓一两　猪苓一两　肉桂五钱　香附一两缩砂仁五钱

用法：共研细末，成人每服钱半，小儿五分，清米汤兑服。

（开阳县中医代表会献方）

一七、治上吐下泻方

方药：木瓜三至五钱　黄连五分至一钱　吴萸二分至三分　食盐少许

621

用法：水煎服。

附注：如服后肚痛，加楂炭、神曲、枳壳之类。溺小加茯苓、车前、泽泻之类，去木瓜一钱。如兼痢疾，加厚朴，热重加连翘、黄芩。

（石阡县中医邱克昌献方）

一八、治吐泻方

方药：藿香二钱　木瓜二钱

用法：嚼吞立效。

（石阡县中医曾念之献方）

一九、治上吐下泻方（小儿用）

方药：香薷一钱　藿香一钱　瞿麦一钱　扁豆五分　厚朴五分　枳壳五分　如有火加条芩柴胡。

用法：水煎服。

（石阡县中医史春和献方）

二〇、治水泻初起方

方药：扁豆　神曲为主。无热加苍术、云苓，有热（舌尿黄）加云苓、黄芩、滑石。打呕上逆，加少量川连，并据年龄大小而定。

用法：煎水服。

（石阡县中医邱放龙献方）

二一、治水泻方

方药：萝卜菜二钱

用法：开水服。

（遵义县松林诊所傅小岗献方）

二二、治热泻验方（葛苓四苓汤）

方药：粉葛二钱　黄芩二钱　白术三钱　云苓四钱　泽泻四钱　猪苓五钱

用法：煎水服。

（遵义县松林诊所傅小岗献方）

二三、治急性肠炎方（温脾汤）

方药：生附子二钱　甘姜二钱　甘草二钱　木香四钱　芒硝四钱　大黄五钱

用法：熬水服。

（遵义县松林诊所容国俊献方）

二四、治水泻方

方药：车前子二钱　厚朴二钱半　泽泻钱半

用法：水煎服。

（遵义县互同乡中医陈庆祥献方）

二五、治水泻方

方药：青藤香一味

用法：水泻腹痛，磨酒服三钱。红痢用五钱熬服。

（遵义县泮水镇中医胡炳芝献方）

二六、治吐泻腹痛方

方药：藿香　陈皮　半夏　甘草各等份
用法：水煎服少少与之，再吐再服即止。

（遵义县后坝乡中医傅道伦献方）

二七、治水泻呕吐方

方药：雄黄　大蒜　黄糖
用法：（有风加薄荷）兑酒服。

（遵义县裕民乡中医罗明轩献方）

二八、治肚泻方

方药：肉桂　肉蔻去油
用法：共为细末，以开水吞下即止。

（德江县二区联合诊所覃智熙献方）

二九、治腹泻方

方药：金盘五分
用法：兑大酒吃。

（草医生袁少奎献方）

三〇、治泄泻方

方药：肉蔻（去油）二钱　肉桂钱半
用法：研末，以开水吞服。

（姜兴文献方）

三一、治腹泻不止方

方药：红浮漂　银花根
用法：冲开水服。

（金沙县卫协会中草医药代表会献方）

三二、治水泻方

方药：鱼鳅串　满天星　小酒曲一个
用法：熬酒服。

（德江县稳平区张金灯献方）

三三、治腹胀吐泻不止方

方药：益智仁一两
用法：煎浓汁饮之立效。
附注：并治久痢由于气虚者。

（德江县稳平区冉崇强献方）

三四、治泄泻方

方药：西砂头一钱

623

用法：研细末，以开水送服。

又方：青果核三、四个炙研末，开水送下

又方：火腿骨头炙炭研细，每次服二三钱

又方：车前子炙研三、四钱，一次开水服，或二三次亦可。

（开阳县人民医院中医邓学初献方）

三五、治久呕不止方

方药：老蔻仁一钱　牙皂五分

用法：共研末，用阴阳水吞服。

（凤岗中医刘现州献方）

三六、治呃逆呕吐方

方药：铁磁石三钱　半夏四钱　云苓八钱　吴萸三钱　黄连二钱　生附子二钱　水洗先煎

附注：磁朱丸是在人的灵活加减使用，肾气衰败的人决不可用铁磁石。妊妇忌服。

（凤冈县李秉忠献方）

三七、治呕逆单方

方药：芦根一两

用法：熬水和童便煎服。

（黔西县王焕新献方）

三八、治反胃呕吐方

方药：砂仁　苏荷　藿香等份　灶心土引

用法：水煎服。

（曾洪武献方）

三九、治呕吐不止方

方药：用葵花米五钱　姜三钱分炒

用法：熬水服即止。

附注：吐蛔虫例外。

（绥阳县无献方人姓名）

四○、治小儿呕吐泄泻方

方药：藿香正气散加香樟根为末。

用法：以阿胶水和蜜法为丸，治小儿呕吐泄泻有效。

（丹寨县人民医院陈永明献方）

四一、治心腹痛呕吐验方

方药：火麻仁一两

用法：冲细熬水服。

（遵义县泮水镇中医胡炳芝献方）

四二、治感冒上吐不止方

方药：附片一钱　藿香四钱　白术三钱　荆芥二钱　羌活一钱　防风三钱　柴胡三钱　甘

624

草二钱　生姜三钱

用法：熬水服。

（遵义县官田乡中医易德全献方）

四三、治呕血不止方

方药：（1）紫菀五钱　大米一小杯

（2）花椒三粒　桃仁七粒　猪心肺朱砂二钱　冰糖四两

用法：（1）熬水服。（2）将心肺上刺孔，每孔分放花椒、桃仁、朱砂蒸汤和冰糖服。

（遵义县高坪乡杨锡认献方）

四四、治呕吐方

方药：老灶心土　棉花一个

用法：灶心土为细末，棉花包之。即服下。

（遵义县混子乡中医谢安黎献方）

四五、治呕吐方

方药：生姜3~5钱

用法：切片用盐面搽上，水浸火纸包四五层入灶内烧存性、取出加米一撮，再用灶心土烧红焠水煎服。

（大定县中医会议献方）

四六、治呕吐不止方

方药：马鞭稍　鱼鳅串　茅草根

用法：兑淘米水吃即愈。

（中医王传明献方）

四七、治吐不止方

方药：凤凰衣三公钱

用法：冲细兑姜汤下立止。

（德江县稳平区张羽廷献方）

四八、治吐方

方药：腾进　灶心土　老蒲善　次猪肝　天丁　生姜

用法：兑淘米水服。

（德江县稳平区苏子阳献方）

四九、治小儿疴呕发烧热方

方药：白芍钱半　荆芥一钱　云苓八分　陈皮六分　肉桂五分　神曲四分　麦芽四分　柴胡八分　青皮六分　楂肉五分　苏梗六分　藿香四分　甘草一钱　生姜一片为引

用法：煎水服。

（丹寨县中医陈永明献方）

五○、治久患痞块特效方

方药：野棉花根数两

625

用法：刮去黑变用瓦炕干研末（忌铁器）用猪背柳肉四两切片将药末拌匀饭上蒸熟，连汤都吃完，每次只用药二钱服，每天一次，但服三天后，又隔十日，又服三天，可服九次，大约一月可好，不好再隔一段时间又服。

（余庆县人民医院副院长徐超群献方）

五一、治胸腹痞块方

方药：绛梨木的树上所生的寄生子一两

用法：熬水服。

（遵义市中医院验方）

五二、治胸前痞满痛方

方药：钩藤三钱　天冬五钱　桑根皮三钱　当归四钱　马蜂七根　过山龙　杉寄生　八爪金龙

黄　疸

一、治黄疸方

症状：眼睛发黄，小便短少，口渴喜冷，胸痛腹痛等症。

方药：（1）加味枳术汤

枳实　白术　山楂　神曲　麦芽　泽泻　连翘　茵陈　陈皮　葛根　黄芩

（2）茵陈五苓汤加味：（治皮肤黄、身体热舌苔白燥者）

茵陈　白术　猪苓　茯苓　泽泻　黄柏　大黄　栀子

（3）茵陈五苓汤加减（治不发热、舌苔淡白小便自利者）

茵陈　白术　猪苓　茯苓　泽泻　肉桂　附子　干姜

用法：水煎服。成人每味三钱，并酌情加减，如年龄在五十岁以上面色黑滞者难效。

（威宁县中医朱光镜等献方）

二、治黄疸病方

症状：不吃生米，面浮发黄，四肢浮肿无力。

方药：朱砂钱半　白矾钱半　雄黄钱半　干寻皮钱半（即是铁皮）

用法：共研细末，饭糊为丸，梧桐子大吞服每次三十粒。

（天柱县张思瑶献方）

三、治黄疸病方

症状：面黄爱吃生米，全身浮肿，饭食正常，四肢无力。

方药：锦文二钱　槟榔二钱　朱砂二钱　广香二钱　皂矾五钱　灰面三两

用法：用研细末，灰面调熟为丸，黄豆大，每日服二次，每次三十粒，开水吞服有效。

（天柱县张思瑶献方）

四、治黄疸病方

方药：水岸板（连根代叶）一两生用

用法：煎水内服。

（贵定县中医潘德胜献方）

五、治黄肿病验方

方药：螃蟹胎儿（即小螃蟹）四十九个　船丁子鱼儿四十九个（肥田内生的）

用法：每次各服七个，每天服一次，七天服完。

（鳛水县寨坝区中西联合医院蔡栋梁献方）

六、治黄肿病验方

方药：青矾一两　针沙一两

用法：水糖为丸，如梧桐籽大，每日一次，服三粒，油汤送下。

（鳛水县寨坝区中西医联合医院曹静轩献方）

七、治肝炎方

方药：岩血

附注：来件未注明分量及用法。

（织金县刘新基献方）

八、治黄疸方（传染性肝炎）（用薛氏除胆丸）

方药：西茵陈二两　赤白茯苓各两半　猪苓五钱　车前仁八钱　泽泻六钱　苡仁五钱　白术两牛　沙参一两　广皮一两　秦艽八钱　枳壳八钱　谷芽两半　厚朴六钱　山楂一两　海金沙四钱　皂矾四钱　金针四两

用法：水泛为丸，如梧桐子大，每服三钱，日三服。

附注：如黄芪可加用熊胆一分用胶丸装一次服五厘，日服两次。

（陈穉尧献方）

九、治黄疸简方

方法：蝌蚪七个吞服

（阳志修献方）

一〇、治面黄病方

症状：酒黄、眼黄、身体黄、体弱发软。

方药：大青藤五钱

用法：以微火煎服发肿三、四日后即消，如水积相兼加节连三钱　淫羊藿三钱　蜜炙同煎，心下痞满另外红子根皮，小茴根煎汤服。服后大便膏白，另用车前草、益母草捣汁兑米汁服之立愈。

（沿河县卫协会献方）

一一、治黄疸病方

方药：（1）泡参四钱　茵陈四钱　槟榔四钱　根卜四钱　枳实四钱　大黄三钱　芒硝三钱　甘草一钱　银花三钱　茯苓三钱　前仁二钱

用法：水煎服。

（2）病状如前，阳明结胸，发黄出斑呕吐今日复诊，大便已解，黄色渐退，病势减轻，呕吐病未清楚。

广大梗五钱　扁豆四钱　桔梗四钱　陈皮三钱　苍术三钱　根卜三钱　椰片三钱　茵陈三钱
枳实炒三钱　甘草一钱　神曲三钱　银花四钱引

用法：水煎服。

（3）病发黄症稍愈，但胃肝胆经有热，而食后即吐仍不止。

桔梗三钱　苡米四钱　白芍片三钱　扁豆炒三钱　黄芩三钱　广皮三钱　建曲三钱　法夏三钱　石膏三钱　砂仁二钱　水飞朱砂一钱　鲜竹茹三钱引

用法：水煎服。

（4）病状如上渐近全愈服前药，已一日半未发吐，仍照前方加减，再清调和养胃气，以达痊愈。

桔梗三钱　苡米五钱　寸冬三钱　芍片三钱　扁豆四钱　黄芩三钱　广皮三钱　建曲二钱
法夏三钱　煅石膏二钱　砂仁钱半　飞朱砂一钱　鲜竹茹二钱引

用法：水煎服。

（5）病经全愈而胃气尚不足，处方培养之。

泡参五钱　黄七三钱　二术各三钱　茯苓三钱　厚朴三钱　炒枳壳三钱　广皮三钱　建曲三钱　桔梗三钱　苡米五钱　广香三钱　川芎三钱　芥子三钱　蒌仁三钱　甘草一钱　生姜二片
苏子引

用法：水煎服。

（6）大党四钱　秦归四钱　二术各三钱　茯苓三钱　苡米五钱　根卜三钱　枳实三钱　生草一钱引　木香三钱　建曲三钱

用法：水煎服。

附注：来件未注明第一次患者的症状。

（赫章县中医代表会献方）

一二、治水积黄肿方

方药：（1）水杨柳　白茨尖　石菖蒲根　紫柏根　水泡子　水麻根
用法：泡高粱酒服。
（2）马蜂七根擂淘米水吃

（湄潭县中医代表献方）

一三、治烧热和黄疸方

方药：（1）用葱白　山白腊　楠木硝皮　水竹叶　黄栀子
用法：水煎服。
（2）用大酸广根　小白腊　黄金条　三角针　水硼砂　细水灯草　水菖蒲　接骨草
水煎服。
（3）地胆磨服亦效。

（鳛水县中医代表会献方）

一四、治黄疸病方

方药：青矾四两　黑豆十两　苍术五钱　石菖蒲二两　麦芽二两
附注：来件未注明用法。

（鳛水县一区中医罗安国献方）

628

一五、治黄肿病秘方

症状：面黄睛黄，头面四肢浮肿，重的腹胀气促，耳鸣心跳，酸软无力。

方药：皂矾四两猪油炒枯　白术（黄泥水炒枯）二两　苍术（淘米水炒枯）三两　茵陈四两　枳壳（麦麸炒）四两

用法：上药同研成末，醋糊为丸，如梧桐子大，每早晚用淘米水送下二钱。

（黄平县寇金安献方）

一六、治酒黄病方

方药：三黄散　防己

用法：泡酒吃即愈。

（中医李寿煜献方）

一七、治湿热发黄方

方药：茯苓八钱　猪苓六钱　泽泻六钱　苍术五钱　茵陈八钱　栀子五钱　淮通五钱　白术四钱　枳实五钱　油朴五钱　伏毛四钱　丑牛四钱　鳅串二两

用法：熬水服。

（金沙县卫协会中草医代表献方）

一八、治黄病方

方药：酸浆草四两

服法：炖肉吃。

（金沙县二区草医马绍云献方）

一九、治眼黄满身黄方

方药：老鼠茨一根　小马蹄草一摄　寸冬三钱

用法：水煎服。

（德江县杉树乡杨辅官献方）

二〇、肝脏病治愈报导

肝脏病即是西医的神经衰弱症有关的一些疾病，中医的书籍里没有神经这个名词，神经衰弱的症状，一般是失眠、记忆力减退、头重、痛、胀、眩晕、或头中鸣、耳鸣、多惊恐、心悸荡漾、神呆不语、心热烦躁、肢麻汗出、心悸亢进、消化不良、震颤等，中医根据祖国医学《内经》提示，"诸风掉眩，皆属于肝。""风胜则动，肝者将军之官，谋虑出焉。"肝主疏泄，肝在体为筋，在变动为握，在志为怒，肝病头目眩，肝虚则目　　无所见，耳无所闻，善恐如人将捕之，还有肝风、肝劳、肝犯胃、肝火旺、肝气郁等记载，我们依据这些提示结合认病论治总原则分别虚实，予以治疗。在治疗方面，系采取镇肝、舒肝、调肝、平肝四个方法，大抵舒肝、平肝，系治疗肝实范围的，镇肝、调肝系治疗肝虚范围的，结合整体观察，如患者精神萎靡、消化不良、健忘、少阴证但欲寐脉微细等，多采取潜阳滋补剂，调整全身生活机能。

又据近时文件报导，治疗神经衰弱症，可分两类，属于神经兴奋作用的中药：如桂枝、川芎、薄荷、生姜、半夏、陈皮、茯苓等，属于神经抑制作用的中药：如牡蛎、蛤粉、龟板、草决明、磁石、铁粉、白芍、龙骨等；欲镇静神经，则以抑制作用药物为主，欲舒畅神经，则以兴奋作用药物为主，欲使兴奋与抑制趋于平衡，则以二种作用药物配合，我系权据这三个方面，进行治疗的，兹将治疗收效二例写下：

1. 李玉廷，男性，32岁，住址食盐营业店，门诊号数3541。于1955年5月，开始患神经衰弱症，经服西药四月余无效，于9月13日，改服中药，主诊一般症状，头痛、眩晕、两颞颥神经特痛、全身不适、四肢酸软、食欲不振、减退，倦怠工作、睡眠不熟，大小便正常，检查体温36.6℃，脉搏细沉72次/分钟，舌质赤，起薄白苔，而糙，心肺音正常，肝脾扪未及，腹部柔软。诊断意见：肝热眩晕（神经衰弱）。拟治处方：石决明四两　玉竹三两　元参三两　粉丹皮二两　石斛三两　白芍二两　山栀二两　柴胡二两　甘菊花二两　合研钿末，炼蜂蜜为丸（3钱重）　日服三次，每次一丸，开水送下，10月12日服药尽后，复诊检查，体温37℃，脉搏微细，舌苔仍薄白，各样症状，过半减轻，但有反胃、目眩及头额胀，不能持久考虑工作，再拟原法增减主治：

石决明四两　龟胶粉三两　牡蛎三两　元参三两　白芍二两　柴胡二两　蒺藜二两　蔓荆三两　粉丹皮三两　草决明二两　青皮二两　甘菊花二两　山栀二两　胆草二两　合研细末，炼蜜水为丸（三钱重），服法如上。12月20日三诊，脉搏、舌色体温均正常，主诉眼眩及两额角仍微胀，上午九时起，感觉不适，精神饱满，睡眠安好。拟方如下：龟胶粉三两　鳖甲三两　甘菊花二两　牡蛎三两　石决四两　枣仁五两　五味二两　山栀二两　粉丹皮二两　赤芍二两　草决明二两　蔓荆三两　蒺藜三两　青皮二两　胆草一两　制药法同上，服药法同上，此后各症全愈，已不服药，照常工作，嘱其关于用脑考虑工作，谈话过久等一定避免，才不致再发。

（2）1955年9月17日，患者胡汉平，男性，28岁，住人民银行，门诊号数0306。主诉症状：半年时时发生头昏痛、嗡嗡作响，不能起立、眩晕、呕吐为突发性、反胃但不痛、不发热，经服两药及注射，未得全愈。改服中药，检查体温36.4℃。脉搏沉细，62次/分钟，舌质淡紫，苔薄白，心肺正常，肝脾未扪及，腹部柔和。诊断意见：肝气犯胃（神经衰弱）。拟治处方：石决明四钱　龟板三钱　玉竹三钱　蔓荆三钱　蒺藜三钱　甘菊花二钱　白芷二钱　藁本钱半　炒栀子二钱　枸杞二钱　天麻二钱。每日一剂，净水600毫升，火煨缩减2/3一次服，一日煨三次，服三次，与五剂，服五日。9月30日复诊，服上五剂，头目眩晕，逐日减轻，各症渐惭消失，已能管理工作，拟原意加减制丸料常服方用。石决明四两　龟板三两　玉竹三两　枸杞二两　天麻二两　白芍二两　蒺藜三两　甘菊二两　白芷一两　山栀一两　藁本一两　合研细末，炼蜜水为丸（重三钱）。早午晚各服一丸，开水送下，预后了解，因工作责任繁重，未获静养休息，自服中药后，头眩晕只有十分之一未得根治，但日常工作，已能照常料理。

（独山县中医邓熙德献方）

大便（下血、脱肛）

一、治习惯性便秘方

方药：半夏六钱　桂板六钱　甘草三钱

用法：煨水服。

附注：此是少阴证中半夏散及汤，因我遇一人咽部痛，又经常便秘，就用这药便秘好了。

（开阳县人民医院药剂员王志清献方）

二、治便秘方（如三、四天大便一次）

方药：生何首乌五钱　枳壳三钱　焦枳一钱

用法：煎水服。

（贵定县中医李哲先献方）

三、治大便闭结简易方

方法：用蜂蜜和麻油冲开水服即下。

（余庆县人民医院副院长徐超群献方）

四、治大便不通方

方药：防己一两　当归一两

用法：水煎服。

（金沙县蓝笃生献方）

五、治大便结方

方药：补中益气汤加防己

用法：煎水服。

（金沙县篮笃生献方）

六、治大便实不下方

方药：大承气汤加贝母　桔梗

用法：煎水服。二小时可下。

（金沙县蓝笃生献方）

七、治大小便不通小便胀痛内疝方

方药：枝核三钱　杏核三钱　川楝四钱　云苓三钱　猪苓二钱　泽泻二钱　寸香兑服五厘　广香三钱　淮通三钱　青黛一钱半　小茴三钱　甘草梢一钱

用法：熬水服。

（遵义市中医院验方）

八、治大小便不通上吐方

方药：枳实三钱　砂仁一钱　云苓二钱　川贝二钱　陈皮二钱　炒苏子二钱　栝萎仁三钱　厚朴三钱　香附二钱　沉香五分　甘草一钱　生姜三片

用法：煎水入竹沥，磨沉香兑服即通，甚妙。

（三都县中医联合诊所中医曾福昌献方）

九、治大便不通气下脱方

方药：芒硝　大黄　当归　泡参

用法：水煎服。

（鳛水县四区中医袁爱林献方）

一〇、治便秘方

方药：大黄　黄芩　黄柏　甘草各五钱

用法：水煎服。

（鰼水县三区中医李弼光献方）

一一、治通利大小便方

方药：山慈菇适量

用法：研末开水吞服三钱。

（遵义县新民站草药医黄子荣献方）

一二、治大便不通方

方药：韭菜根

用法：和猪大肠头煮吃即瘥。

（中医罗克配献方）

一三、治大便不通大肠脱出方

方药：附子　炙草　党参　光条　炙芪　肉桂　焦术　陈皮　云苓　白蔻　半夏　丁香　均姜　大枣

用法：水煎服即愈。

（无献方人姓名）

一四、治老人大便滞涩不通方

方药：当归三钱　生地二钱　熟地二钱　麻仁三钱　桃仁去皮尖二钱　杏仁二钱　枳壳麸炒二钱　厚朴姜汁炒二钱五分　山楂二钱　大黄酒浸二钱　如腹痛加木香二钱

用法：水煎服。

（德江县煎茶区冯祖光献方）

一五、治痧症发热小便不清大便闭结等症方

方药：石膏二钱　生地二钱　当归三钱　枳壳一钱　大黄钱半　木通二钱　甘草一钱　泽泻一钱

用法：水煎服。

（赫章县中医谢有贤献方）

一六、治大便不通方

方药：香葱　蜂糖

用法：造成丸子，放入肛门。

（德江县稳平区罗运超献方）

一七、治小便不通方

方药：蝼蛄（俗名土狗崽）

用挂：焙干研碎，每用二钱，小儿酌减，用生葵花子（向日葵）一小杯煎汤吞服，一、二日即通。

（贵阳中医进修学校张致安献方）

一八、治肠风下血久不止方

方药：归脾汤加槐花三钱

用法：煎水服。

附注：此方必须多服几剂。

（开阳县人民医院中药剂员王志清献方）

一九、治大便下血淋沥不止方

方药：耳梅肉四两酒醋煮溶杵糊状样　直僵虫二两炒黄色　五灵脂酒水各半洗微炒　败棕灰一两　血余灰三钱

用法：四味研细耳梅肉为丸，梧桐子大每次一钱，龙眼煎汤送下，或赤小豆煎汤送下更好，日二次或三次。

（道真县中医高文彬献方）

二〇、治肠风下血方

方药：槐花　秦艽　秦皮　木景花各等份

用法：煎水服极效。

（道真县樊杁英献方）

二一、治大肠下血脱肛虚气下坠方（补中盖气汤加赤石脂）

方药：炙芪八钱　潞参八钱　白术六钱　当归六钱　升麻三钱　柴胡二钱　广皮钱半　炙草三钱　加赤石脂五钱　姜枣引

用法：水煎服。

附注：此方有补气血，止血收敛，增加蠕动力的作用。

（余庆县一区联合诊所中医师徐超伦献方）

二二、治大便下血不止方

方药：红鸡冠花一团　艾叶四钱（炒黑）

用法：水煎加酒醋各半服。

（李显云献方）

二三、治大便下血方

方药：生地三钱　当归三钱　黄连二钱　槐花三钱　地榆三钱　白芍三钱　甘草一钱

用法：水煎服。

（惠水县中医饶季煃献方）

二四、治便血痔疮出血及肠出血方

方药：苦参三钱　槐花五钱　乌梅五钱　僵蚕三钱　甘草三钱

服法：用水煎服，轻者一剂，重者二、三剂。

附注：对于妊妇可酌情将槐花量减少。

（遵义市中医医院验方）

二五、治老年人便血行动喘乏下肢浮肿方（黄土汤加味及补中益气汤加味）

方药：（1）附子八钱　阿胶五钱　当归四钱　陈皮三钱　刁安二钱　雄片三钱　升麻三钱　竹柴二钱　炙草一钱　炮姜三钱　大枣五个

用法：先服黄土汤加味后服补中益气汤加味。

（2）治一般出虚汗和夜间盗汗方（加味八珍汤）。

方药：八珍汤加丹皮　荆芥　黄芪　陈皮　姜枣

附注：如西医动手术后，气血虚弱者，妇科在生产后自汗盗汗。

（遵义市中医院验方）

二六、肠风下血粪前粪后血脱肛等症效方

方药：槐角炒四钱　地榆五钱　当归酒洗五钱　防风三钱　黄芩二钱　枳壳三钱　胡桃仁二钱　炒故纸二钱　炒槐花二钱　皂制炒炭二钱

用法：水煎服。

（天柱县石洞卫生所潘森荣献方）

二七、治小儿大便带红兼发热方

方药：泡参一钱　云苓八分　陈皮七分　胡连五分　当归八分　柴胡五分　神曲四分　鸦胆子三颗　莲米一钱　杭芍一钱　荆芥七分　甘草三分　大枣一枚　艾叶一小团为引

用法：水煎服。

附注：用万应膏一张，贴肚脐一剂即止。

（丹寨县陈永明献方）

二八、治肠风下血脾虚作泻方

方药：黄芪八钱　当归三钱　生芍六钱　党参四钱　黄连二钱　云苓三钱　桔梗三钱　甘草一钱

用法：水煎服。一天三次。

（鳛水县五区中医陈在新献方）

二九、治多年大肠下血方

方药：辣柳草生的一两

用法：炖猪肉吃，一次即止，十日后再吃一次，又十日后再吃一次。即不复发。

附注：此草俗名"辣鸟草"。

（黄平县王家璧献方）

三○、治大肠下血方（肠风下血）（乌梅丸）

方药：僵蚕六两　乌梅半斤　酒醋（适量）

用法：将僵蚕炒研细末，乌梅捣烂杵为丸，如梧桐子大醋服下。

（遵义县松林诊所中医容国俊献方）

三一、治男子肠风下血方

方药：老水刺子二两

用法：煎水服。

（遵义县排军乡中医黄锦世献方）

三二、治肠痈方

症状：小腹坚硬，按之则痛，燉赤出汗，小便数。

方药：皂角刺

用法：捶破用烧酒煎服数次，从小便出脓即愈。

（大定县十区吕鉴章献方）

634

三三、治大便出血不止方

方药：马钱子

用法：用黄泥包放火内烧红去泥，将马钱取和童便服。

（遵义西安乡中医胡朗清献方）

三四、治脱肛秘方

方药：用团鱼头一个

用法：焙干冲烂用酒吞，一次服完，小儿减半甚效。

（盘县草药医杨国安）

三五、治脱肛方

方药：白芍三钱　丹皮三钱　公猪大肠四两　食盐少许

用法：炖熟临睡时服。

（福泉县联合诊所陈璧栋献方）

三六、治脱肛痔疮方

方药：狗闹子（为贞丰县出，形同茶子，系树子结实）

用法：用狗闹子炖肉吃。

（遵义市中医院验方）

三七、治脱肛已久方

方法：凡脱肛有二～三年者，用红心李树上寄生，每用四钱左右煎甜酒服数次可愈。

（贵阳市中医院聂承先献方）

三八、治脱肛单方

方药：白矾五钱　冰片一分　螺蛳一个

用法：将上药细末贯入螺蛳腹内，烤热螺蛳把水滴在小儿肛门上。

（遵义县唐祯贤献方）

三九、治小儿脱肛验方（升提补中汤）

方药：升麻三钱　泡参三钱　陈皮三钱　青皮一两　归尾二钱　槐花四钱　大海一只

用法：熬水服。

（遵义县海龙乡罗相普献方）

四〇、治气虚脱肛方

方药：大箭芪八钱　防风二钱

用法：水煎服。

（贵阳中医进修学校贺榜礼献方）

四一、治脱肛方

方药：陕枣一两　甘草五分

用法：煎顿服。

（遵义县黎海云献方）

四二、治阑尾炎方

方药：大黄牡丹皮汤

用法：煎水服。

（都匀联合诊所裴补清献方）

泌尿生殖系病　小便（尿血、肾炎、缩阴）

一、治缩阴症验方

方药：附片二两　黑姜二两　吴萸一两　小茴四钱

用法：共熬水服。

附注：此方查人虚实、分量酌量加减。

二、治缩阴症方

用法：用老虎瓜根捶烂敷患处有效。

（天柱县中医交流会献方）

三、治缩阴症方

症状：系生殖器、睾丸全部收缩入腹内，下腹部绞痛，有时患者昏迷不醒，有的每天中午或定时疼痛。

方药：万年炟根（叶如伞状、背面白花纹、其根圆形）

用法：将万年炟根一钱研粉成粉，用开水吞服，每日一次。

附注：服药后立即痊愈，至多连服三天即愈。

（兴仁县格沙屯区孔白乡草医王绍文献方）

四、治缩阴症方

方药：鸡子小肠（鸡子内的盆肠即小肠）

用法：取小肠一根阴干（倘急救时，无准备好的干小肠时，可立即杀一只鸡取出小肠，最好不洗）泡开水内，服其清液，倘若患者有一只脚缩短时，应立即用布包患者脚后跟，用嘴咬之，同灌药，立即痊愈。

附注：服药后、注意不能让患者仰卧。

（兴仁县望脚区营盘乡六村布依族草医王明学献方）

五、治缩阴症方

方药：毛草细心　乙朵云　耗子瓜

用法：将以上三种药各等份，切细成粉末，成人每日二次，每次一钱。小儿每日二次，每次0.5钱，服后立即痊愈。

（兴仁县大山区田湾乡六村五组草医李正乾献方）

六、治缩阴症方

症状：阳物缩入小腹内，乃阴虚寒入三阴，极痛难当。

方药：用桂附八味汤，即以附片为君，熟地五钱　淮山五钱　枣皮三钱　茯苓三钱　泽泻三钱　丹皮二钱　安桂三钱　附片八钱用法：水煎服，再以灯火灸尾闾穴数壮。

（天柱县中医无姓名）

七、治小儿阴缩症方

方药：半夏五钱　南星五分　橘核五分

用法：泡开水服。

（鳛水县四区中医袁爱林献方）

八、治缩阴症方

方药：逐寒荡惊汤：胡椒　丁香　上桂　炮姜

用法：水煎服。

（鳛水县三区中医刘锡清献方）

九、治缩阴症验方

方药：糖鸡屎　生姜

用法：鸡屎烧过，生姜水服。

（遵义县兴龙乡中医夏体池献方）

一〇、治缩阴症方

方药：开灯火　头点红　巴士教

附注：来件人未说明其用法。

（德江县李步云献方）

一一、治腰部疼痛方

方药：炒杜仲　炒橘核取仁等份为末

用法：以盐酒调，每次服二钱。

（遵义县吴顺钦献方）

一二、治腰痛不止方

方药：杜仲　千张　巴吉　香附各二钱　肉桂一钱　马刀豆引

用法：水煎服。

（江口县简仁保献方）

一三、治肾气腰痛方

方药：杜仲三钱　故纸三钱　青盐二钱

用法：共研细末，用猪腰子（肾）剖开，撒上药末包扎（用荷叶或包棕子叶均可）放火肉煨熟，食之数次即愈。

（开阳县中医代表会献方）

一四、治肾脏炎、腰以下水肿方

方药：熟地五钱　淮山三钱　黄肉三钱　丹皮二钱　茯苓二钱　泽泻三钱　车前子三钱
牛膝三钱　肉桂二钱　附片二钱　防己三钱

用法：水煎服。

（都匀县联合诊所王文周献方）

637

一五、治腰痛方

方药：丁香　老蔻　等份为末

用法：每用一钱酒服。

（鰼水县常初礼献方）

一六、治遗尿方

方药：益智一两　黑豆四两　解尿胞（男用雄、女用雌一个）

里层不翻不洗，只把残尿倒去。

用法：炖服。

（正安县唐禹门献方）

一七、治疗小便来血不断方

症状：有半天不止，一夜不止，如细麻线样

方药：地榆八钱　红毛空同茜根八钱　马鞭稍一两　炒蒲黄二钱　甘草三钱

用法：水煎服有效。

（婺川县黄都乡中西联合诊所钱国榜献方）

一八、治尿结身肿方

方药：赤茯苓（水草藓）一钱　胆草一钱　樟树皮一钱　红姑娘一钱（又名天泡果）

用法：水煎服。

（杨济中献方）

一九、治溺血方

方药：阿胶三钱　生地三钱　当归三钱　麦冬三钱　栀子三钱　丹参三钱　丹皮二钱五

血余一钱

用法：水煎服。

（惠水县中医饶季燧献方）

二〇、治燥屎结不通方

方药：蛞蝓三钱坑焦打末　火麻仁三钱

用法：熬水吞服。

（遵义市中医院验方）

二一、治小便不通属热方（热结膀胱）

方药：柴胡三钱　炒栀子三钱　滑石三钱　木通三钱　猪苓三钱　云苓三钱　甘草一钱

用法：水煎服。

（福泉县联合诊所陈璧栋献方）

二二、治小便不通属寒方

方药：（1）熟地四钱　淮山三钱　云苓三钱　泽泻二钱　前仁三钱　猪苓三钱　炙甘草一
钱　附片二钱　肉桂二钱　小茴三钱

（2）肉桂二钱　附片二钱　泽泻三钱　前仁三钱　猪苓三钱　甘草一钱

用法：水煎服。

（福泉县联合诊所陈璧栋献方）

二三、治血尿方

症状：小腹胀痛，尿道刺痛，小便尿血。

方药：八正散

用法：水煎服。

（都匀县联合诊所裘补清献方）

二四、治尿血症方（便血同来）

方药：泡花（水漉妇女用以泡水搽头的）一、二条泡起，盖上不泄气。

用法：过夜饮其水，轻者三日，重者十日。

（石阡县中医无姓名）

二五、治膀胱结石方

方药：木通　车前子　萹蓄　大黄各10公分　滑石30公分　甘草稍4公分　瞿麦7公分　山栀14公分　灯草2公分　加金钱草服之有效。

用法：煎水服。

（天柱县中医无姓名）

二六、治小便不通方

方药：大牛吞口　大血藤

用法：煎水服。

（中医王传明献方）

二七、治小便成米汤方

方药：大蒜　防风　鸡冠花

用法：煎水服即效。

（中医王传明献方）

二八、治小便不止方

方药：益智仁三钱　黑豆子一杯　猪尿胞一个

用法：将猪尿胞去尿放药入内炖服立效。

（德江县潮砥区长堡乡袁德唐献方）

二九、治小便尿血方

方药：益智五钱去壳　杭芍四钱　生地四钱　滑石八钱　石苇三钱　山药三钱　泽泻三钱　草梢钱半　海金沙三钱

用法：水煎服。

（德江县潮砥诊所周兴尧献方）

三〇、治夜尿症方

方药：杭白芍一两

用法：碾细分三包，以鸡蛋九个，分成三日服完，每天早晨蒸鸡蛋加白糖服。

（金沙县五区中医余金廷献方）

三一、治小便不通作胀方

方药：丑牛　木通　桃仁　五谷根

用法：煎水服。

（德江县七区杨秀笔献方）

三二、治小便下血方

方药：人指甲五钱烧灰　小茴香二钱炒

用法：煎水服。

（德江县稳平区张金鹏献方）

三三、治小便出血方

方药：荷叶蒂七枚

用法：烧灰酒调服。

（德江县稳平区张宇学献方）

三四、治膀胱气方

方药：天心草　苡仁　铁少杵　草薢　自开门　酒引

附注：来件人未说明用法。

（德江县吴景阳献方）

三五、治尿结病方

方药：马兵消　路边昔　刁支各一两

附注：来件人未说明其用法。

（德江县李步云献方）

三六、治小便出血方

方药：车前草根叶半斤

用法：洗净，取汁多服大效。

（德江县张羽朋献方）

三七、治肾炎、鼻窦炎方

方药：梓木白皮　玉蜀黍须（即包谷须）等份

用法：煎水服。

（贵阳市中医医院陈真一献方）

遗　精

一、治梦遗不止方

方药：（1）石莲肉四南　甘草一两　共为末每服二钱　灯草汤下　空心服数次愈。
（2）公鸡卷皮四、五个焙干为末，每服一钱酒调兑水下，空心服三、五次即愈。

（大定县十区吕鉴章献方）

二、治遗精方

方药：金樱子四两　鲫鱼一斤

用法：用水炖服（空腹及临睡时服更好）。

附注：禁忌混入紫荆花。

（遵义市中医院验方）

三、治肾虚方

方药：（1）肾虚遗精牙痛　用潜阳丹　附子一枚　砂仁五钱　龟板五钱　粉草四钱

（2）补坎益离丹：附子一枚　砂头三钱　龟板五钱　蛤粉五钱　粉草五钱

用法：水煎服。

（瓮安县中医汪炼久献方）

四、治精早泄方

方药：（1）黄芪一两　秦归八钱　焦术一钱　志肉一两　枣仁八钱　枣皮一两　甘杞六钱
淮膝一两　大云一两　益智一两　破故纸一两　仙茅一两　光条五钱　熟地一两　泽泻五钱　巴
戟五钱　建莲一两　菟丝一两　鹿衔草五钱　大党一两

方药：（2）大党三钱　生三七三钱　茯神三钱　杭菊三钱　大云三钱　小茴三钱　枣仁三
钱　芡实五钱　北味三钱　牡蛎三钱　锁阳三钱　破故纸三钱　枣皮五钱　黄精四钱　甘杞三钱
寸冬三钱　当归三钱　光条三钱　石斛三钱　六汗三钱　柏子仁三钱　核桃肉三钱　菟丝三钱
女贞子三钱

附注：来件未注明用法。

（赫章县中医代表未列姓名）

五、治元气不足方

方药：（1）丁香二钱　乳香三钱　黄芪四钱　二术各三钱　良姜三钱　建菖三钱　广香三
钱　建曲卜三钱　大小茴各三钱　广皮三钱　诃子三钱　益智三钱　法夏三钱　香附三钱　甘草
一钱

用法：水煎服。

（2）复诊病状如前惟睡卧欠宁失眠，水火不济。

方药：生黄芪四钱　白术四钱　苡米五钱　砂头三钱　老蔻三钱　益智四钱　故脂四钱
雄片三钱　建昌卜四钱　甘杞四钱　柏仁四钱　志肉四钱　枣仁四钱

用法：水煎服。

（3）病势大减，仍根据加减用之。

方药：大党四钱　生黄芪四钱　当归四钱　志肉四钱　枣仁五钱　白芍片四钱　白术四钱
苡米五钱　生地钱半　木香二钱　柏仁四钱　建菖蒲四钱　寸冬四钱

用法：水煎服。

（4）病势更减

方药：二地各四钱　二冬各四钱　杭芍四钱　当归四钱　志肉四钱　枣仁皮各四钱　北味三
钱　白术四钱　芡实四钱　菖蒲三钱　神曲三钱　甘草一钱　大枣五枚

用法：水煎服。

（5）全愈无他症（附丸剂一方）

方药：生黄芪一两　大党二两　当归一两　白术一两　苡米二两　芡实二两　茯苓一两
光条一两　百合一两　建菖蒲五钱　神曲八钱　明参一两　枣仁皮各一两　志肉五钱　淮膝五钱
熟地一两　丹皮四钱　益智五钱　甘杞一两　仙茅六钱　巴戟五钱　大云七钱　锁阳七钱　天麻

一两　砂头五钱　老蔻五钱　鹿胶一两

用法：蜜丸。

（赫章县中医代表无姓名）

六、治色欲过度神经衰弱方

方药：香鸡鱼（又名洗手香、又名过路香）七至九个　龟胶五钱　地骨皮四钱

用法：以上各药，蒸嫩鸡服。

（湄潭县中医代表无姓名）

七、治遗精腰痛方

方药：黄芪蜜炙一两五钱　西党一两五钱　秦归一两　白芍一两半　枣皮一两　白术土炒一两半　熟地二两　茯神一两五钱　远志蜜炙一两五钱　牡蛎一南　牛膝一两　杜仲盐水炒二两　智仁一两　苁蓉一两　楮实一两　巴戟一两五钱　炙草八分

用法：共研细末蜜为丸，早晚各服一次五钱至八钱。

附注：如腰痛加老鹿角酥炙二两，再加杜仲一两合前药为丸。

（鳛水县五区中医陈福畴献方）

八、治肾寒遗精及牙痛方

方药：黄柏八钱　砂头八钱　骨碎补八钱　淮牛膝二钱　粉草八钱　上油桂三钱

用法：水煎服一日三次。

（鳛水县八区中医陈志尧献方）

九、治男子色弱秘方

方法：用盘龙草蒸鸡吃。

（黄平县王彬然献方）

一〇、治枯虚秘方

方药：先服参二付　后服草药　杨龙花一两　山萝卜根　五谷子　贯草根　山青菜根各一两

用法：炖肉服。

（遵义县中南乡中医甘济群献方）

一一、治遗精方

方药：公鸡菌子　蓝花根

用法：熬水服。

（遵义县排军乡中医何吉周献方）

一二、治肾阴亏损方（滋肾阴补肾汤）

方药：漂术二钱　黄肉三钱　熟地四钱　北芪三钱　远志三钱　茯神二钱　寸冬二钱　枸杞三钱　菟丝二钱　砂头二钱　胶珠二钱　羚羊角五分　车前子引

用法：水煎服。

（德江县七区杉朳乡杨辅官献方）

一三、治肾经枯方

方药：当归三钱　五味二钱　元参三钱　玄胡二钱　鹿胶三钱　白芍二钱　生地二钱　炙

642

草一钱

　　用法：水煎服。

（德江县稳平区张金鹏献方）

一四、治男子败精停滞女子月家病方

　　方药：括金板五钱　猪鬃杠五钱　菝山虎五钱

　　用法：烘焦研末煮甜酒服七天，肿自然消去。

（贵阳中医进修学校刘锡卿献方）

精神神经系病　头痛

一、治偏头痛方

　　方法：用萝卜菜生汁滴入鼻孔

（贵阳市中医院陈真一献方）

二、治偏头痛方

　　方药：生萝卜汁一蚬壳

　　用法：仰卧随其痛之左右，注入鼻腔中。

　　附注：方剂来源王孟英《内科简方》。

（贵阳市中医院徐剑泉献方）

三、治时痛时止的习惯性头痛方

　　方药：制首乌四钱　牛膝三钱　当归头三钱　北枸杞三钱　菟丝三钱　干张二钱　茯苓二钱　玉竹一两

　　用法：水煎服。

（贵定县中医师李哲先献方）

四、治风热上攻头痛不止方

　　方药：川芎二钱　白芷三钱　羌活钱半　白菊三钱　藁本钱半　荆芥钱半　防风钱半　生石膏三钱

　　用法：连服二剂即愈。

（贵定县中医师李哲先献方）

五、治右边头痛眉毛风方

　　方药：蔓荆子二钱　天麻二钱　五灵脂三钱　防风二钱　桂心钱半　全归二钱　白芍钱半　甘草一钱　姜三片引

　　用法：水煎服。

（天柱县石洞卫生所潘森莹献方）

六、治阴虚眩晕方

　　症状：肾亏晕厥烦劳即发。

　　方药：灵磁石二钱　云茯神三钱　大熟地四钱　生牡蛎三钱　生白芍三钱　败龟板三钱　明天麻三钱　双钩藤三钱　生牡仲三钱　淮牛膝三钱　山萸肉二钱　夜交藤四钱　枯黄芩二钱

643

黑山栀二钱

    用法：水煎服。

（贵阳市中医院刘子湜献方）

七、治头眩晕方

    方药：黑云草　胡豆其　生姜

    用法：以开水吞下便止。

（毕节县一区曹定场苗族熊子安献方）

八、治神经病方

    方药：磁石二两　朱砂一两　六神曲三两

    用法：共研细末另一两煮和蜂蜜为丸，每服三钱。

（婺川县黄都乡中医联合诊所钱国榜献方）

九、治心慌或惊、阳气不足方（四逆汤加桂枝牡蛎生姜）

    方药：附片　炙草　均姜　桂枝　牡蛎　生姜

    用法：水煎服。

    附注：如肾虚腰痛、四肢无力，及渴欲饮水，如精神疲倦者，或大脑晕痛者，均可酌用。

（金沙县中医方治申献方）

一〇、治风湿麻木方

    方药：三步跳　地慈菇　草乌　追山虎　阮年披

    用法：捣烂池水擦患处。

（长顺县杨树清献方）

按此方应在风湿痹类

一一、治头痛方

    方药：豆豉叶十根

    用法：用火烤热包痛处。

（金沙县五区大坝乡少数民族杨海清献方）

一二、治偏头痛方

    方药：寸香　旁恺甲　雄黄

    用法：共研细成捻，左痛熏右，右痛熏左。

（金沙县五区大坝乡少数民族杨海清献方）

一三、治头顶痛方

    方法：在百会穴有红头发一根，把他扯掉，随针血出便松。

（金沙县五区大坝乡少数民族杨海清献方）

一四、治昏迷不语、牙关紧闭遗尿方

    方药：明矾少许

    用法：擦牙跟，牙肉即开，继以雷击散（有通窍作用）服下，即能发言。

附注：若脉息微弱，继服五福饮和补中益气汤。

（麻江县杏山中医联合诊所周玉书代表验方）

一五、治慢性头痛方（虚体尤宜）

方药：桂枝三钱　白芍四钱　柴胡三钱　法夏三钱　附片四钱　甘姜三钱　人参五钱（或泡参）　云苓三钱　炙草二钱　当归五钱　红枣三枚

用法：熬水服。

附注：如上方兑姜汁一小酒杯，可治慢性惊风。小儿用此方时，分量酌减一般用生姜汁只用三滴。

（遵义市中医院验方）

一六、治偏正头风方

方法：（1）生萝卜或生萝卜汁，滴入鼻孔，左痛滴左，右痛滴右。

（2）花椒为末，硫黄二味火熔成条，塞鼻孔，左痛塞左，右痛塞右。

（福泉县联合诊所陈璧栋献方）

一七、治神经失常方

方药：上片一钱　黄柏一两

用法：研末蜜丸，每服二钱，每日三次，开水吞服。

附注：眼目上视痴呆，静坐神志不宁有效。

（沿河县卫协会献方）

一八、治关痛方

症状：头痛如破，胸中烦闷欲呕。

方药：羌活二钱　竹茹三钱　大黄二钱　法夏二钱　茯神二钱　枳实三钱　广皮二钱

用法：水煎服。

（沿河县卫协会献方）

一九、治痰迷心窍方（即发癫狂不辨亲疏）

方药：翻天印草五钱（一名人头发）

用法：煎水服吐痰数升即愈。

（沿河县卫协会献方）

二〇、治反劲方

方药：用丝爪绒烧灰成性

用法：冲阴阳水服治"反劲"有效。

（天柱中医交流会献方）

二一、治神经衰弱方

方药：枣仁三钱　山药三钱　当归二钱　五味子三钱　元肉四钱

用法：水煎服。

（都匀县联合诊所裴补青献方）

二二、治中恶客杵卒死方

方法：在患者委中、曲尺，用三棱针稍放出一点血，则立即回生。

（道真县樊树英献方）

二三、治头目眩晕方（清晕化痰汤）

方药：陈皮二钱　法夏二钱　云苓二钱　川芎二钱　甘草一钱　白芷二钱　羌活二钱　枳实三钱　南星二钱　防风二钱　细辛一钱　黄芩三钱

附注：水煎服，愈后宜清补，永不后患。

（三都县联合诊所中医曾福昌献方）

二四、治头风方

方法：把头顶的头发，拔几根，滴上几滴石灰水有效。

（瓮安县中医汪炼久献方）

二五、治各种临时急救方

方药：茅苍术三两　丁香六钱　天麻二两二钱　麝香二钱　雄黄三南六钱　朱砂三两　蟾蜍九钱　大黄三两　甘草三两四钱　研细水滴为丸

附注：来件未注明用法。

（瓮安县中医谷培生献方）

二六、治头痛效方

方药：葵花去米

方法：用盐酒混合，左边痛擦左，右边痛擦右。

（开阳县中医代表会献方）

二七、治头晕方

方法：用寡鹅蛋（一个可用几次）与白折耳根三棵（即作菜吃的）用猪油炒吃（菜油亦可）一次即愈。

附注：吃后禁酸冷三天。

（兴仁县望脚区云盘乡布依族草医韦贺氏献方）

二八、治手足冷麻方（并有微痛）

方药：血筋草（需红茎的方可）　叶子烟（即吸的叶烟）　大豆架　一朵云

用法：用血筋草（多少均叮）与叶子烟三匹，洗患处再大豆架、一朵云（多少均可，等量）煎水内服，一次即愈。

附注：禁忌酸冷三天。

（兴仁县望脚区云盘乡布依族韦贺氏献方）

按此方应列入风湿痹类。

二九、治雷头风方（头痛欲裂诸药无效者）

方药：用草药阎王刺内的老木虫三枚　以砂炒焦为末　再用葵花子朵一个

用法：熬水分三次吞服。

（绥阳县代表未列姓名献方）

三〇、美髯丹　主治：大病末期、头晕眼花、腰痛膝疼、四肢酸软、恶疟风虚、不思饮食，眼目失明

方药：首乌黑豆炒十二两　茯苓二两五钱　当归　枸杞　菟丝子二两五钱　淫羊藿一两　准夕二两五钱　破故纸一两黑芝麻炒　杜仲三两　淮山二两　女贞子三两　肉桂五钱

646

用法：以上共研末蜜丸，如梧子大每服三钱。

（丹寨县人民医院中医陈永明献方）

三一、治病后眼目晕花视物不明血虚生风方

方药：当归三钱　川芎二钱半　杭芍二钱　蔓荆钱半　青葙子一钱　杭菊二钱　防风钱半　白芷一钱　石决明一钱　柴胡一钱　条芩一钱　甘草一钱　大枣三枚

用法：煎水服。

附注：在未服此药以前先吞首乌丸一颗。

（丹寨县人民医院陈永明献方）

三二、治偏正头痛、年久极效方

方药：人中白、地龙各一钱

电法：捣烂为丸，豆子大用一粒塞鼻中。

（惠水县城关诊所杨性初献方）

三三、治头脑眩晕作痛方

方药：银耳　酒光参　鹿角各五分　甘蔗尖尖三根

用法：共蒸猪脑髓服之极效。

（鳛水县八区中医陈志尧献方）

三四、治头痛如破时作干呕方

方药：党参一两　吴萸八钱　半夏四钱　大枣十二个　生姜一两

用法：水煎服。

（鳛水县八区中医陈志尧献方）

三五、治头脑晕痛如水荡方

方药：茯苓四钱　泽泻二钱　白术三钱　苍术三钱　猪苓三钱　安桂二钱　苡仁四钱

用法：水煎服，一天三次。

（鳛水县八区中医陈志尧献方）

三六、治头痛方

方药：飞鹅草

用法：甜酒煎服，药渣包头用。

（遵义县新华乡中医刘廷钦献方）

三七、治头风验方

方药：松毛（适量）

用法：冲绒酒炒包。

（遵义县建设乡陈云仲献方）

三八、治牙关紧闭开关方

方药：北辛五钱　川滑石四钱　石菖蒲四钱　牙皂二钱炮

用法：水煎服。

（遵义县新民乡中医李少舟献方）

按此方应列入杂病类。

三九、治头风方

方药：接骨草叶

用法：烧熟搽气痛处数次则愈。

（凤冈县中医韦相成献方）

四〇、治急病一时晕倒方

方药：苍耳草（又名马蹄草）

用法：煎水服，速效。

（凤冈县中医李寿煜献方）

按：此方应列入其他杂病类。

四一、治急病不知人事方

方药：艾草　火酒

用法：煎水服。

附注：外用鸡蛋盐巴裹青布滚搽。

（中医王传明献方）

按此方应列入杂病类。

四二、治头痛方

方药：天抱子

附注：来件人未说明其用法。

（中医王传明献方）

四三、治急病倒地人事不醒方

方药：耳香三钱　没药三钱

用法：研末煎水服即效。

（中医李寿煜献方）

按此方应列入杂病类。

四四、治头风痛不止并用双手抓方

方药：家蜂子七个

用法：研末以姜开水吞下即效。

（无献方人姓名）

四五、治偏头风方

方药：川芎　白芷　天麻　蔓荆　黄芩　桔梗　羌活　枳壳　陈皮　北辛　生地　当归

附注：来件未说明分量及用法。

（中医罗克配献方）

四六、治头痛方

方药：川芎三钱　白芷二钱　天麻二钱

648

用法：水煎服。

附注：外用热灰将棉布包好熨头上即效。

（德江县六区杨河乡周廷凤献方）

四七、治头昏卒倒方

方药：朱砂二钱　辰砂二钱　砂仁一钱　豆蔻一钱　荜拨一钱

用法：蒸猪心子服。

（德江县潮砥区机溪乡王心达献方）

四八、治神经病方

方药：人参三钱　白术四钱　黄芪四钱　当归四钱　志肉二钱　枣仁四钱　茯苓四钱　木香三钱　元肉四钱　建蒲四钱　甘草二钱

用法：水煎服。

（赫章县第一届中草医药代表会献方）

四九、治偏枕头风方

方药：苍耳一斤　草黄打破

用法：共泡酒服。

（赫章县第一届中草医药代表会献方）

五〇、治头痛方（正偏头痛在内）

方药：北辛三钱　沙参三钱　五味三钱　蔓荆三钱

用法：以药熬水服。

（金沙县六区中医杨泽仁献方）

五一、治头痛方

方药：雄黄八分　大蒜二钱

用法：冲烂灌入耳内，又可水服。

（金沙县卫协中医孙荣德献方）

五二、治头风痛方

方药：白芷三钱　川芎三钱　石膏二钱

用法：共为细末，热酒煎服。

（德江县七区杨秀春献方）

五三、治头痛方

方药：草冬花　吉吉草　白木方

用法：煎水洗。

（德江县稳平区张羽廷献方）

五四、治头痛方

方药：奶浆藤

用法：兑甜酒捣烂炒热包上即愈。

（德江县稳平区安其元献方）

五五、治头痛方

方药：辛夷　白芷　苍耳子　胡黄连　薄荷　甘草　葱白

用法：水煎服。

（德江县稳平区敖应扑献方）

五六、治头痛方

方药：羌活　防风　白芷　甘草　生姜

用法：水煎服。

（德江县稳平区简祖优献方）

五七、治人闭气立苑方

方药：生半夏

用法：研末吹鼻取嚏立苏。

（德江县稳平区张羽明献方）

按：此方应列入杂病类。

五八、治大头瘟方

方药：黑豆三两　甘草三钱

用法：水二碗煎汤，时时呷之。

（贵阳中医进修学校张致安献方）

按：此方应列入温病类。

五九、治头风目痛方

方药：野苋菜（俗名土苋菜）

用法：煎汤熏洗，并作菜食之。

（贵阳中医进修学校张致安献方）

六〇、治头风及关节冷骨风方

方药：蓖麻仁二两去壳　白芷三钱粉　樟脑三钱

用法：将蓖麻子捣绒后，加入白芷粉调匀，再加樟脑，如患头风，即将前药膏包于额部，未愈再包，以愈为度，如关节痛，即包关节处。

（贵阳中医进修学校杨翰章献方）

六一、治大头瘟方

症状：头肿大十数日，鼻子出脓。

方法：先用干辣子个个，不拘多少，微微焙热，用布包贴头上数小时内解下后，以姜半斤，蜂蜜四两、葱白等份，捣烂调匀包上，随时可换包，不日自愈。

（贵阳中医进修学校姬文锦献方）

按：此方应列入温病类。

六二、治偏头痛方

方药：当归四两　亲肾兜根一两　川芎二钱

用法：水煎服。

（贵阳中医进修学校聂柳生献方）

650

六三、治颜面麻痹口渴方

方药：挖耳草

制法：将草叶切细，用好烧酒（加茅台酒最好）浸泡，放在阴暗而温暖之处，使之发酵，浸出之汁，为碧绿色，或用叶放在沙锅内文火焙干，研成极细末。

用法：以棉花棒蘸搽几遍。

附注：如眼角膜炎，可以滴点，口腔发炎或肿痛，用粉蘸撒，即消止痛。

（贵阳中医进修学校王钦献方）

按：此方应列入杂病类。

风 湿 痹

一、治冷骨风痛秘方

方药：白金条根研细末　外红合麻　真虎骨锉成粉末

用法：根据身体强弱，强的用 2～2.5 钱，弱者服 1～1.5 钱，睡眠时服之。

附注：服药若是对症，其人如载在半空中一样，身不由己，数次即愈。

（开阳县中医代表会献方）

二、治一切筋挛疼痛方

方药：松节散　心木二两　乳香一钱

用法：每服二钱，用木瓜汤吞下。

（开阳县中医代表会献方）

三、治冷骨风方

方药：闹阳花子

用法：每次用闹阳花子八分加酒服，再用其茎半斤，生姜四两，煎水洗痛处，一次即愈。

（兴仁县大山区白德乡二村草医易德全献方）

四、治风湿性关节炎方

方药：黄芪四钱　当归五钱　川芎四钱　二活各四钱　茯苓四钱　二术各四钱　虎胫骨一两　淮膝五钱　木瓜两半　天麻五钱　玉竹一两　五加皮五钱　红花四钱　续断五钱　松节四钱　秦艽四钱　防风四钱　白茄根五钱　桑枝二两　枸杞四钱　防己三钱　菟丝四钱　灵仙四钱　桑寄生五钱　苡米一两　桂枝四钱　北辛二钱　大云四钱　仙茅四钱　狗脊四钱　附片四钱　杭芍三钱　透骨草六钱　上桂四钱　破故纸四钱　杜仲四钱　荆芥四钱　苏荷四钱　地骨皮四钱

附注：来件人未注明用法。

（赫章县中医代表无姓名）

五、治风气药酒方

方药：川乌　升麻　草乌各八钱　当归七钱　川芎四钱　桂枝七钱　木瓜九钱　黄松节　牛膝　八月瓜根　红合麻　麻黄各八钱

用法：好酒适量，每次服一盅，风湿麻木往往获效。

（丹寨县人民医院中医陈永明献方）

651

六、治关节炎方

方药：秦当归一两五钱　北箭芪一两五钱　茅苍术四两　广三奈一两三钱　炒川芎一两　木耳十两

用法：以上净末，蜜炼为丸，甜酒煎汤吞服，每日早晚吃四钱。

（鳛水县八区李克纯献方）

七、治头痛周身骨节痛方（风寒丸）

方药：羌活一两　独活一两　麻黄五钱　防风一两　荆芥一两　薄荷一两

用法：共研末为丸，用生姜火葱，煨水运下大人每次二钱，小儿每次一钱。

（鳛水县五区中医陈在新献方）

八、治关节触气验方

方药：麻头　吊鱼杆　生姜　火葱各半斤

用法：冲细兑火酒炒热包患处。

（遵义县西安乡胥桂馨献方）

九、治风湿关节疼痛方

方药：当归五钱　川芎四钱　真虎骨五钱　白芍四钱　寄生五钱　牛膝四钱　桂枝八钱粉丹四钱　粉草三钱　秦艽三钱　北辛三钱　大活四钱　木瓜四钱

用法：水煎服，泡酒亦可，孕妇忌服，如冷痛加生附子四钱。

（凤冈县中医座谈会献方）

一〇、治关节痛方

方药：玄参四钱　防己五钱　桂枝三钱　白芍二钱　秦艽二钱　附片三钱　淮知三钱　大草钱半　生姜三片

用法：水煎服，服三剂愈。

（姜兴文献方）

一一、治慢性关节炎方

方药：麻黄　川根朴　干姜　川芎　苍术　桔梗　枳壳　陈皮　白芷　桂枝　半夏当归　白芍　茯苓　甘草　石蓝藤　桑寄生

用法：熬水服。

附注：来方没有分量。

（金沙县五区中医陈锡铃献方）

一二、治风湿关节病方

方药：夜合树根　红合麻　蜘蛛藤　癫子草　大小血藤　老鼠茨　虎骨　龙骨　牛膝走马胎各等份

用法：泡酒服。

（毕节县苗族草药医熊治安献方泡酒适量）

一三、治风湿性关节炎泡酒药方

方药：秦归五钱　秦艽五钱　桑枝一两　白蒺藜三钱　防己五钱　防风三钱　桂枝尖四钱

652

白附片三钱　海风藤五钱　淮木通三钱　淮牛膝二钱　焦于术三钱　王不留行二钱　红枣七个

附注：适用于慢性久治不愈之关节疼痛。

（贵阳市中医院张异鹤献方）

一四、治风湿关节痛方

方药：当归三钱　桂枝三钱　北辛一钱　甘草稍钱半　白芍二钱　路路通五钱　王不留行三钱　松节三钱　生姜三片　红枣二枚

用法：水煎服。

附注：此方限于寒性之痛，痛处有酸冷感者可用，如患者自觉痛处发热，即不可用，连服五六剂，可治一、二十年之痛。

（贵阳市中医院许效达献方）

一五、治风湿性关节炎全身痛风等症方

方药：胡茄子（即闹羊花子）　川乌三钱　草乌二钱　北辛三钱　白芷四钱　羌活三钱　香松三钱　桂尖三钱　降香三钱　艾绒五钱　香本三钱

方法：以上药物微火烘焦，粗末后再加朝脑三钱，寸香二分合匀，用火纸卷成大指头粗五寸长，纸多裹几层，搓铁实，以便使用方便，外用棉纸包面才不断节，用的方法，毛边纸折成二十余层放患者痛处，药条一头点燃，将燃头处在纸贴上使药力热度内蒸，不要处得过重过轻，患者感觉痛，展一点，不要过远，反复几次就行，一日一次或二次，自然见效，操作活动，经过廿多年经验。

（道真县中医高文彬献方）

一六、治风湿麻木四肢酸软方

方药：豨莶草一次二两

用法：泡好酒二斤，泡至三天，每早晚一次，温服大有效果。

（道真县中医高文彬献方）

一七、治风湿关节痛方

方药：当归四钱　桂枝五钱　川芎三钱　寄生五钱　北辛　虎骨六钱　杜仲四钱　白芍四钱　甘草三钱　大枣四钱　淮膝四钱　粉丹四钱　生姜四钱　如冷痛加生附子四钱炮

用法：水煎服。

附注：上方泡酒亦可。

（凤冈县曹继明献方）

一八、治关节炎方

方药：丹皮一两

用法：研细末每服三钱兑酒服。

（赤水县中医曾崇刚献方）

一九、治痹症效方

症状：筋骨痛经年经月不愈，身体枯瘦如柴，骨节微肿，手脚蜷缩不能伸。

方药：先服独活寄生汤加三奈四钱　苍术四钱　服一、二剂后，下方经治多人，实有奇效。

方药：木耳净末廿两　苍术净末四两　嫩黄芪一两五钱　山奈净末一两五钱　川芎净末一两三钱

用法：用蜂糖炼丸，黄酒煎汤吞服。

（鳛水县中医李克纯献方）

二〇、治风湿关节痛方

方药：①黄芪四钱　当归五钱　川芎四钱　二活各四钱　茯苓四钱　二术各四钱　虎胫骨一两　淮膝五钱　木爪两半　天麻五钱　玉竹一两　五加五钱　红花四钱　续断五钱　松节三钱　秦艽三钱　防风四钱　白茄根五钱　桑枝二两　枸杞四钱　防风三钱　菟丝四钱　灵仙五钱　桑寄生五钱　苡米一两　桂枝四钱　透骨草二两　上桂四钱　附宁四钱　芍片三钱　北辛二钱　大云四钱　仙茅四钱　狗脊四钱　破纸四钱　杜仲四钱　荆芥四钱　薄荷四钱　骨皮四钱

②黄芪一两　秦归八钱　焦术八钱　志肉一两　枣仁八钱　枣皮八钱　甘杞八钱　淮膝一两　大云一两　益智一两　破故纸一两　仙茅一两　光条五钱　熟地一两　泽泻五钱　巴戟五钱　建莲米一两　菟丝八两　鹿衔草五钱　大党一两

③大党三钱　生芪三钱　茯神三钱　杭菊三钱　大云三钱　小茴三钱　枣仁三钱　黄实五钱　北味三钱　牡蛎三钱　锁阳三钱　破故纸三钱　枣皮五钱　黄精四钱　甘杞三钱　寸冬三钱　当归三钱　光条三钱　石斛三钱　六汗三钱　柏仁三钱　核桃肉三钱　菟丝三钱　女贞子三钱

附注：来件未注明用法。

（赫章县除寿楷献方）

二一、治风湿性心脏病方（用五味异功散合木防己汤加减）

方药：台党三钱　冬术三钱　云苓三钱　广皮一钱　木防己三钱　生石膏四钱　山萸二钱　老鹳草三钱　梧桐子三钱　龙眼肉三钱　玉竹一钱半　生甘草八分

用法：一剂三服，每次冲鸡蛋油三钱。

附注：按此方治风湿热研引起的心脏疾患，无热可去石膏，心悸或心跳速可加紫贝齿或加龙牡，心力衰竭可加人参去党参，但要在条件许可之下，参要野山参，种参无效，否则可多加重党参。

（陈穉尧献方）

二二、治鹤膝风、膝关节炎慢性方

方药：黄芪二两　防风一两　苡仁一两　牛膝五钱　防己五钱　上桂三钱

用法：煎水服，被卧忌风，以出汗透足即愈重者二剂。

（姜文北献方）

二三、治风湿症、经络中邪、积久化热方

症状：脉洪大舌苔黑燥，甚至起芒刺，谵语发狂。

方药：蚯蚓十二条

用法：将蚯蚓捣绒，调白糖服，每四小时服一次。

附注：将上药，兑荷叶露滴入耳内，可治耳中炎。

（遵义市中医院验方）

二四、治足膝风湿疼痛方

方药：红茨老苞根皮，接骨丹根皮，薏苡仁，三味不定分两

用法：炖猪爪，照常入盐，多食。

（福泉县联合诊所陈璧栋献方）

二五、治风气效方

方药：地柏枝四两　芭蕉头二两　猪肉八两

用法：食盐少许炖烂，连汤饮。

（开阳县中医代表会献方）

二六、虎骨酒主治：足膝无力精神萎靡每服有效

方药：虎骨三钱　枸杞二钱　杜仲三钱半　好酒适量泡服

（丹寨县陈永明献方）

二七、治风湿骨痛方主治：行血理气、追风除毒、消炎止痛

方药：茗叶树皮半斤　石南藤半斤　冷骨风半斤　陈子壳半斤　生姜汁一斤　樟木树皮半斤　当归四两　川芎四两　红花四两　川乌四两　酒精十四斤　没药四两　乳香四两　龙脑四两　薄荷脑二两　吊柳皮一斤

制造方法：除以龙脑、薄荷脑而外，各药酒精浸泡，用纱布滤汁，再用薄荷脑和龙脑参入药剂内，用瓶封固使用。

用法：以棉球浸入涂患处，微用力，涂皮肤发痒为止，每日服三次。

（福泉县马场坪常光明献方）

二八、治年久骨节风湿流走疼痛方

方药：老黄芪蜜炙二两　潞党一两五钱　当归一两五钱　川芎八钱　白术土炒一两五钱　熟地二两　茯苓二两　桂心一两五钱　防风一两五钱　羌活一两　独活一两　牛膝一两　远志一两五钱　续断一两　松节粗皮一两五钱

用法：共研末再加猪脊髓四条和药末研蜜为丸，早晚各五钱。

（鳛水县五区中医陈福畴献方）

二九、治风湿方

方药：巴岩姜　银花　顺墙草各二两

用法：熬水洗。

（遵义县龙坪乡汪秀贤献方）

三〇、治风湿方

方药：淮通四南

用法：煎水服。

附注：如周身发痒带肿，可用硫磺针刺肿处即效。

（大定县中医会议献方）

三一、治风湿症方

方药：白龙须一两　黄芩一两　三百根一两　一支剑一两　桂皮一两

用法：泡酒服，一日服一次，温服。

（金沙县八区李太平献方）

655

三二、治风湿麻木方

方药：威灵仙三钱　野红活麻根二钱（浸林内有果的）　　家红活麻二钱　山椒根钱半（狗屎椒）　　家椒根二钱　独活二钱　见血飞一钱　草乌五分　八角风一钱　排风藤二钱

用法：熬水洗。

（金沙县卫协中草医药代表会献方）

三三、治风湿麻木方

方药；皂角一两　威灵仙三钱　懒草林半斤　煤炭一斤（碎）

用法：泡酒。

附注：来方用法不详。

（金沙县卫协会中草医药代表会献方）

三四、治温病日久、脚手拘挛、痛不可忍，不能屈伸方

方药：生地八钱　白芍五钱　粉丹四钱

用法：水煎服。

（开阳县中医代表会献方）

三五、治痉病方

方药：安桂二两　丑牛二两

用法：研末，每次二、三钱，忌吃生盐。

（开阳县中医代表会献方）

三六、治脚转筋方

方药：荆芥　刺猪笺烧灰　花粉三钱　黄荆子二钱炒

用法：熬水服。

（遵义县野里乡草药陈大明献方）

三七、治脚气转筋方

方药：熟地五钱　肉桂二钱　附子二钱　苁蓉二钱　麦冬四钱　五味钱半　远志二钱　茯苓五钱　菖蒲四钱　枣皮二钱　石斛四钱　巴戟四钱　薄荷二钱

用法：熬水服。

（遵义县松林诊所中医容国俊献方）

三八、治痉症方

方药：胜健

用法：兑火酒服。

（草医生袁少奎献方）

三九、治跳膻风方

方药：墨岁子　金钱花　有花磻片　杨山臭　趴地摸　小血藤　金风草　吊干麻

用法：兑开水吃。

（赫章县第一届中草医药代表会献方）

四○、治腰痛方

方药：烧瓜米二两（煅灰）　　土鳖二两（研细）　　五加皮二两　松毛一斤

656

用法：用酒四斤泡服。

（赫章县第一届中草医药代表会献方）

中　风

一、治右瘫半身不遂方

方药：人参二钱　白术二钱　茯苓二钱　南星钱半　法夏钱半　陈皮一钱　防风钱半　羌活二钱　天麻二钱　乌药钱半　甘草一钱　姜汁竹沥引

用法：水煎服。

（天柱县石洞卫生所潘森莹献方）

二、治半身不遂方

症状：左半边手足偏瘫发抖；两目仰视头昏眩，大便干燥。

方药：当归八钱　天麻三钱

服法：以水煎分三次服（服后即用针灸下刺穴位）。

针灸：针曲池、合谷、环跳、阳陵泉四穴，针后续服地黄饮子十剂。

附注：针药轮流进行。

（遵义县吴顺钦献方）

三、治中风口㖞斜方

方药：巴豆七粒

用法：研细用手涂，左涂右，右涂左。

（黔西县王焕新献方）

四、治颜面神经麻痹方

症状：头痛口眼㖞斜。

方药：羌头三钱　荆芥二钱　云风二钱　麻黄二钱　桂枝二钱　北辛一钱　生附子一钱　当归二钱　川芎二钱　白芍二钱　柴胡二钱　炙草一钱　葱白三个引

用法：水煎服。

附注：此方有补血祛风、疏通经络作用。

（余庆县一区联合诊所中医师徐超伦献方）

五、治中风口眼㖞斜方

方药：防风三钱　黄芪一两　蜈蚣三钱

用法：水煎服，一日三次。

（大定县民族中医代表王懋林献方）

六、治半边风方

方药：野蛇包谷老壳二钱，和蜂立子冲碎

用法：加火酒包敷五日痊。

（石阡县中医鄢廷珍献方）

七、治中风不语口眼㖞针方

方药：天麻五钱　白芷五钱　沉香一钱　苏叶四钱　青皮三钱　木瓜四钱　白术四钱　台乌五钱　甘草二钱（小儿酌减）

用法：水煎服。

附注：若无沉香可加广香四钱代，轻者一、二剂，重者五、六剂。

（绥阳县中医代表无姓名）

八、治瘫痪秘方

方药：山七一钱　烟脂年五钱　南草根五钱　土茯苓五钱

用法：以上四种药加酒一斤，每晚吃五钱十天后再加柴胡四钱　土茯苓四钱，又十天后再加大血藤一钱　小血藤一钱，又十天后再加白芨一钱　白芍一钱，又十天后再加贯花一钱，杨柳细心一钱，又十天后再加白沙金一钱，紫草一钱。

附注：以上服法：第一次的四种药为基础，不倒药渣，每十天加药一次，加酒一次，定要在晚上吃，每次吃五钱，每天吃一次即可。

（修文县一区刘亮清献方）

九、治风湿瘘痹半身不遂方

方药：麻黄二钱　北辛一钱　生芪三钱　枯芩四钱　独活四钱　羌活四钱　灵仙五钱　元支四钱　洋支四钱　木瓜五钱　生附子二钱　白术三钱　牛膝引

用法：水煎服。

（鳛水县寨坝无献方人姓名）

一〇、治歪嘴风秘方

方药：黄鳝血搽歪处。

（遵义县深溪乡朱廷瑞献方）

一一、治闭窍不语方（五仁石蒲汤）（家传）

方药：白果七个　李仁七个　杏仁七个　桃仁七个　枣仁七个　菖蒲　灯心七根　杨柳尖七根　生姜三片

用法：水煎服。

（遵义县朝阳乡草药江民生献方）

一二、治从左鼻侧痛入口唇并现口麻方

方药：以圣愈汤加薄荷二钱，后加十全大补汤痊愈。

附注：此方治年老体虚现麻木者有效。

（德江县潮砥区袁宗尧献方）

一三、治中风四肢麻木肚疼汗滴如珠方

方法：外用手拿住胁下总筋，再将手拍至手腕，使起红青疙瘩，内用雄黄一钱，白矾一钱研末以开水吞下立止。

（德江县潮砥区邓文武献方）

一四、治扯风痰方

方药：野烟

用法：碾细以淘米水送下。

（德江县稳平区罗运堂献方）

一五、治中风方

方药：腾进　地巴根　半边钱

用法：冲细兑第二次淘米水服。

（德江县稳平区向作章献方）

癫狂痫

一、治阴痫在夜发方（俗名母猪风）

方药：人参三钱　当归三钱　白芍三钱　茯神四钱　炒枣仁三钱　远志二钱　琥珀二钱　天竺黄二钱　焦术三钱　橘红二钱　法夏二钱　天麻二钱半　炙草一钱

用法：姜汤煎服。

（修文县五区中医金志刚献方）

二、治阳痫在夜发方（俗名母猪风）

方药：胆星二钱半　全蝎去毒钱半　蝉蜕钱半　防风钱半　白附片二钱　天麻二钱　炒僵虫钱半　姜三片引

用法：煎服。

附注：不愈二剂加牛黄，寸香少许冲服。

（修文县五区中医金志刚献方）

三、治阳痫夜发方（俗名母猪风）

方药：人参三钱　焦术三钱　茯苓二钱半　天麻三钱　半夏二钱半　橘红二钱　全蝎钱半去头足　炒僵虫二钱　广香钱半　胆星钱半　陈仓米炒三钱　姜三片引

用法：煎服。二剂方效。

（修文县五区中医金志刚献方）

四、治痰迷心窍发癫方

方药：金、银、铜、铁、锡、鼓皮、皂荚、份量不管多少共烧。

用法：开水服，每日一次连服三日必效（忌油冷酸）。

（修文县五区中医金志刚献方）

五、治癫狂病方

方药：茯神二两　茯苓一两　赤小豆五钱　石菖蒲五钱

用法：水煎服。

（婺川县黄都乡中医联合诊所钱国榜献方）

六、治癫狂病方（乱打乱骂）

方药：干姜四钱　黄连八钱

用法：煎水服三次。

（鳛水县中西医联合医院李森云献方）

七、治癫狂爬墙翻山跳骂不休方

方药：当归尾一两　大黄五钱　芒硝五钱　枳实五钱　厚朴五钱　甘草二钱

用法：水煎服后又加苦参一两，炒黑熬水吞下。

（婺川县黄都乡中医联合诊所钱国榜献方）

八、治母猪疯方

方药：小支角　辉桃末　耗子黄瓜　大茨盖根　白京条

用法：共熬水服。

（金沙县大坝乡小数民族杨海清献方）

九、治猪羊癫疯常时跌倒不省人事方

方药：皂矾一两　煅红鱼胶一两炒过　铅粉一两炒黄　朱砂三钱

用法：四味共研末，每早空心酒调服三钱。

（惠水县中医饶季煌献方）

一〇、治癫痫症方

方药：胆南星一两　半夏一两　黄芩一两　排风藤四两　母猪胎盘一具

用法：共烧焦为粗末熬水服，日三次连服多日。

（遵义市中医院验方）

一一、治疯狂痰迷心窍方

方法：桐油煎鸡蛋，以热食之，不久即大吐，不吐再食，吐后即苏，苏后，不可使之动气，即服下方，以补真元。

党参二两　云苓一两　苍术三钱　半夏四钱　水煎服。

（福泉县联合诊所陈璧栋献方）

一二、治痫症方

方药：天麻三钱　川贝二钱　陈胆星五钱半　京半夏五钱半　广皮五钱半　茯神三钱　丹参二钱　麦冬二钱　菖蒲五钱半　远志五钱半　辰砂八分　僵虫一钱

用法：水三碗煎去三分之一，分三次服，每日一剂，连服二剂，随服补中益气汤三剂。

附注：在发病前三分钟，头痛目晕，猝然晕倒目上视，不知人事，项脊强直，作猪叫声，每日二次，每次半小时清醒下方经验有效。

方药：白术六钱　茯神六钱　天麻三钱　僵虫三钱　全虫三钱　广皮三钱　胆星六钱　法夏六钱　朱砂三钱　磁石煅六钱　菖蒲六钱　甘草三钱　明矾五钱　玉竹五钱　琥珀三钱　共末蜜为丸　开水吞服。

（沿河县卫协会献方）

一三、治神经愦暗癫狂奔走、言语不清、六脉沉迟肾虚方

方药：熟地二钱　萸肉二钱　山药二钱　茯苓二钱　丹皮钱半　泽泻钱半　肉桂钱半　广皮二钱　防风三钱　红枣三枚　生姜三片引

用法：水煎服。

（石阡县中医雷继高献方）

一四、治癫狂症乱言乱跳方

方药：香附五钱　尔香三钱　没药三钱　广香二钱　琥珀二钱　白矾一两　郁金五钱　胆星三钱

用法：共研细末米糊为丸，如豆大，每服廿丸，早晚开水服，服尽即愈。

（江口县无献方人姓名）

一五、治痫症俗云羊羔疯或母猪疯方（龙马自来丹）

方药：马钱子八两　香油一斤

制法：将马前子入锅内煎至爆响，取一粒用刀切开看内以紫黑为度取出入地龙八条研末。

用法：临卧每服四分，盐水调下，若五六岁小儿减半，红糖水下。

附注：服此药一、二月后可断根，随服黄芪，赤风散数剂，黄芪二两，赤芍、防风各一钱，水煎服。小儿减半。

（惠水县城关联合诊所杨性初献方）

一六、治五痫方（即癫痫症）

方药：甘遂三钱　大戟四钱　白芥子四钱　寒疾加生附子四钱

用法：共为末。

附注：来件未注明每次服用多少。

（鳛水县八区中医李克纯献方）

一七、治五痫症方

方药：泡参三钱　茯苓三钱　白术二钱　贝母三钱　半夏二钱　柴胡三钱　甘草二钱

用法：水煎服。

附注：服后用蜜炙远志肉五钱，炒焦为末，米引下，早晚空心服。

（鳛水县二区中医李弼光献方）

一八、治母猪疯方

方药：玉京子一两　明矾五钱　竹胡二两　钩藤一两　甘草五钱

用法：水煎服。

（鳛水县寨坝无献方人姓名）

一九、治母猪疯方

方药：羊胎　岩耳香

用法：兑水酒和吃即愈，服四次。

（中医罗克配献方）

二〇、治羊癫疯症方

方药：羊胎　耳香　满天星

用法：以羊胎兑水酒加满大星，吃五次即愈。

（中医罗克配献方）

二一、治母猪疯方

方药：虫退一钱

661

用法：兑红糖吃即好。

（德江县六区杨河乡周廷凤献方）

二二、治母猪疯方

方药：红满天星三钱　红母猪藤三钱　岩蜂香二钱　常山叶三钱　母猪尾根毛三钱煅　朱砂二钱

用法：以母猪尾根毛煅合朱砂研细，以前四味煎水送服，后二味即瘥。

（德江县潮砥诊所傅源茂献方）

二三、治痰迷心窍痫症方

方药：青礞石八钱（煅）　麝香一分　朱砂二钱　辰砂二钱　大黄五钱　沉香二钱　犀角二钱　北辛二钱　甘草三钱

附注：来件人未说明其用法。

（赫章县第一届中草医代表会献方）

二四、治男子疯病方

方药：金礞石三钱　石菖蒲三钱　茯神三钱　朱砂五分　远志二钱　大黄一两　甘草三钱

用法：以水煎，在晚上鸡鸣时服。

（金沙县卫协中草医药代表会献方）

二五、治狂病方

方药：鸡官虫（去翅足，用糯米同炒，炒至米熟为度，去米不用，分量未定）　滑石一两（用水飞尽）　雄黄三钱（水飞去沫）　麝香一分

用法：以上共碾细末，每人每服一钱温酒送下，一日三服，若上方发生便痛难忍可交叉服用下方更妙，可止小便疼痛。滑石六两（水飞尽）　甘草一两　琥珀五钱　青黛八分　共碾细末　每服三钱　灯草一两，煎汤送下。

（金沙县九区中医郭志仁献方）

二六、治母猪疯方

方药：广石膏二两　朱砂三钱　辰砂三钱

用法：研末，每服三钱，开水冲下。

（德江县彭传习献方）

其他（杂病）

一、治局部疼痛方（俗名中箭）

方药：山甲一钱　白薇四钱　泽兰四钱

用法：泡酒煨热服。

服注：此方由陈修圆书得来，试验多次颇效。

（开阳县人民医院王志清献方）

二、治男子丹田病方

方药：①用观音草半斤　夜合树枝一两

662

用法：炖鸡母服，不用盐巴，用黄糖可炖服二次可愈。

方药：②皮纸丸：针砂一两　青矾二两

用法：将药放在罐内，罐口封好，外面用盐泥再封，不要走气，如走气就要不得将罐放在无烟煤上微火，或杠炭火炖起，如沙罐发大汗者（潞水珠珠）将罐拿下冷起，打开的药，要紫鲜红色可要不带红的不要，其药研细，皮纸包起如豌豆大，每次服五粒，服至肚不服不痛可愈。

附注：服药时忌房事。

（桐梓县门诊部罗又钧献方）

三、治肿疾初起方

方药：丁香二钱　商陆二钱　赤小豆二钱　陈皮二钱　炙草二钱　浸苍术一钱　泽泻二钱　赤茯苓二钱　猪苓二钱　白术二钱　上肉桂一钱　姜厚朴二钱

用法：共研细末，水迭为丸，绿豆大，每服三十至五十丸有效。

（贵阳市中医医院余佑莘献方）

四、治男子色欲过度咳嗽时下阴内缩方

方法：用老姜火烤塞在肛门内连续塞3~4次后用六味地黄汤加附子理中汤煎服。

（鳛水县寨坝中西联合医院李森云献）

五、治病后虚弱方

方药：雄鸭一支　冬虫草二钱

用法：将鸭去毛及肠杂，洗净鸭头劈开将虫草扎在头上炕熟吃。

（思南县卫协会中医师冉懋鳌献方）

六、治荨麻疹方（中医叫赤白游风，俗名冷风丹）

方药：（1）荆防败毒散：（起初之用）

荆芥　防风　羌活　独活　前胡　柴胡　桔梗　枳壳　茯苓　泡参　甘草　生姜

（2）补中益气汤加味，服上药未愈色白者用之。

升麻　柴胡　泡参　黄芪　白术　陈皮　当归　防风　僵虫　虫蜕　首乌　甘草

（3）四物消风散：红色者用之。

生地　当归　荆芥　防风　赤芍　川芎　白藓皮　薄荷　独活　柴胡　虫蜕　红枣

用法：水煎服。

附注：根据情况赤白用之，不愈多吃两剂即愈，忌食鱼腥鸡鹅动风燥血之物，犯则难愈。

（威宁县朱光镜、刘鼎文献方）

七、泻青丸加川椒方

方药：龙胆草　羌活　防风　川芎　当归　栀子　大黄　川椒　竹叶

适应症：急痉挛、麻疹、下消病、流行烧热，脚独冰者，或厥阴证，全身冰冷服乌梅丸更冰冷者。

（余沙县中医方治申献方）

八、治各种时令病方（万病紫菀丸）

主治：十种水病、十种风病、黄病、蛊病、饮食不化、恶心呕吐、反胃腹中痛、绕脐

痛、痃癖冲气积聚、癫狂、梦与鬼交、妇女月经久闭、蓄血身麻如虫行、经络走痛、肢肿顽痹、小儿惊痫、虫咬伤。

方药：紫菀去苗和土　柴胡　菖蒲（九节者去毛）　吴萸（汤泡七次焙干）　川厚朴（姜炒）各一两　桔梗（去芦）　茯苓（去皮）　皂角（去皮弦子炙）　黄连（去须）各八钱　桂枝　炮姜各一钱　川乌七钱（泡去皮脐）　人参　羌活　防风　独活（均去芦）　巴豆（去皮膜去油研）川椒（去目及闭口者微炒出汗）各五钱

制法及用法：共研细末炼蜜为丸，如梧桐子，每服三丸渐加至七丸，食后临卧生姜汤送下。

（1）痔漏肠风清酒送下。

（2）赤白痢诃子汤送下。

（3）脓血痢米汤送下。

（4）坠伤血闷四肢不收清酒送下。

（5）蛔虫咬心槟榔汤送下。

（6）气噎忧噎荷叶汤送下。

（7）打扑损伤清酒搂下。

（8）中毒寻灰甘草汤送下。

（9）一切风证升麻汤送下。

（10）寸白虫槟榔汤送下。

（11）霍乱姜汤送下。

（12）咳嗽杏仁汤送下。

（13）腰肾痛豆淋酒送下。

（14）阴毒伤寒温酒送下。

（15）吐逆生姜汤送下。

（16）饮食气块面汤送下。

（17）时气井花水送下。

（18）脾风陈皮汤送下。

（19）头痛清茶送下。

（20）心痛温酒送下。

（21）大小便不通灯草汤送下。

（22）因物所伤紫菀汤送下。

（23）吐水藜六汤送下。

（24）气病干姜汤送下。

（25）小儿风吊搐防风汤送下。

（26）小儿疳痢葱白汤送下。

（27）乳食伤白汤送下。

（28）妇人月经不通红花煎酒送下。

（29）妇人腹痛川芎汤送下。

（30）怀孕半年后漏胎艾叶汤送下。

（31）有子气冲心酒送下。

（32）产后血晕温酒送下。

（33）血气痛，当归煎酒送下。

（34）产后心腹胀满，豆林汤送下。

（35）难产益智汤送下。

（36）产后血痢当归汤送下。

（37）赤白带下酒煎艾汁汤送下。

（38）解内外伤寒粥饮送下。

（39）室女血气不通酒送下。

（40）子死腹中葵子汤送下。

（41）初有孕忌之。

（龙里县城关镇联合诊所陈伯勋献方）

九、治房事受寒方

方药：大温中饮：麻黄　附子　北辛　生地　党参　当归

用法：煎水服。

（金沙县蓝笃生献方）

一〇、治瘿瘤颈胀方（俗名疱颈）

方药：马蹄香二两　夏枯草一两半　牛茅根一两（无根用子）　白芷一两　桔梗　胆草　香附　当归　瞿麦　法夏　连翘　蛤粉　海蛸　生牡蛎　昆布　海藻　尖贝　广香　木通　白头翁　黄柏　海带各一两　枯矾五钱

用法：炼蜜为丸如枣子大，病轻即化吞二丸重三丸，开水服。

附注：忌生果大荤。

（岑巩县洪长庚献方）

一一、治鸡骨梗喉方

方药：山楂一、二斤

用法：煎汁频服，隔宿即消。

（花溪县郑仲仁献方）

一二、治地方性甲状腺肿方

方药：海藻　昆布各一两　蛤粉　海螵蛸　青木香各五钱　陈皮　柴胡各三钱

用法：共研末，每服一钱，一天二次，兑酒服。

（蒋奕峯献方）

一三、治痄腮方（由徐灵胎先生法化出）

方药：连翘三钱　夏枯草三钱　浙贝二钱　甘草八分　牛蒡子一钱　元参二钱　法夏一钱半　广皮八分　黄芩一钱　薄荷八分　荆芥一钱半　银花三钱　外用赤小豆为末

用法：水煎服，鸡蛋清调擦。

（陈穉尧献方）

一四、治劳伤多年病方

症状：发作时吐出血液，多痰咳久反而无血液，只剩多痰等现象。

665

方药：茨梨　公摆榜　阴阳和　朱砂连　黑吊钩　粑岩姜　天门冬　干蓳朴各二钱半

用法：水煨吃。

（剑河县四区台沙乡杨义珍献方）

一五、治小儿肿症周身发热肾囊及阴物肿亮方

方药：腹毛　广皮　桑皮　土木通　厚朴　白术各二钱　茯苓　桂枝　白芍　黑丑牛各钱半　草蔻六分

用法：水煎服，重者三、四剂，轻者一剂即愈。

（黎平县中医周济世献方）

一六、戒鸦片烟验方

力药：熟地黄八两　枯矾石一两　粉甘草二两　杨桃花二两　广木香五钱　尖贝母四两蒲公英二两　吕宋果一两半　乌梅（去核取净肉）二两　南瓜花二两（干的）

制法：共碾极细末筛过，用空胶囊装好，每重二分（以上皆用普通市戥为准）

服法：以吸食瘾毒年度为限如下：五年以下每次吞服一枚，五年至十年每次吞服二枚。十年至廿年每次吞服三枚。廿年至卅年每次吞服四枚。每日吞服三次，隔四小时吞服一次。

附注：每日用甘草二钱煎水一大杯（约500毫升）加入食盐少许（约三分），分三次送服上药，在患者戒烟期间，最好配合给予营养丰富的流质饮食，并予休息，瘾毒轻者一星期断瘾，重者二星期，最多不超过三星期，可能断瘾，服药期间，完全停止再吸鸦片，否则无效。在戒烟期间如发生其他症状，可作对症疗法，绝无流弊。

（安顺专区兴义组陆普生献方）

一七、治九子疡方

方法：猪颈糟包肉炖白果服，多叫牵羊出硐。

（曾洪武献方）

一八、治大脓疱疮方

方药：老蛇某草

用法：炖肉吃即效。

（陈开华献方）

按此方应列在外科瘰疬类。

一九、治慢脾风方

症状：发烧口吐风泡，眼上眨面黄，手足乱动，两个钟头惊一次，不吃乳。

方药：羌活钱半　云风钱半　虫蜕八分　绿升麻钱半　钩藤一钱　半夏一钱　天麻一钱全虫去头足尾一钱　僵虫一钱　甘草八分

用法：水煎服。

（余庆县第一区联合诊所徐海清献方）

按此方应列在小儿惊风类

二〇、治忽然昏倒不省人事方

方药：北细辛八钱　猪牙皂一两　川白芷六钱　漂苍术六钱　石菖蒲六钱　双钩藤六钱

666

苏薄荷八钱　雄黄五钱　枯矾五钱　法夏五钱　广陈皮六钱

　　用法：以上十一味共碾细末以瓷瓶装用。

　　附注：先吹一分入鼻内，即喷嚏苏后，用姜开水吞下一钱即愈。

（惠水县中医车鼎荣献方）

二一、治头痛腹痛晚间潮热出汗方

　　方药：杭芍五钱　全归四钱　白术三钱　银胡四钱　苏荷二钱　云苓三钱　骨皮净四钱
甘草一钱

　　用法：水煎服。

　　附注：本症由于肝强血弱而起。

（遵义市中医院验方）

二二、治虚弱色欲过度发烧发渴方

　　方药：团鱼如马蹄大小

　　用法：用此团鱼蒸汤加酱油多服。

（遵义市中医院验方）

二三、治大头瘟方

　　症状：头面部肿大如斗，兼发高烧，疼痛难忍者。

　　方药：（1）黄脚鸡

　　用法：甜酒冲绒，炒微热，包头颈上，干了取下加甜酒冲和炒又包，此是外敷。

　　（2）大黄二钱　牙皂研二钱　细辛五钱　绿豆研三钱　大力三钱　银花三钱　菊花三钱
茨蒺藜三钱　莱菔子三钱　甘草二钱　栀子酒炒三钱　苦竹茹二钱　灯草一钱

　　用法：水煎服。

　　附注：凡患此症者，要内外兼治。

（福泉县联合诊所陈璧栋献方）

　　按：此方应列在温病类。

二四、治热毒流注红肿硬痛方

　　方药：黄连　黄芩　黄柏　花粉　白芨　白蔹　白蔹　各等份为细末。

　　用法：火酒和溶，要清一点，草纸拖搭，干。

（福泉县联合诊所陈璧栋献方）

二五、治肩背痛方

　　方药：苡仁一两　附片二钱

　　用法：水煎服。

（沿河县卫协会献方）

二六、治红肿疼痛方

　　方药：蒲公英　银花　当归　元参

　　用法：打绒包患处效力大。

（都匀县联合诊所中医裴补青献方）

二七、清暑效方（夏季预防药）

方药：锦纹二分　蔻仁一分　厚朴一分　陈皮一分　藿香叶一分

用法：共研细末为丸水吞服。

附注：出门预防：可服二分至一钱，便秘可服二、三钱。

（开阳县中医代表会献方）

二八、治久病失调四肢不收、手足厥冷、唇干、鼻门黑燥方

方药：潞参八分　白术七分　茯苓一钱　炙草六钱　陈皮五分　半夏八分　川连五分　黄芩五分　红枣一枚　灯心三节引

用法：早晚服。

附注：另用元宵灯火十五壮。

（石阡县中医曾念之献方）

二九、退热方（解热剂）

方药：龙胆草　万年粑

用法：龙胆草、万年粑晒干，磨成粉末，先服龙胆草六钱后，再服万年粑一钱。

（兴仁县大山区民主乡十村十组草医周祝尧献方）

三〇、治小儿发热方

方药：升麻一钱　黄芩一钱　丁香五分　到足散一钱　毛居子草五分　生姜三片

用法：以上共用水煮沸服，每日三次。

（兴仁县格屯区八村布依族草医钟红必献方）

三一、退热方

方药：升麻五钱　柴胡三钱　葛根五钱　川芎一钱　桔梗二钱　甘姜二钱　椿芽皮二钱

用法：混合加水煮沸即得，每日二次，每次一茶杯，小儿减半。

（兴仁县大山区永和乡三村六组草医唐祖才献方）

三二、治劳伤病方

方药：大血藤一两　小血藤五钱　大救驾一两

用法：共合加酒半斤，浸一天后即可，每日二次（早晚）每次约一小酒杯。

（兴仁县望脚区坡弯乡布依族草医王正先献方）

三三、治急性阴寒方

方法：先用青布折迭包咬脚后跟后，再用草房上长的泡桐树根置火酒内蒸后，每次五分，用酒吞服，若急救时，生的树根代之，每次一钱，服下立即痊愈。

（兴仁县大山区白德乡二村草医易德全献方）

三四、误吞钥匙方

方法：用平常吃的韭菜，不要用刀切断切碎，放进开水里泡过大约五、六分钟的时间就给患者吃，并叫不要咬的太碎，最好是吃根条，就会安全的随着大便拉出来，钥匙亦会被韭菜包裹泻出来。

附注：可能于第二天下午，韭菜没有消化，将钥匙包裹得紧紧的，随着很少的大便拉

出来。

（中共贵州省委农村工作部黄其义献方）

三五、逐寒荡惊汤

主治：往往有真寒假热之病，误投凉药或舌黑脉沉阳气渐脱者，服之立能起死回生。

方药：炮姜　肉桂　胡桃　公丁　古月

用法：以上共为粗末，冲开水待温，待粗渣沉下，取清水饮之。

（丹寨县陈永明献方）

三六、千金内脏丸

主治：痘疮毒气内陷伏藏不出，或出而不匀不快。此药活血气谓胃补虚内托疮毒使之易收易靥。

方药：黄芪　人参　当归各二钱　川芎　防风　桔梗　厚朴　白芷　甘草各一钱　木香　官桂各三钱　紫草茸　穿山甲各六分

用法：共末为丸，如香樟子大，每服一丸。

（丹寨县陈永明献方）

三七、治煤中毒咳嗽夜热口苦舌苔黄方

方药：法夏三钱　陈皮二钱　石斛钱半　条芩一钱　柴胡一钱　佛手二钱　川芎钱半　枳壳一钱　前胡二钱　杭菊一钱　绿豆一钱　甘草一钱　桔梗二钱半　苏梗三钱为引

用法：水煎服。忌油腻。

（丹寨县陈永明献方）

三八、主治：跌伤受寒口苦或热或冷方

方药：桑橘皮一斤　水二斤

制法：混合熬成一半滤过凉后用瓶封固使用。

用法：此药表寒解渴，每日五至六次，当开水服。

（福泉县马场坪常光明献方）

三九、四季瘟疫流行方（香砂瘟疫酒）

方药：香附二钱　西砂一钱　广香五分　建曲一钱　油朴一钱　广皮八分　薄荷一钱　当归钱半　川芎一钱　竹松一钱　山茶一钱　广藿香一钱　茯苓二钱　五灵脂一钱　天冬钱半　半夏钱半　白术钱半　生地一钱　葛根二钱　甘草一钱

用法：共泡酒常服。

（惠水县城关诊所杨性初献方）

四〇、治瘰瘵方

方药：当归一两　红牛膝四两　白芥二两

用法：酒泡服。

（鳛水县二区中医赵策勋献方）

四一、治男性性交时生殖器奇痛方

方药：三皮饮：加海桐皮　五加皮各四钱　秦皮二钱　床子炒六钱　白附子炮熟二钱

用法：煎水服。

（鳛水县八区中医李克纯献方）

四二、治小儿惊风验方

方药：天南星一钱五分　神曲二钱　朱砂三钱　巴豆霜一钱　多层纸榨　重榨久时油才尽

附注：来件未注明用法。

（黄平县韩鸣皋献方）

按：此方应列在小儿惊风类。

四三、退热外治法，实热高烧急惊临危方（虚热慢惊勿用）

方法：鸡蛋清，满天星草，冲滥搽胸腹外面。

（遵义县泮水镇丁景琼献方）

四四、治风寒发热头痛方

方药：生姜　大葱　桐油
用法：混合搽手腕，脚腕，太阳经。

（遵义县兴勇乡张元全献方）

四五、治烧热病验方

方药：偷油婆一个
用法：泡开水吃。

（遵义县野里乡夏培安献方）

四六、祛风退热方

方药：花乳石四钱　青礞石四钱　滑石一两　白矾四钱　升麻一两　云丰一两　苏荷二两明雄一钱　龙胆草一两
用法：研末散剂。
附注：来件未注明服法。

（遵义县西安乡胥桂馨献方）

四七、治奶癣疮单方

方药：鸡蛋一个去清　硫黄一钱
用法：灌蛋内烧热去壳末粉吃，一天服一次三四天见效，小儿每次三分，大人五分。

（遵义县永安乡杨华容献方）

按：此方应列在外科诸疮类。

四八、治秋蛇盘头单方

方药：雄黄三钱　头发四钱
用法：将头发用火煅研细成末，兑白开水服。

（遵义县白鹤乡何吉安献方）

四九、误吞鱼刺秘方

方法：白糖一两二、三钱，塞口内候糖化吞服。

（遵义县后坝乡中医陈元桂献方）

五〇、治九痒秘方

方药：绿壳鸭蛋10个　土狗14个

用法：合煮成熟去土狗吃鸭蛋。

（遵义县裕民乡中医李时光献方）

按：此外应列在外科瘰疬类。

五一、开窍方

方药：花粉五钱　银花三钱　金钩莲五钱　炮姜二钱　黄糖五钱　红檬根七钱　黄金二钱

用法：熬服。

（遵义县野里乡中医陈大明献方）

五二、治腮腺炎方

方药：柴胡三钱　黄芩三钱　法元二钱　泡参三钱　丹皮三钱　红花二钱　桔梗三钱　甘草二钱　红枣二钱　生姜二钱

用法：煎服。

（遵义县尚嵇诊所中医罗源生献方）

五三、治白血病方（脾脏肿）（白术枳实汤）

方药：白术四钱　枳实三钱

用法：煎水服。

（遵义县尚嵇乡中医周玉恒献方）

五四、开窍方

方药：当归三钱　菟丝四钱　木通二钱　茯苓五钱　麻一团烧灰

用法：水煎服。

（遵义县保和乡草药医侯树章献方）

五五、治寒痧症验方

方药：良姜五分

用法：上药为末酒服。

（遵义县永安乡中医张季修献方）

五六、治痧症验方

方药：官桂四钱　良姜二钱

用法：兑开水服。

（遵义县兴龙乡中医夏体池献方）

五七、治热痧症验方

方药：吕宋果三分炒

用法：为末每服一分，连服三次，阴阳水送下。

（遵义县永安乡中医张季修献方）

五八、治散肠症方

方药：黄芪四两

用法：水煎服。

（凤冈县中医刘福龙献方）

671

五九、治疫症方（升降散）

方药：僵虫酒炒去丝二钱　虫蜕一钱　姜黄去皮三分　生大黄四钱

用法：共末轻者二钱，以冷黄酒一杯白蜜五匙调服，如病重者二服。

（德江县中医牟汉清献方）

按此方应列在温病类。

六〇、治小便时阴茎痛方

方药：石膏四钱　滑石六钱　淫羊藿三钱　冬葵子三钱　石苇三钱　通草二钱

用法：水煎服。

（德江县潮砥诊所周兴尧献方）

六一、治寒疝肿大并发疟疾方

片药：川椒一两　橘核八钱　大茴五钱　小茴五钱　昆布一两（酒洗）　海藻一两（酒洗）桃仁一两去皮　白部八钱　庄黄一两　当归一两　黑丑二两　炙草二钱　黄桲一两

用法：为散蜜丸服，以开水吞下。

（德江县潮砥诊所周兴尧献方）

六二、治大头瘟病方（普济消毒饮）

方药：黄芩三钱　黄连二钱　牛蒡子二钱　柴胡二钱　桔梗二钱　薄荷二钱　马勃一钱银花二钱半　大黄二钱　僵虫二钱　陈皮二钱　连翘三钱　靛根一钱

用法：水煎服。

附注：以蚯蚓三十条（青黑不用）调白沙糖化水擦面。

（赫章县中医师喻百章献方）

按此方应列在温病类。

六三、治痰迷心窍方

方药：升麻六钱　生黄七五钱　枣仁五钱　朱砂三钱　益智五钱　琥珀三钱　白术四钱尖贝五钱　法夏四钱　北辛一钱　建菖蒲四钱　茯苓五钱

用法：水煎服。

（赫章县第一届中草医药代表会献）

六四、治虚弱症方

方药：雌雄草（红黄芪）　古酒缸二钱　续断二钱　生蒲黄二钱　红龙须二钱　白龙须二钱　黑龙须二钱　铁灯草一钱　杏仁九枚

用法：泡酒服。

（金沙县卫协会中草医药代表会献方）

六五、治虚弱症方

方药：牡丹叶四两　蓝布正四钱　白茨稍二两

用法：混合晒焦，碾末煎蛋吃。

（金沙县工区刘合轩献方）

六六、治弱症方

方药：红黄芪四钱　清酒缸五钱　白龙须一钱　红龙须一钱　续断三钱　薄蒲二钱　铁钉

672

草一钱　天连建三钱　老鹰刺根二钱　杏仁七粒

用法：泡酒服，一日一次，早服。

（金沙县卫协中草医代表会献方）

六七、治肾虚先寒后热方

方药：荔核五钱　吴萸二钱　沉香一钱　玄胡三钱　椰片三钱　橘核三钱　熟地五钱　淮膝二钱　泽泻二钱　洋尖三钱　枣皮三钱　均姜二钱　车前子引

用法：水煎服。

（德江县七区杉树乡杨辅官献方）

六八、治肝血虚方

方药：党参三钱　茯苓三钱　远志二钱　黄连钱半　条芩二钱　血竭二钱　川黄柏钱半　元肉二钱　云风二钱

用法：水煎服。

（德江县稳平区张金鹏献方）

六九、治遍身痛方

方药：巴焦头　阳合根　菝山虎

用法：煎水洗。

（德江县稳平区张金德献方）

七○、治天柱骨倒方（祛风散）

方药：防风　甘草　细辛　羌活　如久病后手软加苡仁，足软不能立，加六味地黄汤（熟地　丹皮　茯苓　山萸肉　泽泻　淮山）再加牛膝五加皮。

用法：水煎服。

（德江县稳平区罗会文献方）

七一、治穿心箭方

方药：岩木香　椒子油　川芎　酒引

附注：来件人未说明其用法。

（德江县吴景阳献方）

按此方应列在心胃痛类。

七二、治竹吉箭方

方药：曲善龙　金竹子　铁骨头　高粱子　蜡竹花　酒引

附注：来件人未说明其用法。

（德江县吴景阳献方）

按此方应列在心胃痛类。

七三、治头痛身上痛方

方药：走石马（大）根实

用法：兑火酒吃或泡。

（德江县冷水田应吉献方）

七四、治发烧有痰不出方

方药：老蛇林（植物）根

用法：磨浆吃，即可吐出，如鼻扇，用排风藤和水吃。

（德江县冷水田应吉献方）

七五、治合麻症方（风疹）

方药：花活麻根

用法：冲烂煎水吃。

（德江县冷水田景中献方）

七六、治老蛇穿心症方

方药：锋口尖

用法：烧红淬水吃。

（德江县冷水田景中献方）

七七、治七十二种痧症方

方药：南是藤

用法：每次可用二钱以米花水（未说明）。

（德江县戴坤受献方）

七八、治老年梗积方

方药：茴香虫七条

用法：打成细末，兑烤酒服。

（遵义县野里乡中医夏培安献方）

七九、治坠桃方（又名偏坠、即睾丸肿大疼痛）

方药：诃子大者一枚

用法：面里烧存性去面，将诃子研细末，甜酒送服，令出微汗，至多三剂即愈。

又方：扁竹根二两，用甜酒炖服。

（贵阳中医进修学校朱培根献方）

八〇、治丹毒方

方药：当归三钱　杭芍三钱　银花三钱　连翘三钱　大力子二钱　乳香一钱　没药一钱　鳖甲三钱　青蒿三钱　竹茹一团

用法：水煎服。

（安龙县孙幼斌献方）

按此方应刊在外科丹毒类。

八一、治虚弱病方

方药：白龙须（即白金条根）三十岁至三十五岁研细二钱　洋参不同研

用法：用菜油二两煎好，用鸡蛋一个调煎夜服，服后人必现软一天，第二天精神充满必效。

附注：忌阳尘。

（修文县刘亮清献方）

674

八二、治气血两虚倦怠少食胎屡堕者方

方药：党参　黄芪　当归　续断　条芩各一钱　川芎　杭芍　熟地各八分　炙草　砂仁各五分　白术一钱　糯米一勺

用法：水煎服。

附注：但见有孕五七日常吃一服四月后即无虑矣，如有热者加黄芩弱者加砂仁。

（惠水县城关诊所杨性初献方）

八三、治脑漏方（即鼻流脓口中臭气）

方药：丝瓜烧灰三钱　藿香三钱　白芷五钱　北辛二钱　牙皂三钱　川芎四钱　琥珀二钱　莲花五钱　石菖蒲四钱

用法：黑猪胆为丸每日服一次，每次服五分。

附注：外包药　白芷五钱　北辛二钱　当归四钱　川芎三钱　羌活二钱　独活二钱　草乌一钱　川乌一钱　生姜三钱　火葱三个　丝瓜灰二个　滥瓢烧灰半个　蚕壳烧灰五个　萝卜头二个　水竹烧灰四钱　石菖蒲

用法：共为末成饼贴顶门三次神效。

（鳛水县中医代表未列姓名献方）

按此方应列在五官科鼻类。

八四、治全身发生红块方

症状：痒痛发烧腹痛。

方药：卧辛菜根三两

用法：用猪肉合囤，可吃两次，但不能将此药生服。

（普安县人民医院于继良献方）

八五、治游走风丹方

症状：周身发痒发欵、腹痛。

方药：银花五钱　连翘三钱　大力三钱　黄芩三钱　云苓三钱　玄参四钱　花粉四钱　杏仁三钱　前仁三钱　荆芥二钱　薄荷二钱　紫苏叶二钱　柴胡三钱　甘草一钱

用法：水煎服。

附注：凡患此症者忌食生冷、鸡鸭。

（福泉县牛场联合诊所中医陈璧栋献方）

八六、治脚气病方（即血丝虫病感染一、二年）

方药：独活三钱　盐附二钱　当归二钱五分　木瓜三钱　云风二钱　秦艽二钱　双术二钱半　苡仁三钱　樟脑一钱　甘草二钱

用法：水煎服。

附注：配合针灸取穴、丘墟、行间、内庭、阳陵泉、悬钟、曲池，每日四五穴轮流针之，兼用艾灸，在治疗期中，用谷壳糠煎水去渣用水煮稀饭，每晨吃一餐。

（德江县李世忠献方）

八七、治血吸虫病方

方药：磁石子二两　川连四两　粉草四两　鸦片三钱　朱砂二两　枯矾四两　马鞭草二两

675

饭米根四两

　　用法：水煎服，一人三次。

　　附注：来件未注明每次用量多少。

（从江炎金培献方）

八八、治湿热痧胀方（俗名春痧）

　　方药：益母草一两　芦菔汁酌量

　　服法：将益母草熬水后，用芦菔汁冲服。

（遵义市中医医院献方）

八九、治冷气痧方

　　方药：万两余（朱砂根）

　　用法：研末兑开水服即愈。

（中医李寿煜献方）

九〇、治痧症方

　　方药：耳香　白矾　黄金子　共研末

　　用法：兑酒吃即效。

（中医罗克配献方）

九一、治急症方

　　方药：北细辛　通关散

　　用法：以北细辛研末，吹入鼻中，并吃通关散即效。

（中医谢志安献方）

九二、治绞肠痧症方

　　方药：泥扣

　　用法：烧灰冲水服。

（德江县冷水田景中献方）

九三、治破伤风方

　　方药：（1）玉珍散：防风　南星　天麻　附子　白芷　羌活

　　用法：各等份为末，内服外敷，每次服二钱重者用三钱，以开水或酒送下均可（成人）。

　　附注：吃后如有麻味即服生姜开水解之。

　　方药：（2）十全大补汤加味：（治破伤风、流血过多症）

党参　白术　茯苓　川芎　当归　熟地　杭芍　肉桂　黄芪　天麻　钩藤　栀子　甘草

　　用法：以上用量成人三至五钱，水煎服，并可根据平常使用和病之轻重定之。

（威宁县中医朱光镜刘鼎文献方）

九四、治破伤泡方

　　方法：不论伤口大小皆治，用人指甲四钱

　　吊法：以菜油酥，兑酒服下即愈。

（熊树霖献方）

676

十五、预防传染病方

方药：管仲　石菖蒲　桃仁　白矾

用法：以上四味，不拘分量，投放水缸内，一星期换一次，夏季最宜。

（水城县医院中医科龚燧荣献方）

九六、避瘟防疫方

方药：丹参一两　赤小豆一两　鬼箭羽一两　雄黄五分

用法：炼蜜为丸，每日服二钱，白开水送下。

附注：初服一、二日，胃纳较差（方剂来源单方）。

（贵阳市中医医院徐剑泉献方）

按此方应列在温病类。

九七、肠炎预防法（验方）

方药：藿香五钱　糊米一两

方法：用布做成袋，将药装入袋内，存放开水缸内。

附注：此方有健胃开胃，辟瘴温中，快气进饮食，心腹痛，生津止渴等功效。

介绍治疗霍乱的针刺术及刮痧等术如下：

凡霍乱痧症，邪已入营，必有青筋、紫筋，现于数处或一处，须用银针刺之，去其毒血，后据证用药，视其腿弯上下，有细筋深青色，或紫色，或深红色者（肌肤白嫩者方有紫红色）即是痧筋刺之，方有紫黑毒血，其腿上大筋不可刺，刺亦无毒血，令人心烦，腿两边硬筋上不可刺，刺之令人筋吊。若臂弯筋色，亦如此办之，至如头顶心一针（百会穴）轻微挑破，略见微血，以泄痧毒之气而已，不可直刺其指头，刺之太近指甲，虽无大害，当令人头昏。若必须刺时，只可针锋微微入肉，不必深入，纵腰痛而唇口苍白者，乃内虚阴寒之病，毋误用清凉，妄施针刺，细看病人背上如有黑点，用针一一挑破，出血即愈，若迟一日则不能救矣。

（铜仁专区中医邓恕高献方）

九八、夏季饮水消毒药方

方药：明矾、石菖蒲各等份每十担水内各加三钱。

明矾：在西药上用为收敛、消毒、沉淀。

性能：本经经上品，酸寒无毒。

功用：除风除热，燥湿坠痰，解渴生津，止血止痛，解诸毒杀虫，治霍乱为燥湿坠痰杀虫之品。

石菖蒲：水草类本经上品，性质辛温无毒。

功用：开心孔利九窍，暖肠胃明目发声音，去湿除风祛，痰散气，开胃宽中。消肿止痛，解毒杀虫，癫痫多忘，头风耳鸣耳聋，眼赤等功效。

使用办法：先将石菖蒲用开水洗净，切碎与明矾装入纱布袋内，放入大水缸内，每日更换一次。

（铜仁专区邓恕高献方）

用法：泡酒吃。

（湄潭县中医代表无姓名）

九九、治回食病方（加减理中汤）

方药：广香二钱半　元胡四钱　均姜二钱　丁香五钱　五灵脂五钱　去皮尖桃仁五钱　黑附片五钱

服法：用烧酒半斤泡二日后，即可服，每日早晚各一次，每日服二、三钱，量体饮之。

（长顺县吴绍伯献方）

一〇〇、治噎膈病方

方法：白鹅血，乘热饮之，以多为妙，少顷必须同瘀血吐出，胸前二骨俱化，饮食可进。

附注：患此症者胸前必有二小骨渐交合，久则更难治疗。

（镇远县张畏三献方）

按此方应列在心胃痛类。

一〇一、治胃热呕噎方

方药：芦根五两

用法：切碎水煎服即愈。

（德江县稳平区张宇学献方）

按此方应列在心胃痛类。

一〇二、治寒食痞积方

方药：括金板子

用法：研细为末，每服一钱。

（遵义县泮水镇中医李正权献方）

一〇三、治消渴饮水不止方

方药：台参三钱　白术二钱　当归二钱　茯苓二钱　生地二钱　黄柏二钱　淮知二钱　花粉二钱　条芩二钱　甘草钱半　寸冬二钱

用法：水煎服。

（德江县煎茶区中医郎万选献方）

一〇四、治心慌心跳及心肝气痛方

方药：用羊血大碗　朱砂五钱水飞过

用法：混合羊血炕干，研末，早晚服一钱，空心酒送下，不吃酒开水下。

（开阳县中医刘吉成献方）

一〇五、治损伤内心发慌方

方药：山漆二钱　红花五钱　当归二钱　川芎四钱　赤芍四钱　栀子二钱

用法：熬水服。

（遵义县小官乡中医张光福献方）

一〇六、治痹症验方（柴胡桂姜汤）

方药：柴胡一两　桂枝二两　黄芩五钱　牡蛎二钱　花粉二钱　甘草四钱

用法：煎水服三次。

（鳛水县寨坝区中西联合医院李森云献方）

678

一〇七、柴胡桂枝汤方

方药：柴胡　桂枝　白芍　甘草　泡参　法珠　黄芩　大枣　生姜

适应症：胸痹背痛彻心，心痛彻背，产后加桃仁红花。

（金沙县中医方治申献方）

一〇八、治神经衰弱方（养心汤）

症状：脑动脉变化，神经衰弱，想象力迟钝记忆减退，易抑郁、多忘之疾。

方药：茯神三钱　远志钱半　当归三钱　枸杞三钱　潞参三钱　枣仁二钱　杜仲三钱　巴戟二钱　龙骨三钱　牡蛎三钱　桂圆肉四钱

用法：水煎服。

（贵阳市中医院张异鹤献方）

一〇九、治神经衰弱方

症状：忽然头昏眼花，手足微搐，倒地不省人事，半小时苏醒，一日数发。

方药：川芎　当归　熟地　白芍　羌活　薜皮　北杞　木爪　虎骨　天麻　钩藤　甘草

用法：泡酒服，此药酒未吃到一半可全愈。

（骆如骧献方）

一一〇、治后脑风在枕骨粗隆下疼痛方

方药：团鱼背脊骨七条醋炒　藁本三钱

用法：熬水服。

（遵义市中医院验方）

一一一、治疯狂症方

打药：辰砂钱半　朱砂钱半　珊瑚钱半　琥珀钱半　犀角钱半

用法：研细末水服，连服三剂，永不再发。

（沿河县卫协会献方）

按此方应列在癫狂痫类。

一一二、治失眠症方（即不睡方）

方药：夏枯草　半夏各三钱

用法：水煎服。

（遵义县吴顺钦献方）

一一三、治自汗方

方药：防风三钱　浮小麦四钱

服法：水煎服。

（遵义市中医院验方）

一一四、治一般出虚汗，和夜间盗汗方（加味八珍汤）

方药：八珍汤加丹皮　荆芥　黄芪　陈皮　姜枣

附注：如西医动手术后气血虚弱者，妇科在生产后自汗盗汗。

（遵义市中医院验方）

679

高 血 压

一、治高血压方（建瓴汤）

症状：脑充血，脉弦硬，舌胀，言语不利，行动不稳，时欲眩仆。

方药：生山药一两　淮牛膝五钱　代赭石八钱　生龙骨五钱　牡蛎五钱　生地黄六钱　杭白芍四钱　柏子三钱

用法：磨取铁锈水煎药服。

附注：大便不实去赭石加莲米，如畏凉者生地易熟地。

（贵阳市中医医院张异鹤献方）

二、治高血压方

方药：用水芹菜捣汁

用法：以纱布滤过，去渣用白糖调汁，少冲点开水，每早晨空心服一茶杯，大约每次服三两，服上一星期愈。

（贵阳市中医院董治民献方）

三、治高血压验方

方药：用当归芦荟丸原方

用法：每次服五丸至七丸不可多服，多则肚现微痛微泻。

（鳛水县中医李克纯献方）

四、治疗高血压秘方

方药：龙胆草　鹿含草　朝天罐　矮多多　苦竹叶松　木哈口　倒竹伞　牡丹　细育川（又名细川芎）　厚朴树皮　一朵云　剂量不详

用法：混合炖鸡吃，晚上睡觉一次后服，三次服药后见效（每次一只鸡）。

附注：方剂来源：赫章县卫生科找黄银祥草药先生所介绍的。

（赫章县黄银祥献方）

疝 气

一、治膀胱疝气方

方药：（1）木通一两　大血藤一两　茴香根二两　金银花根一两　红中膝一两炒　柴根一两　八月瓜根一两

用法：炖猪尿胞服（药渣不要）小儿减半。

方药：（2）倒提壶三钱　吴茱萸三钱　小茴香四钱　荔枝核三钱　山楂子四钱　沉香一钱　白胡椒一钱　黑丑牛三钱

用法：研细末每服二钱，紫苏梗煨水送下。（三岁小儿外）

（开阳县刘吉成献方）

二、治疝气属寒方

症状：痛不可忍，腰不能撑。

方药：吴萸三钱盐水炒漂去苦水　小茴三钱盐水炒　广香二钱　上桂一钱去粗皮　桂枝尖二钱　生白术三钱　泽泻三钱　金铃子四钱火炮去皮　广台乌三钱

用法：文武火煎服，每三小时或四小时酌量。

（道真县中医高文彬献方）

三、治气泡卵方

方药：橘核　荔枝核　川楝子核　山楂枝　吴萸　香附　台乌　青皮　故子　甘草

用法：煎水服。

（金沙县中医温世泰献方）

四、治阳虚寒疝方

症状：面部青白，小腹有时绞痛，右边肾子胖大如冰，脉搏细涩。

方药：沉香五钱　附子二两（酒洗切片）　川乌（酒炒）五钱　干姜五钱　良姜五钱　官桂一两　吴萸五钱　小茴一两　嫩芪三两　荔核一两五钱

用法：共研细合醋及麦面共糊为丸，如梧桐子大，每次十五丸，逐渐加至七十丸为止，每日二次，盐开水冲淡吞服。

（余庆县人民医院田仲康献方）

五、治偏坠方（即卵子肿大）

方药：木鳖子七个

用法：炒研去油加川椒末少许，白酒冲服。小发汗有百分之九十的疗效。

（都匀县联合诊所王文周献方）

六、治睾丸肿痛诸药不效方

方药：牛奶根（土酸枣棍）

用法：煨火酒服之立效。

（沿河县卫协会献方）

七、治疝气方

方药：用猫斜菜根三根水煎浓，再用一个鸡蛋打开用锅以茶油炒干后即将猫斜菜煎的药水约二小杯，倒入蛋锅内去煎鸡蛋，使药水含入蛋内去煎干后，又倒猫斜菜煎的药水进去，这样待药水煎干后，又倒下去，直倒至七八次为好再把蛋给患者吃，一至三次，每次吃一个鸡蛋可愈，如不好可多服几次痊愈。

（天柱县中医交流会献方）

八、治狐疝症方

方药：鼠睾丸

用法：烘干磨酒服。

（鳛水县赵吉培献方）

九、治胡言谵语胸腹膀胱疝气急痛方

方药：沉香五钱　乳香一两　广香一两　香松一两　八角一两　吴萸五钱　良姜三钱　健卜五钱　川楝子一两　青藤香一两五钱

用法：共研细末。用杉木根，茴香根，煨水送下，大人每次服一钱，小儿每次服

681

五分。

（鳛水县五区中医陈在新献方）

一〇、治睾丸肿痛秘方

方药：柚子一个

用法：把他的柚络完全择出，瓦上焙枯分三包作三次，甜酒酿烧开吞，睡时一次。次早晚各一次。

（黄平县王家璧献方）

一一、治小儿疝气验方

方药：破骨脂二钱　吴萸一钱　荔枝核钱半　橘核钱半　白芍钱半　澄茄二钱　水茴二钱　肉桂五分

用法：熬水服。

（遵义县松林乡草药张俊良献方）

一二、治小儿疝气验方

方药：生附子一钱　潞参钱半　炮枝核一个　炮桂圆一个　茴香虫七条

用法：将药打成细末，乘热包脐腹。

（遵义县松林乡草药张俊良献方）

一三、治疝气方

方药：茄子一个　鸡蛋一个

用法：扎鸡蛋放入茄子内用火烧服。

（遵义县裕民乡中医罗明轩献方）

一四、治疝气方

方药：梧桐子

用法：炒香剥壳食之有效。

（贵阳中医进修学校张致安献方）

一五、治小儿肾子气肿方

方药：故纸　荔枝核　吴萸　白芍　小茴

用法：水煎服。

（金沙县中医师温世泰献方）

一六、治小儿疝气方

方药：川楝子三钱　橘核三钱　荔枝四钱　腹皮二钱　山楂二钱　茴香子一钱

用法：煎水服。

（锦平唐日治献方）

妇 科 门

调经（种子）

一、治月经不调方（安冲汤）

症状：治妇女经水行时，多而且久，过期不止，或不时漏下。

方药：焦白术三钱　黄芪三钱　生龙骨四钱　生地炭四钱　牡蛎四钱　生杭芍二钱　藕炭三钱　断续二钱　海螵蛸二钱　旱莲草钱半

（贵阳中医医院张异鹤献方）

二、治调整奇经方

症状：经前腰酸痛，经行时腹痛，心悸头眩，奇经八脉为病。

方药：当归三钱　生地四钱　川芎钱半　白芍二钱半　香附三钱　橘叶三钱　郁金钱半　夜交藤二钱　续断二钱　砂仁六分　玫瑰花一钱　代代花七朵

（贵阳中医医院张异鹤献方）

三、治调经抑气方

症状：月经不调，心腹作痛。

方药：四物汤，消遥散加减

附注：养肝舒郁，佐以归芍地黄补阴养血，调和冲任为宜。

（贵阳中医医院张传润献方）

四、治月经不调方

症状：先期后期不一致，骨蒸痨热，经期腹痛。

方药：酒炒香附一两醋炒　香附一两盐炒　香附一两　生漆五钱　烧烟熏存性为度

服法：以上共末每服三钱。

附注：以局方六味逍遥散煎水吞服，如骨蒸痨热用八味逍遥散煎水吞服有效。

（罗英献方）

五、治月经不调方

症状：腰腹疼痛，头目昏眩。

方药：党参三钱　箭芪三钱　当归三钱　川芎二钱　羌活三钱　续断三钱　淮山三钱　香附研三钱　菟丝三钱　阿胶珠三钱　陈艾二钱

服法：水煎服。

附注：服后月经来多者，加益母三钱，经水色淡，党参多加一钱，经水色黑，当归多加一钱。

（福泉县联合诊所陈璧栋献方）

六、治月经不调方

方药：红鸭脚叶二钱　月月红三钱　红牛膝三钱　大红消一钱　大小血藤各二钱

服法：水煎服每天二次，连服二剂有效。

（沿河县卫协会献方）

七、治月经不调或前或后方

方药：生地四钱　当归三钱　白芍三钱　川芎二钱　香附三钱　广陈皮二钱半　丹参三钱
玄胡二钱半　丹皮二钱　乌药三钱　生姜三片

服法：水煎服。

（沿河县卫协会献方）

八、治血虚月经淡或少方

方药：人参二钱　白术三钱　当归三钱　茯神三钱　枣仁二钱半　远志钱半　炙芪三钱
炙甘草一钱半　阿胶二钱　圆肉二钱

服法：水煎服。

（沿河卫协会献方）

九、治经水不利方

方药：生地　白芍　川芎　当归　阿胶　艾叶　生姜

附注：来方未注明份量及服法。

（沿河县卫协会献方）

十、治停经四五年不动方

方药：蚕砂四两　火酒半斤　益母草引

服法：泡酒在夜晚鸡鸣时服一小杯，每夜照服至愈时止。

（鳛水寨坝区中西联合医院蔡栋梁献）

十一、治月经来时口鼻有血方

方药：熟地三钱　当归二钱　川芎二钱　白芍二钱半　玄胡二钱　丹皮二钱　黑栀三钱

服法：火酒引水煎服。

附注：继服归脾汤立止。

（沿河县卫协会献方）

十二、治月经不调方（秘方）

方药：血藤三钱　泽兰五钱　当归二钱　金钩莲二钱　金银花三钱　四块瓦五钱　苦茨头
二钱　桃仁二钱　川芎二钱　红花三钱　甘柿花二钱

服法：泡酒服。

（遵义县卫协会草药医陈大明献）

十三、治月经不调方

方药：活血莲　金钩连　铁打杵　淫羊藿　木通　当归　月月红　倒竹伞　红花　益
母草　青藤香　小血藤　份量不居

服法：煨水服，禁酸涩。

684

十四、治去瘀生新经闭方

方药：益母草十两　香附子五两研末　陈艾叶四两　煮水

服法：阿胶和煮为丸如梧桐子大每服三钱。

（丹寨县人民医院中医科陈永明献）

十五、治调经方

方药：川芎三钱　竹胡二钱　炒芍三钱　党参四钱　安桂二钱　丹皮三钱　阿胶珠四钱
半夏四钱　黑姜二钱　延胡三钱　香附四钱　麦冬四钱

服法：水煎服。

（鳛水县五区中医余健帆献方）

十六、治月经不调不孕方

方药：王不留行一根　吴萸一钱　枳壳一钱　川芎一钱　余钩连二钱　木爪一钱　泽兰一
钱　荆芥三钱　花粉二钱　地榆一钱　麦冬一钱　红花一钱　生姜一钱

服法：水煎服。

（遵义县野里乡草药医陈大明献方）

十七、治月经先后不一方

方药：散血当归栓腰藤（又名猪蹄栓）　红牛藤　月月开

服法：泡酒服。

（遵义县丁台乡草药医王德清献方）

十八、治月经不调方

方药：红花梨子根三两　没娘藤三两　大血藤三两

服法：泡酒服。

（遵义县青杠乡中医雷树明献方）

十九、治月经不调方

方药：用仙桃草煎甜酒服

附注：来方未注明份量。

（开阳县中医代表会献方）

二○、治妇人经闭方

方药：水蛭　虻虫　蚕屎

用法：泡酒吃即效。

（中医王传明献方）

二一、治妇女经漏方

方药：锅烟子

用法：兑开水运下。

（德江县潮砥区红坳乡李和高献方）

二二、治妇女停经烧咳体虚方

方药：当归三钱　川芎钱半　丹皮二钱　乌药二钱　元胡二钱　台参二钱　淮山二钱　血

685

藤五分　蕲荙三钱　熟地二钱　官桂二钱　柴胡二钱　红花—钱

用法：水煎服。干姜引。

（德江县中医李世忠献方）

二三、治经行腹痛方

方药：秦归五钱　川芎四钱　丹参四钱　粉丹五钱　红花三钱　玄胡四钱　光连三钱　黄芩四钱　木香四钱　川仲五钱　故纸五钱　益母草四钱　巨巨藤四钱　香附五钱

用法：水煎服。

（赫章县第一届中草医药代表全献方）

二四、治妇女月经不调方

方药：破铜钱三钱　柴胡三钱　官桂三钱　陈皮三钱　生姜三钱

用法：熬水服。

（金沙县八区中医李太平献方）

二五、治行经前一月大便先流血方

方药：熟地五钱　巴戟二钱　当归三钱　杭芍三钱　白术四钱　白芥二钱　寸冬四钱　泡参三钱　升麻四钱

用法：煎水服。

（金沙县五区中医陈席诊献方）

二六、治妇女月经不调赤白带方

方药：生地二钱　白术二钱　白芍二钱　白茯苓三钱　玄胡二钱　丹皮二钱　山茱萸三钱　山药二钱　阿胶二钱　甘草—钱　香附米三钱

用法：水煎服。

（德江县七区杉树乡杨辅官献方）

二七、治月经前期腰痛方

方药：全归二钱　香附三钱　玄胡二钱　淮膝三钱　木香二钱　条芩三钱　枳壳二钱　骨皮二钱　熟地二钱　川芎二钱　白芍二钱　陈皮钱半　粉草—钱　生姜三片

用法：水煎服。

（德江县稳平区彭传习献方）

二八、治月经后期方

方药：归身三钱　官桂二钱　吴萸二钱　玄胡二钱　桃仁二钱　红花钱半　干姜二钱　丹皮二钱　炙草二钱

用法：水煎服。

（德江县稳平区彭传习献方）

二九、治月经不调方

方药：当归身三钱　吴萸二钱　白茯苓三钱　玄胡二钱　木香二钱半　淮膝二钱　条芩三钱　川芎三钱　丹参二钱　骨皮二钱半　香附三钱　陈皮三钱　甘草二钱半

用法：水煎服。

（德江县稳平区罗运堂献方）

三〇、治月经过多方

方药：荠菜（俗名地米菜）六钱至一两　煎服

附注：又治产后恶露过多。

（贵阳中医进修学校教授张致安献方）

三一、治种子方

症状：治血海虚寒，久不孕育，适于后天性不妊症。

方药：淮山药八钱　秦归身四钱　黑附片二钱　上肉桂二钱后入药炒　补骨脂三钱炒　小茴二钱煅　紫石英一钱　核桃仁三钱　真鹿角胶二钱

服法：另炖冲服。

（贵阳市中医医院中医张异鹤献方）

三二、治无子体肥不能受孕方

方药：熟地四钱　当归三钱　白芍三钱　川芎二钱半　法夏三钱　茯苓三钱　广陈皮二钱　香附二钱半　枳壳二钱半　甘草一钱半

服法：水煎服。

（遵义市中医医院献方）

三三、治无子体瘦不能受孕方

方药：熟地四钱　生地三钱　当归三钱　白芍二钱半　川芎二钱　人参三钱　茯苓二钱半　黄芩二钱　香附二钱半　广陈皮二钱半　甘草一钱

服法：水煎服。

（遵义市中医医院献方）

三四、治经期准不孕方（必孕汤）

方药：(1) 川续断　沙参　杜仲　全归　益母草各三钱　川芎　橘红　香附各二钱　西沙仁　红花各一钱

服法：水煎服。

附注：至期吃四副即孕。

(2) 丹参研末　每服二钱。

服法：热存酒送下，两月内即受孕。

（惠水县城关联合诊所杨性初献方）

三五、治种子方

方药：红花二钱　紫草三钱　川芎二钱　生地四钱　血藤四钱　抽筋黄扇二钱　白藓皮四钱　鸡冠花五钱

服法：泡酒服。

（遵义县松林乡草药医罗万荣献方）

三六、治妇人连胎生女方

方药：生地三钱　黄柏一钱　益智仁三钱盐水炒　当归二钱酒炒　杭芍三钱酒炒　于术二钱　法半夏三钱　川芎一钱　砂仁一钱盐水炒　麦冬三钱去心　建莲米三钱去心　甘草一钱炙

用法：内服。

（金沙县五区中医余崇田献方）

三七、治妇人无子方

方药：当归三钱　知母二钱　川芎二钱　甘草钱半

用法：煎水常服，另以文术五钱　三棱五钱　研末开水吞服。

（德江县彭传习献方）

崩　带

一、治月经不调赤白带下肚腹冷痛方

（当归四逆汤加吴萸生姜）

方药：桂枝六钱　白芍六钱　当归一两　北辛二钱　木通四钱　吴萸三钱　生姜四钱　大枣十二枚　陈艾引

服法：水煎服。

（鳛水县寨坝中西联合医院李森云献方）

二、治妊娠白带方

方药：党参三钱　箭芪二钱　当归三钱　川芎二钱酒炒　黄芩三钱　白术三钱研　香附三钱

服法：水煎服。

（福泉县联合诊所陈璧栋献方）

三、治白带方

方药：白术三钱　淮山三钱　白芍四钱　人参二钱　苍术三钱　甘草一钱　柴胡六分　陈皮五分　荆芥五分　车前子三钱

服法：水煎服二剂，轻四剂即止。

（黔西县饶季煊献方）

四、治黄带方

方药：淮山药用芡实一两　黄柏二钱　车前子一钱　白果十牧

服法：水煎服。

（黔西县饶季煊献方）

五、治白带方

方药：当归　白芍　黄芪　乌贼骨　阿胶　黄芩　熟地　甘草

附注：来方未注明份量及用法。

（余庆县第一期中医进修班献方）

六、治带症方

方药：当归　白芍　熟地　杜仲　故纸　淮山　胶珠　炙芪　条芩　茜草　煨姜

附注：来方未注明份量及用法。

（余庆县第一期中医进修班献方）

七、治赤白带下方

方药：（1）当归身　香附子　酒白芍　生地黄　炒黄柏　樗根皮　牡丹皮　玄胡索

炒川芎　炙苍术　白茯苓　赤石脂　炙甘草

（2）炙苍术　当归身　炮姜炭　地榆炭　滑石粉　小茴香　侧柏叶　川黄连　羌活　防风　广木香　伏龙肝

附注：来方未注明份量及用法。

（贵阳市中医医院张传润献方）

八、治妊娠白带，及一切白带方

方药：熟地五钱　淮山三钱　枣皮三钱　丹皮三钱　茯苓三钱　泽泻三钱　银杏七个　大枣十个　黑豆五钱

（都匀县联合诊所王文周献方）

九、治白带方

方药：云苓　郁李仁　柏子仁　银杏去壳各一两

服注：为末蜜丸早晚空心服。

（鳛水县六区中医周保安献方）

一〇、治虚损带下方

方药：棉黄芪　当归身　白芍药　西党参　炒白术　广陈皮　升麻　柴胡　半夏　山药　白茯苓　杜仲　白果十四枚

附注：来方未注明份量及用法。

（贵阳市中医医院张传润献方）

一一、治白带方

方药：用新鲜白茶花数朵　白绸子烧灰，不居多少

胀法：白酒蒸服，白糖为引。

（盘县草药医杨国安献方）

一二、治白带方

方药：白芷　白鸡冠花　白木槿花　白藕泡各五钱

服法：炖刀口肉服。

（金沙县三区太平乡蓝明舟献方）

一三、治白带方

方药：团鱼头　葵花心　河头的石甲虫

服法：共焙干研细末，兑烧酒服。

（金沙县五区少数民族杨海清献方）

一四、治红崩白带方

方药：黄牛刺的根兜约重半斤

治服：每次用一两，红崩用白鸡冠花作引，白带用红鸡冠花作引。

附注：这是四代未传出的秘方。

（黎平县中医周济世献方）

一五、治白带单方

方药：白扁豆花一两研末

服法：每服二钱黄酒吞下日服二次。

（黔西县饶季煓献方）

一六、治白带心腹作痛

方药：元胡索醋炒　五灵脂醋炒　草果　没药各戥分

服法：共研细末，每服三钱，热酒送下。

（惠水县中医车鼎荣献方）

一七、治红白带方

方药：青葙子二两　红糖或白糖

治法：如为红带则用青葙子熬红糖（放水熬）。

如为白带则用青葙子放水熬白糖，日服四次。

（遵义市中医医院献方）

一八、治白带方

方药：用荞面共和煎饼

服法：用火酒为引送下。

（沿河县卫协会献方）

一九、治红崩白带淋症方

方药：用仙桃草

服法：煎甜酒服。

（瓮安县中医廖荣生献方）

二〇、治妇女白带方

方药：白青杠炭研细末

服法：用一小杯，另用鸡蛋一个调匀，放火酒三两，不搅，用火烧酒干为度，药熟即食之。

（开阳县中医代表会献方）

二一、治白带方

方药：狼毒二两　天贯贯二两

服法：同猪肉煮熟食之。

（开阳县中医代表会献方）

二二、治赤白带方

方药：柏树上油括下来

服法：把柏树油向火上烧起烟即止，铲下，放入钵内，研细，用时兑甜酒服，每次一钱，如患白的，多服几次即效。

（开阳县中医代表会献方）

二三、治赤白带下（并治男子淋病）方

方药：活鲫鱼　白术

治服：用鱼大小十尾以上，以有盖之砂罐，放火高热，以鱼入罐，密盖俟焦，研末，

配同量之白术干末，用窖酒或黄酒送服，每日1~2钱，轻者三日，重者十日内止。

（石阡县中医邱放龙献方）

二四、治白带方

方药：蛆儿草　牛膝　金瓢儿草

服法：水煎服。

（鳛水县王树云献方）

二五、治白带方

方药：洋硫黄五钱　白芍一两酒炒

服法：共研细末兑甜酒服。

（鳛水县中医交流会献方）

二六、治白带单方

方药：红花一两二钱　白鸡冠花五钱

服法：泡酒吃每次一两五次服完。

（遵义县易树华献方）

二七、治白带方

方药：柏香油一两　白糖一两　白果肉一两

服法：开水蒸服。

（遵义县中南乡甘济群献方）

二八、治妇女白带方

方药：扁豆四钱　海蛸四钱　白芷四钱　龙骨三钱　白木花三钱　鸡冠花三钱

用法：煎水服。

（金沙县五区中医余崇田献方）

二九、治妇人赤白带下方（不论年月深久）

方药：干姜炒黑五分　白芍酒炒二两

用法：共碾为末，每服一钱空心米饮调服。

（金沙县卫协会中草医药代表会献方）

三〇、治妇人白带方（并治男子白浊）

方药：干姜一两炮　百草霜二两

用法：研末每服一次温酒调服。

（金沙县五区中医林树堂献方）

三一、治赤白带下方

方药：赤小豆二钱　乌梅三钱　榔片三钱　白术二钱　羌活二钱

用法：水煎服。

（德江县七区安永文献方）

三二、治白带方

方药：野葫豆一两　杉油一钱半　别古草二钱（级级草）　紫苏二钱

691

用法：水煎服。三天即效。

（德江县赵茂云献方）

三三、治妇人白带方

方药：生明矾　生牡蛎

用法：等份研细末，用棉或纱布裹如球状，用线将一端扎紧，纳入阴道，用一、二次即生效，数次可愈，如能配合内科治疗，收果更大。

（贵阳中医进修学校刘锡卿献方）

三四、治血崩方

症状：面唇苍白，头额大汗如雨，呼吸紧张，脉搏快，迷糊不省人事。

方药：京胶五钱另兑服　乌附片一两　力参五钱　川续断五钱　熟地七钱　炙甘草二钱　当归身五钱

服法：以上除胶外用文武火煎浓温服。每三小时服一次。

（道真县中医高文彬献方）

三五、治红崩不止方（先服）

方药：桂枝钱半　柴胡二钱　杜仲钱半　生地钱半　香附二钱　红花四分　归身二钱　炙草一钱　丹皮钱半　麦冬二钱

服法：水煎服。

（天柱县石洞卫生所潘森鋆献方）

三六、治红崩不止方（后服）

方药：白术二钱　白芍钱半　丹皮钱半　干姜钱半　肉桂八分　人参钱半　炙草一钱　鹿角霜钱半

服法：水煎服。

（天柱县石洞卫生所潘森鋆献方）

三七、治红崩白崩方

症状：周身痛左少腹痛。

方药：生地　当归　光连　黄柏　川芎　藁本　知母　防己　羌活　柴胡　升麻　北辛　荆芥　红花　炙草　荆子不用引

附注：来方未注明份量及用法。

（金沙县中医温世泰献方）

三八、治崩症不止冲任虚症方

方药：当归　川芎　杭芍　牡蛎　阿胶　龙骨　盐付　炮姜　棕榈　甘草　艾叶引

附注：来方未注明份量及用法。

（金沙县中医温世泰献方）

三九、治崩症冲任治愈方

方药：党参　白术　炙芪　广皮　制升麻　制柴胡　熟地　当归　香附　续断　黄柏　知母　炙草　姜枣引

附注：来方未注明份量及用法。

（金沙县中医温世泰献方）

四〇、治血崩方

方药：当归三钱　川芎三钱　制香附三钱　炒蒲黄二钱　炒苍术三钱　红花一钱　炒黄芩三钱醋炒　荆芥二钱　红茶花二钱

治法：水煎冲服。

附注：忌食生冷。

（福泉县联合诊所中医陈璧栋献方）

四一、治经来黑色形如屋漏水方

症状：头晕目眩，小便微痛，恶心呕吐，或咽中如鱼腥臭。

方药：当归　川芎　生地　柴胡　杭芍（酒炒）　白术（蜜炙）　香附　元胡索各一钱　黄芩　三棱各八分　生姜一片　大枣一枚

治法：水煎。临睡时服。忌食生冷发物。

（大定县中医代表王懋林献方）

四二、治血崩方

方药：巴戟　首乌　生地　蒲黄　赤石脂　续断　侧柏叶　阿胶　甘草　大枣

附注：来方未注明份量及用法。

（余庆县第一期中医进修班献方）

四三、治血崩方

方药：当归　白芍　白芷　地榆　阿胶　藕节　生地　甘草　陈艾引　广香　白术

附注：来方未注明份量及用法。

（余庆县第一期中医进修班献方）

四四、治血崩方（芎归胶艾汤）

方药：川芎　甘草　陈艾　当归　芍药　阿胶　熟地

附注：来方未注明份量及用法。

（余庆县第一期中医进修班献方）

四五、治崩症方：（归脾汤加龙骨牡蛎乌贼骨汤）

方药：黄芪　当归　人参　白术　茯神　枣仁　圆肉　远志　甘草　木香　生姜　大枣　龙骨　牡蛎　乌贼骨

附注：来方未注明份量及用法。

（沿河县卫协会献方）

四六、治崩症方

方药：当归　白芍　金樱子　酒芩　甘草　白鸡冠花　石苇　蒲黄炒　金针根引

附注：来方未注明汾量及用法。

（鳛水县四区中医袁爱林献方）

四七、治崩漏方

症状：妇女经初起淋漓不断，一年半年之后，身体瘦弱，腰酸腿软，如医治不好影响生命。

方药：阿胶珠六钱　椿银白皮一两（即椿机根刮去粗的外皮）
治法：水熬出汁滤去渣，再将阿胶加入熬溶吃。

（黄平县杨济安献方）

四八、治崩症方

方药：白芷二钱　藿香一钱　荆芥二钱　枳壳一钱　棕根二钱　四块瓦五钱
服法：泡酒服。

（遵义县鞠如坤献方）

四九、治血崩方

方药：棕榈炭二钱　当归二钱　红花二钱　川芎二钱　木香二钱
服法：水煎服。

（遵义县中医芦华云献方）

五〇、治崩症方

方药：全归四钱　地黄四钱　白芍五钱　川芎三钱　丝瓜络二两
治法：用丝瓜络烧灰，再合上药，煎水服。

（遵义县中医白万良献方）

五一、治红崩方

方药：白毛乌骨鸡（去毛及肠杂）一只　金樱子杉（切细装入鸡肚内）四两
治法：用酒黄去药渣，空心服汤及鸡肉，一次吃不尽可分次服食，一剂生效。

（正安县蒋席云献方）

五二、治崩症方

方药：马奶根　小红子根　池竹根　米决根
治法：用子鸡结死去肠肚，将药装入吐内炖服，不入引，不入盐。

（鳛水县寨坝区联合医院杨炳云献方）

五三、治崩症方

方药：用猪腰子草煎服

（鳛水县坝寨联合医院贺治卿献方）

五四、治崩症方

方药：大米包根四十七根　煎甜酒兑服一、二碗。

（金沙县中医温世泰献方）

五五、治崩症不止方

方药：锅烟子　棕榈炭人头发烧灰　棉花子打翻
服法：兑黄糖水服。

（金沙县中医温世泰献方）

五六、治崩症方（华陀愈风散）

方药：荆芥炭五钱
治法：兑童便服。

（金沙县中医温世泰献方）

694

五七、治血崩不止方

方药：用陈棕口袋一个烧灰存性。

服法：熬水服之即止。

附注：或加入胶艾汤煎服更效。

（遵义县李梅村献方）

五八、治红崩方

方药：棉花籽一两　棕树白皮一两

治法：共煅存性磨细存粉，用童便调服，二次方愈。

（贵筑县青岩区联合诊所瞿克成献方）

五九、治崩症方

方药：大蛇泡根　小蛇泡根　灵脂各等份

治法：打汁和掏米水服。

［毕节（苗族）草药医熊志安献方］

六〇、治血崩症方

方药：土当归炮　棕实斯　白头翁　月月开　陈棕口袋　煨姜

治法：共熬水服。

（金沙县五区少数民族杨海清献方）

六一、治红崩方

方药：荆芥五钱

治法：研细末，兑童便服。

（金沙县三区太平乡蓝明舟献方）

六二、治血崩方

方药：贯仲一两

服法：熬水服立止。

（黔西县王焕新献方）

六三、治血崩方

万药：黄瓜草

治法：捣烂挤水酒引火砖烧红炊水服之。

（沿河县卫协会献方）

六四、治妇女红崩方

方药：红青杠炭研细末

治法：用一小杯，另用鸡蛋一个调匀，放火酒三两，不搅，用火烧酒干为度，药熟即食之。

（开阳县中医代表会献方）

六五、治妇女崩症方

方药：红蒙子树皮四两　水芹二两

695

服法：用酒煮服即愈。

（开阳县中医代表会献方）

六六、治经行三月不止方

方药：龙骨五钱　续断四钱　当归二钱　川芎二钱炒　蒲黄二钱炒　盐侧柏三钱引

（石阡县中医曾念之献方）

六七、治红崩方

方药：（1）陈棕皮　陈棕杆

治法：烧灰对米酒酿子吃。

（2）滥铧口尖烧红淬水吃。

（石阡县中医余化隆献方）

六八、治血崩不止方

方药：以胎儿头发烧灰，冲开水服即止。

（天柱县中医代表会献方）

六九、治崩漏方

方药：棕子不嫩不老的焙焦为末。

服法：每服五钱，兑酒。

（鳛水县二区中医赵策勋献方）

七○、治崩症方

方药：满山红根去粗皮八两

治服：捣细对淘米水每日三次。

（鳛水县寨坝双龙中医未列姓名献方）

七一、治崩漏方（蕉花散秘方）

方药：美人蕉红花（即花园内栽培的美人蕉）　不拘多少，平时收来晒干

治法：碾成细末瓶装好，用时早晚用酒吞下二钱，轻的吞三天即好，重的吞七天就好。

（黄平县韩鸣皋献方）

七二、治崩漏方（陈棕炭汤验方）

方药：（就是多年的棕口袋或棕绳子）拿多年的棕口袋烧燃（不可烧得大过成灰）

治法：放在碗内，开水吞下或滤去渣，用白醋（本地叫酒醋）一酒杯冲下吃，即日血即减少，三次而止。

（黄平县韩鸣皋献方）

七三、治血崩方

方药：红龙须五钱　甜酒一杯

治法：将药煮甜酒服。

（遵义县松林乡草药医张俊臣献方）

七四、治崩症方

方药：元胡索二两

696

服法：兑酒服。

（遵义县丁台乡草药医王先科献方）

七五、治崩症方

方药：青梧桐皮二两　发灰荆芥炭等份

服法：兑酒服。

（遵义县松林诊所傅小岗献方）

七六、治止崩方

方药：马耳丝结

服法：兑酒服。

（遵义县毛坪乡草药医张建堂献方）

七七、治崩症方

方药：红汗菜

服法：炒黑兑水服。

（遵义县工农乡草药医雷电云献方）

七八、治崩症方

方药：山枇杷生用一两（用根）

服法：擂绒兑火酒服。

（遵义县爱国乡中医周国贤献方）

七九、治崩症方

方药：陈艾　火酒

制法：先用火酒把陈艾熬熟，再用酒兑本人血充服。

（遵义县马蹄乡吴必好献方）

八〇、治血崩方

方药：马蹄草　五皮风

服法：兑淘米水蒸服。

（遵义县西安乡中医李文彬献方）

八一、治崩漏方

方药：巨巨藤根三钱　地榆根三钱

服法：将上药打碎，兑酒服。

（遵义县南木乡中医吴占云献方）

八二、治红崩方

方药：水竹叶一两（去毛）　茅草根一两（去壳）　灯草五钱

脉法：水煎服。

（遵义县李梓乡中医赵云华献方）

八三、治妇人血崩不止方

方药：人指甲

用法：烧存性，吃三次即愈。

（中医王传明献方）

八四、治妇人血崩方

方药：柏椒子根

用法：研末以甜酒水送吃后一小时，再服油汤一碗。

（无献方人姓名）

八五、治老妇血崩方

方药：阿胶九钱　全归九钱　红花八钱　冬瓜子一钱

用法：煎水服。

附注：血止后，如发热，以细茶叶水煎服。

（德江县煎茶区佘德和献方）

八六、治妇女久崩不止方

方药：三青菜二两　陈棕灰五钱　侧柏叶一两　地榆根　茅草根引

用法：煎水服。

（德江县煎茶区李吉泰献方）

八七、治妇人血崩方

方药：五灵脂一两

用法：一半熟的，一半生的为末，每服一钱，以温酒调下。

（金沙县五区中医林树堂献方）

八八、治妇人红崩方

方药：香当皮二钱　（走马胎）红浮漂二钱　水桉板根一钱

用法：蒸酒服。

附注：来件人用法不详。

（金沙县孙云古献方）

八九、治妇女下血不止方

方药：潞参一两五钱　洋参二钱

用法：调蜂糖水煎服即愈。

（德江县七区简宗伯献方）

九〇、治强壮女人血崩方

方药：青早花五钱　石骨草

用法：以火酒服下。

（德江县稳平区无献方人姓名）

九一、治血崩方

方药：吕宋果三钱（炮半焦）研末

用法：以火酒吞下即止。

（德江县稳平区彭传习献方）

698

九二、治妇女血崩方

方药：多年旧烟袋杆（以色紫油透者佳）

用法：截一寸烧灰，用酒调下即止。

附注：凡血崩诸药不效者，用之甚验。

（德江县稳平区冉崇强献方）

九三、治红崩方

方药：当归　条芩　升麻　广香　云苓　地榆　蒲黄　白术　川柏　香附　甘草　阿胶三钱炒另加

用法：水煎服。

（德江县稳平区罗运堂献方）

九四、治红崩白带方

方药：红白玉簪花

用法：煨肉吃。

（德江县张钟生献方）

九五、治崩症方

方药：胭脂　粉头　白芍

用法：炖肉服。

（德江县向佑章献方）

九六、治妇女红崩方

方药：棕树上的棕子一两

用法：炒焦，研末，煮甜酒服。

（贵阳中医进修学校刘锡卿献方）

胎　前

一、治胎动见红方

方药：当归身三钱　川芎二钱　香附研二钱　白术三钱炒　荆芥二钱　羌活三钱酒炒　黄芩三钱

服法：水煎服。

（福泉县联合诊所陈璧栋献方）

二、治胎动肚痛方

方药：桔梗二钱　黄芩二钱　生地二钱五分　粉草二钱　黄芪三钱　杭芍三钱　熟地三钱白术三钱　山萸三钱　茯苓二钱　木香三钱　广皮一钱　通草五分引

附注：本方专治劳动过度，胎动不安，腹痛不止，照方服三剂，可保胎安，其痛自止。

（大定县中医代表王懋林献方）

699

三、治孕前各症方

方药：油朴姜汁炒　枳壳麸炒　酒芍　黄芪　川贝研细冲服　当归　荆芥　菟丝酒泡　川芎　甘草　生姜　陈艾

附注：来方未注明份量及用法。

（余庆县第一期中医进修班献方）

四、治安胎方

方药：白术　白芍　黄芩　杜仲　菟丝　当归　阿胶　续断　陈艾

附注：来方未注明份量及用法。

（沿河县卫协会献方）

五、治难产方

方药：当归三钱　木香三钱　羌活三钱　独活三钱　防风三钱　防己三钱　瞿麦三钱　淮通三钱　半夏三钱　前仁六钱　牛膝六钱　千年陈石灰八两

服法：共末水煎服下。

六、治孕妇肚痛胸满方

方药：川芎五钱　当归五钱　艾绒三钱

服法：熬水服。

（遵义县小官乡张光福献方）

七、治妊娠遗尿方

方药：用益智仁研末

服法：米汤送下。

（贵阳市中医医院陈真一献方）

八、治妊娠瘾症方

方药：用红枣烧存性

服法：米汤送下。

（贵阳市中医医院陈真一献方）

九、治临产下痢方

方药：用山栀炭研

服法：酒服一匙（空心服）。

附注：病甚服五剂。

（贵阳市中医医院陈真一献方）

一〇、治难产方

方药：小月二两

服法：童便溶化，温服即下。

（黔西县王焕新献方）

一一、治胎动下血方

方药：葱白一把

700

服法：煮胶汁饮之，婴儿未死即安，已死即下。

（黔西县王焕新献方）

一二、治保产催生秘方

方药：花桑根皮（即药中桑白皮）　宽三分长七寸为度。用三匹园麻根皮宽三分长七寸为度。用三匹。

服法：此药用清水三杯，熬至一杯，温热吃，吃后即照料产妇坐好。

附注：吃此药后，由五分钟到卅分钟时间内就要生产。

（黄平县韩鸣皋献方）

一三、治胎前受寒单方

方药：大雄鸡一个　全归四两

服法：将药放鸡腹内，煮来吃汤。

（遵义县银河乡中医李贵元献方）

一四、治胎动不安方

方药：八月瓜头一个

服法：煎水服。

（遵义县莲池乡草药医龚绍章献方）

一五、治胎产不下方

方药：指甲花四十粒　门斗上下灰一撮

服法：兑开水服。

（遵义县野里乡草药医陈大明献方）

一六、治胎盘不下方

方药：韭菜头二两　烧酒二两

服法：将药捣烂，兑烧酒包脐腹部即下。

（遵义县野里乡草药医陈大明献方）

一七、治横生难产方

方药：全归二两　广川芎一两五钱　血余一撮　烧存性龟板生用八钱

服法：水煎服。

（遵义县保健站鞠如坤献方）

一八、治难产方

方药：阴桃三个　白草霜二钱　门斗灰二钱

服法：水煎服。

（遵义县青杠乡中医雷树明献方）

一九、治胎产不下方

方药：蓖麻子一五粒　麝香三厘

服法：将蓖麻子研末用厚纸摊上再撒上麝香，将药贴肚下面。

（遵义县李梓关中医赵呈顺献方）

二○、治妊娠二月，不食，常吐方

方药：桂枝三钱　白芍三钱　炙草二钱　生姜三片　枣四枚（劈）

用法：水煎服。

附注：身无寒热，只食不下，常吐者，服之有效。

（德江县中医张庆元献方）

二一、治孕妇下血方

方药：白术二钱　归身三钱　黄芩三钱　川柏二钱　蒲黄一钱　杭芍二钱　荆芥二钱　柴胡二钱　生地二钱　淮山二钱　栀子三个　京墨引

用法：水煎服。

（德江县中医李世忠）

二二、治催产方

方药：当归　川芎　益母草

用法：煎水服。

（德江县煎茶区中医余德和献方）

二三、治孕妇身肿脚手四肢肿方（子气）

方药：桔梗二钱　青木香二钱　腹毛钱半　升麻钱半　白茯苓二钱　川芎钱半　甘遂二钱　花片二钱

用法：水煎服。

（德江县稳平区彭传习献方）

二四、治催生方

方药：白草霜

用法：研末，每服三钱，紫蒜汤下。

（德江县稳平区罗运转献方）

二五、治妇人保胎方

方药：酒归三钱　砂仁钱半　熟地二钱　条芩二钱　川芎二钱

用法：煎水服。

（德江县彭传习献方）

二六、治妊娠水肿方

症状：素有心脏病遇孕即发面部及四肢均肿面目时红时白，眠食均不佳，心悸多汗或咳。

方药：纹党三钱　朱茯神三钱炒　枣仁三钱　当归二钱　远志钱半　龙眼二钱　焦术二钱　黄芪二钱　五味一钱　白芍三钱　广皮一钱　炙草一钱　红饭豆一两

治法：红饭豆一两先煮滤过，再以水煎各药。

服法：红饭豆水煎服。

（贵阳市中医医院中医刘子湜献方）

二七、治妊娠呕吐方

方药：灶心土二两　姜半夏三钱

服法：水煎服。

治法：先以灶心土煅红投入清水内，候澄清后，并将半夏用姜汁炒过，再并煎。

（贵阳市中医医院中医刘子湜献方）

二八、治妇人好食生米方

方药：陈皮二钱　白术钱半　丁香钱半　人参二钱　诃子二钱　枣皮二钱　甘草一钱
服法：水煎服。

（天柱县石洞卫生所潘森凿献方）

二九、治孕妇阴肿

症状：妇女怀孕后术产之前阴部小阴唇高度水肿突出，通亮如球。
方药：外用艾叶　防风　大戟各三钱
治法：熏洗。
服法：内服加味龙胆泻肝汤。
方药：胆草三钱　生地三钱　淮通三钱　柴胡三钱　黄芩三钱　泽泻三钱　川连二钱　黄柏三钱　甘草二钱　灯心引

（天柱县张思瑶献方）

三〇、治子宫脱出方

方药：（1）内服：
滚山珠一钱　山螺丝　蚌壳各一钱
服法：水煎服。
（2）外用
马蹄香五两　野香苏五两
治法：用盆渗水烧红三个石头投水入内熏子宫，但子宫用布挡着。

（威宁县草药医朱光镜献方）

三一、治孕妇损胎、腰腹痛下身见红方

方药：艾叶二钱　熟地三钱　续断二钱　白芍三钱　杜仲三钱　鹿胶三钱　川芎钱半　补骨脂盐炒一钱　甘草钱半　当归三钱
服法：急火煎服。

（贵筑县青岩区联合诊所瞿克成献）

产　后

一、治产后腹痛方

方药：（1）归尾四钱　川芎三钱　桃仁二钱　玄胡二钱半　红花一钱半　干姜一钱
服法：水煎冲酒服。
（2）当归四钱　川芎三钱　桃仁二钱　玄胡二钱半　红花一钱半　益母草四钱
服法：水煎冲酒服。

（黔西县饶季煊献方）

703

二、治产后中风方

症状：中风不语、四肢抽掣、不省人事。

方药：剂芥穗炒研末

服法：童便调服三钱。

附注：如口噤，用童便煎灌之。

（黔西县饶季焌献方）

三、治产后腹痛方（加味生化汤）

方药：当归六钱　川芎四钱　红花八分　桃仁三钱　益母草三钱　炮姜二钱　（有时用生姜二钱）　砂仁二钱　荆芥二钱

附注：此方在产后腹痛的情况下，服加味生化汤即愈。如产后无乳时则加阿胶、西党、黄芪、各四钱，服二三剂也可来乳，上方经我院试用有二十余例、没一列无效。

（遵义市中医医院献方）

四、治胎盘不下方（牛膝汤）

方药：牛膝　木通　滑石　瞿麦　川芎　当归　龟板　血余烧灰

服法：童便半杯兑服。

（余庆县第一期中医进修班献方）

五、治产后腹痛方（生化汤）

方药：当归　川芎　桃仁　黑姜　甘草

附注：来方未注明份量及用法。

（余庆县第一期中医进修班献方）

六、治产后方

方药：当归　川芎　炙草　黑姜　桃仁　红花　芥炭

附注：来方未注明份量及用法。

（余庆县第一期中医进修班献方）

七、治产妇阴门不闭方（参芪汤）

方药：当归二钱　川芎二钱　洋参一钱　生地二钱　粉丹二钱　白芍二钱　炙芪二钱　甘草二钱　血余引

服法：水煎服速效。

（遵义县金鸡乡中医刘洪章献方）

八、治产后停瘀小腹胀满方

方药：干姜一两　没药五钱　血竭五钱

服法：20岁至30岁用全方，30岁以上者加玉京一钱水煎服。

（遵义县排军乡中医李子开献方）

九、治产后血块痛方

方药：用山楂沙糖少许

服法：煎服。

（贵阳市中医医院陈真一献方）

一〇、治产后烦渴方

方药：用生莲心为末

服法：米汤送下。

（贵阳市中医医院陈真一献方）

一一、治产后血虚气弱汗出方

方药：用淡竹叶或马齿苋

服法：煎服。

（贵阳市中医医院陈真一献方）

一二、治胎盘不下方

方药：用猪仲管煎水服

（鳛水寨坝中西联合医院李森云献方）

一三、治产后血昏方

方药：当归尾四钱　川芎二钱炒制　香附三钱酒炒　黄芩三钱　炒苍术三钱　红花二钱　桃仁研二钱　干姜炮黑二钱　醋炒荆芥穗三钱

服法：好酒煎服一匙即醒。

附注：最忌用水，此病来之最急，虽有药，恐一时备之不及，最好在将临产前，先备药煎好，产后不论昏与不昏，均可以服。

（福泉县联合诊所陈璧栋献方）

一四、治产后子宫痛心跳方

方药：（1）杜仲皮一两　草果一两

服法：用不洗过的猪腰子，用刀花开成片，将药末在每片搽上，仍将腰子合拢，放饭上蒸热分四次服完，共服两天。

（2）用铁马鞭不拘多少。

服法：水煎服，每天三次，每次一小杯。

（剑河县台沙乡杨义珍献方）

一五、治胎盘不下方

方药：芒硝三钱　土牛膝三钱

服法：水煎童便冲服。

（沿河县卫协会献方）

一六、治产后腹痛方

方药：用紫菀煮甜酒吃

附注：治产后腹痛特效。

（瓮安县中医汪炼久献方）

一七、治产后瘀血未尽，少腹作痛方

方药：瓦弄三钱

服法：烧红用童便（小孩尿）淬七次取出，研细，兑酒服，每次服一钱。

（开阳县中医代表会献方）

一八、治生产三日不下方

方药：苏叶四两

服法：煎水和乱头发烧灰服，五分钟下，母子无伤。

（石阡县中医曾念之献方）

一九、治产后血晕方

方药：荆芥一两

服法：熬酒醋熏鼻。

（遵义县银江乡中医熊克昌献方）

二〇、治胎盘不下单方

方药：蓖麻手一两　冷饭半一碗

服法：将药饭捣烂包脚心。

（遵义县松林乡草药医杨银安献方）

二一、治胎盘不下方

方药：鸡毛一斤

治法：将鸡毛扫喉，用力挺着腰部即下。

（遵义县松林乡草药医张俊臣献方）

二二、治产后脱肠方

方药：肥皂角二两

治法：将菜油四两和皂角打烂，热水一盆泡肠；另用牙皂末少许取喷嚏即效。

（遵义县西安乡周桂林献方）

二三、治产妇阴门不闭方

方药：石灰四升　开水一壶

治法：将石灰四升，放在桶内以开水掺下，令产妇坐桶上自收。

（遵义县谢家乡中医任世俊献方）

二四、治产后阴肿方

方药：乳香三钱　火葱二两

服法：捣细炒热包患处。

（遵义县孙安邦献方）

二五、治产后发热晕眩方

症状：发热头出汗，或大便坚、晕眩，或往来寒热。

方药：柴胡四钱　黄芩二钱半　半夏二钱　潞参二钱半　炙草钱半　大枣三个（劈）　生姜二钱半

用法：水煎服。

（德江县中医张庆元献方）

二六、治产后血崩方

方药：当归一两五钱　白芍三钱　川芎八钱　甘草一钱　红花五分　桃仁一钱　熟地五分

706

用法：水煎服。

附注：如血不止，重加当归、川芎。

（德江县三平区中医牟嗣德献方）

二七、治产后气痛方

方药：田中大牛毛毡

用法：煎鸡蛋吃立止。

（王德乾献方）

二八、治产后寒痛厥递方

方药：当归三钱　桃仁三钱　红花钱半　肉桂二钱　广香二钱　车前子三钱　木通二钱
辰砂二钱（兑水吞服）　炮姜引

（德江县中医李世忠献方）

二九、治产后乳汁自出不止方

方药：黄芪　五味子

用法：水煎服自止。

（德江具煎茶区余德和献方）

三〇、治产后乳汁断少方

方药：黄芪—两　当归—两　通草—两

用法：煮猪蹄连汤食之。

（德江县煎茶区李吉泰献方）

三一、治胞衣不下方

方药：牛膝　木通　归尾　枳壳　滑石　葵子

用法：水煎服。

（德江县煎茶区余德和献方）

三二、治妇人产后身冷发战方

方药：白荆条

用法：煨酒服。

（赫章县中医赵尧臣献方）

三三、治妇人胎衣不下或死胎不下方

方药：独脚莲

用法：研细冲酒服。

（赫章县中医赵尧臣献方）

三四、治产妇衣胞不下方

方药：五灵脂四钱　蒲黄三钱

用法：煎水服。

（金沙县五区中医余崇田献方）

三五、治胞衣不下方

方药：蓖麻子十四颗

707

用法：包产妇脚心（生的小孩是男的，此药包在产妇的左脚心，如生下的孩子是女的，包在产妇的右脚心）。

三六、治胞衣不下方

方药：官桂二两　均姜二两

用法：研末，酒妙热，包小腹，另以官桂一两熬水服。

三七、治妇人产后发乳方

方药：黄七一两　当归一两　白芷三钱　通草四钱

用法：炖猪拖泥肉一斤，每顿吃饭，吃一次。

三八、治妇女流产后或生小孩后发生晕倒（休克）方

方药：黄芪半斤　酒醋一斤

用法：煎服。

三九、治死胎不下方

方药：麝香三分　安桂二钱　姜引

用法：酒煎服。

四〇、治胞衣不下方

方药：当归二钱　桃仁二钱　红花二钱　归尾二钱　川芎二钱　茅根七根

用法：水煎服。

四一、治死胎不下方

方药：川芎二钱　当归二钱　龟板三钱　黑豆子二钱　人头发一团

用法：煎水服。

四二、治死胎不下方

方药：麝香五分　肉桂二钱

用法：研末酒调服。

四三、治胞衣不下方

方药：蓖麻子廿个

用法：冲烂包脚心，生男贴左脚，生女贴右脚。

四四、治产后二日喘咳方（参苏饮）

方药：苏木二两　人参一两

用法：水煎服。

（德江县稳平区简宗伯献方）

四五、治胎盘不下方

方药：团鱼头

用法：碎粉拌冷饭包脚心，即可下。

（德江县兴隆黄修文献方）

避 孕

一、避孕方

方药：雄黄五分　雌黄五分　麝香五分

治法：共研末撒于十二贴膏药内，每月经来时敷于脐部，以至月经终止。

附注：行房后再为去掉，每次来经时均照敷。

（黄平县韩鸣皋献方）

二、避孕方

方药：（1）用油煎水银一日方息

服法：空心服，枣核大一丸，永绝育。

方药：（2）用故蚕纸方圆一尺烧为末

服法：酒饮调服，终身不孕。

（贵阳市中医医院张传润献方）

三、避孕方

方药：冬虫草一两　元寸一钱　黄腊二两　熔化为丸0.5

服法：每天早晚各服一丸连服三月，可避孕二年。

（丹寨县人民医院中医陈永明献方）

四、避孕方

方药：鹅毛一把（秤一下分量，要记住，第二、三次分量，要同第一次）

用法：将鹅毛放沙锅内焙干研末和浓茶一次吞服。

附注：应在月经净后二、三天服之，可连用三个月，即服三把焙过的鹅毛粉，但体弱者服后，有点患骨头疼，服后永无孕。

（贵阳中医进修学校郑深献方）

其他（杂病）

一、治妇人虚气方

症状：头痛，脑后骨痛，颈项强，两臂稍麻木，如痛风气者。

方药：广皮三钱　柴胡首三钱　川芎二钱　香附研三钱　薄荷叶二钱　荆芥穗二钱　马勃二钱　前仁三钱　甘草一钱

服法：水煎服。

二、治乳汁不通方

症状：气不足，乳汁不来。

方药：猪蹄一副　通草三两　川芎一两　甘草一钱　穿山甲十四片

服法：将猪蹄洗切加水六腕，用药煮约至三碗，加姜葱料取汁饮。

三、治经来如黄水方

症状：身体虚弱。

力药：玄胡一钱　冬瓜子五分　川芎一钱　当归钱半　乌药一钱　杭芍八分（酒炒）　小茴八分　熟地黄二钱　生姜三片

服法：清水煎服。

附注：忌生冷酸油。

四、治产后乳少方

方药：生黄芪一两　全当归五钱　白芷三钱

服法：煨有孔猪蹄服之。

五、治乳痈初起方

方药：大贝母四钱　白芷三钱　甲珠三钱　青皮二钱半　银花三钱

服法：酒煎服。

六、治乳中结核方

方药：当归三钱　白芍三钱　白术三钱　茯苓三钱　丹皮二钱　大贝母二钱半　炒栀子二钱　玄参二钱半　薄荷钱半　甘草一钱半　柴胡三钱　牡蛎二钱半

服法：用水煎冲酒服。

七、治心腹疼痛方

方药：酒炒元胡三钱　酒炒五灵脂三钱　炒蒲黄二钱

服法：酒水各半煎服。

八、治血气冲心腹痛方

方药：当归三钱　赤芍三钱　生地三钱　川芎二钱　元胡索三钱　香附子三钱　吴萸子二钱

服法：水煎服。

九、治孕妇阴户肿痛有滴虫奇痒小便赤热方（加味泻肝汤）

方药：生地三钱　当归三钱　川芎三钱　白芍三钱　柴胡四钱　枯芩四钱　胆草三钱　泽夕三钱　黄柏三钱　前仁三钱　支仁三钱　甘草二钱　茵陈三钱

服注：熬水服。

（安顺专区第二人民医院贾名川献方）

一〇、治肝郁血室晚间发烧方（从戌刻到子刻）（桂枝加芍药乌梅汤）

方药：桂枝四钱　芍药一两　甘草二钱　生姜二钱　大枣五枚　乌梅十二个

（安顺专区第二人民医院献方）

一一、治发乳方

症状：一般缺乳。

方药：当归六钱　文党六钱　黄芪六钱　白术四钱　阿胶六钱　白芍三钱

附注：经我院试用三十余例，未总结，在缺乳的人，一般是吃一付药就可以来乳，亦有多吃三付药来乳，产妇体虚缺乳的，在上述药物分量中，除白术四钱白芍三钱不加份量外，余药可以加至一两。

（安顺专区第二人民医院贾名川献方）

一二、治回乳方

方药：麦芽一两

附注：产妇或妇人因小孩死亡后而乳奶胀痛服回乳方，可以回乳解决乳痛苦。

（安顺专区第二人民医院贾名川献方）

一三、治忧郁成疾方（逍遥散）

方药：当归　白芍　茯苓　柴胡　甘草　干姜　薄荷　或加丹皮　山栀

附注：来方未注明份量及用法。

（余庆县第一期中医进修班献方）

一四、治癥瘕攻刺作痛方

方药：藿香三钱　智仁三钱　三棱三钱　文术三钱　桔梗三钱　枣皮二钱　陈皮二钱　肉桂二钱　广香二钱　甘草一钱

服法：水煎服。

（沿河县卫协会献方）

一五、治乳痈红肿初起方

方药：公英五钱　银花五钱　当归五钱　元参五钱

服法：服二次后，第三次再熬干，将药渣用布包上，过夜即消。

（都匀县联合诊所献方）

一六、治乳核方（荆防消毒饮加减方）

方药：（1）荆芥四钱　枳壳三钱　前胡三钱　川芎三钱　蒌壳四钱　大枣三枚　防风三钱　桔梗三钱　羌活三钱　楂核四钱　香附三钱　生姜三片　云苓三钱　柴胡四钱　独活三钱　花粉四钱　炙草二钱

服法：煎水先服。

（2）海藻四钱　羌活三钱　黄芪三钱　昆布四钱　独活三钱　查核三钱　花粉四钱　柴胡四钱　香附三钱　蒌壳四钱　当归四钱　枣皮三钱

附注：上方后服，由大而小，由厚而薄。

（3）外擦方：寸香一钱　鲫鱼一两　淮山二钱

治法：捶匀敷上日渐消小。

（都匀县联合诊所献方）

一七、治月经时口苦口干咳嗽面黄肚痛方

方药：当归二钱　川芎二钱　大小血藤各三钱　杏仁　防风　知母　益母草　红花各一钱　杜仲　红牛膝　紫苏　荆芥　木通各二钱　天冬　香附子　茯苓各三钱　童便引

附注：如咳嗽不止加化红一钱　山高粱一钱　水杨柳二钱　花粉二钱　蜂糖引

（石阡县中医邱放龙献方）

一八、治经闭久咳成痨方

症状：骨蒸潮热，咳嗽无痰，面黄体酸，自汗盗汗。

方药：人参三钱　白术四钱　茯苓三钱　当归五钱　生地三钱　黄芪五钱　法夏三钱　五味二钱　阿胶三钱　鳖甲三钱　炙草二钱

服法：水煎服。

附注：无人参可宜用党参代之，上方宜多服数剂方效。

（盘县医院吴典卿献方）

一九、治阴痒小便白色方

方药：连翘　槟榔　鹤虱　干漆烧存性　赤芍　苍术　胆草　灯心　份量按成人三钱，小儿一钱　酌加减。

（鳛水县四区中医袁爱林献方）

二〇、治女子心气痛方

方药：红活麻　黑芝麻各三钱

服法：水煎服。

（遵义县毛坪乡张建堂献方）

二一、治经期寒热往来方

方药：川芎二钱　当归四钱　砂仁二钱

服法：水煎服。

（遵义县新华乡中医周金泉献方）

二二、治经闭方（通经调气汤）

方药：川芎三钱　当归三钱　生地二钱　赤芍二钱　红花一钱　桃仁三钱　侧白桑四钱　茜草四钱　大黄四钱醋炒

服法：水煎服。

（遵义县爱国乡周国贤献方）

二三、治乳痛方

方药：白芷三钱　贝母二钱研细

服法：兑酒吞服。

（遵义县石板乡中医宋毓章献方）

二四、治月经不通方

方药：用葶苈末蜜丸

服法：大绵裹为坐药，每夜一丸，有汗出止用。

（贵阳市中医医院中医陈真一献方）

二五、治乳痛方

症状：红肿硬大，数日不消或十多天不消者。

方药：（1）外用蒲公英四两研细　炒热用烧酒二两　和匀包肿处

（2）内服疏肝解郁之药用。大贝四钱　大力三钱　银花四钱　北柴胡三钱　青皮三钱黄芩三钱　夏枯草四钱　蒲公英四钱　六一散三钱

附注：服二剂轻者全愈，如日久病重者可消十分之七八，体弱者加归身四钱　黄芪四钱　此方屡试屡验。

（贵阳市中医医院董治民献方）

二六、治乳痛方

方药：生蒲公英二两

治法：捣烂敷患处，并稍挤水约一小杯开水冲服即愈。

（贵筑县青岩区联合诊所瞿克成献方）

二七、治妊娠呕吐方

方药：白术三钱　广皮二钱　京半夏三钱　粉草二钱　云苓三钱　西党五钱　红枣三枚生姜钱半

附注：指无衰症者。

（贵筑县青岩区联合诊所瞿克成献方）

二八、治妇人阴户内作痒方

方药：（1）煅石燕一两　磨刀石沉浆一两　净轻粉一两　上冰片五分

治法：共为细末将桐油调匀用棉花笺拈擦入阴户内当时痒止，凉快非常。

（2）水岸板草五钱　蛇床子五钱　苦乡根一两　枯矾一钱　雄黄末三钱

治法：熬水洗患处。

（安顺中医师蒋寿益献方）

二九、治阴道滴虫方

方药：苍耳子　蒲公英各一钱

治法：煎水频洗，每日三、四次。

（安顺专区医院中医罗俊儒献方）

三〇、治月家痨方

方药：马蹄当归　苦豆角细叶白花（又名白马花）

713

服法：水煎服。

附注：上方孕妇勿服。

（兴义县七区品甸乡李天培献方）

三一、治子宫内膜炎子宫结核病方

方药：五苓散和归脾汤加减服之。

（黎平县联合诊所王仁瑞献方）

三二、治月家病方

症状：产后数天同宿致精血凝聚子宫而成。

方药：（1）枳壳四两

治法：分作四份用香附二两煎水炒一份用童便浸，一份用酒醋炒，一份用小麦麸炒共合研末，以猪蹄汤吞服。

附注：五日服完，下出浊物，胶汁臭秽不堪，后以四物胶艾或十全大补汤调理之。

（2）甘遂（代制）四钱　大黄四钱　阿胶四钱

服法：熬水服。

（黔西县姜文北献方）

三三、治乳肿方

方药：二升散　光连一钱　条芩一钱　青皮八分　榔片三钱　川枳壳八分　油朴三钱　南楂二钱　木香一钱　白芍二钱　地榆一钱　桃仁钱半　红花一钱　甘草八分　石榴皮引

（黔西县曾洪武献方）

三四、治阴蚀方

症状：下部出虫。

方药：猪肝一块

治法：纳入阴户虫出即愈。

（黔西县王焕新献方）

三五、治子宫出血方

方药：用胶艾四物汤。

（瓮安县中医蒋纯安献方）

三六、治月家痨方

方药：白鲜皮一两　八月瓜根二两

服法：用杀口肉同炖烂，连汤食之，二服可放。

（开阳县中医代表会献方）

三七、治阴挺秘方

方药：用田间蚌壳肉十五个

治法：先用水煮，才能取出肉来，取出之肉，用猪油炒脆用鹿茸粉一钱拌匀服食，另外用壳烧灰用麻油或菜油蓖麻油，最好和壳灰做成一个饼子睡前兜靠患处，时间短的一次即好，如三、五年的患者最多不过三次即愈。

（兴仁县人民医院中医曾学古献方）

三八、治月瘕病方

方药：桐子根皮一两　五加皮一两

服法：煨鸡或肉最多不过三次即愈。

附注：此病症状，由产后未满月夫妇性交所得，腹胀起，包包疼痛，心内难受，有各个不同的多种症状。

（兴仁县人民医院中医曾学古献方）

三九、治乳结核初期烧热方

方药：当归四逆汤加火葱四根　一剂即愈。

（遵义县团溪中医吴制裁献方）

四〇、治乳腺炎秘方

方药：贝母五钱　白芷五钱

服法：共为细末，每用一钱，烧酒冲服。

（仁怀县中医代表刘绍安献方）

四一、治乳腺炎秘方

方药：生半夏五分　生大葱头五分

治法：合捣绒棉裹塞鼻，右痛塞左，左痛塞右，双痛双塞。

附注：内服柴胡清肝汤一剂而愈（内服方见《外科金鉴鬐疽》）

（丹寨县人民医院中医陈永明献方）

四二、治孕妇痢疾方

方药：鸡蛋一个挖一孔入黄丹一钱在内

治法：煮熟用刀对半剖开与妇人吃半个，其疾即止，如不止，再与那半个食之，就止。

（惠水县城关联合诊所杨性初献方）

四三、治子宫脱出方

方药：补中益气汤加五味子乌柏白芨

附注：来方未注明份量及服法。

（鳛水县二区中医赵策勋献方）

四四、治性交子宫出血（归脾汤）

方药：用归脾汤

附注：来方未注明份量及服法。

（鳛水县八区中医李克纯献方）

四五、治阴蚀方

方药：枯矾上片为末搽患处

附注：来方未注明份量。

四六、治乳痈方

方药：蒲公英四两

715

治法：兑甜酒煎，分四次服，每天一次，药渣捣绒敷患处。

（鳛水县中医代表会献方）

四七、治气瘕方（海藻吴萸汤）

症状：女子有右小腹胀，恶寒作热，犹如发疟一般，病的部位不在盲腰部位，是在输卵管的部位。与男子的疝气同。是寒气滞血，男子坠于睾丸，女子坠于输卵管。

方药：海藻四钱　吴萸二钱　公丁香一钱　大茴香盐炒三钱　橘核打三钱　荔枝核打三钱　广木香一钱五分

（黄平县韩鸣皋献方）

四八、治月家病方

原因：生产后未满一个月与男子性交所得。

方药：大蒜叶黄一两

治法：泡酒每日早晚吃。

附注：至月经通，咳嗽止，小腹不痛，就不吃，每次药泡酒半斤，吃干又换。

（黄平县熊建林献方）

四九、治乳痈方

方药：（1）大追风膏药一个加入樟脑粉八分于膏药内

治法：将膏药贴患处。初起只须一贴，起至四、五日，须每日一换，三贴即好。

（2）内服药：银花二钱　蒲公英二钱　栀子仁二钱　生地三钱　丹皮一钱五分　白芍药二钱　薄荷一钱五分

治法：共煎水常服，小儿减半服。

（黄平县张季英献方）

五〇、治乳痈方

方药：（1）蒲公英生的四两　干的共用一两　大葱头十个

治法：上药共捣烂，用甜酒酿烧涨（不能煮）将药放入拌匀，熬敷乳肿处。干了酒润之。

附注：蒲公英俗名叫"灯笼草"若无蒲公英，用生丝瓜瓢代之亦可。

（2）内服"散结汤"：香附五钱　川芎三钱　白芷三钱　浙贝打三钱　银花二钱　蒲公英三钱　苏梗二钱　橘叶三分

（黄平县韩鸣皋献方）

五一、治妇女干血痨方

方药：山慈菇

治法：将慈菇为末服下，外用鸡肉煮好熏下阴即愈。

（遵义县何吉周献方）

五二、治破伤流血月经停滞方

方药：花蕊石（适量）

治法：以硫磺将花蕊石入罐烧过研末所用，如月经停滞者服一钱至二钱，以经通为止。

（遵义县石平方献方）

五三、治妇女阴肿方

方药：洗片一钱　青矾三钱　蚌壳一个

治法：将洗片青矾研细，放在蚌壳内再将蚌壳内之水涂搽阴部即效。

（遵义县吴必好献方）

五四、治妇女心胃气痛方

方药：藤草

治法：如系妇女用四钱，童女用二钱，熬水服立止。

（遵义县李海成献方）

五五、治阴户生疮发痒方

方药：乳香去油为末

治法：以开水洗净患处，再撒上乳香末即愈。

（遵义县任世俊献方）

五六、治阴户生疮发痒方

方药：广百部

治法：熬水洗患处。

（遵义县张季修献方）

五七、治产妇或月经瘀血上逆方

方药：芥穗三两

治怯：以童便浸三次为度，熬水服。

附注：瘀血灌心包多发巅狂。

五八、治阴肿兼身肿方

方药：茅草　吴萸　天丁各四两

治法：以猪板油半斤将上药煨油加食盐少许服。

（遵义县石茂仙献方）

五九、治乳冲痛方

方药：地黄瓜草

治法：兑米浆水服。

附注：来方未注明份量。

（遵义县草药医陈丙章献方）

六〇、治经闭方

方药：全归四钱　川芎三钱　白芍四钱　生地四钱　土鳖七个　土狗七个

治法：水煎服。

（遵义县中医白万良献方）

六一、治乳痛方

方药：糯米藤根二两　糯米四两

治法：（1）以糯米藤根捶烂包患处。（2）内服则加糯米。

（遵义县中医宋登荣献方）

六二、治子宫脱出方

方药：酸茄子　白矾　蓖麻子

用法：以酸茄子烧热加白矾煎水洗后，并用包上，再以蓖麻子包头上即好。

（中医谢志安献方）

六三、治半产方

方药：陈艾叶四钱　鸡蛋一个

用法：将陈艾水煎去渣，并将蛋去壳放入煎熟，连汤服下，连服数次有效。

（德江县中医张庆之献方）

六四、治妇女少腹起包块并有白浊方

方药：白矾二钱　前仁三钱

用法：研末，炼蜜如丸，如桐子大，纳入阴道内，每夜一丸，三夜块消浊愈。

（德江县潮砥区袁宗尧献方）

六五、治妇人乳生疮疖红肿痛方

方药：蚯蚓数条　韭菜一把

用法：共捣匀敷上立效。

（德江县糊砥区联合诊所张中志献方）

六六、治妇女皮下抽肉骨蒸方

方药：当归四钱　白术三钱　薄荷钱半　石莲肉二钱　益母二钱　油朴二钱　胆草二钱
大草钱半

用法：水煎服。四、五剂愈。

（江兴文献方）

六七、治妇女阴户红肿痛不能行走方

方药：麝香一分　冰片一钱（研末）

用法：将猪肝用开水烫后，把药搽上，再放入阴户内，此外用川连钱半　条芩三钱
川柏三钱　银花五钱　连翘三钱　竹叶　生姜引

（德江县潮砥区邓文武献方）

六八、治妇女阴户生疮不得小便方

方药：当归二钱　白芍二钱　乌梅二钱　地骨皮二钱　柴胡三钱　丹皮二钱　滑石三钱
榀子三钱　胆草二钱　黄柏二钱　甘草二钱　鹤虱根　苦楝树根引

用法：水煎服。

（德江县中医李世忠献方）

六九、治吊阴痛不可忍方

症状：有两条筋，从阴中吊起。

方药：川楝子二钱　猪苓二钱　泽泻二钱　花片二钱　麻黄一钱　木香二钱　小茴二钱
白术二钱　乌药二钱　耳香二钱　玄胡二钱　大茴二钱

用法：水煎服，姜葱引。

（德江县煎茶区中医余德和献方）

七〇、治下死胎方

方药：红花二两

用法：水煎服即下。

（德江县煎茶区中医余德和献方）

七一、治下死胎方

方药：当归一两　川芎三钱　陈皮二钱　朴硝五钱

用法：水煎服即下。

（德江县煎茶区中医余德和献方）

七二、治好气血衰弱夜梦鬼交方

方药：当归六钱　白芍五钱　生地五钱　柴胡四钱　黄芩四钱　木香三钱　泡参六钱　白术四钱　茯苓四钱　甘草二钱

用法：水煎服。

附注：外以麝香二分　雄黄六钱　苍术六钱　细辛二钱　研细熏七夜。

（赫章县中医赵尧臣献方）

七三、治妇人逢大小月忽病伤寒瘟疫方

症状：高热、口燥、眼红、发狂。

方药：苎麻根

用法：冲冷水服之，再服桃红承气汤。

（赫章县中医赵尧臣献方）

七四、治抱儿痨病方

症状：腹内起包，上冲心痛昏死，人体瘦弱，专好香味，若耳根干，膝上有黑圈者不治。

方药：红牛膝五钱　刮金板五钱　到竹伞五钱　王不留行五钱　八月瓜根五钱　益母草五钱

用法：以一色毛子鸡，竹刀杀死，不沾铁器，熬药同炖一顿食完，从头食至尾不可错乱，包块即下。

附注：此证由于妇人大月未满，余血未净，与男子交合，其男精与恶血相结，成为一疱所致。

（赫章县中医赵尧臣献方）

七五、治妇人乳结高烧红肿疼痛难忍方

方药：大粉葛一个至二个重者四两

制法：用火烧药制成炭，再用碗和缸钵，以毛巾团围，以免漏气，候炭熄为细末。

用法：以药末调甜酒吃，汗出即愈。分二次服。

（金沙县卫协会献方）

七六、治妇人血不归经方

方药：四物汤加茜草根　荆芥　甘草

用法：煎水服。

（金沙县五区林树堂献方）

七七、治妇人疯病方

方药：银花三钱　茯神三钱　丹参三钱　香附三钱　金礞石三钱　石菖蒲三钱　朱砂三钱　远志三钱

用法：以水煎，在晚上鸡鸣时服。

（金沙县三区高朝贵献方）

七八、治妇人阴道痒内有虫方

方药：猪肝（切成条用香油微煎以樟脑川椒为末，填入猪肝内、忌盐）

用法：直接纳入阴道三寸许，一小时后取出，再换三、五次即愈。

（金沙县五区中医余崇田献方）

七九、治妇人乳红肿痛方

方药：刘寄奴三钱（又名铁头蒿）

用法：把药放在小布口袋内，如右乳痛挂在左乳头，左乳痛，挂在右乳上。

（金沙县五区刘绍全献方）

八〇、治乳结核红肿未化脓方

方药：蓝布根叶

用法：捶烂包患处。

（金沙县刘合轩献方）

八一、治妇人小便不通方

方药：紫菀

用法：研末以井华水调服即通。

（德江县稳平区张宇学献方）

儿 科 门

惊风（脐风）

一、治小儿痫症方（镇心断痫丹）

方药：牛黄二钱　虫蜕二钱　神曲钱半　云苓三钱　天麻钱半　僵虫三钱　甘草一钱

用法：以上诸药研成细末，朱衣为丸。小儿两岁以下服1～2粒，每粒三分，四点钟一次，每日三次，两岁以上者；酌情增减分量服。用汤药内加飞辰砂二厘每日一剂。

附注：原方内有福寿草一药因不易购得，可以改用天麻代替，载《日本医学杂志》第268号，年月日未详。

（贵阳市中医医院陈孙阶献方）

二、治急惊方（犀角散）

方药：朱砂五分　辰砂五分　胆星五分　犀角二分

用法：二砂细末合胆星犀角磨和苦竹水服。

（遵义县易树华献方）

三、治急惊方

方药：紫金锭五分　麝香五厘　牛黄丸

用法：兑开水吞服。

附注：来件人用牛黄丸多少未注明。

（石阡县中医杨厚安献方）

四、治急惊风方

方药：钩藤勾四对　条芩五分　甘草一钱　生地一钱　生姜引

用法：水煎服。

（石阡县中医史春和献方）

五、治慢惊风方

方药：玉京二钱　白术一钱　甘草一钱　桑皮五分　生姜引　如有火加柴胡

用法：水煎服。

（石阡县中医史春和献方）

六、治惊风及瘛痫方

方药：莱菔子钱半　陈皮二钱　竹叶八分　麦芽钱中　薄荷一钱　灯草三尺　灶心土一两

用法：将灶心土烧红，焠水澄清煨药炖服连服二剂。

附注：此方治多少人有效，小儿四肢强直，角弓反张，不省人事，服药后不吐即泻，是此药有效的反应。

又方：挖耳子草捣细淘米水兑服。

（沿河县卫协会献方）

七、治小儿七天风方

方药：朱砂七分　巴豆霜七粒　红枣一个去皮核

用法：共捣为丸，绿豆大，轻则服一粒，重则服二粒，姜开水送下。

（献方人未列姓名）

八、治小儿惊风方

方药：小悬麻根　车前草　京竹叶　蛇泡　裁秧泡　灶心土　灯心　姜引

附注：来件未写明分量及用法。

（兴义县马岭区李天培献方）

九、治小儿疳积病、消瘦并解夜尿及眼目不明方

方药：田内古丁草酌量

用法：吃二剂全愈。

（天柱县白市联合医院宋景河献方）

按此方应列在疳积类。

一〇、治小儿疳疾眼瞎方

方药：朱砂五分　冰片三分　鸡肺一个

用法：先将二味为末和鸡肺捣绒，用酒煮熟令儿服之即明。

（织金县刘新基献方）

按此方应列在疳积类。

一一、治小儿疳症方

方药：万年青根　满天星　百草霜（即锅底烟）三味等分

用法：研末入猪肝内，用糖包茨叶包好，在火内烧熟，温开水送服，一岁儿用一钱药入猪肝内，二岁一钱半，以此为标准。

（印江县杨绍光献方）

一二、预防小儿抽风方

方法：初生儿三日内用指头蘸鸡蛋清在儿尾间骨上，男左女右，揉擦十分钟，现黑毛，用夹子拔去，如此三次不见黑毛为止。

（吴永隆献方）

一三、治惊风方

症状：头痛角弓反张。

方药：皂矾

用法：煅存性研末少许，吹鼻孔内片刻鼻内流白涕即愈。

（吴永隆献方）

一四、治小儿迷惊方

方药：四季葱　蛇泡

用法：生的搓烂泡清水，给病人吃，后医师两手用拇指合食指拿着药渣，同时两手推转太阴太阳九次又由面部推翻头顶后面九次，又两手在胸部往下推九次有效。此药起些刺激作用。

（剑河县台沙乡杨义珍献方）

一五、治小儿天吊惊方

症状：最初小儿是一时一时发出大声的哭声，眼睛不开，经过一会，眼朝上翻，看鼻梁上有蓝筋或红筋现象。

方药：巴地黄　五爪金龙　天青地白　细铜钱菜　蛇泡

用法：生的搓烂泡清水，先向病人喷三口，手拿药渣在病人上口皮揩一下，后再给病人吃有效。

（剑河县台沙乡杨义珍献方）

一六、治小儿脐风方

症状：起初有点发烧，不想吃奶，在上天堂上现出蒿子大的红白米子，若不治生到七颗很难治疗。

方药：用巴地黄七个尖子

用法：将药打烂，调拌甜酒糟，先用白布放在小儿口里面，避免毒血落进喉去，再用挖耳将上天堂上如高粱大的米子刺出血，再用药水用鸡毛揩上，一至二天即好。

（剑河县台沙乡杨义珍献方）

一七、治脐风方

方药：白茯苓　人参　煨南楂　木香　炙草　陈皮　苏子　油朴　姜枣引

附注：来件未注明用量及用法。

（曾洪武献方）

一八、预防小儿脐风方

症状：在小儿初生第二天以后，七天之内，常看小儿上腭（即上天堂）如发现白小泡一颗或二、三颗。

方法：即将它轻轻抓破，用百草霜和红糖，用手占去，慢慢与小儿紧擦上腭和上下牙龈，小儿初生半天后，用苦荞根去皮，磨开水常服，每天约三、四次，连服一月更好。

（福泉县联合诊所陈璧栋献方）

一九、治小儿慢惊风方

方药：酸梅花　白公鸡血　焙干捣末　白公鸡屎焙干打末

用法：以娘身上乳与中指血服之，朱砂、寸香和酒为引

附注：来件来写明份量及用祛

（兴义县马岭区李天培献方）

二〇、治小孩猴子疳方（俗名猴胎）

方法：凡小孩肌瘦肚大青筋发热，男女手食指中节横致有二红点，可用针挑破红点挤出黄水，起丝用新棉擦净见血，另服健脾化气之药其效更佳。

（思南县卫协会冉懋鋆献方）

723

二一、治小儿急惊或肺炎方

方药：牛黄　麝香　二味

用量：半岁至一岁各五厘细末分三次服，一小时服一次，二岁者服同前，二岁以上者照数推。

附注：身体强健的小儿未经病者，突然高热痉挛，或肺炎方可用，如小儿大病后，或麻疹后，或泻后以及久病均不能用。

（都匀联合诊所钱鸣初献方）

二二、治急惊方

方药：岩鹰毛烧灰　金银花打粉

用法：兑阴阳水服。

（石阡县中医鄢廷珍献方）

二三、治小儿疳症方

方药：（1）柴胡二钱　粉葛二钱　白术二钱　槟榔钱半　使君子肉二钱　茯苓二钱　陈皮钱半　地骨皮二钱　车前一钱　神曲二钱　麦芽二钱　粉草一钱

（2）牙硝一两　甘草一钱　朱砂五分　为细末　再用百草霜一两　每日合用一钱，与各药味吞下。

（3）辰砂一钱　海螵硝一两　每用二钱　共末　参入黄牛肝四两五钱，或粥或饭蒸服。

（玉屏县贺锦章献方）

按此方应列在疳积类。

二四、治脐风方

方药：用细铜钱草

用法：捣细掺奶敷脐上，外用杯子盖住。

（天柱县献方人未列姓名）

二五、治小儿惊风方

方药：（1）用毛大菜　振天雷　五爪金龙　马蹄香　马蹄草　虎耳草　猫下菜　四大天王　半于子

用法：水煎服。

（2）用龙牙草　五爪金龙　捶烂包搽和喷。

（3）用渴麻草　挖耳草　龙牙草　捶烂水泡服，和搽必效。

（4）用鸡脚草　威灵仙　东方草　马脚草　水煎服有效。

（天柱县献方人未列姓名）

二六、治小儿慢惊风方

方药：苏叶二钱　桂枝二钱　白芍二钱　明麻二钱　钩藤三钱　虫蜕三个　当归一钱　生姜一钱

用法：水煎服。服后略减用下方：

桂枝三钱　白芍二钱　明麻二钱　当归一钱　首乌二钱　茯苓二钱　白术二钱　炙草一钱

用法：水煎服。

（鳛水县一区中医钟振西献方）

724

二七、治小儿急惊风方

方药：银花三钱　连翘三钱　白芷三钱　虫蜕二钱　钩藤三钱　僵虫三钱　甘草二钱

用法：红裈、陈艾叶、马鞭稍，水煎服。

（黄平县王彬然献方）

二八、治小儿脐风秘方

方药：青蒿节油虫三个

用法：连节用瓦焙干研细，用姜开水送下，数小时后即安。

（青蒿乡间名叫苦蒿）

附注：小儿脐风，最是危险，十有九死。青蒿夏天才有，此方既简单有效，行医的，就要在夏天搞来，放着备用。

（黄平县王彬然献方）

二九、治急惊风方

方药：虾蟆一个

用法：破开放肚脐上。

（遵义县元河乡孙安邦献方）

三〇、治惊风方

方药：人牙齿一枚

用法：烧红兑水服。

（遵义县朝阳乡草药医江民生献方）

三一、治惊风方

方药：自然汁薏薢树汁　姜汁

用法：兑水服。

（遵义县新乐乡陈德坤献方）

三二、预防惊风方

方药：甘草一钱　大王二钱　朱砂二钱

用法：为末以黑炒糖化润药末滴儿口内。

（遵义县新民乡刘少伯献方）

三三、治急惊方

方药：子鸡母一钱

用法：将鸡屁眼对放在小儿脐上，迨松为止，如鸡已死，人病未松，可再换一个。

（遵义县民众乡文应科献方）

三四、治小儿生蛔虫方

方药：石蒜

用法：在火中烧熟裹肚脐一夜，次晨大小蛔虫即下。

附注：量儿大小用十余个或几个。

（德江县卫协会董绍舒献方）

按此方应在虫证类。

三五、治小儿惊风方

方药：鼠肾一对　辰砂几分

用法：或以人参同煎服。

附注：不分急慢，肝风火动，手足抽扯，百药罔效，一服即愈。

（德江县卫协会董绍舒献方）

三六、治小儿扯惊方

方药：朱砂一钱　南星一个′　麝香少许

用法：研细末以开水调服立效。

（德江县潮砥区袁宗尧献方）

三七、治小儿角弓反张手足手搐搦吐舌方

方药：桂枝汤加粉葛

用法：煎服立效。

（德江县潮砥联合诊所张中志献方）

三八、治惊风方

方药：钩藤一钱　虫蜕五分　防风一钱　荆芥一钱　藿香一钱　川芎五分　甘草五分

（赫章县中医谢有贤献方）

三九、治小儿惊风方

方药：泡参二钱　白术二钱　茯苓二钱　僵虫二钱　虫蜕二钱　蔓荆二钱　钩藤二钱　肉桂二钱　苍术二钱　甘草一钱

用法：水煎服。

（金沙县卫协会中草医药代表会献方）

四〇、治蛔虫方

方药：榧子二钱　淡鸡肉一两

用法：炖服三次，每七日服一次。

附注：在发病时不服，不现腹痛才可服。

（金沙县卫协会中草医药代表会献方）

按此方应列虫证类。

四一、治小儿疳方

方药：竹根漆为末（小儿一钱）

用法：蒸鸡猪肝内服。

（金沙县卫协会中草医药代表会献方）

四二、治小儿急惊风方

方药：天花粉

用法：兑蜂糖（煅过）煎水服。

（德江县稳平区张金智献方）

四三、治小儿蛔虫方

方药：元芩二钱　椰片二钱　猪连一钱　乌梅三个　甘草一钱

用法：水煎服。

（德江县七区张金鹏献方）

按此方应列虫证类。

四四、治小儿惊风方

方药：牛鼻结搭

用法：冲开水服即止。

（德江县稳平区罗运转献方）

四五、治慢惊风方

方药：南星　半夏　巴霜各五钱

用法：研细为丸（可作数次）　以黄芪　白术　苏条参各三钱

水煎服。

（德江县稳平区罗运转献方）

四六、治慢惊风方

方药：胡椒一钱　肉桂一钱　炮姜一钱　丁香十粒

用法：研细：以灶心土三两　煮水煎药服。

（德江县稳平区冉崇强献方）

四七、治慢惊证外治方

症状：肢体逆冷，痰滞咽喉，如拉锯状，面青，口鼻气微，昏睡露睛。

方药：胡椒七粒　生栀子七个　葱白七支　飞面一撮

用法：研末，以蛋清调匀，摊青布贴小儿心窝一日夜，有青黑色即愈，无青色再贴。

（德江县稳平区冉崇强献方）

四八、预防脐风方

方药：枯矾　辰砂　煅龙骨　冰片　硼砂　儿茶各用二钱　麝香一分

用法：研细末，敷于小孩脐上。

（开阳县中医代表会献方）

四九、治蛔虫方

方药：菩提子根（俗名珠珠米）

用法：每用五钱至一两，煎水服。

（贵阳中医进修学校教师张致安献方）

按此方应列虫证类。

五○、治急惊风方

方药：蚱蜢（俗名麦抓）·用三五个

用法：焙干研末，用金银器同灯心草少许，煎汤送下。

附注：亦治百日咳。

（贵阳中医进修学校教师张致安献方）

咳　嗽

一、治小儿肺胀喘气呼吸急迫方（加味葶苈子汤）

方药：苏子二钱　葶苈子二钱　白芥子二钱　莱菔子二钱　杏仁二钱　麻茸一钱　黄芩二钱　枳壳二钱　桑皮二钱　竹叶一钱　四季葱五根引　如大便不通加熟大黄二钱　槟榔二钱

用法：水煎服。

二、治小儿久咳方

方药：杏仁一钱　细辛叶五分　京半夏一钱　麻黄一钱　款冬花一钱　川贝母一钱　化红一钱

用法：以上各药，再加冰糖三钱　生姜三片　加水蒸沸，每日三次分服。

三、治小儿咳嗽发热方

方法：先用生姜捶绒擦四大骨节，若风火内陷，即用蛇休草半棵泡开水内服，最好用酒泡。

四、治麻疹咳嗽方

方药：五皮风10斤　夏枯草10斤　老贯草3斤　冬桑叶3斤　桔梗2斤　蒲公英1斤　茅草根5斤　大贝2斤　甘草四两　荆芥2斤　蜂糖3斤　加薄荷脑4公分

用法：加水熬成 10 000C. C.，每瓶 100C. C.，一岁以下每次服 15 ~ 20C. C.。

附注：本方依年龄大小加减。

五、治小儿咳嗽方

症状：吐血丝眼胞发肿，似有百日咳现象。

方药：三七一个

用法：磨甜酒服。

附注：三七要磨得多，和甜酒煨热，服后即现昏醉想卧，醒后消失，随即服百合固金汤。

按：来件人所写三七要磨得多，几岁儿童须好多，未注明。

六、治小儿久咳不止方

方药：杏仁二钱　麻茸钱半　北味一钱　冰糖四分　橘饼一个

用法：共蒸服甚效。

七、治小儿咳血方

方药：瓦松

用法：烧红煎水服。

（德江县彭传习献方）

百 日 咳

一、治百日咳方

方药：桃仁一钱　杏仁二钱　法夏一钱　陈皮一钱　云苓二钱　粉草一钱

用法：煎水服。

附注：痰壅盛可加葶苈五分，大枣二枚，气火上逆加苏子一钱，冬瓜子三钱，浮肿加桑皮二钱，咳久加百部二钱。

（李显云献方）

二、治百日咳方

方药：广百部三钱　生地三钱　天冬三钱　寸冬三钱　广皮三钱　冬花二钱　甘草一钱瓜蒌壳三钱

服法：水煎服。

（黔西县王焕新献方）

三、治小儿百日咳方

方药：黄芩酒炒二钱　白术土炒二钱　诃子研二钱　杏仁研二钱　僵蚕炒去丝二钱　紫苏子研二钱　胡桃肉研三个　枇杷叶去毛切碎四钱　白芨二钱　甘草一钱

服法：水煎服。

（福泉县联合诊所陈璧栋献方）

四、治百日咳方

方药：葶苈子二钱　杏仁泥三钱　桔梗一钱　枇杷叶二钱　瓜蒌皮三钱　细辛五分　大前胡二钱　六一散四钱

用法：水煎服。

附注：衄血咯血者，加侧柏叶三钱　生桑白皮三钱　喘急气短者，加生麻黄五分　黛蛤散四钱　服三剂则平，五剂则愈。

五、治百日咳方（五皮风合剂）

方药：桑白皮四钱　枇杷叶去毛四钱　五皮风三钱

用法：用蜂糖一两，将药炒老黄色，候冷加老生姜一钱，用水两百C.C.，煎至一百C.C.，每日三次每次服三十C.C.，四剂全愈。

（遵义县唐德修献方）

六、治百日咳方

方药：五皮风10斤　老贯草3斤　茅草根10斤　夏枯草10斤　甘草一两　车前草3斤枇杷花2斤　马草1斤　桑白皮5斤　生姜一两　蜂糖4斤加薄荷脑4公分

用法：加水熬成10 000C.C. 装成100瓶每瓶100C.C.，一岁以下每次15C.C. ~ 20C.C. 年龄大的照加。

729

附注：此方多服一点没有副作用，同时无别味小儿易服。

（瓮安县谢世楷献方）

七、治百日咳方

方药：二陈汤加桔梗三钱　枳壳三钱　木香三钱　粉葛三钱　黑姜一钱　前胡三钱

附注：来件未注明服法及所写药量为几岁儿童所用。

（瓮安县李果全献方）

八、治小儿百日咳方

方药：用大蒜三瓣　冰糖二钱

用法：水少许蒸大蒜熟为度，每早晨服一次服上六七日全愈，在一岁以上者每次大蒜三瓣至五瓣蒸熟服。

附注：大蒜合水汁吃完。

（贵阳市中医医院董冶民献方）

九、治百日咳方

方药：（1）兰草花根二两　黄花根二两

用法：煎水服。剂量大人多服，小人少服每日三次。

方药：（2）向日葵内的格子三两

用法：蜂蜜炒黄再用甑子上蒸化，温服每日二次，对于成人，小儿酌量。

方药：（3）橘红皮二钱　百部根三钱　天冬一钱　麦冬二分　瓜蒌仁五钱

用法：煎水服。

（4）五皮风糖浆：五皮风二两　百部根一两　桑根皮一两　蜂蜜二两　将上三味药炒黄

用法：水煎服。

附注：来件未注明是成人量或儿童量及每日用法。

（开阳县三区草药医林顺斌献方）

一〇、治百日咳方

方药：五倍子一两（川文蛤）　斑鸠窝一两　木炭一两　五皮风一两　甘草五钱　蜂糖二两

用法：把以上五味药炒焦研细，再加水煎，滤去渣，又将药汁熬成膏，兑蜂糖开水服。

服法：每日二次每次三钱，小儿酌减。

附注：本方即或多点亦无副作用。

（开阳县四区联合诊所张毓安献方）

一一、治百日咳方

方药：紫贝鹿衔　一朵云　老鼠瓜根　杜仲　四块瓦　淫羊藿

附注：来件未注明所用分量及用法。

（兴义县七区品甸乡李天培献方）

一二、治百日咳方

方药：水蜈蚣根　大聋本根　岩马桑根　一铺网根　蜈蚣七根

用法：煎水兑酒服。

（三穗县万乔叶献方）

一三、治百日咳方

方药：飞蛾草

附注：来件未注明分量及用法。

（织金县刘新基献方）

一四、治百日咳方

方药：地骨皮　桑白皮　甘草　咳血用玄参　寸冬　桔梗　甘草　加黄连　白糖

用法：水煎服，分量由医师酌情使用。

附注：如声音嘶哑加豆根、射干、蜂糖熬水，用杠炭皮淬药水。

（开阳县刘吉成献方）

一五、治百日咳方

方药：（1）用椒目　桔梗　文术

附注：来件未注明分量及用法。

方药：（2）用五皮风　枇杷花　桑白皮　用蜂糖炒

附注：来件未写明分量及用法。

方药：（3）陈皮二钱　寸冬三钱　百部根四钱

用法：水煎服。

（开阳县草药医林顺彬献方）

一六、治百日咳方

方药：川贝一钱　百部三钱

用法：研末白糖冲服。

（瓮安县洪仲书献方）

一七、治百日咳方

方法：用鱼公公（即打鱼水鸟）口沫愈污的愈好，将锅焙干研细给小儿服，虽百药不效者都能治愈。

（安顺县联合诊所王平洲献方）

一八、治百日咳方

方药：白芨　三椿柳　陈皮　化红　阎王茨根　蜡花

用法：共熬水服。

附注：来件未注明分量。

（金沙县五区大坝乡杨海清献方）

一九、治百日咳方

方药：阴阳合　龙扒岩　万年花

用法：煮肉服每日三次，连服三天。

（平塘县者密区沙坝乡彝族草医石心贤献方）

二〇、治百日咳方

方药：（1）用麻杏石甘汤合泻白散加百部　大贝　枇杷叶引

　　　（2）用甘露饮合泻白散

（仁怀县刘文达献方）

二一、治百日咳方

方药：麻黄三钱　杏仁四钱　芫花二钱　僵虫二钱　桂枝二钱　生姜二片　大枣三枚

用法：煎水服。

（德江县潮砥诊所传傅源茂献方）

二二、治百日咳方

方药：蜂糖三钱　化红一钱　枇杷叶一钱　蜂薅一钱　杉树尖七个　过路黄尖七个

用法：加童便蒸吃。

（赫章县第一届中草医代表会议献方）

二三、治百日咳方

方药：白水金一分　白今粉三分　白糖五分

用法：小儿大小发作，食三至八次即愈。

（德江县七区张羽鹏献方）

二四、治百日咳方

方药：麻黄一钱　桂枝一钱　石膏三钱　杏仁三钱　粉草一钱

用法：以糖水煎送下。

（德江县七区安永文献方）

二五、治小儿百日咳方

方药：大贝二钱　五味钱半　大枣三枚　白糖一两　生姜三片

用法：水煎服，每日服二次。

（德江县七区张金鹏献方）

二六、治百日咳方

方药：岩蒜南　四块瓦　寸冬　老夜壶底打碎

用法：水煎服，甚效。

（德江县魏茂云献方）

二七、治小儿百日咳方

方药：苧麻油　冰糖　蔻仁

用法：水蒸服。

（德江县张羽明献方）

二八、治百日咳或咳哮方

症状：顿咳或咳有痰音

方药：胡豆花一钱　葎草花三钱

用法：水煎服三次，每日一剂

（贵阳中医进修学校刘锡卿献方）

732

二九、治百日咳方

方药：（1）天门冬五钱　麦门冬五钱　百部根二钱　瓜蒌仁一钱　白解一钱　甘草五分 水煎服。

（2）茯苓二钱　广皮二钱　陈皮二钱　法夏二钱　甘草一钱　咳血加白芨三钱　浙贝二钱 发高烧加黄连，对初病有效。

（3）麻黄一钱　杏仁四钱　石膏八钱　甘草一钱

（4）止咳散：贝母　百部　前胡　紫菀　甘草　陈皮　杏仁　旋覆花　桔梗　款冬花　以上均等分制成流浸膏　每次三撮　日服三次，如一岁小孩每味药一钱水煎，日服三次愈。

（5）金鸡苞　龙胆苞　三角针　枇杷花　地门冬　小构皮　桑树皮　水煎服日服三次。

（6）细辛一钱　荆芥二钱　法夏钱半　旋覆花钱半　前胡钱半　赤苓一钱　贝母钱半　甘草一钱　生姜三片　红枣三枚为引　水煎服效。

（都匀县联合诊所中医钟信献方）

三十、治百日咳方

方药：麦冬二钱　天冬二钱　川贝钱半　丹皮二钱　蒌仁二钱　杏仁二钱　斗铃钱半　桑皮二钱　桔梗钱半　沙参钱半　百合钱半　甘草一钱

用法：水煎服。

附注：此方一至三岁小儿分量减半。

（都匀县联合诊所中医钟信献方）

三一、治百日咳病方

方药：化红一钱　尖贝一钱　麻绒二钱　杏仁二钱　北辛一钱　京夏二钱　生姜三片　冰糖三钱引

用法：煎水温服。

（兴仁县中医阳德润献方）

三二、治百日咳方（止咳剂）

方药：白龙西半斤　五皮风六两　水一斤半。

制法：熬成一半过滤。（用瓷瓶封装使用）

用法：每日服三次，一到三岁小孩服一钱至三钱，其余小孩以份量计算。忌甜的食物

（福泉县马场坪常光明献方）

三三、治百日咳方

方药：咳风巅一两　饴糖一两　蜂糖一两

用法：将咳风巅放在米汤内泡二日后，熬饴糖和蜂糖渗合，日服五次。

（遵义市中医医院献方）

疳　积（虫病）

一、治疳积方

方药：夜明砂一两　朱砂八分

用法：共研细末（忌铁器）每次一钱或八分，鸡肝一个，用竹刀剖开，以上药粉灌入鸡肝内以青菜叶包好，火烧熟或蒸熟，去菜叶食之，如系小儿可研细粉拌食物食之。

（贵阳市中医院陈真一献方）

二、治蛲虫病方

方药：大蒜一个去心及根　雄黄1~2.5钱

用法：以雄黄粉放入大蒜内，以大蒜嵌入豆腐内煮熟后仅吃大蒜，重症服三剂，轻症服二剂，即可痊愈。

（贵阳市中医院石玉书献方）

三、治蛔虫病方（治虫丹）

方药：白术三钱　云苓三钱　百部一钱　榔片五分　使君子十个　枳壳二钱　白芍三钱　白薇三钱　黄连二分　京半夏五分

用法：以上诸药煎服，每日五次，三点钟一次，服二、三剂见效。

附注：此方剂约十岁左右，小儿服用，至于十岁以下者，请酌情减用。方剂来源：山阴陈世铎《辨证录内方》。

（贵阳市中医医院中医师陈孙阶献方）

四、治绦虫病方

方药：榔片五分　乌梅三钱　花椒二钱　黄连二钱　鹤虱三钱　去壳榧子二钱　苦参四钱　贯仲三钱　雷丸三钱

用法：水煎服。

附注：如服药大便下虫后即照原方去贯仲加使君子仁三钱、花粉二钱。

（贵阳市中医院罗尧阶献方）

五、治蛔虫方

方药：川楝子二钱　龙胆草一钱　鹤虱一钱　贯仲二钱　干漆一钱

用法：上方煎水服，其虫必出，验方可靠。

（修文县五区中医金志刚献方）

六、治蛔虫方

方药：火葱须五钱

用法：挤水兑菜油服。

（金沙县中医温世泰献方）

七、治虫疾方

方药：用连须火葱头捣烂挤水

用法：兑麻油水各一半服之，虫化水而出。

附注：倘麻油不使用菜油亦可，此方在《验方新编》载有，不费钱，又很简单。

（骆如骧献方）

八、治蛔虫方

方药：蜂窝烧存性　川楝皮等量

用法：研末，酒调服。

（遵义市中医院献方）

九、治蛔虫蝮中痛方

方药：（1）干漆

用法：将干漆炒去烟，煎鸡蛋不用盐服食

方药：（2）雷丸

用法：磨水服。

（遵义市中医院献方）

一〇、治蛔虫方

方药：雷丸　使君子　苍术　淮山各等分为末

用法：每饭前用上药粉子一、二钱、煎鸡蛋吃。

（福泉县联合诊所陈壁栋献方）

一一、治虫牙方

方药：马钱子为末

用法：搋冷饭，搓成细条，塞抵耳心，左痛塞左耳，右痛塞右耳。

（福泉县联合诊所陈壁栋献方）

一二、治蛔虫方

方药：川楝子五钱　绿豆粉六钱　巴豆霜一个

用法：为末糊丸，每服七粒绿豆大。

附注：斑蝥　蜈蚣　巴豆中毒（用腊猪油解）

（鳛水县二区中医赵策勋献方）

一三、治蛔虫方

方药：白杨根皮刮去外皮

用法：切细晒干，研成细末。虫多用二钱，虫少用一钱，拿白糖拌匀，早晨空肚给小儿吃，次日虫即下。

（黄平县张介宗献方）

一四、治蛔虫方

方药：石榴皮去粗皮用三钱至五钱

用法：煨水吃即下。

（黄平县熊建林献方）

一五、治蛔虫方

方药：野兰花根一两

用法：煨水吃即下。

（黄平县杨济安献方）

一六、治蛔虫方

方药：韭菜叶一两八钱

用法：捶烂调蜂蜜包肚脐上虫即下。

（黄平县寇金安献方）

一七、治蛔虫方

方药：鼻涕珠根一两几钱

用法：煨水吃虫即下。

（黄平县王彬然献方）

一八、治疳积病方

方药：白雷丸肉　苍术　使君子肉各一两

用法：先将苍术切片煮雷丸一小时去苍术，雷丸切片和使君子，干后细研，男用雌，女用雄，不落水鸡肝蒸服。

（遵义县李开亮献方）

一九、治疳积验方

方药：银柴胡四钱　榔片二钱　山楂二钱　建曲二钱　炒仁二钱　麦芽二钱

用法：研末兑水蒸服，每次一钱。

（遵义县海龙乡中医罗相普献方）

二〇、治蛔虫验方

方药：榧子五个去壳　甘草五分

用法：研末冷饭为丸开水吞。

（遵义县鞠如坤献方）

二一、治虫积肚痛单方

方法：葱汁二钱　菜油六钱　汁剂

附注：来件未注明用法。

（遵义县刘少伯献方）

二二、治痨虫造肚方

方药：俄马黄（植物）根

用法：煎水服。

（德江县冷水田景中献方）

二三、治虫症方

方药：大酒架即三百棒　胡椒齐　牛克膝

用法：煎水吃。

（德江县冷水田应吉献方）

二四、治蟕气蟕食方

方药：白杨皮。

736

用法：煨水服。

二五、治小儿疳疾方（消疳肥儿散）

方药：白芜荑五钱炒　细榧子五钱炒　使君子肉一两炒　海螵蛸二两盐水炒　明朱砂三钱水飞　明雄黄三钱水飞　浮水滑石五钱　川僵虫一两五钱　干蟾蜍五支。如无，田鸡可代　广蛤蚧五对酒炙　石决明一两五钱　穿山甲三钱　紫雷丸一两　白箭芪二两　五谷虫二两　胡黄连八钱　东贡术二两　夜明砂二两　炉甘石一两　鹿角霜五钱　鸡内金一两　燕窝粉一两　阿胶珠一两　阿魏三钱　白茯苓三两　以上药味共二十五味共研细末，瓶装备用，勿使泄气，用法依年龄大小及体质强弱，最大者一分五厘，大者一分，小者四厘，米汤白糖兑吞服。

附注：并治男妇痨症，妇人崩代月信不调，孕妇忌服，小儿疳积为专治。

麻　疹

一、治麻疹方，初期之用

（1）（升麻葛根汤）
　　方药：升麻　葛根　杭芍　甘草
（2）柴葛煎汤，如疹出不透。
　　方药：柴胡　黄芩　葛根　杭芍　连翘　甘草
（3）麻杏石甘汤，如出不透而加气喘。
　　方药：麻黄　杏仁　石膏　甘草
（4）三黄石膏汤：治疹出高热。
　　方药：黄芩　黄连　黄柏　麻黄　石膏　甘草　栀子　豆鼓
（5）竹茹石膏汤：治疹出兼吐泻者。
　　方药：竹茹　石膏　法夏　赤苓　陈皮　甘草　生姜
（6）犀角地黄汤：疹出上下出血者用之。
　　方药：犀角　生地　杭芍　丹皮
（7）荆防败毒汤：治疹出收没太快者用之。
　　方法：荆芥　防风　薄荷　黄芩　黄连　犀角　大力　灯心
（8）柴胡四物汤：治疹出透时久不散者用之。
　　方药：柴胡　当归　生地　杭芍　麦冬　地骨皮　知母　泡参　淡竹叶　黄芩　红枣　生姜
（9）柴胡清热饮：治疹后热不退者用之。
　　方药：柴胡　赤芍　黄芩　生地　麦冬　地骨皮　知母　甘草　生姜　灯心引
　　用法：水煎服。
　　附注：以上各方，如系1～2岁者的小孩每味用一钱或者根据当地医师酌情处理。

二、治麻疹初起方

症状：（1）发烧咳嗽，眼红流泪，皮肤见点时。

方药：升麻葛根汤，如面青、筋青，可加防风、秦艽、荆芥祛风助表。

治麻疹中期方（用清金一贯饮）

症状：（2）麻疹出齐后，咳嗽气喘，或声哑火盛乃是热毒，郁肺多发生肺炎。

方药：枯芩　桔梗　大力　荆芥　前胡　青皮　木通　白芍　甘草

附注：按照年龄大小斟酌分量。

治麻疹末期方（救疹散毒汤）

症状：（3）小儿麻疹后久不退热牙根溃烂，肉腐出血臭气冲鼻，此是因热积久，以致毒火入胃，久而不散，倘儿恣食肥甘，湿热动虫，变为走马牙疳，穿腮落齿或面浮肿唇崩鼻坏生疮作痒，多不能救，若见此病状，早服此方，可能挽救。

方药：元参　茯苓　青蒿　枣皮　生地　甘草　荆芥　白果　白薇　葛根　陈皮

服法：水煎服二、三剂。

附注：分量由医家斟酌年龄大小使用。

（余庆县人民医院副院长徐超群献方）

三、治麻疹方

方药：（1）（消风散）川芎　羌活　荆芥　僵虫　白茯苓　虫蜕　甘草　防风　油朴合香　泡参　陈皮

（2）升麻葛根汤加虫蜕

（3）疹已现齐，肺热烦渴，用银翘散

（4）疹已现脱水，白虎地黄汤。

用法：水煎服。

附注：分量依年龄大小，体质强弱使用。

（开阳县刘吉成献方）

四、治疗麻疹方

方药：（1）初起时，用升麻葛根汤：升麻　葛根　杭芍　甘草

（2）出而不透，用柴葛煎：柴胡　葛根　黄芩　杭芍　连翘　甘草

（3）如不透气喘者，用麻杏石甘汤：麻黄　杏仁　石膏　甘草

（4）如高热者，用三黄石膏汤：麻黄　石膏　淡豆豉　黄芩　黄连　栀子　黄柏

（5）如兼吐泻者，用竹茹石膏汤：法夏　赤苓　陈皮　竹茹　甘草　石膏　生姜

（6）如兼上下出血者，用犀角地黄汤：犀角　生地　杭芍　丹皮

（7）如收没太速者，用荆防解毒汤：薄荷　荆芥　防风　黄芩　黄连　大力　犀角灯心

（8）如出而不散者，用柴胡四物汤：杭芍　当归　生地　泡参　柴胡　淡竹叶　地骨皮　知母　黄芩　麦冬　生姜　红枣

（9）如热不退者，用柴胡清热散：柴胡　黄芩　赤芍　生地　麦冬　地骨皮　知母　甘草　生姜　灯心

附注：以上各汤系一至二岁，每味各用一钱。

（威宁县联合诊所献方）

738

五、治麻疹方

方药：桔梗三钱　银花三钱　连翘三钱　大力三钱　防风三钱　黄连一钱　黄芩二钱　木通三钱　花粉三钱　寸冬三钱　车前草二钱　甘草一钱

附注：来件未写明服法及所写药量为几岁儿童所用，或成人用。

（瓮安县李果全献方）

六、治麻疹方

方药：（1）前驱期：透疹汤：葛根　荆芥　薄荷　前胡　杏仁　牛蒡子　连翘　桔梗

（2）出疹期：解毒汤

方药：桑叶　薄荷　牛蒡子　蝉蜕　芦根　银花　连翘　杏仁　竹叶　灯心

附注：来件未注明药量及服法。

（王明轩献方）

七、治麻疹方

方药：芎苏饮：主治：初期风寒重，舌白清涕

川芎二钱　苏叶二钱　柴胡二钱　前胡二钱　法夏二钱　猪苓二钱　枳壳二钱　粉葛三钱　桔梗二钱　杏仁三钱　甘草一钱　生姜一钱

用法：水煎服。

附注：（1）若麻疹初期夹热重用银翘散。

方药：银花二钱　连翘二钱　薄荷一钱　桔梗二钱　荆芥二钱　防风二钱　牛蒡子三钱　甘草一钱　若咳嗽重加杏仁三钱　尖贝一钱

用法：水煎服。

（2）若麻疹已现未透者用加味升麻葛根汤。

方药：升麻钱半　粉葛三钱　川芎二钱　苏叶二钱　牛蒡子二钱　淮牛膝三钱　紫草茸二钱　甘草一钱　芫荽二钱

用法：水煎服。

（水城县第一联合诊所王华甫献方）

八、治麻疹方

方药：银花三钱　连翘一钱半　紫草三钱　甘草一钱

用法：水煎代茶饮。

（李显云献方）

九、治麻疹方

方药：防风　荆芥　僵虫　薄荷　桔梗　甘草

用法：水煎服。是麻即现，否则热退如现后用，银花、连翘、僵虫、虫蜕、黄芩、紫草、天冬、甘草水煎服。

附注：来作未写明所用分量。

（黔西县张泮轩献方）

一〇、治麻疹初出不齐收没太速方

方药：防风三钱　浮萍五钱　赤芍二钱　大力子三钱　甘草一钱　丹皮二钱　皮苓三钱

739

葛根二钱　杏仁二钱

用法：以上水煎服。

（大定县民族中医代表王懋林献方）

一一、治麻疹半出方

方药：红花三钱　甘草三钱　党参三钱　紫草三钱

用法：以上水煎服。

（大定县民族中医代表王懋林献方）

一二、预防麻疹白喉肺炎方

方药：黑豆　绿豆　芦根各五钱　青果二钱

用法：水煎当茶饮即愈。

附注：若无青果只用前三味亦可。

（黎平县联合诊所王仁瑞献方）

一三、预防麻疹秘方

方药：金银花一钱　甘草一钱　紫草茸一钱　蚕豆藤（贵州通称胡豆）八分

用法：焙黄研极细末，分五次送服初生儿满月后第三天开始，每隔一星期煎服一剂，连服三剂即可。

附注：可将上药金银花、甘草、紫草茸三味煎水约150毫升煮开十分钟后，将药汁倒出分五次服，蚕豆藤照上法制焙黄（焦枯无效）后，研末分五次送服，每隔两小时服一次，一天服完。此方系南方沿海群众常用之家庭良方，颇收效。若出疹亦可减轻出疹间之并发危险（如肺炎、中耳炎、肠炎等）症候。

一四、治麻疹方

方药：升麻一钱　葛根二钱　赤芍一钱　甘草五分　生姜引

用法：煨水服。

（龙晋堂献方）

一五、治麻疹方

（1）（初期）升麻葛根汤

方药：升麻　葛根　芍药　甘草　生姜

（2）恢复期热毒不减者（银翘散）

方药：银花　连翘　大力　豆豉　荆芥　薄荷　竹叶　桔梗　甘草

（3）疹后热毒传胃，生走马牙疳（清胃汤）

方药：升麻　黄连　当归　生地　丹皮　石膏

（4）麻疹初期

方药：银花二钱　桔梗一钱　寸冬一钱　甘草五分　紫草茸一钱

（5）麻疹预防

方药：紫草　银花　甘草

（6）麻疹初起

方药：升麻　葛根　防风　桔梗　荆芥　连翘　甘草

（7）初起

方药：升麻　葛根　紫苏　寸冬　银花　荆芥　甘草

（8）二期

方药：连翘　栀子　赤芍　生地　银花　甘草

（9）初期

方药：粉葛　升麻　紫草　银花　甘草　生姜

（10）发烧不退咳嗽

方药：元参　银花　连翘　荆芥　桔梗　寸冬　杏仁　百部　黄芩　甘草

（11）小儿马牙重舌

方药：黄连上片细末以京墨搽效

附注：以上各方，来件人未写明所用分量及用法。

（余庆县第一期中医进修班献方）

一六、治麻疹方

方药：玄参二钱　当归二钱　荆芥一钱　芦根三钱　甘草一钱　灯心引

用法：水煎服。

（瓮安县洪仲书献方）

一七、治产后麻疹方

方药：当归三钱　柴胡二钱　荆芥二钱　赤芍三钱　银花四钱

用法：水煎服。

（瓮安县洪仲书献方）

一八、治麻疹引起肺炎方

方药：黄芩三钱　芍药二钱　甘草二钱

用法：水煎服。

（献方人未列姓名）

一九、治麻疹未出或出不快捷方（紫草化毒汤）

方药：紫草二两　陈皮一两　升麻　甘草各五分

用法：共为细末量儿大小分作数次用。外以葱白三寸煎水调服即效。

（大定县十区吕鉴章献方）

二〇、治孕妇出麻疹方

方药：以四物汤加白术　黄芩　艾叶　砂仁

用法：煎水服，以安胎清热为主，则胎不动而麻自愈矣。

（大定县十区吕鉴章献方）

二一、治小儿麻疹病方

方药：麦冬　银花　椿皮　前胡　核桃壳（去青皮）　星宿草　生姜引

用法：共熬水服。

附注：来件未注明用量。

（金沙县大坝乡少数民族杨海清献方）

741

二二、治麻疹方：青萍汤

方药：（1）青萍二钱　杭芍二钱　栀子二钱　连翘二钱五分　粉草一钱

用法：煎水服。

（2）白虎玄参汤

方药：石膏三钱　玄参三钱　白芍三钱　栀子二钱　干葛三钱　甘草一钱

用法：煎水服。

（金沙县太平乡蓝明舟献方）

二三、治麻疹初期高烧方

方药：麻杏甘石汤加升麻葛根，呕吐加生姜半夏，如往来寒热呕吐者，小柴胡汤加升麻葛根。如高烧不退大烦渴者白虎汤。汗多者人参白虎汤。如高烧不退咳嗽者竹叶石膏汤。如干咳无痰喘息者麦门冬汤。口渴小便不利猪苓汤。

（玉屏县贺锦章献方）

二四、治麻疹方

方药：白茅根三钱　银花一两　葛根一两

附注：来件未注明所写药量为几岁儿童所用，或成人用。

（从江县炎金培献方）

二五、治天花麻疹方

方药：菟丝子　当归　木通　牛蒡子　紫草

附注：来件未注明分量及用法。

（婺川县中医王玉昌献方）

二六、治出麻疹喉嘶咽哑方

方药：杉树节三钱　防风二钱　熟地二钱　胡椒一钱　蝉蜕去头足

用法：大人二钱三钱　小人少用七八分

按此方中有胡椒一味，必须诊断确是大寒闭极之证始可用之。

（婺川县中医王玉昌献方）

二七、治黑点麻疹方

方药：紫草二钱（又叫红根）　生姜一钱

用法：兑姜开水熬服。

（遵义县草药医李汉全献方）

二八、治麻疹咳嗽不止秘方

方药：五皮风　白腊花　枇杷花　蜂蜜各三钱

用法：研末加腊蜜蒸服。

（遵义县徐进城献方）

二九、预防小儿麻疹、稀痘、脐带风，并治小儿在母腹时所受一切疾病方

方药：羊舌头叶（又名羊食子）

用法：每次采药一大把，用水淘净，以开水烫死（即是煮沸消毒）滚擦小儿全背，

马上提出病毒，达于皮肤之间，隔日一次，宜多用在十次以上为最好。

附注：满月后则滚擦不出病来（注意）只可外用。

（遵义县吴顺钦献方）

三〇、治麻疹不出方

方药：芫荽　火葱　灯心

用法：烧酒煮成团在小儿两曲池、两委中、中脘、建里，缓缓熨之则立即出现。

（道真县樊树英献方）

三一、治麻疹已回方

方药：（1）大量芫荽

用法：蒸火酒包熨头部并擦全身。

方药：（2）内服：麻黄一钱　杏仁三钱　石膏二钱　豆根一钱　尖贝一钱　甘草一钱

用法：煎水服。

（水城县医院中医科龚燧荣献方）

三二、预防麻疹方

方药：（1）羊柿条叶

用法：以水煎沸，俟温暖适宜，分三次熨儿胸背腰，如现出黑色毛、日后自脱。

方药：（2）银花一两　甘草三钱　苇根三钱

附注：来件未写明用法。

（遵义县吴顺钦献方）

三三、治小儿赤麻风方

方药：花臭木　油麻壳各一两

用法：煨水用红浮萍焙燥，冲阴阳水吃，发烧加细灯草煨。

（剑河县杨义珍献方）

按此方应列在其他杂病类。

三四、治麻疹方（预防并发症）

方药：芫荽连须三根　荸荠果三枚　紫草茸一钱

用法：最好在麻疹前驱期将要出疹时就服每日一剂，两剂两天，可用净加300毫升煎煮十分钟后滤净药汁，分两次服，隔四小时，一次服后可预防麻疹并发症。

（安顺专区兴义组陆普生献方）

三五、治麻疹因服凉药过多方

症状：呼吸失常度，气喘不匀

方药：附片一钱　桂枝一钱

用法：煎水服即止。年龄大小分量临时斟酌。

附注：上方为一岁多小孩用量。

（惠水县车鼎荣献方）

三六、治麻疹收心方

方法：用锈铁一块入火内烧红外加生姜、火葱、艾绒，入碗内和水，将红铁淬水服。

（献方人未有姓名）

三七、预防麻疹方

方药：用丝瓜一个或二个

用法：煎水服。如已出者可把症状减轻，未出者可预防不除。

（安顺县联合诊所王平洲献方）

三八、治痧工方

方药：用竹叶石膏汤或升麻葛根汤

用法：煎水服。

（甕安县中医蒋纯安献方）

三九、治麻疹方

方药：椿树皮　杨柳枝　芫荽子

用法：煎水服，表出即好。

（德江县张羽明献方）

四〇、治麻疹方（称班麻疹子）

方法：用生姜与菜油捣绒，再用铜元括四大筋骨，括到发现黑点即止，然后令患者平卧，出汗即愈。

（兴义县孔寨乡草药医叶廷书献方）

四一、预防麻疹方

方药：金银花合剂：金银花五钱　紫草三两　甘草一钱

用法：于孕妇怀孕二月后，将以上合剂、每月服二次、孩子生下后，可防麻疹

附注：来件未写明每次用量多少。

（独山中医联合诊所献方）

四二、治麻疹方

方药：芦苇根三钱　荸荠二三个不要去芽

用法：在麻疹将出未出时可煮水当茶喝，即可出来。

附注：芦苇根不可以芦竹根代用。

（兴义县叶光国献方）

四三、治麻疹隐闷不出或出不齐方

方药：丁子草十数根

用法：将药擂成团，放少量烧酒微炒热，照不出的地方搽之，以点出现为度。

（遵义县团溪中医吴制裁献方）

四四、治麻后痘后黑眼生翳草方

方法：用辣子草搓烂，包在手腕骨关节动脉处，右眼包左，左眼包右，双眼有则双包，包上二小时即取下，包处起一小泡，勿弄破，待自愈。

（仁怀县刘文达献方）

四五、普通一般麻疹方

方药：（1）（宣毒发表汤）粉葛　升麻　杭芍　荆芥　柴胡　花粉　连翘各六分　大

力七分 木通六分 条芩八分 淡竹叶为引

用法：水煎服

（2）四物汤加味：当归一钱 川芎一钱 杭芍二钱 生地一钱 黄芩一钱

（3）用回春丹治麻疹发高热退后，四肢抽搐，用逐寒荡惊汤 炮姜 古月 公丁 桂皮 胡桃各一钱

研粗末冲开水温服。此药非在上述病状，不能乱用。回春丹是广州厂出品的成品药。

（丹寨县人民医院中医陈永明献方）

四六、治麻疹方

方药：薄荷三钱 大力四钱 紫草三钱 甘草二钱 生姜引

用法：煎水服。

（德江县潮砥诊所傅源茂献方）

四七、治小儿麻疹天花初期发热方

方药：桂枝汤加双花一钱 紫草一钱

用法：煎水服热解毒散。

（德江县潮砥联合诊所张中志献方）

四八、预防麻疹疫毒方

方药：茜草根叶一大把

用法：浓煎一大碗，兑酒一杯，一岁以下服一调羹，二至五岁服二调羹，五岁以上，酌情加服，可预防不出。

（德江县煎茶区陈世忠献方）

四九、治麻疹方

方药：老君须红砂炒 艾叶 生姜引

用法：熬水服。

（金沙县赵树清献方）

五〇、治麻疹方

方药：玄参三钱 牛子二钱 荆芥二钱 薄荷二钱 枳壳三钱 桔梗二钱 玉竹二钱 花粉三钱 甘草二钱 生姜三片

（德江县稳平区张羽高献方）

五一、治麻疹出不透气喘欲死方

方药：沉香 木香 檀香

用法：于火盆内焚之，抱儿于烟上熏之即起。

（德江县稳平区张宇学献方）

五二、治麻疹方

方药：（1）前期：银花二钱 天麻钱半 人参二钱 连翘钱半

（2）后期：羌活一钱 独活钱半 前胡二钱 枳壳一钱 赤芍一钱 苍术一钱 厚朴二钱 升麻一钱

用法：水煎服

附注：来件人治麻疹后期，用有升达，宜慎。

（德江县稳平区张金鹏献方）

五三、治麻疹方

方药：（1）初期用：青萍二钱　生地三钱　广元参三钱　杏仁二钱　生姜一片　丹皮二钱

（2）中期用：青萍二钱　生地三钱　知母三钱　寸冬三钱　石膏二钱

（3）末期用：云苓二钱　猪苓二钱　泽夕二钱　化石三钱　杏仁二钱　冬花二钱　前胡二钱　前仁二钱　枇杷叶一张　鲜芦根三支

用法：水煎服。

（鳛水县一区中医钟振西献方）

痘

一、治痘症小便不通方

方药：细茶叶（不拘多少）

用法：嚼绒以火纸包敷脐上即通。

附注：或用姜葱艾叶共捣烂炒热，男敷小肚，女放阴门上即通

（德江县煎茶区中医郎万选献方）

二、治小儿痘毒疮方

方药：黄牛屎烧存性　鸡蛋黄煎油

用法：调敷。

（德江县中医田慎三献方）

三、治小儿痘风眼方

方药：花椒一钱　樟脑二钱

用法：研末搽。

（德江县稳平区张金鹏献方）

四、治水痘方

方药：茯苓二钱　木通二钱　竹叶三钱　甘草一钱　灯心引

用法：水煎服。

（瓮安县洪仲书献方）

五、治痘特效方

方药：（1）升麻二钱　葛根二钱　柴胡二钱　紫草二钱　赤芍二钱　银花二钱　荆芥二钱　藿香二钱　川芎二钱　甘草二钱

（2）黄芪一钱　人参一钱　白术一钱　红花二钱　紫草一钱　生地一钱　牛蒡子二钱　前胡二钱　甘草一钱

用法：用水煎服。

（赫章县中医谢有贤献方）

746

吐 泻

一、治儿童慢性消化不良方

方药：湘莲子一两　苏芡实一两　百合五钱　燕窝三钱　淮山药一两　茯苓一两　库伦芪八钱　鸡内金五钱　正潞党参一两

制法：共研极细末，用细筛筛过，加入等量的熟粘米粉，并兑入白糖二两，另加入适量开水，以全部湿润为度和匀，做成饼，每饼重量五钱（上量以普通市戥为准）稍烘干后，用磁坛盛贮。

用法：每日三次，隔4～6小时服一次，可代饼饵，开水送服。

服量：一岁以下儿童每次半块，一至三岁儿童每次1块，四至六岁儿童每次1.5块，六至十二岁儿童每次2块。

附注：并治小儿患慢脾风，"亦称慢惊"，后肠胃机能失调，下利清谷，或进食完谷不化，或五更泄"夜间大便"稀便或泡沫夹杂等。

（安顺专区兴义组陆普生献方）

二、治小儿消化不良障碍，高烧不退方（加味四君子汤）

方药：党参一钱　白术一钱　茯苓一钱　甘草五分　槟榔一钱　枳壳八分

用法：以水300C.C.煎至100C.C.，分数次服用。

（都匀联合诊所袭补书献方）

三、治小儿吐乳腹泻清水方

方药：川芎酒炒　核桃壳炒　甘草乳炒　陈粳米炒

用法：剂量量儿大小使用。

（道真县樊树英献方）

四、治小儿吐泻手足冷方

方药：人参钱半　白术钱半　古月一钱　肉桂一钱　灸草一钱

用法：水煎服

（天柱县石洞卫生所潘森莹献方）

五、治小儿呕吐腹泻方

方药：（1）倒竹伞　金钱花　生姜

用法：煎水服。

（2）朱砂连　刺猪肚子　小青药

用法：煎水服。

附注：来件未写明分量。

（毕节苗族草药医熊志安献方）

六、治小儿腹痛水泻方

方药：早耳红五分　蛇格达二钱　金钱内消一钱　车前草三棵　小血藤一钱　生姜三片

用法：加水煮沸后即可服。

（兴仁县格沙屯区八村布依族草医钟红必献方）

七、治小儿疳积或腹泻方

方药：小白花

用法：小白花三或五棵，捣绒后，加上糯米混合，用棒捣绒，调匀服水至三酒杯即愈。

（兴仁县格沙屯区八村布依族草药医钟红必献方）

八、治小儿呕吐方

方药：连翘二钱

用法：水煎服。

（遵义县李顾祥献方）

九、治小儿反胃及一切呕吐方

方药：吴萸五钱　茴香根五钱

用法：水煎服。

（凤冈县中医座谈会献方）

一○、治小儿作吐方

方药：藕子草

用法：水煎服。

（德江县稳平区张金智献方）

疟　疾

一、治小儿疟疾方

方药：鹅不食草　野柿花根各一钱

用法：捣烂，用鹅蛋一个开一小孔将药放入蛋内后，纸包封好烧熟，于未发前半小时吃下神效。

（德江县李世忠献方）

二、治小儿疟疾方

方药：地古牛七个

用法：炒香为末，开水吞下，即好。

（德江县张羽明献方）

其他杂病

一、治小儿气病方

方药：三棱五个　莪术一钱　金樱子10个　酒曲一枚引　如痛加吴萸五分　厚朴一钱　枳壳一钱

用法：水煎服。

（石阡县中医史春和献方）

二、治初生小儿口不开方（退风散）

方药：核桃肉一片　蜂蜜三分

用法：研末为丸，用白布包好，放入小儿口内，当乳吃。

附注：清脏腑免惊风。

（遵义县李梓乡赵呈明献方）

三、治肚泻兼发烧烦躁方（保婴汤）

方药：党参二钱　黄芪四钱　白芍二钱　柴胡一钱　木香一钱　白术二钱　茯苓二钱　当归一钱　甘草五分　五味五分

用法：水煎服。可连服数剂。

附注：如泄泻发烧不止，加射干。

（遵义县新站乡杨华夫献方）

四、治小儿生殖器肿单方

方药：梦苟　洋呵（未出土的嫩茎）

用法：熬水服一两茶杯。

（遵义县新站乡草药医黄子荣献方）

五、治小儿流口水方

方药：人中白一两

用法：将人中白煅过研细末，每次用五分，兑姜开水服一次即愈。

（遵义县唐德修献方）

六、治小儿遗尿方

方药：用鸡肠一具（男雌女雄）　桑螵蛸三钱　益智仁五钱

用法：炕干研细末每服二至三钱。

附注：来件未注明所写药量为几岁儿童所用。

（遵义县李梅村献方）

七、治初生小儿下地时预防合症治疗方

症状：初生时一至四五日内，上天堂起白泡或白子。

方法：用银挖耳将他刮破后有血液和小白点，用棉花擦干净，不要吞入肚内，如吞下却反生他患。

（1）预防用，生地七钱　大蒜二钱　雄黄一钱　全虫一钱　陈艾二钱　寸香二厘

用法：共为细末，结成药饼，中间做个窝窝盖在肚脐上，七日过去，以免此症。

（2）如有急哭者，多是惊风，腹痛腹胀有青筋，用陈艾叶子烧灰，下面用纸隔离，将灰放在肚脐上，用手按着，十分钟以上，口鼻就有艾气香，将灰去之，如病重者，用二三次可也。

（3）如胎热重者，先服沉瀣丹，如白芥子大可服十粒至十五粒，以灶心土煎开水送下，分三次服。

（4）内服五苓散加腹毛、油朴、虫蜕，如腹痛者加广香，呕加火梗，面黄者加茵陈，连服二剂可愈。

749

（5）此病未愈者用四君子汤加油朴、虫蜕、腹毛可愈。

附注：来件的四五方未注明分量及用法。

（桐梓县门诊部罗又钧献方）

八、治婴儿腹痛方

方法：用手指捏曲池、足三里两穴，立即止痛。

（道真县樊树英献方）

九、治小儿急症疝气方

方药：用酒香草　生姜二味酌量

用法：开水煎服。

（毕节县熊子安（苗族）献方）

一〇、治小儿阳物红肿通亮方

方药：（1）地龙（即蚯蚓）三根焙存性，桐油调敷，如有不好用二方。

（2）二梅片五分研末入田螺内　等水流出　用杯子装好，用鸭毛扫上即效。

（天柱县张思瑶献方）

一一、治小儿奶毒方

症状：生在舌头和上天堂上如浮萍朵朵样，外有白色黄色如小米子大的米子。

方药：糯米善生的黑猫屎　黄炮叶

用法：共研末，先用巴岩姜和淘米水洗后再上药。

附注：每天上药二次。

（剑河县台沙乡杨义珍献方）

一二、治小儿生巴壳胞方

方药：苦瓜叶子　黄瓜叶子　香瓜菜

用法：敷上有效。

一三、治天花潜伏不出单方

方法：烧酒一两　生姜一两。将烧酒炒打滥的生姜为丸搽周身。

（遵义县野里乡草药陈大明献方）

一四、治热毒内搏气攻上腹两脚肚发红方

症状：两只脚肚发红，色黑如火灼，气攻上腹部，不能站立内有积热熏蒸，外被风热所感，搏于血气。

方药：用新鲜石灰泡清凉水

用法：待灰质沉下，倒皮面清水和桐油搅匀，用鸭毛蘸油渣上。内服：升麻、黄芩、连翘各一钱，芒硝、大黄各五分煎水服即效。

（骆如骥献方）

一五、治小儿膀胱下气方

方药：用老虎茨叶上的无花青果大的一个，小的三个

用法：蒸肉吃即愈。

（盘县中草医联合诊所草医杨国安献）

一六、治小儿发肚寒痛单方

方法：用乱头发一大团火上烘热包肚脐上马上痛止而愈。

（盘县中草医联合诊所草医杨国安献）

一七、治小儿喘鼽方

方药：血气当归

用法：冲细兑姜开水送服一茶匙。

附注：腹痛也有效。

（瓮安县中医董永禄献方）

一八、治各种痼疾方

方药：明天麻四　南薄荷四　天花粉四　硼砂二　冰片一　秋石0.6　银朱一包　寸香0.4　研细末听用

（开阳县中医代表会献方）

一九、治初生儿有风热诸毒方

方药：金银花一钱　金钩藤钱半　土大黄五分　虫蜕三分　木通一钱　金冈藤八分　连翘壳五分　防风八分　荆芥五分　绿升麻五分　葛藤根八分　生甘草钱半

用法：水煎服。

附注：在三天上服，可免生恶疮、脐风、惊风。设患急惊风者，去荆、防、葛、麻，加山栀子，川黄连（无连用明金草）、青蒿、苦竹茹。慢惊加官桂、麻黄、桂枝，去大黄、升麻、葛根。

（石阡县中医田如珍献方）

二○、治小儿寒食方

方药：水灯草　菖蒲　鱼鳅串

用法：煨水服。

（石阡县中医杨厚安献方）

二一、治小儿肚寒痛方

方药：倒提壶一颗

用法：磨开水服，一小时后即止痛，连服五夜不发。

（兴仁县大山区白德乡草医吴伯英献方）

二二、治小儿肚大胀满方

方药：鸡蛋一个　开孔装入大蜘蛛一个

方法：外用纸包裹，水浸湿灰火，煨熟食之即愈。

（惠水县城关联合诊所杨性初献方）

二三、治小儿口水多及口吐涎沫方

方药：寸冬三钱　玄参三钱　桔梗三钱　白糖一两

用法：炒熟研末，开水吞服。

（凤冈县中医韦相成献方）

二四、治小儿大热昏迷咳逆方

方法：用手挟生姜少许，从太阳间左右同时推至眉角五次立醒，再由离卦位推至坎卦位五次，继由离卦经坤兑乾 12 次，又由坎卦经艮震巽卦 12 次。以上推法，在晚上作一次，中夜一次，鸡鸣一次，无有不效。

（德江县潮砥区袁宗尧献方）

二五、治小儿小便不通方

方药：儿茶一钱　萹蓄二钱

用法：水煎服。

（德江县煎茶区中医郎万选献方）

二六、治小儿痢疾方

方药：当归三钱　白芍三钱　榔片三钱　枳壳三钱　前仁三钱　香附三钱　甘草一钱

用法：水煎服。

（金沙县二区刘和轩献方）

二七、治小儿肝痛方

方药：马蹄草尖七根　过路黄尖七根　胡椒七粒　吴萸七粒

用法：以上共碾成细末，同饭做成饼，贴在肚脐上。

（金沙县八区蓝笃生献方）

二八、治小儿脱肛方（湿热）

方药：田螺蛳廿个　蚂蟥十四条

用法：以活的装在碗内，白糖四两，盖上化水，用棉花消毒后，每天以水搽三次。

（金沙县四区张绍舟献方）

二九、治小儿心火方

方药：儿茶三分

用法：作四次服即愈。

（德江县七区张羽鹏献方）

三〇、治小儿虚胖方

方药：桔梗二钱　茯毛二钱　豆根钱半　油朴二钱　薄荷一钱

用法：水煎服。

（德江县七区张金鹏献方）

三一、治小儿小便出血方

方药：大甘草一两二钱

用法：以水六碗，煎至二碗一日服。

（德江县稳平区张宇学献方）

三二、治小儿吃鸡蛋积胃方

方药：淡豆豉

用法：水煎服。

（德江县稳平区张羽明献方）

752

三三、治小孩肚腹扯症方

方药：马鞭梢　灶心土　清脚泥

用法：将马鞭稍煎水加灶心土和清脚泥熬水吃。

（德江县兴隆黄修文献方）

三四、治盐吼乳吼方

方药：女贞子树根一两五钱（俗名爆格蚤树）　　五花猪肉四两

用法：炖熟早晚空心服。隔一周，可再如法炖服即愈。

（贵阳中医进修学校吴成才献方）

三五、治小儿脱肛方

方药：团鱼头

用法：烧灰兑甜酒服。

（贵阳中医进修学校刘锡卿献方）

外 科 门

蛇 咬 伤

一、治蛇咬方

方药：偷油婆

用法：先以瓦针刺肿处，再用油婆捣烂搽上。俟黄水流出即愈。

（鰼水县寨坝中西医联合医院贺治卿献）

二、治蛇咬肿方

方药：屎蛆

用法：捣烂，加明雄少许，敷之即好。

（江口县简仁保献方）

三、治毒蛇咬伤方

方药：蛇胆

用法：擦患处。

（三穗县万乔叶献方）

四、治蛇咬方

方药：五灵脂五钱　明雄三钱

用法：外敷内服，火酒引。

（李显云献方）

五、治蛇咬方

方药：指甲花叶

用法：嚼敷即愈。

（大定县姜华煊献方）

六、治蛇咬心中闷乱方

方药：烟油

用法：调治水服。

附注：吃烟油感觉味甜者可服之。

（沿河县卫协会献方）

七、治蛇咬方

方药：烟油（烟杆内通出油）

用法：擦患处。

附注：内用五灵脂五钱　雄黄三钱　煎水服。

（开阳县中医代表会献方）

754

八、治毒蛇咬伤、肿痛难忍方

方药：水岸板（即田里或河沟里所生形如竹叶飘在水面者）

用法：研绒包敷肿处即愈。

（安龙县孙幼斌献方）

九、治蛇咬中毒有效方

方药：铜钱菜

用法：将菜采来用口咬烂，放在被咬的伤口上，就可以治，一天换一次药，如能换二次最好。"效果良好"。

附注：铜钱菜共有三种，分为大小中三类，大的小的不能采用，据说小的也可以用，大的铜钱菜不光滑，杆子和叶子上有毛，治疗无效，长有 6～7 寸高。小的铜钱菜，巴着地长，只有指甲大，长不高一般只有半寸高。中等的铜钱菜，是采用的一种，杆叶都无毛很光滑，长有 4～5 寸高，叶子如铜钱大。这种菜，各地都有，不论在沙土、泥地、路边、田坎，都有它的生长，在我们走路时只要注意看，就得看见。

（榕江县寨蒿卫生所雷金城献方）

一〇、治蛇咬伤方

方药：剪刀草一把

用法：捶敷伤口，一日一换，三日毒尽即好。

附注：剪刀草是生在水中，又名"慈孤草"。

（黄平县王彬然献方）

一一、治蛇咬伤方

方法：用本人肚脐眼中所挟的陈"垢腻"。吐口水去擦下来。擦在伤口上，连擦三次，毒即外出。

（黄平县丁希涛献方）

一二、治蛇咬方

方药：鱼鳅串　石豆辨　夏枯草各适量

用法：先将前二味药研细包后，再加夏枯草合研包。

（遵义县丁村乡贾光普献方）

一三、治蛇咬方

方药：南蛇藤根（去皮与心）三两六钱　火酒七两二钱

用法：冲烂以热酒调服，渣包患处。

（遵义县沙湾乡周达伟献方）

一四、治蛇咬方

方药：红苕藤尖一把

用法：嚼细敷患处，一日一次。

（遵义县徐进城献方）

一五、治蛇咬伤验方

方药：臭虫血　嫩海椒叶

用法：以臭虫血涂患处，再以嫩海椒叶咬烂敷上。

（遵义县深溪乡张质雍献方）

一六、治蛇咬方

方药：人的耳屎

用法：以耳屎按在被咬的伤处。

（遵义县忠兴乡汪德山献方）

一七、治蜂子叮毒方

方药：千年无上霜（即瓦上青苔）

用法：不拘多少外擦，并煎水内服即愈。

（贵定县申子午献方）

一八、治蛇咬伤方

方药：夏枯草　魔芋杆

用法：打烂包伤口处

（金沙县大坝乡少数民族杨海清献方）

一九、治蜈蚣虫咬伤方

方药：丝烟

用法：加烧酒炒后，包伤口处。

（金沙县大坝乡少数民族杨海清献方）

二〇、治毒蛇咬方

方药：杀人大将（名独脚黄）

用法：泡水服，将药渣在伤处由上推下，使毒血赶出，临时又将药敷患处，对时即可退消。

（剑河县台沙乡杨义珍献方）

二一、治蛇咬方

方药：三叶青

用法：鲜者五钱，干者二钱服之，外面以酒磨徐。

附注：并治疔癀去毒。

（黔西县姜文北献方）

二二、治蛇咬方

方药：脐射　脐带

用法：辗末先放伤处，再以一枝蒿用酒配合或研细放伤处，或以黑赤姑，春烂包伤处亦可。

（黔西县岁兴舟献方）

二三、治蛇咬方

方药：叶子烟杆内烟油水

用法：以滚开水冲出叶子烟杆内油汁二小酒杯吞服，外用电花草捣茸贴伤处，但须

756

留口。

（遵义市中医医院经验方）

二四、治蛇咬伤方

方药：①地橙子　地胡椒搓细敷伤肿处即消。

②灵脂一两　雄黄五钱　酒煎服。

③山当归五钱　捣烂敷患处。

④葫豆莲三钱　甘草三钱　生豆三钱　红糖引，嚼敷伤处。

⑤大蒜切片　生豆子嚼敷伤处。

⑥白芷，细辛，嚼敷伤处。

（沿河县卫协会献方）

二五、治蜈蚣咬伤方

方药：①以针刺伤处出血　用口将毒吸出（口水要吐不可吞下）外以桃子叶捣细包伤处即好

②岩夕子（父名九把虎）叶嚼敷伤处。

③活蜘蛛放咬伤处将毒吮出立效。

④入耳屎放伤处止痛。

⑤寻滑虫捣细敷伤处立效。

（沿河县卫协会献方）

二六、治蛇咬伤中毒方

方药：野慈菇　豆瓣草（生石岩上，裸形，叶如纽形，杆红色）

用法：将上药混合研碎（以口嚼烂为佳）敷上。

附注：经敷药后，流出黄水即愈。

（兴仁县格沙屯区孔白乡布依族草医王绍文献方）

二七、治蛇咬伤中毒方

方药：蛇须草根

用法：以蛇须草根三根，用火酒（甜酒亦可）混合研碎加热，放置澄清即用澄清之药液口服，其余用来揉擦红肿处，再以残渣敷伤口上。

附注：两三天即能行动，并能劳神做事。

（兴仁县巴铃区草医叶廷书献方）

二八、治蛇咬伤中毒及无名种毒方

方药：白龙须一市两　燕子窝泥一市两五钱（即燕子筑巢的泥土）　石灰（未吸水的，俗叫矿子石灰）　野慈菇草三市两

用法：研碎成粉末，以桐油混合调匀敷治无名肿毒，以火酒混合调匀敷治蛇咬伤处，每日敷一次，连敷三日即愈。

（兴仁县大山区新元乡草医王经明献方）

二九、治蛇咬伤方

方药：烟杆黄

用法：研末调敷。

（独山县游必达献方）

三〇、治蛇咬方

方药：红白水麻叶

用法：吐口水在手掌中，拌药磋烂，以极细的，搓抹患处。

附注：抹时由患处自上搓下，则病毒逐渐消退，俟病愈，将药弃去。

（玉屏县姚本华献方）

三一、治蜈蚣咬伤方

方药：杉木叶蕊　枸杞菜（即接鸡骨断之叶）

用法：嚼烂后敷伤处，同时以前药煨水服有效。

又方：用公鸡涎液服（取鸡涎法，以生姜水喂入公鸡嘴里，即有涎出）

（天柱县中医交流会献方）

三二、治蛇咬伤方

方药：犁口草　龙背草　黄瓜香

用法：捣烂以冷水从上扪下用芋禾、广皮，研细敷伤口上，以免毒气内攻。

（天柱县中医交流会献方）

三三、治蛇咬方

方药：大慈菇叶（又名剪刀草）

用法：捶敷。

（鳛水县六区中医周保安献方）

三四、治蜈蚣咬伤方

方药：大楮叶（俗名构皮叶）三根

用法：捶绒以甜酒调敷伤口，即刻止痛，并在一小时后肿即消去。如被咬经时过久，毒已攻心，一面拿三五张捶绒敷伤口，一面拿三五张煨水内服（冲酒少许）。

（黄平县韩鸣皋献方）

三五、治蜈蚣咬伤方

方药：偷油婆三个

用法：以菜油将偷油婆炸枯，去掉偷油婆拿鸭毛拈油擦伤口毒即出。

（黄平县王彬然献方）

三六、治蛇咬方

方药：酸汤杆根

用法：捣烂贴伤处。

（遵义县丁景琼献方）

三七、治蛇咬方

方药：威灵仙　红活麻根各三钱

用法：熬水洗。

（遵义县杨炳华献方）

三八、治蛇咬方

方药：滚龙草（适量）

用法：研末敷上。

（遵义县打鼓乡张子臣献方）

三九、治蛇咬伤方

方药：盘龙箭　一枝箭　蛇牛斗　蛇上树　蛇丝金盘各一两

用法：捣烂喷患处，如毒已封喉可先吃二钱，再喷患处。

（遵义县松林乡草药医杨银安献方）

四〇、治蛇咬伤方

方药：对嘴泡根皮

用法：以嘴咬烂涂搽患处。

（遵义县龙坪乡鲁超贵献方）

四一、治蛇咬伤方

方药：山豆根一把

用法：以口嚼烂。

附注：来件人用法未详。

（遵义县谢家乡王世俊献方）

四二、治蛇咬伤方

方药：地枫子（草药）　大蒜适量

用法：捣研以酒调擦患处。

（遵义县忠兴乡文德先献方）

四三、治蛇咬伤方

方药：岩椒子皮

用法：捣烂包伤处。

（遵义县排军乡秦发明献方）

四四、治蛇咬伤方

方药：凤仙花

用法：与大蒜共捣烂敷之。

（凤冈县中医安代昌献方）

四五、治蛇咬方

方药：烟油

用法：敷患处，若毒攻心，可用烟油内服。

（凤冈县中医安代昌献方）

四六、治蛇咬伤方

方药：土细辛

用法：以口咬烂敷患处。

（凤冈县中医座谈会献方）

四七、治蜈蚣咬伤方

方药：五灵脂

用法：以口嚼烂，敷上即止。

（德江县玉溪区中医刘先知献方）

四八、治蛇咬方

方药：木烟杆内烟油

用法：敷患处即愈。

（德江县卫协会董绍舒献方）

四九、治蛇咬方

方药：蜘蛛

用法：觅檐壁上蜘蛛，捉到患处，见毒即吸吮，毒尽即愈。

（德江县卫协会董绍舒献方）

五〇、治蜈蚣咬方

方药：灶马子

用法：研末，放患处即愈。

（德江文新二区联合诊所覃智熙献方）

五一、治蛇咬方

方药：节古单　大牛张口

用法：以节古单和大牛张口兑烧酒敷伤口上。

（德江县胡启华献方）

五二、治蛇咬方

方药：水菖蒲

用法：捣烂兑烧酒贴伤口处。

（德江县胡启华献方）

五三、治蛇咬方

方药：旱烟筒内烟油

用法：冲凉水一碗服下立好，如不好可再服。

（德江县潮砥区长堡乡袁德唐献方）

五四、治毒蛇咬伤方

方药：毛草箭（又名老蛇稍）

用法：口嚼敷上，止痛消肿，每日敷三次即好。

（德江县中医师吕益春献方）

五五、治蜈蚣咬伤方

方药：烟屎

用法：搽伤处。

（德江县潮砥区红坳乡李和高献方）

760

五六、治蛇咬方

方药：五皮风　马齿苋

用法：以马齿苋捣烂敷在肿处之最末端，周围消肿后逐渐下移，再以五皮风捣烂敷于伤口周围，留一小孔出毒液，每日更换二次，七日后痊愈。

（德江县草医甘富发献方）

五七、治蛇犬咬伤方

方药：浆红青片草

用法：内服加雄黄（忌盐）外用酒搽四周。

（金沙县五区余崇田献方）

五八、治恶蛇咬人方

方药：北辛二钱　苍术三钱　雄黄五钱　石菖蒲一两

用法：水酒各半煎服，汗出愈。

（金沙县卫协会中医代表会献方）

五九、治蛇咬方

方药：食余冷饭　水锅巴

用法：共捣绒贴被咬处即好。

（德江县稳平区张羽高献方）

六〇、治蛇咬方

方药：臭虫七个

用法：捶烂敷上结子即好。

（德江县稳平区彭传习献方）

六一、治青蛇咬伤方

方药：独立一枝枪

用法：捣敷即效。

（德江县稳平区张宇学献方）

六二、治蛇咬伤方

方药：蛇倒刺　白蒿菜　鱼鳅菜　乌包叶

用法：嚼敷，先用冷水一盆，将叶烟屎放水内，以手蘸洗，并用力将毒挤出。

又方：野芹菜　天南星　捣敷患处。

又方：雷公菜　铁马鞭菜　捣烂泡淘米水，滤去头次水，用第二次水，先吃后擦伤处。

又方：张姑草　细金鸡尾草，捶烂敷之有效。

（天柱县中医交流会献方）

六三、治蛇咬方

方药：苦蒿

用法：将苦蒿在流水处洗痛处，边洗边搽，洗一二小时即好。

（贵阳中医进修学校聂柳生献方）

761

六四、治蛇咬方

方药：老君扇（一名破山刀、开山斧）根（系块茎、表里皆黄色）

用法：捣烂贴脑门，或头顶旋毛处，贴时先将贴处轻放出血，然后敷药，并将药捣水浸由上而下，频擦至伤口之上部（如擦伤口下部，则毒不能向下消退）。切忌药水浸入伤口。

又方：粘衣草（叶为羽状，八九月间结平扁而成长椭圆形如豆荚之小块触之即粘衣上）用叶捣烂敷患处。

（贵阳中医进修学校少数民族胡启然献方）

六五、治毒蛇咬伤方

方药：明雄黄三钱　北辛二钱　牙皂三钱　苍术四钱　菖蒲四两

用法：上五味，以酒水各半煎，顿服，约一小时，得汗出而愈。

（贵阳中医进修学校胡仲篯献方）

六六、治蛇咬伤方

方药：白芷一两　夏枯草二两　蒲公英一两　紫花地丁一两　白矾三钱

用法：水煎服二、三剂痊愈。

（余庆县人民医院副院长徐超群献方）

六七、治蛇咬伤

方药：蛇须草（根须）用五分

用法：煨水服即效。

（龙晋堂献方）

六八、治飞蛇疮方

方药：内服　元参饮

外用：黄柏五钱　黄芩二钱　栀子二钱　大黄二钱　姜黄二钱　甘草一钱　炮雄三钱　鸡公尾　蛇蜕（适量）

用法：研末，调敷之，数次即愈。

（鳛水县一区中医张天辉献方）

汤　火　伤

一、治汤火伤方

方药：灶心土细末

用法：以人乳调敷。

附注：用此方调敷伤处，不红不溃，疗效甚好。

（凤冈县曹继明献方）

二、治火伤烫伤方

方药：苦丁茶

用法：焙干研末，调菜油适量，不论溃破或起泡，敷于患处，三至五天即愈。

（贵定县申子午献方）

三、治汤火伤方

方药：生板栗

用法：嚼敷（不要沾水）。

附注：如伤重口渴，宜多服童便。

（福泉县联合诊所陈璧栋献方）

四、治汤火伤方

方药：硐水

用法：淋洗。

附注：此方只宜用于大人，如小儿切不可用，因伤见硐水，痛反加重，恐小儿难受，但功效此一切药最速，即用于大人，亦应先说明，令其忍痛为要。

（福泉县联合诊所陈璧栋献方）

五、治汤火方（清凉膏）

方药：桐油　石灰

用法：调放伤处。

（黔西县罗兴舟献方）

六、治汤火方

方药：地龙　白糖

用法：调放伤处。

（黔西县罗兴舟献方）

七、治水火烫伤方

方药：陈石灰一块

用法：以东流水澄清，将石灰水和茶油调匀敷患处。

（余庆县第一期中医进修班献方）

八、治火烧烫伤方

方药：地榆

用法：研细调桐油敷，内服清凉剂。

（瓮安县中医聂柳生献方）

九、治火烧伤方

方药：橡皮胶带

用法：烧灰，调麻油搽。

（瓮安县中医李开时献方）

一〇、治火烧方

方药：红浮飘

用法：晒干研末，以桐油调敷。

（岑巩县洪长庚献方）

一一、治火烧伤方

方药：鸡蛋黄一个　头发一两

763

用法：把鸡蛋煮熟去皮，取黄加头发煎油擦患处。

附注：此治火烧肿痛，久不生肌的效方。

（遵义县泮水镇丁景琼献方）

一二、治汤烫方

方药：鸡蛋清　好火酒

用法：先以火酒擦后，再将鸡蛋去黄用蛋清搽上。

（遵义县中坪乡李树键献方）

一三、治火烧伤方

方药：石衡八钱　天花粉八钱　夏枯草四钱

用法：研末兑麻油搽。

（遵义县长沟乡张纯武献方）

一四、治汤火伤方

方药：火酒　麻油　糯米各适量

用法：以口含酒突向患者胸前喷去，病者作惊，火毒即散，不使内攻，再以麻油兑糯米共捣千余次，以成丝为度，连渣敷患处。

附注：如病者心烦不安，可服童便。

（遵义县混子乡谢安黎献方）

一五、治火烧水烫方

方药：地白皮　冰片（等分）

用法：研末调清油擦。

（遵义县尚稽镇唐寿全献方）

一六、治火烧水烫方

方药：大麦　麻油各适量

用法：将大麦煅存性为末，以麻油调敷。

（遵义县黄村乡乡王少臣献方）

一七、治汤火烧伤方

方药：白腊叶

用法：熬盐和淘米水以鸭毛沾扫伤处。

（天柱县白市联合医院宋景河献方）

一八、治汤烫火烧方

方药：大刺芥一把（又名续楼）

用法：研取其汁加冰片少许，擦在患处，数次即愈。

（遵义县李梅村献方）

一九、治汤火及熔化铜铁烫伤方（药膏）

方药：生葱200两　芝麻油200两　京丹26两　冰片四两（研极细末）　醋10两

制法：先将生葱洗净（连须用）倾入油内用砂锅一口贮之（先将葱倒入油内浸24小

764

时）用桑柴慢火熬至生葱焦枯成炭为度，此时将葱去净，加入京丹慢火再熬 15 分钟用喷壶将醋喷入油内去火毒，立即将油移至冷处，俟冷后加冰片，立即搅匀，（可用普通粗约二尺长之木棒）俟完全冷后，该药即成流状软膏，以磁缸贮藏，挖下地窖约两尺深，将药放于窖内复土盖好，一星期后取出候用。

用法：每回汤火，或熔化的铜铁液烫伤或烧伤时，立即用小便〔如无小便用普通饮的茶（最好是六安茶）〕将伤处冲洗后，再用消毒纱布，将伤处揩干，然后将药膏敷上（敷用量以烫伤而大小而定）每日换药一次，换药时可用5％硼酸溶液冲洗干净后，用清毒纱布揩干，再敷前药以愈为度。

附注：虽经铜铁之熔液烫伤，肌肉全腐，见及骨骼者敷之仍能照样生肌收效。

（兴义县陆普生献方）

二〇、治汤火伤方

方药：金鸡尾

用法：研末调猪油擦患处。

又方：桐子花为末，调麻油擦患处。

又方：楷子树上班鸠毛（即木须）为末，调麻油擦患处尤效。

又方：地莲皮（水漫石上青皮草）捣细泡菜油擦患处即愈。

（沿河县卫协会献方）

二二、治犬伤方

方药：生石灰二斤　桐油二两

用法：将生石灰用开水调散，沉清取细汁粉调桐油敷伤处。

（遵义县郑金贤献方）

二二、治火伤方

方药：猫骨头

用法：烤成灰，调麻油擦。

又方：以皂角树菌子，瓦上煅枯，调麻油擦。

（黄平县杨济安献方）

二三、治汤火伤方

方药：线楸叶

用法：洗净，装八瓷坛里，埋入地里四尺深过三星期后取用，敷上愈后，无瘢痕。

（郎岱县中医代表赵振国献方）

二四、治汤火方

方药：灶心土一团

用法：研细用人乳调敷。

（凤冈县中医座谈会献方）

二五、治汤火伤方

方法：如小儿偶被烫伤，立抱儿至明火处温袭，儿虽号楚，切莫痛儿，温片刻稍停，再温几次，则火气退出，翌日即愈，决不会溃。

（德江县卫协会董绍舒献方）

二六、治火烧开水烫伤方

方药：生地榆四两　黄连一两　姜黄一两　粟壳一两　生地四两　黄柏三两　归尾三两

用法：以麻油五斤泡五天，后用微火熬去渣，再用微火熬，滴水成珠，用黄蜡四两白蜡四两　收膏备用。

（镇远县边宝霖献方）

二七、治汤火伤方

方药：初生未开眼小鼠

用法：泡菜油中，取涂患处，甚效。

（贵阳中医进修学校张致安献方）

疔　疮

一、治疔疮方

方药：凤尾草根

用法：捣绒，兑甜酒包上，止痛。

（余庆县第一期中医进修班献方）

二、治疔疮方

方药：白胡椒研末　瘦猪肉捣烂

用法：调和敷患处。

（开阳县中医代表会献方）

三、治疔疮方

方药：硼砂一两　斑蝥三钱（去头足翅毛）　寸香五分

用法：共为末，挖破顶贴上。

（鳛水县二区中医赵策勋献方）

四、治疔疮方（花耳汤）

方药：白菊花四钱　甘草二钱　台耳四钱

用法：水煎服。

（遵义县陈光荣献方）

五、治乌疔方

方药：铜绿　生姜（等分）

用法：研绒，贴患处。

（遵义县新民乡李少舟献方）

六、治火疔疮方

方药：蓖麻子去壳　乳香少许

用法：研绒，贴疔头上，一夜即效。

（遵义县永安乡黄过春献方）

七、治对嘴疔方

方药：蟾蜍一个　马勃二钱　古墓石灰三钱

用法：研末，和菜油搽。

（遵义县新黔乡李炳轩献方）

八、治一般疔方（在初生时）

方药：四块瓦五钱　挖耳子五钱

用法：共捣细，兑淘米水服，外敷患处。

（沿河县卫协会献方）

九、治疔疮方

方药：花椒二钱　胡椒二钱　瘦肉适量

用法：将上药捣成浆汁，敷于患处。

（遵义市中医医院献方）

一〇、治蛇兴疔方

方药：蛇苞草五钱

用法：以口嚼碎，敷患处立止。

又方：钓鱼钩草一两　以水煎浓汁，将患指插入药汁中，立刻止痛解毒。

又方：地黄连草三钱　嚼细包患处即愈。

（沿河县卫协会献方）

一一、治飞丝疔方

方药：对嘴苞根

用法：捣烂兑淘米水服，再以药渣包患处。

又方：血余（俗名人头发）烧存性研细擦患处。

（沿河县卫协会献方）

一二、治一般疔疮方

方药：灯笼草五钱

用法：捣烂包患处，每日换贴有效。

（沿河县卫协会献方）

一三、治疔疮方

方药：踏地香

用法：捶烂敷患处有效。

（天柱县中医座谈会献方）

一四、治头面生疔方

方药：猫抓茨叶　红子茨叶

用法：共捣烂敷上，即能止痛，并宜内服银翘解毒汤：银花四钱　连翘三钱　薄荷三钱　土苓四钱　牛子三钱　甘草二钱　水煎服。

附注：不可以手擦破，如不知治法，即易死人。

（都匀县城关中西医联合诊所中医陈伯文献方）

767

一五、治巴骨癀方

方药：公黄饭花叶　公蒲桃根

用法：共捶烂以米酒糟调热敷，若药已变凉可揭开，用好酒调入热敷即愈。

（三都县中医联合诊所蒙冈梧献方）

一六、治嘴角上生疔疮方

方法：以酸汤用铜钱磨后，括后颈部。

（瓮安县中医寥荣生献方）

一七、治疔疮方

方药：鸭脚板

用法：以口嚼碎后，敷在患处。

（龙里县草医胡世荣献方）

一八、治生癀方

方药：癀药

用法：研末混合酒糟包患处。

附注：若配独脚莲，亦可治疗上病。

（龙里县草医胡世荣献方）

一九、治疔毒方

方药：白薇三钱　细辛一钱

用法：以淘米水泡服。

又方：用肺金草根（又名大小金鸡尾）除去细根叶　生用切烂以烧酒或甜酒吞服特效。

又方：先将患部用浓盐茶水洗净，然后用车前草捣烂，泡淘米水敷上奇效。

（天柱县中医交流会献方）

二〇、治疔疮方

方药：苍耳虫

用法：以麻油泡，将疔开破，用虫贴疔口上。

又方：斑蝥一个（去失足烧去毛）硼砂为末，以药膏贴上。

（鳛水县三区刘锡卿献方）

二一、治巴骨流痰方

方药：对月草半斤　生姜四两　走游草四两　火酒四两

用法：将药冲细炒热包患处。

（遵义县共和乡万顺林献方）

二二、治疔疮方

方药：金柴胡适量

用法：捣绒兑米泔水包患处。

（遵义县赵树章献方）

二三、治疗疮、疖子、丹毒、淋巴腺炎等方

方药：小地黄瓜二两（园圃阴沟都有）

用法：上药将水洗净，捣细成浆汁，即外敷在疮上，但必须亮顶，并留一缺口，待其干后再换，如病人已现心慌，则以此药挤水冲热开水，加食盐少许，给病人口服。

（遵义市中医医院献方）

二四、治唇上生疔方

方药：白菊花四两　甘草五钱

用法：水煎服。

又方：在大腿弯紫筋处，刺出血即好。

（江口县简仁保献方

二五、治脚腿部肿痛不红方（顺经瘭）

方药：牛耳大黄

用法：捣烂以火酒炒包患处甚效。

（盘县草医杨国安献方）

二六、治疔疮肿痛方

方药：儿茶一块

用法：醋磨敷上，消肿止痛。

（德江县玉溪区中医刘先知献方）

二七、治飞疔疮

方药：红细药　毛箭　只箭　黑根

用法：兑酒吃，并外搽。

（赫章县第一届中草医药会献方）

二八、治疗夹瘭方

方药：黑龙胆　更杆蘼　白叶药

用法：兑甜酒包疮上，并兑烧酒吃。

（赫章县第一届中草医药会献方）

二九、治飞疔方

方药：胡椒　壁上蜘蛛门

用法：先将胡椒用嘴咬烂和冰糖搽疮上，然后用蜘蛛门和甜酒研绒搽疮上。

（赫章县第一届中草医药会献方）

三〇、治火疔方

方药：金钱花

用法：捣烂，兑火酒炒包。

（德江县稳平区张羽廷献方）

三一、治羊毛疔方

方药：黑豆　荞麦各等分

用法：研末挑破敷之即愈。

（德江县稳平区张宇学献方）

三二、治乌疔方

症状：口腔及皮肤有血泡。

方药：野荞子根（着土处）

用法：煎水加酒嗽口或吃。

（德江县田景中献方）

三三、治疗毒方

方药：青鱼胆草根

用法：磨服，并以叶子咬烂贴上。

又方：用芙蓉调蜜糖敷之，切莫入口。

又方：用石苇根捣烂，烧酒服下即愈。

又方：以岩蒜（即乌头蒜）捣烂贴患处可愈。

又方：用蛇包草捣烂泡淘米水洗涤，再以药渣敷患处。

又方：如初发用菊花叶捶烂敷之，或服菊花汁一、二杯自消。

又方：无论水疔、火疔、内服白糖四两亦佳。

（天柱县中医交流会献方）

三四、治疔疮初起方

方药：斑蝥三个（生用）　月石五分

用法：捣细末，将疮顶刺破，以药末放上疮口，以膏药（普通贴疮的膏药即得）贴三天，自然干痂。

（贵阳中医进修学校刘锡卿献方）

三五、治疗毒方

方药：金星凤毛草（一名肺经草）

用法：和水酒煎服。

又方：野烟叶$\frac{2}{10}$　青鱼胆（蔬类植物）$\frac{8}{10}$合捣　置碗中，再以一碗盖，用烧酒冲服汗出而愈。

（贵阳中医进修学校少数民族胡启然献方）

三六、治各种疔毒红肿疼痛无论已溃未溃方

方药：八指甲炮　五谷虫　苍耳子　野菊花　金铂　甘草各等分

用法：共研极细末，置于瓶中复好，用时取出，再用膏药揭开，将药末适宜置中盖上患处，一次不愈，连续换之，如无膏药，以氧化锌软膏亦得。

（贵阳中医进修学校喻中常献方）

癣　癞

一、治顽癣方

方药：甘石　陀僧　雄黄　硫磺　大枫子　蛇床子　花椒　胡椒　广白芷各五钱

用法：以上各药，研为细末，用药末一两五钱　另用公猪板油十两　熬熟去渣，离火片时，再放黄腊三钱　溶化后，将上熬好之药混入，用桃柳枝搅数百次，俟药冷成膏，收在瓷罐内，用时以油膏少许擦患处擦热后用纸或布将油膏拭干净，不用水洗，每日搽二、三次。

附注：并治湿疹、疥疮、皮肤黄水疮等。

（遵义市中医医院献方）

二、治牛皮癣方

方药：漆茧一斤　松花粉五钱　轻粉一两　冰片二钱　硼酸五钱　凡士林（适量）

用法：调擦患处，每日二次。

附注：并治湿疹及过敏性皮炎。

（遵义市中医医院献方）

三、治癣癞方

方药：构皮树浆

用法：将浆擦在疮上有效。

（天柱县中医座谈会献方）

四、治癞子方

方药：藤黄四钱　红砒四钱　蜈蚣二条　水银二钱　轻粉三钱　咸水二两

用法：以生鸡油同泡七天，先洗患处，后用药搽。

（瓮安县中医廖荣生献方）

五、治癞子方

方药：桐子花　花椒

用法：泡桐油擦。

（瓮安县中医廖荣生献方）

六、治生癣方

方药：大枫子五钱　木鳖子五钱　蛇床子五钱　银花一两　川椒五钱

用法：以水煎汤，每日洗患处二次洗愈后，再服解毒药一剂。

附注：解毒药：土茯苓五钱　银花五钱　当归三钱　生地三钱　白芍三钱　荆芥三钱　大力子三钱　天花粉三钱　花椒一钱　甘草一钱　水煎服。

（开阳县中医代表会议献方）

七、治癞子方

方药：千脚虫三个

用法：焙干研细末，用茶油调擦。

（开阳县中医代表会议献方）

八、治小孩生奶癣疮方

方药：硫黄三钱　雄黄三钱　胡椒一钱五分　花椒三钱

用法：共为细末，调鸡蛋清，摺成汤粑样，外用黄泥捣烂，包裹烧透了去泥，将药检存，用时以茶油或麻油调敷患处，一日一次，三日立愈。

（开阳县中医代表会议献方）

九、治烂癣疮方（又名黄癣白癣）

方药：雄黄　白芷　硫黄　花椒　大枫子　蝉衣　寒水石各三钱

用法：共捣细末，用腊肉油调成汤粑样，向火烤热，贴敷患处，一日一次，三日立愈。

（开阳县中医代表会献方）

一〇、治癞子方

方药：川花椒五钱　水银五钱　斑蝥二钱　蜈蚣一条　百草霜三钱　黄水泡叶一两　星子草一两　田虾子一两

用法：共为细末，先将菜油煎辣子（去内子），俟熬好取起，再同前药调和，敷患处。

（开阳县中医代表会献方）

一一、治癞子方

方药：明矾　蜂房等分

用法：先将明矾研细，再放入蜂房空洞内塞满，并用砂罐装起，放火上煅枯存性，研为细末，用时以醋调搽患处，每日换一次，应先剃去头发。

（开阳县中医代表会献方）

一二、治癣方

方药：路路通（又名枫球）十个煅成炭　白砒五厘研细末

用法：以香油调搽。

（开阳县中医代表会献方）

一三、治癞头方

方药：闹鱼香　韭菜　蜂蜜

用法：先将韭菜捣烂，与蜂蜜混合加热，敷头部（每日一次），再于阳光下，晒一小时，并用闹鱼香捣水搽头部（每日搽十余次），二日即愈。

（兴仁县望脚区布依族草医韦贺氏献）

一四、治癣癞方（八毛丹）

方药：八毛一钱　红砒一钱　雄黄二钱　硫磺四两

用法：共为细末，每用一钱，兑桐油搽患处即愈。

（仁怀县刘绍安献方）

一五、治顽固性毛发癣菌方

症状：发生的部位　常在面部颈及臂部等处之皮肤，其形不一，有圆形或椭圆形或散在型斑点，患部与健康皮肤界限分明，癣处呈褐黄色，并脱屑，周围有白色炎症圈，渐渐向外蔓延，自觉瘙痒，夜间更加严重。

方药：全蝎一个　斑蝥十个　木鳖子二个　细辛五分　官桂五分　良姜五分　加75%酒浸100C.C.　当日滤过药渣加甘油200C.C.　以备涂用。

用法：先将患都用温水加肥皂洗净患部，每日涂药一次，计一周为一疗程。

附注：涂药后反应：自觉局部减轻瘙痒，但如柳酸剂刺激皮肤灼痛，有时局部皮肤偶

772

起小泡，惟在第二次涂药，即无上反应。再本剂内含斑蝥素，可能被皮肤吸收，从肾脏排泄时，能刺激肾小球体，故用于肾脏病人时，必须注意患部大小，如患处过大时，可以划分区域，多次治疗，以免影响肾脏，方极有效。

（铜仁医院丁毅献方）

一六、治小儿头顶生癣或生肥疮黄水疮方

方药：白芷五钱　除虫菊二钱　硫磺三钱　紫草三钱　侧柏子三钱　黄泡叶三钱

用法：以上共末，如生癣以酸醋调搽，生疮以油调搽。

（丹寨县人民医院陈永明献方）

一七、治癞子方

方药：生石灰　叶子烟（适量）

用法：以石灰兑水沉清后洗头，再用叶子烟贴上。

（遵义县长沟乡罗明德献方）

一八、治癞子方

方药：老虎麻叶　笼竹烧灰　桐油各适量

用法：先以桐油将头搽过，再用老虎麻叶，笼竹烧灰搽。

（遵义县龙坪乡鲁超贵献方）

一九、治癞子方

方药：花椒　大黄　生核桃壳　山八菇　脚下蚂蚁楼（各等分）

用法：研末以蛋黄油调擦。

（遵义县谢家乡王仕俊献方）

二〇、治普通癣症方（癣药膏）

方药：文蛤粉二两　川椒四两　大枫子一两二钱　百部二两　轻粉一两　枯矾一两　雄黄一两　硫磺二两　僵虫二两　大黄二两　巴豆五钱　蛇床子二两　樟脑八钱

用法：上药研细末，以凡士林做成约20％的油膏，在用时先用淡酒精洗，随即擦上油膏，每日一次至痊愈为止。

（贵阳市中医医院张振英献方）

二一、治癣方

方药：醋炒牙皂二钱　羊屎　紫苏叶　砒霜　焰硝各一钱　扫粉一钱　文蛤烧灰存性二钱　樟脑一钱　制水银一钱　冰片一钱

用法：共研粉蜜醋调擦。

（芩巩县洪长庚献方）

二二、治小儿癞头方

方药：洗片　铅粉　分量不拘视其疮面之大小而用

用法：二味共研末将头剃光时擦之即愈，久则宜多次。

附注：兼治阳梅疮、皮肤疮，中耳炎溃烂，小儿初生无皮肤者擦之最有效，至梅毒疮则宜擦多次。

（赤水县桂肇元献方）

二三、治鸡屎癞子方

方药：花椒　苦吞子三钱　锅炎子三钱

用法：先用花椒水洗干净，然后用苦吞子打细，和锅炎子，兑糖鸡屎擦患处。

（金沙县温世泰献方）

二四、治杨梅癣方

方药：当归尾四钱　土牛膝三钱　黄芩三钱　大黄三钱　木瓜三钱　防风三钱　荆芥钱半　皂角刺五钱　虫蜕三钱　银花二钱　土茯苓三钱　白果仁十粒　葱白七根

用法：水煎服。

（德江县煎茶区中医郎万选献方）

二五、治顽癣方

方药：生南星一枚（即大麻玉子）

用法：磨醋搽癣部，可有刺痛，但搽几次后，即可痊愈，切勿入口。

（贵阳中医进修学校吴成才献方）

二六、治秃疮方（癞头）

方药：鲜辣子草（又名空洞菜草，生于春夏田间及水湿处最多，其形中空，其味极辣）茎叶并用

用法：捣烂：先将秃头的好皮肤，用湿布帕包扎以免药汁侵犯好组织）再将药敷上，约一小时，头部呈水肿状，即洗去药。

附注：此药的刺激性特别强，在敷上时，头部刺痛甚烈，以后逐步渐缓，在敷药时，以勿剃去头发及结痂，可以减轻药性刺激，否则刺痛难受，轻者一次而愈，重者隔日再如前法敷一次（则刺痛大减）即愈，愈后满生头发，仍如常人的一样美观。

（贵阳中医进修学校胡仲篦献方）

二七、治秃疮方

方药：石灰　鲜马齿苋

用法：先用石灰澄水洗头、后用鲜马齿苋捣敷。

二八、治秃头癣癞方　兴生疮红肿痒痛

方药：黄连二钱　生地三钱　赤芍三钱　玄参三钱　大力三钱　连翘二钱　虫蜕一钱　土茯苓三钱　黄柏三钱　银花二钱　夏枯草二钱　甘草二钱

用法：水煎服。

附注：此方有清热解毒凉血的作用。

（余庆县一区联合诊所徐超伦献方）

冻　疮

一、治冻疮方

方药：茄子茎连蒂10~20个

用法：捣烂煎水洗之。

附注：将破未破时洗，连洗数次可断根。

（贵阳市中医医院徐剑泉献方）

二、治未破皮冻疮方

方药：生石灰

用法：放在开水盆里，以脚放在石灰水的蒸气上熏，俟水稍冷，再用石灰水洗疮，如法二次即愈。

（大定县民族中医代表王懋林献方）

黄 水 疮

一、治黄水疮方

方药：三黄百蛇膏：黄连五钱　黄芩一两　黄柏一两　百部一两　蛇床子一两

用法：上药研细末，以凡土林做成约20%的油膏，在用时先用茶枯熬水洗，随即擦上油膏，每日一次，至痊愈为止。

（贵阳市中医医院张振英献方）

二、治脸部生黄水疮方

方药：黄柏五钱　扫粉三钱　赤石脂三钱　海螵蛸三钱　川大黄五钱　甘石三钱　朝脑一钱　甘草二钱　月石二钱

用法：共研细调油搽。

（瓮安县中医廖荣生献方）

三、治黄水疮方

方药：大力子（又名牛蒡子）适量

用法：研末，调菜油搽。

（遵义县谢家乡王世俊献方）

四、治黄水疮方

方药：蛇泡叶（草药名略似五皮风叶而有藤结红子随地皆生）

用法：热重者用生叶冲绒涂之，黄水多而热轻者亦可炕干为末，退火后撒上，或用麻油调擦。

（贵阳市中医医院俞才钧献方）

五、治皮肤溃烂常流黄水方

方药：红矾六分　硫磺三钱　白矾三钱　人发三钱　雄黄三钱

用法：共煅加冰片生用二钱　青油调搽。

（陈开华献方）

六、治黄水疮方

方药：星宿草　鱼鳅蒜　三角草　黄泡刺叶尖　硫磺等量

用法：混合研细成粉末，加菜油调匀，敷患处，两次即愈。

（兴仁县望脚区云盘乡布依族草医韦贺氏献方）

七、治黄水疮方（阴症）

方药：吴萸一钱　白芷一钱　花椒一钱　胡椒八分　紫草一钱　黄丹一钱　五倍子一钱

775

枯矾五分　铅粉五分　雄黄一钱　煅硫黄一钱　水银二钱

　　用法：共为细末，湿则干掺，或加凡士林，或用生猪油，捶成药膏，涂患处亦可。

（贵阳市中医医院俞才钧献方）

八、治皮肤腐烂流黄水发痒多年不愈方

　　方药：班竹上面长的黄面子（是蚂蚁锈的）

　　用法：加冰片少许共研细撒上即愈。

（大定县全体中医会献方）

九、治面生黄水疮方

　　症状：或痒或痛，破流黄水，浸淫成疮。

　　方药：生大芦四钱　芒硝四钱　生铁锈末四钱

　　用法：共末，以嫩油茶叶搓挤水，调成清汤敷上，三次即愈。

（德江县煎茶区中医冯祖光献方）

一〇、治面上生黄水疮方

　　方药：杏仁不拘多少

　　用法：研细调入乳搽患处。

（金沙县九区丁伯章献方）

疥　疮

一、治疥疮方

　　方药：生地一两　当归八钱　江子二钱用梗的　老君须五钱　猪肉半斤

　　用法：共炖烂，连汤服。

（开阳县中医代表会献方）

三、治疥疮方

　　方药：松香一钱　水银　硫磺　枯矾各二钱　樟脑三钱　麻油三钱

　　用法：先将水银、麻油研成糊后再入四味为膏搽之，甚有效。

（丹寨县人民医院中医陈永朗献方）

三、治疥疮方

　　方药：雄黄　花椒各适量

　　用法：将药研细调菜油擦。

（遵义县源泉乡吴文德献方）

四、治疥疮方

　　方药：硫磺八两　枯矾六两　大枫子二两　马钱子二两　蛇床子三两　木鳖子三两　花椒二两

　　用法：研末，以油调先闻后擦。

（遵义县新场乡黄银安献方）

　　方药：生地一两　全归五钱

用法：水煎服。

（德江县稳平区张羽明献方）

五、治疥疮方

方药：大枫子四钱　木鳖子三钱　蛇床子三钱　花椒三钱　硫磺三钱　枯矾二钱　石膏三钱　黄柏三钱　雄黄一钱

用法：共研细末，用生猪板油和药拌匀，以纱布包好，放火上烤热，（勿过热伤皮肤）搽患处，或用茶油调药亦可。

（贵阳中医进修学校贺榜礼献方）

痳　子

一、治痳子方

方药：砒霜

用法：研粉擦在痳子中生得最早的一个，使他腐烂，其他痳子，自然消失。

（天柱县中医座谈会献方）

二、治痳子方

方药：鸦胆子仁半粒

用法：将先起的大痳子用刀划破一颗，用胆蛋仁陷入，外用胶布粘着，全身痳子自然消失。

（安龙县孙幼斌献方）

痔

一、治外痔方

方药：红砒　枯矾　乌梅肉　朱砂

用法：红砒不拘多少，放旧瓦上煅白烟将尽，取起净末一钱　枯矾二钱　朱砂飞净三分　真乌梅肉烧存性二钱　共研极细末，用时以口津湿手指，蘸药于痔头痔身上搓捻，一日二次。

附注：初敷不肿，五六日出臭水出尽，其痔干枯，不用上药，轻者七八日会愈，重者半月收功，诸痔皆效。

（安顺专区第二人民医院贾名川献方）

二、治内痔方

症状：内痔有大如茶杯，形似一菌，粪从菌心而出，痛极，上面如盆，四边高，中心陷下。

方药：洞天膏　枯痔散

制法：洞天膏：先用壮年头发一斤　菜子油三斤　入锅熬至发枯，去渣听用。再用生牛蒡草（又名大力草）生菊花连根，生金银藤，生马鞭草（又名龙牙齿），生仙人对坐草各一斤，（各草如难寻觅少一、二样亦可）八菜子油十两 熬至草枯，沥尽渣，再加白芷，甘草，五灵脂，当归各八两，入锅熬至药枯，沥尽渣，俟油冷，将煎熬头发之油，合共称过斤两，每油一斤，用炒透黄丹七两 入油内搅匀，再熬至滴水成珠，以不粘指为度，离火冷透。收贮听用。

用法：于粪后将患处用温水洗净，以"洞天膏"摊如菜碗大，中剪一孔，热茶壶上烫熔，套菌根下，贴粪门四边，围护好肉，免沾药汁。另用枯痔散一、二分水调，用笔敷菌之外面四旁，日夜二次，菌之中心通粪门根，切勿敷药，敷则痛甚难忍。一二日毒水流出，菌亦街缩而软，再敷一、二日渐硬而黑，菌边亦渐脱落。然后每药一钱，再加朱砂一分，照前调敷，敷至菌根落尽全愈，屡试极效。

附注：枯痔散的副作用：因内含砒质成分，敷药后有烧灼痛感觉。新制成的枯痔散，于上药时较痛，如隔相当时间应用，则刺激性可减少，须愈陈愈好用，如发生副作用，感觉患处轻痛，并有头昏，或小便解不下来时，则用生地、化石、甘草稍、丹皮、赤芍、木通或加槐花等煎服后自愈。如遇部局剧痛、头痛发烧或高血压兼不能解小便时，则用川连、黄芩、黄柏、甘草稍、化石、丹皮、赤芍、木通等或择用、或全用煎服即愈。

（安顺专区第二人民医院贾名川献方）

三、治外痔方

方药：扫粉 红粉 上片 樟脑各等分
用法：混合为末，以棉花粘药末贴患处。

（瓮安县中医丰连三献方）

四、治痔疮方

方药：枯矾四两 红砒（火煅）五钱 雄黄三钱 麝香 上片适量
用法：以口津调贴，疼痛时，用耳香没药研粉兑油膏涂，若用草乌和口津擦肛门，内痔即便突出来。

（瓮安县中医谷培生献方）

五、治内外痔疮方

方药：当归六钱 白芷五钱 升麻四钱 槐子四钱 皂角刺七根
用法：将当归、白芷、升麻、槐子等四味，装入猪大肠内，再将皂角刺插在猪大肠上，加水炖服，连服五六剂，即可痊愈。
附注：如十多年的要多服几剂。

（兴仁县大山区新元乡罗伯川献方）

六、治痔疮方

方药：黑豆子一大把
用法：研细用桐油盐巴混合作一团放在石头上坐一个钟头就愈。

（金沙县中医温世泰献方）

七、治外痔（痔核）方

方药：菖蒲草根
用法：熬火熏，即能消炎止痛（用一木桶有盖的留碗大一口，使患者露股坐其上熏

778

之即得。

（贵定县申子午献方）

八、治内痔外翻方
方药：吕宋菓
用法：以醋磨擦患处。

（龙里县杨永富献方）

九、治痔疮出血方
方药：蛇苞
用法：蒸甜酒服。

（瓮安县黄国烈献方）

一〇、治内外痔疮方
方药：夜山红椹
用法：煨牙猪肠头吃。

（石阡县中医谭作仁献方）

一一、治痔疮及脱肛方
方药：蜂蜜　酒醋（即烤酒时之副产品）
用法：以蜂蜜两食匙，用半碗开水混合，内服每日吃二三次，另将酒醋加热，以棉花蘸湿热敷肛门，如此三四天即愈。
附注：治愈痔疮时间需得稍长。

（兴仁县巴铃镇西医布依族梁国富献方）

一二、治痔疮流血不止方
方药：臭牡丹花叶（花亦可）
用法：以臭牡丹花叶一钱切碎，炒鸡蛋吃。

（兴仁县元盘乡布依族草医王明学献方）

一三、治痔疮及脱肛方
方药：臭牡丹根二钱（晒干用）　蓖麻子三钱
用法：以臭牡丹根煮水服，并以蓖麻子和冷饭七粒研绒包头顶上。
附注：能止痔疮流血，并对脱肛，可使复原。

（兴仁县元盘乡布依族草医王明学献方）

一四、治痔疮方
方药：木鳖子
用法：抹醋搽痔疮处。

（榕江县周济世献方）

一五、治血痔奇肿如花方
方药：雄黄　白矾等分　蟾蜍五分
用法：研末，调水搽。

（鳛水县二区中医赵策勋献方）

一六、治内痔方

方药：白茨老苞

用法：炖猪大肠头吃。

（瓮安县中医董永禄献方）

一七、治痔疮方

方药：九里光　掏树皮　黄柏皮

用法：不拘多少熬成膏以清水洗疮，将药膏擦上一二次可好完全。

（关岭县二区中医方树珍献方）

一八、治痔疮方

方药：当归五钱　黄芪八钱　白薇八钱　生地八钱　粉丹六钱

用法：水煎服，连服五剂。

（金沙县程燮方献方）

一九、治内痔方

方药：白芍三钱　赤芍三钱　黑豆子一把　皂角刺七棵

用法：加猪大肠煎服，每日早晚各服一次，连服三日即效。

（德江县向佐章献方）

二〇、治内痔方（内消丸）

方药：刺猬皮三两炮制　槐角三两　土地榆二两五钱淡炒　枳壳三两

用法：共研细末，蜂蜜为丸，如梧子大，每早晚空心时服三十丸，开水或米汤送下。

附注：适用于初期内痔及内痔出血，连服3～4周，痔核有消散之效。

（贵阳中医进修学校邹正权献方）

二一、治痔疮方

方药：紫玉簪花根　马蹄当归根　药巴焦根　白阳合根　砂仁根

用法：混合炖鸡吃，半夜时候吃。

（威宁县周歧山献方）

二二、治痔疮枯痔药方

方药：砒霜石煅尽烟一钱　乌梅烧枯三钱　枯矾二钱　朱砂五分

用法：以上四味药共研细末，用时以本己口水浸手指头拈药末擦上痔头上，一日二次，三五日臭水流尽即愈，如重者十多日即愈。

（镇宁县中西医联合诊所萧荫吾献方）

二三、治痔疮肿痛方

方药：玉京一个

用法：煨开水服，外以玉京磨醋涂之即消。

（黔西县王焕新献方）

二四、治内痔方

方药：鸦胆子整枚　龙眼肉一枚　包在鸦胆子外面，成丸子一样用法：用白开水吞，每次五粒，重者七粒，空心服，每日早晚各一次，连服五至七天痔自然脱落。

附注：愈后服甘草一味煎汤服二日。

（正安县蒋席云献方）

二五、治痔疮方（内外兼治）

方药：鸡缕荶根

用法：掺四两冰糖煎水吃。

（天柱县白市联合医院宋景河献方）

二六、治痔疮方

方药：蜈嫩虫廿一条打细鸡蛋烧熟

用法：每天吃一个，要吃三星期即愈。

（金沙县温世泰献方）

二七、治痔漏验方

方药：莲花蕊一两　黑丑牛一两五钱　当归五钱

用法：共细末每服二钱，空心服，五日即愈。

附注：年深久远者连服三剂除根。

（黔西县王焕新献方）

二八、治内外痔疼痛流血不止方

方药：大蜘蛛一个　公猪大肠一尺五寸　地瓜根四两　八月瓜根四两　田螺四钱

用法：用烧酒洗净大蜘蛛，以针挑起用火烧成灰，兑甜酒服，救急后用地瓜根，八月瓜根，田螺诸药装入猪大肠内，扎固用火炖熟，和白糖吃。

（遵义市中医医院献方）

二九、治一切痔方

方药：马齿苋

用法：炖公猪大肠头，临卧时饿肚吃，多吃数次，可以根除。

附注：按马齿苋，又名五行草，五行菜，但此方的马齿苋又有所不同，这种马齿苋，是蔓生在湿地的石泥土，四季不凋不开花，叶形如马齿，故名，此方凡一切肠胃炎症均可治疗。

（福泉县联合诊所陈璧栋献方）

三〇、治痔疮的内服法和外敷方

方药：（1）白头翁六钱　黄连四钱　苡仁四钱　茵陈四钱　黄柏三钱　使君子三钱　雷丸三钱

用法：水煎服。

（2）外用方：文蛤四两　枯矾一钱　冰片四钱　共研末

方法：用口津拌药粉贴在肛门，用布绑上一日一换，洗用盐化水洗患处，先洗后敷十日即愈。

（都匀城关中西联合诊所陈伯文献方）

三一、治痔疮方

方药：山慈菇二两

用法：服一星期。

（开阳县中医代表会献方）

三二、治奶疮效方

方药：鹊鹊麻根

用法：泡酒服可愈，每次泡五两。

（开阳县中医代表会献方）

三三、治内外痔疮方

方药：通大海一两　白糖半斤

用法：每用通大海一钱，白糖一两，水泡浸，甑上蒸熟服，一日服一次，十日其病自愈。

（仁怀县中医代表刘绍安献方）

三四、治痔疮方

方名："痔痛灵"（标本另送）：是一根草药，遇痔发炎肿痛时、将它的损根须挖来洗净，放在碗里，擂火酒服，渣再擂细，以纱布包好做坐药，最多不超过三次即愈，见效很快（约一小时见效）。

（仁怀县中医代表刘文达献方）

三五、治痔漏方

方药：灰玉猫一只　龙脑一钱　胡椒三钱

制造方法：用龙脑胡椒碾成粉末，用绳把玉猫四脚绑好，用棒一根，含在猫的口中，再用蝇子绑好猫的口，以胡椒龙脑粉放入猫的口内等流过白沫液后，流出的清液用碗接着，用瓶封装使用。

用法：再患部涂擦每日三至四次，但患部要洗清洁，才可以涂擦此药。

附注：此方吃也有效。

（福皋县马场坪常光明献方）

三六、治痔疮方

方药：用蚌壳肉一次吃半斤　三次愈

用法：

（天柱县无姓名）

三七、治肠中下血痔疮下血兼止痛方

方药：白头翁四钱　黄连三钱　黄柏五钱　秦皮四钱　地榆八钱　槐花四钱　乌梅六钱

用法：水煎服。

（鳛水县八区中医李克纯献方）

三八、治止痛及痔疮肠中来血方

方药：　当归四钱　黄柏四钱　桃仁四钱　椰片四钱　秦艽四钱　云风三钱　泽泻四钱

酒军四钱　地榆四钱

用法：水煎服。

（鳛水县李克纯献方）

三九、治酒痔验方

方药：无花果一两　炖五花肉服。

（遵义县罗明德献方）

四○、治痔漏方

方药：熊胆　麝香　洗片各等分

用法：外痔为末搽患处。内痔以纱条送入肛内。

（遵义县混子乡中医袁超群献方）

四一、治痔漏方

方药：无花果　穿心草各一两

用法：为末甜酒服。

（遵义县芝麻坪中医杨少成献方）

四二、治痔漏方

方药：春尖花四两　饴糖等分

用法：蒸服。

（遵义县丁台乡中医王先科献方）

淋　浊

一、治沙淋血淋小便出血方

方药：木通三钱　蒲黄二钱　茯神三钱　远志三钱　藕片四钱　琥珀一钱（研细）　滑石四钱　赤茯苓四钱　山栀仁三钱　茅草根五钱　甘草稍二钱　嫩杉树尖七棵

用法：共研细末早晚服二钱，掏米水送下。

（开阳县中医刘吉成献方）

二、治热淋方

方药：水按板（生田中叶浮水面者即是）生用二两

用法：煎水去渣，煎甜酒服。

（正安县唐禹门献方）

三、治膀胱热证、水道涩痛方

方药：蒲黄五钱　冬葵子五钱　生地黄五钱

用法：水煎分三次服。

（贵阳市中医院余佑荦献方）

四、治红淋病方

方药：天白川　金线虫　碧口袋（去头足）　地古牛　地虱子　面香虫

用法：共研细末，兑甜酒服。

（金沙县五区大坝乡少数民族杨海清献方）

五、治尿淋病方

方药：黄金子　茴香根　茨黄连　金盆根

用法：共熬水服。

（金沙县五区大坝乡少数民族杨海清献方）

六、治淋证欲止不止点滴割痛方

方药：赤茯苓　猪苓　当归　赤芍　泽夕　知母　瞿麦　前仁　木通　甘草　灯心

用法：煎水服。

（金沙县蓝笃生献方）

七、治淋证方（热淋）

方药：木通五钱　甘草稍二钱

服法：用水煎服。

（遵义市中医院验方）

八、治赤淋方

方药：黄柏一两　萱草根一两（又名鹿冲菜）　公猪脬一个

用法：炖食。

（福泉县联合诊所陈璧栋献方）

九、治白淋方

方药：熟地八钱　云苓四钱　淮山三钱　枣皮三钱　丹皮三钱　泽泻三钱　前仁三钱　木通三钱　莲须三钱　猪苓三钱

用法：水煎服。

（福泉县联合诊所陈璧栋献方）

一〇、治红淋方

方药：合包草根　另以红绫绸烧存性

用法：以前药汁兑服。以酒为引。

附注：女用白淋草和绫绸烧取服之。

（兴义县马岭区李天培献方）

一一、治血淋方

方药：芭蕉根五钱　旱莲草五钱

用法：水煎作茶服。

附注：小便下血便后作痛经四月，连服三日。

（沿河县卫协会献方）

一二、治血崩症方

方药：（1）蛞蝓一个　捣烂兑米汁服下立止。

（2）陈棕板煅存性和百草霜兑童便服下立止。

（沿河县卫协会献方）

一三、治红白浊效方

方药：大黄一钱研末

用法：用鸭蛋一个钻一小孔，将药末纳入蒸煮三刻取食。

（开阳县中医代表会献方）

一四、治淋病方

方药：王不留行　刘寄奴　车前子　六寸叶（又名大芸）各四钱　白糖四两引

用法：此药煮后，冲入白糖内喝下。

附注：服后睡卧发汗即愈。

（省税局于金章献方）

一五、治淋浊证方

方药：野百合二两　鸡尾草一把　花椒根一两

用法：炖肉服。

（湄潭县代表无姓名）

一六、治白浊与淋证方

方药：鳖甲五钱　当归二钱　川芎一钱　杭芍二钱　乳香一钱　没药一钱　炙草一钱

用法：水煎服。

附注：服第一剂脾脏上升痛减，间日后服第二剂，脾脏硬块消失，随嘱以"滑叶"嫩条连叶滑时（又名糯叶安龙做线香者，取其叶晒干舂细，和水做成香粑，其叶椭圆，色青、厚而光华、味苦涩，富有黏液而性滑）取一把（新鲜的）约五六两洗净置于钵内舂融，再取新汲水冲调，后澄清去渣，另加白糖适量冷服，服后次日，所下白浊更多，二、三日逐渐减少，第五日又嘱其再服一次，遂至痊愈。来件未说明症状。

（安龙县孙幼斌献方）

一七、治娘母尿淋方

方药：牡蛎二两　枯矾一两

用法：鸡毛烧灰，兑甜酒调食。

附注：来件未注明每次服多少。或一次服。

（婺川县中医王玉昌献方）

一八、治小便不禁流多方

方药：菟丝子一钱　牡蛎一钱　白附子二钱　辽五味三钱二分　肉苁蓉四两研末

附注：来件未注明用法

（婺川县中医王玉昌献方）

一九、治淋病方

方药：（1）用老唐梅　枯术木根　乌包根

用法：水煎服。

方药：（2）用杉木树浆　天青地白根

用法：水煎服（白淋白糖引、红淋红糖引）。

（鳛水县中医代表会献方）

二〇、治红白淋病方

方药：鸡冠花　茨莉根

用法：煎水服。

附注：白淋用白，红淋用红。

（鳛水县罗安春献方）

二一、治男子血淋秘方

方法：喇叭花炖猪脚吃。

（黄平县王彬然献方）

二二、治浊证单方

方药：茶蘘菜五两

用法：熬水兑白糖甜酒服急效。

（遵义县吴必好献方）

二三、治淋证单方（专治血淋）

方药：白果一味五粒去壳

用法：兑米酒煎服。

（遵义县新站乡中医黄子荣献方）

二四、治淋证方

方药：五灵脂二两

用法：米汤服。

（遵义县长沟乡中医张沈武献方）

二五、治淋证方

方药：黄石一两　滑石一两　木通二钱

用法：煎水服。

（遵义县后坝乡中医黎海云献方）

杨 梅 疮

一、治杨梅疮方

方药：陆子参　八毛五个　麝香一分　蓖麻仁一钱　独蒜为丸　如大手指大　六七日愈

附注：来件未注明用法。

（曾洪武献方）

二、治梅毒方

方药：土茯苓一两（童便浸阴干）

用法：煎汤作茶饮连服二十日。

附注：满口齿根松每到下午腹闷神经闷胀，经显微镜检查为梅毒，服至中途便黑尿黄二十日后症状减退。

（沿河县卫协会献方）

三、治梅毒方（五虎下西川）

方药：红娘二钱去大翅　斑麻二枚　蜈蚣三条　虫蜕三钱　扫粉二钱　全虫二钱　大黄三钱　泽夕三钱　猪苓三钱　甘草二钱　车前草　灯心引

用法：水煎服。

（遵义县建设乡中医陈正华献方）

四、治初起鱼口方

方药：鲫鱼半斤

用法：不破不洗，煮熟内服。

（遵义县无献方人姓名）

五、治下疳（阴茎疮）方

方药：上片　牡蛎　滑石

用法：研末，用菜油调搽。

（余庆县第一期中医进修班献方）

六、治蜡烛花方（即龟头烂）

方药：石竹上虫

用法：括下，焙干研细末敷之。

（开阳县中医代表会献方）

七、治梅毒方

方药：茉莉花　金银花　黄连最多用二钱

用法：将茉莉花以丝线穿好，戴于妇人头上一、二日，再用瓦罐盖住焙干，并将后二味研末，用窖酒或黄酒送服。

（石阡县中医邱放龙献方）

八、治梅毒方

方药：水银　樟脑　泡木炭各一钱五分

用法：研细末，打成条熏患处，以口来清水为止。后用生地三钱　土茯苓三钱半　银花五钱　光连一钱　煎水服。

（石阡县中医段胜明献方）

九、治下疳流水淋漓痛痒不堪方

方药：硫磺　银朱　冰片

用法：以硫磺炖化投入银朱搅匀再倾入冷水内退尽火气，取出阴干和冰片碾细为末擦上。

附注：能止痒拔毒生肌。

（丹寨县人民医院中医陈永明献方）

一〇、治梅毒方

方药：九里光

用法：捣烂以菜叶包五层火内炮熟，取出用布包好，挤水熬膏，另用杨梅树皮，亦煎浓汁，滤过渣滓熬膏，与上药合匀，用鸭毛搽患处即效。

（天柱县中医交流会献方）

一一、治杨梅疮方

方药：雄黄　白矾　五倍子各等分

用法：以新瓦片将药煅过研细，用菜油调搽患处。

（遵义县民群乡中医李国民献方）

一二、治下疳方

方药：慈竹安煅一钱　向日葵花一两　五倍子烧二钱　枯白矾飞四钱　陈蒜杆二钱

用法：先以葵花浸浓茶洗净患处，再将以上各药研末搽上。

（遵义县马一乡中医王锡光献方）

一三、治锈颈方

方药：青霉绵（陈者良）

用法：贴上即能止痛生肌，但宜洗净才贴。

附注：治蜡烛花亦效。

（黔西县熊树霖献方）

一四、治生殖器阴头烂如花方

方药：虱蛋草

用法：用青布包。

附注：来件人用法不详。

（鳛永县四区中医袁爱林献方）

一五、治梅毒方

方药：水银一钱　红糖二钱

用法：以治饭为丸，用米汤一次吞，二早晨吃稀饭，忌煎炒。

附注：兼治妇科红崩白带及一切花柳病，又能治九子痒。（编者按水银有毒，用者宜慎）

（关岭县二区中医方树珍献方）

一六、治腊烛花方

方药：荆芥　水桶竹片　地蛋

用法：研细末，以青油调搽。

（赫章县第一届中草医代表会献方）

<h2 align="center">瘰　疬</h2>

一、治九子痒方

方药：杀羊草

用法：兑米汤泡子包上，三日自愈。

附注：此草一名白龙须，叶形如柳叶钢刀，不论大小不多生，只生九股。

（黔西县熊树霖献方）

二、治瘰疬方

方药：五倍子

用法：以大米炒后，碾成粉调好醋敷。

（瓮安县中医蒋纯安献方）

三、治淋巴结核（九子痒）方

方药：黑蜘蛛七个　牡蛎一两　浙贝一两

用法：以蜘蛛在火上烘干和前药研细末，每次服三钱开水送下一日二次。

（湄潭县中医交流会献方）

四、治瘰疬方

方药：甘遂

用法：以甘草煎汤浸三日，汤黑去汤，河水淘洗，取清水日淘日洗，每日换水数次，三日后，去心。再淘清四、五日，取一撮，入白瓷盆内，隔一宿，次日水无异色，乃捞起沥干，以面裹如团大，锅内炒至色黄透，取出再将药料磨粉用大戟，去旁技，水煮透去骨切晒，用白芥子，炒各等分为末，炼蜜为丸，日服三次，每服三分（老戟），淡姜汤送下。

附注：忌与（甘草）同服，至服药后，肚腹必泻，此乃攻痰下行，痰消瘰散，切勿惊恐。

（镇远县张畏三献方）

五、治瘰疬方

方药：箭浆藤

用法：摸烟口水搽。

（遵义县丁台乡王德清献方）

六、治瘰疬方

方药：夏枯草不拘多少

用法：熬煎为膏，早晚服一汤匙。

（金沙县卫协中医代表会献方）

七、治瘰疬方

方药：天葵子二两　生首乌四两　山豆根二两　竹柴胡一两　夏枯花一两　生牡蛎一两打碎

用法：先以开水浸透，加酒一斤浸十日，每日取药酒服3～4次，每次约5～8钱。酒干后，可再用一次酒泡，不能饮酒者，于服时加开水入杯中，俟酒挥发后服，共计吃了30～40天，痒子自行消散，如已溃者，亦能促进排脓，外用汤圆面煮熟后，贴溃烂处，一日一换，将脓提尽，有新生肉芽时，用珍珠丹撒布伤口，贴以拔毒生肌膏，间日一换，渐渐愈后，但有瘘管穿通，愈合便较困难。

（贵阳中医进修学校邹正权献方）

八、治颈部瘰疬方

方药：壁虎

用法：煅干研末二两开水冲服，早晚各一钱，轻者可愈，重者再一剂。

（贵阳医学院中医师吴让三献方）

九、治九子痒方

方药：生南星（开花结有球状花蕾者宜）根

用法：以醋磨频搽患处，搽后感觉痒者即效。

（贵阳中医进修学校胡启然献方）

一〇、治九子痒方

方药：生南星新鲜的、去粗皮

用法：用凉水以新粗碗磨浆，鸭毛扫糊痒子上，干时又加，如皮肤及痒子痒得非常，可说服患者忍受，愈后即不再发，这是未化脓时治法，采药以开花的为最佳，轻者三日内消，重者不超过一星期。

附注：若有口干身灼，小便赤者，可服车前草、夏枯草、青木香，酌用代茶饮。

（贵阳中医进修学校费自铭献方）

十一、治瘰疬方

方药：玉簪花根五钱　生南星三钱　芙蓉叶三钱　五倍子一钱

用法：研为细末，调醋搽，每日搽两次。

（贵阳医学院中医所杨翰章献方）

一二、淋巴结核治疗经验

前　言

过去我国医学界对于外疡科都不够重视，所以有些很好方术，多已失传，惟葛氏祖传外疡科医术，已有几代。

四十年前韵芬从二叔公葛仲咨处，学得黄墙外科，并由堂叔公葛帅狄传授专医九子痒的秘方和治法几种，我和妹葵声共钻研，迄今行医三十余年，医好的人数颇多，仅1953年至今已医好一千多人。此法治疗特点：取疡不用开刀，不失血，易生口，可以根治，不再复发。所有以上一些诊断经验和秘方，我们过去不轻易外传的，现在学习了党的中医政策，提高了认识，自愿将几辈祖传的秘方及临床经验秘诀，公诸于世。在省卫生厅的具体指导下，参考《疡科纲要》（浙江黄墙学校教材），《医宗金鉴》（马继兴编），解剖学等书，将祖传秘方和我们三、四十年来的临床经验及体会，加以整理，编为《颈部淋巴腺结核（九子痒）治疗经验》一书，以免这一经验失传，使它能为更多的病人服务。

由于我们文化水平低，医学知识和学习不够，此书难免有不完善甚或错误之处，敬希医学界前辈及各界读者多加批评和指正。

一、颈部淋巴结核（即九子痒）病源：

本病发生的原因：由于结核菌自扁桃体或咽喉侵入颈部淋巴腺系统所引起的一种传染病。

二、颈部淋巴腺结核症状：本病状有恶性与良性两种，兹分述如下：

甲、良性者，初起结核不多，小而且硬，推之移动，蔓延迟缓；

乙、恶性者，初起结核虽少，但迅速连续增加：推之不动，如贯珠状，排列于颈部，大如拇指，或如鸡卵，或数块合并而成大块，硬度不一，患部似肿疡而有波动，久则溃烂，溃后流出之脓液，含有干酪状物质，脓色为稀薄淡黄色之结核性脓，溃后瘘孔，颇为难治。本病不感头痛，推略有通常之发热，然因久病而引起，潮热者亦有之。

三、颈部淋巴腺结核分类：九子痒是本病的总名称可细别为以下二十三种：

（1）生于项前者属阳明经，名为痰瘰；

（2）生于颈后者属太阳经，名为湿疬；

（3）生于项之左右两侧者，属少阳经，内分二种：

甲、形软遇怒即肿，名为气疬。

乙、坚硬筋缩者为筋疬。

（4）连绵如串珠者，名为瘰疬；

（5）形如哈蜊，色赤而坚硬者，名为马刀疬；

（6）结核大小不一者，名为子母疬；

（7）结核堆垒三、五枚者，名重台疬；

（8）盘迭绕项而生者，为蛇盘疬；

（9）结篓者为锁项疬；

（10）生于左耳根者，为蜂窝疬；

（11）生于右耳根者，名惠袋疬；

（12）形多痒者，名风疬；

（13）额红肿者，为燕窝疬；

（14）延至胸腋者，为瓜藤疬；

（15）生于乳旁和两胯软肉者，名瘰疬；

（16）生于遍身，浸肿而内含结核者，名为流注疬；

（17）独生一个在囟门者，名单窝疬；

（18）一包数十枚者，名莲子疬；

（19）坚硬如砖者，为门闩疬；

（20）生于两乳两胯者名瘭疬疬；

（21）疮如鼠形者，名为鼠疬；

（22）鼠疬大者为石荣；

（23）坚硬不动者为石疽。

四、颈部淋巴腺结核诊断：我国是科学水平落后的国家，我们诊病的时候，没有用试体温和照光等工具来帮助诊断。是专赖望、闻、问、切四诊，互相配合参考来诊断的。所以不一定诊断得很准确。至于中医疡科治疗疮毒，其病状显而易见，故无切脉之必要，然而特有的触诊一项，实与望、闻、问三诊，同占重要地位。希望以后改进再用科学诊断来帮助，并以中药特效方法来治疗，这样收效更佳，兹将触诊法略述如下：

1. 何谓触诊？触诊者乃医者在临床时，以手指放在病人脓疡部分，或轻、或重、或内、或外，随意反复按压来作诊断。

2. 触诊的要诀：按压的力量，先轻后重；按压的范围，应先中心，而后边缘。如此反复触诊，即可探明脓迹。

3. 探脓的方法：

（1）凡脓多质厚者，硬度大而弹力不强；反之脓少而质薄者，硬度小，而强力亦薄。

（2）红肿热痛之发现患部浅表者，根浅，若不发红肿发热而疼痛在深处者，脓很深。

（3）凡脓浅者，虽轻按亦痛甚，脓深者轻按不痛，重按至骨，乃觉疼痛。

（4）触诊小结：上述的探脓法，实行颇不容易，医者颇多经临床实习和累积触觉经验，方能指下了然，诊断确实；故治疗颈部淋巴腺结核（九子痒）只是诊断稍难，若诊断正确，患者的病是属何种疡毒，须用何种膏药治疗，均有一定之程序，依法施治，必有很大疗效。若遇病人发生其他合并症时，应转专科检查，这是医者宜注意的。

五、颈部淋巴腺结核治疗：我们治疗淋巴结核症，其方法颇简单，并有一定的疗效，兹将治疗方法，扼要分述如下：

1. 诊断确是慢性的淋巴结核病人，如患部皮色不变，不感疼痛，亦未发现其他症状者，即涂黄药精，贴温煦薄贴，洒麝香粉盖上，能将结核消散，固定，或缩小；（初起的结核病，都能消散）万一不能消散，必须反复摸结核部位，诊断确是根深蒂固的即用拔毒丹一粒，放于结核凸出的上面，用消瘰膏加麝香盖上，次日即起脓疱疮大小的白点，于消毒后，继续再放上一粒拔毒丹（仍放白点上），另换有麝香的膏药贴上，这样治疗至一星期左右，结核即与肌肉脱离，一撕膏药，结核就随之落下。

2. 诊断确是慢性结核急性发作者，病人发烧，患部发肿，用加有麝香末的清解薄贴，贴于患部，如红肿消后，而结核未散，务须详细触诊，若确不能清散者，即用拔毒丹，消瘰膏盖上，次日即起脓疱疮大的白点，继续再放上拔毒丹，另换有麝香的膏药贴上，照这样治疗至一星期，结核即与肌肉脱离，一撕薄贴，结核即随之落下。

3. 凡每次换药时，务须详细检查，患部有无白点及所流脓液的颜色，或白、或黄，有无结核性脓。如有则继续上丹药，以提尽为止。若疡疮内无白点，仅有红肉时，只贴消瘰膏药，不必用其他生肌药品。

4. 凡已溃之疮毒，流出的脓液，白黄色中发现有干酪状的白点，即用拔毒丹一粒，放于腐肉处，并用红升丹撒于周围的发红紫的腐肉处，其作用有两点：

（1）可腐蚀腐肉（2）又可提出结核，若患者身体虚弱，不能化脓时，宜服透脓汤（《外科正宗方》）或托里排脓汤等方，即易化脓溃烂化险为夷。

5. 凡对疮种上药前，务将所用器具，同药棉纱布等，经过消毒，病人患部，用药棉花醮4%硼酸水洗涤，又可用吸水球吸药水，冲洗，败腐宿脓，即随冲而出，再以药棉醮上药水勿令太干，复于疮上，两手轻轻按片时，稍凉再换，如此四五次用药棉拭干，便随症以应用药末掺之。医者如能认真实施，可使病人毒解肿消，脱离腐肉，生新肉，润疮口，此治疮疡之良法也。但在洗涤时，必须注意下列各项（1）带口罩；（2）禁忌人口吹气；（3）洗疮切勿以手触着；（4）避风。

六、对于代刀丹（拔毒丹）注意如下：

1. 颈部为人体血管最多之部分，代刀丹是腐蚀性的药品，用此丹取结核时，务须避开血管；否则蚀断血管，就会流血不止。

2. 结核取出后，疮内无白点，应即停止代刀丹，若疮内尚有白膜一层，可改上三仙丹，此丹腐蚀性稍弱，只能腐死肉，就可免除危险，若疮内已现红肉，可用生肌膏药贴上，二、三日即收口，一星期后即痊愈。至代刀丹的功效，有优点，亦有缺点。

优点：（1）开口不流血，病人可免除失血的危险；（2）病人能照常工作，不妨碍生产；（3）结核取尽后，决不再复发。

缺点：此药腐蚀力强，不能多上药，如治疗时间长，患部会疼痛。患部疼痛，我们已找出解决办法，先将麻醉药剂敷患部，再上代刀丹，即可避免疼痛；但疡子提出稍慢，如不上止痛药，则疡子较易脱落，然而要痛一、二个钟头，以后就不痛了。所以许多患者不愿上止痛药。还要请大家继续研究。

七、对于撕薄贴的几点体会如下：

1. 凡撕薄贴，必须细心慢慢撕下，切忌急躁，以免病人感觉疼痛，或引起患部出血。

2. 撕膏药时，务请注意检查结核脱离肌肉时的情况，例如：结核之一边已脱离肌肉，而另一边街未脱离，应从未脱离的方面顺着撕下，以免发生疼痛，或流血。

3. 若有如棉线粗细的肉丝一条，牵连于将脱离的疡子时，决不可用剪子剪下，必须用丹药去腐蚀它，自然脱下，若猛扯下时，病人可能发生头部、四肢、背神经、牙神经痛种种现象。决不可忽视为一根肉腺，随便拉断，切记。

八、止血的方法：如误用代刀丹蚀断血络，每易溢出鲜血，或病肝火太旺，鲜血亦多，自流不止；若不止血，是很危险的。西医以动脉钳、血管钳，钳之止血，中医外疡科，则用药物，以止血良方撒上，用纱布及脱脂棉包扎，疗效尚佳。

注：目前尚有一种淋巴腺结核，还不能治愈，尚待研究，例如有数十个结成一大包，若铁状坚硬，推之不动，又未溃烂，而患者身体瘦弱，上药之后，疡子仍不突出，则不能治，设虽已溃烂年深日久，只要上药后，疡子能拔出，就容易医治。

九、制药炼丹的方法：

（1）清解薄贴：治"阳发"红肿及溃后脓水未尽者，先以应用末药掺上再贴本方。

方药：大生地一斤切薄片　会当归八两切　羌活三两　黄芩三两　川黄柏三两　玄参四两　苦参四两　甘草四两　白芷二两　赤芍二两　锦纹　川大黄六两　木鳖子一两

制法：以上各药为片，用真芝麻油廿斤，大锅煮沸，先入生地、木鳖子，熬二十分钟，再入诸药，俟焦枯、离火，用细布滤去渣滓，另入干净锅，文火熬沸，乃以筛细广丹，筛细定粉（即铅粉）各两斤许，轻轻掺入，用柳木棍不住手调匀。俟起细泡（火不可猛，猛则沸溢）及滴入冷水中试老嫩，以滴在水面凝结不散，着手不粘，搓之成丸为度。

若在水面有油花散开，而粘手者，为太嫩。再稍稍加入丹粉，若一滴入水直沉水底，手指搓之，坚硬者，则太老。须用另备之炼成药油加入同调。膏成离火，预研血竭、腰黄、轻粉、银珠各一两五钱（最好加麝香、梅冰，不拘多少）同调匀，预以大缸注水，乘膏热时倾入水中，浸至半凉时，即在水中分作数团，每团约一斤许，另入瓮中，清水养之，蜜封候用，日久不坏，油纸摊贴。

说明：此薄贴能退消阳发肿块、清热解毒，无论已溃未溃，俱可通用，溃后并能生肌收口，疮痒小疖，即贴此膏，不必另加掺药，亦无不效。

（2）温煦薄贴：治"阴发"大证，形巨肿坚，酸痛彻骨，皮肉如故者，或骨节酸楚，尚无形块者及肚痛肠痛，坚块深邃等症。又凡闪伤跌仆风寒温邪，三气痹著，肢节酸痛，举动不利等症，皆能生效。

方药：鲜凤仙花茎连枝叶、花蕊根等　洗净日暴半干约二斤半许　大生地六两　当归

须四两　急性子五两　大南星三两　川乌二两　草乌二两　干姜三两　羌独活二两

制法：各切片　用真麻油十五斤，煎沸。先入凤仙茎熬二十分钟，俟不爆，再入生地又熬十余分钟，乃入诸药。煎枯滤净，另入干净锅，文火熬沸，入筛净黄丹，筛细定粉，约各一斤半，柳木棍不住手搅匀，滴入水中试老嫩。如上法，膏成离火加研细之麝香五钱、乳香、没药去油各三两，上安桂末、丁香末各二两调匀，入水成团，装入如上法。溃疡多宜清凉，如元气虚寒，溃久不收之症，亦宜用此膏摊贴。如治跌仆损伤、筋骨疼痛及寒湿痹著之症，则另加回温丹和匀摊贴，市场上有通行万应膏，当不及此。搓成丸子，捏如饼，亦贴风寒头痛。如治阴疽大证亦宜再加回温丹和匀，摊厚膏药贴上。

说明：唐人已有薄贴之名，知膏药之发明已久，疡证多属湿热，不宜于温，惟有阴寒凝结之症，则清凉正在所忌。而杂病之经络筋骨肢节间症，亦有宜于外治者。此温煦一法，当不可少。疡科家有加味太乙膏一方，虽能通治外疡，惟阴寒大证，简不贴切。此方专为治虚寒及杂病而设，即可宣络活血，又能消肿软坚，适用处正复不少，欲治疡科，亦是不可不备之药。

（3）三仙丹（此即升丹）凡一切溃疡，皆可通用。拔毒提脓，最为应验，但湿疮有水无脓，及顽症恶腐不脱或起缸口，或黑腐粘韧，久溃败疡，则必有应用药末，非此可愈，又溃疡近口近目处勿用，乳头、脐中、下疳勿用。

方药：水银一两　火硝一两　枯矾一两

制法：先将硝矾研细，入锅底按平（用小铁锅）中作凹形，坐入水银，拣一平口浑圆瓷大碗复之，须口与锅密切无纤微隙缝，以棉纸作线条，浸盐水护碗口，细细筑实。置于炉上，用火烘之，听碗中微有声息，知硝矾自熔，看碗口无黄紫气飞出，方不走气（一见碗口出烟，知汞已外泄，需再用棉纸条筑之）再用黄沙盖在碗上，全碗埋没沙中，碗底纳入棉花一小块，上加大铁一块压之。另加炭一炉，使火徐徐加大，（一炉炭约廿两）一炉炭尽，再加满一炉，猛火煅之，两炉炭尽，乃拨开碗底之沙，验得所庄棉花焦黑成炭，火候已足，便移下铁锅，置于干砖上冷却（最好要隔一宿）开看。碗中游粘鲜红一片，而锅底另有白色药底，最为佳候。

碗中之药，面上一层，轻浮如粉，先用鹅毛扫下，别贮，此药性薄，只有轻症可用，扫尽浮药，则碗上更粘住一层，以刀刮取，厚者成片，此药力量较足，可治大毒重症入乳钵细细研之，极细乃可用。药色鲜红如珠，明艳如赤霞者，最为火候得中若不及则色黄，且有淡黄色者，即市场中之所谓黄升药，力量最薄不可用。且火候未到汞性未化，多见空气，则星星可辨，仍是水银，以之掺入溃烂之处，为祸甚大。若火候太过，期其色焦紫或如酱色，亦不可用。间有满碗如晕，一圈鲜红、一圈深黄、一圈青紫，圈圈异色者，则为炉火中之作用，古人所谓药炉中自有神妙不测之理，确是不可多见者，实在功效亦同。如偶遇之，可各色扫开，分别贮之，以资应用。总之以鲜红色艳为第一，亦偶有晦滞者，是为坏药。若上火时，有烟腾出，则其汞已走，碗中即已一毫不存，不可不填。炭要先拣取有声如铜者方可用，劣炭不可用，火候不佳，药力不及，功用必有不逮。市场中有炼成者，尝试用之，病者皆嫌作痛。而自制者则不痛，此必有效。俗谓陈久不痛，新炼者则痛。殊不尽然，尝以新炼之丹试用，亦未作痛，但研必极细，用时只用新锦花蘸此药末，轻轻弹上薄贴，只见薄薄深黄色已足，如多用之，则痛矣。门外人见之，必谓各惜药末，不肯多用。殊不知此丹药，力量甚大，切不可多用。炼丹时炉中所余白色，亦可研细，和

794

入疥疮奇痒药中，因枯矾能收湿止痒，但多用作痛，宜少用之。

（4）代刀丹：（即是拔毒丹）

方药：水银三两　火硝三两　食盐三两　皂矾三两　白矾三两

制法：先将火硝、食盐、皂矾、白矾分别研细再将水银混合同研，然后装入银窝之（铸银用模子）内，银窝口预先用磨石将口磨平，再用刀将窝内刻皮螺旋形，装入药后压紧，愈紧愈好，使药不致落下。用黄泥密封窝口，在地下挖一洞，似银窝大小，将窝放入（切记须将有药之窝倒置上部，无药者在下端），用灰盖好，将上好木炭五斤，架于四周，燃炭于顶（但不可碰动银窝，以免将药抖下）炖烧两小时后，即将上面之灰轻轻拨开，隔一夜将窝取出用小刀轻轻刮去封口之泥，揭开银窝则见里面有白雪如针状之结晶，也有成白粉者，将它扫下，用饭粒搓之成条，切成小粒，压扁即成。

（5）膏药秘方：

方药：乳香六钱　轻粉六钱　血竭六钱　五倍子六钱　甘草粉六钱　芙蓉草六钱　汗三七六钱　彰矾六两　朱砂二钱　麝香一钱　大生地二两　红花三钱　小燕子三个　咸鸭蛋七个　香油二斤　独角莲四两

制法：先将香油熬开，将小燕子、盐鸭蛋、芙蓉草放油内后，取汁去渣，再将五倍子、红花、汗三七放油内炸黄取出共研为末，合前药文火熬之，见药变成黄色，再下彰丹，见黑色时，用铁片搅三四合，将药全部倒盆内，出去火毒，火毒去尽后，再将麝香放入，膏药变成黑色，再变成灰白色，取出即可用之。

主治：骨节、骨膜、漏疮、结核、对口、搭背、腰瘫、硬伤、偏口、疔疮、恶疮、阴疮、鼠疮、臁疮、红疮、乳疮、筋膜、瘰疬、寒疮、痔疮各症。

（6）消瘰膏药：白泥五两研极细末，黄丹十两桐油三十两。

制法：先将桐油放沙锅内熬沸，将白泥、黄丹放油内以柳木棍不住手搅动，至变黑色时，俟泡沫清散，滴入冷水中试老嫩（如前法），水上无油珠，膏药滴入水中成珠状，摸之不粘手即成。将锅取下，浸入冷水中，至冷却凝结即可用。

（7）止血药：乌贼骨粉同五味子合研细末，撒子患处，即可止血。

十、结论：

我们治疗颈部淋巴腺结核病的主要治法除备有几种丹药和薄贴随症适当应用外，并有渗布的配合药物，例如：麝香、乳香、没药、乌贼骨、五倍子等药，均各研为极细末，分别密贮，以资临床时结合症状应用，不以刻板式或公式化之方剂来进行，治疗方法总的归纳起来，约可分四个阶段如下：

（1）凡结核初起欲其不大，宜用消散之药。

（2）不能消散，宜用拔毒丹将结核取出，并为减轻患者痛苦，宜加止痛之药。

（3）结核已溃烂，宜用拔毒防腐消炎之药。

（4）疡子已提尽或红肉已生，宜用生肌之药。总以灵活应用为主。

附几种特效方：

一、蟾酥退毒丸：治疡患初起，不论大小各症阴发阳发，宣通经络，行气活血，消散退肿，解毒定痛如神，惟头面疔毒忌之。

制香附三两　西羌活三两　全当归三两　川断肉三两　生远志肉二两　明腰黄一两　白明矾一两　广地龙去净泥垢六钱　炒松弗焦六钱　穿山甲片五钱　炙透五钱　藏红花五钱　上麒麟

竭五钱　鸭嘴胆矾五钱　滴乳香　净没药各去油净八钱　真轻粉净者二钱　上西牛黄三钱　大梅花冰片三钱　当门麝香三钱

以上药各为细末和匀，男用真杜蟾酥六钱汾酒浸化，同杵丸如小绿豆大，辰砂为衣，小症每服少许，大症须服一钱至一钱五分。如初起酸痛坚硬，能饮酒者，用热黄酒吞，不能饮者，当归、木香煎汤送服须囫囵吞，不可嚼碎如肿痛已甚势欲酿脓者，亦可服。但稍减之，即脓成后，周围余块尚坚者，亦可服，以消毒坚肿为度。

说明：外科之有蟾酥退毒丸，旧矣，然其方颇杂，殊未易效。此黄墙朱氏改定之方，消毒退肿以此丸为必用之药，轻症则三丸五丸，大症则重用之。

二、消疔丸：治疗疮大毒，发肿发烧，大便不通者用之，大便一通，其势自缓。

明腰黄一两、生锦纹二两、巴豆霜，拣取白仁用纸包装去油净四两。三味各为细末，少加灰面五、六钱、米醋同杵为丸，如凤仙子大，每服三丸至五丸，最重症不过九丸，不可多，用温开水，吞泄一、二次，预备绿豆清汤冷饮数口即止，虚人、孕妇勿用，小儿痰食实症，发热大便不适者，每用一丸，杵细饲之，泄一次即愈。

真象皮三两　无真者则以驴马剔下之爪甲代之，可用四、五两。全当归、壮年人头发洗净所各二两　大生地、玄武板各四两　真麻油五斤，先煎生地、龟板、象皮，后入血余、当归，熬枯去滓入黄腊、白腊各六两、川连汁、煅制上炉甘石细末半斤，生石膏细末五两　文火上调匀，勿煎沸，瓷器密收油纸摊贴，量疮口大小为度，外以布条轻缠之，二日一换，脓水少者，三、四日一换，此膏亦可摊于西法之脱脂棉纱上，较用油纸者，男子收湿长肉。

三、四温丹：治痈疽初起，不论深浅大小皆可用。上猺桂去粗皮二两　急性子、北细辛去净泥垢各一两、干姜八钱、公丁香五钱　各为细末，小症每用二分三分，上用温煦薄贴盖之，大症则用三钱五钱，调入温煦薄贴，料中摊贴，或再加麝香分许。

说明：此种疡初起，形巨块坚者，通用之药，凡酸痛漫肿，深在肉里附着骨节者，温通气血，是其特长，并可治疗风寒湿邪、三气痹著、肢酸经挛及跌仆暗伤等症，但阳发风火痰热及暑天热疖，初起时形块虽坚者勿用。

四、温煦丹：如意黄金散宜于阳热而不利于阴寒，凡病在筋骨，先酸痛而后坚硬漫肿者，金黄散必不可用，此方可治附骨环跳等症，初起隐隐痛楚，渐至成块木肿者，其效最捷，并治跌仆损伤，筋骨掣痛皆效。

炒香附四两、西羌活二两、川独活三两、上安桂去枯皮三两、生南星三两、公丁香一两、北细辛三两　粉甘草四两、川乌、草乌、高良姜各二两、急性子五两

各取极细净末和匀，临用时以无灰酒，加连根葱三五茎煎沸调药，热敷患处绢包裹一日再易，寒甚者，合回温丹等分用。

五、桃花丹：此则如意金黄散之变法。金黄散性偏寒凉，惟赤肿大热者为宜，初起肌肉肿痛，犹未发赤，虽曰亦是阳证，但气滞血凝，药宜疏通，乃可消散，遽以大凉之药遏郁之，则气血坚凝，反不可散，是逼其团结，蕴酿成脓，适以助之成溃，伊谁之咎，治此者，纵不可用温药助疽，亦必以通络泄散，为唯一秘诀，此方清凉而不偏于阴寒，散肿软坚，开痰泄热，以治阳发红肿焮热，或尚未高肿色赤，乳痈疔毒、漫肿坚硬者，无不应手捷效，其功实在金黄散之上。羌活、当归、甘草各三两　南星　白芷　赤芍各一两五钱　陈皮　黄柏皮　大黄　急性子各二两　马牙硝　银珠各一两　绿豆粉四两　各取细末，和匀密收。

红肿焮热者，以忍冬藤杵自然汁调敷，大青叶、芙蓉叶、马兰头、马齿苋等自然汁皆可用，时毒发颐，用防风三钱　薄荷叶二钱　煎汤调敷，或加薄荷油十许滴，小症红肿用清茶调，小块初起，以药末三、四分用太乙膏药贴之，阳证初起，未红未热，以甘草煎汤，乘热调敷。

六、独圣散：消坚肿，定酸痛，阴寒之症甚效，急性子一味研末，随症大小酌用，和入回温丹中，热陈酒调救患处，外用温煦薄贴盖之，或调入温煦薄贴作厚膏药帖亦佳。说明：凤仙子性最激烈，内服催生堕胎，其效甚迅，以作外治，宜其通经入络，散肿定痛，捷于影响，此颐以意为之，试用颇应，命名独圣散无愧也。

七、铁井阑：凡痈疽大毒，漫肿无垠根脚四散，其毒不聚，最是恶候难消难发，迟延日久，必多变幻，故收束疮根一法，至不可少，又有疮发于骨节转侧之间，酿脓化腐，恐碍关节，亦宜外敷移毒末子，使其移至一偏，让开要害则纵使成脓，可免损失运动，古法此类方药，亦颇不是少，而效者寥寥，此是收束疮根必要之品。

外科书中，别有此名，用芙蓉叶、苍耳草二物捣涂止，以治热疖轻症，大五倍子去蛀屑微炒成团，候冷研细三两、杜蟾酥干研细五钱、藤黄三两，先以好醋入铜勺上微火化烊，绢滤去渣，听用。明矾一两研，胆矾八钱，研大黄、皂角、白芨、山慈菇各二两　制南星一两，右先以后五物用陈米好醋二大碗，文火熬浓，绞去滓，乃和入醋煮。藤黄，同熬成膏，俟极浓乃和入五倍蟾酥、二矾细末调匀再入上麝香细末三钱，杵匀制成锭子，阴干收藏，临用时以醋磨浓涂疮根四围干则润之，以醋一日洗去再涂极效，欲移毒使偏，则如上洗涂其一偏而涂药处自能退肿，其毒聚于未涂药之一偏，可保骨节不致损害，是即避重就轻之法。

八、黑虎丹：此药名各处通行，然药各不同，治大症顽毒，三仙丹不能治，与拔疔散功相近而提取浓水，威而不猛，大约腐肉不脱利于拔疔，并无恶肉，而脓水频仍，经久不愈，刚宜此丹。

全蝎制同上方七枚　蜈蚣炙大者七条　蜘蛛炙大者七个　甲片炙七片　白僵蚕炙七条　磁石煅研一钱　丁香公母各一钱、上西牛黄二钱　上麝香一钱、梅花冰片二钱、百草霜净者五钱各为极细末和匀磁瓶密贮，每用少许，掺疮口上，以薄贴盖之，凡虚寒疡患溃久不饮，及溃后阳虚，恶腐不脱者亦掺此丹，功在三仙之上。

九、五虎拔毒丹，治溃疡毒盛，非三仙丹所能提毒化腐者。露蜂房有子者佳　蝉蜕蜈蚣各炒炭各二钱　金壁虎十枚炒炭　三仙丹五钱　明腰黄四钱　元寸五分　研细和匀用如上法。

说明：此亦上方之变法，大毒顽症，必以此二方为主，始能有效，但黑虎丹，利于虚寒之症，湿热病忌之，此方则阳发亦可用，二方微有分别。

一〇、三灵丹：治疮疡久溃，流水不已，不能收口者。

生青龙齿，麒麟竭、明腰黄、炙龟板各一两　红升丹、海碘仿各五钱各自极细和匀　加大梅片五钱　密贮。

说明：海碘仿，西名沃度仿谟，乃西药外疡通用之药，色黄而气恶，有奇臭，俗名黄臭药，最能燥湿吸水，溃疡流水者尤为相宜，以合龙麟玄武，既能吸尽脓水，即可生肌收口计日。

一一、蛇床子散：治秃疮、疥疮、湿注游风、瘙痒水多者，皆效，先洗净而用之。

蛇床子炒研一斤　烟胶八两　白明矾　枯矾各一两　火枫子仁半斤白者　硫黄二两　铜绿一

两　雄黄五两　川椒一两去目　上各为细末，另研枫子仁渐渐以诸药末和之，研极匀，每一两加樟冰二钱，疡疮成片者，麻油调，干疡者擦之，每日洗净然后敷此。

一二、血余膏：治恶疮久不收口，及脓疮多年不收者，瘰疬久溃非此不效。

壮人头发、猪毛、羊毛、鸡毛、鹅毛，各洗净晒干，鸡毛、鹅毛须去中心硬梗各净四两、猪板油去膜净二两、桐油二两、麻油二十两；白川占二两、龙脑香（即梅冰片）　麝香各一钱，上先以三种油入龟板五两煤廿分钟，再入诸毛灼焦枯，离火片刻细绢滤净滓，文火再煮入川占脑麝，以飞净黄丹六两调成膏油纸摊开，可再加三灵丹掺药。

一三、乌金膏：恶疮顽肉，升丹、天仙丹所不能化者，以此掺之，化腐不痛，与上方异曲同工随宜择用。

巴豆白肉一味烧炭压去油加元寸同研

一四、象皮膏：丝肌收口，并治金疮止血，真象皮炒松细研五钱、真轻粉四钱、黄腊、白占各一两、血竭六钱、紫金藤即降香细末、密陀僧各一两　飞细生花龙骨八钱、梅冰三钱、麻油一斤　煮沸，下陀僧末，再煮沸，入二腊，熔化离火，入诸药调匀，刷棉纸上阴干俟用，用时以沸水壶烘烊贴之，勿令见火。

赵韵芬
赵葵声　合编

1957 年 7 月

丹　毒

一、治丹毒方

方药：三黄散　豆腐渣

用法：将上药和豆腐渣包敷。

（龙里县杨永富献方）

二、治无名肿毒方

方药：乌梅一两　轻粉一钱

用法：研末作小饼贴上立消。

（黔西县曾洪武献方）

三、治痈毒初起，红肿热痛无头方（拔毒散）

方药：蝌蚪12 个　雄黄 3 钱

用法：捣绒外敷。

（遵义市中医医院献方）

四、治破皮中毒红肿方

方药：解毒药

用法：研末敷上。

（龙里县草医胡世荣献方）

五、治一切包毒方

方药：何首乌叶

用法：嚼绒外敷有效。

（丹寨县人民医院中医陈永明献方）

六、治无名肿毒方

方药：铁灯台

用法：磨酒擦用有效。

（天柱县中医交流会献方）

七、治无名肿毒方

方药：家麻根　茨益

用法：先用姜片将患处搽后，再用家麻根，茨益，二味共研绒，以酒焙热包之。

（兴义县七区品甸乡李天培献方）

八、治一切无名肿毒方

方药：夏枯草半斤　大黄二两

用法：研末，以夏枯草熬浓汁，调大黄末涂之，干则再涂一日夜即愈。

附注：痈疮未溃者，敷之亦有效。

（姜文北献方）

九、治突然周身风瘆发痒方

方药：红浮萍五钱

用法：泡烧酒一两俟一点钟时间，分成两杯，以一杯内服（能吃酒者一次吃完，不能吃酒者，可兑开水服）外用棉花醮擦，其痒即止。

（安顺县中医蒋寿益献方）

一〇、治大肿大毒方

方药：皂刺二两　甘草二钱

用法：煎水服即消。

附注：如人中非常之病气，或内伤外感，在四肢或腰臀忽生大痈大毒，可服上方，但于初起一、二日可服，过四、五日即不可投。

（德江县卫协会董绍舒献方）

一一、治麻风方

方药：酒杯大的老蛇一条

用法：将竹刀破腹后，砍成一寸长若干节，拿到山上，搞一个灶，将房上的瓦一块用白炭火烧着，将蛇同化，立在瓦上，蛇倒无毒，烤干后，研末和米粉（不拘多少）用白鸭子一只，将粉喂鸭，待鸭毛脱后，将鸭杀来炖吃，并将洗鸭子的水，洗患者全身。

（赫章县中医马云森献方）

一二、治大麻风症方

方药：元参　苍术　赤苓　苡仁各半斤

用法：蜜丸，每日吃四两，以白开水送下。

（德江县七区杨秀笔献方）

一三、治无名肿毒方

方药：归尾二钱　皂刺一钱　银花三钱　赤芍一钱　花粉一钱　甘草节一钱五分　乳香一钱　没药一钱　白芷一钱　贝母二钱　陈皮二钱

用法：火酒煎服。

（德江县七区简宗伯献方）

一四、治大麻风方

症状：目昏、鼻塌、发落、肌烂。

方药：皂刺三斤

用法：将皂刺蒸一日晒为末，浓煎大黄汤调服，每日二钱至三钱，如眉发脱落者，酒服二钱甚效。

（德江县稳平区冉崇强献方）

一五、治发丹方

方药：地肤子二两　白藓皮五钱　蝉蜕一钱　连翘三钱

用法：熬水热洗。

（贵阳医学院中医师杨翰章献方）

其他杂病

一、治飞蛇疮方（二苦散）

方药：苦蒿　苦瓜子　一枝蒿

用法：等分研末，调麻油搽。

（黔西县曾洪武献方）

二、治对嘴疮方

方药：老鹰骨头

用法：磨酒醋搽，退凉止痛，收脓干壳而愈。

（余庆县骆如骧献方）

三、治脑疽疮方

症状：此疮生在头脑上，如桐子大，不红，经许久不溃，待溃后脓流不息，甚至一、二年不愈。

方药：银窝（即铸过银子的银窝）

用法：研细末，调桐油敷上，拔脓生口自愈。

（余庆县骆如骧献方）

四、治拉拉疮方

症状：身上生疮，自手膀延到胸口肩背、红根、长脓，疮面起壳。

方药：松香油（研碎）

用法：包在红纸内，卷成纸捻筒，再蘸菜油点燃，将流下的油调擦即愈。

（余庆县骆如骧献方）

五、治疮毒方

方药：土茯苓六斤　龟板五两　生地四钱　木通三钱　淮牛膝二钱　蝉衣二钱　苡仁米一

钱 皂仁一钱 荆芥一钱 防风一钱 当归尾一钱 连翘一钱 黄柏一钱 陈皮一钱 白芷一钱
银花一钱 知母一钱 猪脚蹄一只

用法：先将土茯苓，龟板二味用大砂锅加三、四斗清水炖，自晨至晚，如干则加水，滤去药渣，其余药另熬，加入前药汁，再将猪蹄去骨，和入煎熬一夜，即成浓厚之药膏。

服法：于炖热，加少许白糖尽量服之，不分次数。

附注：忌饮茶并忌以铁器煎熬，轻者不尽一剂而愈，重者二剂，无有不效，如下疳、横痃、鱼口、便毒、瘰疬、杨梅等症，均可治疗。

（开阳县中医代表会献方）

六、治疮症去腐生肌方

方药：硝强水一两 水银一两

用法：以铁灯碗将上药放在灯碗内，拿在火上去烧（又名提丹）成粉，再用冷水煮二、三次（俗曰提毒）。凡患疮者敷之，能去腐生肌，效果甚大。

（开阳县中医代表会献方）

七、治疗毒疮化腐生肌方

方药：蜈蚣 全蝎 斑麻 冰片 石膏

用法：火煅共末，内服，外敷。

附注：本方能治久灌不愈的毒疮，能化腐生肌，其效很缓，并能治灌烂的麻风。

（余庆县刘定州献方）

八、治夏季患热疖方

方药：芭蕉根

用法：捣汁、去渣，内服一茶盅。

附注：并治疗疮走黄。

（镇远县强畏三献方）

九、治疳疮脓疱血疯等疮方（闻鼻丹）

方药：白芷一两五钱 川椒一两七钱五分 蚊蛤九钱 床子四钱半 硫磺九两 明朱砂四钱半 轻粉一钱半 甘石六钱 水银三两。

用法：以上研为细末和油调泥碗内，用陈艾升炼兑冰片再研细用。

（丹寨县人民医院中医陈永明献方）

一○、治痘疮擦破脓水淋漓作痒方

方药：观音粉五钱 乳香钱半 没药钱半 白芷钱半 冰片三分

用法：研末掺上。

（丹寨县人民医院中医陈永明献方）

一一、治小孩头上生地瓜疮方

方药：白芨 白蔹 文蛤 紫草各五钱

用法：以麻油半斤将上药熬焦滤渣加入松香少许，再下铅粉二两熬膏用棉纸摊贴即愈。

（丹寨县人民医院中医陈永明献方）

一二、治秃头疮方

方药：胆巴浓汁

用法：先以草纸烧灰兑胆巴擦上。第二次用开水洗净，以乳香为末干撒再涂胆巴。

（鳛水县寨坝双龙中医未列姓名献方）

一三、治对口疮方

方药：菠菜根三根（小的五六根）

用法：捣敷疮上，立刻止痛。若无菠菜根，菠菜叶子均可用。

（黄平县王家壁献方）

一四、治蛇窜丹方

方药：蛇泡叶一把　雄黄五分　大蒜一个

用法：捶烂，贴在疮头七寸上。（即是疮头细处）即消。

（黄平县曾国民献方）

一五、治背花腰花方

方药：田边草　小米　头发灰

用法：同捶烂以桐油烧涨，取下火来，再将药搅入调匀擦患处。

（黄平县潘富中献方）

一六、治小儿头生肥疮方

症状：此疮生于小儿头上，疮面肉凸出如花朵，黄水流滴的就是。

方药：紫草皮三钱（无紫草皮紫草茸亦可）

用法：以猪泡肉同捶烂，新布包扎好，先将疮洗净，再用药包在火上烤出油烫涂之，即日吸水，六日全好。

（黄平县韩鸣皋献方）

一七、治飞蛇痘方

方药：雄黄二钱　白矾二钱

用法：研末以水调搽。

（遵义县尚嵇镇唐寿全献方）

一八、治诸疮方（八宝丹）

方药：水银　黄丹　银朱　扫粉　冰片　白矾　雄黄　火硝

用法：升丹后以菜油调搽。

（遵义县永安乡李银清献方）

一九、治各种溃疡方

方药：水银一两　强水一两（用瓷缸装再以沙罐把缸用灰固定）

附注：来件人未将用法说明。

（遵义县西安乡孔焕章献方）

二〇、治湿疹验方

方药：马勃（适量）　上冰片（适量）

用法：研末调水敷。

（遵义县尚嵇乡陈培贵献方）

二一、治臁疮方

方药：白芷（适量）
用法：自己嚼敷。

（遵义县尚嵇乡陈培贵献方）

二二、治皮肤疮毒方

方药：芫荽姜汁（适量）
用法：捣烂贴胸口上。

（遵义县新华乡陈德坤献方）

二三、治生对口疮方

方药：踏地箭
用法：咬烂敷肿处。

（天柱县白市联合诊所宋景河献方）

二四、治白口疮方

方药：雄黄　光连　枯矾
用法：打为细末擦患处。

（金沙县温世泰献方）

二五、治白口疮方

方药：年汪刺虫
用法：以其玄水擦患处。

（金沙县温世泰献方）

二六、治耳廓湿疹方（枣柏散）

方药：生黄柏一两　红枣一两（去核）
用法：研末调麻油擦。

（瓮安县丁启后献方）

二七、治口内生疮方

方药：黄柏
用法：研末调蜜糖擦一次即愈。
又方：螺蛳壳烧灰一钱　儿茶一钱　冰片五分　研细末吹患处三次即愈。

（江口县简石保献方）

二八、治月蚀疮方（锈耳疮）

方药：胡桃肉
用法：捶绒敷之。

（贵阳市中医医院俞才钧献方）

二九、治耳根红肿方

方药：柴胡　赤芍　升麻　蒺藜　防风　白芷　僵虫　酒军　大力　薄荷　姜黄　甘

803

草各二钱

用法：水煎服。

（江口县简石保献方）

三○、治玉茎湿疹方

方药：肥皂一个烧灰　冰片一分

用法：以香油调擦即好。

（江口县简石保献方）

三一、治腮下腺肿硬方（俗名猴耳泡）

方药：生姜一块

用法：捣汁擦。

附注：阳性不可用，阴性可用，又再用少许姜汁兑开水内服几次，自然消去或内服荆防败毒散一副或擦吃太乙紫金锭亦可。

（安顺县中医蒋寿益献方）

三二、治耳下腺发炎方

方药：弥陀僧一两

用法：研成细末，另用甜酒少许在新瓦上炒过再以弥陀僧末乘热拌入甜酒内（炒一次拌一次）然后用纱布摊上，俟热度稍温，贴在患处，另用布带包扎，一日三换，药用完即愈。

附注：每次用陀僧多少，来件人未有说明。

（安顺专区医院中医罗俊儒献方）

三三、治羊胡子疮方

方药：苞谷须

用法：火煅成性，在疮上先搽菜油，后以苞谷须末按上。

（福泉县联合诊所陈璧栋献方）

三四、治腿胯淋巴腺结核方（即下部卵囊的两旁）

症状：疼痛难忍，周身如感冒状，日久溃脓。

方法：用手提病者背脊的酸筋，一日三次，以愈为度。

附注：此法治腿胯淋巴结核，在初起一、二日内者最效。

（福泉县联合诊所陈璧栋献方）

三五、治下肢溃疡方

方药：松香二两　蛤粉六钱　水银一钱　红粉三分

用法：以开水煮和捏成饼敷患处，用布包好。

（都匀县陈伯文献方）

三六、治乳癌红肿刺痛方

方药：独脚莲三钱　生姜二钱

用法：煎水服，外用芹菜捣烂擦患处。

（陈继焜献方）

三七、治鼻痔方

方药：雄黄五分　月石五分　冰片少许

用法：研末敷鼻中即好。

（大定县民族中医代表王懋林献方）

三八、治阴疽方

方药：上桂一两　首乌四两　生姜二两　白芷二两

用法：磨酒擦患处止痛消肿。

（黔西县熊树霖献方）

三九、治阴疽初起方

方药：白芥

用法：生用研末兑酒包，大人包二小时，小人包一小时，即起水泡，二日外，用针刺破，流尽黄水即愈。

附注：疽大者包一两，小者包五钱。

（黔西县熊树霖献方）

四〇、治脚生慢性溃疡方

方药：五朵叶一两　蜗牛十二个

用法：先用五朵叶捣绒，贴取腐肉后，再用蜗牛炕焦研细撒上。

（遵义市中医医院献方）

四一、治痈疽化脓不破方

方药：豇豆子二钱　雄鼠屎二钱

用法：捣绒贴疮留顶。

（遵义市中医医院献方）

四二、治背花初起方

方药：黄花草

用法：捣烂和米酒调服立效。

附注：如已溃，用地马桑叶一束擦患处即效。

（沿河县卫协会献方）

四三、治烂脚干方

方药：松香四两　水银四钱　牡蛎一两　红粉三钱

用法：共为细末以开水调匀后，用手按成一饼敷上，一日一换。

（都匀城关镇联合诊所中医陈伯文献方）

四四、治足关节部起疙瘩方（活络丹）

方药：地龙半个　川乌一两　草乌一两　当归三两五钱　附子三两五钱　南星一两　硫磺一两五钱　甘草五分

附注：来件人未说明用法。

（瓮安县聂柳生献方）

四五、治皮肤病方

方药：白月石—钱　川连钱半　嫩苦参—钱　枯矾—钱　黄柏—钱　白芷—钱　黄丹—钱　大枫子—钱　雄精—钱　蛇床子—钱　轻粉—钱　铜绿—钱　嫩紫草—钱

用法：共研细末，以糠油调成膏搽之（先以糠油—两　黄蜡—钱　白古—钱　隔水炖化）。

附注：如癣疥、脓泡、黄水、浸淫、湿注、秃疮、胎毒、脚痔等症均可治疗。

（开阳县中医代表会献方）

四六、治左腿肿大方

方药：藤黄五分　大黄五分

用法：研末包敷，十日痊愈。

（石阡县中医鄢廷珍献方）

四七、治背花疮方

方药：马桑叶　九里光

用法：以高粱酒拌匀捶烂。先放火灰内炮热再放水缸边冷透，临用时，将药敷患处，把脓收干尽，仍将此药研细粉撒上有效。

（玉屏县姚本华献方）

四八、治乳痈初起方

方药：扁担子叶

用法：以口嚼烂，敷上患处。

附注：在初起三、四日前立效，一星期后失效。

（玉屏县姚本华献方）

四九、治口唇舌生疮方

方药：吴萸—两

用法：研末，以醋炒捏成饼，贴患者两足心，冷则焕热的再贴一昼夜后即愈。

（湄潭中医代表献方）

五〇、治背痈方

方药：上血竭—两　朱砂三钱　儿茶三钱　宫粉—钱　乳香—两　没药—两　桃丹—两　康青三钱

用法：上药共研细末，用菜油调匀，以老油纸两对方，一方用针戳眼，一方将药放上把有针眼的合并起来，有眼的贴在患处，用纱布包捆，次日有脓，如脓多可用葱煮水沸洗之，如脓不多，只用消毒棉花抹干再贴。

附注：重则三帖，轻则两帖即愈。

（兴义县叶光国献方）

五一、治关节炎方

方药：玉竹（又名打狗棒）　小血藤（俗名穿岩香）

用法：以上两味，同捶烂，炒热敷患处。一日一次，二三日即好。

（黄平县潘富中献方）

五二、治火丹方

方药：旧粪桶圈（烧灰）

用法：以菜油调搽。

（遵义县尚嵇乡邓长兴献方）

五三、治天蛇毒方

方药：蜂糖　大蒜　雄黄（各等分）

用法：捣绒包患处。

（遵义县尚嵇乡罗银轩献方）

五四、治妇女生乳疱方

方药：大母猪藤根　白茨桐根皮

用法：共同打烂，渗茅酒敷痛处即好。

（天柱县白市联合医院宋景河献方）

五五、治背膀生长白疱方

方药：红百合

用法：打烂敷肿处可好。

（天柱县白市联合医院宋景河献方）

五六、治手指尖生蛇头作痛方

方药：辣料叶

用法：打烂渗酒烧热包痛处。

（天柱县白市联合医院宋景河献方）

五七、治火旋方

方药：豆瓣草　红水豆芽（适量）

用法：冲绒贴上。

（遵义县新民乡江民生献方）

五八、治疡疮方（鸡屎堆疮）

方药：枯矾　五倍子各等分

用法：先以桐油搽头，后用上药撒布。

（遵义县龙坪乡鲁超贵献方）

五九、治脑疮方

方药：山螺狮（烧灰）

用法：撒布患处，并在上面以金杠藤叶子贴上。

（遵义县龙坪乡鲁超贵献方）

六〇、治漆疮方

方药：菜子　漆筒

用法：以菜子投入火内熏患处，如皮破流血，再用漆筒研末撒上。

（遵义县新场乡汪少清献方）

六一、治大疮方

方药：芙蓉叶（适量）　豆根三钱　开喉箭二钱　白薇二钱

用法：打细敷疮上。

（遵义县献方人未列姓名）

六二、治跑皮丹方

症状：其形起红白子，出水蔓延甚速。

方药：黄稗。

用法：煅存性，研末，调清油涂上即愈。

（大定县全体中医会献方）

六三、治痈疽初起方

方药：涩疙瘩

用法：研末，调香油搽，三四天换药一次，其肿自消。

（德江县三平年嗣德献方）

六四、治生大疮方

方药：它参五钱　雄黄三钱

用法：研细兑桐油调酱搽疮上，三日内即散。

（德江县潮砥诊所傅源茂献方）

六五、治枯大疮方

方药：魔芋一个

用法：挖空，灌桐油入里，放在火灰里烧熟捶细，枯疮用。

（张光休献方）

六六、治大疮已成尚未灌脓方

方法：用膏药一张，樟脑钱半研末，将膏药烤热，把樟脑放上，再贴在疮上，中留一孔，三四小时不痛，脓血出后印好。

（德江县潮砥区邓文武献方）

六七、治背痈背花腰花方

方药：玉簪花

用法：（1）在疮未烂之先，以玉簪花叶子（无叶时用根亦可）
捣拦敷于患处，如红肿在那里，即敷到那里，大约二、三日后，即能消肿止痛旬日即愈。

（2）在已烂之后，以玉簪花焙干研细末，加马桑树叶焙干研细末，混合干撒在腐烂处，每日以浓茶加少许盐巴洗净后再撒上药。

（杨胜植献方）

六八、治飞蛇丹方

方药：细毛（草药名）

用法：研细末，以清油调搽。

（赫章县第一届中草医药代表会献方）

六九、治小儿头上生五分厚疮方

方药：干牛粪（烧灰）

用法：以茶油洗尽后，再为搽上。

（德江县稳平区彭传习献方）

七〇、治对口疮方

方药：榜子树　透别口袋

用法：共捣贴上。

（德江县稳平区张同俊献方）

七一、治诸疮久不收口方

方药：蜣螂炙研细　干姜五分研细

用法：共末，放入疮孔内约五六次即愈。

（德江县稳平区张宇学献方）

七二、治生大疮方

方药：鹿胶　熟地　当归　胡麻　黄草

附注：来方人未说明分量与用法。

（德江县稳平区敖应扑献方）

七三、治老蛇头方

方药：马蹄草

用法：嚼绒贴。

（德江县李步云献方）

七四、治生背花疮方

方药：棉花子　生盐巴　磁巴

用法：捶绒贴上即好。

（德江县张羽朋献方）

七五、治漆疮方

方药：芒硝五钱

用法：煎汤洗。

附注：或用杉木屑煎汤洗。

（贵阳中医进修学校张致安献方）

七六、治脑后蜂窝炎方（俗名砍头疮）

方药：鲜红辣椒用量多少，患溃疡区大小而定

用法：将红辣椒捣碎，不加任何药品，将辣泥敷子疮上，整个疮面敷完，注意不粘及好肉上，以免好肉被损伤。

附注：不拘新久，溃疡面大小，发作时，发热心烦，全身不适，如用上药，轻一二次，重则四、五次即愈。

（贵阳中医进修学校孙作笔献方）

七七、治腿部溃疡方（肿疮腿）

症状：流黄水而痒、烂的面积很大，经久不愈。

方药：生芝麻一两　生萝卜（不拘红白）四两

用法：视烂区大小而定用量多少，将芝麻、萝卜合捣如泥，敷于烂处，用消毒纱布裹起，一日换一次，最重者十余次即愈。

（贵阳中医进修学校孙作笔献方）

七八、治水湿疮方

方药：糯叶二两（在香铺买）　枯矾粉二两　白芷粉五钱　五倍子粉一钱煅枯　樟脑一钱　大黄粉二钱

用法：研细，调麻油搽。

（贵阳医学院中医师杨翰章献方）

七九、治飞蛇丹、天泡疮及皮肤一切疮痒痛流黄水方（除疮粉）

方药：黄柏五钱　白芷五钱　轻粉一钱　硫磺三钱　没药三钱（煅存性）　蜈蚣一条去头足　青黛二钱　洗片五分

用法：除轻粉、青黛、洗片三味外，其余各味共研细末，再入青黛轻粉又研后加洗片研匀，贮瓶内，如遇上述皮肤疾患，将此药调麻油搽患处。

（贵阳中医进修学校朱培根献方）

八〇、治皮肤疮方（久患体虚者用）

方药：鱼鳅（整个用）若干条　蒲公英（连根用）一束

用法：先将鱼鳅用清水养在瓦缸或石盆里，每日换水净漂约一礼拜，使腹内泥水排尽，以鸡蛋一、二枚捣匀，倒入水里，待鱼鳅将蛋花食尽，于锅里配好沸油汤，略加食盐，将鱼鳅和蒲公英共煮服食，隔两三天可吃一次，如需急用，鱼鳅勿须漂净，可用菜油滴清水里，鱼鳅食后，马上可排出泥水即照使用。

又方：鳝鱼炖则耳根淡盐服食，治同上症，并治营养不良。

（贵阳中医进修学校邓桢芸献方）

八一、治慢性溃疡、久不收口方（硝强丹）

方药：硝强水二两　水银一两

制丹法：将上药共倾入玻璃瓶内，即起化学作用后，沉淀如粉，另用银砂窝一个，将水银、硝强倒入，放在火上煎熬至乌黑色，丹成取下，以瓷瓶收贮，退火待用。

制硝强油膏法：以化好之水银硝强粉二钱　黄白蜡各一两　猪油（熟）四两　乳香没药各钱半　研末，黄丹五钱　以铜勺装好猪油放在火上熬涨，即端起放入黄蜡白蜡。再放入水银、硝强水，次放乳没黄丹，以消毒竹片搅之，勿使黄丹沉底。

用法：将溃疡洗尽后，先以硝强丹涂之，后用纱布摊药膏贴上，每日一次。

附注：硝强丹用于慢性溃疡，如背上之蜂窝疮，甚有特效，但涂上此丹。只宜涂如薄纸一层厚，当时有副作用，稍为疼痛约半小时疮口由小变大，把腐肉化尽，即由大转小，逐渐收口，如像黄豆大的疮口时，则不可再用药膏，单以硝强丹涂之，即可结痂。

（贵阳中医进修学校吴成才献方）

八二、治阴毛生虱方

方药：白果仁（酌量）

用法：生捣成泥，搽涂患处。

（贵阳市中医医院徐剑泉献方）

八三、治耳抱蛋方

方药：狼毒

用法：磨醋擦，多擦几次，一、二日即愈。

附注：宜内服银翘散加光连。

（水城县第一联合诊所王华甫献方）

八四、治小舌吊落吞咽疼痛方

方药：家中炕楼上吊起的阳尘研为细末

用法：以酒醋调合点小舌上，四小时点一次，有特效。

（天柱县张思瑶献方）

八五、治耳根红肿方

方药：大活　赤芍　牙皂　白芷　白芥　大黄　黄柏　干姜　莪术　甘草各三钱

用法：研细末，用石灰水调桐油敷一次即好。

（江口县简仁保献方）

八六、治小孩小便白色方

方药：薏仁米一两　生姜三片

用法：煮成稀饭，随意加糖或油盐服至一、二两就可变成清亮之尿。

附注：如小孩小便变白，不加注意，因循下去，可能变成尿结，即所谓膀胱结石解小便十分困难，可在痫白尿时早为医治即好。

（安顺县中医蒋寿益献方）

八七、治木舌肿痛方

方药：地龙　食盐

用法：合用化水涂之即消。

（王焕新献方）

八八、治水气浮肿方

方药：田螺　车前子　大蒜

用法：捣成膏贴脐上，则水从便下而愈。

（王焕新献方）

八九、治老年人虚火上犯，面目浮肿方

方药：生附子

用法：以冷饭捣成饼，包足心。

（遵义市中医医院献方）

九〇、治小儿眼红痛生云翳方

方药：男长子手指血　生续断根二两或一两

用法：以长子手指血点眼角内，外用续断根捶绒，铺在布上面将药贴在眼上，三小时效。

（余庆县第一期中医进修班献方）

九一、治小儿眼红痛生云翳方

方药：地榆皮

用法：研细置布上兑上片，调清油，擦患处。

（余庆县第一期中医进修班献方）

九二、治冬天生裂口方

方药：椿芽树浆

用法：将浆蒸熟后擦裂口即愈。

附注：于五月初五去砍椿芽树便会有浆。

（天柱县中医座谈会献方）

九三、治绞肠痧症及一切痧症方

方药：白芍钱半　蛇头细辛八分　山豆根二钱　青香一钱　红龙须二钱　九月生一钱

用法：以烧酒炖热服之即愈。

（独山北集街草药医熊楚藩献方）

九四、治冷气滞气肚痛方

方药：威灵仙一钱　白芍一钱半　八角连八分　蛇头细辛六分　九月生一钱

用法：以烧酒炖热服之。

（独山北集街草药医熊楚藩献方）

九五、治吐血方

方药：九月生三钱　白芍二钱　红牛膝三钱　一口血三钱　大红血藤三钱　酱草二钱　观音虫五个

用法：烧酒煨好服之。

（独山北集街草药医熊楚藩献方）

九六、治虫牙痛方

方药：草乌（少许）

用法：以草乌陷在虫蛀孔内，立时止痛，但口水不可吞下。

（湄潭县中医代表会献方）

九七、治胃痛方

方药：煅瓦楞子一两　上沉香一钱　坎气三条（焙）

用法：共研极细末，痛时服八分至一钱即得。

（兴义县叶光国献方）

九八、治风寒湿热腹痛泻痢外贴膏药方

方药：大黄　生地　元参　归尾　赤芍　白芷　官桂　川乌　草乌　羌活　独活　南星　半夏　麻黄　杏仁　荆芥　防风　连翘　细辛　苦参　苍术　山栀　乌药　青皮　藿

812

香　黄芩　枳壳　藁本各三钱六分　灵仙　牛膝　续断　贝母　忍冬　防己　苏木　红花　桃仁　木香　丁香　艾叶　五加皮　青风藤（无则用三角风代）　秦芃　白藓皮　白芨　白薇　牙皂　僵虫　蝉蜕　蛇蜕　全蝎　蜈蚣五条　乳香　鳖甲　木鳖　麻仁　五倍子　降香　碎补　良姜炮　山甲　没药各二钱　豢耳草　槐柳　榆桃　桑楝　楮各八钱　黄丹六两　麻油一斤四两

用法：熬膏贴患处。

（丹寨县人民医院中医陈永明献方）

九九、治小儿脾胃薄弱消化不良成疳方（强胃健脾膏）

方药：白术四钱　茯苓　白芍　神曲　麦芽　香附　当归　枳实　半夏各二钱　陈皮　黄连　吴萸　山楂　白蔻　益智　黄芪　山药　甘草各七分　党参　广香　苍术　大黄各五分　黄芩　厚朴　槟榔各一钱　加蟾蜍皮一钱

用法：以雄猪肚在石上洗净，包药熬麻油，用黄丹收膏，贴于右胃部。

（丹寨县人民医院中医陈永明献方）

一〇〇、治鹦哥喙脑髓方

症状：脑髓若空，痛如针刺。

方药：一枝蒿　树上辣马蚁窝

用法：以袋装上两药入开水煮片刻，另以布帕浸湿抹头部之左右前后，从上抹下再用瓦针锥下几次，便用此水抹搽，其痛立消一半，次日又如法抹治，痛已若失。

（丹寨县人民医院中医陈永明献方）

一〇一、治鼻流血不止方

方药：大蒜

用法：捣烂包脚心涌泉穴，另以灯火烧少商穴，在大指甲内侧。

（惠水县城关联合诊所杨性初献方）

一〇二、治取鱼骨方

方药：豇豆子　黄鸡屎

用法：共为末，作条置孔内化管去骨。

（鳛水县杨刚毅献方）

一〇三、治膀胱疝气肿痛方

方药：白芨六八两

用法：洗净去苗，用根捣细成团敷患处。

（黄平县寇金安献方）

一〇四、治虫吹阴肿方

方药：人虱子廿四个

用法：放在碗内，挤压出血，以菜油一滴调匀，用鸡毛扫肿处。

附注：如无虱血，以黄连熬水擦亦好。

（黄平县杨济安献方）

一〇五、治流血不止方

方药：丝茅草尖尖

用法：嚼搽伤口。

（遵义县龙坪乡何银堂献方）

一〇六、治噤口痢、饮食难进方（贴脐丹）

方药：丁香五粒　巴霜一钱　砂仁　杏仁各五粒炒　没药三分　陕枣一枚去核

用法：共捣作丸，贴脐中用帛扎好，一刻即能食。

（惠水县城关联合诊所杨性初献方）

一〇七、治小便不通方

方药：田螺蛳三个　大蒜三瓣　车前子三钱

用法：共捣烂敷脐下一寸三分处即通。

又方：用四季葱捣烂敷会阴穴（点两根香久即通）。

（天柱县中医交流会献方）

一〇八、治水瘄病方

方药：生桐子油（适量）

用法：搽患处。

（遵义县尚稽乡邓长兴献方）

一〇九、治狐臭方

方药：枯矾　蛤粉　樟脑

用法：和糯米粉作饼夹之，臭随饼出。

（镇远县张畏三献方）

一一〇、治小儿脱肛及妇女子宫下垂方

方药：滑杆皮

用法：熬膏兑虎油搽患处甚效。

（仁怀县刘文达献方）

一一一、治脱肛方

方药：田螺蛳数个去壳

用法：捶炒敷肛门上，以丁字布带扎好。并在三四日内，少吃饮食，更以剪刀菜果打烂开水吞下，约三小时后即好。虽脱肛八、九年都可治愈。

附注：外治法用开水淘糯米，将泌出淘米水把肠头洗净。施手术的人，将右手中指修剪圆活、洗净消毒，用茶油涂搽好轻轻插入肛门内，到手指感觉发热，肠子也便和缓，再用其他四指轻轻而慢慢的将肠子推进。中指在肠内缓缓的旋转，使肠子放得适当。

（黄平县杨再全献方）

一一二、治小儿尿结方（割除法）

方法：要有助手三人，以一助手坐在适当的位置，将小儿腰部担在膝上。二助手分立两旁，侍候施手术。施术者：先将左手中指修剪圆活，消毒后用油擦好，由小孩子肛门伸

入。右手在腹部帮助，将结石管紧不动，再抽出右手由会阴部开刀，开刀见结石后，用钯子插入将结石抓出，手术要快，开刀后须将丁字带把伤口兜好，尿从伤口流出，为开刀后常事，不得惊惶。其注意事项：（1）须将尿结探查真确，是有是无、是大是小，将手指固住，再动手术。（2）须注意尿道与直肠的部位，下刀时，不要偏侧，免伤直肠。（3）开刀后忌食生冷食物。糍粑亦宜少吃（刀口敷药：金藤香、红子刺、青杠芽，三种晒干研末备用，开刀后每日在刀口上早晚将药末敷上，如三种一时难得，只得一种敷上亦可）。疗愈时期：在廿四小时后可以进饮食，但不许吃冷水。五岁以下的小孩，三天可好一半，两个星期以内，可以痊愈合口，只要防护得好，忌口得好，最慢不过三个星期可以好完。

附注：此法非有经验的人，不要妄施手术，以免危险。

（黄平县杨再全献方）

——三、治吐血方

方药：盐巴一两（为末）

用法：以开水倒入脚盆内合盐泡脚自止。

（遵义县野里乡草医陈大明献方）

——四、治鱼口未溃方

方药：龙骨一两　儿茶八钱　寸香一分

用法：共研为细末，调猪胆汁擦患处。

（水城县医院中医龚燧荣献方）

——五、治皮肤生黑厌方

方药：老鹰粪不论多少腻粉等分

用法：共研细末，开水调敷。

附注：此症不分部位，发现的形状大小不一致，不痒不痛，只不过乌黑难看，如用力抓，就要脱一层皮，不久要起，越起越宽。

（福泉县联合诊所陈璧栋献方）

——六、治肚皮起包方

方药：韭菜头　巴蕉老头　生姜

用法：兑酒粮子为末，包痛处即愈。

（中医王传明献方）

——七、治脱肛方

方药：团鱼血

用法：泡烧酒二天，吃三次即好。

（中医刘宝成献方）

——八、治阴茎睾丸肿大并生小米疮方

方药：荔核一两　川苓三钱

用法：煎水服，外以地肤子、文蛤、川椒、白矾，熬水熏洗。

（德江县潮砥红坳巡回组袁宗尧献方）

一一九、治肾囊作痒方

方药：雌竹筍子　地菸

用法：捶绒泡菜油搽上即好。

（王德干献方）

一二〇、治脱肛方

方药：溏鸡屎

用法：摸在白皮子上，贴肛门上，一夜即愈。

（德江县潮砥区枫溪乡王心达献方）

一二一、治红白淋证方

方药：草薢三钱　菖蒲三分　当归四钱　远志三钱　猪苓三钱　泽泻四钱　云苓三钱　前仁三钱　益智三钱　条桂钱半　半夏三钱　百合二钱　通草钱半

用法：水煎服。

（德江县潮砥诊所周兴尧献方）

一二二、治阴毛生八脚虱方

方药：白果去壳

用法：捣绒搽之。

（德江县煎茶区中医余清和献方）

一二三、治皮肉红肿痘子不出方（三豆散）

方药：大黑豆　绿豆　红饭豆

用法：共研末，以醋调浓，用鹅毛扫上。

（德江县煎茶区中医郎万选献方）

一二四、治下阴作痒方

方药：桃仁　雄黄　轻粉

用法：共末涂之并纳入阴中，其虫自出而愈。

附注：或以花椒、吴萸蛇床子陈茶叶炒和盐水煎汤熏洗。

（德江县煎茶区中医余德和献方）

一二五、治淋证解便痛欲出不出便黄方

方药：当归三钱　赤苓四钱　栀子三钱　杭芍三钱　瞿麦三钱　木通三钱　前仁三钱　滑石三钱　猪苓三钱　泽泻三钱　甘草一钱　灯心一钱

用法：水煎服。

（金沙县八区王瑞昌献方）

一二六、治淋证方

方药：车前草三钱　石膏三钱　灯心三钱　陈茶叶三钱　龙骨二钱

用法：水煎服。

（金沙县九区程燮方献方）

一二七、治大小人误吞铜铁锡金属品方

方药：（1）柿花或蒂煎水服，或化或便而下。

（2）黑耳兑白糖服廿四小时及泻出。

（3）韭菜叶或蓖麻油先后服，即可泻出。

（金沙县卫协会中医代表会献方）

一二八、治麦麸病方

方药：紫金花树皮

用法：熬水常洗。

（金沙县城关梅芷诚献方）

一二九、治淋症方

方药：金娃耳一钱　土黄芪二钱　野丝瓜林二钱　土茯苓二钱　马鞭稍一钱　鸡胗藤二钱
萹蓄草二钱

用法：熬水服。

（金沙县卫协中草医药代表会献方）

一三〇、治五淋白浊方

方药：明镜草（又名满天星，生的更好）

用法：煮甜酒服，每日一次，病轻服七次，病重服十四次。

（金沙县卫协中草医药代表会献方）

一三一、治烂脚跟经年不愈方

方药：人兽骨（火煅为末）

用法：将药末撒布患处，并以桐油涂纸贴上，三日一换，二周即愈。

（金沙县卫协中草医药代表会献方）

一三二、治男子白浊方

方药：头发（烧灰）

用法：以叶筒灌，兑淘米水服。

（德江县稳平区张同俊献方）

一三三、治脱肛不收方

方药：桑树蜗牛

用法：于瓦上焙枯研末，以猪油调放即愈。

（德江县稳平区张宇学献方）

一三四、治白浊方

方药：红浮萍五钱　鸡公尾一两　苟椒根五钱　米白合二两

用法：水煎服。

（德江县稳平区张若林献方）

一三五、治淋症方（小便不出）

方药：（1）车前草　韭菜根　大木通　甜酒水

（2）五葛根　鸡冠花　牛克膝　白岩板花头　桃子（去年生留于树的）　　野花椒　大木
通　酒粮子

817

用法：均用水煎服。

附注：如痛时，以蚯蚓七根，打粉，冲米汤水吃。

（德江县石板何世华献方）

一三六、治阴毛生虱方

方药：生白果捶绒　北细辛　生半夏　草果　水银　花椒　以上共为末

用法：先日以麻油润之，后再搽药甚效。

（德江县张羽朋献方）

一三七、治误吞铁器方

方药：生荸荠

用法：不拘多少，日常嚼食，不几日化水而下。

（德江县卫协会董绍舒献方）

一三八、治睾丸炎方

方药：土木鳖二枚

用法：磨麸醋搽睾肿处，每日二次，另服下方　桃仁九钱研为细粉，分作三次，空心服，每日服二次，早晚服。

（贵阳中医进修学校吴成才献方）

一三九、治疗淋病方

方药：杉树浆（前日砍扒一刀，次日浆即溢出，取用）

用法：每次服五钱，以丁子草（草药）煎水送下。

（贵阳中医进修学校聂柳生献方）

一四〇、治接骨逗损方

方药：金皮杞　泽金　大红袍　道竹散　乌龙须　矮驼驼　杜仲皮　金不换每味二两

用法：米酒合冲服。

（李吉臣献方）

一四一、主治：跌伤骨痛、跌伤肉红肿疼痛酸痛、神经麻木等症

方药：归尾半斤　红花四两　乳香四两　没药四两　川芎半斤　续断四两　狼毒六两　鸟啄六两　黄连四两　苏木六两　薄荷脑六两　酒精六斤

制造方法：以各药混合浸泡半月之久，以薄荷脑加入药剂内，用瓶封固半月，用纱布浸剂，再用瓷瓶封固使用。

附注：此药有凉血消炎，正筋止痛作用；用时以棉花蘸药擦，请勿入口。

（福泉县马场坪常光明献方）

一四二、治枪伤止痛秘方

方药：两头蛇一个

制法：泡酒一斤每取一杯，用米一杯炒黄将酒炒入米内吸之，瓶装封固使用。

用法：枪伤痛时，用米一、二粒研细给病人酒吞下，痛即止。

附注：查两头蛇长尺许，两头有头，常在树上，见人即飞下，人不可惊怕，赶快解衣服铺在地上，蛇即跳入衣内，将衣包之而回，用好酒泡之。

（黄平县王家壁献方）

一四三、治风火丹毒方

症状：全身发烧躁痒心烦。

方药：柴胡三钱　黄芩三钱　连翘三钱　山栀三钱　锦文三钱　芒硝二钱　甘草一钱

用法：水煎服。

（天柱县城关张思瑶献方）

一四四、治疬子气瘰方

方药：海藻　昆布　天葵子　贝母　全虫　桔梗　赤芍　银花　黄芪各二钱　海石　胆星　广香　甘草各一钱　夏枯草四两

用法：水煎服。

（江口县简仁保献方）

一四五、治瘰疬方

方药：紫花地丁（又名千年耗子屎）谷雨时节可采根茎叶晒干为末，米糊为丸。

用法：每服一钱左右，每日服 1～2 次，重者不到三月可愈。

（贵阳市中医院聂承先献方）

一四六、治瘿瘤病方

方药：海藻八钱　昆布五钱　槟榔二钱　赤芍二钱　柴胡二钱　厚朴二钱　川黄柏二钱　青黛三钱　甘草一钱

用法：水煎服。

（天柱县张思瑶献方）

一四七、治背瘩方

方药：桂枝四钱　杭芍五钱　吴萸二钱　甘草钱半　大枣三钱　生姜三大片

用法：煎水服，可服二、三剂。

附注：太阳为寒水之精，标阳与水邪被郁，故结子脊间而成痈浓，此方最妙，明六经气化者自知。

（赤水县中医桂肇元献方）

一四八、五苓散加丑牛牡蛎方

方药：白术　茯苓　猪苓　泽泻　桂枝　丑牛　牡蛎

适应症：鹅掌风、皮肤疮，瘙痒无浓者。

（金沙县中医方治申献方）

一四九、治九子痒烂久年不愈方

方药：（1）内用野烟头三个熬水兑红糖服。

（2）外用蓖麻叶酒醋泡贴数次即好。

（大定县十区吕鉴章献方）

一五〇、治痈疽背发对口疔疮乳花百种肿毒一切反疮方

症状：红肿内硬如石，有饭碗大无头。

方药：白芍　银花　知母　贝母　花粉　半夏　甲珠　皂刺　乳香

819

用法：水酒各半煎服名内消散。

附注：此方内服，外用三黄白芷花粉乳香没药为末冷药调敷，一星期内痊愈，乳病肿痛皆可治。

（胡雅登验方）

一五一、治气毒瘰疬方（加味合香散）

方药：（1）藿香　紫苏　桔梗　青皮　陈皮　柴胡　半夏　白术　茯苓　白芷　厚朴　川芎　香附　甘草　夏枯草　生姜　大枣　水煎服。

附注：上方以夏枯草重用为主，枯草味苦辛性微寒，禀纯阳之气，能治瘰疬，可散少阳之结气，散积毒消暑清湿，又能疗目痛泪溢。

（2）牡蛎四两　甘草二两　两共为末　食后每服二钱

附注：牡蛎味咸性平，入足少阴肾经，血分药也为，软坚敛涩，以茶引之，能消颈上结核，故亦能治瘰疬也。

（胡雅登验方）

一五二、治慢性淋巴腺炎方（瘰疬）

方药：壁钱（或名壁虎在壁上如钱状之蜘蛛，住在白网内，冬天易找）

用法：将壁钱放在陈瓦上焙干为细末，每一个壁钱可包一包，另用新鲜猪瘦肉末二三两，放壁钱末一个，渗入适量之开水放于饭上蒸熟，病在膈下则空腹服，病在头项等部食后才服，每周只能服一个，有多少瘰疬，服多少个壁钱即可，若在必要时亦可外敷。

附注：不管化脓与否均可试用。

（遵义市中医医院验方）

一五三、治瘰疬方

方药：夏枯草二斤　熬膏敷伤　又内服一小杯

（余庆县第一期中医进修班献方）

一五四、治瘰疬方

方药：（1）野茨根五钱　红枣五枚
用法：水煎连枣服有效。

（2）红泡木根皮　茨泡头根皮各五钱　酒糟和捣烂加桐油三钱　炒匀敷疮上立效。

（沿河县卫协会献方）

一五五、治阴疽不红肿不痛方

方药：熟地一两　白芥子二钱　鹿角二钱　肉桂钱半　姜炭五分　麻黄五分
用法：水煎服有效。

（沿河县卫协会献方）

一五六、治疗疮方

方药：地丁　天丁　木丁黄　大表黄　木姜花　石灰
用法：水煎服。

附注：外用茨连、凤凰窝，冲烂外包。

（毕节县苗族草药医熊志安献方）

一五七、降痈活命饮

主治：一切无名肿毒。无论阴症阳症，初起能调气和血，解毒托衰，破后能排脓去腐生肌长肉，功在仙方活命饮之上。

方药：大当归八钱　生黄芪　金银花各五钱　甘草三钱

用法：水酒煎服，服后睡卧出汗即愈。

附注：毒在上加：川芎三钱　在中加：桔梗一钱　在下加：牛膝二钱　泄泻加苍白术各二钱　恶心呕吐加陈皮　半夏各一钱　不思饮食加白术三钱　陈皮一钱　气虚加党参、生芪各五钱　阴疽肉白色　无论冬夏加陈皮　麻黄各六分　肉桂　炮姜各一钱半　断不可妄行加减，排脓加白芷三钱　欲破加皂刺钱半。

（惠水县城关诊所杨性初献方）

一五八、治瘰疬方

方药：苦樵南二两　伸筋草八钱　淫羊藿一两　见风硝一两五钱

用法：炖猪心肺去渣吃汤。

（鳛水县中医代表会献方）

一五九、治疗疮秘方（疗疮恶症发寒热等）

方药：（1）生白矾五分　大葱一钱

用法：熬水服下汗即松。

方药：（2）白云伞（适量）　茅草一支箭

用法：上二味合药打烂，调擦患处。

（遵义县朱廷瑞何银堂献方）

一六○、治疗疮方

方药：（1）甘草（适量）

用法：和点水捶烂外包。

（2）蛇泡草叶（适量），和点水捶烂外包。

（遵义县新站乡草药黄子云献方）

一六一、治解毒方

方药：防风一两　黑大豆廿粒　甘草一两

用法：煎水常服。

（水城县第一联合诊所王华甫献方）

一六二、治误服或多服一枝蒿方

方药：紫苏叶一两

用法：煎水服。

（水城县第一联合诊所王华甫献方）

五 官 科 门

眼

一、治夜盲方

方药：星宿草　猪羊肝

用法：将星宿草洗净蒸猪羊肝服。

（贵阳市中医医院陈真一献方）

二、治眼目赤肿生翳方

方药：生地三钱　菊花一钱半　黄芩一钱半　牛蒡子一钱半　连翘一钱半　归尾二钱　柴胡钱半　川芎一钱半　木贼一钱半　草决明二钱　茨蒺藜二钱　红花一钱　甘草一钱

用法：水煎先熏后服。

（余庆县人民医院中医田仲康献方）

三、治白眼生翳方

症状：病发时，痒涩赤烂，眼泡肿疼，白眼生翳，渐渐遮满，不时流泪，羞明闭目。

方药：蕤仁钱半　芦荟钱半　木贼二钱　前仁二钱　神曲二钱　蝉蜕二钱　黄芩一钱　杭菊二钱　柴胡一钱　苦参一钱　川黄柏一钱　栀仁一钱　蒙花二钱　蒺藜一钱　药珠一钱　谷精草一钱

用法：水煎服。

附注：如肚痛加锦文。

（天柱县张思瑶献方）

四、治眼中生云翳方

方药：当归三钱　赤芍二钱　川芎钱半　防风二钱　羌活钱半　石决二钱　虫蜕钱半　蛇蜕一钱　蒺藜二钱　条芩三钱　甘草一钱

用法：煨水服。

附注：宜于饭前服剂量照人大小使用，忌生冷辣味。

（玉屏县贺锦章献方）

五、治目珠吊出方

方药：磁石二钱　珍珠一钱　辰砂二钱研末　神曲二两

用法：水煎服。

附注：忌公鸡鱼辣味。

（玉屏县贺锦章献方）

六、治眼生老翳疔不退方

方药：虫蜕钱半　蛇蜕钱半　谷精草二钱　白菊花二钱　木贼一钱　石决一钱　川楝二枚

蒙花二钱　　川芎钱半

　　用法：水煎服。

（玉屏县贺锦章献方）

七、治眼目日晡流泪昏瞀方

　　方药：泽泻五钱

　　用法：将泽泻沸水泡，同猪肝蒸服。

（开阳县中医代表会献方）

八、治赤眼方

　　方药：硫磺

　　用法：将硫磺煮豆腐吃。

（瓮安县中医廖荣生献方）

九、治眼翳方（退翳散）

　　方药：当归二钱　　花粉二钱　　川芎二钱　　黄连一钱　　菊花一钱五分　　蒙花一钱　　白蔻四钱　　蒺藜三钱　　荆芥三钱　　薄荷三钱　　羌活三钱　　蔓荆子三钱　　熟地三两　　石决二钱　　白芷二钱　　黄芩二钱　　蝉花三钱　　肉桂二钱　　木贼　　川椒引

　　附注：来件未说明用法。

（婺川中医王玉昌献方）

一〇、治火眼两目红赤方

　　方药：雅州黄连

　　用法：人乳浸三日，点眼即愈。

（余庆人民医院中医田仲康献方）

一一、治散目翳方

　　方药：佛顶珠（又名五岳朝天，或称五福捧寿草）

　　用法：以珠内浆汁点眼内数次。

　　附注：新翳易散，老翳无效。

（镇远县龙灿武献方）

一二、治洗烂眼方

　　方药：薄荷三钱　　冬桑叶三钱　　防风二钱　　菟丝子二钱　　天麻二钱　　虫蜕二钱　　当归头二钱　　明矾三钱　　甘草三钱

　　用法：煎水洗一月，不可间断。

（镇远县张畏三献方）

一三、治云翳遮睛，暴赤肿痛方

　　方药：云连一两（蒸取汁以人乳泡）　　苏珠四分（捣乳为细末）　　血珀四分　　甘石一分　　枯硼砂四分　　煅石蟹四分　　茺仁肉四分去油　　蛇蜕灰四分　　珊瑚灰四分（以上共为末）　　乌芋半斤取汁粉，再入冰片与麝香各二分　　再乳极细。

　　用法：将乳汁与上药调匀点服。

　　附注：忌酒与辛燥食物。

（丹寨县人民医院中医陈永明献方）

823

一四、治眼药方（八宝丹）

方药：珍珠　玛瑙　兰砂　冰片　麝香　硼砂　琥珀　珊瑚

附注：献方人未说明分量及用法。

（天柱县未列姓名献方）

一五、治眼药方

方药：炉甘石　冰片　硼砂　飞朱砂　硼酸

附注：献方人未说明分量及用法。

（天柱县未列姓名献方）

一六、治眼药方

方药：山羊胆　青鱼胆　九里毛　蜂糖_{共研末}

附注：献方人未说明分量及用法。

（天柱县未列姓名献方）

一七、治眼生翳子方

方药：鹅不食草　川芎　青黛　牙皂　细辛

用法：共研末吹鼻中。

附注：再于头顶百会穴，烧艾一壮立效。

（天柱县未列姓名献方）

一八、治眼生翳子方

方药：野千年矮叶

用法：捣烂塞鼻，左眼痛塞右鼻，右眼痛塞左鼻。

（天柱县未列姓名献方）

一九、治眼生赤翳方

方药：地胡椒草

用法：捣烂左眼痛塞右鼻，右眼痛塞左鼻。

（天柱县未列姓名献方）

二〇、治眼生赤翳方

方药：天青地红草

用法：捣烂拿离眼四寸远照之至眼流泪即止。

（天柱县未列姓名献方）

二一、治痘风眼方

方药：花椒

用法：睡觉时，用花椒放眼内，闭着睡。

按此方用花椒放眼内，恐药味刺激性强宜慎用。

（瓮安县中医廖荣生献方）

二二、治眼生白翳，疗如绿豆大方

方药：赤葛根　红茨老包根　挖根

用法：去粗皮研细用白布一块，包成一包，以水煎热，将水挤出兑梅片末点入目中一日一次，如眼痒时，其疗即散。

（献方人未有姓名）

二三、治火眼蒙皮及翳子等方（并治各种急慢性结膜炎）（光明眼药水）

方药：黄连半斤　上梅片一两　熊胆一个　蛇胆十个　白矾二钱　樟脑一钱　斑崔（草药名）半斤　烧酒一斤　薄荷一分　清水六斤

用法：先将以上黄连、上梅片、熊胆、蛇胆、白凡、斑崔等放入六斤水内，煎熬至三斤水时就停火候冷，用纱布滤去其渣，再熬半小时，加入烧酒樟脑及薄荷充分混合即成，若点眼刺激不大，可加少许的酒精和薄荷、樟脑，每日点三次，轻者数日，重者半月即可痊愈。

附注：用此药点服，一般眼疾立见奇效。

（龙里县城关联合诊所（草药医）颜生堂献方）

二四、治火眼方

方药：老鼠刺去粗皮

用法：以里面白皮泡水加入少许冰片点之效。

（大定县中医会献方）

二五、治眼肿生翳方（拨云散）

方药：归尾四钱　生地三钱　赤芍二钱半　防风二钱半　荆芥二钱半　石决明三钱　草决明二钱　木贼三钱　蝉蜕二钱　栀子仁二钱　薄荷三钱　红花二钱　蛇蜕灰三分（存性）　凤凰衣烧灰一钱（存性）　刺蒺藜三钱　生姜一片

用法：水煎饭后服。

（德江县中医田慎三献方）

二六、治生翳子方

方药：车前叶

用法：捶烂放青布内包好，挤水滴眼内三、四次即愈。

（袁福坤献方）

二七、治眼睛红肿瞳仁起斑点头痛发热方

方药：石决明三钱（烧红醋淬）　朱砂一钱（飞过的）

用法：共研末，以姜汤送服。

（德江县潮砥区邓文武献方）

二八、治青光瞎眼方

方药：菟丝子　千张纸　巴戟　红杞　大云各一两

用法：加青盐二钱，以猪腰子一个开半边入药用线扎紧，再以陈酒浸湿，烧热食之。

（中医师杨胜植献方）

二九、治两目夜不见物方（俗名鸡蒙眼）

方药：羊肝二两

用法：煮熟以锅底烟敷食之。

（德江县中医余德和献方）

三〇、治眼科"白云遍天"方

方药：三春柳　松柏枝　地白芷　三可针　枸杞　白菊花　天麻　漆树上的寄生茶

用法：炖猪心肺吃。

（赫章县第一届中草医代表会代表献方）

三一、治口眼歪斜方（非中风引起的）

症状：口眼左歪，偏右头面（或耳颊）疼，反之亦然。

方药：代赫石　白芍各五钱　旋覆花（布包）　生牡蛎　生地　秦归　僵蚕各四钱　法夏　胆星　菖蒲　蜜远志　全蝎（连尾去勾尖）　川芎各三钱　地龙　甘草各二钱　青皮钱半　红花一钱　北细辛五分　全蜈蚣二条

用法：每日一剂，水煎分三次吃。孕妇忌服。

附注：本症非三、五日可愈，须连续服用，治好为止。

（贵阳医学院中医师方以正献方）

按此方应列在中风类。

三二、治翳子方

方药：辣烟草（即辣蓼花）　内之虫　在霜降前十余天去取。

用法：以麻油少许浸润，然后点在翳子上，连用几天即愈。

附注：外用夏枯球内种子，捣研兑浓茶，临睡时敷眼皮上。

（贵阳中医进修学校聂柳生献方）

三三、治疗黑眼珠胀痛方

方药：夏枯草球内种子一两研末

用法：以细茶浓汁调敷眼眶，使全敷上，三天即愈。

（贵阳中医进修学校聂柳生献方）

耳

一、治耳心痛方

方药：螺蛳　冰片

用法：将冰片加入螺蛳内，取其流出水，滴入耳中有效。

（天柱县中医交流会献方）

二、治耳内灌脓方

方药：枯矾六分　冰片四分　水粉三分　樟脑九分　轻粉三分共研细末

用法：先将耳内脓汁绞干净，再用上药吹入耳内。

（天柱县张思瑶献方）

三、治耳聋方

方药：甘遂　甘草

用法：将甘遂二个开水泡三至四分钟，再将甘遂塞在两耳，一边一个，另用甘草放在口内（不要嚼）口水不要下肚，在相当时，吐去甘草并去掉耳内的甘遂，连治三次即愈。

（鳛水县寨坝区中西医联合医院曹静轩献方）

826

四、治灌耳心方

方药：香叶　石膏　苏荷　银珠

用法：以上四味打细兑菜油擦。

（金沙县中医温世泰献方）

五、治灌耳心方

方药：红升丹

用法：以白纸粘上红升丹，送入耳内。

附注：若化脓流水过多，则须另服冰螺散。

（瓮安县中医蒋纯安献方）

六、治耳外流黄水方（元柏散）

方药：元粉二钱　黄柏末二钱

用法：兑菜油搽患处。

（遵义县高坪乡中医黄济生献方）

七、治灌耳心方

方药：胆草一钱　柴胡一钱　泽泻一钱　木通一钱　栀子三分　黄芩一钱　甘草五分　归身二钱　生地一钱　车前子五分

用法：水煎服：外用柿蒂五钱研末兑香油搽。

（德江县三平区牟嗣德献方）

八、治中耳炎方（耳心灌脓）

方药：柿子蒂

用法：焙干研极细末，用茶油泡一日一夜，以灯心草沾油滴入耳内，数日即愈。

（中医杨胜植献方）

九、治肾气上冲耳聋方

方药：铁磁石四钱　建菖蒲三钱　升麻四钱　柴胡四钱　当归五钱　粉草二钱　耳上耳下肿痛加生地五钱　枯芩五钱　连翘一钱　桔梗五钱　灯心廿寸

用法：煎水服。

（凤冈县李秉忠献方）

一〇、治肾虚耳鸣耳聋方

方药：用六味地黄汤加磁石　建蒲　党参　甘杞　志通　朱砂

用法：水煎服。

（仁怀县刘文达献方）

一一、治肾虚耳鸣方（耳如风水响和钟声音）

方法：（1）用白毛乌骨公鸡一只，拨去毛杂用甜酒四斤炖熟食二三只，其效如神，永不再发。

（2）川椒三钱　巴豆一粒去壳　九节菖蒲二分　共研细末，再用松香四分　黄蜡一钱　溶化将前药末同合调匀为丸　枣核大每用一丸，一日一换，塞入内即愈。

（江口县无献方人姓名）

827

一二、治耳聋方

方药：嫩黄芪八钱　香附子六钱　川芎五钱　竹胡四钱　生姜二片　红枣四枚

用法：水煎服。

（鳛水县八区中医陈志尧献方）

鼻

一、治鼻衄久不止方

症状：鼻血淡而清冷。

方药：黑姜三钱　炙草二钱

服法：水煎服。

（遵义市中医医院献方）

二、治鼻流清涕多年不止方

方药：苍耳子草根生用一两

用法：炖猪肉或泡酒吃，一日四次，连吃三、四日即止。

附注：此草名"肥猪苗"，又名"野荃子"，结的果皮面有刺。

（黄平县王家璧献方）

三、治鼻流清涕多年不愈方

方药：苍耳子草五钱

用法：炖猪肉吃，或泡酒服，一日吃四次，连服四日即好。

（黄平县王家璧献方）

四、治鼻血方

方药：牛毛

用法：烧灰兑开水服。

（遵义县莲池乡草药医袁绍南献方）

五、治鼻蜗方

方药：朱砂五分　硼砂二分　水银一钱　红砒三分　轻粉三分　琥珀三分　玛瑙三分　麝香二分　上梅片一钱　青黛二钱

用法：以上药共研细末，用纸捻条子，将火点燃熏之，连熏三次，熏后人不可沾生冷水。即服下方，以清体内余毒。

蜈蚣一条　全蝎二个　红娘一个　海驹一个。共研细末分　作三次吞。吃完后续服下列汤头，可免复发。

黄连一钱　黄芩三钱　黄柏三钱　施仁二钱　连翘三钱　蒲公英二钱　川大黄三钱　净银花二钱　大力子三钱　生地黄三钱　苦参三钱

（黄平县丁希涛献方）

六、治鼻衄久不止方

方药：黑母鸡鸡蛋一个　黄栀子四钱

用法：将黄栀子煎水，把蛋煮熟，吃蛋。

（遵义市中医医院献方）

七、治鼻衄不止方

方药：大蒜一枚去皮

用法：冲绒如脂，如古小钱大，饼子厚，贴足心，左贴右，右贴左。

（镇远县王焕新献方）

八、治鼻中息肉方

方药：青蒿灰　石灰

用法：等分，煎汁、熬成膏点之。

（开阳县中医代表会献方）

九、治流鼻血方

方药：石灰　火葱

用法：先将石灰一调羹，化水调后，再用火葱三两（或用葱叶一把）预先捣绒，用菜叶包好，放入红火炭内烧热，以布包好，放后颈窝部及两脚后跟，约20分钟内，即能止血。

（兴仁县望脚区营盘乡六村布依族草药医王明学献方）

一〇、治鼻衄血方

方药：石蒜三个

用法：捣烂贴脑门。

（鳛水县四区中医袁爱林献方）

一一、治鼻蜞方

方药：山中老粪池内浮萍（晒干为末）

用法：加上梅片少许，放瓶内装好，用时先以开水洗净患处，再用麻油擦患处，并用药末敷上，一日一次数日即好。

（黄平县王家璧献方）

一二、治鼻血不止方

方药：懒插林根

用法：捶绒包两脚心。

（鳛水县八区中医陈志尧献方）

一三、治鼻血不止方

方药：螺丝肉

用法：塞鼻中。

（德江县文新区中医刘应渭献方）

一四、治鼻子生蜞方

方药：滑藤根

用法：捶细以青菜叶包好，用火烧热吹鼻内三次即愈。

829

一五、治鼻血不止方

方药：岩阿兜　鸡冠血　野汗菜　炮姜

用法：兑酒糟子服。

（德江县稳平区苏子阳献方）

一六、治鼻血不止方

方药：韭菜一把

用法：捣取汁，冲入黄酒半茶杯微微烫热服。

（贵阳中医进修学校教授张致安献方）

一七、治鼻塞久不通方

方药：鲜藕节

用法：捣汁，仰卧滴鼻孔中，再吹入冰硼散少许，或以鹅不吃草塞鼻孔亦效。

（贵阳中医进修学校教授张致安献方）

一八、治鼻渊方（脑漏）

症状：额中部痛，鼻流臭黄涕。

方药：丝瓜藤一株（约二三尺长连叶用，如叶过多，可去一部分叶）　猪脑一具

用法：开水蒸（加酱油或盐少许亦可）饭前吃。

（贵阳医学院中医师方以正献方）

十九、治慢性鼻炎方（或臭鼻子）

症状：鼻常不通，或干痛、多涕、或臭。

方药：净广藿香四两　鹅不食草　五倍子　青黛　川芎各五钱　生栀仁　粉丹皮各六钱　蛤粉　阿胶各一两　猪胆二枚

用法：将猪胆蒸取汁，以前药研细，和炼蜜为丸，每重一钱，早午夜三次，茶或温开水吞各一丸。

（贵阳医学院中医师方以正献方）

二〇、治红汗方

方药：老鼠茨　桑皮　煨水吃

（德江县张伯生献方）

二一、治流红汗方

方药：乌梅七个（煅成炭）　血余灰一钱

用法：碾细吹鼻一半，开水兑服一半。

（金沙县五区中医余金廷献方）

二二、治鼻血不止方

方法：将本人流出来的鼻血用草纸一大张将血滴上，用青杠炭火烘干，研细兑阴阳水冲服。又用小耳大灌放脚盆内，用火砖一块，烧红淬尿，将本人双脚放盆内用衣盖上，鼻血一定会止。

（开阳县中医刘吉成献方）

二三、治鼻流血方

方药：大蒜二两去皮捣绒

用法：左鼻出血包左脚心，右鼻流血包右脚心，双鼻流血，包双足心。

（开阳县四区联合诊所中医张毓安献方）

二四、治鼻血不止方

方药：韭菜一大把

用法：搓绒挤水兑京墨水服。

（金沙县蓝笃生献方）

二五、治衄血不止方

方药：生地四钱　阿胶三钱　黄芩三钱　茜根三钱　侧柏叶二钱

用法：水煎服。

附注：外用大蒜一个捣如泥贴脚心，左流贴左右流贴右，双流左右俱贴，或用布水湿贴头顶。

（惠水县中医饶季烓献方）

二六、治衄血方（清衄汤）

方药：当归三钱　白芍三钱　生地三钱　香附二钱　黄芩三钱　山栀三钱　川连一钱　赤芍二钱　桔梗二钱　生甘草一钱

用法：水煎用，童便兑服甚效，若研服药太慢，急用山栀烧灰，吹入鼻中急愈，真良方也。

（三都县中医联合诊所中医曾福昌献方）

二七、治鼻流血方

方药：（1）用婴儿胎发烧成灰

用法：阴阳水冲服。再用生地二两水煎服。

（2）用挖耳草　过江龙（乌苞）水煎服。

（3）用野鸡抛　红芒冬草水煎服。

（鳛水县中医代表会献方）

二八、急救鼻衄血及崩漏失血验方

方药：百草霜五钱

用法：酒醋一杯调服，或用醋和灰面调百草霜摊成饼贴脑顶心上，其血即止。

附注：百草霜就是柴灶上锅烟子，煤灶上的不能用。

（黄平县张介宗献方）

口

一、治白口疮方

方药：黄连一钱　蜂蜜一钱

用法：蜜炒黄连打烂蒸热，兑开水服。

（遵义县宋毓章献方）

二、治白口疮方

方药：四季不换苗

用法：冲开水服。

（遵义县莲池乡草药医龚绍章献方）

三、治白口疮方

症状：舌上生白点或白屑。

方药：五爪龙三钱

用法：将上药捣烂以青布包好入淘米水泡透，噙口内即愈。

（沿河县卫协会献方）

四、治口生热痢方

方药：千年青树叶

用法：将上药嚼细含噙。

（瓮安县中医蒋纯安献方）

五、治白口疮方

方药：小马蹄草根叶

用法：以淘米水泡，洗患处。

（石阡县中医杨兴州献方）

六、治白口痛方

症状：口腔、天堂、舌上、牙龈生疮。

方药：土黄连　天冬　地苦胆　八爪金龙根

用法：煨水噙，并吞服立效。

（石阡县中医蔡明青献方）

七、治鹅口疮方

方药：上桂五分　老蔻一粒　朱砂五分　珍珠三分（用豆腐包烧碾时加入灯心）。

用法：以上四药研为末，用管吹入口内数次即愈。

（鳛水县一区中医罗安国献方）

八、治口疮方

方药：黄栀子一个（针挖一小孔）　雄黄二分

用法：将雄黄研细放于栀子内，用碗装放在炭火上煅过存性，取下再加梅片三分入内研末，用竹筒将药吹口内即愈。

（黄平县丁希涛献方）

九、治鹅口疮方

方药：八爪金龙

用法：打细末吹喉。

（遵义县莲池乡草药医袁绍南献方）

一〇、治白口疮方

方药：山海椒根一钱

832

用法：冲细包脉上二小时。

（遵义县海龙乡罗锡臣献方）

一一、治白口疮方

方药：家蚕蛋纸—张烧灰　白矾飞存性　黄连三分　月石二分　上片三分

用法：将上药共为末，外用糯米淘米水，用青布包冻青树巅，捣绒洗口内，吹药即愈。

（遵义县排军乡刘国珍献方）

一二、治白口疮方

方药：白矾　红砒等分，煅过为末

附注：来方未注明用法，以有红砒在内，虽经煅过，仍宜慎用。

（遵义县尚稽镇唐寿全献方）

一三、治白口疮方

方药：大枫子去壳二钱　巴豆去壳二粒　白矾—钱　扬尘—钱

用法：以上药研烂，菜油（适量）用红纸包好贴命心。

（遵义县大石乡王锡钦献方）

一四、治小儿白口疮方

方药：青黛—钱　冰片—钱　榔片—钱　元明粉—钱

用法：各碾为细末，合剂吹口。

（金沙县卫协代表会献方）

一五、治喉中生白蛾方

方药：冰片—钱　朱砂—钱　元粉—钱　百草霜钱半

用法：研细含咽。

又方：冰片—钱　月石—钱　牛郎树内虫—钱

用法：研细含咽。

（德江县七区安永文献方）

一六、治口中生痾方

方药：五贝角三分　上片二分　枯矾二分

用法：为末搽即愈。

（德江县七区张羽鹏献方）

一七、治白口疮方

方药：覆盆子叶　黄瓜草

用法：兑蜜捣烂，以青布包裹，拿与小儿哈气即愈。

（德江县稳平区简智献方）

一八、治口鼻流血不止方

方药：多年陈棕口袋烧灰五钱　红鸡冠花—两

用法：水煎服送下。

（德江县稳平区罗运转献方）

833

一九、治小儿舌上生疮方

方药：荆芥一钱　防风六分　薄荷一钱　僵虫一钱　桔梗二钱　甘草一钱五分

用法：水煎内服。

附注：外用冰片、硼砂、明矾、豆根各等分碾细擦上。

（德江县李世忠献方）

二〇、治小儿口涎方

方药：云苓　枣皮　桑皮　石膏　甘草　干姜各二钱

用法：水煎服。二剂效。

二一、治白喉症方

方药：白地母　桃子油　桑黄　凤凰衣　车前草　大郎金叶　黄金子　洋哈根（头泡）

用法：共熬水服。

附注：来件未写明用量。

二二、治小儿鹅口、白喉、走马疳、双单鹅、白屑、马牙、米牙方（刺灰散）

方药：（1）白刺灰（即白刺上霜）　儿茶一钱　冰片二分　硼砂一钱　青黛一分　薄荷叶五分

用法：六味共研细擦之，若白喉双单鹅可加入指甲、山豆根、地烟各五分入前药内为末，吹在白块上神效。

（2）小儿口中诸症用薄荷桔梗汤：薄荷一分　桔梗二分　丹皮三分酒炒　芍药五分盐炒　砂仁三分　沉香一分　车前三分　甘草三分　川贝研五分

用水煎服，如若患白喉加玄参二钱。

（金沙县太平乡蓝明舟献方）

按此方应列在其他类

二三、治小儿口痢秘方

症状：小儿口痢，流血口臭，牙龈腐蚀，终日口水不收。

方法：用豇豆壳切细放瓦煅枯研末擦之即好。

（遵义县吴泽民献方）

二四、治白口疮方

症状：大人小儿一切白口疮、喉痛。

方药：月石五钱　上片一钱　白草霜三钱　秋石三钱　儿茶二钱　胡连二钱　枯矾五钱

用法：共研细擦之即效。

（遵义县吴泽民献方）

二五、治白喉方（吹喉散）又可用于口腔炎

方药：明粉　朱砂　硼砂　上片各五钱

用法：共研末吹用。

（遵义县泮水镇李正全献方）

二六、治白喉方

方药：人中白（纯男者）五分　人指甲煅过性一分　寸香二分　黄连去皮及杆三分　梅片一分

用法：共为细末吹在喉间白膜上。

（正安县蒋席云献方）

二七、治双乳鹅单乳鹅方

症状：生于咽喉两边，状如蚕蛾亦有形如枣核，红肿疼痛，口流涎沫，身发寒热，六脉弦数。

方药：山慈菇

用法：研细末淘米水调服，每次三钱成人量，小儿酌减。

（天柱县张思瑶献方）

二八、治大人小儿牙根臭烂出血方

方药：党参二钱　黄柏二钱

用法：共研细末刷患处。

（天柱县白市联合医院宋景河献方）

二九、治喉蛾方

方药：用椿鱼胆皮

用法：煨水漱口后要吞服一些，轻一星期，重两星期痊愈。

（剑河县台沙乡杨义珍献方）

三〇、治小儿生马牙方

症状：生在上下牙龈现出黄白的火丁，未满月小儿最多。

方药：犁头菜　苦白辣　小马蹄菜生的

用法：共打烂，拌淘米水，先将小儿患处，牙龈用缝衣针刺出血，然后用药水搽上，后一天作两次药水，到二至三日痊愈。

附注：用针刺的时候，用手把针拿紧，只要漏出一分半的针头避免危险。

（剑河县台沙乡杨义珍献方）

三一、治小儿生鲍鱼口方

症状：在口角里面两边，过一二天满口生有如豆腐泡一样。

方药：天青地白　梁棚草

用法：泡醋擦。

（剑河县台沙乡杨义珍献方）

三二、治小儿白口疮方

方药：枯矾二钱

用法：兑蜂蜜擦患处即愈。

（熊树霖献方）

三三、治小儿初起喉及口中有白痰白焰方

方药：鹅屎一两焙干（必须要放在水田中放的鹅，此屎焙干极香）　白刺灰三钱　灯草灰三钱

用法：共为细末，每用时以少许吹入，喉中或口腔内，并治牙床腐烂。

（遵义县团溪吴制裁献方）

三四、治小儿牙疳脱齿牙根烂方

方药：用信石一钱　以猪肉（获肉）四钱

用法：烧黑研末敷之（但先用淘米水洗口）。

（天柱县献方人未列姓名）

三五、治小儿耳聋流水或流浓方

方药：麝香一分　陈皮（为末）五钱

用法：吹入耳中即愈。

（德江县卫协会董绍舒献方）

三六、治小儿走马牙疳牙癀穿腮落齿方

方药：红砒三分　猪瘦肉二两

用法：共捣烂，放在砂锅内，煅至烟尽为度，冷后研细瓶装，搽牙癀处。

（金沙县十区程燮方献方）

三七、治小儿口内红肿方

方药：元粉二钱　硼砂三钱　朱砂半钱　冰片一钱

用法：研末搽上。

（德江县七区张金鹏献方）

三八、治小儿白口疮方

方药：阎王茨叶

用法：研末搽上。

（德江县张羽明献方）

三九、治白口疮

方药：田内鱼。

用法：将鱼一手拿住尾巴，一头放在口里浣擦，一日数次。不日自愈。

（贵阳中医进修学校姬文锦献方）

牙

一、治牙根臭烂出血方（加味地黄汤）

方药：熟地三钱　茯苓二钱　淮山二钱　丹皮二钱　泽泻二钱　枣皮二钱　骨碎补三钱　刺蒺藜二钱

用法：水煎服。

（天柱县张思瑶献方）

二、治齿痛方

方药：佩兰草三钱

用法：水煎服。

（沿河县卫协会献方）

三、治牙痛方

方药：丹皮二钱　青皮二钱　生地三钱　煅石膏四钱　荆芥二钱　防风二钱　大黄五分　枳壳一钱　甘草一钱

用法：煎水服。

附注：忌盐三日。

（都匀联合诊所王文周献方）

四、治龋齿（虫牙）方

方药：虫牙子为一种野生植物之果（晒干研成粉末备用）

用法：在使用虫牙子时须备有香油一杯（如无用猪油亦可）铁片二块（如当百铜板大）漏斗一个，光滑的铁板一块，临用时先将铁片二块，送入炭火内烧，再把铁板安放桌凳的上面，等到铁片烧红时，即夹出一块，放于铁板上（铁板的作用是避免烧红的铁片，烧坏桌子，另外的作用，是便于看清齿内随唾液掉下的虫样物）便滴上香油一、二滴，掺上药粉一勺，立见燃烧升起烟雾，速将漏斗罩上，俟烟雾从漏斗嘴冲出，立令患者将所患之牙合于漏斗上熏之，随即有唾液顺漏斗流下，待烟尽时，揭斗视之，即能看到牙内的虫样物，呈现于铁板上，熏后再把铁片放入火内去烧，另出火内第二片，仍照前法烧熏，每次约熏四、五下，每日熏一至二次，大约熏过二、三日以熏尽患齿内之虫样物，即得永久性的痊愈，如不尽时，再痛再熏，以达到根治为止。

附注：如虫物不尽，即是熏不得法，故熏时患齿必须正确的合在漏斗口上，熏出之虫样物，长约分许，细如丝，呈全白色，亦有熏之，并未见有虫样物，而即告痊愈者。

（沿河县大龙卫生所所长刘其伟献方）

五、治风火虫牙方

方药：花椒　白芷　荆芥　细辛　防风各等分

用法：将上药煎成后漱口，每1～2小时含漱一次。

（贵阳市中医医院俞才钧献方）

六、治虫牙方

方药：人言

用法：将人言以青菜叶和瘦肉包煅过，放在患处。

（瓮安县中医李开时献方）

七、治牙痛方

方药：巴豆（少许）　北辛　生地　樟脑

用法：共研细为丸塞患处。

（瓮安县中医蒋纯安献方）

八、治牙痛方

方药：樟脑　白芷　细辛　生地

用法：等分为末，迭丸噙化。

（开阳县中医代表会献方）

九、治虫牙作痛方（立止牙痛丸）

方药：白芷四钱　防风三钱　荜拨三钱　细辛二钱

（丹寨县人民医院中医陈永明献方）

一○、治牙龈肿痛方（擦牙固齿散）

方药：何首乌五钱　骨碎补四钱　破故纸四钱　香附子四钱　生地黄四钱　羊胫骨三钱　黄蜂窝烧三钱　川椒烧三钱　北细辛一钱火煅食盐五钱　香白芷三钱　熟石膏三钱

用法：加冰片、麝香为末，当牙粉常用。

（丹寨县人民医院中医陈永明献方）

一一、治风火虫牙方

方药：麝香

用法：以棉花包起塞牙痛处。

（天柱县未列姓名献方）

一二、治走马牙疳方

方药：硼砂五钱　上片五钱　寸香一钱　青黛五钱　光连五钱　山豆根五钱　地古牛酒浸廿个（瓦焙焦）　人中白一钱（用瓦烧红煅过）

用法：研细末瓷瓶装好，吹用。

附注：并治单双蛾有效。

（鳛水县五区中医陈在新献方）

一三、治牙蛸方

症状：牙龈溃烂，口水时流，满口痛不能吃食。

方药：鲫鱼一个破开　砒霜一钱研细

用法：以砒霜放在鲫鱼腹中，摊放瓦上，用明火煅到无烟为止，俟冷取下研成细末吹牙蛸处即好。

附注：砒霜性猛烈，必须煅过性，以免中毒。

如加上梅片三分更好，设没有鲫鱼，拿猪的净瘦肉代用亦可。

（黄平县丁希涛献方）

一四、治牙疳方

方药：砒霜一钱研细　大鲫鱼一尾　猪肝二两　熟鸡蛋黄一枚

用法：以上各药共捣做饼，同黄泥包之，放于明火内烧煅，烧到烟尽为度。去掉黄泥，加入梅片一分研细，用少许擦于牙疳腐蚀处即好。

附注：如鼻腔发痒，或将溃烂、则用鸡蛋黄煎成蛋皮，剪成细条，拌裹药末于条上，塞鼻孔内引疳虫出时即死，并不妨害人身体。又有内服鹤虱五钱、桔梗三钱以杀虫。

（黄平县张季英献方）

一五、治风火虫牙方

方药：巴豆五钱　白辛五分　石膏一钱　元参一钱

用法：将药捶冷饭，用皮纸包好，放入口内患处。

附注：禁止吞入腹内。

（遵义县马蹄乡吴济民献方）

一六、治虫牙痛方

方药：小柏腊尖尖三把　白糖二两

用法：煎水服。

（开阳县中医代表会献方）

一七、治风火虫牙方

方药：毛腊烛根

用法：煨肉吃。

（石阡县中医杨兴州献方）

一八、治风火牙痛方

方药：龟板三钱　西沙头二钱　生黄柏三钱　升麻三钱　骨皮三钱

附注：来方未说明用法。

（石阡县中医段胜明献方）

一九、治牙痛方

方药：巴豆一粒　花椒三粒　捶冷饭　百草霜　六葱头

用法：甜酒兑服。

附注：献方人未说明巴豆花椒捶冷饭后作使用法，至百草霜与六葱头是否共用兑甜酒服。

（鳛水县六区中医周保安献方）

二○、治虫牙方

方药：杨九根一钱　冷饭（适量）

用法：捶绒塞患处。

（遵义县源泉乡草药医徐文光献方）

二一、治牙痛方

症状：牙床浮肿，外连腮肿。

方药：当归二钱　生地二钱　熟地四钱　麦冬三钱

用法：水煎服。

（德江县卫协会中医董绍舒献方）

二二、治牙痛方

方药：江子一粒

用法：以饭共捶，棉花包好塞患处。

（德江县文新区中医刘应渭献方）

二三、治牙床朽烂方

方药：冰片　人言各五分

用法：将药陷入大枣内（去核）外包以黄泥巴，投入火内，俟出青炎，即取出，将大枣碾末，搽牙床即愈。

（余沙县卫协会中草药医药会议献方）

二四、治牙痛方

方药：白辛—钱　吉片—钱　扫粉—钱半

用法：研细末搽患处，一日二次。

（德江县穗平区张金鹏献方）

二五、治牙龈流血方

方药：陈豆渣

用法：搽患处。

（德江县稳平区张羽明献方）

二六、治齿缝出血方

方药：地星宿（民间草药）一把

用法：捣汁兑烧酒一酒杯顿服。

（贵阳中医进修学校教授张致安献方）

二七、治牙痛方

方药：露蜂房三钱　绿升麻二钱　四叶菜六钱（产水田中）　枸地芽四钱（即地骨皮苗）

用法：共煎水一碗，另以绿壳鸭蛋二个［不用盐煮熟和药服（可分作二次服）］。

附注：适用于风火虚火牙痛。

（贵阳中医进修学校邹正权献方）

二八、治牙痛方

方药：雄黄

用法：研末，痛时将药末放香烟内，抵着痛处深吸几口即好。

（贵阳中医进修学校郑深献方）

二九、治牙蟨方

症状：牙根胀痛，腐烂的出脓血。

方药：五倍子三钱　生石膏三钱　银花三钱　川连钱半　甘草—钱

用法：煎水含漱，每日四次，早起睡前各一次，余时二次。

又方：五倍子　生黄柏　枯矾　青黛　儿茶各二钱　梅片五分法制细末　于用前方含漱后　将此药粉少许，掺龈缝中。

（贵阳医学院中医师方以正献方）

喉

一、治咽喉痛方

症状：咽喉发炎

方药：玄参　麦冬　桔梗　甘草　牛蒡子　防风　山豆根

用法：水煎服。

附注：来件未写明分量。

（贵阳市中医医院姚锡光献方）

二、治扁桃腺发炎方

方药：桔梗　玄参　绿升麻　薄荷　连翘　射干　牛蒡子　山豆根

用法：水煎服。

附注：来件未写明分量。

（贵阳中医医院姚锡光献方）

三、治喉咙肿痛、声音嘶哑方

方药：射干　豆根　前仁　甘草

用法：等分水煎服。

附注：并治胎火上冲。

（福泉县联合诊所陈璧栋献方）

四、治喉蛾方

方药：山慈菇

用法：研末吞服。

（天柱县张思珍献方）

五、治单双蛾子牙要紧闭、吞水不下方

方药：八爪金龙根二钱炕焦研细　月石三钱

用法：煎甜酒服下即破。

（湄潭县中医代表未列姓名献方）

六、治白喉与蛾子方

方药：山慈茹

用法：磨淘米水服奇效。

（天柱县未列姓名献方）

七、治缠喉风方

方药：防风　芥穗　僵蚕　苏薄荷　条芩　柴胡各一钱

用法：水煎服。

（鰼水县一区中医李弼光献方）

八、治缠喉风方（三虫汤）

方药：僵虫　全虫　虫蜕　桔梗　黄芩　甘草各一钱

用法：熬水服。

（遵义县大坪乡龚树云献方）

九、治白喉方（养阴清肺汤）

方药：菊花一钱　大贝一钱　白芍一钱　粉丹一钱　薄荷一钱　连翘一钱　玄参一钱　寸冬二钱　生地一钱　木通二钱　甘草一钱　枇杷叶去毛

用法：水煎服。

（遵义县民众乡李国民献方）

一〇、治喉痛方

方药：生地四钱　元参二钱　杭菊三钱　寸冬三钱　当归四钱　粉丹二钱　甘草二钱

841

用法：水煎服。

（遵义县永安乡中医张季修献方）

一一、治喉症方

方药：僵蚕五钱　白矾五钱　山豆根三钱　雄黄三钱　黄连三钱　紫苏叶三钱

（1）外治：薄荷叶五钱　硼砂五钱　青黛五钱　芒硝五钱　火硝五钱

治法：以上药共研细末，用猪苦胆数枚，将胆汁倒出和药，调湿和匀，又将调湿的药装入胆内，以线扎其胆口，外用皮绵包裹，用麻绳扎其端，挖地下一坑深尺许，以竹杆横放坑内，将皮绵包裹的胆药，挂于竹杆上，勿令沾土，上用石板覆盖，后以土盖上，勿含水渗入，在冬至日将此药办好放入，立春前一日取出，挂放当风处阴干，用时加上片八分，元寸香一分，共研极细末，吹患处。

（2）内服：银花四钱　连翘三钱　僵蚕三钱　虫蜕三钱　苏荷四钱　桔梗四钱半　牛蒡子四钱　知母三钱　射干四钱　广豆根四钱　广玄参四钱　黄柏四钱　甘草三钱　马勃二钱　青黛二钱　地丁草四钱

服法：煎水服。

（镇远县王焕新献方）

一二、治双单蛾方

方药：巴豆霜五分　猪牙皂五分　白矾八分

用法：先将白矾在火上化开后，再将巴豆霜、猪牙皂，放白矾内焙干，共研细末，如遇上症先吹一分入喉内，乳蛾即破，次用白开水吞下三分，或吐痰涎或下而愈。

（惠水县中医车鼎荣献方）

一三、治白喉方

方药：人中白五分　儿茶一钱　薄荷一钱　青黛一钱　硼砂五分　冰片五分　豆根一钱　玄参一钱　马勃五分　元明粉五分　桔梗一钱

用法：碾粉吹或擦。

（镇远县朱克强献方）

一四、治喉痹喉蛾方

方药：寸香一分　梅片二分　牙硝一钱　硼砂四钱

用法：以上四味为细末，吹上即愈。

（熊树霖献方）

一五、治喉风方

方药：蛇蜕一条

用法：瓦上焙干，研细末吹之即愈。

（熊树霖献方）

一六、治咽生单双蛾（急性扁桃腺炎）方

方药：雄蛤蟆虫

用法：在火上炕焦研细，以稻杆吹在蛾上即破，吐出脓血汁而愈。

（遵义中医医院献方）

一七、治单双蛾方

方药：手脚指甲

用法：炒黄研极细末，用竹管吹喉。

（余庆县第一期中医进修班献方）

一八、治扁桃腺发炎方

方药：金钱吊葫芦

用法：磨淘米水服下立效。

（余庆县第一期中医进修班献方）

一九、治扁桃腺发炎方

方药：麻雀粪（占立的粪粒）

用法：将麻雀粪捶烂，吹进喉内有效。

附注：并可治蛾子。

（天柱县中医交流会献方）

二〇、治寒热喉痛方

方药：凤凰衣（烧成性）五钱　象贝母二钱　上梅片二钱　儿茶三钱　青黛粉二钱　苏薄荷一钱　代赭石钱半　煅指甲壳三分

用法：共研细末，贮于瓶内封固，用时取之吹喉。

附注：并治舌痛起疱，以上药搽患处，用下方内服。

主治寒热喉疱（射干散）

方药：射干四钱去节　麻黄三钱　紫菀四钱　桂心五分　二冬各三钱

用法：水煎分三次服。

（贵阳市中医医院余佑莘献方）

二一、治咽喉炎气管炎方（喉科六味汤）

方药：荆芥　薄荷　桔梗　甘草　僵蚕　防风

用法：水煎服。

附注：来件未写明分量。

（贵阳市中医医院姚锡光献方）

二二、治喉症方

方药：麻黄根一两　防风四钱　桔梗四钱　僵虫三钱　虫蜕三钱　薄荷二钱　北辛一钱　花椒一钱　甘草一钱

附注：来件人未有说明其用法。

（水城县医院中医科龚燧荣献方）

二三、治喉痛方

方药：上片　枯矾　朱砂　月石各等分

用法：研末吹上。另服清热败毒药。

方药：射干　元参　桔梗　寸冬　川连　煅石膏　银花　连翘　生地　栀子　黄芩

用法：水煎服。

附冲：来件未注明分量。

（献方人未列姓名）

二四、治咽喉肿痛、吞咽困难方（六合青梅散）

方药：青黛—两　枯矾—两　硼砂—两　白僵—两　生石膏—两　梅片—钱

用法：研末吹患处。

附注：如系白喉则每两六合青梅散另加绿豆子二分。

（盘县草药医杨国安献方）

二五、治喉痛红肿方

方药：生魔芋—个

用法：磨地浆敷上。

附注：并治牙黄。

（盘县草药医杨国安献方）

二六、治白喉方

方药：水风波

用法：研为细末吹患处。

（毕节草药医熊志苗族献方）

二七、治喉咙肿痛、并单双蛾方

方药：苞谷黄根

用法：将上药磨开水含口内徐徐咽下。

（福泉县联合诊所陈璧栋献方）

二八、治急性扁桃腺炎方（成蛾）

方药：八草金　马蹄香　山豆根

用法：混合兑水服。

附注：效率90％。

（平塘县者齐区沙坝乡康平村彝族草医石正贤献方）

二九、治蛾子痛方

方药：八爪金龙根　人指甲末

用法：以烧酒包在口内噙，以咳为好，立效。

（石阡县中医杨兴洲献方）

三〇、治白喉与蛾子方

方药：板壁虎炕干为末指甲壳焙研

用法：吹入喉中即愈。

（天柱县未列姓名）

三一、治白喉与蛾子方

方药：凤仙花子　手指甲

用法：焙黄末服。

（天柱县未列姓名）

三二、治白喉与蛾子方

方药：口袋虫

用法：焙干研末吹入喉中即愈。

（天柱县未列姓名）

三三、治喉风肿痛痹塞方

方药：北辛一钱　巴豆霜三分

用法：捣末以纸裹塞鼻孔。

（鳛水县四区中医袁爱林献方）

三四、治单双蛾方

方药：俄油婆去头脚翅

用法：以花盐溶水捣烂，将水涂在患处二、三次即愈。

（鳛水县寨坝双龙中医未列姓名献方）

三五、治喉闭喘促方

方药：白矾一钱火煅枯研末

用法：以姜开水吞下即愈。

（黄平县杨济安献方）

三六、治喉生白泡、吞下水发痛方（吹喉散）

方药：猪牙皂（煅存性）五分　手指甲（煅存性）二分　上梅片三分　麝香一厘

用法：共为细末。以谷草筒吹上，每半小时一次，最多五次即好。

（黄平县丁希涛献方）

三七、治喉症方（异动膏）

症状：喉蛾将起，吹之不破，恶寒作热，痛不可忍。

方药：斑蝥一个（不去头翅足焙研末）　普通膏药一个（大约一寸圆径）　上梅片二分

用法：将上片同斑蝥研加入膏药内，拿贴喉痛处，八小时后即取下，贴处起一小泡，以针刺破，使毒水流出即好。

附注：此膏加麝香二厘更好。但此膏不论有无麝香，只能贴八小时，要是时间贴长了，反而中毒。

（黄平县韩鸣皋献方）

三八、治喉症方（冰硼散）

方药：上片　绿月石　辰砂

用法：研细吹入喉内。

（遵义县胥桂馨献方）

三九、治缠喉风方

症状：呼吸困难，有出无进。

方药：鹅毛一皮　桐油少许

用法：将鹅毛抹上桐油扫喉外用针刺少商穴使痰吐出。

（遵义县大坪乡龚树云献方）

四○、治白喉及单双蛾方

方药：巴豆一粒火炮去壳　杏仁七粒去皮尖

用法：冲细用布包扎好泡开水，初起最好。

附注：来件人未说明本药泡开水后作何使用。

（遵义县云江乡李祯祥献方）

四一、治单双蛾方

方药：人指甲　灯草

用法：烧灰为散吹用。

（遵义县尚嵇镇中医唐寿全献方）

四二、治喉头发炎方

方药：麝香一分

用法：吹喉二次即好。

（遵义县松林乡中医熊克昌献方）

四三、治喉痛方

方药：牛黄三钱　硼砂二钱　雄黄三钱

用法：上药为末，吹在喉内。

（遵义县石板场中医宋毓章献方）

四四、治扁桃腺发炎（除湿汤）

方药：（1）葛根　银花　生地　木通　大贝　薄荷　甘草　竹叶　桑叶　炙杞叶

（2）养阴清肺汤：（如用上药不愈，重者继服此汤）

方药：玄参　生地　寸冬　杭芍　薄荷　大贝　丹皮　甘草

用法：两方皆用水煎服。

附注：重者三剂，轻者二剂，如患白喉用此方亦效，又上方成人每用三钱，但用时初根据各地情形酌用。

（威宁县朱光镜、刘鼎文献方）

四五、治喉痛口腔发炎方

方药：诃子一枚

用法：放在口内嚼，徐徐嚼下即愈。

（大定县中医会议献方）

四六、治喉痛单双蛾方

方药：月石二分　冰片二分　牙皂三分

用法：研细吹患处，外以生半夏三枚火葱白三根研细外包立好。

（德江县潮砥区长堡乡袁德唐献方）

四七、治喉风喉蛾急性扁桃腺炎方

方药：蜂糖

用法：左痛以蜂糖灌右耳心，右痛以蜂糖灌左耳心，如喉部全痛则灌双耳。

（赫章县第一届中草医药会议献方）

四八、治喉热方

方药：山慈菇五分　八爪金龙五分　冰片五分

用法：研末吹喉。

（赫章县第一届中草医药会议献方）

四九、治猴儿下滩方

方药：毛秀才　大救驾

用法：以嘴咬烂，兑蜂糖搽喉至胸部。

（赫章县第一届中草医药会议献方）

五〇、治喉内生蛾子方

方药：生蓖麻子去油　生姜　生山药　细葱一把

用法：捣烂包喉，并以九头狮子草（即马齿苋）煎水服。

（赫章县中医喻百草献方）

五一、治咽喉肿痛方（虚肿、口不能开）

方药：上肉桂三钱　泡参三钱　甘草二钱　茯苓二钱　五味三钱　白芥子三钱　熟地一两

用法：煎水服。外用生附子一两冲成泥包脚心。

（金沙县五区余金廷献方）

五二、治喉咙痛方（麻黄射干汤）

方药：麻黄一钱　射干钱半　桔梗钱半　丹皮五分　甘草一钱

用法：水煎服。

（金沙县三区黄泽三献方）

五三、治声音不明、喉管痛方

方药：桔梗五钱　玄参三钱　甘草三钱

用法：泡开水服。

（德江县七区杨秀笔献方）

五四、治白喉方

方药：大生地三钱　杭芍二钱　粉丹二钱　元参二钱　寸冬二钱　薄荷二钱　前仁一钱

用法：煎水服。

（德江县稳平区张金鹏献方）

五五、治喉痛方

方药：八爪金龙

用法：研末，吹入喉内即好。

（德江县稳平区安其元献方）

五六、治风喉症方

方药：芪花皮

用法：研末兑酒引。

（德江县张伯生献方）

五七、治喉蛾喉痹方

方药：生地十两　麦冬四两　浙贝三两　玄参八两　白芍三两　丹皮二两　薄荷一两　淮膝三两　冰片三钱　梅花二两（冬日采藏）

用法：以石臼捣绒，作为大团，每团二两重贮存，临用时，将团用开水浸泡，微火上炖化20分钟，成人分作二次服，小儿递减。

附注：忌用铁器盛煎。

（贵阳中医进修学校邹正权献方）

五八、治各种喉痛方

方药：蟢蛛同盐在沙锅（新瓦亦可盐少许）煅干五分　雄黄五分　芒硝三钱　冰片五分　蟾酥一分

用法：吹入喉中，日三次，轻者一日，重者不过三日。

（贵阳医学院中医师吴让三献方）

其　他

一、治喉内重舌方

症状：在咽喉部，生出小舌条形，长约寸余，其色红紫带黑，饮食不能下咽，小便深黄色很少，便时很痛，舌苔红燥发渴喜冷水。

方药：海藻五钱　青黛二钱　盐柏三钱

用法：上药共研细，每次将末五分含放舌上，以津液慢化，徐徐吞之，并宜内服银翘散一剂。

附注：不但治喉内重舌还治喉部火伤泡颈，泡颈症状颈部肥大而红，声音说不出来，仍照上法使用有效。

（余庆县人民医院田仲康献方）

二、治面部酒糟方

方药：党参　丹参　广沙参　苦参　玄参各等分（四钱）

用法：水熬服。

附注：轻者四、五剂，重者十余剂，连续服用。

（遵义市中医医院献方）

三、治石灰入目方

方药：莱菔子

用法：将莱菔子冲绒，做成碗状，复于眼上石灰即被吸于药上。

（贵阳市中医医院俞才钧献方）

四、治飞尘及物入目方

方法：切不要用手或手巾去揉，把头稍仰，用拇指食指将上下眼皮搬开，头不动，眼珠向下左右视，眨眼泪出，物即出矣。

附注：在眨眼时，搬眼皮的手指，不要放松。

（福泉县联合诊所陈璧栋献方）

五、治喉痹口疮、咳嗽声嘶方（冰硼散）

方药：冰片一钱　硼砂二钱　僵虫一钱　黄柏一钱　朱砂五分　青黛一钱　川薄荷二钱　黄连一钱　桔梗一钱

用法：共为极细末，吹搽患处。

（丹寨县人民医院陈永明献方）

六、治咽喉口齿诸疮方

方药：薄荷一两　乌梅一两　儿茶五分　诃子四钱　桔梗三钱　硼砂四钱　黑骨头三钱　甘三钱（以上研为细末）

用法：并以百药煎生薄荷、苦竹叶、黄柏、菊花、枇把叶、紫苏煎膏加蜂蜜与上药粉及冰片五分为丸，如梧子大，百草霜为衣，用口噙化。

（丹寨县人民医院陈永明献方）

七、治失音方

方药：水槟榔

用法：以一颗颈在口内细嚼，连用几粒即愈。

（丹寨县人民医院中医陈永明献方）

八、治七孔流血方

方药：沉香五分　童便一盏　百草霜　百花膏

用法：以百草霜、百花膏作指头大的七丸先服，后服沉香、童便。

（德江县稳平区张羽明献方）

九、治声嘶不出方

方药：木鳖半斤　使君子半斤　煅牡蛎四两　贝母二两

用法：共为末醋丸开水下。

附注：以上方未列有姓名，该药每次用量多少亦未注明。

一〇、治失音疗效方

方法：先用通关散，嗜鼻作涕，再用水槟榔拨壳取仁叫细徐徐咽下自愈。

附注：失音一症多是肺部感染风寒，曾用诃子收音煎或照古方均未见效者用此法。

（丹寨县陈永明献方）

一一、治失音方

方药：白矾五钱

用法：炼蜜为丸服，声音即出。

（德江县张羽明献方）

一二、治喉痛验方

方药：山豆根

用法：磨酸醋噙，吐涎即愈。

（黔西县王焕新献方）

一三、治急性喉头炎方

方药：半夏苦酒汤

（金沙县蓝笃生献方）

一四、治喉塞方（即垫壅）

方药：地龙冲烂

用法：醋服即通。

（王焕新献方）

一五、治喉痛口干舌燥脉数无力方

方药：生地四钱　粉丹三钱　云苓四钱　泽泻三钱　枣皮二钱　光条三钱　元参四钱　钗石斛三钱

用法：水煎服。

（遵义市中医医院经验方）

一六、治喉炎方

方药：朱砂一钱

用法：兑开水分三次服。

（金沙县五区大坝乡少数民族杨海清献方）

一七、治慢性中耳炎方

方药：真菜油一斤　黄蜀葵三两

制法：取黄蜀葵投入菜油内泡浸二、三月愈久愈好。

用法：内耳炎即以所泡之油用棉花笺蘸二、三滴入耳内，再晒上少许硼酸粉，一、二日内即痊愈。

附注：上方适应化脓性中耳炎，如系汤火伤可用此油擦患处，均有卓效。

（刘子湜献方）

一八、治鼻蠹症方

方药：核桃一个　巴豆一粒

用法：将巴豆装于壳内火煅存性细末以香油（茶油）调擦。

（贵阳市中医院石玉书献方）

一九、治鼻渊症效方

症状：鼻塞不通流黄水

方药：广藿香二两

用法：研细末猪苦胆汁炼丸，早晚开水吞服每次一至二钱，二料痊愈。

（鳛水县中医李克纯献方）

二〇、治耳中炎方

方药：朱砂　辰砂　轻粉　枯矾　冰片各五分　寸香五厘

用法：六味共为细末，以竹筒吹药末入耳内。

（正安县李范群献方）

二一、治红糟鼻方

方药：元参　双皮各一斤　生地榆　桔梗各半斤

用法：同熬放去渣成膏加蜜糖一斤收贮，每日三次，每次开水送下二钱，一剂则愈。

（江口县简仁保献方）

二二、治喉炎方

方药：朱砂一钱

用法：兑开水三次服。

（金沙县大坝乡少数民族杨海清献方）

二三、治鼻阻塞方

方药：桂枝汤去桂加附片

用法：水煎服。

（金沙县蓝笃生献方）

二四、治眼皮生瘤方

方法：生鸡蛋一个，顶上捣一小洞　入川贝母三分　仍糊好，饭上蒸食之，每日吃三个，一月自愈。

（大定县民族中医代表王懋林献方）

二五、治腮及耳下肿痛硬块方

方药：花粉　连翘　牛蒡子　柴胡　荆芥　防风　升麻　桔梗　羌活　独活　归尾　苏木　红花。若脸肿加白芷，漏芦。

附注：来件未写明用量和用法。

（都匀县联合诊所王文周献方）

二六、治喉痧症方

方药：（1）先服二剂荆防败毒散加黄芩。

（2）再服升降散：姜黄三钱　大黄四钱　蝉衣三钱　僵蚕三钱　蜂蜜一两　火酒半杯　分二次兑服。

（开阳县中医代表会献方）

二七、梅花点舌丹

主治：疔疮红肿、痈疖热毒、无名肿毒、实火牙痛、喉痛、喉蛾、喉风、口舌诸疮、小儿急惊风，俱极效验。若阴疽阴虚口舌牙喉等症，万不可用，孕妇忌服，每用一丸，入葱白内捣碎酒送服，睡卧盖被取汗，三个时辰毒消而愈，或敷亦可。

方药：乳香　没药　硼砂　明雄　熊胆　血竭　葶苈　沉香　冰片以上各一钱　麝香　牛黄　珍珠各五分　蟾酥二钱　黑骨头五钱

用法：共为细末，阿胶水为丸，如豌豆大，金箔为衣。

（丹寨县陈永明献方）

二八、主治：各种牙痛，有消炎凉血作用

方药：黄连一两　乌啄五两　薄荷脑一两　没药一两　独活五钱　酒精一斤

制造方法：以各药和酒精浸泡半月的时间，用纱布滤过，用瓷瓶封固使用，不可通气。

用法：以棉花浸剂擦干，塞入牙缝蛀虫的洞中为要，口液吐出不要吞入腹内，或者吞入腹内也勿妨事，不吞比较好。

（福泉县马场坪常光明献方）

按此方应列入牙科内。

伤 科 门

一、介绍接骨伤科概要

中国接骨伤科，原则上以不断肢切骨残废为宗旨。在祖国医学发展过程中，已有数千年的历史。考自三国时代的华佗，对中国接骨伤科，已有很大创造，为关壮缪云长刮骨疗毒，后因不肯独医曹操一人，为曹所杀，被害后，尚有生徒吴普等，继承应世，并遗有青囊书多种，流行民间，历代以来，名医肇出，外伤接骨，活人无算。在封建统治的社会中，由于不普遍重视，而为医者又多守秘密，所以学习的人甚少，幸在党和毛主席的指示下，百花齐放、百家争鸣之际，近年以来，接骨伤科，更是我们劳动人民生命攸关必要必备的条件，我愿将在先父顾汝章教育下和结合自己亲自体会的收获，介绍如下，我自民国22 年（即1933 年）追随先父顾汝章在湖南长沙新安巷33 号同仁伤科治疗所，学习伤科迄今已20 多年，在抗日的几年当中的各样伤科，患者最多，所治愈者，内有严重的，譬如两股骨及胫腓骨同时骨折，我曾治疗过四个患者，经过二至四月治疗，愈后不跛，照样操作就业开汽车。又如胸部肋骨三根都断，呼吸都有骨摩擦音，当时我看到了，甚为惧怕，但经过一月治愈。另外四肢骨折，患者大约在五百名以上，都是经过治疗而痊愈的，这不过举其大概，以此微小心得，作为研究伤科疗法的参考，但我学识有限，经验不多，尚希予以批评指正为感。

胫腓骨折

我们中国对骨折的处理，手术复位和固定，是同样的重要，其次是内服和外敷药，现在我从下肢说起吧！如胫腓骨骨折，我们首先把准备工作做好（如夹板、绷带、敷料）。

（1）将骨折端骨与骨吻合好，视其形态，是否够正常，在整复骨折时，不要用力太重，斜形骨折，是要带点力拉，才能复位，但也不能卤莽，手要轻轻的，以达到整复为目的，要是我们用力过量，就会增加软组组织的伤害，也能增加局部内出血，能使局部严重的肿胀，对愈合期会延长，也可能使患肢残废，要是我们看到患肢已变形，就不必要去触骨摩擦音，要是已能知骨摩擦，再去整假肢运动，那最伤害软组织，这是我们整复骨折最低的要求。

（2）将消肿接骨敷药，摊在布上成长方形，视其腿的长短粗细，药由踝关节起，膝眼止药要摊平，厚一、二分。

（3）夹板以杉木成为佳，厚一分上下（视其腿之粗细和长短而定）暂定成人如下，宽1 ~ 1.5 寸，长大约一尺二、三，这是第一块，放在患肢腓肠肌处，上至膝弯（委中）下不超过踝关节，第二块是放在胫骨面上（即夹板倾向内侧）夹板比第一块短寸许，第三块与第二块对称（即外踝后）夹板比第一块稍长一点，第四块放在外踝上，长短同二块，第五块放在内踝下，与第四块对称，这五块夹板都就位后，在中间加上四头带子，先轻轻把板子扎好，再将夹板头底加放适当棉花，每个板头，都要有棉花（以防夹板头压伤组织）再看夹板是否变位，再将中间的带子系紧，但不宜太紧，再将上下两条带子扎好，这三条带子很重要，上中下的带子要一样紧，尤其是上下要注意，不可有一松一紧，带子要长点，要回头来打节，这带子的重要性，就是骨折端的吻合好坏，骨头接得好坏及愈合的快慢，与这三条带子有极大的关系，这三条带子，不宜过分松紧，带子扎好后，应该检查，是否松紧，但是这个紧度，究竟以哪样为标准呢？我们说，已触运动员的腓肠肌，以足尖向上，不要用劲为标准，要是太紧，就影响了血液循环，如若松了，骨折端会变位，这带子扎好后，用两条绷带，由足底绷过膝关节，另外再用三块夹板，第一块放与足跟此齐起再过膝关节，第二、三块放与内外踝同足心齐过膝，与第一块一样长，再用两条带子扎好，加上一层绷带，然后用木鞋式，还是要过膝，与第一块同，应注意足跟部要多垫棉花，以免足跟受压迫，要是你棉花垫得不适当，患者会叫足跟痛，如不处理血循环受障碍，会形成褥疮。以上都做好了，现在我们要挂线，从患肢足大趾尖起，对准髌骨中线，并向上对盆骨角（即腹股沟上盆骨）这三点，成一直线，就算操作完毕，这一直线，是家传秘诀把这三点成一直线掌握好，患肢愈后很少成跛子，因为我们中医接骨是没有 X 光，只有依靠这些方法来代替，这是我个人用的方式方法，肯定不够全面，希望伤科前辈指正。

上项问题，在第一次处理后，看足面的肿胀如何，可作初步决定，要是不甚肿胀，复诊时间也可五天换药一次，要是足背肿势加剧，应该三天一换，首先检查绷带扎的是否过紧，损伤过重。有高度的肿胀及疼痛，预料在 25～35 天，可以试走，要是复杂性骨折，大约需两三月之时间，才能走路。

股骨骨折

在上 1/3 中段以上的骨折及股骨颈骨折，我们没有啥办法能够达到满意，因为中医按骨固定是靠夹板，因股骨头的活动范围大及韧带收缩力，故不易使它固定，我治疗股骨颈及股骨粗隆骨折，我们好似闭目治疗，后果如何，不跛的极少，我谈中及下 1/3 骨折的处理。

（1）吻合股骨折，要使患者安宁，将患肢带点拉力抬起吻合，因股骨四周被大腿肌肉所包围，故血管营养，不生问题，由于肌肉发达，骨折后，易发生严重的笃迭缩短，必然发生畸形而缩短，故要带点拉的力量，股骨要在斜形超过 45 度，一定要牵引，不然愈合有畸形而短，我们接骨也有牵引，可是没有西法牵引可靠，这是我们应该学习。股骨颈及股骨大小粗隆骨折最好是用内固定，在我个人如不用西法帮助，后果定不够好，吻合骨折端后，我们要注意患肢是否短，观看肢长短时应该注意体位，尤其是臀部的姿势是否正常，量肢体长短，用西法准确。

（2）将消肿接骨膏敷料，视大腿粗细长短，把药摊成长方形，上加半月形即⌒由火腿内侧由下面上，把股骨完全包围。

（3）甲板第一块宽 3.5～4.5 公分，长由针灸穴位环跳下至委中穴下一点，第二块宽同一长髀关穴至髋骨上下对称，第三块宽向上长由阴廉至阴陵泉，第四块同上比第二块还要长些，上靠盆骨，下过阳陵泉质量要厚点硬点，因股骨中 1/3 骨折，肌肉的收缩愈合后，常有外凸，故折处再加上块宽同长或五、六寸的夹板（最好用一竹连式的作夹板放在靠药一层），另再用四块夹板宽二、三分左右，长此第三块稍长点，放在四块大夹板的空间，再用三条带子或五条带子，绷扎可扎紧一点，因大腿的肌肉多，再用绷带扎好绷带在胯关节要过腰再加二块夹板，一块由外踝至盆骨，另一块由内踝至阴廉，垫好棉花，再绷扎好，然后加上木鞋式夹板，长要过臀部，第二次 5～7 天换药绷带和夹板要这原样，第三次换药 7～10 天，第四次换药 10～15 天，第五次换药 15～20 天，木鞋式夹板如下。

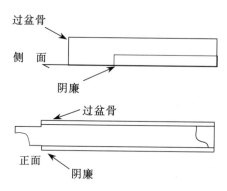

桡尺骨折

（1）桡尺骨折，吻合骨折手术宜轻，不然影响血管和神经，而且造成严重肿胀及疼痛，愈后功能也有障碍，上肢要注意是功能要求愈合后，恢复原来的灵活状态。

（2）将敷药把全桡尺骨包围，形成 90 度的角度。

（3）夹板，在桡尺骨来说手心向上，上下两块夹板要以桡尺骨正常的宽度为宜，桡侧和尺侧的夹板要窄点，为什么要窄点呢？因为桡尺之间有一定宽度。要是桡尺骨中 1/3 骨折，上夹板不得当，桡尺之间隙没有了，将来手臂转动不便，影响了功能。第一块由鹰嘴突起过掌骨止，手心向上，第二块由肘弯起到腕骨止，夹板的宽度要正常手，第三块由肱骨内侧小头起，到第五掌骨止，第四块由肱外小头起，到第一掌骨头止，夹板头垫上适当的棉花，用三条带子扎好绷好照胫腓骨。用三角巾吊成 90 度手心倾上，换药看情况，通常三、五天换一次药。

肱　骨

肱骨中 1/3 骨折的处理，吻合骨折端，以四块长短不一的夹板，患肢成 90 的弯度，三块平肘的夹板，两块平肩左右前后对称固定，但肘弯成 90 度手在怀。这四块夹板前后左右的方向有些变位，这夹板还是要对称，敷药绷扎同上，加三角板如下

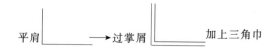

悬吊换药看情况 3～5 天。

我再谈点肘关节上点肱骨折（即肱骨髁上骨折）的经过，手术将骨折端复位，手成 135 度的弯曲（即手虎口可触下颌）固定，将接骨丹敷上，上两块夹板（即肘关节桡尺

854

侧）绷扎好，看患肢手指是否能自动（如发现手指不能自动，速将手慢慢放至90度的角度，手指正常在一周后开始将手放下，一天放四、五度，在一周内放至90度，（即成三角形）在第一周内换药是一天一换，或隔天一换，因要观察患肢手是否麻木或不能自动，但不能放直，保持135度这样的固定，是我在以前治疗肱骨下1/3以下的骨折。有两个患者后果不够好（即有点凸）我在找原因。过后，有一小朋友叫常花蓝，是贵阳童装社常冬生之女，八岁半，她是右肱骨髁上骨折，已有20天，没有整复，局部还是肿胀，为了明确诊断，请医院照片，经鉴定照片发现是肱髁上骨折，骨折端离开1.5公分，我根据照片骨折凸出的方向复位，结果换五次药，在一个多月治愈患肢，功能正常。

肋骨（例子）

我谈一个患者的治疗经过吧，1941年夏天，我逃难在广西六寨。伪贸易委员会的车子助手名叫小李24岁，住在万国旅社楼上，因翻车将左胸部左乳上下的三条肋骨折断，看他样子，痛不欲生，连话也不能言，他见了我即刻两泪双流，是在九死一生当中求救的样子，我检查是左第4、5、6肋骨折，呼吸都有摩擦音，正好表皮未被肋骨刺破，我用一块大膏药把胸部包围，再用三寸宽二丈多长出布质绷带，将胸围扎好，以触无骨摩擦音为度，如果扎得太紧，呼吸就有困难了，第一个星期末许他下床，内服药第一、二、三天，吃了三碗童便，二副汤药。处方：

另包三七三钱研　枳壳四钱另包　朱砂一钱研另包　自然铜三钱研　乳香三钱　没药三钱
廷胡三钱另包　另包元寸五分　土鳖二钱　当归二钱　桃仁二钱　红花二钱　灵仙二钱　童便
引，过后服七厘散共贴大膏药三张，20多天痊愈。

锁　骨

锁骨骨折，是外1/3较多，小孩多而成人少，十二岁以下，在以前我治愈需要20多天，十多天的少数，成人要个多月，在党和政府培养下，我经过进修后，固定的方法，有了改良，现在十二岁以下，十天内治愈，经治愈者，已有四十名以上。

改良的方法如下：

（1）使患者挺胸肩向后吻合骨折端将药敷上。（2）用半月形夹板一块（用纸壳或杉木皮）以胶布暂时固定板位。（3）绷带可看绷带学的肩关节绷法，将锁骨固定。（4）如左锁骨折，将左手于胸部左上半身完全固定。（5）二、三天换一次药，少的换两次，多的换四次药。以上是我通过进修的收获。

（一）内服接骨丹

效能：散瘀通络，舒筋活血接骨。

主治：损伤接骨。

处方：元寸2%　没药10%　煅自然铜20%　土鳖10%　血竭10%　海螵蛸10%　乳香10%　加皮8%　归尾5%　人中白10%　鹿角胶5%

制法：海螵蛸瓦上炙黄去硬壳，自然铜醋炙七次，炙成粗末，共研细末后加元寸。

用法：日服三次，每次3~5公分，开水送服，或饮酒二口。

说明：骨折后在第一周内是兼服接骨丹，主要是先要止内出血，但已出之血，要逐瘀吸收，故要服内伤散，或和血丹即中医学说化瘀生新。在一周后，因肿胀大部分已退，局部已不再充血，可完全服接骨丹，或再兼服和伤丸。

（二）外敷接骨丹

效能：散瘀和血，消肿接骨。

主治：损伤骨折。

处方：老牛角20% 五加皮10% 炙穿山甲5% 桑白皮2% 黄柏5% 土鳖10% 自然铜10% 当归10% 大黄5%

制法：牛角锯短筒，刀砍成小块，以砂炒熟，研成细末，未炒透，研不碎。市上刊牛角私章社，他有锯粉，刨花那种炒就不用砂。

用法：蜂蜜2/3、开水1/3调和蒸透，视需用面积多大，用布摊敷患处，在患肢可先擦复方松节油，后敷药。

（三）复方松节油酊

效能：旺盛皮肤循环，使韧带肌肉加速恢复正常功能。

主治：跌打损伤后，或肌肉萎缩关节风湿或神经痛。

处方：樟脑10% 薄荷脑5% 清凉油一合 松节油85%共合成

用法：搽患处，作推拿用，以免搽伤皮肤。

（四）外敷化瘀消肿膏

效能：化瘀消肿，解热止痛。

主治：骨折损伤。

处方：大黄斤半 五加皮斤半 桑皮二斤 厚朴斤半 泽兰一斤 黄柏斤半 桃仁一斤 益母草二斤 石膏二斤 灵仙一斤 秦艽一斤 樟脑半斤

制法：共为细末。

用法：以水、醋、酒、蜜调敷。

（五）内伤丹

效能：活血散瘀，消肿止痛健胃。

主治：跌打损伤，肌肉筋骨伤。

处方：归尾十两 淮牛膝五两 桃仁七两五钱 破故纸十两 红花五两 北芪五两 陈广皮五两 续断五两 枳壳二两五钱 乌药二两五钱 杜仲十两 乳香五两 没药五两 郁金五两 土鳖虫五两 白术五两 炙川乌一两五钱 炙草乌一两五钱 木瓜五两 三七五两 血竭五两

制法：共为细末。

服法：成人量：每服2~4公分，每隔四小时开水送服。

说明：损伤初期或骨折初期第一周内，要以此合剂为主药，重伤后，常有发烧，服上药后，发烧者极少，胸、肋、背、腰等伤，服至痛止。

（六）活血丹

效能：和血化瘀，消肿止痛。

主治：跌打损伤，瘀肿疼痛。

处方：桃仁二两 红花二两 归尾二两 陈皮二两 枳壳二两 乌药一两 乳香二两 没

药二两　血竭二两　三棱一两　莪术一两　川芎一两　牛膝二两　杜仲四两　破故纸二两　延胡索四两　木通一两　香附二两　三七二两　共为细末。

用法：每四小时一次，每次 3～5 公分，红糖开水送服，孕妇忌服。

（七）加减和伤丸

效能：舒筋活血、散瘀止痛、解毒。

主治：跌打损伤，新旧伤，筋骨伤。

处方：泽兰八两　杜仲八两　淮牛膝八两　归尾八两　川芎八两　秦艽八两　续断八两　广香八两　银花八两　连翘　陈皮各八两　土鳖八两　自然铜八两　延胡索十六两　红花四两　灵脂四两　细辛四两　香附四两　血竭四两　蒲黄四两　炙川乌二两　草乌二两　乳香四两　没药四两

制法：共为细末，以水为丸，如绿豆大，朱砂衣。

用法：每隔四小时一次，每次 2～4 公分，开水送服，须饮酒三、五口，孕妇忌服。

（八）跌打损伤膏药

效能：活血止痛，接骨。

主治：跌打损伤，筋骨疼痛。

第一方：三棱　莪术　归尾　虎骨　猴骨　丹皮　大黄　草乌　赤芍　川芎　寄奴　防风　白芷　红花各五两

第二方：松香三两　母丁香二两　煅自然铜一两　乳香一两　没药二两　土鳖二两　樟脑一两　延胡四两　灵仙四两　共研极细末入膏。

第三方：山奈二两　肉桂一两　血竭二两　细辛二两　麝香五钱（后加）　共为极细末。入麝香研。

制法：用桐油菜油各十斤将第一方药，入油熬为主渣，黄丹炒透，将油烧开，黄丹稀少筛入锅，每次入丹，不超过半斤，等丹化后，加下，每斤油下黄丹两五至五两，滴水成珠，加密陀僧芦六两，退火冷半小时，入第二方和匀摊红布上用时火烤再加第三方少许贴患处。

（九）加减如意金黄散

主治：跌打损伤，关节风湿，肢体神经痛。

处方：三棱一斤　莪术一斤　刘寄奴一斤　南星半斤　陈皮四两　苍术半斤　黄柏一斤　姜黄一斤　白芷一斤　天花粉二斤半　厚朴一斤　大黄一斤　甘草四两　共为细末。

用法：伤以水调敷或加酒少许；关节神经痛，以水醋调敷；关节风湿，以蜜醋酒调敷。

（十〇）外伤敷药

主治：跌打损伤瘀肿。

处方：泽兰斤半　益母草一斤　三棱一斤　莪术一斤　刘寄奴一斤　大黄半斤　血竭一斤　乳香半斤　没药半斤　薄荷半斤　细辛四两　加皮斤半　黄柏一斤　王不留行一斤　共为细末。

用法：以水调敷，或加酒。

（十一）外敷关节风湿散

主治：关节炎，神经痛（鹤膝风）

处方：生草乌　生南星　苍术　白芷　甘遂　大戟　加皮　厚朴　黄柏各一斤　共为细末，以酒蜜醋调敷患处。

（十二）加减保安丹

主治：风湿性关节炎，肢体神经麻痹。

处方：苍术一斤　麻黄二两　羌活二两　荆芥二两　防风三两　细辛二两　炙川乌二两　川芎二两　炙草乌二两　石斛二两　全蝎二两　当归四两　甘草二两　天麻四两　何首乌二两　雄黄四两

制法：共为细末，炼蜜为丸，梧桐子大，朱砂二两为衣。

服法：成人每次 10～20 粒（3～6 公分）日服四次。

说明：我常用手关节炎，如鹤膝风，脊椎结核，小儿量一岁一粒，孕妇忌服。

（十三）除风祛湿丸

主治：风湿，关节痛。

处方：灵仙四两　秦艽四两　防风八两　续断四两　羌活八两　独活八两　牛膝四两　细辛四两　杜仲四两　广香四两　桂枝四两　何首乌八两　当归四两　川芎二两　白术四两　花椒一两五钱　炙川乌二两　炙草乌二两　苍术四钱　共为细末，以水为丸绿豆大

用法：成人量 2～4 公分，日服四次，孕妇忌服。

（十四）小活络丹

主治：风湿性关节炎，肢体神经麻痹及神经痛。

处方：制川乌十二两　炙草乌十二两　胆南星十二两　乳香四两四　没药四两四　干地龙十二两

制法：共为细末炼蜜为丸，梧桐子大。

服法：成人量 10～15 粒（2～4 公分）日服三次早中晚服，用黄酒送下。

说明：对神经性痛或风湿痛，疗效很好，孕妇忌服。

（十五）内伤散

主治：跌打，内伤。

处方：归尾十二两　五加皮廿两　杜仲十二两　枳壳十二两　自然铜八两　陈皮十二两　川芎十二两　乳香八两　没药八两　牛膝廿两　三七八两　赤芍十二两　血竭八两　土鳖八两

制法：共为细末，每四小时一次，成人量每次 2～4 公分开水送下，孕妇忌服。

（十六）伤科止痛散

主治：伤痛。

处方：乳香一斤　没药一斤　炒玄胡二斤　广香半斤　细辛半斤

制法：共为细末，每四小时一次，每次 3～6 公分，开水送服，孕妇忌服。

（十七）黄药膏

主治：湿热，诸疮，伤后皮破流水。

处方：防风　白芷各四两

制法：桐油二斤将药熬黑去渣入煮鸡蛋去壳五个煎黑去蛋，加黄蜡白蜡各六钱听用。

（十八）止血散

主治：损伤外出血。

处方：陈石灰　韭菜等量

制法：捣匀阴干，为极细末。

用法：撒出血处。

（十九）止血丹

主治：外出血，咳血。

处方：海螵蛸五斤

制法：砂锅内炙黄去硬壳研细末。

用法：另加2%麝香，咳血每次服6~10公分，日服四次，外出血，撒出血处。

（二○）红膏药

主治：水、铁、铅等烫伤。

处方：生石膏100公分　黄丹15公分　冰片15公分

制法：共为细末，以麻油调涂伤处。

说明：此方是白志祥医师交流经验，试用疗效很好。

附注：（一）夹板的长短和宽窄，是按患肢的长短粗细而定，不能作硬性规定，至于绷扎，请参考绷带学。

（二）以上的膏丹丸散在骨折或损伤是起一定的作用，但复杂性骨折及重伤在治疗上还需要用汤药，以破瘀行血为主。

（三）骨折的吻合手术，是不简单，但要谨慎从事。

（四）伤科的内服药，孕妇忌之。

（贵阳市中华南路外伤接骨联合诊所中医师顾乃熹，助理梁琛石、尚德海、章子丹献方）

二、治跌打损伤方

方药：用骨碎补（即爬岩姜）

用法：生打成泥外敷。

（贵阳市中医医院陈真一献方）

三、治骨折方（接骨丹）

方药：自然铜八两　苏木八两　全当归八两　桂枝四两　红花四两

用法：上药研细末内服，每次三钱，每晚睡前用淡酒送下，共服两周。

（贵阳市中医医院外科张振英献方）

四、治跌打损伤方

方药：鹅脚板

用法：将鲜的采来捣汁，兑酒服，渣敷伤处。

（贵阳中医进修学校王钦献方）

五、治接骨丹方

方药：（1）当归尾二钱　白芥子三钱　五加皮三钱　滴乳香三钱　制没药二钱　土鳖虫

三钱　自然铜醋煅三钱　木香三钱

用法：以上共细末，酒醋各半，敷调骨折患处。

（2）配合方

生南星一两　白芷一两　防风一两　天麻一两　羌活一两　上好白附片六两

此方若服用，加附片六两，共细末。

六、治接骨丹内服方

方药：荆芥三钱　防风三钱　广香三钱　马钱子童便泡四十天再洗　三天晒干或焙干三钱　土鳖三钱　赤芍三钱　乳香三钱　没药三钱　寸香二分　鹿角胶三钱　田三七二钱

用法：共细末，每服一钱。日服三次。

（接骨伤科汪石海献方）

七、治跌伤损筋骨折气闭方

方药：红柴胡三钱　云茯苓三钱　桔梗三钱　藏红花八分　苏木三钱　补骨脂三钱　乳香三钱　骨碎补三钱　广木香三钱　没药三钱　全当归三钱　木瓜三钱　枳壳三钱　淮膝三钱

用法：水煎服。

附注：以下加减酌量，头上加防风、白芷，背上加灵仙、乌药，腰上加杜仲、故子。

（接骨伤科汪石海献方）

八、治取碎骨方

方药：南瓜瓢一个　吸铁石二两醋煅九次或十二次

用法：为细末，与南瓜瓢调匀，如果子者加醋少许，敷在破皮碎骨处，隔日在局部拨寻碎骨去之，连二、三日敷无见碎骨者，再敷接骨丹。

（接骨伤科汪石海献方）

九、治接骨丹方

方药：（1）用全活小鸡子一个捣烂

用法：趁热包患处，夹板固定。

方药：（2）用牛角细末

用法：醋煮包患处，夹板固定之。

（3）韭菜捣烂

用法：包患处，夹板固定。

（盘县草医杨团安献方）

一〇、治跌打刀斧伤破血流不止方

方药：何首乌

用法：研细末擦患处。

附注：擦之即愈。

（大定县十区吕鉴章献方）

一一、治跌打损伤方

方药：羌活　螃蟹　甜酒

用法：和捣炒热包伤处，捣好后，先用布包药，后取汁，煎热服。

附注：最忌饮冷水。

（福泉县联合诊所陈璧栋献方）

一二、治接骨方

方药：五加皮　童子鸡

用法：捶烂包骨折处，每日换一次。

（印江县杨绍光献方）

一三、治接骨方

方药：牛膝　栀子　仙桃草　地胡椒等分

用法：研末，加灰面和酒敷。

（范莲山献方）

一四、治接骨方

方药：栀子　榔片　续断　胡椒　外用小鸡一只

用法：冲捣敷伤处。

（曾洪武献方）

一五、治骨髓筋折重伤方

方药：仙桃草（又名麦杆草）

用法：兑酒或水煎服。

（熊树霖献方）

一六、治内伤打伤折骨效方

方药：藁本　红五加等　伏水（此味多用数分）　桂枝　海马等。看人体强者七钱，弱者六钱四分或四钱八分。

用法：如伤骨节用油水稀饭服。

（胡西伯献方）

一七、治刀伤方

方药：（古石灰）即老城墙石灰一两　顶珠竭三钱　白蜡三钱

用法：共研极细，用瓶装好，血出不止，用上即止。

一八、治刀砍斧伤及跌仆伤口方

方药：三七一钱　洋参一钱　寸冬五分　乌贼骨二钱

用法：研细末放在伤口上。

（遵义市中医医院献方）

一九、治折骨损伤验方

方药：活螃蟹半斤

用法：冲融，用烧酒炖热，尽量服饮，以醉为度，睡眠出汗，将渣什敷于患处，七日痊愈。

（开阳县中医代表会献方）

二〇、治骨折损伤方（跳骨丹）

方药：古青铜钱五钱煅醋碎　马钱子三钱（童便浸四十九天去毛）　川枳壳三钱（童便浸廿四天）

用法：共研细末，每服五分，烧酒送下，日二服连服一星期，其骨自合。

附注：此方是金鉴方采用，均有特效。

（仁怀县刘绍安献方）

二一、治跌打内伤方

方药：用马钱子小便炙三钱　枳实五钱　乳香一钱　没药一钱　血竭一钱

用法：共研细末酒调服一钱，止痛如神（孕妇忌服）。

（天柱县中医交流会献方）

二二、治刀伤方

方药：明化石煅兑冰片敷

（鳛水县六区中医用保安献方）

二三、治接骨方

方药：贯仲俗名"老虎蕨"又名"金鸡尾"用廿五个刮去外面麟片

用法：净用心捶烂，炒热敷患处，杉木皮夹好，捆紧不令错动，两天换一次，三天后，四天换一次，二十天内可愈。

（黄平县王家璧献方）

二四、治刀捶伤方

方药：婴耗儿冲石灰

用法：上药合研绒敷患处。

（遵义县王坤山献方）

二五、治出血方

方药：象皮　老沉香　松香　乳香各等分

用法：研细贴患处，大出血均可。

（遵义县禹锡夫献方）

二六、治接骨秘方

方药：翠蛇三寸

用法：磨粉敷上，内服二分，酒送下。

（遵义县长沟乡黄万兴献方）

二七、治骨折秘方

方药：骨碎补又名石连姜（适量）（生者佳）　活雄鸡一只

用法：将骨折部接好，捆上夹板，以上药捣细末包上。

（遵义县谢安黎献方）

二八、治折扑伤方

方药：仙桃叶适量　立夏采者佳

用法：火酒兑服。

（遵义县尚嵇乡张俊臣献方）

二九、治跌打损伤接骨方

方药：三七一钱　自然铜一钱　海马一钱　红花一钱　土鳖二个　川乌二钱　草乌一钱

姜黄一钱　当归一钱　川芎一钱　一支蒿一钱　栀子一钱　枳实一钱　白芷一钱　大血藤二钱　泽泻一钱

用法：泡酒内服，每次三钱。

（遵义县高坪乡刘海清献方）

三〇、治伤口疮口生肌化腐方

方药：铅粉六钱　梅片三钱　水银三钱　轻粉三钱　儿茶六钱　化石六钱　铜锡三钱

用法：共研细末，撒患处。

（关岭县二区中医方树珍献方）

三一、治跌伤晕死，牙关不开方

方药：当归二钱　川芎二钱　泽泻二钱　粉丹三钱　桃仁三钱　红花三钱　生姜三片　白酒一杯

用法：共水煎服。

（凤冈中医座谈会献方）

三二、治跌伤心烦疼痛方

方药：天麻三钱酒炒　南星三钱酒炒　防风二钱　白芷二钱　羌活三钱

用法：水煎服。童便引。

三三、治跌损骨折，或暴力损伤复杂骨折，关节脱臼方（名自投散，又名三时不体丹）

方药：马钱子（先用童便浸一月，后用好火酒煮二小时，去皮毛，再用真麻油酥过沙炒研细末）朱血竭五钱　北辛一两　土鳖一两　朱砂一钱　自然铜一钱　沙苑蒺藜五钱　粉甘草一钱　三七一两

用法：共研细末，贮瓶备用，在临用时，以酒吞下，成人每次八分（天秤称准确）幼童减半，服后损伤部即发抽动，不要害怕，一天一次，如一次不愈者，可再服二三次即愈。

补充：如伤在头部用升麻川芎，两上肢用桂枝，胸前用桔梗、枳壳，腰间用杜仲、故纸，小腹部用腹毛，大便不通用桃仁、木通、酒军，下肢用牛膝、木瓜，另熬冲酒服（药份量可适当酌用）。

附注：（1）如骨折已穿破皮肤者不可用，经手术复位后，仍可用此药。

（2）在服药之前，应在伤部用软夹板轻扎不能紧固。

（3）服药份量，一定要算准确，如患者嗜酒者，可以吃得微醉。

（遵义县中医陈绍昌献方）

三四、治跌打损伤方

方药：海马二钱　自然铜五钱　细辛三钱　独活三钱半　牛膝五钱　红花三钱　骨碎补一两　杜仲四钱　羌活三钱　穿山甲五钱　三七三钱　棕榈根一两

用法：泡酒服。

（赫章县第一届中草医会议代表献方）

三五、治跌伤方

方药：秦归五钱　川芎四钱　三七三钱　土鳖四钱　玄胡四钱　海马二钱　红花四钱　乳

863

没各四钱　五加皮四钱　碎补四钱　血竭四钱　广香四钱　桂枝四钱　川仲四钱　故纸四钱　北辛一钱

用法：泡酒服。

附注：如服前方后，吐血便血停止继加牛膝七钱　生芪八钱　大党八钱　二乌各五钱。

（赫章县中医陈德扬献方）

三六、治一切刀伤枪伤方（二仙丹）

方药：伏水（一名马钱子用四两童便泡春秋廿一日，夏十八日冬泡廿七日朝日新换去毛）　川枳壳四两同伏水一路童便泡过酒炒　明乳香一两　舶没药一两　瓜儿木血竭一两　孩儿茶一两　粒朱砂一两　当门子三钱　明琥珀一两　梅花片五钱

用法：共研细，用瓷瓶收好，用蜡封口用时每服一钱，重者加五分，小儿大小酌服或五分或三分。

附注：本方可以内服外搽立时止痛接骨，并治好血气心痛，包块血积，产后一切血症，又一切恶毒冲心，服之护心，用酒送下。

（赫章县中医赵尧臣献方）

三七、治伤筋方

方药：白芍五钱　当归四钱　白术四钱　炙草三钱　柴胡五钱　茯苓四钱　舒筋草一两　泽兰一两

用法：泡酒服。

附注：不论头胸腹三部，若伤了筋，但不要断筋，均可服上药。

（金沙县六区杨泽仁献方）

三八、治接骨方

方药：伏水四钱　红五甲三钱　红泽兰二钱

用法：上药为末，每十岁一分，用火酒兑服后二小时，改用猪油煮糯米稀饭随服。

（金沙县卫协中草医药代表会献方）

三九、治接骨方（接骨丹又名一厘金）

方药：土鳖一个（瓦上焙干）　巴豆一个（去壳）　生半夏一钱　乳香半分　没药半分　自然铜五分

上药为末，每服一厘，吞酒，四小时一次。

（金沙县张太平献方）

四〇、治跌伤方

方药：九龙豆　反抓陇　错节草三味

用法：明伤用鸡一个，暗伤用鸡蛋三个共捣绒包。

（毕节县一区熊子安苗族献方）

四一、治内伤方

方药：刁灵草　红坝王　扁地搜　刁芎草

用法：共泡酒服。

（毕节县一区熊子安苗族献方）

四二、治刀砍伤方

方药：大坝王　小坝王

用法：二味研末用布包。

（毕节县一区熊子安苗族献方）

四三、治接骨重伤外用敷药方

方药：大猪娘藤　烂三根皮　红猪娘藤根　白茨同木根皮　红牛膝　乌胞根　水麻根　四轮草　笔筒草　破碗花　树根皮　巴岩风（去毛去叶）

用法：以上药各等量，共同捣烂，用水酒炒，加甜酒调匀温热时将骨折兑合敷上，（将药平铺在布上后敷上）上夹板（杉木皮夹）。20 岁以下敷五昼夜取下再换，25 岁以上敷七昼夜取下再换。

（天柱县白市联合医院宋景河献方）

四四、治接骨内服方

方药：大猪娘藤　烂三根皮　红猪娘藤根　白茨同木板根皮　红牛膝　乌胞根　小麻根　四轮草　笔筒草　巴岩风　红辣榴草根　夜栏根根　蜂糖贯根　半春子根　算盘子根　赤梨荷根

用法：水煎酒冲服。

（天柱县白市联合医院宋景河献方）

四五、治接骨外用洗药方

方药：金银花　江木蛇　白木蛇　大软藤筋　小软藤筋　慢筋膝　生茶叶　野解梦花

用法：煎水洗伤处。

（天柱县白市联合医院宋景河献方）

四六、治枪伤外用敷药方

方药：蕨菜荷根　南瓜茸　野千年矮叶　救兵良叶　辣料叶　三白蜡叶

用法：咬烂调匀敷伤处。

（天柱县白市联合医院宋景河献方）

四七、治枪伤内服方

方药：金银花根　臭牡丹根　千年矮根　乌胞根　生茶根　夜栏木根　小血膝根　山白腊根　辣料菜根

用法：水煎酒冲服。

（天柱县白市联合医院宋景河献方）

四八、治枪伤创口外洗药方

方药：红木蛇药　独脚金鸡尾　金银花　生茶叶　臭牡丹　白木蛇药　野芹菜　千年矮叶

用法：水煎洗伤口。

（天柱县白市联合医院宋景河献方）

四九、治跌打内服重伤特效药方

方药：用踏地箭　大伤药二味

用法：煎尽米酒吃三剂好。

（天柱县白市联合医院宋景河献方）

五○、治刀斧砍伤或手指断了有一点皮能接药方

方药：三白蜡叶（又名大山一口血）

用法：用口咬烂敷伤口上，夹板十天解，洗伤口。

（1）洗伤口药红木蛇药　白木蜡药　生茶叶　独脚金鸡尾　金银花　钩杆尾　白娥当当

（2）跌打止痛药方：岩巴姜　去毛叶　用猪肝水炒七次，水煎服。

（天柱县白市联合医院宋景河献方）

五一、治接骨接筋方

方药：香樟子　滑叶　杜仲　青树皮

用法：捣烂敷患处。

附注：忌酸青菜。

（长顺县杨树清献方）

五二、治跌打内伤泡酒方

方药：大血藤　小血藤　见血灰　散血灰　藤五加　茨五加　九草甲　还魂草　绿黑草　堵鱼心　一枝芹　一枝箭　毛青刚　人头发　小红毛青刚　四块瓦　地白枝　付心草　蒲地草　一朵云　红何麻　大香炉　侧脚绿　岩马桑　岩白菜　伸筋草　接肠草　龙胆草　七寸高　接骨丹　接骨虫　白龙须　牛毛细辛　土细辛　倒竹散　吹风散　矮陀陀　绿风结　绿平花

用法：泡酒酌量服。

（长顺县杨树清献方）

五三、治跌打外伤方

方药：筋接草　嗜退草　过山龙　扫完花

用法：为末敷伤处。

附注：忌酸冷。

（长顺县杨树清献方）

五四、治打伤接骨方（新伤用）

方药：(1) 九龙斗　错接草　施葛根

用法：共冲烂加生鸡蛋一个调和包患处。

方药：(2) 刁苔　刁苓　铁坝子　石莲花　铁谷珠　寸八节　地磁子　铁磁子

用法：泡烧酒吃。

（毕节县苗族草药医熊志安献方）

五五、治打伤接骨方（老伤用）

方药：大血藤　三角风　小血藤　红花血藤　毛藤香　毛青杠　淫羊藿　青木香　远志　金羊藿　紫南藤　小坝王　枸杞　地干　老姜引

用法：泡酒服。

（毕节苗族草药医熊志安献方）

866

五六、治跌打损伤不省人事方

方药：接骨仙桃四钱　骨碎补二钱

用法：煎水服。

附注：服药后周身响动三四个钟头。

（岑巩县洪长庚献方）

五七、治接骨方

方药：破碗花根　千年矮根　五爪金龙根　黄金条根　关门草根

用法：煎水兑酒服。

（三穗县万乔叶献方）

五八、治跌打接骨方

方药：舒筋　青梧桐　藤萝　五加皮　血藤　木鳖　血竭　自然铜　白龙须　佛顶珠 黄柏共研末一两

用法：蜂糖、韭菜和匀敷患处，内服一钱。有寒用姜开水，无用酒服。

（罗兴舟献方）

五九、治跌打损伤骨折方

方药：（地柏枝）敷伤口（地乌龟）乳香　没药　铁盘螳　火葱

用法：以上五味和捣和酒冲包伤处，能接骨。

（姜必达献方）

六〇、治跌伤折骨方

方药：红五加（性质淡甜味）

用法：红五加同白五加，酒糖各一两，看局部大小酌加。红五加配白五加，治疗加一支箭、小青藤、青竹标，泡酒内服。

附注：治疗上病，内服并能治劳伤风湿麻木等。

（龙里县草医胡世荣献方）

六一、治跌伤折骨方

方药：白五加（性质麻）

用法：同上。

附注：白伤，打瓦针，扎气后包上。

（龙里县草医胡世荣献方）

六二、治刀伤方

方药：岩莲花（性质酸味）

用法：用口嚼碎后，敷上伤口。

附注：配合地白枝，能治枪伤，用活食物叶岩莲花，地白枝，口嚼碎后敷上伤口。

（龙里县草药医胡世荣献方）

六三、治跌打损伤及肠痛方

方药：鹅脚板取白硬的

867

用法：捣取汁和酒吞服，渣敷患处效好。

（开阳县中医代表会献方）

六四、治左脚锉开方

方药：活血连　接骨皮　接骨丹　大小散血草　五加骨

用法：捣烂和酒包敷七日痊愈。

（石阡县中医王德富献方）

六五、治伤刀方

方药：见血飞叶

用法：将见血飞叶，用口嚼细，敷伤口处，多少视伤口大小决定。

附注：一次即愈。

（兴仁县望脚区坡鸢乡布依族草药医王正先献方）

六六、治接骨方

方药：大小九龙草　鸡药　四根药

用法：杵烂和酒调敷，受伤处用木皮夹好。

（剑河县杨义珍献方）

六七、治跌打损伤和接骨方

方药：黄金条　关门草　五爪金龙　破碗花花根

用法：兑酒内服，日服三次。

（三穗县万乔耶献方）

六八、治接骨方

方药：（1）珍珠一分　猴枣一分　刺五加一钱　岩薄荷一钱

用法：以上四味草药，研末，一次晚上用酒吞服。

方药：（2）马钱子六分　刺山加五分　泽兰根五分　水冬瓜五分

用法：以上四味药去皮去心研末用酒晚上一次吞服，第一剂和第二剂，中间隔一天。

附注：能吃酒的尽量吃，但不要吃醉，不会吃酒者也须吃一两。

其方法先将伤者伤处对好，固定上夹板，然后服药，服药后务须要伤者安睡，勿打扰，如果伤者有痛苦表情和呻吟，勿怕，两副药都吃完后，用洋或根熬点水吃，伤好后可不再犯，伤者要忌猪肉，油、以免解药。

（天柱县中医交流会献方）

六九、治打伤（内伤）大伤药方

方药：（1）牛膝　乔子七　踏地香　笔筒草　四轮草根　铁莲子

（2）内伤敷用药：

云南根（配酒渣）、猪娘藤（红）、红牛膝、乌苞根（即过江龙）、笔筒草、百鸟不落、麻根，用酒炒，合甜调合，六十岁敷七天七夜。

（3）洗药：金银花　茶叶（生的）　臭牡丹　猫义叶　软筋藤（大小的两种）　红白木蛇刺。

（天柱县中医交流会献方）

七〇、治刀伤方

方药：山白腊叶　千年矮　白合良草　马蝗草　发烧加苦蒿

用法：外敷。

（天柱县中医交流会献方）

七一、治刀伤筋接合法

方药：四眼草茎

用法：抽内面的筋放在伤处断筋上，断多少根筋，用多少根药，两头用红细线捆好。并用此药捣烂润伤处，一个对时即解下，迟则恐筋起结核。

（天柱县中医交流会献方）

七二、治骨折伤方

方药：用细芙蓉树皮

用法：捣烂调酒，以菜叶包放火内，炮热拿出待温，即敷患处，外用大芙蓉树皮夹起，以线扎好，如觉患处发痒即解下。如大腿折断须加白刺棒兜根皮、小马蹄草、小鸡崽一个，和前药一齐舂烂，如前法夹敷奇效。

（天柱县中医交流会献方）

七三、治骨折断方

方药：用白刺棒根皮　濑山树根皮（即云南树又名烂泥巴树）　夜南木根皮　辣柳根皮红猪娘藤根皮

用法：共捣烂以烧酒娘和匀，菜叶包好，放火内炮热，温敷患处，外以杉木皮包扎，二日换药一次。

（天柱县中医交流会献方）

七四、治筋骨折断方

方药：用竹尾七　马鞭七　血三七　细金鸡尾　金银花藤叶　大禾良菜　烂泥巴叶（又名云南叶）

用法：捣烂加好酒煮浓汤，先用桐油树皮或杉木树皮内的嫩皮长三寸，包扎患处，再用五寸长的木皮夹在皮上，将前药水用手巾蘸润伤处每日八九次，数日后解夹再润其皮。

（天柱县中医交流会献方）

七五、治跌打损伤方

方药：用大五加皮根　四块瓦　岩泽兰　西头生根金鸡尾　蜂糖罐叶　甜刺风叶　剪刀刺叶

用法：上药用口嚼烂，铁打台捣烂加甜酒和匀，菜叶包好，火内炮熟，退火温敷外部。

附注：吃的用二月月红根、蜂糖罐根、剪刀刺根煎服。

七六、治跌打内伤方

方药：竹乙七　马鞭七　血三七　一口血　鬼见愁　大血藤　五加皮　行竿子风

用法：水煎服酒引。

（天柱县中医交流会献方）

七七、治跌打内伤方

方药：大救驾　千觔力　大红消　大血藤　五加皮　小血藤　羊不吃　行竿　大通达川芎

用法：水煎服酒引。

（天柱县中医交流会献方）

七八、治打伤方

方药：寸金草（又名大同钱）

用法：捣烂酒泡服。

（天柱县中医交流会献方）

七九、治刀伤止血方

方药：帽子苞叶

用法：嚼敷伤处方。

（天柱县中医交流会献方）

八〇、治伤筋方

方药：马王草　大禾良草　金鸡尾

用法：嚼烂敷。

（天柱县中医交流会献方）

八一、治跌打损伤接骨筋方

方药：用麻尖红牛膝　生土鳖　大汗　活鸡儿

用法：共末酒炒敷患处。

（鳛水县八区中医陈志尧献方）

八二、治骨折方（接骨丹）

方药："懒胆叶"又名"盖酒叶"。母猪藤（根是红的皮用红的）红牛藤根。如无红的白的也可以，以上三样，药量是一样多。泽兰叶比上三样药少用三分之二。

用法：以上各药同捶烂，敷骨断处用杉木皮将断骨夹紧，带子绑好。但敷药前必须将断骨拉拢拉扯平正，以免医好后有偏斜。此药断骨处无破口，用酒捶，有破口，用淘米水。

（黄平县潘富中献方）

八三、治跌打损伤药酒方

方药：（1）白当归（家种的俗名）五钱　小血藤用根五钱　大血藤用根五钱　樟杏果五钱见血飞五钱

用法：以上各药，泡酒一斤，泡三日后服，以酒色如茶样为度，如色淡不浓，可酌量加药，但是不可以拿在火上煨炖，要是煨炖，药的效力就减少了。

（2）伤口药方：散血草，金藤香，童便浸七日，臭益草用草上白须，天青地白，以上各药，用淘米水烧开冲洗，晒干研末备用，用时又拿淘米水拌好，敷伤口周围，伤口上用淘米水经常滴入，白纸盖好，须忌吃生牛、羊、鸭、鹅、鱼肉和酸冷。

（黄平县潘富中献方）

八四、治折骨破烂方

方药：金螃蟹四个　旋吞虫三根　地乌龟七个　水螺丝四两　小金钱草五两　抽金黄二两　透骨硝二两

用法：捣绒和小鸡子一只，用火酒炒包。

（遵义县罗万荣献方）

八五、治折骨破烂方

方药：透骨硝三两　雄鸡一只　火酒四两

用法：先将碎骨还原，将药包上，再用捆带包扎，不用夹板。

（遵义县罗万荣献方）

八六、治跌打损伤方

方药：落地金钱草一两　马蹄草一两

用法：熬火酒服，渣包患处。

（遵义县松林乡草药医熊克昌献方）

八七、治跌打损伤单方

方药：红孩儿三根　童便半小碗

用法：将药熬好兑童便服。

（遵义县夏培安献方）

八八、治骨折方

方药：金钱草　酸江草　红磁万　旋答虫　金螃蟹　地乌龟

用法：捣烂兑酒包患处。

（遵义县王先科献方）

八九、治跌打折伤方

方药：大血藤二钱　小血藤二钱　自然铜二钱　海马一个　川乌一钱　川芎二钱　当归一钱　红花二钱　白芷二钱　毛青杠二钱　矮陀陀二钱　三七二钱　见血飞二钱　池角四钱　藤箩三个　牛膝二钱　姜黄二钱　文术二钱　金变绵二钱

用法：泡酒服。

（遵义县三合乡伍正奎献方）

九〇、治接骨方

方药：螃蟹三个　散血草　酒谷草（烧灰兑童便）　泽兰　金枇杷　小结骨丹

用法：宰子鸡一只，把药放在鸡肚内，共同冲成浆子形，包在断处，外上夹板一副，即愈。

（赫章县第一届中草医药会议代表献方）

九一、治疗骨折方

方药：木鳖二钱　自然铜四钱　海马一钱　红花四钱　细辛三钱　土鳖三钱　南星二钱　归尾四钱　防风二钱

用法：先炒土鳖，才入自然铜，这样才能冲烂。

附注：来件人对于用法，未详细记述。

（金沙县五区余崇田献方）

九二、治疗接骨方（接骨丹）

方药：伏水（马钱子）　红刺五加根皮　红泽兰根皮　红岩泡啊　石菖蒲各等分为末。

制法：伏水用红紫母灰炮制，以药胀为度，刮去皮毛，再将以上药末，放大碗内，并将碗放在锅内，入上好酒，以小碗盖上，只要一柱香时间（不要使锅内的水，流入碗内）。

加减法：不夜便，不加减；夜便一次服七分八厘；夜便二次服六分八厘。头伤加藁本八分八厘，夜便服八分八厘，手伤加桂枝八分八厘，夜便服八分八厘，腰伤加杜仲八分八厘，夜便服八分八厘。脚伤加牛膝八分八厘，夜便服八分八厘。

说明：上药是老秤分量，一次服八分八厘，时间一柱香，服药后以糯米煮猪油稀饭吃，苦服药无效再补服此剂，体壮者服三分八厘，中体者服二分八厘，体弱者一分八厘，吃药后，三至五天，服活血方。

方药：红刺五加杆三钱　夏枯草一两　瘦肉五钱

用法：去渣，吃肉和汤，再服表寒药剂。

方药：红花一钱　当归三钱　生地二钱　陈皮一钱　升麻一钱　柴胡二钱　苏木二钱　桃仁二钱　杭芍二钱　甘草二钱　细辛三钱　红五加五钱

用法：上药泡酒服，再服除毒方。

方药：自然铜二钱（醋炒）　血竭二分（米汤煮）　红花二钱　当归二钱　川乌二钱　草乌钱半　细辛二钱　红五加五钱

用法：上药泡酒服，一次服一酒杯。

（金沙县五区吴明轩献方）

九三、治跌伤方

方药：白斤条皮，还魂草（无分量）

用法：酒炒冲烂，小儿用夹板，干后再用酒炒。

又方：金钱草一钱　白龙须三分　红岩五加根三钱

用法：水服。如伤胸部，以良姜、官桂和酒服。

（金沙县城关吴伯泉献方）

九四、治跌打损伤方

方药：猪油菜　翘叶细辛　蒿梁细辛各等分

用法：冲烂包。

（金沙县二区马绍荣献方）

九五、治跌打损伤方

方药：山八角冲烂调酒包加鸭脚根，立马止痛。

用法：成人如泡酒，只服五钱酒，不可多服。

（金沙县张太平献方）

九六、治外伤溃脓及肿毒溃脓不收方

方药：炉甘石火煅黄连水浸炒干三钱　冰片五分

用法：共为极细末，按上结壳后，去壳又按数日即愈。

（福泉县陈璧栋献方）

九七、治外伤出血方

方药：羌活

用法：嚼烂敷伤口上，用药棉纱布包扎半日，即去布棉。

附注：伤处不可沾水。

（福泉县陈璧栋献方）

九八、治金创止血定痛方

方药：陈石灰半斤　生军七钱五

用法：炒研共用。

（曾洪武献方）

九九、治刀伤止痛方

方药：月月红

用法：阴干为末敷上。

（杨应元献方）

一〇〇、治枪花伤方

方药：樟木子（老的）

用法：研末调敷。

（黄平县潘富中献方）

一〇一、治枪弹入体不出方

方药：推屎爬五个　老青杠壳一两　地牯牛七个　五倍子一两

用法：共研末以蜜调敷患处。

（遵义县赵树章献方）

一〇二、治新伤口方

方药：麝香（适量）

用法：敷伤处。

（遵义县尚稽乡罗源生献方）

一〇三、治退子弹方

方药：地牯草几个

用法：冲烂放入子弹孔内即退出。

（遵义县兴隆乡高德华献方）

一〇四、治暗伤断骨方

方药：（1）外搽药：自来血菜　大九龙盘　小九龙盘　鸡药

用法：捣烂以半烧酒及酒粑调匀敷患处，另用生杉木皮夹好，再用绳子捆紧，上药法热天每天上新鲜药一次，冷天一天半一次，上药经过了三天后，要用生扯拢（马蟥草、又名粑身草）毛血菜，软筋藤，三味不拘多少，加上三分之二的梦花皮，共四味煮水来

873

洗后，俟干，再上药。

（2）内服药：大小九龙盘　自来血菜　鸡药　山桥子各五钱。

用法：以酒煨服，每日三次，每次一小杯。

附注：大九龙盘名赶山鞭孕妇忌服，此外用田三七（名晒不死）捣烂泡水存在碗或缸内，每逢换药时，先用此水擦上后再上药，如把药包好，隔二个钟头，仍将药水从边里浸入，避免发烧中毒起泡，又在未上药前，先将病人伤处扯直，并将骨头理好，才能上药，如当时无药，可用生杉木皮夹好，得药再上为佳。

（剑河县台沙乡杨义珍献方）

一〇五、治外伤流血不止方

方药：关云长（名乌树尖）

用法：嚼烂敷患处，血即止，俟血止后再用细叶金鸡尾、地枇杷、细铜钱菜、龙芽草、杜仲皮，嚼烂或打烂敷患处。

附注：在敷药时候，先用灯草二、三根，放伤口处，使黄水从里面流出来，可避免骨内生蛆或灌脓等现象，至重伤在一、二日内的，不可用药水洗，如洗又冲出血液来，则病人难受，俟三日后用生扯拢、软筋藤、生茶叶、毛血菜，四味煮水来洗为好。

（剑河县台沙乡杨义珍献方）

一〇六、治跌打暗伤方

方药：红白四块瓦（名四大天王）　山蒿菜根　暗伤木　千斤力　荞子连　赶山鞭（名大九龙盘）　一支花　大小血藤各二钱

用法：晒干水煎酒引，每天服三次，每次服一酒杯。

附注：如系重伤，服过二、三天后，有血从大便或小便排出，可连服二剂，小儿减量。此外在受伤处，宜用乌豆子对着患处搓，使发烧为好。

（剑河县台沙乡杨义珍献方）

一〇七、治扭伤或皮下瘀血方（止痛酊）

方药：酸浆草二两　金钱马蹄一两　接骨丹二两　姜两二两　赤角一两　野麻二两　好烧酒（适量）

用法：以烧酒泡上述诸药，五天即可应用。

附注：用此酊剂外擦，必须多揉多擦，效果始佳。并治风湿性关节炎。

（遵义市中医医院献方）

一〇八、治接骨方

方药：黄连　接骨丹　大黄　川芎　慈葛根去心　白芷　薄荷

用法：捣细调鸡蛋火酒桐油摊纸上，应先将骨接好再把药放上，外用夹板四块夹上捆好，七天换一次。

（余庆县第一期中医进修班献方）

一〇九、治刀伤跌伤流血不止方

方药：野千年矮树兜毛毛。

用法：敷伤处可止血生肉。

（天柱县中医座谈会献方）

874

一一〇、冷开刀后包扎方

方药：牛尾筍

用法：以口嚼碎后，敷上红肿部，但不能敷刀口。

备注：开刀后，又可用此药煮稀饭内服。

（龙里县草医胡世荣献方）

一一一、治枪伤方

方药：鱼胆草　野千年矮　红蜡梨叶　老南瓜茸　鸭矢木　西草根

附注：来件人未注明药量及用法。

（天柱县中医交流会献方）

一一二、治外伤提骨方（提骨丹）

方药：上片一钱　麝香一厘　蜘蛛蛋三个　地牯牛三个　白矾三钱

用法：研末，以面作条，放伤口内，骨即提出。

（鳛水县寨坝双龙中医未列姓名献方）

一一三、治创伤方

方药：猪毛　鸡毛　鸭毛　头发　兔毛各等分

用法：将上药熬成膏，以布摊贴。

（遵义县深溪乡周作清献方）

一一四、治金创止血定痛方（玉真散）

方药：生白附子二两　南星二钱　防风二钱　香白芷二钱　羌活二钱

用法：生晒，勿犯火，共研末，每用一、二钱，外搽内服，均可。

（丹寨县人民医院中医陈永明献方）

一一五、治创伤刀伤生肌方

方药：龙骨三钱　乳香二钱　没药二钱　象皮一钱　角霜一钱　赤石脂二钱　冰片一钱

用法：以上各碾为末，然后合用。

（金沙县三区高朝贵献方）

一一六、治跌打损伤筋骨疼痛方

方药：老乌稍

用法：火酒引。

（德江县张钟生献方）

一一七、治刀伤止血方

方药：白糖　陈石灰

用法：磨细包患处。

（德江县张羽朋献方）

一一八、治刺入内中方

方药：地牯牛（系一种小黑虫，其行倒退，农村中人多识知，生阴湿处）

用法：捣烂涂患处，刺自出而愈。

附注：或用蝼蛄（土狗崽）捣涂亦效。

（贵阳中医进修学校教授张致安献方）

一一九、治跌打损伤方

方药：枸杞树根　野葡萄藤根　三月苞根（覆盆子根）　小血藤根　云南树根　空筒树根　野靛树根（有谓即常山，是否未确）　十万错

用法：以上八味，和鸡子二枚煮，俟鸡子成黑色后，将鸡子去壳与药水服下，或兑酒服更妙，如系皮肤损伤，可将前药捣敷，出血过多，用泥鳅草（本药有说即刘寄奴，是否未确）。如皮伤日久，伤口生蛆者，将鸡子炒香敷患处，俟蛆集蛋上，取去之，再洗净伤口，用田螺封门片曆焙干与干小血藤叶研末掺上。

附注：上药如用内服，有瘀血时，服药后，口耳鼻或大小便必来血身体或疼痛，即是对症。

（贵阳中医进修学校王钦献方）

一二〇、治刀伤方

方药：棕叶叶柄脚两旁之毛绒

用法：敷患处（能续筋生肌）或加银花叶末（能解毒消炎）同敷。

（贵阳中医进修学校少数民族胡启然献方）

一二一、治竹刺入目方

方药：蜜糖

用法：点之即出。

（江口县简仁保献方）

一二二、治竹木刺入肌肉退出方

方药：地牯牛十个　盐巴五分　蓖麻油一两

用法：将药冲绒包患处。

（遵义县松林乡草药杨银安献方）

一二三、治破伤风方

症状：在初发时，全身酸麻，甚则口紧腰硬。

方药：全当归二钱　川芎钱半　白芷钱半　秦艽钱半　羌活钱半　独活钱半　木瓜二钱　川断钱半　蝉蜕二钱　以黄酒一杯，阳阳嫩桑枝二尺为引

如伤在头，加藁本为主药，伤在手加桂枝为主药，伤在足加牛膝为主药。

用法：水煎服。如渴加黄芩、栀子、麦冬；不大便加瓜蒌大黄；血亏加生地、白芍，重则加僵虫、蜈蚣、天麻、熟地、枸杞、狗脊、杜仲、龟胶、红花、寄生之类，随症加减。

禁忌：公鸡、鲤鱼等发物。

附注：此症有中筋、中血、中皮三种。中筋五、六日发作，难治；中血九十日发作稍易；十二日以外发作，皆归中皮易治。

（贵阳中医进修学校孙作华献方）

针 灸 科 门

一、贵阳市中医医院针灸科对几种常见疾病的治疗常规

（一）治坐骨神经痛方

患侧取穴：第一次环跳、阳陵泉、承山、昆仑。第二次大肠俞、风市、承扶、委中。

方法：每天轮流针灸一次，卧针 20～30 分钟，加灸 5～10 分钟。

（二）治功能性头痛方

双侧取穴：第一次合谷、大陵。第二次大敦、涌泉。

方法：每天轮流针灸一次，卧针 30 分钟。

（三）治支气管哮喘方

双侧取穴：第一次肺俞、喘息（喘息穴系经外奇穴，位于第七颈椎旁开一寸双穴）第二次天突、膻中、合谷。

方法：每天轮流针灸一次，卧针 5～15 分钟，宜于直接灸。

（四）治面神经麻痹方

患侧取穴：第二次四白、阳白、地仓、颊车、合并头痛者加取双合谷。

方法：隔天针灸一次，卧针 10 分钟，温灸 5 分钟。

附注：针后少说话，并以手中遮在患侧，避免外界刺激，以助治疗。

（五）治痛经方

双侧取穴：第一次关元、三阴交，第二次肾俞、上髎、中髎。

方法：每天轮流针灸一次，卧针 15 分钟。

附注：应在月经后廿天左右进行针灸，以五次为一疗程。

（六）治慢性胃炎方

双侧取穴：第一次合谷、内关，第二次足三里、内庭，卧针 10～15 分钟，温灸中脘 5～10 分钟，隔两天针灸一次。

（七）治风湿性关节炎方（游走性、多发性）

取穴：肩髃、曲池、环跳、阳陵。

方法：每次只扎一侧，每天一次，左右交换针灸之，卧针 20 分钟。

附注：连续五次后休息三天，继续照上穴针灸之，以十五次为一疗程。

（八）治局限性风湿关节炎方

取穴：上肢，肩髃、曲池、合谷、内关、外关；下肢，环跳、风市、膝眼、足三里、内庭。

方法：针灸之，一般卧针 15 分钟。

以上各穴之部位及治疗作用：

环跳：部位：大转子内上方二横指处。

作用：坐骨神经及股部神经痛，骨关节炎。

技术：扎 3~3.5 寸深，灸 7~14 壮，取侧卧位，关节屈曲。

阳陵泉：部位：腓骨头前内下方一横指。

作用：膝关节的疾病，也为全身的刺激点，对肠胃病有效。

技术：深度 5~8 分，灸 7 壮。

承山：部位：腓肠肌腹最阔处，即膝腘横纹至内踝上缘之中点相平。

作用：腓肠肌痉挛，痔疮。

技术：深度 2~2.5 寸，灸七壮，取侧卧位。

昆仑：部位：外踝之后，跟骨之上，跟腱之前凹陷中。

作用：头晕、头痛，坐骨神经痛。

技术：深度 5~8 分，灸三壮。

大肠俞：部位：第四、五腰椎横突间，脊椎之外方 1.5 寸处。

作用：对肠炎有效，腰部神经痛。

技术：深 1~1.5 寸，灸七壮。

风市：部位：大腿外侧正中点（上肢下垂紧贴大腿，中指尖附着处）。

作用：坐骨神经炎及大腿肌肉炎症。

技术：深 2~2.5 寸，灸 7 壮，取侧卧位。

委中：部位：膝腘窝横纹中央，腘动脉外侧。

作用：坐骨神经痛，腓肠肌痉挛。

技术：深度 1 寸左右。

承扶：部位：臀下横纹之中点。

作用：坐骨神经痛，腰神经痛。

技术：深 3.5~4 寸，灸 7~14 壮。

合谷：部位：在第一、二掌骨之间，正中点。

作用：头痛，牙神经痛。

技术：深 5 分~1 寸，灸 3 壮。

大陵：部位：腕横纹中正对中指。

作用：头痛，扁桃体炎。

技术：深 3 分，灸 3 壮。

大敦：部位：足迹趾外侧（小趾侧）正对爪跟切迹处。

作用：肠神经痛，腰神经痛。

技术：深 1 分，灸 3 壮。

至阴：部位：足小趾外侧，正对爪根切迹。

作用：头痛、头晕。

技术：深 1 分。

涌泉：部位：足跖部离趾尖四横指第二第三跖骨之间。

作用：镇静。

技术：深 5 分~1.2 寸，灸 5~7 壮。

肺俞：部位：在三、四胸椎横突起之间，脊椎之外旁开 1.5 寸。

作用：呼吸系统疾患。

技术：深 3 ~ 5 分，灸 3 ~ 7 壮忌深刺。

喘息：部位：第七颈椎旁开一横指。

作用：支气管哮喘。

技术：深 1 ~ 2 分，灸 3 ~ 5 壮。

天突：部位：胸骨柄上方之凹陷处。

作用：支气管喘息。

技术：深 3 分，灸 3 壮。

膻中：部位：两乳中间陷中，正对第五肋骨端。

作用：支气管性喘息。

技术：深 3 分，灸 7 壮。

四白：部位：鼻尖与外眦引线之正中点。

作用：眼的疾病，面神经麻痹。

技术：深 3 ~ 5 分。

阳白：部位：肩上 1 寸，正对直视时的瞳子。

作用：神经性睑下垂。

技术：深 3 分。

地仓：部位：两侧口角外 5 分。

作用：颜面神经麻痹。

技术：深 3 分，针稍向前方入。

颊车：部位：下颚关节缝的前下方（耳前动脉稍后）

作用：颜面神经麻痹，三叉神经痛。

技术：深 3 ~ 5 分

关元：部位：腹正中线，脐下三横指。

作用：慢性子宫疾患。

技术：深 1 寸，灸 7 壮。

三阴交：部位：内踝上 3 寸。

作用：月经过多或过少。

技术：深 8 分 ~ 1 寸，灸 5 ~ 7 壮。

肾俞：部位：第二、三腰椎横突起间，脊椎之外方 1.5 寸处。

作用：月经异常。

技术：1 ~ 1.5 寸深，灸 7 壮忌深刺。

上髎：部位：第五腰椎棘突与荐椎之间，旁开 5 分 ~ 1 寸，因荐骨大小不同而距离各异，不能刺入片骨处。

作用：月经异常及困难。

技术：深 1 ~ 1.5 寸灸 20 壮。

中髎：部位：与上髎相隔 1 寸。

作用：同上髎。

技术：同上髎。

内关：部位：腕关节正中线上方2寸。

作用：急、慢性胃炎。

技术：1~1.5寸，灸3壮，忌太伤。

足三里：部位：髌骨下3寸，胫骨脊外方1寸。

作用：急、慢性胃炎，消化不良。

技术：深2~2.5寸，灸14壮。

内庭：部位：足二三趾之趾缝中。

作用：胃炎或胃神经痛。

技术：深1~2分。

肩髃：部位：在肩峰端下缘。

作用：上臂神经痛，关节炎。

技术：深1~1.5寸，灸7壮，针取水平方向。

曲池：部位：时关节屈时，桡侧皱纹之终点。

作用：关节炎，关节疬。

技术：深2~2.5寸。

外关：部位：腕上2寸，与内关相对。

作用：上肢神经痛及关节痛，肋间神经痛。

技术：深5分，灸3壮。

膝眼：部位：髌骨尖端的两侧凹陷处。

作用：膝关节炎，膝盖神经痛。

技术：深3~5分，灸3~7壮。

结 语

（1）关于针灸疗法，取穴多不一致，而疗效亦有不同，我们在八个半月的工作中，经过10 470人次，对以上疾病选择穴位治疗占总人次50%以上，通过临床初步观察，得出如上治疗常规。

（2）希同道们进行研究使用，如有合并症，根据不同情况，酌予或加或减，灵活使用。

（贵阳市中医医院夏森柏献方）

二、贵阳市中医医院针灸科针灸治疗试行操作常规

（一）器械之准备

小方盘一个，盛治疗时之用具。

无菌弯盘一个，盛银针。

五寸短镊一把，取针用。

25%碘酒一瓶（60c. c.），皮肤消毒用。

75%酒精一瓶（60c. c.），皮肤消毒用。

无菌棉花签一包，蘸消毒用。

无菌棉球一小罐，检查针体用。

无菌干纱布两方，覆盖银针用。

银针长短各数支（银针多少视治疗需要而定，消毒后置于无菌弯盘内盖上无菌纱布备用）。

艾灸条或温灸器一个。

艾绒一盒。

火柴一盒。

（二）扎针前之准备

1. 凡初诊病人，经医师诊断决定治疗后，随同处方，送入针灸治疗室。

2. 进行关于针灸治疗之解说，阐明扎针时之过程及反应，解除其顾虑，俾便接受治疗，尤其是老年人，小孩子等，更须特别注意。

3. 护士按处方确定之穴位，安置病人于治疗床上或椅上，或坐或卧，以易于接受治疗，又不影响患者之舒适为原则，休息十分钟后，在要扎针之穴位上用碘酒及酒精进行皮肤消毒。

4. 根据病员之体质及营养状况，结合解剖上之深浅度，选出适合该穴位之无菌银针，置于弯盘内，随同治疗盘携至病员近侧，置于床头柜或治疗台上，以备取用。

（三）扎针

1. 告诉病人，扎针开始。

2. 一面进针，一面注意病人之呼吸及脸上颜色，如有呼吸加快加深或面部潮红者，应立即停止进针，如无上项不良反应，可缓缓的捻转进针，并不断的询问病人，有无酸胀等感觉，如有感觉即停针。

3. 如超过新针灸学所规定之深度 1～2 分而无感觉时，可微向前后左右抽插，寻找感觉，切勿深刺，尤其是胸腹部，更须加倍注意，以免伤及内脏，引起不良后果。

4. 当个别感觉迟钝之病人，捻转 2～3 下尚无感觉时，亦须停针，不可乱捣，以免刺伤组织，对过敏及紧张病人，尤须注意多给以鼓励与安慰，扎针时并以左手拇食二指，轻压穴位之周围，以免病人因病而随意挪动体位，引起意外。

5. 照处方规定施行强或弱的刺激，按时卧斜。

6. 卧针时护士不得离病人太远而去，并仔细观察其反应，防止晕针。

7. 如有晕针（类似休克）之可能，或已发生晕针之现象时，立即通知医师并按其轻重不同程度，进行救治，切勿误认为病员熟睡而不管。

（四）取针

1. 卧针时间已到，通知病人，然后起针，起针后用干棉球轻按斜扎处，促其闭合。

2. 如有滞针现象，护士不可惊慌失措，要迅速通知医师，并冷静的分析，滞针的原因，进行处理，不要硬往外拔针体，否则有折针之危险。

3. 如需灸治者，按医嘱加灸，加灸时切忌烧伤皮肤衣服等物，灸到病员有热的感觉而穴位之周围有红晕即可停灸（约 3～5 分钟），并告病人勿搔着灸处之皮肤，防止皮肤搔破，造成感染。

4. 治疗完毕，通知病员，可以离开治疗室，并说明下次复诊日期，根据病情，告诉病员生活饮食应注意事宜。

5. 理好治疗床及扎针之用具，放回原处，收起病历，交回挂号室保管。

6. 复诊病员，操作仍如上，说服解释工作可适当减少。

附：护士在针灸室工作，应熟悉一般针灸穴位及扎针操作方法。

（贵阳市中医医院针灸科袁菊英献方）

三、针灸治疗破伤风介绍（例一）

症状：左脚背被锄头撞伤，当时流有少量的血，隔三天即感口不能张，吃东西困难，头颈强直腰部发硬，身不由己，向后抽扯，约3～5分钟抽一次，汗多，现苦笑面容。

取穴：百会、后顶、强间、风府、大椎、下关、颊车、鸠尾、上脘、中脘、关元、气海、大赫、肝俞、肾俞、大肠俞、环跳、承山、委中、阳陵泉。

方法：在针治第一次时，留针时间二小时半，针刺第二次时。留针两小时，每天扎针二次，以后即视好转情形，酌减留针时间。

附注：上述穴位，是根据当时抽搐情况来灵活交换使用的。

（盘县人民医院中医师吴典卿献方）

四、针灸治疗破伤风（例二）

症状：左脚大趾踢伤流血，曾包草药数天，后感张口不便，头向后仰，牙关紧闭，颈项强直，每五六分钟抽搐一次。

取穴：百会、上星、风池、风府、上关、下关、颊车、大椎、身柱、肾俞、命门、长强、肝俞、胃俞、上脘、中脘、合谷、环跳、委中。

方法：在第一次留针，达三小时，每隔10～20分钟，行重刺激一次，每次用六至八穴，轮番使用。

（盘县人民医院中医师吴典卿献方）

五、治破伤风采用五虎追风散验方

症状：足底被刺伤，发生流血，膝盖部弯曲困难，牙关紧闭，头颈强直，每隔两三顿饭时间，向后抽搐一次。

方药：（五虎追风散）　蝉蜕一两　天南星二钱　明天麻二钱　全虫（带尾）七个　僵虫七条（炒）

用法：以黄酒二两为引，熬水服，服前先将朱砂末五分冲下，每服后要五心（两手心，两脚心，和心窝）出汗，则有效，每日一服，连用三天，但于第二日用艾灸伤口再灸五心出汗为度。灸后视身体的虚实程度服用琥珀彻底汤。

方药：独活三钱　蛴螬三个（即我省之推屎爬，又名牛屎客郎）　人指甲（焙成黄色）一钱　全虫七个　僵虫七个　蝉蜕五钱　天南星二钱

用法：水煎服，服前用黄酒一两为引，将朱砂末五分琥珀末五分，赤金三张（贴匾用的）为末冲下，每日一副，两副即可，如有疼痛，四肢不灵活，强直等感觉，可酌加牛膝、秦艽、乳香、没药。

附注：（1）灸下列各穴，以穴道周围发红为度　肾俞、膝眼、秉风、肝俞、膈俞、膏肓。

（2）如患者身体过虚，可先服十全大补汤一至数剂，如患者系产后，可少用五虎追

882

风散，多用活血止痛汤，即十全大补汤如杜仲五钱，牛膝二钱。

（3）用量看年龄大小而定，十岁以下者，服用四分之一；十八岁者，可服用二分之一。

（4）本方系根据1955年10月份及1956年第8期之《中医杂志》刊载史传思先生祖传秘方施用见效的。

（盘县人民医院中医师吴典卿献方）

六、治破伤风采用玉真散验方

症状：产后发生牙关紧闭，颈项强直，角弓反张等现象。

方药：（玉真散）生白附子十二两　天麻一两　羌活一两　防风一两　生南星一两　白芷一两。共研细末瓶装腊封待用，本方药味，必须生用，不得用任何方法炮制。

用法：每日服用玉真散三次，每次三钱，并配合针灸疗法和患者临时病变，另配中药与服痊愈。

（盘县人民医院中医师吴典卿献方）

七、治半身不遂用针灸治愈方

症状：产后不慎跌倒，昏迷言语不清，口眼向左歪斜，右侧身体麻痹，手足知觉消失。

取穴：上关、下关、颊车、口角、颧髎、曲池、肩髃、内关、合谷、手三里、环跳、风市、阳陵泉、中封、昆仑。

方法：每日配穴，头足各取二至三穴，轮番使用。

（盘县人民医院中医师吴典卿献方）

八、治膈神经痉挛（即中医呃逆症）用针灸治愈方

症状：患呃逆已年余，每日约百余次，身体日渐消瘦，精神不振，食欲减退。

取穴：膻中、上脘、中脘、下脘、期门、章门、内关、足三里。

方法：上述各穴，每日取三至四穴，轮番使用。

（盘县人民医院中医师吴典卿献方）

九、治慢性胃炎用针灸治愈方

症状：每到夜间，即患胃痛，从未间断。

取穴：膻中、鸠尾、上脘、中脘、期门、章门、内关、足三里。

方法：每日取三至四穴，轮番使用。

（盘县人民医院中医师吴典卿献方）

一〇、治颜面神经麻痹用针灸治愈方

症状：左侧颜面口眼，忽向右侧抽动不停。

取穴：攒竹、鱼腰、迎香、地仓、颊车、合谷、四白、承浆。

方法：上述各穴，每日换取数穴，轮番使用。

（盘县人民医院中医师吴典卿献方）

一一、治顽癣用艾灸治愈方

方法：每次用艾灸20～30分钟，约灸10～15次，即可痊愈。

（盘县人民医院中医师吴典卿献方）

一二、治牙关不开经验方

症状：剧烈头痛，突然人事不知，牙关紧闭不能开，不语，面青白色，唇青紫色，呼吸气粗而喘，体温微烧，脉搏浮紧而滑。

治法：针两手合谷二穴，面部颊车二穴，哑门一穴。

外用：乌梅肉二钱搽牙齿。

配合方剂：麻黄四钱　杏仁四钱　半夏三钱　枳实二钱　云苓三钱　广皮二钱　甘草一钱　建蒲二钱　水煎服

附注：本症为中风痰饮而引起，牙关紧闭，于服药后二小时半，浑身发热出汗，言语自能说出，以后随症用药二剂即愈。

（田仲康献方）

一三、治产后血虚中风方

症状：生产后，三日即染病，面带苍白，唇亦淡白色，声音低细，神智不清，四肢强直麻木，浑身肌肉抽搐，大小便三日未下，牙关半开，脉浮细无力。

治法：针两手合谷二穴，足三里二穴，面部颊车二穴，外用：乌梅肉二钱搽牙齿。

配合方剂：嫩芪四钱　枣仁三钱　茯神三钱　当归四钱　焦术三钱　潞参三钱　僵虫四钱　老蔻仁一钱半　桂枝三钱　甘草一钱　火麻仁三钱引　水煎服。

附注：服本方后病减再依原方出入加减配合针灸，三剂而愈。

（田仲康献方）

一四、治急性关节炎或神经性皮炎方

症状：产妇于七天从小腿肿起又红又肿又痛逐渐移到两大腿上肢，皮肤起疙瘩。

治法：针足三里、阴阳陵泉、曲泉、风市、阳池、中渚、合谷，并于红疙瘩处，施行皮肤刺激法。

附注：经过三天的针灸治疗即好。

（威宁县李石英献方）

一五、治子宫出血及慢性胃痛方

症状：流血六个月，月经不止，胸腹作痛。

治法：针三阴交、阳陵泉、关元、内庭、足三里、血海、中枢、气海、曲泽、带脉、命门、肾俞、膏肓、委中、归来、天枢、中脘、内关、小肠俞，上穴轮流使用最少一次三针，最多八针。

附注：经过十天的灸针治疗即愈。

（威宁县李石英献方）

一六、治疟疾方

取穴：灸膏肓穴。

（瓮安县洪仲书献方）

一七、治食道阻塞方

症状：在三天前饭后，发现喉咙处有物阻塞着，曾用饭团等物吞咽，服药均未见效，虽能吃饭，但始终觉得有物卡着，手捻之又觉无物。

884

治法：针天突，璇玑，留针5分钟。

附注：本症可能为神经过敏，于出针后，卡阻症状便完全消失。

（盘县中西医联合诊所中医道胤庚献方）

一八、治胸部闷痛不能进食方

症状：十天来胸部闷痛，只能吃水，不能吃饮食，呃逆胸痛，头痛，每天晚上发冷，腰弯不能直立，曾用按摩，麻感服药未效。

治法：先针天突（只觉胸部上半截至舌皆有酸麻感，阻塞部仍无麻感后加针璇玑再用电疗三分钟），觉酸麻往下放散至胃，立时便觉有一物二寸长手指粗之冰物，下落至胃，立觉疏通痊愈。

（盘县中西医联合诊所中医道胤庚献方）

一九、治疟疾方

取穴：大椎、陶道、合谷。

用法：针一、二次即好，斜到三、四次尤效。

（天柱县杨秀椿献方）

二○、治小儿高温方

取穴：水沟穴、承浆穴。

治法：用针刺甚验。

（开阳中医代表会献方）

二一、治水泻方

取穴：足三里穴穴各一针，天枢穴左右各灸七壮

附注：疗效甚佳。

（盘县六区中西医联合诊所冯雅洲献方）

二二、治挫伤腰痛方

取穴：委中穴左右各一针　肾俞穴左右各灸五壮

（盘县六区中西医联合诊所冯雅洲献方）

二三、治膝关节流走作痛（富于风湿性）方

取穴：风府穴一针，百会穴灸三壮。

（盘县六区中西医联合诊所冯雅洲献方）

二四、治肚痛方

取穴：中脘针八分，三里针一寸，内关针五分

方法：视病情用，寒者用烧山火，轻热者用透天凉灸三壮至五壮，停针二十分钟。

（德江县中医李世忠献方）

二五、治口眼㖞斜方

取穴：地仓针五分，颊车针八分，头维针三分，合谷针一寸，三里针一寸，并灸三里、合谷各三壮

附注：此外用人参二钱　乌药三钱　白芷三钱　青皮二钱　僵蚕二钱　全虫二钱　天麻二

885

钱 盐附子二钱 虫蜕五分 独活二钱 当归二钱 羌活二钱 防风二钱 甘草一钱 生姜引水煎服可针三次服三剂即全愈。

（德江县中医李世忠献方）

二六、治四季急性心肚痛痧症方

方法：用水一碗，将细口磁碗蘸水从背脊刮下至现红黑点为度，再将两手往下拉后，用磁锋针刺手十指尖出血手弯及足弯拍打发现红黑点，刺出血即愈。

取穴：用毫针刺，涌泉针五分，三里针一寸，内关针五分，中冲针三分感到酸麻木即止。

（德江县中医李世忠献方）

二七、治风寒湿毒留滞经络肿方

方法：在五月五日取东引桃枝去皮，两头削如鸡子尖样，长一、二寸许，针时以针向灯上点着随同纸三、五层或布亦可，贴盖患处，将热针按于纸上，病深者再燃，再刺之立愈。

附：雷火针药方：白芷 独活 川芎 细辛 牙皂 穿山甲炮用 丁香 枳壳 松香 雄黄 乳香 没药 杜仲 桂枝各一钱 硫磺三钱 麝香不拘 熟艾二三两。右捣为粗末和匀取艾铺底渗药于上用好皮纸卷筒，先须用线绊约两头，防其伸长然后加纸再卷，务令结实粗如大拇指大是其度也，用鸡子清刷外层，卷而裹之，阴干用法如前。

（丹寨县人民医院中医科陈永明献方）

二八、治各种痧症方

方法：用缝衣针消毒，在脐眼上左右三处，距离五分各刺出血，约五分钟后止痛，若重症可内服白矾1～2钱。

（花溪联合诊所郑仲仁献方）

二九、治头痛如破方

方法：用瓦针刺头顶心和两耳后，微出血，并以艾火烧数下立效。

（陈开华献方）

三〇、治缩阴症方

方法：把生殖器拉长，比到上下左右的终点，用灯火烧四壮。

（瓮安万大伦献方）

三一、治小腹疝气方

取穴：胃俞穴、关元穴、肾俞穴

方法：用灯火各烧一壮立能止痛。

（张光休献方）

三二、治被蛇咬蜂子叮或蜈蚣咬方

方法：在被咬当时，用灯火照患处灸之即愈。

（德江县潮砥区王心达献方）

三三、治头疭治痛方

方法：从肩部抹至两手，在手肚上用带子扎紧，用磁针锥手十指出血即好。

（中草医张著武献方）

三四、治舞蹈病方

症状：坐卧不安，突然左手舞或右手舞，左足蹈或右足蹈，又如手足直伸，不能下放时，如魁星一样形势。

治法：如左右足或左右手不能放下时，用花针刺，不能放下之手心或足心，但针只能刺半分深为止。

（金沙县卫协会中草医代表会献方）

三五、治鼻被打流血不止方

方法：用灯火烧少商穴。

（德江县稳平区罗运超献方）

文章与讲话

羚羊角文献

羚羊角首载第一部本草《神农本经》，只载功用，不载生物形态及辨别之法。

来源：《吴普本草》载："节角伸灵，痕蹙圆握"，"智工悬木，防患宵瞑"。已说羚羊生物性能，挂树而卧以防患。并说羚角之形状。

梁陶隐居《本草》载：角多节，蹙蹙圆绕。一角者胜。一边有节。节亦疏大为山羊角。

唐《英公本草》载：今用细如人指，长四五寸，蹙文细者。一边有蹙文为山驴角。两种本草，只以山羊角与羚羊对比为辨别方法。

唐陈藏器《本草拾遗》载：山羊、山驴、羚羊之种相似。羚羊角有神，夜宿以角挂树不着地。但两角湾中，深锐紧小，犹有挂痕者即是真。若慢无痕者非也。作此分别，余无他异。辨羚羊角角湾中有挂痕为真。为首辨羚羊角真伪的本草。

宋苏颂《本草图经》载：其形似羊青而大。其角长一二尺，有节如人手指握痕，又至坚劲。又其有细角长四五寸，如人指，多节，蹙蹙圆绕者。其间往往湾中有磨角成痕处。京师极多。详本草及诸家所出。此乃真羚羊角。

宋《大观本草》所载与苏颂相同。

宋《雷公本草》载：神羊角有廿四节，内有天生木胎。此角有神力，可抵千牛之力。

宋寇宗奭《本草衍义》载：羚羊角今皆取有挂痕者为真。然多伪为之，不可不察也。

明李时珍《本草纲目》引诸家学说相同。

明缪仲淳《本草》引诸家学说相同。

清·刘若金《本草》引诸家学说相同。

清·屠道和《本草》引诸家学说相同。

清·吴仪洛《本草》载：夜宿防患，挂树而栖，角有挂痕者真。明亮而坚，不黑者良。

清·赵海仙《实用本草》载羚羊角有环节，内有天生木胎。挂痕深入者为真。

近代曹炳章《伪药条辨》载：羚羊性灵，形似小鹿。藏器云：羚羊有神，夜宿防患，以角挂树不著地。但角湾中深锐紧小，有挂痕者为真。疏慢无痕者非也。有黑白二种，黑者清肾解热，白者清肺热熄风。

周复生《药业指南》载：角湾中有挂痕者为真，疏慢无痕者伪也。

周禹锡《本草约编》：角黄褐色有光泽，末端弯曲，角有环节，内有天生木胎，中有细窍透角尖，弯曲处有挂痕者为真。

杨华亭《药物图考》：羚羊角圆细无枝，色黄白而褐，长者尺余，短者五六寸，有关节，角端弯曲有挂痕。

孙凤翔：羚羊角以有挂痕者为真。

陈存仁《药学大辞典》引星加坡医药月十一期程登瀛羚羊辨：羚角产于西北者为正道地，值节时药效甚著。产于暹罗、缅甸、安南者为南羚，形态与北羚无异，价值甚贱。

正羚角基部横断面几成正规圆。南羚角口横下断面成椭圆形。亦有角基细圆者，其环节亦坡斜。

正羚环节劲竖凸突。节目上球结成索结状。南羚节目坡斜光滑。

正羚角长一尺者，角尖当有三四寸。南羚角尖约二寸左右。但有共通点。凡角直其尖长，曲轮角之角尖常较短。

《暹罗叻刊》第六期载程登瀛说，两角纵列者曰兕。近日多有取一角鱼牙之水角，伪造充正羚羊。此种做角，色黄质柔润，节目坡斜，角空不自然，易于辨识。

陈仁山《种物出产辨》载：近日多以兕角伪充羚羊，切片更难辨别。奉劝各医师不必用羚羊，虚耗中人以下财产。

陈存仁《大辞典》又载：角长尺许，径寸余，呈黄褐色，稍有光泽，末端稍弯曲，有螺旋状关节。日本产者节黑色，长五寸余，基部有横皱，谓之倭羚羊。

《中医杂志》上有读者将此段文字询问，后上海国医公会答复，说螺旋状关节不是如螺蛳状斜绕至尖，类如螺旋状的凸突。

总看以上各家本草，从三国时《吴普本草》说羚羊挂在树上睡眠，历代诸家本草皆不否认这个说法。从唐时陈藏器《本草拾遗》说羚羊挂树而卧，取角湾中深锐紧小犹有挂痕者，即是真的。若慢无痕者即是假的。将辨认羚羊角真伪的第一要点指出。历代研究本草各家皆承认这是辨羚羊角第一要法。羚羊挂树而卧，角湾中当然必有挂痕，这两点历代本草的意见皆一致。其次各家本草，有载大角长一二尺的，有载小角长四五寸的，有说生一角的，有说两角的，有说角黄白色的，有说角黑色的，有说角多节蹙之围绕，有说多节如人手指握痕的，有说角有廿四节，内有天生木胎的。有说角有环节，内有天生木胎的，有说环节劲竖凸突，节目上球结成索结状的，有说角基横剖面成正规圆为真的，有说角长一尺者，角尖有三四寸方为真的。

总结诸家辨认方法，无论羚羊角的大小长短，单角双角，颜色或黑或黄，环节或多或少，羚羊的特性系挂树而卧，日积月累，则角湾中必有挂痕。辨认羚羊角第一要义，首先辨认羚羊角角湾中有挂痕没有挂痕，若有挂痕的，方为真正羚羊角。若没有挂痕，不论长短大小，单角双角，颜色黄黑，环节多少，有木胎或角基正规圆。也不是真正的羚羊角。

照各家记载，同现在医药界的辨识方法有以下四点：

第一，辨角湾中的挂痕，若有挂痕。

第二，再辨环节的正斜和凸突。若没有挂痕，第二第三第四即不必辨了。若有挂痕，环节正面凸突，即为真的。若环节坡斜，则挂痕即系伪造。如《本草衍义》所说系伪造挂痕以乱真的。

第三，辨天生木胎，有木胎是真的，无木胎是假的。

第四，辨角基的正规圆，角基横剖面如两脚规所画的甚圆，是真的。圆而不正，或椭圆，是假的。

但在唐时的说部，《古今注序》和《寰宇志》载，貘骨充佛牙，物不能破，以羚羊角击之即碎。《说文》所载，系貘齿充佛牙，与《寰宇志》不同。金刚石百炼不消，羚羊角扣之即冰泮。此乃说部记载，《图经》抄录，李时珍《纲目》照抄。历代研究本草诸家，并未根据这个方法，来辨羚羊角的真伪。无一部本草作此试验的记载。貘系一种动物，其形如猪豕。我国所产，亚非两洲亦产。农村虽有人猎得，但不认识。他的牙骨难于取得试验。金刚石在近代我省各工矿部门及各学校中有些标本，并非难觅之物。将来就以熊医师自认为真的羚羊角来试验，看金刚石粉碎不粉碎，就可以解决真伪。

以上辨认方法，是中医文献中所记载。去年十二月在卫生局开会鉴定羚羊角，我们即根据这些方法来鉴定。所鉴定的羚羊角并无挂痕，有的环节斜绕，亦无挂痕，我们认为不是真正羚羊角，作初步的鉴定。因贵州所藏文献有限，故呈请中央再作第二步的鉴定。中央卫生部鉴定为伪品，并未详述辨伪的理由。今熊医师提出意见，等待中央回复后，我们再与熊医师作第二步的辨论。我们提出几个要点，作为将来讨论的方针。熊医师所提意见中，列举陶隐居、曹炳章诸人的文献，意思是注重学术的根据。学术既须要注重根据，我们即提出两点，须照文献根据讨论。

第一，所举陶弘景谓一角者胜，说呈送中央鉴定的羚羊角系独角，陶弘景并未载。独角与双角的鉴别法，历代本草亦未载独角双角鉴别的文献。熊医师说自己的系独用，请提出何以晓得自己的羚羊角是独角，须提出鉴别独角的文献根据，不然对中央鉴定未提出根据则所提的意见是不正确的。

第二，所举曹炳章《伪药条辨》的根据，何以只举曹氏对羚羊角黑白的用途，而曹氏辨别羚羊角真伪，最重要的角湾中深锐紧小有挂痕者为真，环慢无痕者非也的一段重要文献略去。若否认此挂痕可辨别真伪的方法，请提出否认曹氏以挂痕为鉴别的文献根据。不然既提曹氏羚角黑白用途的文献，可见相信曹氏的文献。既相信曹氏黑白二种用途的文献，而何以又不相信他所举羚角有挂痕为真的文献，请说明这个理由。

第三，熊医师以上海售卖短小羚羊角为资产阶级的做作，不见遇大的，为见骆驼为马肿背，和王安石的黄犬卧花心，以为少见多怪，没有见过。我们在上列举文献中，也有短小四五寸的羚羊角。熊医师只知有大的而不知有小的，我们不知这见骆驼为什么，或者同苏东坡的明月当空照一样，所提意见，信口雌黄，亦不正确的。

第四，熊医师所举雷敩、郑肖岩说廿四节、有木胎的神羊角。雷敩、郑肖岩文献并未否认羚羊角挂树而卧的特性，将来中央送还此角时，请熊医师指出挂痕的所在。若否认神羊角并不挂角而卧，只羚羊挂角而卧，请提出文献的根据。

我们提出这四点，作为讨论的目标，等待中央批复后再作讨论。今天我们简单叙述为上。我的话完了。

《衷中参西录》医方部分注释

前　言

　　《衷中参西录》系河北省盐山县已故老中医张锡纯寿甫所著。全书分为医方、药物、医论、医话、医案五个部分，约 80 万字，于公元 1929 年孟冬中旬出版，由天津东门里中西汇通社发行，天津华新印刷局印刷。

　　医方部分分为：治阴虚劳热方、治喘息方、治阳虚方、治心病方、治肺病方、治呕吐方、治膈食方、治吐衄方、治消渴方、治癃闭方、治黄疸方、治淋浊方、治痢方、治燥结方、治泄泻方、治痰饮方、治癫狂方、治大气下陷方、治气血郁滞肢体疼痛方、治伤寒方、治温病方、治伤寒温病同用方、治瘟疫瘟疹方、治疟疾方、治霍乱方、治内外中风方、治小儿风证方、治痫风方、治肢体痿废方、治女科方、治眼科方、治咽喉方、治牙疳方、治疮科方、杂录等 33 类，185 方。王氏对 32 方进行了批注（共 50 条），我们对其中的十七方（22 条）进行了整理研究。

　　一、资生汤：生山药 30 克　玄参 15 克　于术 9 克　生鸡内金 6 克捣碎　牛蒡子 9 克炒捣

　　加减：热甚者，加生地黄 15～18 克。

　　主治：治劳瘵羸弱已甚，饮食减少，喘促咳嗽，身热，脉虚弱者，亦治女子虚枯经闭。

　　方义：此汤用山药滋胃阴，于术健脾阳。前者胃汁充自能纳食，后者脾阳健自能助胃；鸡内金以脾胃补脾胃（据云：瓷、石、铜、铁皆能消化）；玄参去上焦浮热，以治劳瘵的阴虚；牛蒡子体滑气香能润肺，与山药、玄参并用，以止嗽定喘安肺。至于治女子血枯经闭，也属劳瘵所致的月经失调或闭经。

　　王氏针对："……三阳一阳病，皆形容其发病之状，二阳病，独推究其发病之原因者，何居？答曰：三阳一阳，若不先言其病发之状，人即不知何者为三阳一阳，病至二阳，胃腑原主饮食，人人皆知，至胃腑有病，即不能饮食，此又人人皆知，然其所以不能饮食之故，人多不能知也。故发端不言其病状，而先发明其得病之由来也。"其注为："打破历代诸家注释，与张山雷注，皆有精义。"

　　二、参赭镇气汤：野台参 12 克　生赭石 18 克轧细　生芡实 15 克　生山药 15 克　黄肉 18 克去净核　生龙骨 18 克捣细　生牡蛎 18 克捣细　生杭芍 12 克　苏子 6 克炒捣

　　主治：治阴阳两虚，喘逆迫促，有将脱之势。亦治肾虚不摄，冲气上干，致胃气不降作满闷。

　　方义：生赭石压力最胜，能镇胃气、冲气上逆，开胸膈，坠痰涎，止呕吐，通燥结，用之得当，诚有捷效。虚者可与人参同用，人参借赭石下行之力，挽回将脱之元气。若冲气上冲用赭石以镇之，芡实以敛之，冲气自安其宅也。

894

（1）王氏针对："……一妇人，年近五旬，得温病七八日，表里俱热，舌苔甚薄，作黑色，状类舌斑，此乃外感兼内亏之证，医者用降药，两次下之，遂发喘逆，令其子两手按其心口，即可不喘，须臾又喘，又令以手紧紧按住，喘又少停，诊其脉，尺部无根，寸部摇摇，此将脱之候也。时当仲夏，俾用生鸡子黄四枚，调新汲井泉水服之，喘稍定，可容取药，遂用赭石末6克，用生鸡子黄二枚，温水调和服之，喘遂愈，脉亦安定。继服参赭镇气汤以善其后。"其注为："既用降药，则气降矣，岂可再用赭石及参赭镇气之类，此案待考。"

（2）王氏针对："……历观以上诸治验，赭石诚为救颠扶危之大药也，乃如此良药，今人罕用，间有用者不过6~9克，药不胜病，用与不用同也，且愚放胆用至数两者，非鲁莽也。诚以临证既久，凡药之性情能力，及宜轻宜重之际，研究数十年，心中皆有定见，而后敢如此放胆"百用不至一失，且赭石所以能镇逆气，能下有形瘀滞者，以其饶有重坠之力，于气分实分毫无损，况气虚者，又佐以人参，尤为万全之策也。其药虽系石质，实与他石质不同，即未经火煅为末，服之亦与肠胃无伤，此从精心实验而知，故敢确凿言之。"其注为："余在日本得胃疾，每日呃数千声，自胃上冲，友人为处旋覆代赭加参，服后即觉气不上接，困顿尤甚，其赭旋不过6克，参则9克，倘有此病，用者须慎之。"

三、安肺宁嗽丸：嫩桑叶30克　儿茶30克　硼砂30克　苏子30克炒捣　粉甘草30克

上药五味为细末，蜜作为丸，9克重，早晚各服一丸，开水送服。

主治：治肺郁痰火及肺虚热作嗽，兼治肺结核。

方义：肺脏具阖辟之机，治肺之药，过于散则有碍于辟，过于敛则有碍于阖。桑得土之精气而生，长于理肺家之病，以土生金之义也。至其叶凉而宣通，最解肺中风热，其能散可知。又善固气化，治崩带脱肛，其能敛可之。敛而散之妙，用于肺脏阖辟之机尤合也。硼砂之性凉而滑，能通利肺窍。儿茶之性凉而涩，能安敛肺叶。二药并用，与肺之阖辟亦甚投合。又佐以苏子之降气定喘，甘草之益土生金，蜂蜜之润肺清燥，所以治嗽甚效。

又云：硼砂、儿茶，医者多认为疮家专药，不知其理痰宁嗽，皆为要品。且二药外用，能解毒化腐生肌，故内服亦治肺结核，或肺中损烂，亦甚有效。

王氏针对："……桑根白皮主五劳六极，此方治劳嗽不用皮而用叶，且不用霜叶而用嫩叶者何居？答曰，树之有叶，犹人之有肺，是故人以肺为呼吸，植物以叶为呼吸（化学家谓叶能吸碳气吐氧气），以其叶治肺，实有向声相应，同气相求之妙也。且桑根白皮，虽有补益之力，而与嗽之夹杂外感者，实有不宜，吴鞠通曾详论之，其言固不可废也。至桑叶必用嫩者，有嫩叶含有蛋白质（嫩叶采下叶蒂必出白浆），故能于人有所补益。若霜桑叶，乃干枯腐败之物，作柴用之尚可，岂可以之为药乎！"其注为："论桑叶用鲜者，实辟古今来一大谬误，曩者余带疑之，近人沈仲圭有所发明了今睹此篇，实先得我心也。"

四、寒降汤：生赭石18克轧细　清半夏9克　蒌仁12克炒捣　生杭芍12克　竹茹9克　牛蒡子9克炒捣　粉甘草4.5克

主治：治吐血、衄血，脉洪滑而长，或上入鱼际，此因热而胃气不降也，以寒凉重坠

之药，降其胃气则血止矣。

方义：《金匮》治心气不足吐衄，有泻心汤，大黄与黄连、黄芩并用，后世未窥仲景制方之意，恒多误解。不知所谓心气不足者，非不足也，如果不足，何又泻之？盖此证因阳明胃腑之热，上逆冲心，以致心中怔忡不安，若有不足之象，仲景从浅处立说，冀人易晓，遂以心气不足名之。故其立方，独本《内经》吐血、衄血，责重阳明不降之旨，用大黄直入阳明之腑，以降其逆上之热，又用黄芩以清肺金之热，使其清肃之气下行，以助阳明之降力。黄连以清心火之热，使其元归潜伏，以保少阴之真液，是泻之实所以补之也。且黄连之性肥肠止泻，与大黄并用，又能逗留大黄之力，使之不致滑泻，故吐衄非因寒凉者，服之莫不立愈。且愈后而瘀血全消，更无他患，真良方也。即使心气果系不足，而吐衄不止将有立危之势，先用泻心汤以止其吐衄，前后又从容调补，徐复其正，所谓急则治标，亦医家之良图也。乃世人竟畏大黄力猛，不敢轻用，即或用之，病家亦多骇疑，是以愚不得已，拟此寒降汤，重用赭石，以代大黄降逆之力，屡次用之，亦可随手奏效也。

或问，后世本草谓血证忌用半夏，以其辛而燥也。子所以拟寒降汤，治血衄之因热者，何以方中仍用半夏，独不虑其辛燥伤血乎？答曰：血证须有甄别，若虚劳咳嗽，痰中带血，半夏诚为所忌。若大口吐血，或衄血不止，即虚劳证，亦可暂用半夏以收一日之功，血止以后，再徐图他治。盖吐血之证，多由胃气夹冲气上逆；衄血之证，多由胃气冲气上逆，并迫肺气亦上逆。《内经·厥论篇》曰：阳明厥逆，喘咳身热，善惊衄，呕吐。煌煌圣言，万古不易，是治吐衄者，原当以降阳明之厥逆为主，而降阳明胃气之逆者，莫半夏若也。

王氏针对，"……一人年十八、偶得吐血证，初不甚剧，因医者误治，遂大吐不止，诊其脉如水上浮麻，莫辨至数，此虚弱之极候也。若不用药立止其血，危可翘足而待，遂投以此汤，去竹茹，加生山药30克，赭石改用24克，一剂血止……"其注为："虚极重用赭石，而不加参，此案尚有可疑之处。"

五、补络补管汤：生龙骨30克捣细　生牡蛎30克捣细　萸肉30克去净核　三七6克研细　药汁送服。

加减：服之血犹不止者，可加赭石细末15～18克。

主治：治咳血吐血久不愈者。

方义：龙骨、牡蛎、萸肉性皆收涩，又兼具开通之力，故能补肺络与胃中血管，以成止血之功，而又不至有遽止之患，致留瘀血为恙也。佐以三七，取其化腐生新，使损伤之处易愈，且其性善理血，原为治吐衄之妙品。

（1）王氏针对："……问：回血管之说，证以秦越人《难经》益可确信，然据西人主说，谓吐紫黑成块者，亦系回血管之血，何以人之腑中或胁下，素有瘀积，偶有因吐紫黑成块之血而愈者？答曰：此等证，西人亦常论及，谓有肝脾瘀血，及其他处瘀血，由胃而出，而胃自不病者，吐后即觉松适，所谓以病医病也。然他处瘀血，既假道于胃而出，虽云胃自不病，而胃中回血管必有溃裂之处，亦宜治以化瘀兼收涩之药。浓煎龙骨牡蛎汤送下三七细末，可以顷刻奏效。若但认为瘀血任其倾吐，未有不危殆者。此有关性命之证，医者切宜知之……"其注为："吐紫黑血审系胃血，余每以甘草干姜汤治愈。"

（2）王氏针对："或又问，据西人之说，是他经之血，皆可以借径于胃而吐出，至咳血出于肺，而他处之血亦或借径于肺而上行否？答曰：此问甚精微，然可实指而确论之也。吾友苏明阳先生当世之哲学士也（著有天地新学说），尝告愚曰，肺管下行连心连肝及胆，其相连之处，心及肝胆皆有门与之相通，再下行脐下，连于气海，气海即《医林改错》谓其状若倒提鸡冠花者也……"其注为，"由何处地方能到胃中，方由胃中而出，尚未说明。"

六、济阴汤：怀热地 30 克　生龟板 15 克捣碎　生杭芍 15 克　地肤子 3 克

主治：治阴分虚损，血亏不能濡润，致小便不利。

方义：本方以熟地为君，辅以龟板以助熟地之润，芍药以行熟地之滞（芍药善利小便，故能行熟地之泥），地肤子为向导药，名之曰济阴汤。

（1）王氏针对："……一媪，年六十余，得水肿证，延医治不效，时有专以治水肿名者，其方秘而不传。服其药自大便泻水数桶，一身肿尽消，言忌咸百日，可保永愈。数日又见肿，旋复如故。服其药三次皆然，而病人益衰惫矣。盖未服其药时，即艰于小便，既服药后，小便滴沥全无，所以旋消而旋肿也。再延他医，皆言服此药，愈后复发者，断乎不能调治。后愚诊视，其脉数而无方。愚曰：脉数者阴分虚也，无力者阳分虚也。膀胱之腑，有下口无上口，水饮必随气血流行，而后能达于膀胱，出为小便，《内经》所谓州都之官，津液存焉，气化则能出者是也。此脉阴阳俱虚，致气化伤损，不能运化水饮以达膀胱，此小便所以滴沥全无也。"其注为："膀胱有下口无上口，乃古之邪说；分剖验有上口二管，何张君中西兼通者仍有是说耶？虽有解答，以唐容川为旨，谓水须由三焦而达膀胱则可，谓膀胱有下口无上口则不可。"

（2）王氏针对："……一妇人，年三十许，因阴虚小便不利，积成水肿，甚剧，大便以旬日不通，一老医投以八正散不效，友人高××为出方，用生白芍 180 克，煎汁两大碗，再用阿胶 60 克，熔化其中，俾病人尽量饮之，老医甚为骇疑，高××力主服之。尽剂而二便皆通，肿亦顿消，后老医与愚亲面，为述其事，且问此等药何以能治此病？答曰：此必阴虚不能化阳，以致二便闭塞，白芍善利小便，阿胶能滑大便，二药并用，又大能滋补真阴，使阴分充足，以化其下焦偏胜之阳，则二便自能通利也。……"其注为："熟地 120 克、白芍 30 克，治阴虚不利之小便。"

七、加味苓桂术甘汤：于术 9 克　桂枝尖 6 克　茯苓皮 6 克　甘草 3 克　干姜 9 克　人参 9 克　乌附子 6 克　威灵仙 4.5 克

主治：治水肿小便不利，其脉沉迟无力，自觉寒凉者。

方义：人之水饮，非阳气不能宣通。上焦阳虚者，水饮停于膈上；中焦阳虚者，水饮停于脾胃；下焦阳虚者，水饮停于膀胱。故用苓桂术甘汤，以助上焦之阳。用甘草协同人参、干姜，以助中焦之阳；人参同附子协同桂枝，更能助下焦之阳。灵仙与人参并用治气虚小便不利甚效。三焦阳气宣通，水饮亦随之宣通，而不复停滞为患矣。

王氏针对："……用越婢汤治风水，愚曾经验，遇药病相投，功效甚捷。其方《金匮》以治风水恶风，一身悉肿，脉浮、不渴，续自汗出，无大热者。而愚临证体验以来，即非续自汗出者，用之亦可，若一剂而汗不出者，可将石膏易作滑石（分量须加重）。……"其注为："余每以五皮饮加麻杏，治风水肿如神。"

八、鸡胵茅根汤：生鸡内金 15 克洗净轧细　生于术（分量用时斟酌）　鲜茅根 60 克（锉细）

先将茅根煎汤数茶盅（不可过煎，一两沸后慢火温至茅根沉水底，汤即成）。先用一盅半，生姜五片，煎鸡内金末，至半盅时，再添茅根汤一盅，七八沸后，澄取清汤（不拘一盅或一盅多）服之。

主治：治水臌气臌并病，兼治单腹胀及单水臌胀，单气臌胀。

方义：鸡内金为鸡之脾胃，善化有形瘀积，能直入脾中，以清回血管之瘀滞，茅根能清热利小便，兼理气分之郁，因茅根春日发生最早，是禀一阳初生之气而上升，故凡气之郁而不畅者，茅根皆能畅达之，能佐鸡内金以奏殊功，加生姜，恐鲜茅根之性寒，其味辛能理气，其皮又善利水。加于术以扶正胜邪，不敢纯用开破之品，致伤其正气。

王氏针对："……或问茅根能清热利小便，人所共知。至谓兼理气分之郁，诸家本草皆未言及，子亦曾单用之，而有确实之征验乎？答曰：此等实验已不胜记。曾治一室女，心中常觉发热，屡次服药无效。后愚为诊视，六脉皆沉细，诊脉之际，闻其太息数次，知其气不舒也。问其心中胁下，恒隐隐作疼，遂俾剖取鲜茅根，锉细半斤，煎数沸当茶饮之，两日后，复诊其脉已还浮分，重诊有力，不复闻其太息。问其胁下，已不觉疼，惟心中仍觉发热耳。再饮数日，其心中发热亦愈。"其注为："余亦常用茅根治温热诸证，但解郁之理未明，今睹此书，实发古人所未发也。"

九、审定《金匮》黄疸门硝石矾石散方：硝石（俗名火硝、亦名焰硝）矾石等分为散，大麦粥汁和服方寸匕（约重3克）日三服。

主抬：为治内伤黄疸之总方。

方义：矾石能去脾中湿热，其色绿而且青（亦名绿矾，又名青矾），能兼入胆经，藉其酸收之味，以敛胆汁之妄行；硝石性寒，能解脏腑之实热，味咸入血分又善解血分之热。且其性善消，遇火即燃，又多含氧气，人身之血得氧气则赤，又藉硝石之消力，以消融血中之渣滓，则血之因胆汁而色变者，不难复于正矣。用大麦粥送服者，取其补助脾胃之土以胜湿，而其甘平之性兼能缓硝矾之猛峻，犹白虎汤中用粳米也。

王氏针对："仲景治黄疸方甚多，有治外感之黄疸者，《伤寒论》治发黄诸方是也。有治内伤之黄疸者。《金匮》黄疸门诸方是也。其中治女劳疸硝石矾石散方，为治女劳疸之方，实可为治内伤黄疸之总方……病随大小便去，小便正黄色，大便正黑色是也。"其注为："历代方书言疸症，多言阴阳，不言内外，虽有女劳疸、谷疸、酒疸之名，亦多语焉不详，张君发明无疑，有功医林不浅。"

十、通变白虎加人参汤：生石膏60克 捣细　生杭芍24克　生山药18克　人参15克 甘草6克

主治：治下痢，或赤、或白、或赤白参半，下重腹疼，周身发热，服凉药而热不休，脉象确有实热者。

方义：此方即《伤寒论》白虎加人参汤，以芍药代知母，山药代粳米，用人参助石膏，能使深陷之邪徐徐上升，外散消解。加以芍药甘草以理下重腹疼，山药滋阴固下。

（1）王氏针对："……一叟，年六十七，于中秋得痢证，医治二十余日不效，后愚诊视，其痢赤白胶滞，下行时觉肠中热而且干，小便亦觉发热，腹疼下坠并迫，其脊骨尽处，亦下坠作痛。且时作眩晕，其脉洪长有力。舌有白苔甚厚。愚曰：此外感乏热挟痢毒之热下迫，故现种种病状，非治痢兼治外感不可，遂投以此汤，两剂诸病皆愈。……"其注为："喻嘉言之仓廪汤，尤为表邪下陷之良方。《吴医汇讲》以葛根加入治痢药中亦

神妙，余屡试之。张君此方必热重外邪微者，方为有效。"

（2）王氏针对："……东西人治痢之药，其解毒清血之力远不如鸦胆子；其防腐生肌之力远不如三七；且于挟虚之痢而不知辅以山药人参，于挟热之痢而不知重用石膏，宜其视赤痢为至险之证，而治之恒不愈也。……"其注为："何廉臣批，可以为中医界吐郁气。"

十一、升陷汤：生箭芪1.8克　知母6克　柴胡4.5克　桔梗4.5克　升麻3克

加减：气分虚极下陷者，酌加人参数克，或再加山萸肉（去净核）数克，以收敛气分之耗散。若大气下陷过甚，至少腹下坠，或更作疼者，将升麻改用4.5克，或倍作6克。

主治：治胸中大气下陷，气短不足以息，或努力呼吸，有似乎喘，或气息将停，危在顷刻。其兼证，或寒热往来，或咽干作渴，或满闷怔忡，或神昏健忘，种种病状，诚难悉数。其脉象沉迟微弱，关前尤甚，其剧者，或六脉不全，或参伍不调。

方义：本方以黄芪为主，补气并升气，惟其性稍热，故以知母之凉润济之。柴胡为少阳药，能引大气之陷者自左上升。升麻为阳明之药，能引大气之陷者自右上升。桔梗为药中之舟楫，能载诸药之力上达胸中，故用之为向导。其气分虚极者，酌加人参以培气之本也。加萸肉以防气之涣也。至若少腹下坠或更作疼，其人之大气直陷至九渊，故加大升麻的用量。

王氏针对："……一人，年四十许，失音半载，渐觉咽喉发紧，且常溃烂，畏风恶寒，冬日所著衣服，至孟夏犹未换。饮食减少，浸成虚劳，多方治疗，病转增剧。诊其脉，两寸微弱，毫无轩起之象，知其胸中大气下陷也。投以升陷汤加玄参12克，两剂，咽喉即不发紧。遂减去升麻，又连服十余剂，诸病皆愈。"其注为："以升药治咽疼，乃独见之案。"

十二、加味桂枝代粥汤：桂枝尖9克　生杭芍9克　防风6克，甘草4.5克　生姜9克　大枣3枚　生黄芪9克　知母9克

主治：治伤寒有汗。

方义：桂枝辛温，阳也。芍药苦平，阴也。桂枝得生姜之辛同气相求，可调周身之阳气，芍药得大枣甘草之甘苦化合，可滋周身之阴液。加黄芪升补大气，以代粥补益之力。防风宣通营卫，以代粥发表之方。又恐黄芪温补之性，服后易致生热，故又加知母，以预为之防也。

王氏针对："……桂枝汤为治伤风有汗之方。释者谓风伤营则有汗，又或谓营分虚损，即与外邪相感召，斯说也，愚尝疑之。人之营卫，皆为周身之外廓，卫譬则廓也，营譬则城也，有卫以为营之外围，外感之邪，何能越卫而伤营乎？盖人之胸中大气，息息与卫气相即，大气充满于胸中，则饶有吸力，将卫气吸紧，以密护于周身，捍御外感，使不得着体，即或着体亦止中于卫，而不中于营，此理固显然也。有时胸中大气虚损，不能吸摄卫气，卫气散漫，不能捍御外邪，则外邪之来，直可透卫而入营矣。……"其注为："打破三纲鼎立之说，伤卫不能伤营，伤营必伤卫矣，陆九芝所论颇有发明，学者参之。"

十三、寒解汤：生石膏30克　捣细　知母24克　连翘4.5克　蝉蜕4.5克　去足土

主治：治周身壮热，心中热而且渴，舌上苔白欲黄，其脉洪滑。或头犹觉疼，周身犹有拘束之意者。

方义：方中重用石膏、知母清胃腑之热；用连翘、蝉蜕之善达表者，引胃中化而欲散之热，仍还太阳作汗而解。

（1）王氏针对："……洪吉人曰：昔一名医，成化年新野疫疠，有邻妇卧床数日，忽闻其家如羊嘶声，急往视之，见数人用被覆其妇，床下置火一盆，令其出汗，其妇面赤声哑，气息几断，因叱之曰：急放手，不然命殆矣。众不从，乃强拽被，其妇跃起，倚壁而喘，口不能言，曰：饮凉水否？颔之，与水一碗，一饮而尽，始能言，又索水复与之，饮毕汗出如雨，其病遂愈。或问其故，曰：彼发热数日，且不饮食，肠中枯涸，以火蒸之，是速其死也，何得有汗？试观以火燃空鼎，虽赤而气不升，沃之以水则气四达矣，遇此等证，不可不知。

按：此案与案后之边皆妙，是知用得当，凉水亦大药也，其饮凉水而得汗之理，亦即寒解汤能发汗之理也。……"其注为："余在鄂（即湖北）西潘关，士兵病瘟，该地无药，乃令饮冷水及西瓜，治愈数十人，皆得汗而解。"

（2）王氏针对："……吴又可曰：里证下后，脉浮而微数，身微热，神思或不爽，此邪热浮于肌表，里无壅滞也，虽无汗，宜白虎汤，邪可从汗而解，若下后，脉空虚而数，按之豁然如无者，宜白虎加人参汤，覆杯则汗解。按：白虎汤与白虎加人参汤，皆非解之药，而用之得当，虽在下后，犹可须臾得汗，况在未下之前乎，不但此也，即承气汤亦可为汗解之药，亦视乎用之何如耳。……"其注为："病得汗解，余思之屡矣，尚不得其真正道理。"

十四、仙露汤：生石膏90克捣细　玄参30克　连翘9克　粳米15克

主治：治寒温阳明证，表里俱热，心中热，嗜凉水，而不致燥渴；脉象洪滑，而不致甚实，舌苔白厚，或白而微黄；或有时背微恶寒者。

方义：《伤寒论》白虎汤，为阳明腑病之药，而兼治阳明经病。此汤为阳明经病之药，而兼治阳明腑病，为其所主者，责重于经，故于白虎汤方中，以玄参之甘寒，易知母之苦寒，又去甘草，少加连翘。欲其轻清之性，善走经络，以解阳明在经之热也。方中粳米，不可误用糯米（俗名浆米）。粳米清和甘缓，能逗留金石之药于胃中，使之由胃输脾，由脾达肺，药力四布，经络贯通。糯米质粘性热，大能固闭药力，留中不散，若错用之，即能误事。

王氏针对："《伤寒论》阳明篇中，白虎汤后，继以承气汤，以攻下肠中燥结，而又详载不可攻下诸证。诚以承气力猛，倘或审证不确，即足误事。愚治寒温三十余年，得一避难就易之法，凡遇阳明应下证，亦先投以大剂白虎汤一两剂，大便往往得通，病亦即愈。即间有服白虎汤数剂，大便犹不通者，而实火既消。津液自生，肠中不致干燥，大便自易下降。用玄明粉9克，加蜂蜜或柿霜30克许，开水冲调服下，大便即通。若仍有余火未尽，而大便不通者，单用生大黄末3克（若凉水调服生大黄末3克，可抵煮服者30克），蜜水调服，通其大便亦可。且通大便于服白虎汤后，更无下后不解之虞。下证略具，而脉近虚数者，遽以承气下之，原多有下后不解者，以其真阴亏，元气虚也。惟先服白虎汤或先服白虎加人参汤，去其实火，即以复其真阴，培其元气，而后微用降药通之，下后又何至不解乎？此亦愚百用不至一失之法也。……"其注为："此法诚善，余亦每如此治法，然有阳明实证甚者，非急下存阴不可，是又不可以白虎塞责致生他变也。"

十五、青盂汤：荷叶一个　生石膏30克　真羚羊角6克（另煎兑服）　知母18克

900

蝉蜕 9 克　僵蚕 6 克　金线重楼 6 克切片　粉甘草 4.5 克

　　主治：治瘟疫表里俱热，头面肿疼，其肿或连项及胸，亦治阳毒发斑疹。

　　方义：荷叶禀初阳上升之气，为诸药之舟楫，能载清火解毒之药上至头面，且其气清郁，更能解毒逐秽，施于疫毒诸证尤宜也。金线重楼，一名蚤休，一名草河车（原为紫河车草），味甘而淡，其解毒之功，可仿甘草，然甘草性温，此药性凉，以解一切热毒，尤胜于甘草，故名蚤休。羚羊角，性凉而解毒，善清肝胆之火，兼清胃腑之热，清凉之中，大具发表之力，与石膏之辛凉，荷叶、连翘之清轻升浮者并用，大能透发瘟疫斑疹之毒火郁热。僵蚕能为表散药之向导，而兼具表散之力，痘疹不出者，僵蚕最能表出之。僵蚕僵而不腐，凡人有肿疼之处，恐其变为腐烂，僵蚕又能治之，此气化相感之妙也。

　　王氏针对："……吕沧洲云：一人伤寒十余日，三部脉举按皆无，舌苔滑，两颧赤如火，语言不乱，因告之曰：此子必大发赤斑，周身如绵纹，夫血脉之波澜也，今血为邪热所搏掉而为斑，外现于皮肤，呼吸之气无形可依，犹沟渠之水虽有风不能成波澜也，斑消则脉出矣。及揭其衾，而赤斑烂然。与白虎加人参汤，化其斑，脉乃复常。按：发斑至于无脉，其证可谓险矣。即遇有识者，细诊病情，以为可治，亦必谓毒火郁热盘踞经络之间，以阻塞脉道之路耳。而沧洲独断为发斑则伤血，血伤则脉不见，是诚沧洲之创论，然其言固信而有征也。忆己亥春，尝治一少年吐血证，其人大口吐血，数日不止，脉若有若无，用药止其血后，脉因火退，转分毫不见，愚放胆用药调补之，竟得无恙。夫吐血过多可至无脉，以征沧洲血伤无脉之说确乎可信。此阳毒发斑也。……"其注为："血后无脉固信而有征，其反面血阻滞无脉亦信而有征也。观中风中暑之闭症，温热之脉伏可以对照。"

　　十六、护心至宝丹：生石膏 30 克 捣细　人参 6 克　犀角 6 克　羚羊角 6 克　朱砂 1 克研细　牛黄 0.3 克研细

　　将前四味共煎汤一茶盅，送服朱砂、牛黄末。

　　主治：治瘟疫自肺传心，其人无故自笑，精神恍惚，言语错乱。

　　王氏针对："此证属至危之候，非寻常药饵所能疗治，故方中多用珍异之品，借其宝气以解入心之热毒也。瘟疫之毒未入心者，最忌用犀角。而既入心之后，犀角又为必须之药。瘟疫之毒，随呼吸之气传入，原可入肺，心与肺同居膈上，且左心房之血脉管与右心房之回血管，又皆与肺循环相通，其相传似甚易。而此证不常有者，因有包络护于心上代心受邪，由包络下传三焦，为手厥阴，少阳脏腑之相传，此心所以不易受邪也。愚临证二十余，仅遇一媪患此证，为拟此方，服之而愈。……"其注为"余治此证已十余人，皆此方治愈，唯张师发明此方剂，诸书本载，已束手无策矣。"

　　十七、蒲公英汤：鲜蒲公英 120 克（根、叶、茎、花皆用，花开残者去之，如无鲜者可用于者 60 克代之）

　　上药煎汤两大碗，温服一碗，余一碗乘热薰洗。

　　主治：治眼疾肿疼，或胬肉遮睛，或赤脉络目，或目睛胀疼，或目疼连脑，或羞明多泪，一切虚火实热之证。

　　方义：蒲公英清热、解毒、消痈。

　　王氏针对："此方得之于××，言其母尝患眼疾，疼痛异常，经延医调治，数月不愈，有高姓媪，告以此方，一次即愈。愚自得此方后，屡试皆效。夫蒲公英遍地皆有，仲

春生苗，季春开花，色正黄，至初冬其花犹有开者，状类小菊，其叶似大蓟，田家采取生啖，以当莱蔬。其功长于治疮，能消散痈疔毒火，然不知其能治眼疾也。……"其注为："余试用多人，无不效验异常，真神方也。"

附　录

我所王聘贤老中医曾师事名医张锡纯（寿甫）多年，对其师所著《医学衷中参西录》一书，推崇备至，曾誉为"亘古以来，未有之善本也"。此书初版甚少，王老先生曾多方求索，既获之后，反复研读，详加批注，并于扉页及书末等处，撰文说明其最初从事中医研究的始由，高度评价其师张锡纯老先生的医学成就，并撰写挽联掉念张老先生的逝世。现将有关原文辑录于后：

一、对其师张锡纯（寿甫）老先生及其所著《衷中参西录》一书的评价。

张寿甫君医界巨子，专谈治验，与南方之张山雷阐扬医道，余最纫佩。此书第一期出版时，余在北京购而研之，深为赞赏，后充奉天（即辽宁）采木经理，列于门墙，未几黔政变，余与袁鼎卿由京赴汉臬（即汉口），此后定黔南旋，屡托友人购买第二、三期，竟不果。复于上海中医书局购三次，亦售罄。自叹与此书无缘欤！今旧友高君由天津张师处购赠，感荷奚如，特志数语。

二、王聘贤老中医开始学习中医的始由：

余于 1919 年，在日本得胃疾，经彼国著名医院诊治年余，入专门胃肠病院十余所，毫无寸效，竟成痼疾，发全落，稍步行一里，即褥暑亦感风邪，余以壮年素称铜筋铁骨之躯，体虚若是，自顾亦以为不起，幸友人李君返国，在沪造中药一单，寄服后病愈七八，于是打破喜新崇洋之观念，萌研究中医之思，亦半为己病也。十年来，暇即手不释卷，专研医籍达 580 余部，500 余种，于医学始稍有心得，本书及张山雷所著各书，余每遵用，无不神效，亘古以来，未有之善本也。

三、王聘贤老中医悼念其师张锡纯的挽联

张师寿甫于 1933 年 10 月 8 日于天津中西汇通医社归道山，寄联挽悼。

平生融贯中西，精研太素，万里外，鸿泥历遍，全活良多。瀛海者灵光，停看桃李门高，无愧同宗称仲景。

往日迫随左右，得饮上池，十年来，雁信常通，疑难顿解。广陵遗绝调，从此蓬莱路阻，空教哭寝忆成连。　（此联曾选载本刊 1983 年 1 期）

后　记

我们对已故王聘贤老中医关于张锡纯《衷中参西录》医方 158 个方子中，批注内容较详尽而有现实意义的方剂进行整理，并按原书顺序排列，为了使读者阅读后能了解王氏批注所针对的关键及内容说明什么，因此，我们对每一个批注的方剂在整理时，其体例为方名、药物加减、主治、方义、批注（并摘录针对批注的原文）。

在整理过程中对少数词句及个别字作了校正。

由于我们的水平有限，对整理的内容，错误之处，在所难免，请批评指正。

《钱氏儿科疏案》急惊风类症评述

1987 年所刊发表王志对急慢惊风的评述之后，现将急惊风类症整理如后：

"天钩"似病，壮热惊悸，眼目翻腾，手足搐掣，或啼或笑，喜怒无常，甚者爪甲皆青，头面后仰，身反折，浑如角弓之状，此风伤肝，宜和解风热，用钩藤散主之。一云天钩属木，宜是散，用泻青去大黄，加僵蚕、天麻、全蝎、钩藤。

痉病似"天钩，项背强直，腰身反张，摇头，瘛疭，噤口不语，发热腹痛，镇日不醒，但天钩有搐掣，而痉病无搐掣，故受病与天钩不同，痉有刚柔之分，刚宜麻黄葛根，柔宜桂枝葛根，二痉周慎斋皆以人参败毒散主之。"

"内钩"者，小腹痛，大叫哭，目直视，唇黑囊肿，躯偻反张，内有红筋红斑者是也。此肝筋寒菊壅结，宜温散，木香丸及当归吴萸汤主之。

"盘肠"似内钩，痛在小腹，腰屈而啼，无泪，头上有汗，是小肠为冷气所搏，但内钩有瘛疭，盘肠无瘛疭，目不直视，宜金铃子散，寒邪入胃，小腹急痛，面青，手足冷，用当归 3 克、甘草 1 克、肉桂 4 分、木香 3 分、姜汤调服。

辨曰天钩在上生于风热，宜发散；天钩在下生于寒冷，宜温之。二者皆肝经病也。天钩或哭或笑，内钩则多啼；天钩有搐掣，痉病则无，内钩有瘛疭，盘肠则否。

"客忤"似痫，其状如惊，但眼不窜，是五气之邪自鼻而入则忤，其脾胃所伤则忤，其神有所佛逆则忤。其意当博求而制方，其大略治法，宜辟邪养正，散郁安神，用苏合丸，至圣保命丹主之。

"中恶"似痫，有中恶毒之气，有中恶毒之物。中气者病自外入，致四肢厥冷，两手握拳不能，喘息，其症眩扑，先用霹雳散嚏之，醒后用苏合丸或摄生饮。中恶毒之物者，病自内生，重症心腹刺病，肚皮青黑，闷乱欲死，急攻之，用雄黄解毒丸主之。

"白虎"似痫乃犯白虎之神也，则神不爽，目视不转，手如握物，宜至圣保命丹，取伏龙肝煎汤送下。

戴原礼曰：凡痫症，无非痰涎壅塞，速闷孔窍，发则头旋颠倒，手足搐搦，口眼相引，胸背强直，叫吼吐沫，食顷乃苏，宜星香散（南星 24 克、木香 3 克加全蝎 3 个、生姜为引，煎服）。小儿五痫，皆须随时治之。犬痫，反折，目上窜，犬叫，肝也；片痫，目直视，腹满，片叫脾也；鸡痫，惊跳反折，手纵，鸡叫，肺也；猪痫，如尸吐沫，猪叫，肾也；痫，目瞪吐舌，羊叫，心也。五痫，五痫重者死，病后甚者亦死。治法并用五色丸主之。（朱砂研、珍珠各 15 克、雄黄 30 克、水银 7 克、黑铅 60 克，炼蜜为丸，如麻子大，每服三、四丸，金银花薄荷煎汤送下。）

"客忤"者，三症之总名，中恶则客忤之重，白虎则客忤之轻，治法皆以解邪、安神、养心胃为主，苏合丸为治三病之圣药。

惊自外而得，如受惊恐，客忤、中恶之类，养心藏神，惊则伤神，肾藏志，恐则伤肾。经云："随神往来谓之魂，并精出入谓之魄。"故神伤则魂离，精伤则魄散。小儿神志怯弱，猝有惊恐，以致精神溃乱，魂魄飞扣，气逆痰聚乃发搐也。宜先祛其痰，用辰砂膏主之。（辰砂9克、硼砂4.5克、牙硝4.5克、玄明粉6克、全蝎3克，珍珠3克，麝香1分，共研细末，每服少许，薄荷汤送下。）

　　按语：王老在"急惊类症"中指出，"痉病似钩"（内钩及大钩），"盘肠似钩"、"客忤似痫"、"中恶似痫"、"白虎似痫"五大类的鉴别，且治法各异，天钩用泻青丸加减；内钩拟温散之木香丸及当归吴萸汤；盘肠者用金铃子散主之；客忤者宜苏合丸及至圣保命丹；中恶者，急攻之，宜雄黄解毒丸；白虎用至圣保命丹；小儿五痫用五色丸主之。以上诸证的鉴别诊治，给后世中医儿科临证工作者留下宝贵的经验。

李时珍简史

李时珍，号东璧，别号濒湖山人，明正德十三年（1518）生于蕲州东门外瓦硝坝。他祖父是铃医。父李言闻是秀才，精通医学。时珍受他父亲的薰陶，喜研究医学，并对证实物研究本草。他父亲教他独取功名、光大门眉。他入学后，仍坚持研究医学。他父亲引证历代视医为卑贱之业，不可学习，他不听从，仍做医生。他在开业中，发现了一个大问题，就是我国本草在汉时作了一个初步总结以后，吴普、李当之《药录》、《英公本草》、《蜀本草》、《开宝本草》、《嘉祐本草》，到唐慎微著之《证类本草》，又系未有一个总结性的原著。他感觉这些本草，在理论观察上有些错误，需要加以整理。他感觉著本草的多系庙堂人物，挟成见轻视民间习用的药物。他生长在民间，想以《证类本草》做基础，把古人遗漏的补充进去，使民间更得充分的应用。他立志著一部规模更大、分类更细的本草。从广泛、周密、严格的几个特点上，给中国药物考实工作再做一次伟大的总结。因为他藏书不多，无法解决这个问题。于是，他结识绅郝姓，及荆王府，饱览各种书籍，收集许多材料，充实他的纪录。当方士炼丹长生的邪说盛行，他引唐宋医籍驳斥，劝人不要轻信丧生，与方士作坚决的斗争。他在三十五岁时，仿朱子《通鉴纲目》体例，开始撰写《本草纲目》。对于药品实地观察，到处访问种田的、扑鱼的、打猎的、采樵的，得这些人的援助，得到很多确实的知识，纠正古人很多错误。嘉靖三十五年，被推到太医院，得太医院御药库药物作比较研究。他旅行湖广、河南、江西、江苏、安徽等处，到处采访药。他到武当山旅行的一次，时间比较稍久，收集武当特产的九仙子、榔梅、朱砂根、千年艾、隔山消等，在《纲目》中详细记载。后到大别山，随处访问草泽铃医，及乡间的单方，记录下来。这些方子，都是我们祖先遗留下来的经验。他写《本草纲目》，已经有二十七年了。他这部伟大巨著，帮助的有：他的弟子庞宪，他的三个儿子，五个孙子，或抄写，或绘图，都为此巨著而尽过力。将书写成，想把这些具有实用价值的知识，贡献给社会。他著书的目的是济世，不是娱己，所以他想刊印流传，但他自己无力刊行。知道他的朋友也无力量。他这部书不受士大夫、商贾等的欢迎。他跑南京一次，接洽此事，不如愿而归。后来，南京人胡承龙读过他的抄本，愿意出钱刊印。1590 年左右，第一次原刻金陵版，已印行出来了。这个原刻明版，日本人曾夸耀他藏有两部；美国以重购去一部。我国多年来的征求，并未发现，大家认为绝迹。此次李时珍展览会上出现一部，大家非常高兴。这确实是可宝贵的一部文献。金陵版刻成，他已近逝世之年了。他死后，他儿子建中，将这部巨著献给明万历帝，希望刊印流传。明帝亦未刊印。后来，有江西按察司刊印第二板出来。有清一代，辗转翻刻，也就普遍全国。凡学中医的人，大都手置一编。时珍除著《本草纲目》外，尚著有《濒湖脉学》、《奇经八脉考》、《脉诀考证》、《天傀论》、《白花蛇传》、《濒湖医案》、《命门考》、《命门三焦客难集》、《简方五藏阁论》。他死时，已七十六岁。

《本草纲目》的内容

　　《本草纲目》从 1552 年（明嘉靖四十年）到 1578 年（万历六年）二十七年间，稿经三易，每次易稿，几将前稿推翻，另撰新稿。参考本草四十二种，载《纲目》第二卷序例，参考方书二百七十六种，引用经史百家四百四十种，经过详细推敲考证正误、补充删节、修饰等步骤，把一生所阅读之书籍，和所阅历的经验，著成了一部伟大的药物书籍。

　　这部书不仅便利医药家，且奠定博物学的基础。波兰人弥极将此书译布欧洲，影响欧洲植物学进步很大。法国人都哈尔德，英国人司徒脱，伊博恩，美国人斯密司，德国人许宝德，苏联人毕司乃达，都翻译、广播流传。日本人曾翻译过两次，有新、旧译本之称。这部书不但在我国中医药学家为重要的参考书，在国际药物学上，也占有崇高的地位，世界上称为伟大的药学宝典。苏联先进的科学馆以我国的李时珍及北齐天文学家祖冲之二人列入，这是我们祖国很光荣的事。

　　帝国主义国家，对我国是一概抹煞的，轮起它的大民族主义，动辄轻视我国为劣种民族，毫无可取的。我国的买办阶级，更轻视祖国文化遗产的。只有社会主义国家的爱国主义、国际主义，热爱其他国家的人民一起、民族完全平等，热爱自己的文化与艺术之之进步，并热爱他国之文化与艺术，所以苏联先进的科学院中有我们祖国二人，这就是无产阶级的国际主义精神。

　　本书凡第十二卷，以《证类本草》一七六四种为基础。他用实物对证方法，考证前人许多错误或含混的记录，使药物分类更进于精审。经过时珍此次整顿，应该划分的划分了，合并的合并了，应该归哪一类的，就归哪一类，重复可疑的删去。整顿后得一四二九种。更从以后诸家所增本草三十九种，列入时珍自己所获实地考验的三百二十四种，加入共得一千八百九十二种，附方八千一百六十个，速旧方共一百一千九百一十一首。按药物的性质分成动、植、矿三大类，列为十六部，即水、火、土、金、石、草、谷、菜、果、木、服器、虫、鳞、介、禽、兽、人等。每部分为若干类，如草部分为山草、芳草、隰草、毒草、蔓草、水草、石草、苔草、杂草等。木部分为香木、乔木、灌木、寓木、苞木、杂木等。矿物、动物也分成若干类。虽无近代动植物、矿物学分科之精详，亦开万有分类法之先河，奠定博物学之基础。这是本书伟大特点之一。

　　本书之体例，用释名一栏，确定每一药物的名称，用集解一栏，说明他的出产地带、形态和采取方法。正误一栏，引证古说，根据自己的实地考验，辨正名实不符的药物。以前本草，品类既繁、名称庞杂，其中同名异物、同物异名甚多。时珍以名实考证的研究步骤，严格选择更正前人名实不符及含混不清的记载，使药物接近于精细、正确的境地。为大黄，苏颂《图经》以为老羊蹄根有锦文，以土大黄酸模为山大黄。时珍辨证羊蹄酸模非大黄一类，参详本条。如辨乌头、附子、天雄，乌头有两种；川产者，即四川彰明县所产。附子之母，春采为乌头，附子、天雄皆附乌头而生，旁生者为附子，乌头如芋魁，附子如芋子，它左右附生，附而长者为天雄。纠正《别录》及《雷公炮制》之误，如考证凫、鹜的区别，引《离骚》"将与鸡鹜争食乎？将泛泛若水中之凫乎？"凫鹜对称，凫是野鸭，鹜是家鸭。陶宏景、寇宗奭的《别录》及《衍义》，陶氏为凫、鹜皆是鸭，寇氏引王勃《滕王阁序》"落霞与孤鹜齐飞"，鹜是野鸭。时珍纠正之其它辨正的药物甚多。他为考证古人记载是否正确，解剖穿山甲的胃，看到胃中尚存有许多未被消化的蚂蚁，证实穿山甲诱食蚂蚁的记载是正确的。这种实地考证、严格选择、纠正前人的错误，也是本书主要的一个科学特色。

用修治一栏讲解他的炮制过程。

气味一栏说明药物的性质和一些经验的药理作用。

主治一栏，记载药物的临床用途。

发明一栏，讨论和总结。

附方一栏，将他所收集的八千一百六十首方系于各条之下，供给读者的参考，把这些宝贵的医药遗产给后世留下一个典型的楷模。

本书的科学性表现在实事求是和言之有物。他收集了实物标本，精细的绘了一千一百一十幅插图，把许多形状复杂的药物，用图画来说明，使后人易于明了，这也是前人所不曾达到的规模。

他著书的三十余年间，亲到各处访视，辨认各种药物。他鉴别植物的方法，从产地、苗、花、萼、茎、叶、实、根、气味等作根据，互相比较、观察，然后作结论。他的结论，皆系根据实地观察。他在文学上有高深的艺术，描写药物，详细、确实，非以前的本草所能比例。如写猪膏草、大黄、蓖麻子、蜜蜂、白腊等形态，形容毕肖。如写李子、杏仁、菊花等用简洁的文字，写得有条不紊，表现叙事状物，高度文艺创作的技巧。他的实地观察方法，直到现在，仍为每个植物学家学习上所必遵循之道路。

本书中，时珍所增添的，在我国西南部，及南洋各地所产的药物，如三七、曼陀罗、番木鳖、樟脑、大枫子、葡萄酒、鸦片、血竭、乳香、荜澄茄、冰片、象皮、胡椒等，现在仍是医学上有价值的药物。他记载南洋各地的药是到南京与舶接触，及郑和七下南洋后，任南京守备太监，他的随从所带来的番药、茅果等。时珍从他们那里得来的知识，只要可供药用的，无论是哪一国的，都收采。这是他具有世界生药学的眼光。

他又记载宋、元后传入中国的药类，为胡萝卜、豇豆、甘薯、南瓜、丝瓜、玉蜀黍、谷菜等。

本书是翔实而繁富的药物学。第一、二卷序例，和近代药学总论相似。先列举编著引用的参考书籍和收载药品的来源，及种类、数目，再根据文献，叙述药物一般的性质，药物的分量，配伍治疗，及处方原则，采药时间，调剂技术、服药禁忌、妊娠禁忌、饮食禁忌等。

第三、四卷，百病主治药，按主治病症分七子门用药，如麻黄、细辛、皂角、桔梗、杏仁等平喘、定咳、祛痰。柴胡、黄芩、常山、佩兰、蜀漆、青蒿等治疟疾。以效用记载在治疗、运用时便于参考。

第五卷至十一卷、矿石药计二百七十四种。如轻粉的消毒、轻泻，百草霜的吸着。钟乳石、方解石、牡蛎、石决明、瓦楞子等中和胃酸。硫黄的缓下及治疥疮。皂矾、赭石等的补血。朴硝、芒硝、玄明粉等盐类下剂。

十二卷至三十七卷，记载一千零九十六种。如：党、黄芪、山萸、龙眼等补血，增加赤血球。

抗生素的黄连、黄芩、黄柏、大黄、当归、白芍、厚朴、银花、连翘、马齿、百部、夏枯草、厚朴、知母、丹皮、黄芪、山萸、乌梅、白芷、远志、白头翁、葱、蒜、荆芥、薄荷等味。

调经、镇痛之当归，白芍、川芎、延胡索、丹参等。

定喘的麻黄。

泻下的大黄、郁李。

治麻疾病的苍耳、大枫子。

抗疟的常山。

驱虫的槟榔。

降血压的杜仲、鱼鞠草、益母草。

三十八卷记载日常民间常用的单方七十九种。

三十九卷至五十二卷，载四百四十六种动物药，调味营养的蜜，强心的蟾蜍，含有多种维生素的鳗鱼、猪、牛、羊肝，治甲状腺病的羊靥、猪靥，补内分泌，使身体强壮的鹿茸，补血、止血的阿胶、鹿胶，有营养价值的牛羊乳，人乳，营养食物的蔬菜、水果、粮食、鸡蛋、肉类。

本书关于有毒的药品，记载特别详细，如水银、雄黄、砒石、乌头、附子、毛茛等。特别指出毒性的危害作用，如水银以前之本草言其无毒，为久服神仙长生之药，方士用以蛊惑多人，因而戕生。如黄连、芫花、泽泻也有久服长生之说，他皆一一驳斥，指出这些药有毒不能常服的道理。

又如世俗有草子变鱼、马精成锁阳等说，他实地观察、纠正这些臆说。

世俗以人体中寄生虫为化食虫，不能服驱虫药，他斥责这些邪说。

《本草纲目》是我们祖先，劳动人民流下来的遗产，其中的宝藏很多，尚待我们后人努力研究，证以科学药理，将来不惟有益于广大人民，亦可以贡献于世界，但须要各种科学学者、卫生工作者、药学者共同努力，方能完成这个任务。

《本草纲目》总结 16 世纪以前的本草，刊行至今，已四百余年。其中也尚有些缺点，如考正一栏，尚有错误，同名异物的药，有些亦未辨清。此四百年间，有不少的医药学者补正，出补正的本草，亦有数百部。五洲交通后，各国的生药也有若干传到中国。我们希望党及中央人民政府选拔科学者、西医药学者、中医药学者有研究的，再来一次总结，根据现代植物学，及万有分类法的分科，生药学的根、茎、花、叶、种子、苗等及生长过程、采取时间、药用部分、药理学的鉴定，并附以原生品的摄影彩图制板，药化学的成分及分子式构造式，药理学动物试验、人体试验，药治学的方剂研究，化学的检定等。经过如此一次的总结，成为新民主主义、社会主义大众化、劳动人民的新本草。这是我们卫生工作者希望的，也是广大的劳动人民所希望的。

关于《内经》、《伤寒论》、《金匮要略》、《神农本经》四部书作为教材之认识和意见

《内经》，即《素问》、《灵枢》，宋·林亿等校正刊行之本为通行本。本书为后世所伪托，与《甲乙经》和杨上善《太素内经》内容不符。本书多为养生之说，虽有些关于医学的文字，不过十分之二、三。张仲景撰《伤寒卒病论》序言中说"撰用《素问》、《九卷》"，但其中文字，无一句是通行本《素问》中的文字。《伤寒论》为汤液之发源点，既无一句《内经》之文，汉时以汤液治病，多写仲景，可见后世假托的《内经》在中医汤液治疗上，不关重要。有《伤寒论》，可以废除《内经》是显而易见的事。若以《内经》为经典著作，必须学习，奉为金科玉律，则张仲景之《伤寒论》无一句《内经》之文，《伤寒论》既不遵奉《内经》，即非中医之正宗，当废除《伤寒论》，此二书不能并存的第一理由。

第二，《内经》的六经、三阴三阳，多针灸穴道起止的说法。又如手足太阳、小肠膀胱的说法，后世有些中医书籍拿来解《伤寒论》，但是小肠、膀胱的病并非全身泛发的症状，乃局限性病。以《内经》解《伤寒论》，于理又不可通。近世有些学者，认为《伤寒论》的六经绝非《内经》之六经，乃系一切热性病和杂病的症候群。若按这个说法，《伤寒论》六经非《内经》的六经。然则，两种书现在都被认为经典著作，既是经典著作，就当奉为金科玉律，而这两种经典著作就互相矛盾，未能统一，无所适从。在这两种书的教学中，同道们发问，无法答复。

再有，《内经》中互相矛盾的地方太多，如三气忽而变为六气等，难于列举。如果认为是经典著作，则中医的价值甚少。在现代向科学进军，十二年后成统一医学的方针下，如果我们尚以几千年前的东西，认作经典，用全力去研究它，空费时间，所得无几。所以青年多不愿意学中医，西医学习中医的，感觉不懂，昏昏然欲睡。即以我们中医来说，初学这些著作时，有几人能了解？若干次的研究，若干年后，方渐渐领悟一些。在这几千年来，研究中医的人何止千万，但注释《内经》的，不过几十、百家，这些著作比较清楚而容易为后人领悟的实不多见。古人说的"皓首穷经"，都难以将他弄通。以现代的青年和西医同道，在社会主义建设的过程中，谁得这些空闲时间来研究。研究结果所得有限，谁肯皓首来穷它，在我们教研、讲述这些著作中，深感困难。若有把《内经》弄通了的，我们愿先来向他学习，互相问难，得到充分解答后，再去讲述；对于西医学习中医的指示，方能完成这个任务。

有些人主张，将他翻译成白话容易懂。殊不知他的内容就译成白话，也不容易了解。在翻译人认为很明白清楚，但是学的人就莫名其妙了。我们教学这些经典，有时抱着主观之见，认为很浅显，然而听的人就莫名其妙。近年来，杂志上所发表的那些翻译文字，我们叫一个没有研究过中医的人来学习研究，问他懂不懂，就可以知道了。

《伤寒论》为东汉张仲景所著，为汤液治疗之鼻祖。这部书到晋时，为王叔和收集编次，才流传下来。在王叔和收集的时候，已残缺不完全，仅太阳篇比较丰富而外，其它残

缺甚多。近虽有湖南古本、桂林古本、四川刘氏古本的刊行，但是不是真正的古本，中医界考据怀疑的人很多。通行本为林亿和赵开美本；一百一十三方，三百九十七法，药仅以九十二味。本书残缺不全，况且系汤液的发源点，那时的医学，尚属草创，其中所记载的自觉症和他觉症不详。自成无己后注释的人，已有五百多家，这些注释，众说纷纭，莫衷一是，那一家果能说是得仲景的心法？谁也不敢作主观的武断。

即如我们讲述伤寒太阳篇"太阳中风，阳浮而阴弱"条，程郊倩说：阴阳以浮沉言，非以尺寸言。陆渊雷说：寸口为阳，尺中为阴。包识生说：阳浮者，卫气外浮；阴弱者，营血内亏。方中行说：风邪中于卫，则卫实，卫实则太过则强。曹颖甫说：中风发于阳，故卫阳外浮，风著肌理之外络闭，其外出主谢，故营阴内弱。浅田氏说：阳浮而阴弱，释缓字之实状也。《金鉴》：阴阳者，指营卫而言。陈修园：风为阳邪，而中于肌腠，其脉阳寸浮而阴尺弱。唐容川说：寸阳浮则主卫阳外越，故起自条尺阴弱则主营血受伤，营为卫之守，营不守卫，故卫气外泄，而自汗出。成无己注：以风伤卫，伤营非也；寒当伤卫，风当伤营。汤本氏说：阳浮而阴弱之阳为外之意，阴为内之意。

以上各家学说分歧，究竟以何种说法为正确？所谓正确，又是否偏于主观之见？所以我们讲解这些条文时，实在困难，学员发问，无法解释。我们的意见：愿意学习，互相辨论、问难，求出真理的解答后，再去讲述。

据说现在北京正在编统一的教材，这些教材是否偏于主观，也不得而知。我们愿意来学习，将这五百几十家的注释反复辩论出它的真理后，我们再去讲述。

有些学者认为：《伤寒论》六经可以统治万病。如最近石家庄同道治乙型脑炎；杂志上不见先辨识六经的明文。可见不根据六经，同道们还是在治病。

《伤寒论》有若干不可解、不可讲的甚多，我们的教研组只得"缺疑"。

《金匮要略》为宋人所伪托，历代注释的甚少，只十余家，多随文敷衍。其中方剂有效的甚少。西医学习中医，上级要求保证全面接受，用《伤寒》、《金匮》的汤方，在医院治万病，作临床经验的学习，我们实无能保证这样艰巨的任务。我们愿意到北京来学习，在中医研究院、中医医院、门诊部等，看看同道们用《伤寒》、《金匮》的方剂治疗万病，我们调查统计，若果确有效力，我们学习好后，当然也可以保证。如同北京的以四种经典著作，可以保证系统学习、全面接受，保证统治万病。否则，我们实感困难。在杂志上看见石家庄治乙型脑炎和其他病证，不见是《伤寒》、《金匮》的方剂，这又使我们莫明其妙了！他们又何以不遵从经典著作，这是使我们怀疑的。

我们曾阅读古今医案，用《金匮》的方剂治疗的验案，实在很少。今天拿它作为经典著作，以保证治疗，这是我们决不敢如此作的。若统一教材将这部书编成后，我们来向他们学习，并观察治疗治验的成绩。若只是编成教材，而不用这书上的方剂治疗，理论与实际不一致，创这些理论就毫无价值可言了，同道们学习它，也是白费时间脑力了。

《伤寒论》、《金匮要略》二书，若只师其意，而不用其方剂，则其中方药无讲解之必要。教研组在讲解时，学员们又要求讲解方药，还询问方药是否有效，这是教研组所感困难的。况且，各地风土不同，体质各异。即以巴夫洛夫的"神经型"而论，用药亦各有不同。则此二书的方剂不能一概施治，可以断言。

《神农本经》系东汉以后方士所著，其中久服轻身、延年不老、神仙之说，在近代受过教育的人甚多，即令是小学生，也不相信这些说法。我们拿它来讲述，实在是可耻的一件事。本书失传已久，虽有孙星衍本、王壬秋本、顾观夫本、日本人森立之氏本，皆系由《大观》和《纲目》中整理而成。若说哪一家系真正的《神农本经》，谁也不敢作这肯定语。卢之颐本，我们未见到。现在书店印行出来的《神农本经》，系顾观光本。其中有名无药的，约有一百五六十种，如彼示殷蘖、溲疏等，唐宋以后多不见应用。今天我们拿它来讲述，参考若干书籍，又不能作临床使用，讲者、学者空费时间，也是我们教研组所感困难的。我们只得将它删除。

《神农本经》的解释，在旧本草来说，没有一部详细、确实的书。如黄芪主大风，张隐庵、叶天士说是"大麻风"，陈修园说是"杀人"的邪风，不知所从。我们讲述，甚感困难，同道们学习，大多不懂。若不参以生药化学的解释，这部书则无法讲述下去。

况且，《神农本经》现有的药仅只一百六七十味，也不是供治疗的应用，西医学习中医的同道们学了后就要开处方运用它，是不是可能，中医同道们开业多年，就可以知道了。前次中央部里发表教材，并无《神农本经》。我们要求指定讲本，四种教材何不编述这部书呢？

如果中医只是这四部经典著作的方剂、药物和病名、学理；中医学如此简陋，我们敢大胆地说，如果中医学只是这点点东西，我们也主张废止它，尚有什么宝贵遗产之可言？如果这四部书，学了就可以应付万病，则历代以来，后世学者创造、经验著出来的成千上万部中医学书籍，真可谓多事了。

社会主义国家之教育学，皆是由浅入深；而我们现在学中医学则是由深入浅。在教学中要作出教学计划和目的要求；我们的中医学教研组在讲述这四部书时，目的何在，要求学员为何？我们讲述，他们不懂这个目的和要求，不知如何办法。

我们的建议是：统一编纂这四部经典的教材；编出后，尚须召集各地教研人员学习，并将历代关于这四部书的著作集中起来，互相辩论，将矛盾的学说统一起来，求得真理后，再去讲述这四部书的方剂治疗，并要参观调查治疗的成绩，那将能有所保证。

若认为这四部书不能说是系统的学习、全面的接受，西医学习中医的教材尚须另外编纂、补充。我们的不成熟之意见是建议将以前各地之中医学校的二、三十年来的教材集中起来编纂。或者召开全国中医师代表大会讨论，对于教材该如何编纂后，再编纂发下各地研究，又再集中起来出版。不惟西医学习中医的问题可以得到相当的解决，即是各省地中医学校的教材也可以得到相当的解决，不致像各地各自为政，使得教的人和学的人都感觉困难。

在贵州省贵阳中医学校开学典礼上的讲话

各位首长、来宾，各位同志，各位同学：

今天是贵州省贵阳中医学校开学的第一天，这个开幕典礼很庄严隆重，我们荣幸的参加这个典礼，使我感觉得很兴奋愉快。中医几千年来，在旧封建社会里，封建地主、官僚豪绅等，他们看中医为方技贱业，历代名医遭他们残害的，颇不乏人。封建主既不重视人民疾苦，又认医为方技贱业，历代以来并不提倡中医学，各地业医的人，皆私家研究，师徒相传，以个人所学所得的或多或少的经验，传之后学，并没有设立讲学的机构，教导后进。晚近二三十年来，虽有上海、杭州、苏州、兰溪、宁波、广州、北京、山西等处中医界前辈，捐资募款，设立学校，欲将祖国医学遗产延续下去，因为得不到反动政府和社会的支持，内则因为经费人才的困难，外遭帝国主义走狗袁世凯、薛笃弼、汪精卫、余云岫等的压迫，屡下废止之令，并不准中医学校立案，以致逐渐凋零。我省虽开办中医讲习班几次，遭老匪吴鼎昌的摧残，将我们募捐修葺的国医馆强占，改作他们培养特务的机构，将我们团体职员和学员等逐出，以至于停办。全国中医几千年来，在这风雨飘摇之中，苟延残喘。解放以来，党和毛主席的英明领导，明确指示中医科学化的正确政策。

王斌等挟奴化教育的思想，在我省虽举办了中医进修班、中医进修学校，他们的目的，不是将中医科学化，而是将中医西医化，借以消灭中医。幸党和毛主席英明察觉，于1954年冬及时纠转，指示正确对待中医政策，大力提倡和支持，明令设立中医学院、中医学校、中医研究院、中医研究所、中医医院等。这一系列的设施，是几千年来所未有的。全国的中医，莫不感奋。中医学院、中医学校现为政府明令设立，纳入教育系统，明确中医科学化，十二年后渐渐成为中国统一医学的方针，和提高业务水平，培养新生力量，为建设社会主义社会为人民健康服务的宗旨。今天我省贵阳中医学校在这个指示方针下正式成立开幕了，这是党和毛主席、人民政府对祖国医学的关怀和重视，大力的提倡和支持才实现的。现在校舍系新建成的，学员的宿食是有安排的，学员脱产学习是有照顾的。我们将现在的情况，与反动政府时代的明令禁止、不准立案、不帮助一钱，甚至强占我们的地方，霸占我们学校的公物，将我们教职员和学员驱逐，摧残我们无所不至，两相比较之下，我们全体中医莫不感奋。我谨代表全省中医师，向党和毛主席、人民政府，对中医的关怀和重视表示衷心的感谢。

祖国医学是我们祖先劳动人民和疾病斗争，经验创造出来的医学。从大自然界中发现了动、植、矿三类药物，用来医治疾病和创伤，恢复健康，再和自然作斗争，进而征服自然，利用自然。不断的斗争，不断的发现，不断的征服和利用自然，延续了我们民族的生命，繁殖了我们民族现今至六亿人口之多。祖国医学是我们祖先用智慧和劳动发明创造出来的产物，几千年来，不知牺牲了若干万之人的生命，获得这很多宝贵和丰富的经验。流传的医书，现在可以看得到的，有一万多部，本草有一千多部。这些数字，不惟不有研究中医学的人不相信，即中医界的同道，也有些不相信的。我初学医时，也不相信。我曾参观过裘吉先生所藏的医书八千多部，曹赤电先生的七千多部，力嘉禾先生的一万部。后得

912

同道辗转介绍，又参观了三立学社的一万一千部，慈法和尚的一万二千部，力嘉禾先生的一万部，抗战前已完全卖给日本人了。裘先生的书，分捐了二三处。抗战期间这几处的书籍或分散或为日人掳去，也不得而知。我亲见了这些书籍，感觉得到前辈钻研的精神，遗留这许多的宝贵遗产给我们后人。各位同学，听了这些汗牛充栋的医书，不要起畏难的心理。古人说书到用时方恨少，在医学上有时要遭遇到困难问题，参考了百家千家尚不能解决。各位同学，只要肯努力研究，将来就会感觉得到书籍太少了。

今天中医学校开幕了，但是各位同学。要了解社会主义教育，与资本主义国家的教育，有本质上的差别，是完全不同的。社会主义教育，是有目的、有计划地实现着新生力量的培养，使他们在积极参加社会主义社会底建设和积极捍卫建立这个社会的社会主义国家，使科学和艺术昌明光大，以真正的人道主义社会主义的人道主义的精神，来教育大众。资本主义国家的教育，是为了资产阶级的利益着想的，培养出来的人，不是维持他的统治，就是为他们当奴才。我们明白了社会主义教育的性质，我们要学习马列主义、唯物辩证法等，改造思想，排除唯心论和迷信，去为建设社会主义社会，更好的为人民健康服务。我们的任务，就是中央卫生部指示的四大口号：团结中西医、预防为主、面向工农兵、爱国卫生运动与群众运动相结合。我们当前最迫切的任务，就是全国农业发展纲要提出的廿六、廿七等条。七年至十二年内，在一切可能的地方，基本上消灭危害人民最严重的疾病，如血吸虫、血丝虫病、钩虫病、黑热病、脑炎、鼠疫、疟疾、天花和性病。其他疾病，如麻疹、赤痢、伤寒、白喉、沙眼、肺结核、麻风、甲状腺、柳拐子病等，也应当积极防治，和除四害等，还有本省卫生行政会议提出地方病、职业病等。各省的中医学校，他们都着眼上项问题，结合他们本省的情况，为教育中心工作，来完成这些任务。我个人的意见，我省中医学校，也应当如此。我们了解社会主义教育的性质，和我们的任务，我们学校教学方针和诸同学来学的目的，必须结合实际，毕业后方能为建设社会主义社会、更好的为人民健康服务。但是学校是初办的，一切都在探索中，所有讲义，系来临省的旧讲义，尚不能切合目前实际的需要。以短短一年的时光，一时恐怕还不能达到政府举办中医学校的目的，和众同学来学的要求。这次我到北京开会，全国中医师代表，建议开中医专业会议，由各省分担责任，将这几千万部的医书本草分门汇集后，披沙拣金，去瑕存瑜，由博返约，总结出来，编好各科教材。以后学中医的人，就事半功倍，不致白耗脑力和时光。并指定药厂，制造有效的药品，作实地临床的观察。全国中医师那时就可以贡献出一切力量来为人民服务了。现在中央发下九种讲义，关于中医学虽只有百分之一二的编述，征求全国中医师提出意见。希望各位同学，也参加研究讨论，提出意见。据我个人主观片面的观察，如果中医师专业会议果能召开，三五年以后的同学，来学习中医，那时就费力少而成功多了。

现在党中央召开第八次全国党代会，内中通过的建议案第十四条，在第二个五年计划期间，应该发展保健事业，适当地增加医院和预防工作，和农村医疗工作，并且有计划地培养医务工作人员，做好中医和西医的相互学习和工作，认真地进行中医中药的整理研究工作，大力地防治危害人民最严重的疾病。这可以看到党中央对于中西医的平等重视，对于中医中药的整理研究工作，尤为重视，并指示大力地防治危害人民最严重的疾病的任务。照上面建议看来，我们中医的前途是光明的，我们的任务是艰巨的。中医学校的开办也就是党和政府有计划有目的地培养医务人员的具□。我们大家一致努力，本着这个方针去奋斗，更好的发挥中医中药的力量。我省民间和农村的单方草药经验，胜过于其他省份。因我省各县和农村，缺乏中西医务工作者，这几百千年来，都靠这些方法，来抵抗疾病。希望同学们互相交流经验，以便推广应用。更希望同学们和中医药研究所联系，互相学习，交流经验。若有确切疗效，在医学上有价值的，我们呈送中央中医研究院后推广全国，或阐扬到世界上去，以争国家之光荣，以争中医界之光荣。我们本着党中央指示百家争鸣的方针，贡献出我们的一切力量，为建设社会主义社会而奋斗。以上是我个人的一些不成熟的意见，若有不正确的地方，希望各位同志、各位同学批评指正。祝各位同学身体健康。

更好地为人民健康服务继续发掘祖国医学遗产

十年来，我省中医事业在党的正确领导下，由于认真贯彻了党对中医的方针、政策，因而取得了巨大的成就。特别在批判了忽视祖国医学遗产，轻视、歧视和排斥中医的资产阶级思想后，中医事业更得到了飞跃的发展。通过几年来各种的政治运动，尤其是全民整风运动和反右派斗争的伟大胜利，以及在总路线的光辉照耀下，随着1958年工农业生产大跃进的形势的影响和人民公社化，中医事业也更大大地跃进，并且开放了灿烂的鲜花。

在旧社会，历代反动统治者从不重视人民的健康和中医药，把中医列为方技，视为贱业，医、卜、星、相并举，看作三教九流，并对中医多方摧残和迫害。国民党反动派统治时期，加上帝国主义的文化侵略，甚而企图消灭中医。伪卫生部门曾经多次下令禁止中医，中医迫不得已或多改行另谋生略。解放前夕，中医药事业已奄奄一息。

但是，毕竟共产党解放了全中国。党和毛主席从来就关怀和重视中医药，早就提出"团结中西医，继承和发扬祖国医学遗产，为社会主义建设事业服务"的方针和政策。解放以来，中医的政治地位和社会地位也大大提高了，就我们贵州省来说，有五百多名中医当选为各级人民代表和政协委员，六百多人参加国家医疗卫生机构。人民公社化后，全体中医人员均得到了安排。由于党的不断教育，经过历次政治运动，中医工作人员的社会主义觉悟有了提高，并积极地为工农兵健康服务，在广大农村中担负起了大部分的预防、医疗工作，而且在人民群众中有了很高的威信。在党的直接领导下，随着社会主义建设各项事业的飞跃前进，中医事业也有了巨大的发展。全省已成立了中医医院二百多个，且病床不断加多，中医门诊部、所有四百多，研究所、组二百多，设有中医门诊的医院二百多，中医业务也扩大了。并且兴办了不少中医学校、院、进修班，到现在已毕业了近两千人，中医队伍也空前壮大了。这与解放前国民党反动派统治时期不准中医办学传授、伪教育部门不准中医学校立案，简直是天渊之别。尤其是在党的建设社会主义总路线的鼓舞下及1958年工农业生产大跃进的形势的影响，中医破除了迷信，解放了思想，掀起了医药技术革新的热潮。全省各地中医师们曾掀起了献方运动，共献出了秘验方剂十三万多个，药物标本数以千计。所献出的秘验方中亦多为疗效显著的经验良方，如贵阳市卢老太太所献祖传六代治疗慢性肾炎的秘方治疗效果还超过了西医治疗水平。现在已整理出了中医书籍和秘验方三十余册，并出版了秘验方集和编写成了中药手册。

在解除人民疾病痛苦方面，十年来中医的针灸疗法也得到广泛运用，且对若干难治疾病收到良好效果，如风湿性关节炎、喘息、疼痛、聋哑、阑尾炎等。中西医合作及应用中药的抗生作用对肺结核等疾病的治疗观察也作出了初步小结，痔漏的各种疗法也大为减轻病患者的痛苦，百部糖浆治疗百日咳，紫草预防和治疗麻疹等都有很好的疗效。此外对高血压病治疗的新药物——萝芙木也在贵州采获并在应用上取得了一定的成效。在流行病的治疗上，如应用银翘散治疗流行性感冒，也收到了价廉效确的良好效果。

在除四害、讲卫生的爱国卫生运动中，苦葛、金刚子、苦檀子、秋牡丹等一百五十多种野生药物杀蝇蚊、灭蛆蛹皆能符合于多快好省的要求。

915

十年来，我省中医事业所取得的巨大成就，应当归功于党和毛主席的正确领导。因为，没有党的正确领导，也就没有今天这样蓬勃发展的中医事业。

全省中医同志们！我们应当在总路线的光辉照耀下，继续在1958年大跃进的基础之上，反对右倾、鼓足干劲，继续贯彻执行党对中医的方针、政策，开展一个以技术革新为中心的，努力发掘祖国丰富的医学遗产，加以整理和提高，中西医合作，创造我国的新医学，更好地为工农业生产服务，为人民健康服务。

（科学与技术，1959，第16期）

注：由于受到20世纪50年代国际国内政治氛围的影响，王聘贤先生的文章中留下了某些时代惯用言论的痕迹，为不影响读者对他学术水平的判断和评价，本书在文献整理、挖掘中据实录入，特此说明。

手迹与书影

余於民八在偃郭傳胃臟經織邪著名醫院診治
年餘入專門胃腸病院十餘所竟兼手敎克成瘤
疾醫全癒補步什一里卯禱暑亦我風邪余以
壯年移銅筋鐵骨之軀遂在萬里自形亦
以病不起幸友人李君遇同此危遂中某一軍府
服后病愈也小指早打破去針掌洋之敕怠萌
研究中醫之患立生為已病此十年未將如旬如初
釋卷崇研醫籍達五百八帙部五百餘種於
醫學頗補有心得本書及張山雷所著毛晉等
每連用某不神效互古以来未有之善本也

古野興美製王鵬賀詩祝

学医由来

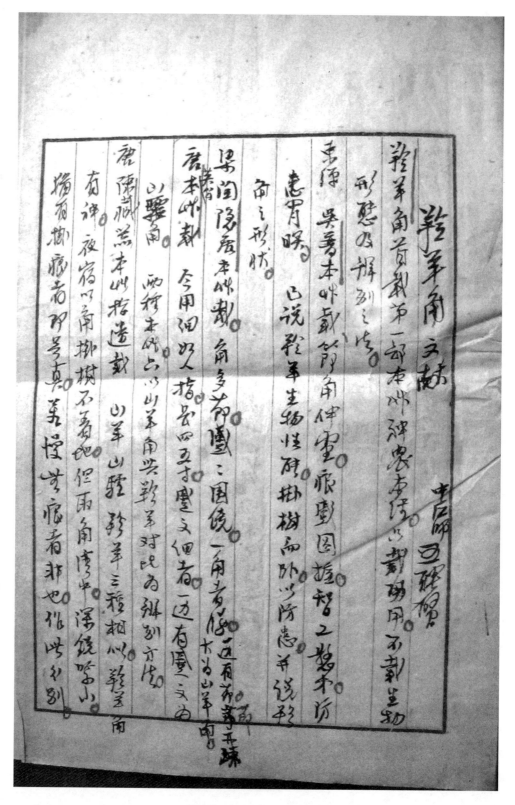

《羚羊角文献》原稿手迹

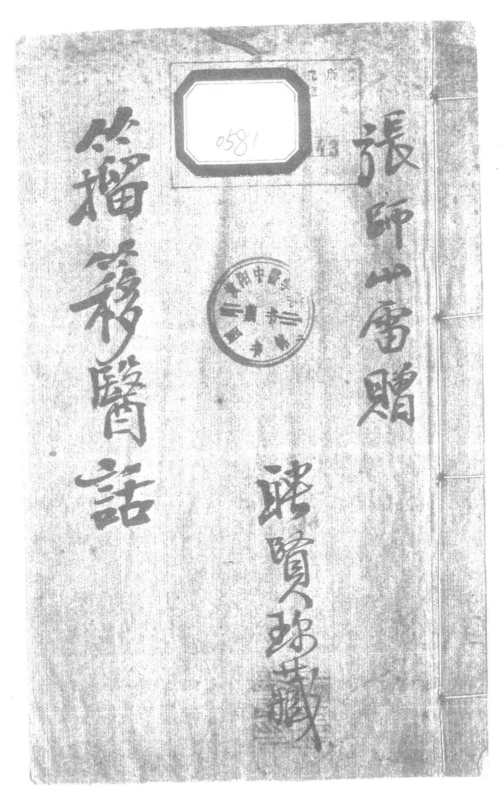

张山雷赠书书影

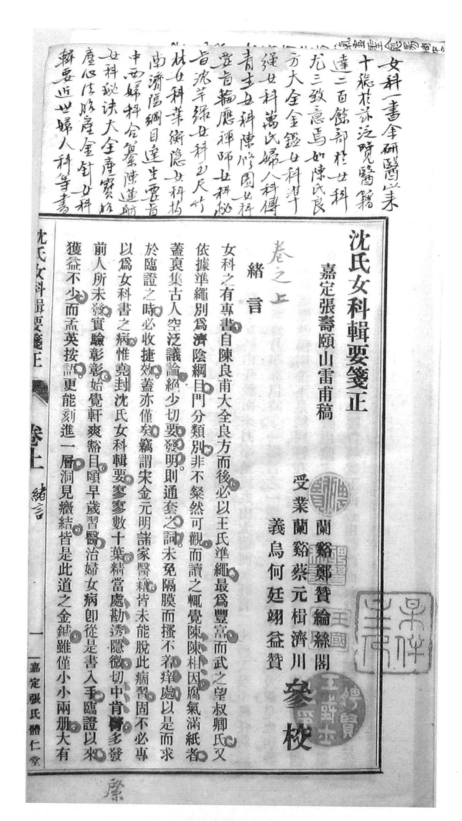

女科一書余研醫以来十餘種披誦泛覽醫籍達二百餘部桂世科龍三致意焉如陳氏良方大全金鑑女科……緩世科萬氏婦人科傳青主女科陳修園女科聲音輪應禪師女科秘首源芊綠女科……竹林女科葉衛隱女科拐南濟隱綱目達生要旨中西婦科合纂陳連舫女科秘訣大全産寶雄産心法條胎産金針女科輯要近世婦人科等書

沈氏女科輯要箋正

嘉定張壽頤 山雷甫稿

受業蘭谿鄭贊 綸絲閣
蘭谿蔡元桂 濟川
義烏何廷翊 益贊
參校

卷之上

緒言

女科之有專書自陳良甫大全良方而後必以王氏準繩最爲豐富而武之望叔卿氏又依據準繩別爲濟陰綱目門分類別非不粲然可觀而讀之輒覺陳陳相因腐氣滿紙者蓋裏集古人空泛議論綱少切要發明則通套之詞未免隔膜而搔不着痒處以是而求於臨證之時必收捷效蓋亦僅矣竊謂宋金元明諸家醫籍皆未能脫此痼習固不必專以爲女科書之病惟竟封沈氏女科輯要寥寥數十葉精當處勘透隱微切中肯綮多發前人所未發實驗彰始覺軒爽豁目頤早歲習醫治婦女病卽從是書入手臨證以來獲益不少而孟英按語更能刻進一層洞見癥結皆是此道之金鍼雖僅小小兩册大有繫

沈氏女科輯要箋正 卷上 緒言 一 嘉定張氏體仁堂

《沈氏女科輯要書笺正》眉批

張山雷君中國醫學之革命者與吳鞠堂張錫純
何廉臣父子諸人並重於中丁廿仁諸人改良整理
中國醫學發皇的不少章瑞伯實兩醫學之
新紀元也其天姿學踐實高人一等其醫者中
風斟雖究科直決琉金民越研發益非淺
沈氏女科全往藏讀之懷疑頗多令淨
親琉正破執疑團心寡快子誨世科書中
之傑作也讀者珍之
　　　　　　聽賢讀於窗下

《沈尧封女科辑要笺正》卷前题识

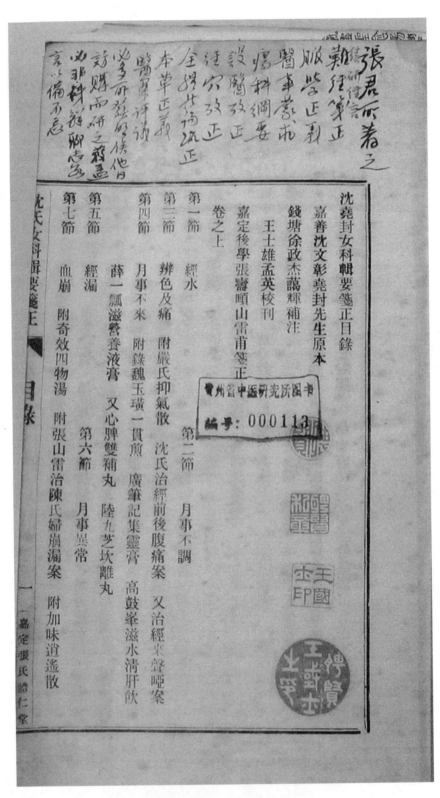

沈堯封女科輯要箋正目錄

嘉善沈文彰堯封先生原本
錢塘徐政杰藹輝補注
　王士雄孟英校刊
嘉定後學張壽頤山雷甫箋正

卷之上

沈氏女科輯要箋正　目錄

嘉定張氏醫仁堂

《沈堯封女科輯要箋正》眉題

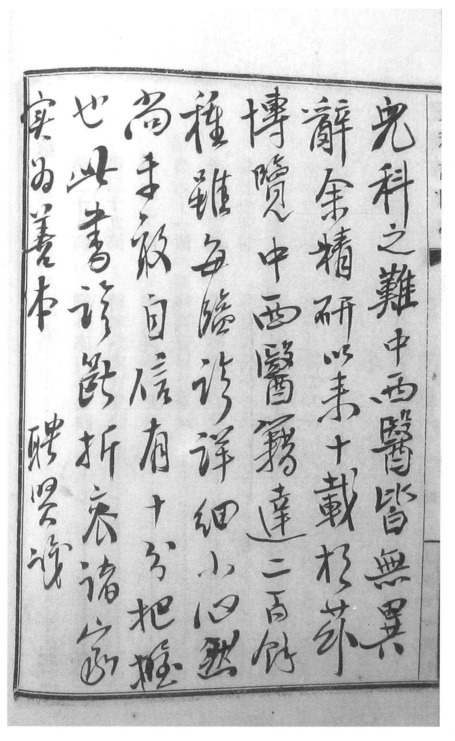

兒科之難中西醫皆無異

辭余精研以來十載於茲

博覽中西醫籍達二百餘

種雖自臨診詳細小心然

尚未敢自信有十分把握

也必書諸折衷諸家

實用善本 聘昌識

《儿科诊断学》卷前题识

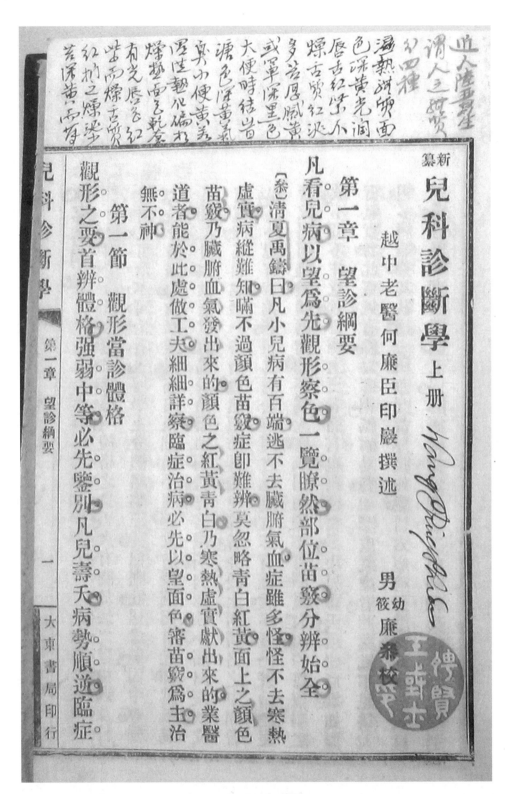

《儿科诊断学》眉批之一

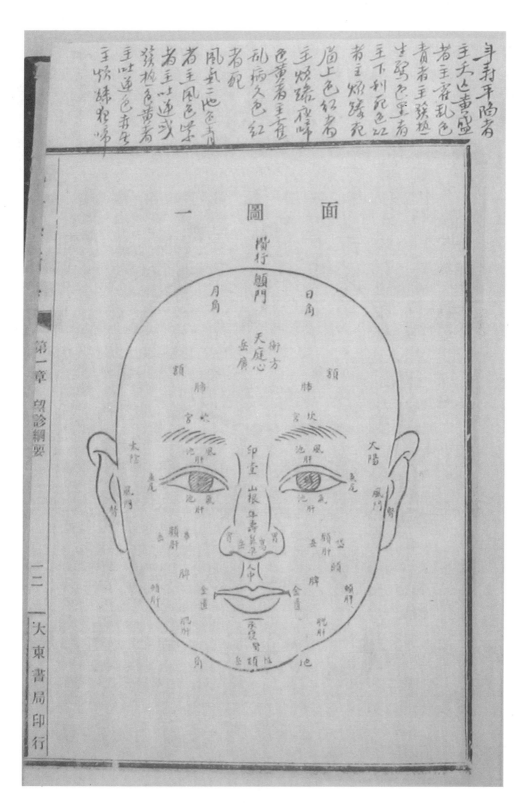

大東書局印行

《儿科诊断学》眉批之二

緒言

本草編次之例。自陶貞白集成神農本經。名醫別錄兩種。各分上下中三品。三品之中。各以玉石為首。而唐宋以後諸家本草。則皆以玉石草木鳥獸蟲魚等。各自為類。蓋本經及別錄所收藥物。各止三百六十味。分類自可從簡。而後人采集漸多。不得不分別部居。不相雜廁。欲其易於檢索也。惟各家編次。猶多以玉石為冠。則循本經舊例。是遵守古訓。不忘其本之意。壽頤竊考本草命名之義。古人已謂藥有玉石草木禽獸等類。而云本草者。以諸藥中惟草為最多之故。是以近人著述。亦間有以草類居首者。義即本此。壽頤謂今世所用藥物。草木最為多數。而玉石之應用者。寥寥無幾。茲為適用計。爰以草部為各藥之冠。而木果蔬穀次之。金石又次之。鳥獸蟲魚又次之。終之以人類為殿。仍用唐宋以來之舊例云。是稿也。肇始於甲寅之秋。襄助吾師同邑朱閬儒先生。刱立黃牆中醫學校於家塾。編纂以作講堂課本。越六載而遊浙之蘭谿。忝任醫校講席。重訂舊稿。印刷講授。今又一星終矣。再為潤飾。付之手民。蓋距屬稿之初。歷十八寒暑。回想當年。恍如夢景。吾師已久赴道山。而壽頤亦齒豁頭童。年周甲子矣。成之之難如此。能不感喟係之。時在壬申

张山雷赠《本草正义》书影

附　录

王聘贤小传

　　王聘贤（1897～1965），男，名国士，贵州兴义府人。1917年东渡日本，先入早稻田大学、东京明治大学攻读政治经济学，毕业后再入日本九州医科大学学习西医。因胃疾，由日本"汉医"木村治愈后有感遂由此攻习中医。1923年回国后，足迹遍及大江南北，问业于张锡纯、何廉臣、张山雷等名家，学业大进。

　　1930年回黔，在贵阳悬壶行医，由于其对中医典籍、本草，历代医学名家学术思想和医疗经验，博而约，学而思，审病问疾，制方遣药，直捣病穴，屡起膏肓之疾，一时在筑医名顿起，求医者，门庭若市，抗战时上海名医金寿山（解放后任国务院学位委员会医学科学评议组成员、上海中医学院副院长）在贵阳曾结识王氏，对其学识渊博，药品真伪，处方配伍，多年后还赞不绝口，谓："我生平接触过两位良师益友，一位是贵阳的王聘贤先生，一位是上海的程门雪先生。这两位前辈，有一个共同特点，就是博学。"。

　　解放后，王氏先后担任省中医研究所所长、省卫生厅副厅长等职，曾当选为省、市中医协会负责人，市首届人民代表，省第一、二、三届人民代表及省、市政协委员。

　　王氏师出名门，学有根基，医术高明，用药考究。行医数十年，颇负盛名，对各科疑难杂病的治疗尤为精到。他将临症体会、用药经验，笔录于"聘贤医抄"中，四十年近百万字，凡十八册。

　　王氏重视中医理论研究，对古籍考证、药物鉴别、舌诊研究，很下功力，对伤寒六经实质有独到见解。主张"不笃古尊经"、"不崇玄说"，要分门别类详加考证，"采取实用之精华，去其空谈之糟粕"。所撰《伤寒论考评》，实践了他的这一主张。鉴别药物，首重《神农本草经》，将书中所载药物分为阳药、纯阳药、阴药、纯阴药四类，然后对其形状、气味、功用、用法进行研究，撰有《神农本草经研究录》、《解本草纲目拾遗》、《金匮蜘蛛商榷》等文。他对舌诊有精深研究，撰有《舌苔之研究》，细致观察舌苔变化与疾病转变的相互关系。王氏倾注毕生精力研究《伤寒论》，逐字逐句精读原文，并参阅了五百二十多家的注释和论著，以阶段说立论，探讨六经实质。

　　王氏生前藏书极富，搜集了历代医书、药书八千余部，其中不乏珍本，如明代宫廷中的御医手抄本药图《补遗雷公炮制便览》等，全部慷慨献给国家。主持中医研究所工作时，建立了标本室和文献室，采集了全国道地药材及地方草药标本900多种，编辑出版了《贵州民间药物》、《贵州药用植物目录》、《贵阳中医秘验方》、《农村常见病中医简便疗法》等书，对贵州的医药卫生事业作出了重大贡献。

（贵阳中医学院校史馆供稿）

主治法　审方药　独具匠心

——王聘贤学术思想及医疗经验

丁启后

生平简介

王聘贤，号国士，籍黔兴义，世居筑城，生于1895年，卒于1965年，享年70岁。

先生从小刚直不阿，聪颖过人，学习勤奋，抱负非凡。1911年考入贵阳南明中学，1917年留学日本。在东京明治大学学习期间，因见祖国医学日渐衰落，"东亚病夫"深受蹂躏，故弃政从医，立志振医兴华，为民疗疾。并经友人介绍，于日本汉医大家木村氏处，兼攻医学四年。1922年回国后，先后跟随张锡纯、张山雷、何廉臣等近代著名医学家问业，悉心研究《内经》、《难经》、《伤寒》、《金匮》及诸家医籍，深得奥旨。1930年考获执照，悬壶于筑。先生师出名门，学识渊博，在诊务中，审异同，穷辨论，考据百家；立治法，选方药，独具匠心。故年岁不高，医名即盛。远近数百里，求治者踵趾相接。由于先生才高望重，解放前后一直操务全省中医大事。历任省政府中医考试委员，省卫生委员会中医专门委员及防疫委员，国医分馆筹备委员，国医分馆医学股主任，中医师公会常务监事，医协会学术部中医学股主任，出版部编辑委员，福利部中医进修干事，卫生厅卫生通讯常务编辑，中医研究所所长及卫生厅副厅长等职。工作中勤勤恳恳，任劳任怨，公而忘私，在中医研究所成立之际，主动捐出家藏古今医籍近千部，深受群众好评，为我省中医事业作出了重大贡献。

先生行医40余年，治学严谨，学验俱丰，其学术思想朴实而不纤巧，渊雅而又精醇，在我省及至全国享有崇高声誉，是具有较高造诣的著名中医。惟生前宿愿，拟在晚年之际，把一生经验毕诸于书，以教后人。但因不幸患病，未尽其志而去世。但学徒、门人的继承和发挥，先生的学术经验必将流泽方长。

学术思想

聘贤先生，学识渊博，一生尽瘁医事。但因生前无暇著作，加之资料散失过多，其学术思想实难尽述。只从昔年先生所教及身边部分遗稿，进行初步归纳，聊作抛砖引玉之举。

勤求古训　博采百家

先生治学，一贯勤求古训。尝谓："不学岐黄之术，不读仲景之书而治学，犹如无根之萍，无本之木。"为此，他对《内经》、《难经》、《伤寒》、《金匮》靡不殚心研究。早在日本留学期间，就以他"过目成诵"的颖悟天资，熟读通背。并在启蒙老师木村氏的指导下作初步探讨。回国后，续以攻读，穷求经义，深得奥旨。其中对《伤寒》一书，用功最勤。诸如版本、例序、篇章、条文、价值、真伪等，无不认真考究。甚至对书中的每字每句，亦能另具只眼，狠下功夫。更为惊人的是，为了研读各家注述，他曾不畏艰辛，四处求寻，走遍大江南北，最后终于在张锡纯、张山雷、何廉臣等老师的引导下，通读了五百多家注本。这种"书山有路勤为径，学海无涯苦作舟"的治学精神，诚为可贵。

先生虽尽心攻读经典，但并非一味笃古尊经，法古不前，而是主张"研究中医学，必须从纵的研究下来，再横的博采百家"。为此，他对《肘后方》、《巢氏病源》、《千金方》、《外台秘要》、《圣惠方》、《本事方》、《济生方》、《局方》以及金、元、明、清、近代诸家著作，乃至各种现代医学书籍，无不广为阅读，力图从中探索规律，总结经验，达到"集众长以为长，是以独擅众长"之目的。

先生博采百家，多是针对各科疾病，有计划地逐步进行。如对儿科疾病的研究，博览了《颅囟经》、《小儿药证直诀》、《钱氏儿科案疏》、《活幼心法》、《幼科指南》、《幼科集成》、《幼科新书》、《幼科要略》、《幼科秘诀》、《幼科折衷》、《保赤新书》、《药证直诀笺》、《婴童百问》、《育婴家秘》、《儿科指南》、《幼科大成》、《幼科铁镜》、《幼科释谜》、《幼科金针》、《幼科易知录》、《幼科合纂》、《幼科新法》、《治瘄全书》、《麻科全书》、《儿科须知》、《解儿难》、《儿科准绳》、《金鉴儿科》、《幼科精粹》、《痧惊合璧》、《儿科专号》、《蒋仲营儿科》、《婴儿至宝》、《蒋氏儿科撮要》、《惊风一得》、《近世小儿科》等近百部儿科专书。并参照上千种著名医籍，总结出一套完整的治疗经验，编撰有《儿科实验录》三卷。由此可见，先生"博采百家，转益多师"的治学功夫。

由于先生一生勤学，终至"炉火纯青"，达到博学之境。国务院学位委员会医学科学评议组成员、上海中医学院金寿山教授，曾在《名老中医之路，路是人走出来的》一文中说："我生平接触过两位良师益友，一位是贵阳的王聘贤先生，一位是上海程门雪先生。这两位前辈，有一个共同特点，就是博学。"这是对先生毫无夸张的评价。

先生不仅是博，而且还有由博而约、由约而精、由精而用之功。如对慢惊风一症的研究，在广采历代治疗经验的同时，又将诸家方剂一一比较，分析研究，临床验证，结果得出王清任可保立甦汤最为切中病情，疗效最显著的结沦。并在此基础上，创立新方二首，临证应用自如，每起沉疴。

先生晚年曾说："医学知识浩瀚无穷，非博不足以广见，非约不能提纲挈领，非精不能灵活运用。"这不仅是对后人的教诲，同时也是他终身治学的高度总结。

讲究科学　融贯中西

治理医学，先生向来主张实事求是，讲科学。如对所谓经典著作的理论方药，他既是提倡努力学习，刻苦钻研；又反对抱残守缺，泥古守旧。例如《伤寒论》一书，他认为，由于"后人羼乱，内容互相矛盾，字句错讹，条文与方剂不符，脉证不全"，必须加以研究考证。并明确指出，如果单捧《伤寒论》而罢斥百家，仅据一百十二方，八十二味药，以解万病，故步自封，不适应现代社会，则中医必归天然淘汰。对古典医籍的整理，先生更是主张向科学进军。如对《伤寒论》提出他的看法："把五百多部专书和一切有关文献加以整理，统一矛盾学说，采其实用之精华，去其空谈之糟粕，并以现代的知识和科学方法，解释证明《伤寒论》中有价值的学理方药、治疗法则，使后进逐渐科学化。"对待古代的学术问题，先生主张严加考证，做到实事求是。如批评"现在杂志上的著作，大可以指鹿为马，孙思邈说系药王，便把三国时董奉卢山的杏林，无妨也挪到唐代华原孙思邈的身上"，谓这是"信口雌黄"欺人之谈。与此同时，先生还认为，诊疗工作具有严格的科学性，对那些工作不负责，对病人马马虎虎，对技术不求进步，对医学一知半解，只靠一张嘴花言巧语欺骗别人的行为，表示深恶痛绝。亦反对临证立案，专用空洞肤泛之词，诊疗疾病不求临床实效的庸医。诸如此类，无不体现先生以科学治学实事求是的进步思想。

此外，先生还于医学无门户之偏见，而有融贯中西之认识。尝谓：学术文化，皆有融洽共同之趋势，两种医学何尝不可融汇贯通。故主张"发皇古义，融会新知"。强调中西医团结合作，相互尊重，取长补短，更好地继承和发扬祖国医学遗产。倡导以临床为基础，疗效为标志，探索规律，总结理论，逐步创立东方新医学派。为此，先生在医疗实践中身体力行，为融贯中西，探索路径作了大量工作，为我们树立了榜样。

遣方用药　独具匠心

先生博览群书，广采众方，但又师古不泥，自出机杼，宗《伤寒论》而不拘泥于伤寒方，师温病学说而不机械于四时温病之分，既不立异以矜奇，亦不苟同而随俗。临证遣方，击中要害，恰如其分；处方用药，丝丝如扣，独具匠心。故收效颇宏，为人称颂。如曾治一例慢性便血，患者久服槐角丸、黄土汤等方不效。先生断为饮酒无度，燥湿生热，湿热下注大肠，损伤阴络之证。拟《百一选方》之单方（地榆15克，卷柏15克）煎汤吞服鸦胆子（桂圆肉包，每次五粒）而治，五天而血止。继以《笔峰杂方》之乌梅丸（炒僵蚕30克，乌梅肉45克，研末醋打为丸）治疗五日，诸症尽愈。随访数年未发。考其处方用药，地榆、卷柏既有凉血止血之功，又有活血祛瘀之能，配伍实可"止血不留瘀，瘀去血自止"。鸦胆子则具清热、化湿、解毒之力。据近代药理研究，小剂量鸦胆子可使犬在体小肠发生强烈的收缩运动，也是一味止血良药。三药合用，相辅相成，相得益彰，故收卓效。继方凉血止血，生津润肠，祛风解痉，化痰散结，药简功多，又为善后良方。可见先生师古不泥，吸收新知，选方用药，独具一格。又如一例席汉氏综合征，世医皆以养血调经，活血通经等法，均为罔效。先生则按气阴两虚，血枯经闭论治，列选当归补血汤、五子衍宗丸、柏子仁丸合方加减，水煎服。并用鸽子配血竭，加甜酒适量顿服。经治40余天，诸症全瘥。本例所选诸方，乃为辨证所需，其鸽子、血竭、甜酒用之尤妙。据近代研究，鸽子肉含有大量的水分及丰富的蛋白、脂肪等，具有较强的滋肝补肾作用，故《本经逢原》有"久患虚羸者，食之有益"之说。血竭一药，甘咸而平，具有祛瘀生新、通经活络、调和气血之功。甜酒性温，可助血行。三药合用，攻中有补，动中有静，相得益彰，用意尤新。又如，一老妇血崩，曾服凉血止涩等方治疗，毫无效验。先生则以肝脾气弱，血不归经而治，采傅氏安老汤重用黄芪，并易贯众炭、胎盘粉以投。结果，三剂而血崩全止。论其方义，妙在大补肝脾之气，气足自能生血摄血，又兼补肾水，水足而肝气自舒，肝舒而脾得自养，肝藏之而脾统之，故能固崩。此外，胎盘粉味甘，气大温无毒，有补气养血，益精之功，具反本还原之力，且能止血摄血。据近代药理研究，胎盘中含有"尿激酶抑制物"，能抑制尿激酶对纤维蛋白溶酶元的"活化"作用，还含有低分子量的凝血因子ⅩⅢ，不仅能稳定纤维蛋白凝血，而且在动物实验中还有抗组织胺作用。由此，又可见先生学有渊流，治法有宗，用药精当，独具匠心。

为民疗疾　崇尚医德

先生一生为民疗疾，十分注重医德。他常把"孙在公立志济人度世，庞安时存心乐义轻财，华元化以矜老恤孤为宗旨，喻嘉言以救贫济急为本心"的崇尚品德作为榜样。平时应诊，不论贫穷贵富，均能一视同仁，从不计较酬之厚薄。对寡妇孤儿，常常免收诊金。甚至资助药费，直至治愈为止。凡遇疑难杂症，从不马虎，更不自欺欺人，总是认真研究，或翻阅手边资料，然后才处方开药。为此，先生曾说："医术之优劣，在实地经验，不在弋获虚名，医生之天职，是保社会之健康，不是谋一人之私利。"可见先生的医德和对病家完全彻底的负责精神。

先生学识渊博，名噪当时，但又不自高身价，反犹恐不足，惠及无多。因此，一志专心勤奋学习，乃至年近古稀，身处危境，还手不释卷。先生这种学而不倦的治学精神，实可钦佩。

先生尚有一信条，即："学问可以达到一定的造诣，但永远没有止境。医之为道，既可偏执一端，亦不当轻讥同业，学力心机，相资并用，庶多一经验，而后少一谬误。"显然，这是他一生行医的崇高准则，也是他谦虚好学思想的结晶。

医论拾要

《金匮》蜘蛛散商榷

《金匮要略》曰："阴狐疝气者，偏有大小，时时上下，蜘蛛散主之。"方中所用蜘蛛，历代学者，莫不以为系张八卦网之蜘蛛，学者以其有毒，遂罕用之。浏河傅耐寒先生所著《三书验》中，有偏右疝气，以蜘蛛散为特效。《国医月刊》中，某君亦赞其妙。前读医学杂志，中有某君怀疑，谓：或系草本之蜘蛛香，学者皆无人注意，以致数千年来，圣法失传，而疝气一症，遂为缠绵难治之疾。虽有四制楝实丸、三层茴香丸、理疝香橘丸、治疝诸橘核丸治疝诸汤，亦有效，有不效。即有效，亦非覆杯即愈。以致疝气一症，患者皆视为终身之疾，徒唤奈何而已。

曩者，余无识此特效药时，除湿热疝外，治疝亦视为缠绵，难以除根。后无意中闻友人某君，言其经商于粤，偶因涉足花柳，致获疝气，左睾丸肿大如碗，硬而疼痛。先时下坠而疼，后或上拘紧而疼。日渐长大，呻吟不绝。足伸缩及身体转侧尤甚。遍请中西医治疗，耗金数百，卒无寸效。西医打针过多，身体衰弱，待死而已。急买舟归，途中宿店，仍呻吟不止。遇一乡间农人同宿店中，闻友呻吟致不成寝，乃过问其所苦。友以涉足花柳，致获疝气，医治无效，急归待死答之。农人视之曰：此易事也。昔幼年亦曾患此，得一老翁告以觅一虫，吞服即愈。此虫名口袋虫，酷似蜘蛛。吾遵翁教，一服痛止，三服除根，至今三十余年未发。君何不试试？若有效，免致长途呻吟，令闻者难堪。友人急以十金，请旅店居停代觅。恰此居停，素喜饲画眉鸟，而此鸟又喜食此虫。故主人常觅此虫以饲鸟。然方音各别，居停不识此口袋虫为何物，严拒之。幸农人见有画眉鸟，以问居停。居停猛悟其虫形藏于如袋之网中，乃以示农人。农人喜曰：是矣！急以三枚，炒黄至气香，研末，以盐汤少许，命友吞下。服后不过一小时，觉气在睾中走窜，痛尤剧。不数分钟，痛止，即可以坐起。友惊其效神速，一夜中连进三次。翌晨，疝消七、八，毫无痛苦。再进三次，不劳饮他药而愈。至今已数年未发。

友向余云时，尤感念农人之大德，终身不忘。并问余：国医方中，是否有确切治法。彼时所请，皆享盛名之庸医，几致名登鬼录，言之犹愤慨不止。余闻之，引起研究之思，细询其状及产处，急欲得一视为快。奈因亦不识产处为恨。后余返乡，逢友便问，幸友人宋、周诸君，皆喜饲画眉鸟，并亲自采取，谓：我省名之曰土口袋，以其居于土内如口袋之网中。若生于壁间者，曰壁口袋。余即请渠觅数枚，以便研究，并以试用。后获 30 余枚（其产处、性质、形状、功用详后）。余以试验数人，皆两三服即愈。余喜极欲狂。但恐数人之成绩未可以为定论，又恐其功用单治狐疝，若治其他疝症，于当用药中加入此物，莫不收伟效。后立愿，单以此物试验各种疝症，满 50 人后，若确有特效，方公之于世，与海内同仁商榷试用。今数年间，已试验百有余人，功效准确，轻者三服，重者十服，莫不痊愈，且永不复发。愈惊此药之神功，或仲圣所用之蜘蛛即此物欤？以功效言之，非壁间屋角张网之蜘蛛可断言也。

至张网之蜘蛛，及同道所疑系草本之蜘蛛香等，鄙人亦曾试用，以较是非，特述如后：友人刘君，右睾丸硬大如鹅卵，劳动即疼痛。遍请中西医疗治四、五载未愈，亦未加大。不劳动，则不硬不知痛痒。余试以张网蜘蛛，大如酒杯，头小、尻大、腹中有黄水者，煅透合肉桂令服。友以患疝过久，只要有效，亦不疑忌。连服一星期，木硬如鹅卵之睾丸，较前已软活，形较小如桃，病只愈十之一、二。余继以此虫进之，日服二次，翌日，即小如核桃。续服二日即痊愈。是张网蜘蛛，其性虽与此物相类，则功力远不及此物神速。又有一次，右副睾丸硬结如石，形大如桃，感寒痛不可忍。余亦以张网蜘蛛令服一礼拜，副睾丸较软，然仍未愈。余继以此物治之，亦三日痊愈。又家叔，自幼患疝，30 余载，治尽诸方，未愈。间患囊痛，经西医施刀、针而愈。每数载，若治疝必发囊痛。是以从此不敢施治，听其自然。素以阳虚之体，不堪其苦。余以此物治之，初服之夜，睾丸中气走窜作痛，不可忍，疑药性猛烈。翌日不痛，右睾丸即软小一半。以体虚，不敢纵进。隔二、三日又进之，痛较少，疝已愈十之七八。乃大胆继进，亦三服除根。余以张网蜘蛛试验十余人，虽有功效，仍未痊愈，必以此物收功。是此物为治疝之特效药。张网蜘蛛与此物同类、同性，故有小效。则仲景当日治验，必系此物。故方药单纯，诚百治百验之良方。愈叹经方准确，有不可思议之效力。以年代悠远，遂致失传。而疝症即为缠绵难愈之疾矣。

至草本之蜘珠香，气香，性辛燥，乡间农人勿论脘、腹疼痛，用以治疗寒症，藉其辛通之力，亦有效。余以寒疝藉其宣散之力，或亦有效。以治数人，用酒吞服，能暂时止痛，不十分钟，则疝痛尤不可忍，且睾丸反较前肿大。余继以此物收功。足以证明草本之蜘蛛香不宜妄用。若气虚者，尤忌之。海内同仁，若寻得此物后，照鄙人试验法行之，以试真伪，方可知鄙之言不谬也。

兹将此虫产地、性质，形状，功用详述如后：

药名：口袋虫，以其作网如口袋，藏于其中得名。其网作土中，成灰白色或灰黑色。长者二、三尺，短者数寸或二、三寸不等。直如竹筒，底稍尖。袋软韧，厚密，如白夹皮纸。

形状：酷似张网蜘蛛，但蜘蛛多灰黑色，形圆，头尖，足长。此物作黑褐色有光；大如蚕豆；足短，共十足，左右各五付，头部之足甚短，足长只及蜘蛛三分之一；身长，头如蟹夹，曲如钩，长约一分，较身尤黑而有光；尻、腹尖圆而大；胸腹左右有白小点各二，内富清黄水；尾有两须，尖长约一分。此物跳跃甚速，采取时若不将袋口擒住，此物跳出，即不可获。因其跳跃走窜最为迅速故也。此物无论何处，沙土、黄土中皆产之。外张网如喇叭，蝇蚊过，辄出捕食。《纲目》所载土蜘蛛，系生于草间，色花白，有毒。蜇蚓虽居土内，形状不类，皆非此物。幸勿误会以害人，慎之，慎之。

气味：气辛香，性微温无毒。试验多人，服者皆云香美，无麻痹味觉之性。单服或以药送下，无其他副作用。患者放胆服之，决无他虞。

功用：形黑褐，入肾。味辛温而香，有舒暖肝肾之功。网如口袋，此物居其中，如睾丸藏于囊中，有直达睾丸之功。其性走窜跳跃迅速，其舒气有入腹即达肝肾之效。此物居土中，故能达到阴之处。无论偏左偏右，睾丸肿大疼痛，或上拘而痛，或下坠而痛，或木硬不痛，凡属疝气，无论属七种中之何种，皆能治之。若以当用药，煎汤吞下尤为神妙。或单服亦收不可思议之效力。轻者日进二次，二三日痊愈。即数十年老疝，副睾丸木硬如铁，服十余日亦痊愈。或大如斗，或大如碗，皆能治之。诚属疝气之特效药也。海内同仁若能以此物制造成特效丸、散，则数千年来缠绵难治之疝疾，可以药到病除。数千年失传之圣方，复显于世。实患疝疾之福音也。鄙人实验百有余人，功效准确，故公布于世，与海内同仁商榷之。并希以张网蜘蛛与此物比较、试验，则仲圣所用之蜘蛛是否即此物，尚祈不吝赐教。

用法：夏、秋采取此物，每用三枚于瓦器或铜器，微火焙干脆，以气香色黄为度（不可煅，煅则功力减，非多服不效）。研为细末。若单用，以盐水吞下。若以当用药吞下，须加食盐少许，与此药末拌匀，或用胶囊盛药末吞下亦可。寒疝重者，以酒吞下。若疼痛甚者，服后一点钟即见效验。若木梗如铁不知痛者，服后即觉疼痛，渐软渐消，多服数次，自愈。幸勿疑忌是幸。

附言：体虚者，单独服之虽能痊愈，但眼觉昏花。须于当用药中加入此物，较为妥善。或愈后服调补之剂亦可。

治疗经验

一、休息痢治验

休息痢一病，临床较为多见，其病因病机，正如《赤水玄珠》云："休息痢者，愈而不愈，时作时止，积年累月，不能断根，因此始得之时，不曾推下，或因涩药太早，邪不尽去，留连于肠胃之间而作者；或痢后肠胃虚弱，复为饮食所伤而作者。"关于治疗，古人有"痢无止法"的原则，常以"通因通用"而行之。先生总结前人经验，又自出机杼，认为本病迁延日久，正虚邪恋，寒热错杂，万不可妄投攻伐坠下之品，而当攻补兼施，寒热并用。并根据临床经验，创立"休痢丸"一方，即：

鸦胆子（去油）15 克　乌梅肉 15 克　诃子 15 克　委陵菜 15 克

共研细末，炼蜜为丸，每丸 3 克，早晚各服二丸，五到七天为一疗程。

此方，先生活例甚多，每取卓效，得愈者百余例。

例：李××，男 43 岁。

患痢年余，西医诊为"阿米巴痢"，经中西医治疗日久，症状时缓时急，近旬病情转剧，日夜 20 余次，赤白相兼，里急后重，窘迫难下，不解则秽衣，时伴腹痛。诊见形消瘦，面色萎黄，舌质红，苔白厚腻，脉细弱而滑。经"休痢丸"治疗 6 天，诸症尽除，精神转佳，饮食大增，舌脉正常。于医院化析，大便阴性，久痢告愈。

按：先生治疗休息痢，以自制"休痢丸"速效取胜。析其处方，寒热并用，攻补兼施，涩中有行。其中鸦胆子、委陵菜味苦寒，具清热解毒，凉血止血之功；乌梅、诃子酸温无毒，有收敛涩肠、生津行气之能，均为治痢良药。据近代药理研究，前二味对阿米巴原虫有较强的杀灭作用，后二者对多种痢疾杆菌有很高的抑制作用。药简力专，实为专方良方也。

二、痛经治验

先生治疗痛经一症，特别强调辨证施治。常说：痛经之症，有虚有实，实者或因寒滞，或因血滞，或因气滞，或因热滞；虚者有因血虚，有因气虚。然实痛者，多病于未行之前，经过而痛自减；虚痛者，多痛于既行之后，血去而痛未止，或血去而痛益甚。但就临床所见，又有实中兼虚，虚中挟实者，故须详审病情，辨证施治。

例：朱××，女，35岁。

禀赋不足，自幼体弱。14岁起，即感行经前后小腹隐痛、胀痛、刺痛，经期则心烦口干，两胁胀满。22岁结婚后，痛经日渐加重，并经期提前，经量减少，色紫有血块，至今十余年未孕。于某医院妇科检查：后穹窿左侧摸到黄豆大小结节三粒，触痛明显，诊为"子宫内膜异位症"，曾多次中医诊疗，皆云"血瘀癥瘕"之症。但服用水蛭、虻虫、三棱、莪术之类，反使病增。查舌暗红，诊脉弦细。此乃肝血不足，气郁血瘀，不宜温燥破血，法当养血疏肝，行气化瘀。拟交加地黄丸加减，并三虫二甲散主之。处方：

生地黄30克　老生姜15克　玄胡索10克　当归身10克　白芍12克　没药9克广木香6克　桃仁12克　党参15克　制香附12克　鸡血藤15克　炒大黄6克　鲜韭菜根15克

水煎汁，送服三虫二甲散（蜣螂一对红糖水拌炒，土鳖五个酒炒，九香虫五个，生鳖甲15克，炒穿山甲5克，山查肉15克，共研细末，每次5克）。

进药20剂，行经良好，痛经基本消失，余症亦轻。继以10剂，病得全瘳。经妇科复查，后穹窿结节消失。

按：此例痛经，西医诊断为子宫内膜异位症，实属妇科难治病之一。祖国医学认为，乃是禀赋素亏，肝血不足，疏泄失常，气郁血瘀，瘀阻胞脉之故。《景岳全书·经脉诸脏病因》云："凡治经脉之病，或其未甚则宜解，初病而先其所因，若其已剧，必计所归而专固其本，甚至脾肾大伤，泉源日涸，由色淡而短少，由短少而断绝，此其枯竭已甚也。昧者犹云积血，而通之破之，祸不旋踵矣。"前医所治，妄投温燥破血之品，正违此训，故使病情加重。先生则匠心独到，选以《证治准绳》养血疏肝，行气化瘀的交加地黄丸，去辛温之川芎，加养血、泻热、通瘀的鸡血藤、炒大黄、鲜韭菜根，并配行气消癥为主的三虫二甲散。攻补兼施，用药平稳，适得其中。故药进30剂，功效卓著，使肝血得生，气机枢转，瘀去病除。

三、闭经治验

《东垣十书》经闭有三云："夫经者，血脉津液所化，津液既绝，为热所灼，肌肉消瘦，时见燥渴，血海枯竭，病名曰血枯，经绝宜泻胃之燥热，补益气血，经自行矣。"《妇人良方·月经不通》云："人之病，未有不先伤其气血者。……血逆竭，神色先散，月水先闭，且心病则不能养脾，故不嗜食，脾虚则金亏，故发嗽；肾水绝则木气不荣，而四肢干痿，故多怒，鬓发焦，筋骨痿。若五脏传遍则死，自改心易志，用药扶持，庶可保生，切不可用青蒿、虻虫等凉血行血，宜用柏子仁丸泽兰汤益阴血制虚火之剂。"《景岳全书·血枯经闭篇》亦说："……欲其不枯，无如养营，欲以通之，无如充之，但使雪消则春水自来，血盈则经脉自至，源泉混混，又孰有能阻之者。"先生认为，血枯经闭一症，不离乎气血阴阳，主要涉及到肝肾心脾四脏。为此，常用当归补血汤、归脾汤、柏子仁丸、五子衍宗丸、金匮肾气丸等方加减而治。此外，为了增强补益功效和祛瘀通经，还每以白鸽、血竭、甜酒等配用。

例：宋××，女，35岁。

二年前曾产后大流血而致休克，经某医院抢救治疗好转。尔后，渐至饮食无味，体瘦乏力，头昏头痛，眼干目涩，烦热盗汗，耳鸣耳聋，腰痛肢冷，记忆减弱，性欲减退，阴道分泌物减少，头发、阴毛、腋毛脱落，小腹刺痛，经水不通。于某医院检查，确诊为"席汉氏综合征"。曾先后中医诊疗，服养血调经、活血通经等方，均无良效。诊见舌质淡红，边有瘀斑，中有裂纹，脉沉细数，按之无力。乃气阴两虚，血枯经闭之症。治拟当归补血汤、五子衍宗丸、柏子仁丸合方加减。处方：

黄芪18克　当归9克　菟丝子12克　覆盆子9克　枸杞子12克　五味子9克　车前子6克　柏子仁12克　泽兰12克　熟地12克　川牛膝9克　淫羊藿12克　淡大云12克　巴戟天12克　鸡血藤15克

水煎服，一日一剂。

白鸽子一只，刮腹，去内脏，洗净，入血竭30克，后用针线缝合，加甜酒适量炖服，10天一次。上方连服40日，月经复来，毛发始生，症渐瘳。

按：此例血枯经闭，西医确诊为席汉氏综合征。根据现代医学观点，系属产后大出血引起垂体缺血、坏死，卵巢功能减退所出现的一系列极度衰弱的综合症状。祖国医学则认为，是因产后血脱，血溢气散，乃致肝肾亏损气滞血瘀所致。气血亏虚则人体生理机能减退，故见体瘦乏力，饮食无味，经水不行；肝阴亏损，则阳气偏亢，头目失养，故头昏头痛，眼干目涩；肾精亏乏，则髓海空虚，耳窍失灵，二阴及毛发失养，故记忆减退，耳鸣耳聋，阴道分泌物减少，头发、阴毛、腋毛脱落；肾阳不足，则阳气失充，故性欲减退，腰痛肢冷。此外，气为血之帅，气行则血行，气滞则血瘀，瘀停于腹，故刺痛有时。据此，先生列选当归补血汤、五子衍宗丸、柏子仁丸合方加减，共奏益气生血，滋肝补肾之功。又用鸽子配血竭，加甜酒适量炖服，实有增强补益肝肾及祛瘀通经之能。据近代研究，鸽肉含有大量的水分及丰富的蛋白、脂肪等，具有较强的滋肝补肾作用。故《本经逢原》有"久患虚羸者，食之有益"之说。《四川中药志》也有"治妇女干血劳，月经闭止"的记载。血竭一药，甘咸而平，具有祛瘀生新、通经活络、调和气血之功，正如《本草经疏》所说："麒麟竭，甘主补，咸主消，为散瘀血，生新血之要药。"由此可见先生立新井然，选方独到，用药尤新。

明古通今　自成一家

——记王聘贤先生

唐永淑

　　王聘贤，号国士，贵州兴义县人，生于 1895 年，卒于 1965 年 3 月 5 日。解放后，历任贵州省卫生厅副厅长，贵州省中医研究所所长，贵阳市政协委员，贵州省人民代表等职，是我省著名老中医，在全国中医界也享有盛誉。

　　王老自幼随父亲王小山到贵阳定居。1911～1915 年在南明中学读书，1917～1922 年毕业于日本明治大学政治经济科，获学士学位。在日期间曾师事日本汉医学家木村研究医学，后到家乡贵阳开业行医。1934～1938 年任贵州省中医考试委员会委员，1942～1947 年任贵阳市中医师公会常务监事，考试院西南区专门技术人员考试襄试委员，贵州省中医鉴定委员会委员等职。

　　王老在日本留学期间接触新思想，并曾与鲁迅、王若飞、郭沫若交往，获知许多救国救民的道理，这对他的思想转变起了很大作用，立志从医救国，振兴祖国医学。1923 年回国后，即在沈阳拜名中医张锡纯为师学习中医，后又曾拜张山雷、何廉臣等 20 多名国内名中医为师。

　　王老将青壮年时代的全部精力都用到对医学的钻研和探索中，几十年没进过娱乐场所，看过一次京剧，还是当省政协委员时组织动员他去的。在学习上善于博采众长，融汇中西医。

　　王老平生治学严谨，精益求精，他研读和收藏的书籍有一万多册，特别对古典医著，更是潜心钻研。凡是他阅读过的书籍，都加上自己的批注，旁征博引，融会贯通，加上自己的心得。这些批注不下十万言，这是一份难得的遗产。许多批注精辟独到，对后人研读这些书籍具有很大的指导意义和参考价值。近年来我省中医研究所组织人员整理王老的批注，现已完成的有《＜鲟溪医论选＞研究》、《＜衷中参西录＞医方部分注释的整理》、《中医妇科临症歌诀》等。

　　王老在学术思想上主张中西汇通，对国内江浙医学尤其推崇。他常说："医学是门重要的科学，西医讲科学，中医也有他的科学性和传统性。"王老经常在省卫生厅厅务会议上提到有关中西医结合、中西医师团结以及中药的质量要求等问题。

　　他在医疗中医德高尚，一切从病人的利益出发。旧社会西医费用昂贵，劳动人民吃不起，所以他认为要对人民有所贡献，必须倡导中医药，在《＜鲟溪医论选＞研究》的序言中可以看出王老这一思想："且西医皆崇拜金主义，入其院者，动费中人之产。孙总理病笃，服吕丁木数分，价值 20 万元。吾国人民平均无一元之富，若纯用西医则少数资产阶级享医疗之益，余则束手待毙矣！"该序还说"余泛览古今东西医籍达数百种，不专守一家之言，弃短取长，睹《鲟溪医论选》，实先得我心。欲研究斯学者，一须守正而不探奇，二当崇实而不贵虚，三务明古而通今，四必述闻而可创说，由古籍《灵》、《素》、

《本经》、《难经》、《伤寒》、《金匮》诸书研讨，而推及后世诸书，再以东西诸书比较研究，考其得失，结合二者之所长，是晚近诸人之所企图也。王老在20年代末期潜心研读《鲟溪医论》，于1930年写成《<鲟溪医论选>研究》一书。可以说《<鲟溪医论选>研究》是代表他的学术思想的著述。

王老在学术上多有独到之处，并能坚持自己正确的见解，决不人云亦云。他不仅有丰富的理论知识，而且也有很丰富的临床经验，对中药尤有研究，凭经验鉴别多种中药品种的优劣、真伪和不少民间草药。

解放后他深感人民政府对卫生事业的关心，积极投身社会主义医卫建设事业。50年代他在贵阳与知名中医陈真一、程云深、袁家玑等开办联合诊所。并在省人民政府和卫生厅的大力支持下，于1957年创办并主持贵州省中医研究所的工作，着手收集和整理贵州民间药和中草药，组织全所人员在全省范围内采集和制作全国地道药材标本和地方草药标本九百多种，建立了较为完整的标本室。他积极开展地方病和多发病的研究，成立文献室，编写出版了《贵州民间药物》、《贵州药用植物目录》、《贵州中医秘验方》、《农村常见病中医简便疗法》等书。还将自己珍藏的《补遗雷公炮制》等共8000多册医药书籍（包括不少善本线装书）献给国家。

1960年代初，王老生病住院，尽管住的是高干病房，有较好的医生和护士，为使王老生活上更方便一些，党组织派丁启后（现中医学院教授）同志和我去照顾王老。由于党组织对他无微不至的关怀，他很受感动，主动提出将他多年积累的临床经验有计划地教给我们。王老在病床上教授我们中医理论和临床经验外，还教我们如何采制标本，如何炮制膏、丹、丸、散。王老临症用药，从不马虎，凡是质量差的，炮制不依规范的，他宁可不用。

1965年，王老的健康状况越来越不好，未完成他的传授计划就被病魔夺走了他的生命。他的去世，是我们中医界一个大的损失。

我有幸成为王老的学生，聆听教诲，甚至在王老病重期间，在病榻前，也受到王老的耐心教导，使我获益非浅，受惠终身。

近年来党和政府对继承和整理工作特别重视，为使王老多年苦心积累下来的经验不至失传，我将所学到的妇科方整理成书，即《王聘贤女科经验方精选》，共13万多字，即将出版。

转益多师　成就独特

——王聘贤医学成就及其用药的考究

罗克聪　周正明

一、生平史略

我省著名老中医王聘贤，贵州省兴义县人（现兴义市），生于 1895 年，1965 年去世，享年 70 岁。1957～1965 年，王老任贵州省卫生厅副厅长兼贵州省中医研究所第一任所长。他中医学识渊博，是我省著名中医，在全国中医界也享有声誉。他早年曾留学日本东京帝国大学，先攻政经学，后改学医。在国内拜何廉臣、张山雷、张锡纯等名中医为师，跟张锡纯老先生学习时间较长。他对当时国内名医，南至广东，东至江苏、浙江、上海，西到四川，西北到山西、陕西，北至河北及东北奉天（辽宁）各地，都曾登门求教过。所以，对于中医的内、外、妇、儿、五官、外伤等科都有研究。同时还学习一些西医知识，与沈阳西学中的阎德润（著有《伤寒论评释》）和广东西学中的名医张公让都有交往。他自称不亚于叶天士拜师之多。他不仅对中医学有钻研，对于中草药也是很有造诣的。在解放前，他就关心地方医药工业的发展，如 1938 年开办的贵阳德昌祥药厂（现名贵阳中药厂），就是他积极支持办起来的，至今已有 50 余年历史。这个中药厂的有些名牌产品都是他积极支持搞起来的。现在贵阳中药厂在省内属于最大的中药厂，在全国也有名次，已有 125 个产品。

（一）王聘贤学习中医的由来。王氏于 1917 年赴日本，1919 年患胃病，经日本著名医院诊治年余，曾入专科医院 10 余所，毫无寸效，竟成痼疾。王说以前素称铜筋铁骨之躯（他身材高大，身高一米八以上），自是体弱如此，自己也认为必不起。幸友人李君返国，在上海请名医造中药一单，寄给他服用后便病愈七八成，打破喜新崇洋之观念，萌发研究中医之思，亦半为己病也。十年来暇即埋头学习，手不释卷，专研医籍达 580 余部，500 余种，于医学始稍有心得。对于张锡纯的《医学衷中参西录》和张山雷及何廉臣等所著各书，他每每遵用，无不神效。评为"亘古以来，未有之善本也"（详见他对阅读医书的眉批及注等内容）。

（二）对他老师张锡纯（寿甫）老先生及其著作《医学衷中参西录》的评价：张寿甫君医界巨子，专谈治验，与南方的张山雷阐扬医道，余（王）最钦佩！此书第一期出版时，余（王）在北京购而研之，深为赞赏。后充奉天（辽宁）采木经理，列于门墙，未几黔政变，余（王）与袁鼎卿由京赴汉皋（汉口），此后定黔南旋，屡托友人购买二、三期竟不果；复于上海中医书局购三次，亦售罄。自叹与此书无缘，今旧友高君由天津张师处购得，感荷奚如，特志数语。

940

（三）王聘贤老中医悼念其师张锡纯的挽联：

张师寿甫于 1933 年 10 月 8 日于天津中西汇通医社归道山。寄挽联悼念：

"平生融贯中西，精研太素，万里外，鸿泥历遍，全活良多，瀛海者灵光，仵看桃李门高，无愧同宗称仲景；

往日追随左右，得饮上池，十年来，雁信常通，疑难顿解，广陵遗绝调，从此蓬莱路阻，空教哭寝忆成连。"

我们从以上王老的三件事例，可以了解到王老学习中医的由来，以及他对老师张锡纯的评价，说明王老对老师的爱戴和他主张中西医结合的思路。我还记得王老和我谈到疾病名称和治疗时，他说，他采用西医的病名，来整理中医治疗西医病的疗法。如糖尿病相似于中医的消渴证中的中消，肺结核病相似于中医的肺痨，高血压病相似于中医的肝阳上扰等等。而且是按内、外、妇、儿、五官、外伤等不同科别逐个病症来整理验证，所整理的病种在百余种以上，其中包括了常见病和多发病。

二、医学成就

（一）《中医妇科临症歌诀》，这是他为了传授给本所唐永淑医师的妇科经验有效方的专著之一，内中分月经病、带下病、妊娠病、产后病、妇科杂病等五大类。每一大类又分为若干疾病，已由唐永淑同志整理编著成册，先发表在 1984 年贵州省中医研究所所刊增刊内。现经省中医管理局领导支持已由贵阳中医学院学报编辑部出版。

（二）《鲟溪医论选（中）研究》，是王老亲笔写稿，由罗克聪、甘翠华、李声岳三人整理成册，发表在《中医药研究资料》（所刊内部发行）1984 年二卷（增刊）。《鲟溪医论选》（中）是江苏省苏州陆平一所选的医论，王老逐字逐句，朱笔圈点，反复批阅。除眉批评注外，另行专著《鲟溪医论选（中）研究》一书，针对卷一《总论杂说门》81论，评说其优劣，并阐述自己的观点。可以说，本书在相当程度上代表了王老的主要学术思想。

王老治学谨严，学问渊博，临证详察病理变化特征，紧密联系理法方药的要求，进行洽如其分的辨证论治。如他对肺结核病人的治疗，1957 年在贵阳市中医医院门诊部开展验证，由本文作者选择提供研究对象，所有病例均属于浸润型肺结核浸润期，采用协订处方葎草花合剂，制成浸液，每次 10 毫升，日 3 次服，疗程 3 个月。结果复查均达到吸收好转，病人的症状全部消失，胃纳及睡眠均全部恢复正常。处方为：葎草花 30 克，前胡 20 克，百部 15 克，杏仁 10 克，地骨皮 15 克，为基础方。

（三）《贵州民间药物》（200 味），王老主编。本书为贵州省中医研究所以近 3 年时间调查整理出来的常用贵州民间药草，附有黑白植物图和民间验方，内容详实，记载了民间及中医常用的省产中草药，是一本有历史意义的民间药草书。

（四）《贵州省中医秘验方选》第二册，分上下两集，由贵州全省中医师献出来的秘验方近 5000 个方剂中精选出来的，由王老主选，张叔骏、许效达、陈治尧等几位老中医辅选汇集而成，上下两册计 1500 余方。这属于贵州省第二次编写的第二部我省中医各科秘验方选集，有历史意义和实用意义的医方选（1962 年出版）。

（五）《伤寒论考评》，本书由丁启后、周洪进、丁丽仙整理，由贵州省卫生厅中医处和贵阳中医学院学报出版。这书是王聘贤手稿。他参阅了有关医籍 211 种，细加研勘，广采各家精湛注释，对《伤寒论》逐篇逐条，逐句逐字考其伪讹，评其价值，提出个人意见，供同道学习、研究参考。他反复强调，皓首穷经、世代相沿，白白浪费不少的青壮年精力，死守古人的话不敢改动，不去考虑其学术的发展，是不可取的。应以实事求是的态度实际运用，不应拘泥于古不化。王老的意见，反映了实事求是的学者态度。

（六）《医药杂话》，其内容针对医家、病人、药学工作者以及患者家属们，提出医德医风的议论和忠告，可说是一部具有价值的医话和药话，是对医药界行业的有益建议和评议。该书已在《贵阳中医学院学报》1991 年 3 期起至 1992 年 1 期分批发表三次，并将陆续刊出。

王聘贤老中医为中医界的贡献是巨大的。

三、用药一贯考究

"考究"二字是我省乡土语言，亦是王老医师的口头语，故标题采用："用药一贯考究"。原来贵阳北京恒和参茸燕号，是一家在 1949 年以前专门经营地道药材颇有名气的药店，后来该店增设饮片，王老称赞该店药材质量好。王老不但对常用中药的产地和质量具有丰富的知识，而且对药物的炮炙，丸、散、膏、丹配制上更有独特见解和要求。如对鸡蛋黄油、首乌、熟地、黄精、益母膏、梨膏等的加工炮炙均有具体要求，往往交由一位姓周的制成专供他配方使用。为此，他的处方，大多非周不配方不检药。从而，让周也学习书本上没有的特殊炮炙和制作技术。他对中药材的产地、规格特别挑剔：如薄荷要用头刀的叶，白芍强调要用杭白芍，麦冬要用浙江产寸冬。黄芪要用内蒙产的，且要去头尾，粗长而皱纹少，质坚而绵，黑皮黄心，味甜气有豆香的。鹿茸要用东北梅花鹿的砍茸，二杠、三岔锯茸不用。人参用吉林省野山参，园参不用。天然牛黄要用表面光泽细腻、质轻松脆、断面层纹薄而齐整，无白膜，味先苦后甘，清香而凉者。麝香专用棕黄色或紫红色块状颗粒（当门子），该子规则圆形或扁平状，微有麻纹，油润光亮，质柔有油性，手捻成团而不粘手，不结块，手放开立即松弹起，有强烈而特异的香气，味微苦而略辣。燕窝非东南亚一带金丝燕产的白燕不可。西洋参一定美国、加拿大野生者，该参撞去皮，叫粉光西洋参，野生者形较小，或有分歧，色白而光，外表横纹细密体轻，气香而浓，味微甜带苦，切片中心不黑，内层肉纹有细微菊花心的纹眼。

水药先煎、后下方面也有不同要求：如生石膏先煎，豆蔻及砂仁均应打后下。王老因药剂作用不同，而有不同的煎药要求，如治黄疸者先煎茵陈，清热药先煎黄连，祛湿药先煎苍术、防风，祛暑药先煎香薷，祛风药先煎防风，止渴药先煎天花粉、干葛等。

服药法要求：要求患者严格遵守，如病在胸膈以上者，饭后服药；痛在心腹下者，先服药而后吃饭；病在四肢血脉者，宜空腹而在白天服；病在骨髓者，宜饱满而在夜间服。他一丝不苟，坚持告诉病人遵守。

王老任省卫生厅副厅长后，也抽时间到药厂查看，关心药厂生产情况，为药厂发展，因设备陈旧而感到忧虑，为药厂提出意见。他曾语重心长地说：我们医药原是一家，过去学中医以跟师采药炮炙为先，学医在后，要是说知医不知药，知药不懂医，怎能行医！明代医药学家李时珍也是这样学来的。后来，医药分家，各行其是。现在医为事业，而药为企业，中药队伍青黄不接，加之中药品种紧缺，药品质量下降，传统有效炮制技术濒于失传，严重影响中医疗效和人民健康，这样会影响中医药宝贵遗产的振兴和发展。目前中药饮片中灰渣多，称量不足，对于先煎、后下、打碎、布包，或另煎总入、烊化、磨汁，或生汁总入、单煎代茶饮、冲服等事项，均未分嘱照办。你们应对下一代加强高尚医药道德教育，强调药品质量，真伪等均会影响疗效，决不能马虎从事，严格照医生处方调配，以保证用药疗效。到今仍感王老的忠言教导有其现实意义。

著名中医师王聘贤

杜松竹

著名中医师王聘贤，名国士，清光绪二十三年（公元 1897 年）3 月 11 日，出生于贵州省兴义县，幼随其父王小山迁居贵阳三块田。辛亥革命后，就读于贵阳南明中学。于 1917 年偕同田君亮、刘方岳，徐绍彝等 18 人，赴日本留学，在东京明治大学攻政治经济学，获学士学位。后又曾转入九州医科大学，潜心学习西医的基础理论、生理解剖及病理药物等。留学期间，与我国著名文学家、思想家鲁迅、郭沫若和老一辈革命家王若飞交往中，懂得了许多救国救民的道理。

在东京，王曾患胃疾，经日本著名医院诊治年余，辗转专门胃肠病院十余所，均未见效。后幸友人李君返国，根据他所告知的胃病症状，在上海配制中药一单，寄日本给他服用，病愈。于是改变喜新崇洋的观念，萌发研究中医的想法。开始在日本得识汉医学家木村氏，得其指点，刻苦攻读，为期四年。

回国以后，谢绝仕途，仍继续钻研中医。从京津到江浙，得益于名医何廉臣、张山雷、张锡纯的教导。据他自己说：他在请教江浙名中医时，听说叶桂（天士）曾拜访十七个名师，最终成为当时有名的中医，因而立志要超过前辈。所以先后在全国东南西北各地，拜名师学医达二十人之多。学习面广，内容包括内、外、妇、儿、五官等专科。他悉心钻研中医典籍和期刊，深得其奥旨，真正做到全面而系统地学习中医学术经验，领会各科精华，积累渊博的学识和丰富的临床经验。并辗转跋涉广西、湖南、湖北、四川、贵州各地山、河、林、野，深入钻研中药地道药材和真伪鉴别，以及加工炮制技术。然后怀着"从医救国"的宿愿，悬壶行医。

行医之初，曾在大十字黑羊井的生生药房（庹俊生、毛瑞霞开设）坐堂应诊。店主为了维护信誉，以利营业，乃在药品上下工夫，由王医师编写《中药饮片规范》，以及《药性浅析》，整理出常用药四百余味，将每味药物的药性、用法，分别用木刻印在包装纸上，以便病家掌握。后曾有人搜集成册，当作简单的中药药物学，起到普及中药知识的作用。

为了克服抗战期间药物缺乏之弊，王氏曾粗拟本地药物发展计划，以期尽可能地就地取材，尝试药物的引种和栽培，变野生为人工种植。并将不少药种、活株托请当时从事农林科学试验的专业人员曾宪章、乡村民间医生文叔祥，以及郊区亲友等试种，连家中花钵亦换种药种。尽管缺乏栽培经验，但经各方面的共同努力，也曾取得一些成绩。就其设想而言，当前仍有现实意义。为防治战时流行的瘟疫，除沿用传说习惯用之有效的一些药物外，王氏也采用经民间验证有效而又价廉的简单药物，以济民生维艰之需。

王聘贤行医 40 载，最盛的时候，每天要拟数十乃至百余处方。其医德高尚，不分贫贵，均细心治疗。旧社会的官僚设宴延聘，他未必去；而平民百姓，有请必到，步行亦可，且常拒取诊金。每每在给病人诊断完后，若认为不必在药铺取药，可用简易治疗方法，就用随地可摘的马齿苋、蒲公英、车前草等药物，或黄瓜、瓜子、莴苣、洋葱等饮食疗法，或物理疗法、体育疗法。凡病家自己能施行的指针疗法、捏脊疗法等，则向病人介绍嘱其回家自理，主动退回挂号金，分文不收。此举不是一般从医者所能办到的。

解放前，王聘贤和袁家玑、陈真一、程云琛，被贵阳群众誉称为四大名医。尽管如此，他仍然孜孜不倦，努力学习。从二十年代至六十年代，从未中断。研读和收藏的书籍达万余册，所记中外医学文献的目录千种以上。每阅读完资料，常将自己的认识，用蝇头小字批注在扉页和书末等处；并将书上的系列汤方，分门别类，内、外、妇、幼、金创、疡医各科，写在特制的红格抄簿上，共计十八册，每册500页，每页下角，均印有"聘贤医抄"字样。这是他数十年的心血结晶，运筹于防治之时，发扬于实践之中。"千方易得，一效难求"。他认为古方剂是我们祖先几千年来与疾病作斗争的实践经验的积累，价值连城，但若一味"遵古炮制"，一成不变，或亦难奏其效，后继者应研究探讨，辨别吸取。譬如当时医书，多为他省人士所撰，用药亦必为道地的商品，黔筑间或难有出售。如北方服用银翘散，多以鲜芦根热汤送服，但筑垣山城，无法得到鲜芦根；又如闽广等地多借辣椒发汗，而贵州人因为惯食辣椒，见效不大。故从黔筑的实际出发，则可用黔药荆芥、薄荷发汗。又如银翘散是由二花、连翘制成。就疗效言，二者之藤叶强于花，鲜胜过陈，不如用鲜藤叶主之。为了方便病家，少花钱财，王氏亦多用黔地易得之药物，如赤芹达于荨麻疹，四月草主温热症，四叶草于神经性皮炎，蓳草花、叶茎之于痨、乱，瓜蔓之于防麻疹，指甲壳之于麻风，洋金花之于喘咳。还有鸡小肠可痊遗尿症，复方紫河车宜于先兆流产及保胎，腊骨炭治泻泄，血余、蛛网于伤疮，乳液、人中白于虫螫，竹沥于痰咳，复方炉甘石、猫头盖于外痔，凤仙瓣于甲癣，玉米须、洋葱皮于消胀，黄土浆于解毒，雪水于营卫，寄生香于肠疝，尾醋于噎膈等等。价昂而又难信其真者如犀角、羚羊角、地中海藏红花、吕宋茄兰香等多不取。含毒而又不显效的信石、雄黄、南星、附子等，很鲜见处方。足见其能潜心钻研，旁征博引，又能为病家着想，减轻负担。他治病的特点是：采用现代医学的病名，然后以中医辨证论治为手段，进行处理病人的疾苦，验之临证，疗效极佳。例如他常用治疗红白痢（原虫及菌痢均可）的"休痢丸"（鸦蛋子15克，乌梅肉15克，诃子肉15克，委陵莱15克），就是最好的明证。

在临症用药中，王氏从不马虎，凡是质量低劣，不依规范炮制的药物及伪品，从不使用。为了保证药物的质量，他主动协助供应药材单位注重鉴别、加工和保存，也向药品生产单位如德昌祥制药厂和一些中药店提供药方、研制方法、药酒浸泡方法、调配方法和意见。鉴于市上所售药物，良莠混杂，陈腐难免，为对病者负责，他于每张处方笺上都刊印有特别的医嘱："药物未经检验，拟方备考。"提请病家注意药物质量。但却因此而引起一些商家的忌妒，涉及诉讼，法院要取消处方笺上的几个字。王氏刚正不阿，严辞拒绝，对方终未得逞。

王氏一向治学严谨，造诣深造，著有论述多种。其中《鲟溪医论研究》（仅见其中选），经由罗克聪、甘翠华、李声岳整理校正成册，并作有前言，于1984年全部发表于《中医研究所所刊》，作为内部交流，供同道们参考。

他的学术思想是：师古而不泥古，重视发展，反对停顿，主张学术要互相渗透，互相取长补短，坚持求实，向创新的步伐迈进。比如他对《伤寒论》注释和评注后，才得出其六经辨证实质是以疾病发展阶段说立论的；他强调继承是为了达到发扬的目的。他一贯赞赏中西汇通的主张，他认为：西医讲科学，中医也有他的科学性和传统性，中西医应互相学习，弃短补绝，不守一家之言。他撰写的《鲟溪医论研究》序言中指出："欲研究斯学者，一需守正而不探奇，二当崇实而不贵虚，三务明古而通今，四必述闻而可创说。""以东西诸书比较研究，考其得失，结合二者之所长。"再从他悼念业师张锡纯的《挽联》也可得明证："平生融贯中西，精研太素，万里外，鸿泥历遍，全活良多，瀛海者灵光，仁看桃李门高，无愧同宗称仲景；往日追随左右，得饮上池，十年来，雁信常通，疑难顿解，广陵遗绝调，从此蓬莱路阻，空教哭寝忆成连。"

新中国成立后，他拥护中国共产党，热爱社会主义制度，热爱人民卫生事业，尤其对于中医药学事业更为关注。他曾历任贵州省一、二、三届人民代表，贵州省中医研究所第一任所长，贵州省卫生厅副厅长。曾是中华医学会贵阳分会代表，于1956年出席全国总会代表会议。为我省中医药研究和发展，以及培养中医药后继人才，竭尽全力。在省中医研究所创建时，他将自己一生所收藏的历代医学书籍、文献数千部，以及全部二十四史和大量的考据、参考书籍，无偿地赠送，供中医工作者公用。并把从外人手中用重金赎回的中医诊籍，巨册装、大彩色绘、毛笔手书的明代宫中的御书《补遗雷公炮制法》献给国家。并组织人员收集整理民间药、中草药。对于全国各地的地道药材，名牌中成药（丸、散、膏、丹），如东北产的人参，从一年生至多年生的药材标本，江苏产呷蛇龟炭等，山西产龟龄集，江苏产雷允上六神丸等等有名药材和成药，都尽可能地向全国各地自费函邮收购起来，封装贮藏药材标本850余种，以供学习和研究。并编著出版了《贵州民间药物》、《贵州药用植物目录》、《贵州中医秘验方》、《农村常见病中医简便疗法》等书。1957年，他在《贵州卫生》期刊上发表《中医事业必须由党领导》一文，宣扬党的中医政策。晚年，王氏在重病缠身和繁忙事务之余，仍然坚持门诊，带教学生，坚持带徒，毫无保留地将个人经验传授给学生。

1965年3月5日王氏病故于贵阳，享年六十七岁。

黔之医怪王聘贤

拓 石

王聘贤，人称"黔之医怪"，与家父是多年至交。父亲庹俊生从医，于上世纪30年代初在贵阳大十字黑羊井开了"生生药房"，王聘贤先生一直是生生药房坐堂医生和顾问。日机"二·四"轰炸，药店毁于火海，家道遂衰落破产，父亲也沉疴不起，几年后便去世了。父亲去世后，母亲毛瑞霞在艰难中起步重建药房。此时，虽多人重金相聘王聘贤，但均遭回绝。王说：我与俊生至交，他家几遭变故，艰难重重，此时，我如果被钱打瞎了眼，背信弃义而去，作为人，何曾有点心肝啊！

王聘贤，名国士，生于1897年，贵州兴义人。少时曾在贵阳就读于南明中学。1917年由黄济生先生率领赴日留学。王到日本后，早先在早稻田大学攻读政治经济学，毕业后又入日本九州医科大学学习西医。在学习期间，因患肠胃溃疡，西医治疗无效，得日本"汉医"治愈，便一改初衷，专攻中医。学成回国后，在天津、浙江等地从张锡纯、何廉臣、张山雷等问业，深得旨意。后辗转湘、鄂、川、桂各省实地见识药物。

1930年，王受聘为生生药房坐堂医生兼任药房总顾问。王整理了四百多种药物，分别说明药物的性质、功效和用法，印在一种绵性很强的包装纸上，以指导病人服药。王聘贤还严格遵守药物检验制度，每个医方中每味药，都必须由有经验药剂师逐一核对后，方可发药。王十分重视药材的采购、炮制等，如熟地的九蒸九晒、膏丹丸散的制作，均有章法，一丝不苟。这些举措，深得我父母的赞许，一一实施。由此，生生药房以质量、信誉享誉筑城，生意兴隆，成了与同济堂并驾齐驱的品牌药店。

王聘贤先生是瘦高个，常年身着一件灰色或蓝色长布衫，脚蹬布鞋，无论天晴下雨，肘上总挎一把黑色弯把布伞，头上戴顶瓜皮小帽，夹着一个大公文包，唇角留了细细两撇长须，那模样像漫画家叶浅予先生笔下的"王先生"。当时，街头汽车寥寥，达官贵人或富商巨贾，几乎都有私人黄包车，一上街，踩出一长串叮叮当当的铃声，以显示身价，挺威风的。而王聘贤这样的社会名流，来来去去却安步当车，这在世俗人的眼里，颇有些古怪与不合时宜。

在生生药房，王聘贤先生一般就诊是在下午二至四时，每天只看30个号牌，号牌总是早早就卖完。问其故，云：治病如绣花，要细要精，方有疗效，只对钱负责，三两分钟便打发病人，那非良医所为。

王先生不仅对传统药物有精深独到研究，早在30年代，他就开始了对民间草药的研究。在他的医方中，不时配以草药，有时用药味数不多，却收奇效。当时草药治病在正规中医治疗中知者不多，因此有人云：王先生治病，好用"奇"药。他还结合自己的医疗实践，大量地收集医方，每有所得，即用蝇头小楷收录在特制的红格本上，每页均印有"聘贤医抄"，积数十年，得医方近百万字，凡十八册。

由于商业应酬，我们家中不时宴请客人，但聘贤先生从没去过。母亲曾问过王老，他说：我有许多事要做，没时间空耗在酒肉桌上。王聘贤先生精湛医术，堪称中医奇才。母亲对我说，我这条命是王聘贤先生从死神手里拉回来的。原来，我年幼时，得一场重病久泻不止，恰逢王聘贤远出，多方医治无效，眼看虚脱无救，不少医生言，让家人准备后事。父亲开的处方也不见效，正一筹莫展，恰逢王聘贤远程归来。王便要去所有用过药方，看后对我父亲说，俊生，你这药方对路，但枸杞用量太少了，要加大剂量。父亲不解地说，症在虚实之间，而补药过重，怕犯医家大忌——"关门养虎"。王聘贤说，久病成虚，失水过多，伤及肾水，枸杞滋阴益肾，量小则难以奏效。遂将药方枸杞，由数钱改为数两，加大近十倍。这一改，果然立竿见影，仅几付药，病情大大缓解，不久便痊愈了。母亲谈及此事，深有感慨对我说，仅一味药量变化，便可决人生死。中医的理法方药，任一环节，都很考究啊。

抗战胜利那年，一天，药房门前突然开来一辆吉普，走下一个洋人和他的翻译。洋人是位美国学者，不久前得了一场怪病，久治无效，有人便向他推荐王聘贤。起初他不信中医，颇感怀疑，不想三四付药便神清气爽，奇迹般痊愈了。这次前来，是向王大夫表达感激之情的！这天王聘贤诊病后已回去了，老外连声叹道，遗憾！遗憾！随后从吉普车中搬下一大堆礼物，请药房转交王大夫。老外临行前，伸大拇指，用生硬的中国话连连说：中医了不起！了不起！次日，人们把礼物转交给王聘贤，他却全分给了药店员工，一件没收下。

王聘贤性格耿直，胸无城府，敢言人之不敢言，不随时俗，不拘小节，且目中无权贵，旧时被人们称为"黔之医怪"。一天，王老正细心诊病，忽听门外汽车喇叭声响，随即走进一位神气活现的副官："我们司令请王老先生赴宴，为老太爷治病。"王老冷冷地说："转告你家司令，我这里病人多，无法脱身，要看病，请来挂号。"副官吃了硬梆梆的铜碗豆，只得怏怏而返。当时的保安司令手持生杀大权，周围的人无不为王老暗中捏一把冷汗。

对贫民百姓，这个"医怪"却甘愿俯首作"牛"。一次，一杨姓小学教师母亲重病卧床，久治无效，十分焦急。有人劝他不妨找王先生治治，杨老师十分犹豫，想到司令官尚且碰了一鼻子灰，何况自己一无官阶，二无权势？但后来毕竟硬着头皮去了，当时王聘贤先生正为人治病，杨老师扑通一声跪下，王老赶紧扶起，问明根由后叹道："我这里不是省府衙门，不兴磕头作揖这套规矩，行医救人，本是我职责。"二话不说，随即步行出诊为患者治病，以后天天如此，很快将杨母的病治愈。而且，治疗中未取一分出诊费和脉金。王聘贤为人治病，对贫困患者，还经常自掏腰包为病人付药费，这已是习以为常的事。

新中国成立后，王聘贤为发展人民卫生事业不遗余力，先后担任贵阳中医医院副院长、贵州省中医研究所所长、贵州省卫生厅副厅长等职，当选为省、市中医协会负责人，被选为贵阳市首届人民代表，贵州省第一、第二、第三届人民代表及省、市政协委员。1964年病故于贵阳，终年69岁。

书　信

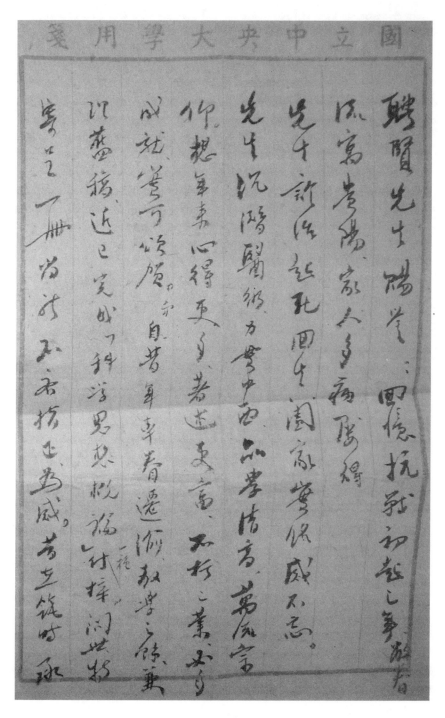

信件一之一

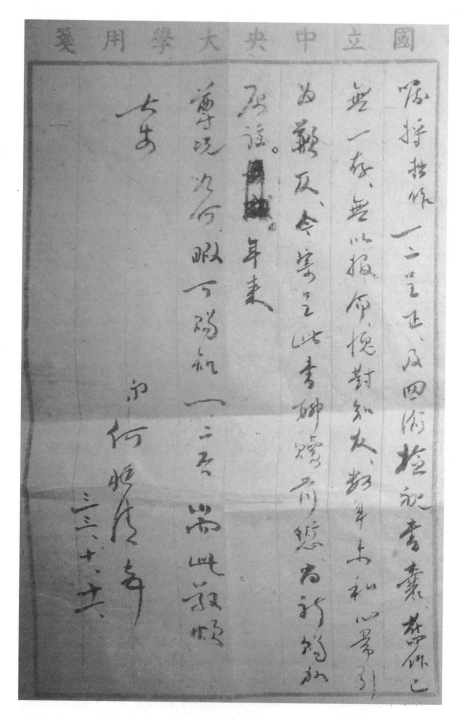

信件一之二

950

何兆清写给王聘贤的信件

聘贤先生赐鉴：

　　回忆抗战初起之年携眷流寓贵阳，家人多病，屡得先生诊治，起死回生，阖家实铭感不忘。先生沉潜医术，力贯中西，品学清高，万流宗仰。想年来心得更多著述更富，不朽之业，必多成就，实可颂贺。自昔年率眷迁渝，教学之际，兼理旧稿，近已完成《科学思想概论》一种，付梓问世，特寄呈一册，尚祈不吝指正为感。昔在筑时，承嘱将拙作一二呈正，及回渝检视书囊，旧作已无一存，无以报命，愧对知友，数年来私心常引为歉仄。今寄呈此书，聊赎前愆，尚祈赐加原谅。年来尊兄如何，暇可赐知一二否？耑此敬颂大安。

弟　何兆清书

三三年十月十一日

　　按：原北京大学哲学系教授何兆清，（1897～1968），贵州省贵定县云务营上人。曾入贵州省师范学校。1919 年考入国立南京高等师范学校数理化科。1921 年秋，毕业留附中任教，被选送法国里昂大学学哲学。1926 年毕业，获硕士学位。回国后任北伐军总司令部高级秘书。1927 年，受聘为南京东南大学哲学系教授，兼任中央大学哲学系教授。1952 年，调北京大学哲学系逻辑研究室任教授。1968 年 1 月 2 日病逝。编著有《伦理学大纲》、《逻辑史讲义》、《科学思想概论》等。并指导西方逻辑学名著《思微与思微述》的研究。

尚梁大哥董項必速妥为諸宜乘

興到 聘兄来就診乃勉強起主

数次均暈暈不知若一空陰乃必

弟生兄陰諸

兄弓

菜主住再向 聘兄说項如能

加为隔诊治剂 运安之感戴厚情寔

邮淺辭緣伊之病亦聘兄诊治

他人恐不加用也

不莹平翔上气

信件二

952